藥用植物大全

原島廣至——著

李依珊——譯

伊藤美千穗、北山隆——監修

69大科屬，187種植物

常用藥學植物學名、型態、性狀、藥效、化學結構詳悉！

中國各省省名

灰色部分是「直轄市」
末端有接自治區者為「自治區」

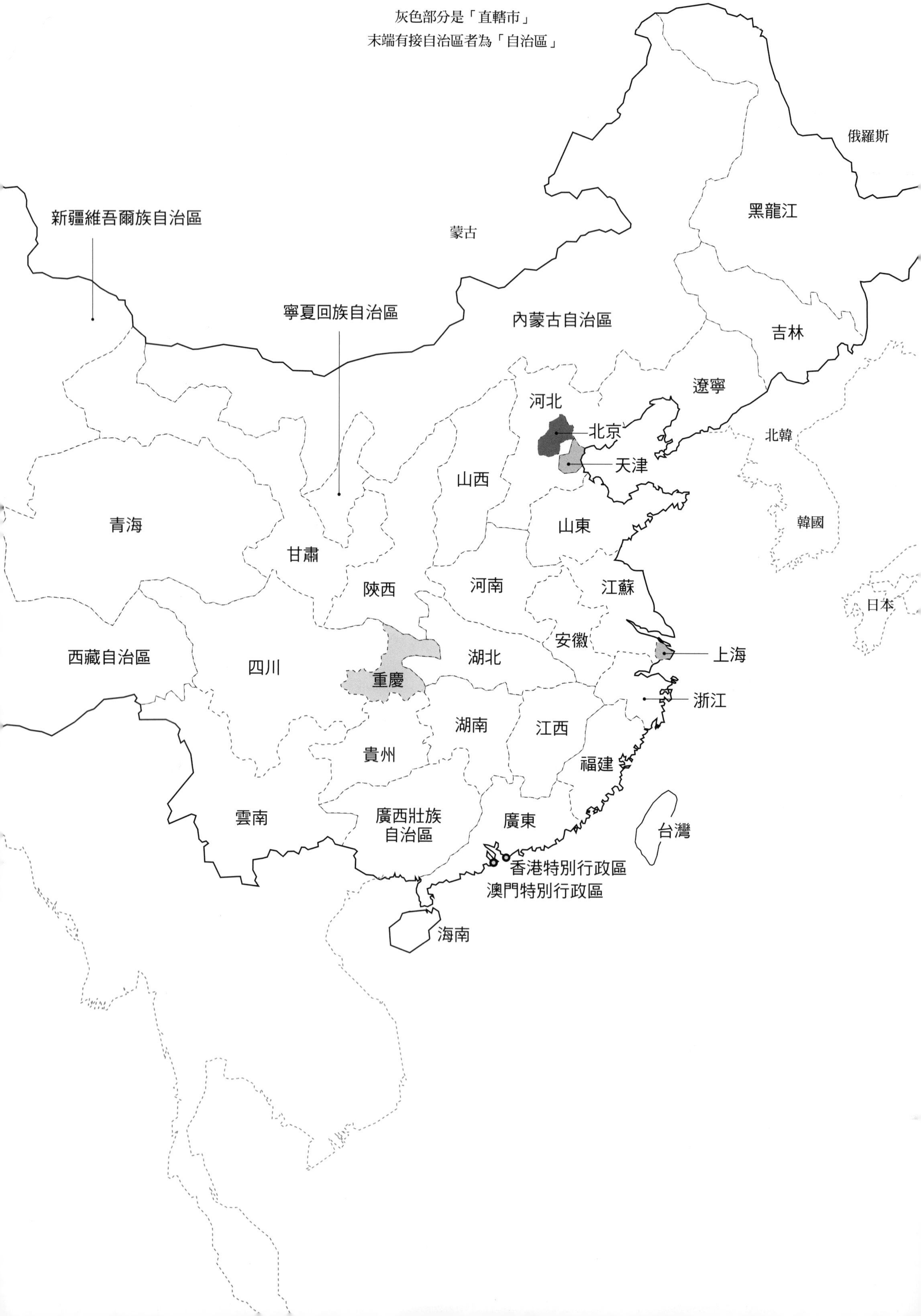

俄羅斯

新疆維吾爾族自治區

蒙古

黑龍江

寧夏回族自治區

內蒙古自治區

吉林

遼寧

河北

北京

北韓

山西

天津

山東

韓國

青海

甘肅

河南

江蘇

日本

陝西

安徽

上海

西藏自治區

四川

重慶

湖北

浙江

湖南

江西

貴州

福建

雲南

廣西壯族
自治區

廣東

台灣

香港特別行政區
澳門特別行政區

海南

CONTENTS 生藥名稱目次

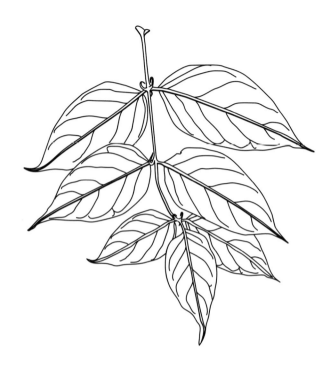

SHOYAKUTAN

© YOSHINORI KAWAI
HIROSHI HARASHIMA
Originally published in 2017 by NTS CO.,LTD.
Chinese translation rights arranged through Sun Cultural Enterprises LTD.

藥用植物大全

出版／楓書坊文化出版社
地址／新北市板橋區信義路163巷3號10樓
郵政劃撥／19907596　楓書坊文化出版社
網址／www.maplebook.com.tw
電話／02-2957-6096　　傳真／02-2957-6435
作者／原島廣至
翻譯／李依珊　企劃編輯／陳依萱
校對／劉素芬、邱鈺萱
港澳經銷／泛華發行代理有限公司
定價／980元
二版日期／2020年5月

國家圖書館出版品預行編目資料

藥用植物大全 / 原島廣至作；李依珊譯.
-- 初版. -- 新北市：楓書坊文化,
2020.04　面；　公分

ISBN 978-986-377-574-4（平裝）

1. 中藥材　2. 中草藥　3. 藥用植物

414.3　　　　　　　　109001314

認清植物的基源，是臨床理當具備的基礎功夫

　　學習中藥、青草藥如果要取得較深刻的實力與認識，植物鑑別是一項基本的功力，考驗一個醫師的眼力水平，要將疾病治好有許多關卡，先要有正確的診查才能有正確的判斷，繼而給出合宜的治療方案，然後還要能夠收集到正確的治療藥物，經過正確的泡製與煎煮過程，用正確的方法服用，才能發揮效果，其中任何一個環節出錯，就是前功盡棄，完全失敗。

　　認識正確的藥物是很重要的，遙想二十多年前學習植物分類，就是要求背誦拉丁文學名，因為學名是世界通用，用了學名才能相互溝通，比如觀音串在台灣與在大陸是兩種不同植物用相同名字，何以得知，因為拉丁文不同所以知道是完全不同，如果沒有拉丁文學名基礎，亦可以從植物型態做鑑別以避免誤用，大風草與製作龍腦冰片的艾納香是同一種植物，也是因為拉丁文相同所以才能確認，Ginkgo biloba 是銀杏的學名，音節有趣念起來悅耳，彷彿咒語一般，銀杏也是植物中的活化石，是恐龍時代的老前輩，它的特徵在葉脈，有分岔的平行維管素，如此等等故事，經由老教授口中得知，這是學習植物口耳相傳多代的經驗累積，經由手繪紀錄，是我輩中人學習植物的歷程，而這寫台灣植物的歷史由來與基礎奠基，必須歸功於日治時期許多日籍教授在台灣田野間做實際調查，經由現代的分類方法，也帶領出一批台籍學生，將這些經驗繼續傳遞下去，這是台籍第一批學者，治學之認真、實地考察之嚴謹是任何人在看過研究成果過後會令人感動的，這是由當年日人治學的精神傳遞而來。台灣植物學萌芽與日本關係相當深厚，也難為了這些前輩，因為台灣植物種類豐富程度與稀有性是全球名列前茅，而且台灣海拔特殊，從海岸植物到高山溫帶植物都有。還有北回歸線經過，南北植物不大相同，各樣地型都有，在台灣學習植物，難度之大，可以窺見。加上中藥，難上加難。更需要有好的工具書。

　　認清用藥植物的基源鑑定避免誤用、錯用、代用是每個中醫師臨床理當具備的基礎功夫，在第一線種藥、製藥的中醫藥學者更應清楚植物特徵與型態，保護正確藥用植物基源，建立種子庫以利用永續保存運用。如今，本書《藥用植物大全》一是由日人所做，再版三次，證明經過市場考驗，其中內容取得不易，尤其很多照片相當珍貴，我一看就有入手收藏的衝動。案頭隨手可得一本珍貴的工具書是非常重要，台灣能夠有此書上市我覺得是臨床工作一大利器，我很樂意推薦。

中醫生活家

徐三翰中醫師

專文推薦

◎對居家藥草愛好者來說，認識植物原型，瞭解植物栽培、採集部位與採集的適當季節，還有萃取或炮製的方法，使用的劑形與藥理學等，是一味追究植物功效者經常忽略的功課。藥草學海無涯，花三十年也不為過，有這本《藥用植物大全》在手，運用藥用植物更有所本且樂趣無窮。

——芳香療法與香藥草生活保健作家／女巫阿娥

◎本書以圖像化說明生藥性狀與成分並系統化整理相似藥材，內容圖文並茂兼具深度及廣度。最特別是對學名的拉丁文解釋，使了解其命名的緣由。吾極力推薦此書作為生藥學或中藥藥物學的參考書及喜愛中藥民眾的藏書。

——臺北醫學醫學大學藥學系／生藥學研究所／王靜瓊 教授兼所長

◎《藥用植物大全》是日本生藥學界的權威著作，每一頁面的內容編寫都極其用心設計，讓人一目了然，並像說故事般的介紹藥用植物。我除了喜歡在本書在目錄上的章次仔細分類外，也很喜愛專欄目次裡面的內容，像日本、中國、韓國中的「蒼朮、白朮」、什麼是大和當歸與北海當歸？將相關藥用植物的內容更添豐富完整。相信能讓大家在輕鬆愉悅的心情下融會貫通，學習到有別於生硬生藥學課本的內容。這是一本不可多得的好書！

——台灣中藥從業青年權益促進會理事長／古承蒲

◎《藥用植物大全》整理出許多中藥材的植物學名、使用部位、主要化學成分，加上大量的圖片及有趣的小故事，對想從現代植物學來理解中藥材的人，是一本很好的查閱手冊，也助於探討中西藥相互影響的機制，對於中醫師及中醫愛好者，也是一本增加知識廣度的好書。

——中醫經方大師倪海廈指定傳人、陽氣中醫院院長／李宗恩醫師

◎想要真正了解藥用植物的超實用參考書。　　　　　——國際漢方芳療學院院長／林君穎

◎這本書是我目前看過最喜歡的藥材用書。在中醫藥來說，我們了解藥，單純以過去各家學說看法是不足的，因為在教學的過程中，你會發現很多中醫本科學生也難以判斷學說的對錯。

唯有回到對藥物陰陽的分析，從其陰（形、色、質）、陽（氣、味）去著墨，加上古中醫經典原文的運用，才能把古人對中藥材的精髓了解透徹。

本書不單在氣味形色質上有完整論述、亦附加不少當代醫學研究的成效補充，中西醫雖從不同角度切入，但結果會是一樣的，所以這些不同的觀點更能理解藥性及療效。

加上排版彩色又精美，另補充了有趣的藥材小知識，也讓人在理論的論述中，找到點輕鬆的小確幸。是我目前看過藥物用書中，內容滿意又賞心悅目的一本，非常推薦，值得收藏。

——俏女巫的草藥秘方

◎本書詳細記載藥用植物的形態、藥用部位、化學成分，並搭配圖片加以解說，且以客觀又具科學的視角，帶領大家認識藥用植物。翻譯的正確性比一般各類翻譯書籍更為精準，不論是對初學者或專業人士，都非常適合閱讀。

——IFPA中國芳香學院導師／洪立明

◎生藥的學問博大，本書作者學養紮實，底蘊深厚，以生藥性狀、藥效與化學成分兩相比對，專業人員因此對藥理藥性有更深度的理解。民眾也能就語源、歷史等學問探索生藥知識，從而延伸記憶，自然地吸收與內化。

——中國醫藥大學中醫學院 教授/院長、中華民國聯合中醫醫學會 理事長／孫茂峰院長

◎此書是知識量相當充足的讀物，讀來輕鬆有趣無負擔，無論當科普書看，或是當本草工具書擺在身旁以供查找也好，都是一本讓人期待的好書。

——理解中醫 FB粉專

◎這是今年最令人期待的書！豐富紮實程度令人驚訝，以資訊量而言可謂一本抵三本。既收錄了最科學的一面，也深入歷史與傳說逸聞，橫跨東西古今，植物學名考證上尤其詳盡。表面看似教科書或工具書，卻有種神奇魔力，讓人產生一頁頁往下翻的好奇心。

——芳療天后／許怡蘭

◎身為一個非本科出身的西洋藥草師，在漫長如海般的藥草「純文字知識」裡，常常苦於化學結構式特別難理解，加之以收集藥草各類圖片以對照藥性文字的介紹，總是特別曠日費時，特別困難。

總之就是個：「藥草師找尋藥草資料無限痛苦循環的過程呀。」這本書看到時真是讓我驚豔且感動淚流了，如此資訊豐富的好書啊！特別是化學結構式的「空間填充模型」對照這個部分，使我們更能有效的理解化學分子的結構與性質，同時使用最容易被學生忽略的植物學及學名來有趣的認識藥草，還有大量的圖文對照主要成分藥性。本書內容不僅僅是中藥類，更涵蓋部分西洋藥草及芳香療法植物類。

這是一本提供我新教學方向的參考書。我亦大大推薦不管是專科生、藥草師、芳療師，或對香藥草有興趣的朋友們，絕對要收藏抱著好好研讀的一本經典藥草書。

——女巫藥草園 總監／喬夏

（按人名筆畫排列）

適逢修訂

　　確保醫藥品、醫療機器等品質、有效性及安全性等相關法律（藥機法，也就是舊藥事法）規定日本藥局方至少10年需全面性地探討內容並修正（第41條），這正是所謂的大修訂。近年來實際上則約5年便會執行大修訂，且於這5年間公布2次追訂。換言之，與其說更新如此頻繁，不如說會「時時」配合最新狀況持續加以修訂的，便是日本藥局方。

　　大修訂經過告示，於平成28年（西元2017年）4月時，公布了日本藥局方修訂第17版（日局17）。這本書是在日局15時出版付梓，有幸獲得好口碑，所以在日局16公布後配合該版大修訂，出了修訂第2版。接著便見到日局17的公布。由於大修訂時隔5年，代表從初版生藥單問世到如今已經過了10年了！

　　第3版中包含了初版問世以來一點一滴拍攝、保留下來的珍貴圖片、生藥盤商為了生藥單特地從產地寄來的生藥類相片、更新過的專欄等等，我想內容愈發充實了。

　　不過修訂時，依舊有些小小的困擾，那就是調整頁數。日局中收錄的醫藥品數量會隨著修訂增減，但是分類於生藥類的品項卻持續增加。尤其日局17中，將以往分類為化學藥品項目的鴉片與其製劑、以及眾多油脂類等，一同重新歸類到了生藥等類中，所以生藥等類的品項數目隨著修訂變多，漢方處方萃取物或可使用於這些萃取物的生藥類品項更是大幅增加。品項數目增加也就意味著生藥單的頁數增加，而頁數增加則直接關係到書本價格上升，所以本書絞盡腦汁大幅變更了呈現方式與附錄。

　　希望時常將本書當成參考書放在自己手邊的概念如初，若各位能持續愛用稍作更新的生藥單修訂第3版，便是最大的欣慰。

2017年12月

伊藤　美千穗

監修序

　　最初聽說這個企劃，是我離開大學、回家途中趕在打烊前衝進超市，不停注意時間拚命買東西的時候。包包中手機不停震動，接通後講話的是仍舊忙碌的北山教授（近畿大學，另一位監修者）。大約10分鐘的對話，我只聽到NTS這熟悉的出版社名字、《骨骼單字大全》這個好像會出現在燒烤店菜單上的書名、再加上某個跟生藥有關的出版企劃，與出發至寮國當地調查前慌忙的採購風景交錯。之後由北山教授領導的會議中，我見到了原島廣至先生與臼井、齋藤兩位協力者。其中原島先生斬釘截鐵地說「我最根本的出發點，是想讓全世界瞭解拉丁語的魅力」，他「（想要寫書）蠢蠢欲動的感覺」，與自己「想要一本解說生藥基原（植物或動物）學名意義的書」的欲求不謀而合，因此我便投身幫忙。

　　先前出的《骨骼單字大全》與後續共4冊的解剖學系列叢書，都是原島先生寫的英語單字集，然而這本《藥用植物大全》，事實上並非英語單字集。那麼該怎麼形容這本書呢？我想可以說是充分解釋學名、拉丁語名稱的解說雜學集吧。本書當然不同於教科書，但書寫時確實相當重視日本藥局方修訂第15版，盡可能對學習藥學的眾學生們有所助益。另一方面，書中處處可見淺顯易懂的雜學涵養，無論讀者是文科／理科，甚至年齡大小都不用在意，拿起來就能暢讀一番。

　　研究生藥的領域有：以本草學為始的植物分類學、以複雜系統為對象的生藥藥理學、無論哪個時代都很重要的天然產物化學、研究藥用成分次級代謝產物合成的分子生物學、和只有日本尚未承認，以野外調查為主軸的藥用植物學、民族藥物學等等學問——這些光在課堂與實驗室中無法想像，是培育通才的土壤，更是藥學中最具傳統，又是藥學特有的研究範疇之一。然而，以論文或取得資金量來評價研究者的如今，帶點文科氣息的生藥學，或許反映出了藥學中的獨特領域。不過我認為正因處在此種環境，才能催生出《藥用植物大全》。

　　這本《藥用植物大全》隨處可見原島先生開心描寫、描繪內容的用心，能勾起任何背景的讀者好奇心與求知欲，這點無庸置疑。

2007年10月
京都大學大學院 藥學研究所
藥品資源學範疇 準教授

伊藤 美千穗

監修序

　　大概很少有人會直覺反應「生藥真有趣」吧。近來蒐集資訊是手到擒來，所以我們愈發暸解、關心眾多藥品相關知識。而其中生藥可由自然界取得，個人推測，或許這便是令人深深感到熟悉的原因。

　　提到生藥，眾多該著眼處之一，可說是存在其中的藥效成分。這些所謂天然的藥效成分，從化學式看來或許多少有些複雜，但因為其化學結構不同，才能實際產生多種功效。我深深為這些天然產物所具有的不可思議魔力著迷，不僅研究起其功效（生理活性），還研究起藉由變化反應（有機合成）產生前所未見的新反應、新物質。就像萬物存在皆有其意義，天然產物所具有的意義──也就是能量，無窮無盡。即使不保證有藥效成分，天然產物依舊有其存在的重要價值，用心分辨其價值便是化學家的使命。

　　受邀寫這本《藥用植物大全》監修序時，正好與我思考上述內容的時期重疊。原島先生的出版構想，與我當下欲從化學結構面，重新認識自古以來便有使用之生藥藥效成分的強烈想法，兩者一拍即合，這便是我以化學家的身分，接下監修此重任的最主要理由。本書在化學式上特別用心，連立體化學在內的化學結構都經過一番仔細調查與描繪，以求萬無一失。在化學式旁描繪分子模型圖，是說自己「深愛著空間填充模型（分子模型）」的作者──原島先生的主意。用軟體轉換化學結構式得出的圖，很真實地表現出化合物的形狀。希望讀者能從視覺上感受「原來藥效成分是長這樣啊」，藉此勾起興趣。

　　原島先生從「語言」的概念正確回溯生藥名稱的由來，解開了自古以來使用生藥的經驗變遷，同時也可見作者的感性穿插其中。本書化學知識相當深厚，不僅如此，透過監修的工作，更能感受到文章構成、圖表設計，皆有著作者「卓越的堅持」。另外，作者深刻的觀察力與優秀的探究能力，連身為化學家的我，也始終深為拜服。

　　如此背景下誕生的《藥用植物大全》，當然令人期待是本想放在手邊的專業書籍，但我確信，即使視為一般讀物，讀者也能深受感動。身為監修者，能有機會接觸如此佳作，實屬萬幸。

　　生藥學是將自古傳承的經驗智慧，與現代最先進的技術融合一體而成。然而，目前仍有未知、或是機能尚未充分解明的「生藥」寶山沉眠於世界上。發現新生藥並解明其功效，或是保存現有世界所存在的生藥，皆是未來科學發展不可或缺的一環，但是聽聞主打「生藥」的大學研究室迅速減少，實在相當遺憾。抱著這種遺憾，我不停期望本書能為生藥學的進展提供大大的助力。

　　最後，在此向給予本人監修本書如此貴重經驗的作者原島廣至先生、NTS公司編輯企劃部的臼井唯伸先生、齋藤道代女士，以及松島壽子女士致上深刻的謝意。

2007年10月
近畿大學農學部
生命科學學科 教授
（2014）

北山 隆

監修者學經歷

伊藤 美千穗（ITO MICHIHO）

1969年　出生於大阪。1988年　神戶女子學院高等部畢業，同年進入京都大學藥學部就讀。

1992年　取得藥師執照。1995年因阪神淡路大地震中老家受到波及，失去對事物的執著心。同年為調查越南民間藥物初次前往海外實地查訪。

1996年　京都大學藥學部助理（生藥學講座）。1997年　同大學院藥學研究科助理。

2000年　藥學博士（京都大學）。2002～2003年　前往美國華盛頓州立大學生物化學研究所留學，拜師於植物 萜類生化合成研究第一人的克羅托教授（Rodney B. Croteau），從事檸檬烯羥化酶位置選擇性相關研究。

2003年　京都大學大學院藥學研究科藥品資源學（舊生藥學）範疇助理教授。

2006年　獲頒日本生藥學會「學術獎勵賞」。

2007年　京都大學大學院藥學研究科副教授，同附屬藥用植物園長（～2009年兼任）。採取野外調查為主軸的研究風格，以含有精油的藥用植物為對象，進行藥學方面的或是非典型藥學的研究至今。

北山 隆（KITAYAMA TAKASHI）

1990年　京都大學理學研究科化學專攻修畢（專門科目為有機〔合成〕化學）。同年進入花王股份有限公司。開發準藥品（美白劑或入浴劑），思考何謂「醫藥」。對同職務內處理的「生藥」也相當熟悉。

1995年　近畿大學農學部助理（農藝化學科）。不久便開始進行處理天然產物相關研究。

1998年　理學博士（京都大學）。

2002-2003年　至美國斯克里普斯研究所（聖地牙哥）留學。拜師於2001年度諾貝爾化學獎得獎者夏普雷斯教授（Karl Barry Sharpless）門下。研究開發利用新化學概念「點擊化學（click chemistry）」的醫藥品。

2004年　近畿大學農學部助理教授。

2005年　因學部改組變為隸屬於農學部生命科學學科。以「天然產物（特別是精油）所擁有的反應多樣性不輸於石化資源，甚至更勝一籌」的概念為主軸，展開以天然產物為原料的有機化學研究。

獲頒2005年度日本農藝化學會「農藝化學獎勵賞」。

2007年　近畿大學農學部副教授。

2014年　近畿大學農學部教授，主持《天然產物有機化學研究室》至今。

人類，總會替世間一切存在取名。從夜空中閃耀的星星、色彩繽紛的礦物岩石、所有映入眼簾的植物、一旁環繞飛舞的昆蟲、翱翔天際的鳥兒，到優游於河川或海中的魚類……無一可避免。結果辭典中充滿了幾十、甚至幾百萬個字詞，新語詞不斷追加，流行語迅速出現又逐漸逝去。我們人類是滿足於「取名欲望」的生物，會為自己的孩子命名、替朋友取綽號、給自己的寵物或愛車取稱號。大部分的情況下，命名背後皆具有意義深遠的來由（雖然也有人單純是因為叫起來好聽）。生物學名或化學物質名稱也是，其中凝聚了環繞著主角的軼事、特徵、歷史。若能理解語源，便會湧出對該字詞的喜愛。

本書可說是繼「由語源記憶解剖學英文單字集」，「單」系列的第5本作品。或許有人會好奇，繼《骨骼單字大全》、《肌肉單字大全》、《大腦單字大全》（暫譯）、《內臟單字大全》（暫譯）後，為什麼找上生藥？我不停思考，在學問的範疇中，哪個領域認識了希臘語、拉丁語會更方便？最後視線便停在生藥學上。學習生藥學不僅要記得生藥名稱的拉丁語，並且要記得有關基原植物的拉丁語。然而，這些源自希臘語、拉丁語的名稱跟解剖學名詞一樣，對東方人而言很陌生。不過如果能回溯語源，應該能看到平常我們聽到的英文單字間的關聯。背誦學名，不是像背誦某種咒語般死記，非常希望各位能發掘一個個濃縮在學名拼法中的歷史，藉此帶來趣味十足的邂逅，更進一步進行植物學、語言學方面的探索。

「生藥」基原植物的名稱與學名，多為描寫其植物學上的特徵。遠離自然、難以實際取得藥草的現在，學習者愈來愈不容易對藥草留下印象。本書中列舉的生藥基原植物，大部分不是只放上花的圖片，還刊載了葉子、果實的樣子。另外，我盡可能放上生藥實際尺寸的照片，但不得已縮小的時候也標示了出比例尺。這些一定能幫助大家理解生藥是什麼形狀、其基原植物又是長怎樣。

此外，本書中只要版面允許，便會放上生藥成分的化學式。當然，有了化學式應該算很充分，不過我又在旁邊放了空間填充模型。有了這些分子模型圖，應該更能直覺掌握植物成分的分子長什麼樣子吧。下方舉了甘草酸（甘草的成分）為例，甘草酸中具有許多羥基（-OH）⬤的醣部是親水性，但是相對的，甘草酸中醣苷配基（aglycone）上疏水性的甲基⬤⬤卻很醒目，色彩對照很明顯。

這些分子模型基本上是用Chem 3D經過簡易能量最小化計算後畫出的立體配置圖，為了盡可能容易跟化學式比對，會將多數官能基靠近讀者。話雖如此，但還是會注意表示羥基時，旋轉氧原子讓氫原子擺在前面，避免無法判斷酮類。

如前所述，本書性質有異於正統生藥學教科書。

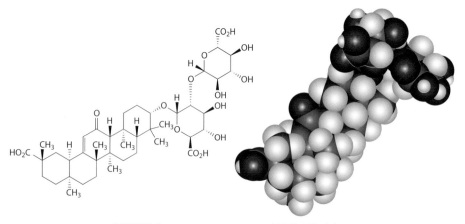

化學結構式　　　　　空間填充模型（space fill model）

皂苷類：**甘草酸**
CAS No. 1405-86-3

※其實這個甘草酸的空間填充模型並不在甘草那頁（P.148）。由於甘草是種常用的
　生藥，相關敘述很多，沒空間放這個模型，難得此頁有空位所以就放在這邊了。

但是我確信，不論是藥學或天然產物化學方面的學生，或是藥草治療師、芳香治療師、對藥草漢方有興趣的一般人，還是普遍關注植物者，都能輕易閱讀本書，引導人更加深入關心生藥。

製作本書時，京都大學大學院藥學研究科藥品資源學範疇的伊藤美千穗女士，以及近畿大學農學部生命科學科生物材料研究室的北山隆先生，兩位在百忙之中挪出寶貴的時間，最重要的是自始至終皆給予縝密且確實的指教，實在是感激不盡。透過伊藤女士執筆、富有深意的專欄，得以窺見生藥學最新現場的模樣、生藥學深奧的世界觀以及其精髓。此外開會時，能聽到有關生藥充滿趣味的話題，真是相當貴重的經驗。北山先生爽快答應幫本書徹底調查、確認書中刊載的化學式，而且還附上CAS編號（美國化學學會發行的《化學文摘》（Chemical Abstracts）中使用的化合物編號），接下如此龐大的工作，令人由衷感激。化學物質名稱存在著眾多別名與不同標示法，例如前面提到的甘草酸（glycyrrhizin），又可叫甘草甜、甘草甜素、甘草酸苷、甘草皂苷（glycyrrhizinic acid、Glycyrrhizic、Glycyrrhitin、Glycyron、18β-Glycyrrhizin）……可說是一片混亂。CAS編號是實質上化學物質的標準化ID，1個物質對應1個編號，使用上有如生物學名。如此一來，便能有效在網路搜尋化學物質相關文獻了吧。

推出本書時，深獲NTS股份有限公司的吉田隆社長、臼井唯伸先生大力支持，才能順利完成新作。此外，同公司業務部的橋本勇先生、石井沙知女士兩位，本次也在背後大力促進銷售。還受到同公司的齋藤道代女士、松島壽子女士，編輯企劃部的富澤匡子女士、松塚愛女士、村上一尚先生等人的照顧。若沒有各位的協助，這本書也無法完成。

本書中刊載的精美圖片，是由許多位攝影者提供的：監修者伊藤女士和北海道醫療大學藥學部附屬藥用植物園的堀田清先生，提供了多數國內難以拍攝的稀有基原照片；東京都藥用植物園讓我們一年四季拍攝了各式各樣的藥用植物；還有高澤和仁先生、北川桂先生、松本桂志先生、原島薰女士等攝影師，在植物發芽、開花、結果時，頻頻趕赴植物園或植物生長的山野拍攝，令人感激至極；另外尚有刊列於卷末的各方人士提供了許多文章相關照片，使本書植物圖片更加充實；不僅如此，還要感謝提供生藥樣品的星野佳史先生、紀伊國屋漢藥局在內的眾多漢方藥局，傾力相助；接著是Digital Impresso股份有限公司的板垣利秋先生、鳩誠一先生，為本書提供許多印刷方面援手。

這次由強大的左右手堀場正彥先生擔任我的助手，加上松元千晶女士調查拉丁語相關拼法與校正、谷川宗壽先生調查希臘語相關拼法與校正、松元奈保子女士調查英語發音等部分，另外還有東島香織女士、大塚行先生負責製作插圖，藉此機會，再次向眾多伸出援手的關係者們衷心表達感謝之意。

2007年10月
科學類作家

原島 廣至

體貼列出兩種語言學名的名稱（古典拉丁語／英語）！

學名沒有固定的唸法。若記不起世界研究者通用的唸法，就用英語唸法。

2014年度的**使用量**

看●數量便可知道該生藥的使用頻率！

基原植物學名

本書是以基原植物學名的字母順序排列。

放大標示「屬名＋種名（＋變種名）」。含有命名者的標示法以小字寫在下方。

具備生藥基原植物的**特色與全彩圖片**！

生藥的使用部位

生藥的解說

列出漢字寫法、學名、英語，也刊載日本藥局方中生藥的定義（精要）。更簡短解說藥的性狀、製法、生良品相關資訊。

主要成分中、英併記！

跟結構式一起記憶吧！

結構式與空間填充模型

藉著化學結構式與3D立體模型（空間填充模型）看到化合物就背起來！還附上便利的CAS編號！

2014年度之使用量
#120t
●●●●○○

基原植物學名

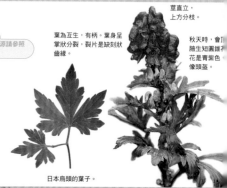

Aconitum carmichaeli [ækənáitə, ɑːrmáikelɪ]

Aconitum carmichaeli Debeaux

名稱：**烏頭**

基原植物英語名稱：Chinese Aconite[ækənait] / Chinese Monkshood[mʌ́nkshud]

其他基原植物：⑩*Aconitum japonicum* Thunberg 日本烏頭　⑱ Japanese Aconite

毛茛目	⑩Ranunculales
毛茛科	⑱**Ranunculaceae**
烏頭屬	⑩*Aconitium*
產地：中國、日本	

毛茛科的語源請參照 p.71專欄。

烏頭是毛茛科烏頭屬植物的總稱。全草皆有毒，尤其根部所含的烏頭鹼（aconitine）更是劇毒。日本野生的烏頭屬植物有40多種。開花時雖然不會認錯，但是剛抽芽時長得很像鵝掌草、水芹、牻牛兒苗，有可能被誤認為是山菜引發中毒意外。食用後會嘔吐、拉肚子、也有可能致死。烏頭的花開得又大又漂亮，所以作為觀賞用切花栽培販售。

莖直立，上方分枝。

秋天時，會在莖頂生短圓錐花序，花是青紫色，像頭盔。

葉為互生，有柄。葉身呈掌狀分裂，裂片是缺刻狀齒緣。

日本烏頭的葉子。

使用部位：
塊根　生藥名稱 **附子** 危險藥物 ※日文不直接寫漢字「附子」，而是以加工附子表示。

⑩Aconiti Radix Processa　⑱Processed Aconite Root

附子是取烏頭（*Aconitum carmichaeli* Debeaux）或日本烏頭（*Aconitum japonicum* Thunberg [*Ranunculaceae*]）的塊根，經高壓蒸氣處理稱為**附子1**（加工附子、修治附子）；用食鹽水或氯化鈣水溶液浸漬後，再加熱或高壓蒸氣處理稱為**附子2**（炮附子）；用食鹽水浸漬後，塗上氫氧化鈣稱為**附子3**（鹽附子）。各自含有總生物鹼：0.7～1.5%、0.1～0.6%、0.5～0.9%（以烏頭鹼型生物鹼［$C_{32}H_{45}NO_{10}$；603.70］計算）。

附子末（附子末1）是附子1、附子2的粉末；附子末2是將烏頭或日本烏頭的塊根經高壓蒸氣處理後磨成的粉末，有的還會加入玉米澱粉或乳糖水合物。

生藥性狀 淡褐色～黑褐色圓錐形

秋天時挖出其塊莖，用水洗淨、乾燥後放入密閉容器保存。呈圓錐形（像鳥頭的頭）。質地堅硬，切面平滑有光澤。顏色會隨加工方式不同改變。有些微特殊氣味。

主要成分 **烏頭鹼** ⑱aconitine

附子雙酯型生物鹼（強毒性）：烏頭鹼（aconitine）、愛沙烏頭鹼（mesaconitine）、次烏頭鹼（hypaconitine）、中烏頭鹼（jesaconitine）、阿替新鹼（atisine）類（低毒性）：苯甲醯烏頭鹼（benzoylaconine）、苯甲醯新烏頭鹼（benzoylmesaconine）
強心成分：海格納鹼（hygenamine）、仙影掌鹼（coryneine）

確認試驗	TLC法（碘化鉍鉀試液，Dragendorff's reagent，黃褐色）
主要藥效	**鎮痛、強心、利尿、促進代謝**

烏頭鹼能結合至鈉離子通道第二結合部位，引起去極化（也就是通道口會一直開著）。如此便會阻礙運動神經傳導，引起骨骼肌麻痺，是種「神經毒」。藥理作用除了有**鎮痛、催吐、局部麻醉**等，另會**阻斷交感及副交感神經傳導，引起心律不整。**

漢方處方	麻黃附子細辛湯、真武湯

漢方中使用目的在於鎮痛、抗風濕、強心。例如葛根加朮附湯、桂枝加朮附湯，調配附子的漢方處方很多。附子毒性強，經過前述高壓蒸氣處理等減毒步驟，又稱為「修治」。使用後出現發熱、潮紅、麻痺等症狀，則須停止使用。

中烏頭鹼（mesaconitine）
CAS No. 2752-64-9

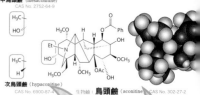

次烏頭鹼（hypaconitine）
CAS No. 6900-87-4

生物鹼：**烏頭鹼**（aconitine）CAS No. 302-27-2

學名解說 日本藥局方修正第16版中為*Processi Aconiti Radix*，但修正第17版中為 Aconiti Radix Processa。Proce（pro「往前」＋cedo「走路、步行」＝「前進、處理」）的分詞單數屬格陽性形及中性形為Processi，陰性形為Process Processa是在修飾陰性名詞主格Radix「根」。修正第17版中的Processi為中性。

A
4

《藥用植物大全》收錄了日本藥局方（修正第17版）約187種生藥的解說，富有基原植物與生藥的全彩圖片。其中詳細說明了基原植物學名的意義，成分的化學結構式則與「空間填充模型」、CAS編號。深富雜學內涵的專欄讓人更熟悉生藥，加深讀者對生藥學、植物學、藥學等的興趣。

加入有關語源或植物相關的**重點解說！**

英語解說　植物解說　成分解說　學名解說　名稱解說

成分解說 頭的經口半致死量是1mg/kg以下，為植物成分中最強的毒藥。自古以來，無論東西方皆拿烏頭作為藥物或毒物。另
，據傳烏頭是由地獄看門犬可魯貝洛斯（Cerberus）的唾液中長出來的。古羅馬常用來暗殺、毒殺，所以又被稱為「繼母之毒」、「死
夫帶來的拖油瓶」。有紀錄表示，西元一世紀迪奧斯克理德斯（Pedanius Dioscorides）把毒加入肉中，用來擊退狼群。附子的別名
wolfsbane，意為「狼群用的毒」，便是從其用途衍生出的（bane是「破滅、毒」的意思）。

烏頭屬 *Aconitium* 源自希臘語烏頭的名稱ἀκονῖτον，而ἀκονῖτον的由來
文獻多少有差異：①來自希臘語ἄκων「投箭、標槍」，因為遠從古代起烏頭
拿來做箭；②來自烏頭自生繁茂的地名Acona（或是Acon、Acone）；③
定字首α＋κόνις「塵土」＝「沒有塵土」→因為烏頭是劇毒會馬上死亡，
會有「掙扎到渾身塵土」的情況。其他還有④意為「在岩石上」的說法；⑤
自希臘語καίνω「殺、虐殺」的名詞形κονε___的說法。這些理由也是
語源最可能有關係的（比方像是因為___τον 很出名，所以地名變成
cona等等）。

日語名稱（トリカブト，鳥兜）的___有：因為花的形狀①很像雞冠、②
像官帽、③很像鳥兜等說法。此___兜是指雅樂裝束中，做成鳳凰形狀、
在頭上的東西。順道___

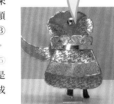
雅樂用的鳥兜
（照片提供：國立民族學博物館）

___，指的便是帶著鳥___
是「修道士的頭巾」___
，這點真有趣。

附子（日文：ぶし___
子根，意為「黏著直___
」。現在也有人稱直___
山」語源說之一，但___

以顏色區分：
拉丁語、希臘語是藍色；
英語是粉紅色；
日本、中國、阿拉伯語等
東方語系是綠色。

___山烏頭的塊根模型
___的烏頭）上附著了大大小小
___的附子），下部分是實
___部分及地下部模型。
___片提供：千葉縣立中央___

狂言「附子」與烏頭

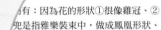
京都市左京區的細見美術館
中，有在賣名為「附子」的
麥芽糖。（提供：細見美術館）

《附子》是狂言中自古以來便很有名的劇目。主公對太郎冠者、次郎
冠者兩個僕人下令說，桶子裡面是「有劇毒的附子」，不准吃。然而當
主人不在家時，儘管兩人害怕，卻還是帶著好奇心打開一看，裡面竟然
是當時相當少有的「砂糖」（當時會把砂糖作成麥芽糖保存起來）。一
不小心吃光所有砂糖的兩人，後來想出了個計策──破壞主公珍惜的掛
軸跟茶碗之類的寶物。他們向歸來的主公說：「因為自己弄壞了主公珍
藏的寶物，罪該萬死，只好吃了附子以表歉意」，拿這個理由當藉口為
這齣戲劃下句點。

此外，《東海道四谷怪談》中女鬼阿岩喝下的毒藥也是附子。姓氏「毒
島」的讀音「ぶすじま」，也是從附子的毒性而來。另外，據說附子放
到口中，會使顏面神經（運動性的）麻痺，讓人面無表情，而這種面無
表情後來轉變成「ブス（こぶす）」，不過關於語源眾說紛紜。如此這
般，自古以來附子的毒性便是大家耳熟能詳的了。

不禁贊同！**學名語源解說**

本書用了許多照片插圖解說學名由來
的名稱、地名或類似的植物，另標出
語源希臘語或拉丁語所衍生出的英語
詞彙，能輕鬆記憶。

滿滿五星雜學！**生藥專欄**

從生藥成分相關的藥理學、生理學、
植物學起，到詳細解說日語名稱、學
名，更有會強化歷史地理的知識，雜
學專欄約150則！

從貝加爾湖到博斯普魯斯海峽──土
耳其民族大遷徙；球薑與花薑酮；日
本、中國以及韓國中的「白朮、蒼朮」；
小柴胡湯與間質性肺炎的關係；日本
莨菪根與西博德事件；狂言「附子」與
烏頭；牛膝與昆蟲變態荷爾蒙；茉莉
花是香的？還是臭的？──吲哚；
蘇木、蘇木素與巴西；紫草與冠位十
二階／額田王與紫式部；棗葉、武靴
藤、神祕果、闊葉仙茅──味覺修飾
物質；日本萍蓬草與「葵之御紋」；
為什麼阿托品的散瞳作用與美人有關；
薑黃與「世界性的藥膳料理」──咖哩
；柑橘解剖學；花類的夏枯草／海中
的鱘科／箭筒的靭；牽牛花與轉位子
（會移動的基因）；紅色果實與內擣
傳播；生藥非洲防己根與神探可倫坡
／哥倫布與鴿子；三白草科與蜥蜴、
恐龍與竹筴魚；使貓咪爆衝的荊芥內
酯、奇異果酵素等等。

1. 所謂學名

「分類學之父」林奈（Carl von Linné, 1707-1788）創立了將生物名稱以拉丁語寫為屬名加種名兩字的二名法體系，並推廣之。後來成為科學界採用的學名。

學名

scientific name

latin name

歐美人在描述植物學名時，多用「拉丁語名稱」。當然，學名全都是拉丁語，但寫作拉丁語的名稱並非都是學名。

所謂學名，是用於生物體的世界共通名稱。植物方面則是根據「國際植物命名規約」中的命名法制定。

物種學名是由屬名＋種名構成（二名法），通常用斜體字表示。屬名只有字首大寫，其他皆小寫。

同一物種可能會有多個中文名稱或英語名稱（包含當地稱呼或方言），但學名則是一個物種只對應一個學名，全世界皆通用。若以為發現新物種、不經意重複命名了，則一開始命名者有優先權。此外，記載中物種內的變異、以前被視為亞種或變種的植物，也有後來獨立成新物種的情況。之所以會如此，是因為一種植物有複數學名時，有效學名只有一個，其他都稱作同物異名（synonym）。

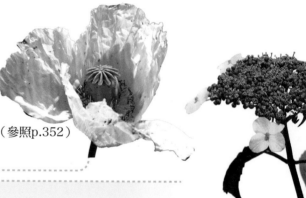

學名範例：**罌粟**

Papaver somniferum L.

屬名　　　　種名　　　　**命名者**

（也稱作種形容詞）　L.是Linné的縮寫（參照p.352）

※屬名、種名、變種名都會用斜體表示。

學名範例（後接變種名時的情況）：**甘茶**

Hydrangea macrophylla Seringe var. *thunbergii* Makino

屬名　　　　種名　　　*Hydrangea macrophylla* 的命名者　　　**變種名**　　*Hydrangea macrophylla* Seringe var. *thunbergii* Makino 的命名者

（也稱作種形容詞）　　　　　　　　　　**變種** varietas的縮寫

拉丁語標示相關事項

- 學名使用的拉丁語拼法規定相當嚴謹，**連個字母都不能隨意更動**，但是學名的拉丁語發音就沒有特別規定了。所以**學名並沒有正式唸法**。

- 拉丁語的發音會隨著時代與國家不同明顯變化。本書中註明「拉丁語」時（標示為語源時），表示是古典時期的拉丁語發音。話雖如此，植物學名在歐美發音幾乎與英語名稱的自然發音（phonics）規則一模一樣，所以跟古典時期的拉丁語發音大相逕庭。然而，提到海外的植物學家與植物時，若不懂這種英語唸法，容易被認為是沒學過植物學的人。所以為了將來要在世界大展鴻圖的學生們著想，本書中特地標明了部分生藥的英語唸法。

- 說到拉丁語母音長短，即使同個單字，不同辭典也會有差異。本書比較過Lewis、Chamber、Cassell、Oxford等辭典，適度採用較常見的用法。

- 拉丁語中的c全都歸為「カ（ka）行」（雖然英美人士會將e或i前面的c發「サ（sa）行」的音，而德國人則常把c唸為「ツァ（tsa）行」……）。另外，g全都歸為「ガ（ga）行」。

●植物學名若是來自人名或地名，多會以該國的發音為準。

●眾所周知，在拉丁語歷史中，h子音初期是不發音的（所以拉丁語後代的法語或西班牙語等h不發音）。但是為了容易想起拼法，所以本書中的h是有發音的。

希臘語標示相關事項

●本來希臘語的發音會隨著時代劇烈變化，再加上各地發音不同，所以無法有固定的發音。事實上，希波克拉底（西元前460-377年左右）所說的希臘語，應該與迪奧斯克理德斯（西元40-90年）所說的希臘語發音差異甚大。一般而言，希臘語的發音隨著時代衰退而收斂、單純化，現代語發音差異甚大。一般而言，希臘語的發音隨著時代衰退而收斂、單純化，現代希臘語的ι、υ、η、ει、oi、υι都是發「i」的音了（i音化，itacism）。本書標註的發音，相較與時代一致，更重視容易回想拼法。比方說，希臘語中雙重母音的長音化，還有很早就出現短音化（αι→〔e〕、ει→〔i〕）。
照字面標記的，不過ου例外，是以伊拉斯莫斯式發音

●χ（kai）實際上既不是在日語的「ハ（ha）行」或「カ（ka）行」（詳情請參閱p.263專欄），但拉丁語寫成ch，以發音來看較類似「カ（ka）行」。

●φ（fai）的發音本來是p的「帶氣音」，不過隨著時代變遷，成了〔f〕的音。

英語標示相關事項

●至於拉丁語的英語發音，雖然參考了好幾本英文的植物學書籍記載，但這些文獻並沒有統一，所以本書中取了最常見的寫法，還請各位記得這頂多是參考而已。再加上書中不可能列出所有發音，也希望各位謹記英語會隨著時代、地區不同有各種變化。

「生藥性狀」與「性狀」

日本藥局方生藥總則開頭處，便以片假名列舉了適用於生藥總則及生藥試驗法的生藥名稱。經目次確認比較此處列舉的品項與分類在「生藥等類」的品項，發現兩者並非完全相同。換句話說，即使分類為生藥等類，也會有品項不適用生藥總則及生藥試驗法，比方說「葛根湯萃取物」等的漢方處方萃取物類、鴉片及其製劑類、油脂類等等。如此一來，各品項性狀的記述會產生相當大的差異。適用生藥總則的品項會列出「生藥性狀」，此處記述的「氣味」、「味道」，會成為判斷該生藥是否適用的基準。然而不適用生藥總則的各品項則與化學藥品相同，記述其「性狀」，如通則所示，此處包含味道等記述的「性狀」，無法作為判斷基準，「僅供參考」。

何謂「局外生規」？

全稱為「日本藥局方外生藥規格」。局外生規指的是廣泛用作醫藥品、因各種理由未收錄於日本藥局方的生藥規格、基準、試驗法等等，所以其規定幾乎可準用日本藥局方。只不過日本藥局方為公開的規範文書，簡單說是法律的一種，而局外生規也是種基準，其中記載的內容於行政方面的經緯與藥局方可說多少有出入。

CONTENTS 目次

CONTENTS 目次

C

D

CONTENTS 目次

CONTENTS 目次

CONTENTS 目次

CONTENTS 目次

CONTENTS 目次

Chapter 7 以動物、礦物為基原的生藥

Appendix 附錄

Index 索引

英語索引／成分英語索引

COLUMNS 專欄目次

COLUMNS 目次

生藥部位名稱 圖集

根 ㉑Radix ㉒Root

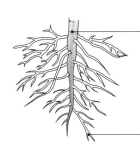

主根 main root

雙子葉植物大多會從主要的根分出細細的側根。以胚胎學來說，這些來自胚胎中初生根（primary root）的根，又稱為「定根」。

側根 lateral root

lateral意思是「旁邊、側面的」。

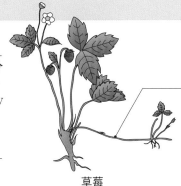

草莓

匍匐莖／匍匐菌絲
stolon

莖連在一起，匍匐在地面或土中，再從節眼長出根。又稱為「匍匐枝」。例如生藥的甘草，是甘草的根以及匍匐莖。

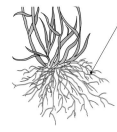

禾本科植物的鬚根

鬚根 fibrous root

所謂的鬚根，是眾多從莖延伸出如鬍鬚般的細根。英語fibrous是fiber（纖維）的形容詞。有鬚根的大多是單子葉植物。以胚胎學來說，單子葉植物的鬚根是從莖的節長出。並非來自初生根，或從根以外部位（莖或芽的基部）長出來的根，稱作「不定根」。然而雙子葉植物中，也有像車前草那樣側根發達，長成鬚根的植物。

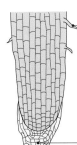
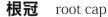

根毛 root hair

從根冠附近長出管狀的毛，藉此增加根的表面積，吸收水或無機養分。

根冠 root cap

根冠（也就是根的帽子）是根部尖端有如帽子的組織，覆蓋保護生長點。水生植物的根與寄生植物的寄生根沒有根冠。

根莖 ㉑Rhizoma ㉒Rhizome

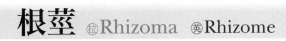

根莖 rhizome，rootstalk

所謂根莖，是往水平方向延伸的地下莖肥大形成的。

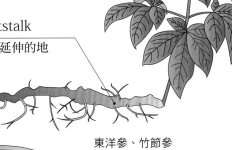

東洋參、竹節參

貯藏根 storage root

所謂貯藏根，是指變肥大的根部，用來儲存養分、水分。可分為主根肥大者（胡蘿蔔等）、胚軸肥大者（櫻桃蘿蔔等）、不定根肥大形成「塊根」者（麥門冬等）幾類。英語storage是store（貯藏、儲存）的名詞。

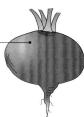

櫻桃蘿蔔

鱗莖 ㉑Bulbus ㉒Bulb

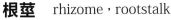
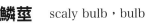

鱗莖 scaly bulb，bulb

肥厚化的葉子（鱗葉）重疊在短小的莖上形成的。會開花的草本植物球根（儲存養分的地下莖）多為鱗莖。

鱗葉 scaly leaf，scale leaf

變厚、儲存大量養分的鱗片狀葉子。百合、洋蔥等會產生鱗莖。

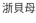

浙貝母

生藥部位名稱 圖集

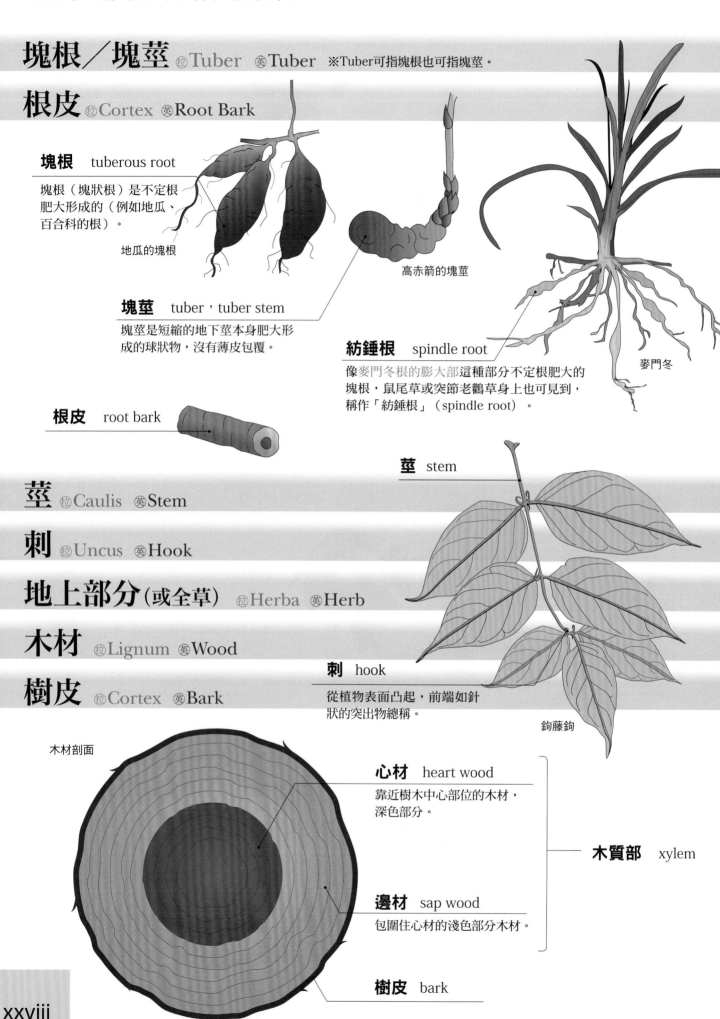

塊根／塊莖 ㊤Tuber ㊙Tuber ※Tuber可指塊根也可指塊莖。

根皮 ㊤Cortex ㊙Root Bark

塊根 tuberous root

塊根（塊狀根）是不定根肥大形成的（例如地瓜、百合科的根）。

地瓜的塊根

高赤箭的塊莖

塊莖 tuber，tuber stem

塊莖是短縮的地下莖本身肥大形成的球狀物，沒有薄皮包覆。

紡錘根 spindle root

像麥門冬根的膨大部這種部分不定根肥大的塊根，鼠尾草或突節老鸛草身上也可見到，稱作「紡錘根」（spindle root）。

麥門冬

根皮 root bark

莖 ㊤Caulis ㊙Stem

刺 ㊤Uncus ㊙Hook

地上部分(或全草) ㊤Herba ㊙Herb

木材 ㊤Lignum ㊙Wood

樹皮 ㊤Cortex ㊙Bark

莖 stem

刺 hook

從植物表面凸起，前端如針狀的突出物總稱。

鉤藤鉤

木材剖面

心材 heart wood

靠近樹木中心部位的木材，深色部分。

木質部 xylem

邊材 sap wood

包圍住心材的淺色部分木材。

樹皮 bark

葉子 [拉]Folium [英]Leaf

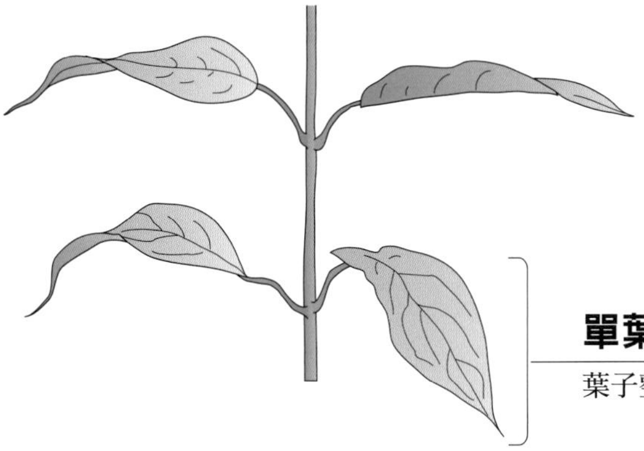

單葉 simple leaf

葉子整體只有一枚葉身。

複葉 compound leaf

葉身完全分裂，且由2枚以上葉身組成的葉子。構成複葉的部位稱為小葉（leaflet）。

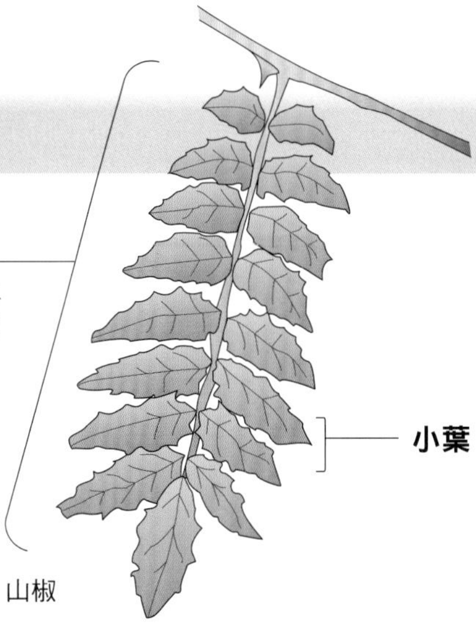
小葉
山椒

葉子整體的形狀

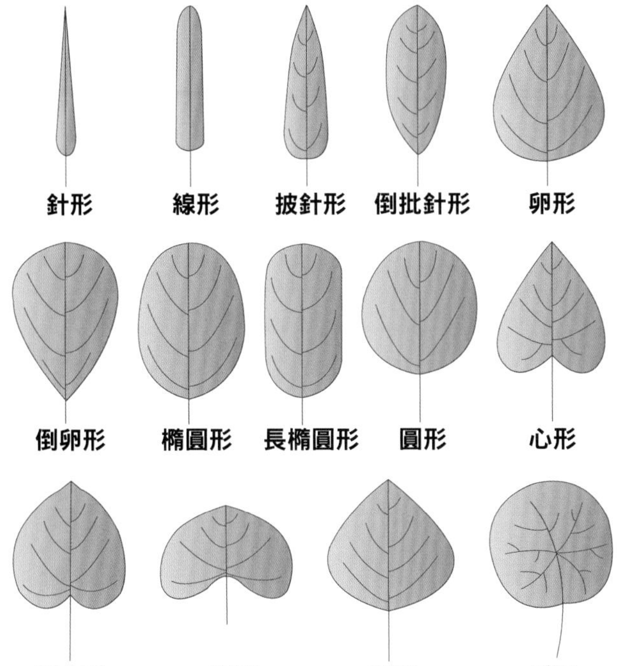
針形
線形
披針形
倒批針形
卵形
倒卵形
橢圓形
長橢圓形
圓形
心形
圓心形
腎形
菱形
盾形

葉尖形狀

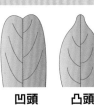

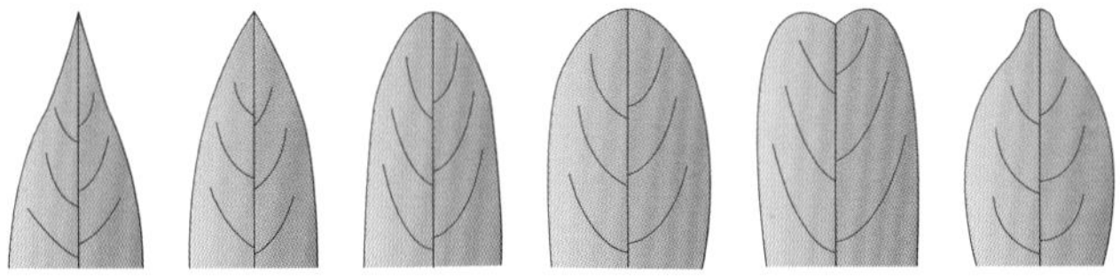
銳尖頭
銳頭
鈍頭
圓頭
凹頭
凸頭

葉基形狀

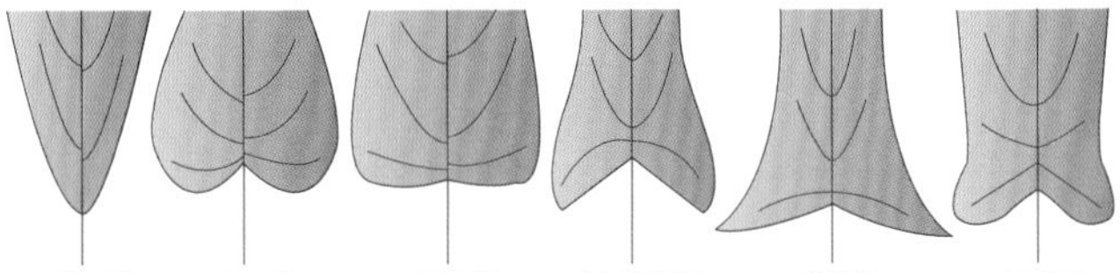
楔形
心形
截形
箭尾形
戟形
耳形

葉緣形狀

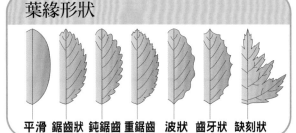

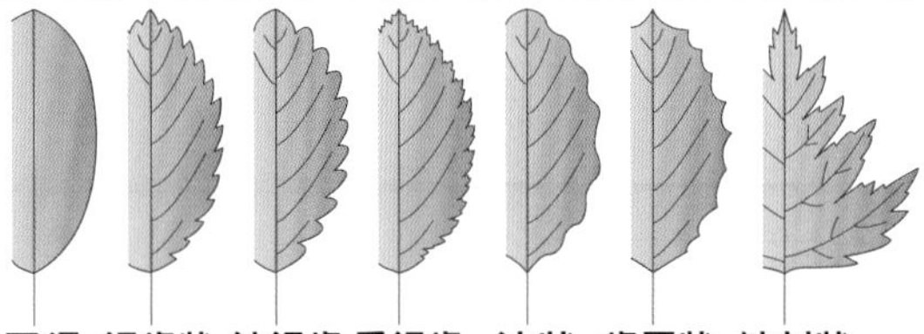
平滑
鋸齒狀
鈍鋸齒
重鋸齒
波狀
齒牙狀
缺刻狀

羽狀淺裂

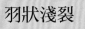

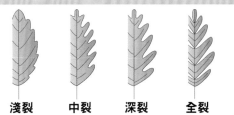

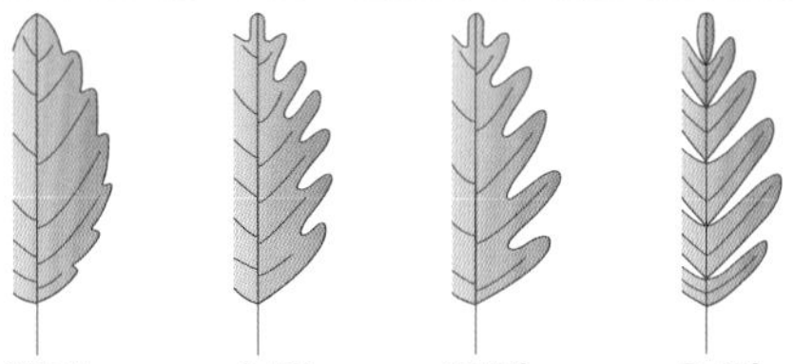
淺裂
中裂
深裂
全裂

掌狀全裂

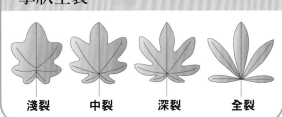

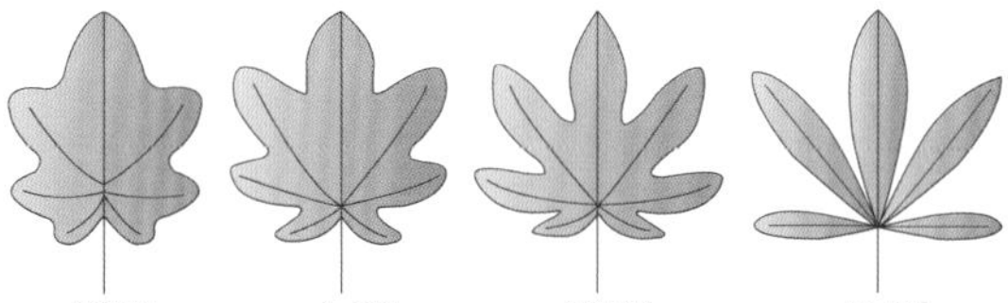
淺裂
中裂
深裂
全裂

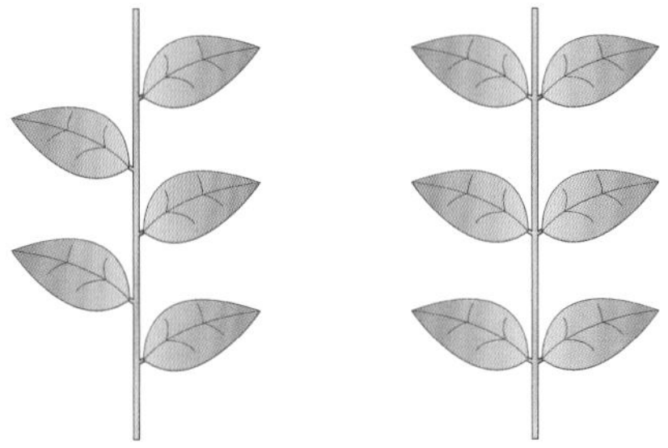

互生 alternate

莖上一個節長1片葉子，方向依序交錯。

對生 opposite

莖上一個節長兩片葉子，彼此相對。

生藥部位名稱 圖集

花 ㊣Flos ㊜Flower

花穗 ㊣Spica ㊜Spike

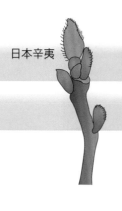

日本辛夷

花穗 spike
指如稻穗般開的花。

荊芥穗

管狀花 tubulous flower
菊科的花中，小花大致分為兩種
形狀。一種花瓣基部會形成細筒
狀，前端裂為五瓣，呈星形，稱
為管狀花或筒狀花。
另一種花瓣基部還是細筒狀，不
過前端會往某一方向整片展開，
這種稱為舌狀花。

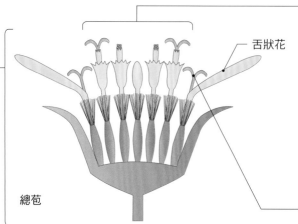

舌狀花

頭花 capitulum
頭狀花序主要可見於菊科的
花，花軸前端如皿狀展開，
密生許多沒有柄的花。
一朵朵花稱為小花，所有小
花聚集起來便形成頭花，也
稱為頭狀花。

總苞

頭狀花序的剖面

柱頭 stigma
雌蕊的前端，分泌黏液、
附著花粉的部分。

果實 ㊣Fructus ㊜Fruit

假種皮 ㊣Arillus ㊜Aril

種子 ㊣Semen ㊜Seed

果實

假果 accessory fruit，anthocarpous fruit
加上花托、花柄、花萼等其他
花的部分形成的果實。

穎果 caryopsis
乾果（成熟後果皮會乾燥）的
一種。其中的種子會與種皮緊
密貼合，形成一個果實，可見
於稻米、小麥。

稻米

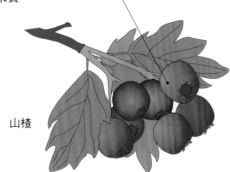

山楂

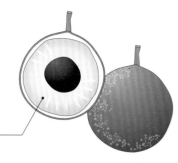

假種皮 aril
胎座或珠柄肥大，包覆住種子形
成種皮狀之物，也稱作種衣。

龍眼

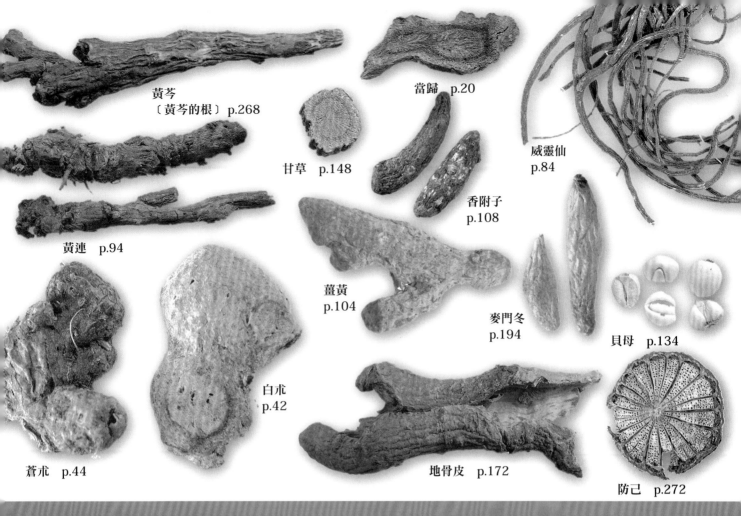

黃芩
〔黃芩的根〕p.268

當歸　p.20

甘草　p.148

威靈仙
p.84

黃連　p.94

香附子
p.108

薑黃
p.104

麥門冬
p.194

貝母　p.134

白朮
p.42

蒼朮　p.44

地骨皮　p.172

防己　p.272

TEXT 正文

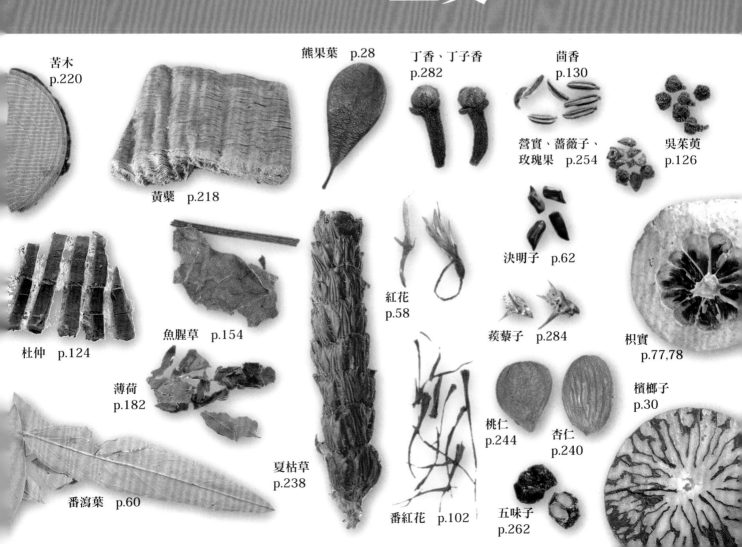

苦木
p.220

熊果葉　p.28

丁香、丁子香
p.282

茴香
p.130

營實、薔薇子、
玫瑰果　p.254

吳茱萸
p.126

黃蘗　p.218

決明子　p.62

杜仲　p.124

魚腥草　p.154

紅花
p.58

蒺藜子　p.284

枳實
p.77,78

薄荷
p.182

檳榔子
p.30

桃仁
p.244

杏仁
p.240

夏枯草
p.238

番瀉葉　p.60

番紅花　p.102

五味子
p.262

2014年度之使用量
約77t
●●●○○

基原植物學名：

Achyranthes fauriei [əkirǽθí:z fɔ́:rií:]

Achyranthes fauriei Leveille' et Vaniot

基原植物名稱：**傅氏牛膝** 基原植物英語名稱：Japanese chaff flower [tʃæ´f]

其他基原植物：[拉]*Achyranthes bidentata* 懷牛膝 [英]two toothed chaff flower [tu:tu:θt tʃæ´f]

新恩格勒：中央子目 [拉]Centrospermae
克朗奎斯特：石竹目 [拉]Caryophyllales

莧科 [拉]Amaranthaceae

牛膝屬 [拉]*Achyranthes*
產地：中國、日本（茨城、奈良）

東亞各地隨處可見的野生莧科多年草本植物，果實容易黏在衣服上，也稱為黏人精。傅氏牛膝是生長在山野或路旁等陽光充足之地的多年生草本植物。另一方面，日本牛膝（*Achyranthes japonica*）則喜歡林蔭等太陽晒不到的地方，其根部不會變粗大，所以無法拿來做生藥。相較於傅氏牛膝，日本牛膝的葉跟莖上細毛較少。懷牛膝（*Achyranthes bidentata*）則比傅氏牛膝長得稍稍高大，不用栽培，自生於中國河南、山西等地。

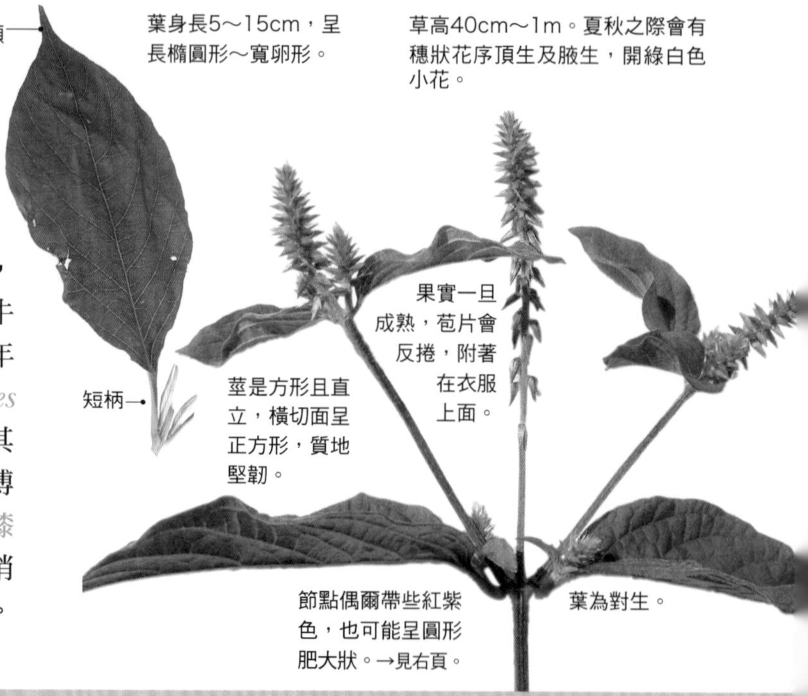

銳頭
葉身長5～15cm，呈長橢圓形～寬卵形。
草高40cm～1m。夏秋之際會有穗狀花序頂生及腋生，開綠白色小花。
葉緣完整平滑，整體多毛。
果實一旦成熟，苞片會反捲，附著在衣服上面。
短柄
莖是方形且直立，橫切面呈正方形，質地堅韌。
節點偶爾帶些紅紫色，也可能呈圓形肥大狀。→見右頁。
葉為對生。

使用部位：**根** 生藥名稱 **牛膝** [拉]Achyranthis Radix [英]Achyranthes Root [əkirǽθí:z]

牛膝是傅氏牛膝（*Achyranthes fauriei* Leveillé et Vanio 或 *Achyranthes bidentata Blume* [*Amaranthaceae*]）的根。

※從中國產懷牛膝取得的根也稱為懷牛膝。廣東省的「川牛膝」是以頭花林莧（*Cyathula capitata*）為基原，所以不適用日本藥局方的規格。

生藥性狀 灰褐色～黃褐色細長圓柱形

9～11月時採集其根部，日本產的不經過漂白加工（偶爾用熱水燙過）再乾燥。粗大、質地柔軟為佳。微臭，帶些許甜味、黏液。

長15～90cm，直徑3～7mm。

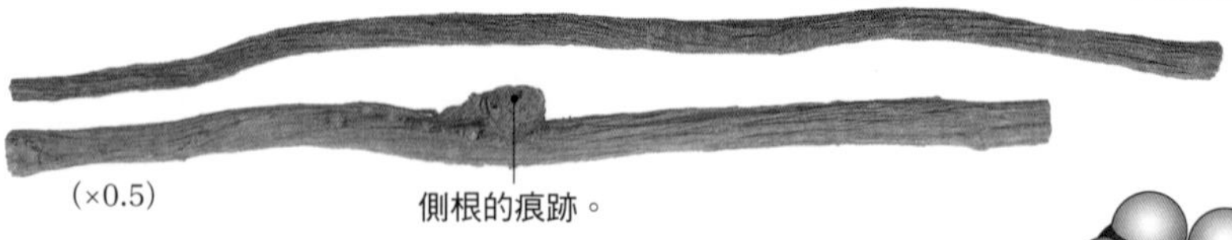

(×0.5)
側根的痕跡。

主要成分 蛻皮甾酮 [英]ecdysterone

含有被視作植物蛻皮激素的蛻皮甾酮、牛膝甾酮等，同時也含有以齊墩果酮酸為醣苷配基的皂苷、大量鉀鹽、黏液。

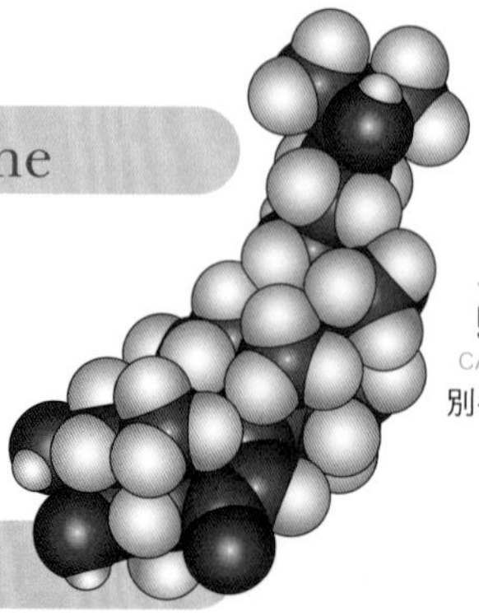

確認試驗 起泡試驗（皂苷）

主要藥效 抗過敏、抗癌作用等

水萃液：抗過敏、降血壓作用。
蛻皮甾酮、牛膝甾酮：實驗性抑制高血糖作用。
水及甲醇萃取物：抗癌作用。
齊墩果酮酸：實驗性抑制肝臟疾病作用。

漢方處方 疏經活血湯、牛膝散、牛車腎氣丸

收錄於《神農草本經》上品。**漢方中用於通經、利尿、治療關節炎及腰痛。**不用於孕婦、月經過多、腹瀉者。

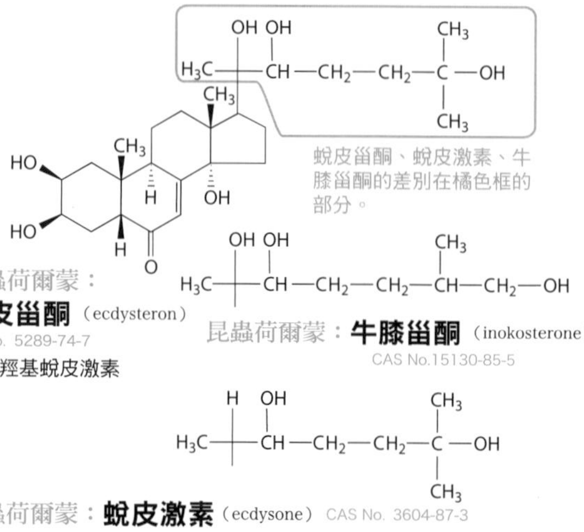

蛻皮甾酮、蛻皮激素、牛膝甾酮的差別在橘色框的部分。

昆蟲荷爾蒙：**蛻皮甾酮**（ecdysteron）
CAS No. 5289-74-7
別名：羥基蛻皮激素

昆蟲荷爾蒙：**牛膝甾酮**（inokosterone）
CAS No.15130-85-5

昆蟲荷爾蒙：**蛻皮激素**（ecdysone） CAS No. 3604-87-3

牛膝屬的 *Achyranthes* 來自希臘語ἄχυρον「穀殼、礦渣」＋ἄνθος「花」，因為牛膝屬的花呈淡綠色，又很硬，「看起來很像穀殼」。英語名稱chaff flower的chaff也是「穀殼」的意思。

種名 *fauriei* 則是指稱植物學家佛荷里（Urbain Fauriei）（→參照p.293「繡草」）。懷牛膝的種名 *bidentata* 則是拉丁語字首bi-「兩個的」＋dens「牙齒」所形成，指為了要附著在衣服上2個尖刺狀的小苞片。英語名稱中two toothed「有兩個牙齒的」，也是將學名直接翻成英語。

中央子目 Centrospermae 源自希臘語κεντρικός「尖刺的、中心的」＋σπέρμα「種子、精子」。中央子目的植物子房室沒有隔膜，胚珠（成熟後成為種子）附著在游離的中軸上，這種型態稱為**獨立中央胎座**（free central placentation）。Centrospermae也就直譯為**「中央子目」**。牛膝在新恩格勒分類體系下是中央子目，而在克朗奎斯特或APG體系，莧科是分類在石竹目（Caryophyllales）（→請參照p.283「丁香、丁子香」）。

莧科**Amaranthaceae**是來自希臘語α-「否定字首」＋μαραίνω「枯萎、萎縮」＝ἀμάραντος（amarantos）「不會枯萎」。莧科植物的萼跟小苞片乾燥後不會萎縮，長時間不會褪色。然而，受到拉丁語anthus「花」（來自希臘語ἄνθος）的影響，寫法從t→th，變成*Amaranthus*「莧屬」。

日語名稱ヒナタイノコズチ是喜歡日光（ヒナタ，日向）的牛膝（イノコズチ）之意。有把牛膝肥大的節比喻成「豬（イノシシ）子」的「槌」（つち，寶槌的「槌」），也就是膝蓋的說法；也有植物種子黏在豬仔毛上的「豬の子着き」的轉化說；還有從「豬の轡（くつわ）」→イノクツチ→イノコズチ發音變化的說法。就前兩個說法，イノコ＋ツチ兩詞連續的情況下，「ツ」會變成「ヅ」，最後發音應該會變成「イノコヅチ」，然而就算如此，現今已不認為這是個合成語，目前假名多寫為「イノコズチ」。

之所以稱為**牛膝**，是因為基原植物——傅氏牛膝——的莖上，有像牛的膝蓋那樣肥大的節。稱呼其為「イノコズチ（イノシシの槌）」也是根緣於此。

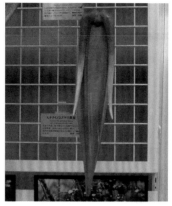

傅氏牛膝的果實

牛膝的果實上有兩片小苞片形成的衣服，有助種子傳播。照片中是傅氏牛膝果實的75倍大模型。
（提供：千葉縣立中央博物館）

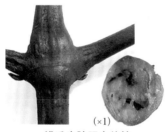

（×1）

傅氏牛膝肥大的節

肥大的節是蟲癭形成的，裡面有牛膝鱗癭蠅（Lasioptera achyranthii）的幼蟲或卵。宿主植物種類與蟲癭形成者的種類間具備固定特異性。

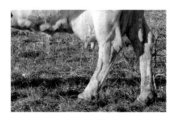

牛的腳

就解剖學上而言，看起來像膝蓋的部分更相當於人類的腳跟。

牛膝與昆蟲變態荷爾蒙

傅氏牛膝含有稱為牛膝甾酮與蛻皮甾酮的「植物性蛻皮激素」。這種**蛻皮激素（ecdysone）**是由昆蟲前胸腺分泌的荷爾蒙，也是促進蛻皮（ecdysis）、變態的羥基蛻皮激素前驅物。或許讀者會有「為什麼植物要製造出這種昆蟲荷爾蒙」的疑問，而實際上，吃傅氏牛膝的昆蟲幼蟲會受到其中昆蟲變態荷爾蒙的影響，提早變成成蟲。換句話說，這種設計可以讓傅氏牛膝被吃掉的葉子量減少，將對植物的傷害程度抑制到最小。

對傅氏牛膝而言，促進昆蟲變態的「植物性蛻皮激素」用來自我防衛很有效，另一方面對人類而言，發現這種荷爾蒙的作用也有很大的功勞。

Aconitum carmichaeli [ækənáitəm karmáikeli]

基原植物學名：*Aconitum carmichaeli* Debeaux

基原植物名稱：**烏頭**　　基原植物英語名稱：Chinese Aconite[ǽkənait] / Chinese Monkshood[mánksfud]

其他基原植物：㊣*Aconitum japonicum* Thunberg　日本烏頭　㊐Japanese Aconite

毛茛目　　㊜Ranunculales
毛茛科　㊜Ranunculaceae
烏頭屬　㊜*Aconitium*

> 毛茛科的語源請參照 p.71專欄。

產地：中國、日本

烏頭是毛茛科烏頭屬植物的總稱。全草皆有毒，尤其根部所含的烏頭鹼（aconitine）更是劇毒。日本野生的烏頭屬植物有40多種。開花時雖然不會認錯，但是剛抽芽時長得很像鵝掌草、水芹、牻牛兒苗，有可能被誤認為是山菜引發中毒意外。食用後會嘔吐、拉肚子、呼吸困難，甚至有可能致死。烏頭的花開得又大又集中，所以作為觀賞用切花栽培販售。

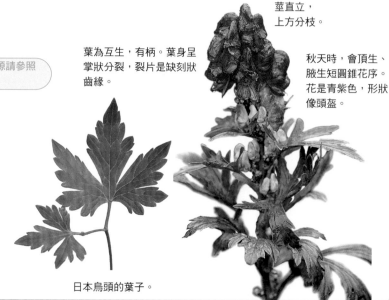

葉為互生，有柄。葉身呈掌狀分裂，裂片是缺刻狀齒緣。

莖直立，上方分枝。

秋天時，會頂生、腋生短圓錐花序。花是青紫色，形狀像頭盔。

日本烏頭的葉子。

使用部位：**塊根**　生藥名稱 **附子** [危險藥物]

※日文不直接寫漢字「附子」，而是以加工附子表示。

㊐Aconiti Radix Processa　㊓Processed Aconite Root

附子是取烏頭（*Aconitum carmichaeli* Debeaux）或日本烏頭（*Aconitum japonicum* Thunberg [*Ranunculaceae*]）的塊根，經高壓蒸氣處理稱為**附子1**（加工附子、修治附子）；用食鹽水或氯化鈣水溶液浸漬後，再加熱或高壓蒸氣處理稱為**附子2**（炮附子）；用食鹽水浸漬後，塗上氫氧化鈣稱為**附子3**（鹽附子）。各自含有總生物鹼：0.7～1.5%、0.1～0.6%、0.5～0.9%（以苯甲醯烏頭原鹼〔$C_{32}H_{45}NO_{10}$：603.70〕計算）。

附子末（附子末1）是附子1、附子2的粉末；附子末2是將烏頭或日本烏頭的塊根經高壓蒸氣處理後磨成的粉末，有的還會加入玉米澱粉或乳糖水合物。

生藥性狀 淡褐色～黑褐色圓錐形

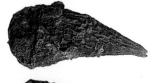
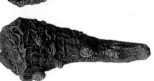

秋天時挖出其塊莖，用水洗淨、乾燥後放入密閉容器保存。呈圓錐形（像烏鴉的頭）。質地堅硬，切面平滑有光澤。顏色會隨加工方式不同改變。有些微特殊氣味。

主要成分 烏頭鹼 ㊓aconitine

附子雙酯類生物鹼（強毒性）：烏頭鹼（aconitine）、愛沙烏頭鹼（jesaconitine）、次烏頭鹼（hypaconitine）、中烏頭鹼（mesaconitine）。阿替新鹼（atisine）類（低毒性）：苯甲醯烏頭原鹼（benzoylaconine）、苯甲醯新烏頭原鹼（benzoylmesaconine）

強心成分：海格納鹼（hygenamine）、仙影掌鹼（coryneine）

確認試驗 TLC法（碘化鉍鉀試液，Dragendorff's reagent，黃褐色）

主要藥效 鎮痛、強心、利尿、促進代謝

烏頭鹼會結合至鈉離子通道第二結合部位，引起去極化（也就是通道口會一直開著）。如此便會阻礙運動神經傳導，引起骨骼肌麻痺，是種「神經毒」。藥理作用除了有**鎮痛、催吐、局部麻醉**等，另會**阻斷交感及副交感神經傳導、引起心律不整**。

漢方處方 麻黃附子細辛湯、真武湯

漢方中使用目的在於**鎮痛、抗風濕、強心**。例如葛根加朮附湯、桂枝加朮附湯，調配附子的漢方處方很多。附子毒性強，會經過前述高壓蒸氣處理等減毒步驟，又稱為「修治」。使用後若出現發熱、潮紅、麻痺等症狀，則須停止使用。

中烏頭鹼（mesaconitine）
CAS No. 2752-64-9

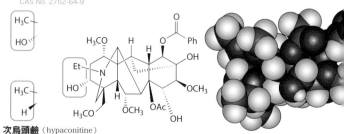

次烏頭鹼（hypaconitine）
CAS No. 6900-87-4

生物鹼：**烏頭鹼**（aconitine）CAS No. 302-27-2

[學名解說] 日本藥局方修正第16版中為*Processi Aconiti Radix*，但修正第17版則改為*Aconiti Radix Processa*。*Procedo*（pro「往前」＋cedo「走路、步行」＝「前進、處理」）的分詞單數屬格陽性形及中性形為Processi，陰性形主格為Processa。Processa是在修飾陰性名詞主格Radix「根」。修正第17版中的Processi為中性。

成分解說 烏頭的經口半致死量是1mg/kg以下，為植物成分中最強的毒藥。自古以來，無論東西方皆拿烏頭作為藥物或毒物。在希臘神話中，據傳烏頭是由地獄看門犬可魯貝洛斯（Cerberus）的唾液中長出來的。古羅馬常用來暗殺、毒殺，所以又被稱為「繼母之毒（為了殺死丈夫帶來的拖油瓶）」。有紀錄表示，西元一世紀迪奧斯克理德斯（Pedanius Dioscorides）把毒加入肉中，用來擊退狼群。烏頭英語的別名為wolfsbane，意為「狼群用的毒」，便是從其用途衍生出的（bane是「破滅、毒」的意思）。

　　烏頭屬*Aconitium*源自希臘語烏頭的名稱ἀκονὶτον，而ἀκονὶτον的由來各文獻多少有差異：①來自希臘語ἄκων「投箭、標槍」，因為遠從古代起烏頭就拿來做毒箭；②來自烏頭自生繁茂的地名Acona（或是Acon、Acone）；③否定字首ἀ＋κόνις「塵土」＝「沒有塵土」→因為烏頭是劇毒會馬上死亡，不會有「掙扎到渾身塵土」的情況。其他還有④意為「在岩石上」的說法；⑤來自希臘語καίνω「殺、虐殺」的名詞形κονή「殺害」的說法。這些理由也是跟語源最可能有關係的（比方像是因為烏頭κον τον很出名，所以地名變成Acona等等）。

　　日語名稱（トリカブト，鳥兜）的語源則有：因為花的形狀①很像雞冠、②很像官帽、③很像鳥兜等說法。此處的鳥兜是指雅樂裝束中，做成鳳凰形狀、戴在頭上的東西。順道一提，同屬「伶人草（*Aconitum loczyanum*）」的「伶人」，指的便是帶著鳥兜演奏雅樂的人，名字便由此而來。英語monkshood字義是「修道士的頭巾」，也稱作Helmet Flower。東西方皆聯想到頭上戴的東西，這點真有趣。

　　附子（日文：ぶし、ぶす）指的是從烏頭長出莖的母根周圍，有著冒出新芽的子根，意為「黏著母親的孩子」。乾燥的母根形狀像烏鴉的頭，所以稱作「烏頭」。現在也有人稱直接乾燥的母根為烏頭，加工過的為附子。講點軼事，「富士山」語源說之一，便是「附子自生在山麓的山」。

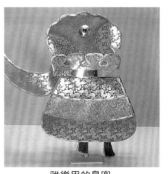

雅樂用的鳥兜
（照片提供：國立民族學博物館）

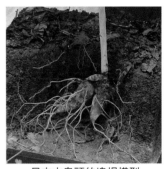

日本山烏頭的塊根模型
母根（原本的烏頭）上附著了大大小小的子根（原本的附子）。照片中的是實體大的地上部分及地下部分模型。
（提供：千葉縣立中央博物館）

狂言「附子」與烏頭

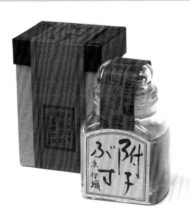

京都市左京區的細見美術館中，有在賣名為「附子」的麥芽糖。　（提供：細見美術館）

　　《附子》是狂言中自古以來便很有名的劇目。主公對太郎冠者與次郎冠者兩個僕人下令說，桶子裡面是「有劇毒的附子」，不准吃。然而當主人不在家時，儘管兩人害怕，卻還是帶著好奇心打開一看，裡面竟然是當時相當少有的「砂糖」（當時會把砂糖作成麥芽糖保存起來）。一不小心吃光所有砂糖的兩人，後來想出了個計策——破壞主公珍惜的掛軸跟茶碗之類的寶物。他們向歸來的主公說：「因為自己弄壞了主公珍藏的寶物，罪該萬死，只好吃了附子以表歉意」，拿這個理由當藉口為這齣戲劃下句點。

　　此外，《東海道四谷怪談》中女鬼阿岩喝下的毒藥也是附子。姓氏「毒島」的讀音「ぶすじま」，也是從附子的毒性而來。另外，據說附子放到口中，會使顏面神經（運動性的）麻痺，讓人面無表情，而這種面無表情後來轉變成「ブス（こぶす）」，不過關於語源眾說紛紜。如此這般，自古以來附子的毒性便是大家耳熟能詳的了。

基原植物學名： # Akebia quinata [əkíːbiə kwinéitə]

Akebia quinata (Houtt.) Decaisne

基原植物名稱： **木通**　基原植物英語名稱：chocolate vine / five leaf akebia

其他基原植物：⊕*Akebia trifoliata* (Thunb.) Koidz. 三葉木通　　⊛three leaf akebia

毛茛目　⊕Ranunculales
木通科　⊕Lardizabalaceae
木通屬　⊕*Akebia*

產地：日本各地（德島、香川）

自生於東亞溫暖地區的落葉性藤蔓植物。胎座有甜味。 三葉木通比木通更能生長在乾燥、荒涼的地方。五葉木通的型態介於三葉木通跟木通間，可認為是兩者的雜交種。中國傳統的「木通」隨地方不同，使用的基原植物也不同，所以原本是哪種基原植物已不可考。

木通在春天（4～5月左右）開花，短穗狀花序呈淡紫色。

三葉木通在春天（4～5月左右）會開深紫～黑紫色的花。

雌花
萼片

葉為掌狀葉，小葉5枚。

葉為互生，叢生於短枝上，長柄。葉子是長橢圓形～長橢圓狀倒卵形，葉緣平滑。

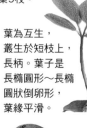
木通的花

三葉木通的花
雄花

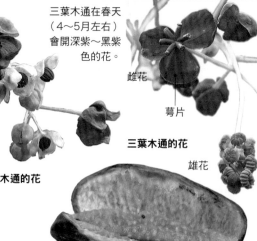

未成熟的木通果實
液果呈長橢圓形，外皮是紫色。成熟果實的胎座含有許多白色種子，味甜。

三葉木通的果實
卵形，呈暗紅褐色，無毛，外面包覆眾多鱗片狀芽鱗。葉痕為橢圓形，維管束痕跡約5個。

使用部位：
莖　生藥名稱 **木通** ⊕Akebiae Caulis　⊛Akebia Stem

所謂**木通**，是取木通（*Akebia quinata* Decaisne）或三葉木通（*Akebia trifoliata* Koidzumi [*Lardizabalaceae*]）的藤蔓莖，一般習慣橫切製成。

生藥性狀　**幾乎無臭，稍有苦味**

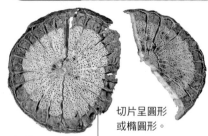

取其秋莖，切斷後晒乾，保存於乾燥處。放射狀紋路明顯，橫切面呈灰白色或黃白色為佳。

切片呈圓形或橢圓形。

（×1）　表皮為暗灰褐色。

主要成分　**木通皂苷** ⊛akeboside

含木通皂苷（akeboside）、常春藤皂苷元（Hederagenin）、齊墩果酸（oleanolic acid）、鉀鹽等。常春藤皂苷元是三萜的一種，木通皂苷的醣苷配基。

確認試驗　（煮沸後放涼的）起泡試驗（皂苷）

主要藥效　**利尿、通經、消炎**

水萃液：輕度利尿作用。

50%甲醇萃取物且分隔皂苷：預防壓力性胃潰瘍、抗發炎、抑制胃酸分泌作用。

漢方處方　消風散、通導散、當歸四逆加吳茱萸乾生薑湯

漢方中用於利尿與通經。
木通用於尿路方面疾病的處方，或是以消炎性利尿、通經等目標的處方中（五淋散、龍膽瀉肝湯等）。

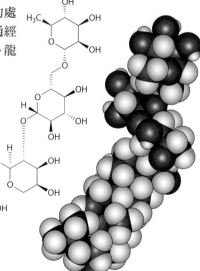

皂苷：**木通皂苷**（akeboside）
別名：akebioside

木通屬 *Akebia* 是從日語名稱轉變成拉丁語的。

日語名稱アケビ的語源眾說紛紜，其一是說木通果實成熟後會裂開，能看見裡面的果肉（從果皮跟心皮接合的地方裂開），所以「開け実（アケミ，裂果）」轉變成アケビ（同樣木通科的石月，其果實就不會裂開）。還有別種說法是，裂開的果實很像人在「あくび（打哈欠）」，所以變成「あけび」（＝アケビ）。

種名 *quinata* 是拉丁語形容詞 *quinatus*「5 個、5 葉的」的陰性形，表示小葉有 5 枚。與 *quinata* 相關的詞有意味著「第 5 個的」拉丁語 *quintum*、英語 *quintet*（或 *quintette*）「五重奏（五重唱）」；*quintum* 是義大利語，經由法語傳入英語。

相對的，三葉木通的種名 *trifoliata* 是拉丁語字首 *tri-*「3 個的」＋ *-foliatus* 意為「葉子」的形容詞字尾所形成，意思是「三葉的」。

毛茛目 *Ranunculales* 是拉丁語 *rana*「青蛙」＋指小詞 *-culus* ＝「小青蛙」，再接上 *-ales*「目」的字尾所形成。→請參照 p.71 專欄。

木通科 *Lardizabalaceae* 則是獻給近代西班牙政治家**米葛爾‧德‧樂底薩博‧以‧烏利貝**（Miguel de Lardizábal y Uribe, 1744-1823）的名稱。

木通這個名稱的由來，根據《本草綱目》記載有云：「有細細孔，兩頭皆通，故名通草，即今所謂木通也」。切下木通的藤蔓，用其吹氣或吸氣，會像用細細的吸管般有空氣流通。表示アケビ的漢字除了「木通、通草」之外，還有「山女、山姬（やまひめ）」，這是將裂開的果實比喻成女性外陰部而來。離題一下，如果寫成山女，意思為棲息於溪流中的魚類——櫻花鉤吻鮭，這是因為櫻花鉤吻鮭的姿態有如女性般美麗。

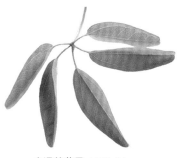

木通的葉子（小葉 5 枚）

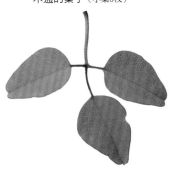

三葉木通的葉子（小葉 3 枚）

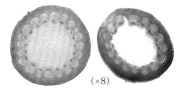

（×8）

木通藤蔓剖面

雖然木通的莖大多不是中空的，但藤蔓有的髓部細胞會壞死，變成中空。圖片是取自同一個體的藤蔓，左邊髓部充實，右邊則是髓部中空。另外，具有中空髓部的生藥基原植物，還有茴香（p.130）與連翹（p.132）。

枯葉夜蛾與木通的關係

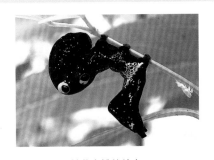

枯葉夜蛾的幼蟲
（攝影：川邊 透）

講到木通或許有人會聯想到夜蛾科大型蛾——枯葉夜蛾（木通木的葉子，*Adris tyrannus amurensis*）。枯葉夜蛾以木通、石月、木防己等為食，是擬態的名人。其幼蟲會吃木通類的葉子長大，一旦受到外敵攻擊，背部就會拱起，露出胸部的「眼狀紋」。眼狀紋是模擬蛇類或貓頭鷹的眼睛，威嚇天敵用的圓點圖案。另外，成蟲前翅會長成宛如枯葉的

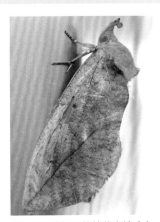

與枯葉相當類似的枯葉夜蛾成蟲
（攝影：木村 浩一）

保護色，而後翅則是鮮豔的黃色且帶有「眼狀紋」，受到外敵攻擊時，就會露出後翅嚇跑敵人。枯葉夜蛾長大成蟲後不是以木通為食，而是以堅硬的口器插入葡萄、梨子等果實，吸食果汁，是果園的害蟲。

基原植物學名：
Alisma orientale [əlízmə]

Alisma orientale (Sam.) Juzepczuk

基原植物名稱：**東方澤瀉**　基原植物英語名稱：oriental water plantain [plǽnfin]

新恩格勒：沼生目　　㊣Helobiae
克朗奎斯特、APG：澤瀉目　㊣Najadales

澤瀉科　　㊣Alismataceae
澤瀉屬　　㊣*Alisma* [中性名詞]

產地：中國（四川、福建）、朝鮮半島、日本
　　　（長野、北海道）

自生於東亞北部，澤瀉科的沼澤性多年生草本植物。可見於水田、沼地、河川的淺灘，會長出湯匙狀的葉子。
不像其他澤瀉會長出球根，而是靠種子繁殖。目前日本生產量少，市面上流通的為中國、韓國進口的。

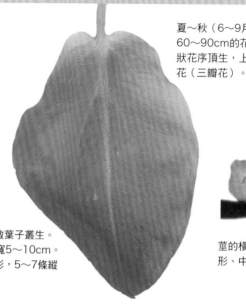

根莖成塊狀，且多數葉子叢生。
葉長10～20cm，寬5～10cm。
長柄，葉身為橢圓形，5～7條縱
脈間有橫向小脈。

夏～秋（6～9月）時會長出高
60～90cm的花莖，複輪生總
狀花序頂生，上有許多白色小
花（三瓣花）。

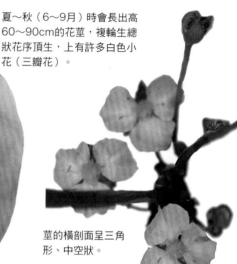

莖的橫剖面呈三角
形、中空狀。

使用部位：
塊莖 生藥名稱 **澤瀉** ㊣Alismatis Tuber ㊧Alisma Tuber

澤瀉是取東方澤瀉（*Alisma orientale* Juzepczuk [*Alismataceae*]）的塊莖，一般會去除周皮；**澤瀉末**是澤瀉的粉末。

生藥性狀 **許多小凸起、香氣弱、微苦**

呈圓球形，偶有分枝。淺灰褐
色～黃褐色，稍帶有環狀條
紋。根殘留的痕跡形成許
多小凸起。於冬季挖出，
分數次加熱、乾燥。會去
除細根跟表皮。肥大、堅
硬、切面呈白色者為佳。

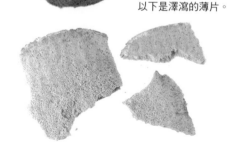

（×1）

以下是澤瀉的薄片。

確認試驗 **TLC法（香草醛、硫酸、乙醇試液）**

取乙醚萃取液，以乙酸乙酯、正己烷、醋酸（100）混合液
（10：10：3）展開。在薄層板均勻噴上香草醛、硫酸、乙醇試
液，以105℃加熱5分鐘時，會得到與澤瀉三萜類混合液相同的
斑點色調及Rf值。

主要成分 **澤瀉醇** ㊧alisol

三萜類：澤瀉醇（alisol）A、B、C
倍半萜類：澤瀉薁醇（alismol）
其他：鉀鹽、胺基酸、維生素類、卵磷脂與大量澱粉

主要藥效 **利尿、止渴**

萃取物：降血壓、利尿、擴張冠狀動脈之作用。
澤瀉醇：抗脂肪肝。

漢方處方 **胃苓湯、茵陳五苓散、四苓湯、豬苓湯**

收錄於《神農本草經》上品。**漢方用於利尿、止渴**。此外，也
用於腹瀉、口渴、胃內滯水、暈眩等情況的處方中。古今皆為漢
方常見的重要藥材。

澤瀉醇A

三萜類：**澤瀉醇**（alisol）**A**
CAS No. 19885-10-0

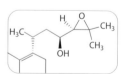

三萜類：**澤瀉醇**（alisol）**B**
CAS No. 18649-93-9

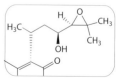

三萜類：**澤瀉醇**（alisol）**C**
CAS No. 30489-27-1

澤瀉屬*Alisma*是來自表示「澤瀉」的希臘語古名ἄλισμα再往前回溯，其古名則是源自希臘語ἅς「鹽、海、水邊」，不過呢，澤瀉是自生於淡水的沼澤地……。

種名*orientale*是第3變化的拉丁語形容詞*orientalis*「東洋的、東方的」的中性形。陽性、陰性的主格，或是陽性、陰性、中性形的屬格字尾是-lis，而中性形主格則是-le。

沼生目**Helobiae**是新恩格勒系統的名稱，源自希臘語ἕλος「沼澤、濕地」＋βίος「生命、生活（bio-的語源）」＝「濕地性植物」。克朗奎斯特體系名稱的澤瀉目，是由*Najas*（茨藻屬）後接目的字尾形成的。*Najas*來自**Najadales**希臘語Ναϊάς「河川或泉水的寧芙（仙女、精靈）」，也是以水生植物為緣由命名。

澤瀉科**Alismataceae**是*Alisma*「澤瀉屬」的屬格*Alismata*＋表示「科」的字尾*-aceae*形成的。

基原植物的日語名稱**サジオモダカ**，意為葉子是湯匙形狀的澤瀉。野慈菇（オモダカ、面高，*Sagittaria trifolia*，同物異名：*Sagittaria sagittifolia*）意思可說是「臉上有光、不丟臉」，抑或其葉子像箭頭，所以又別名「勝利草」，常見於武將紋章中。不僅如此，野慈菇的花也能拿來欣賞，所以也別名「花慈菇」，很貼近江戶時代的庶民生活。慈菇是由野生野慈菇栽培改良的食用品種，屬名*Sagittaria*源自拉丁語的「箭」。

澤瀉意思為水澤傾瀉之處，後來轉變成意指生長在水邊或濕地的草類。

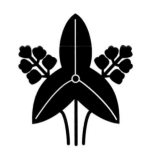

澤瀉紋
葉子為箭頭形的野慈菇被視為「勝利之草」，用於戰國武將的家紋中，福島正則、毛利元就等人就有使用。

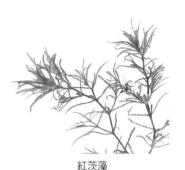

紅茨藻
茨藻屬的水草之一，葉子上有棘，也就是尖刺。

利水劑與腎臟相關之鈉排泄

調配澤瀉的的漢方處方中，經常可見茯苓、豬苓、白朮，比方說：
- **五苓散**：**澤瀉、茯苓、豬苓、白朮**、桂皮
- **四苓散**：**澤瀉、茯苓、豬苓、白朮**
- **茯苓澤瀉湯**：**澤瀉、茯苓、白朮**、桂皮、甘草、乾生薑→不含豬苓
- **豬苓湯**：**澤瀉、茯苓、豬苓**、滑石、阿膠 → 不含白朮
- **啟脾湯**：**澤瀉、茯苓、白朮**、甘草、乾生薑、陳皮、山梔子等→不含豬苓

※藍色表示沒調配的生藥。

澤瀉、茯苓、豬苓、白朮稱作**利水劑**，以這些生藥為中心調配的處方稱為**苓朮劑**。在測量服用五苓散後尿量變化的實驗報告指出，其作用為有浮腫時會使尿量增加、脫水時使尿量減少。此外也有報告指出，澤瀉可促使腎臟增加鈉排泄量。一旦鈉從腎臟的腎元、腎小管、集尿管排泄，為了保持滲透壓，水分也會跟著排泄出去。如此一來，體液量（血液量）減少，血壓便下降。藉著這種作用，利水劑也能用於治療心臟疾病、腎臟疾病等生活習慣病。

另一方面，如果多攝取了鹽分（鈉），為了維持固定的體液鹽分濃度，身體便會吸收更多水分，造成體液量（血液量）增加、血壓上升，所以必須注意別攝取過多鹽分。

2014年度之使用量
約8.9t
●●○○○

基原植物學名：**Aloe ferox** [ælou]

Aloe ferox Miller

基原植物名稱：**青鰐蘆薈**（別名：多刺蘆薈、芒蘆薈） 基原植物英語名稱：Cape Aloe／Bitter Aloe

其他基原植物：[拉]*Aloe africana Miller* 非洲蘆薈
[拉]*Aloe spicata Baker* 女王錦蘆薈

百合目 新恩格勒：[拉]Liliflorae
克朗奎斯特：[拉]Liliales

新恩格勒：**百合科** [拉]Liliaceae

克朗奎斯特：**蘆薈科** [拉]Aloaceae

APG分類體系：獨尾草科 [拉]Asphodelaceae

蘆薈屬 [拉]*Aloe*

產地：中國、日本（奈良、茨城）

多肉植物，乍看之下像仙人掌的同類，但其實是百合科的常綠多年生草本植物。使用蘆薈的歷史相當悠久，用象形文字書寫的最古早醫書——古埃及的《埃伯斯紙草文稿》（西元前約2000～1500）中也有記載。據說古希臘的亞歷山大大帝在老師亞里斯多德的建議下，遠征時帶了蘆薈。

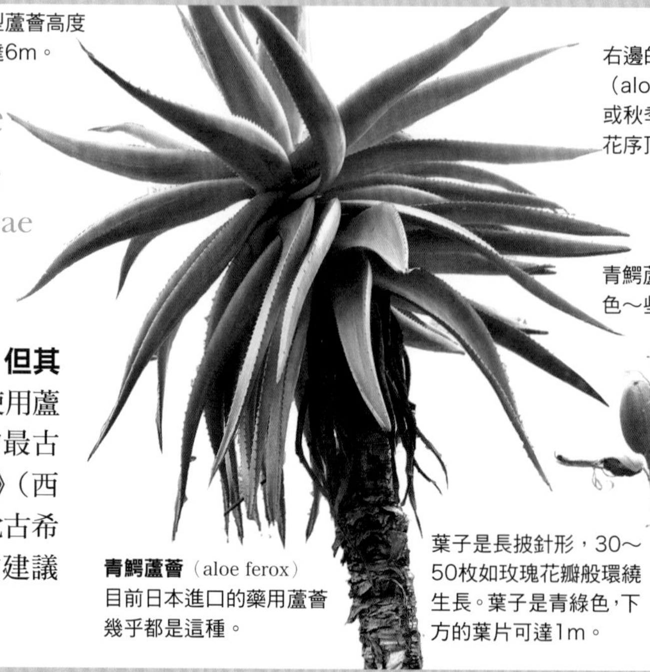

大型蘆薈高度可達6m。

青鰐蘆薈（aloe ferox）
目前日本進口的藥用蘆薈幾乎都是這種。

葉子是長披針形，30～50枚如玫瑰花瓣般環繞生長。葉子是青綠色，下方的葉片可達1m。

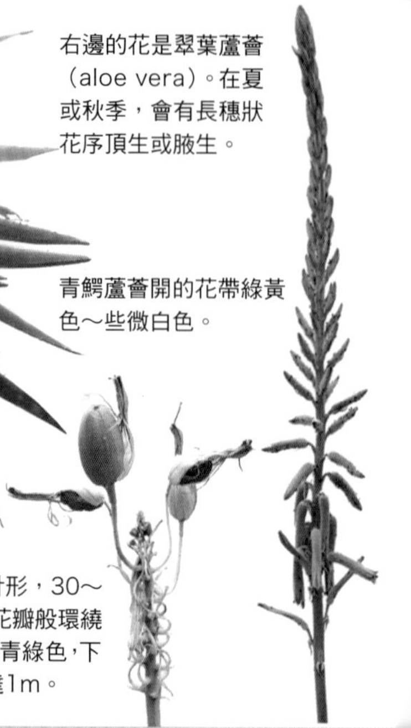

右邊的花是翠葉蘆薈（aloe vera）。在夏或秋季，會有長穗狀花序頂生或腋生。

青鰐蘆薈開的花帶綠黃色～些微白色。

使用部位：萃取物 生藥名稱 蘆薈 [拉]Aloe [英]Aloe

蘆薈主要是取從青鰐蘆薈（*Aloe ferox* Mill.）或此種與非洲蘆薈（*Aloe africana* Mill.）、女王錦蘆薈（*Aloe spicata* Baker）雜交百合科植物（*Liliaceae*）的葉子得到的汁液，再乾燥而成之物。本物換算成生藥乾燥物，含有蘆薈苷（barbaloin）4.0%以上；蘆薈末是蘆薈的粉末。本物換算成生藥乾燥物，含有蘆薈苷（barbaloin）4.0%以上。

生藥性狀 不規則塊狀、有特殊氣味、非常苦

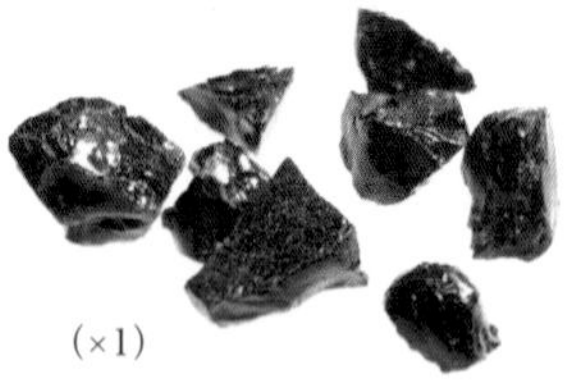

（×1）

將熬煮葉子取出的汁液濃縮後乾燥，保存於氣密容器中。呈黑褐色～暗褐色不規則形塊狀，偶爾會覆有黃色粉末，切面平滑，有如玻璃般。

主要成分 蘆薈苷 [英]barbaloin

蒽醌衍生物：蘆薈大黃素（aloe-emodin）
蒽酮苷：蘆薈苷（barbaloin）、異蘆薈苷（isobarbaloin）、蘆薈醣苷A、B（aloinoside）

確認試驗 ①呈色反應 ②TLC法

(1)本品粉末加水，加熱溶解。加矽藻土過濾，取濾液作為試料溶液，進行下列試驗。
(i)試料溶液中加入硼砂，以水浴加熱溶解。取數滴加入水中，搖晃混合時會發出綠色螢光。
(ii)試料溶液中加入硝酸，搖晃混合，液體會呈現黃褐色，然後逐漸變成綠色。加熱後變成紅褐色。
(2)甲醇萃取後，使用TLC法（用乙酸乙酯、丙酮、水、醋酸混合液展開）、照射UV（365nm）→紅色螢光斑點（與標準蘆薈苷一致）。

主要藥效 健胃、軟便、強身

若與降血糖藥或抗心律不整藥一起使用，會增強其效果，需多加注意。此外，由於蘆薈會使腸壁、骨盆腔內充血，若於生理期、懷孕中、痔瘡、血便、腸胃機能低下時使用，需多加注意。

主要用途 健胃、溫和腹瀉劑

蒽酮苷：
蘆薈苷（barbaloin）
CAS No. 1415-73-2

具腹瀉活性的本體是作為蘆薈苷醣苷配基的蘆薈大黃素（番瀉葉也有的一種蒽酮）。透過腸內細菌切斷醣的連結，表現出促進腸道運動的活性，可說是天然的前驅藥。

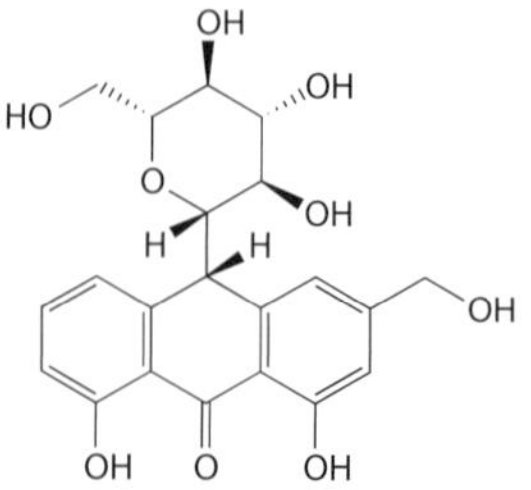

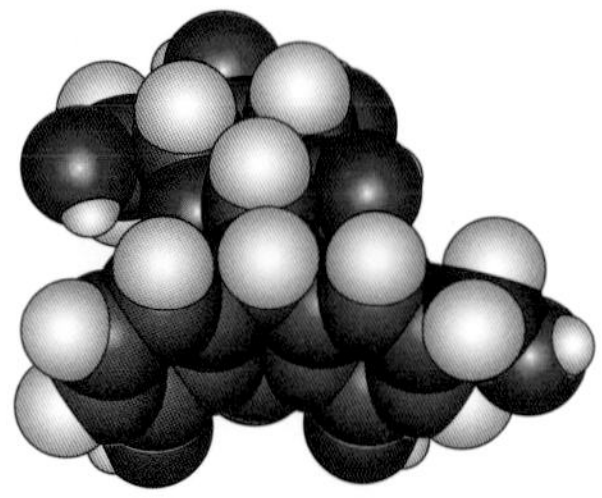

蘆薈屬 *Aloe* 源自希臘語 ἀλόη「蘆薈」，由此傳入拉丁語。這令人有點感覺像是從塞姆語來的。出現在《聖經》（〈民數記〉24：6等）的希伯來語 אֲהָלִים（陽性名詞複數）也是相關詞。另外，有個說法是Aloe來自阿拉伯語中原意為「苦的」蘆薈植物名稱。以前蘆薈跟瑞香科的沉香（*Aquilaria sp.*）

拼法很像，所以混在一起用，而現在沉香的英語是 eaglewood、aloeswood。前面所列出的古代語言名稱，究竟是否指沉香，還是指蘆薈，目前區分並不明確。結果將這些語言再往前回溯，有的說是來自意為沉香的梵語agaru，也有說法指沉香是來自別的梵語aghil。

日語名稱 ロカイ，是中文蘆薈的音譯，最早由江戶時代的本草學家讀其漢音，自此沿用。現代中國則是寫成簡體字「芦荟」。

青鰐蘆薈的種名 *ferox* 是拉丁語「恐怖的、危險的」之意，因為其葉緣是鋸齒狀，尖刺銳利，另外青鰐蘆薈是蘆薈屬中最大型的。英語ferocious「猙獰的、凶暴的」是拉丁語ferox的衍生詞。以下介紹幾種蘆薈的學名：

●樹蘆薈 *Aloe arborescens* 日本很常見的品種，又名「不求醫」。葉子為劍狀，多汁，呈灰綠色，葉緣長滿密集的小三角形尖刺。種名是拉丁語 arborescens「下木層的」（arbor「木、樹木」的形容詞）之意。

●翠葉蘆薈 *Aloe barbadensis*（＝*A. vera*） 以食用蘆薈出名，歐美說的蘆薈大抵是指這種。一般而言是以從前的學名Aloe vera而來。雖然西印度群島的巴貝多是有名的產地，但其實原產地不是非洲，而是阿拉伯。

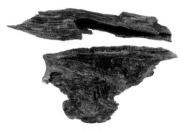

沉香

沉香的原木比重較輕，會浮在水面上，但是為了保護木頭不受害蟲侵擾，會分泌樹脂，結果木頭就變重往下沉，所以有「沉水香木」→「沉香」之稱。品質特佳的稱為「伽羅」。以前沉香的英語是agalloch，看得出與梵語agaru的關係。

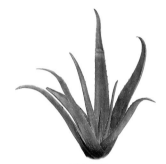

翠葉蘆薈

葉多肉，灰綠色，沒有莖。葉緣有小鋸齒。可用於觀賞或生食（沒有樹蘆薈那麼強烈的苦味）。翠葉蘆薈的拉丁語是「真正（有藥效）的蘆薈」，由林奈命名。日本藥局方中沒有把這種蘆薈列入生藥蘆薈的基原植物中。

蘆薈的英語發音是？

英語發音有個規則：字尾e不發音，在其前面的母音變成長音。比方說alone「獨自」，發音不是「阿囉捏」，而是接近「呃籠」。也就是字尾e不發音，前面的o變成的長音。這裡的長音，指的不是長母音（[a:]、[e:]等等），而是「a」＝「ei」、「o」＝「ou」這種，照著字母唸法的發音。還有，不發音的字尾e稱作「無聲的e」。「無聲的e」前面如果沒有子音，也適用這個規則（toe「腳趾」、tie「領帶」）。

話說回來，從法語或希臘語傳入的語詞中，也僅存些許字尾e會發音的例子。例如acne「粉刺、痘痘」（源自希臘語 ἀκμή「頂點、絕頂」），或是 epitome「概說、縮圖」（來自希臘語 ἐπιτομή「要點」）。

那麼，蘆薈Aloe的英語發音是什麼呢？若把字尾的e視為「無聲的e」，發音會接近「阿陋～」，但如果把Aloe視為從希臘語借入的詞，則發音會近「阿摟委」。事實上哪種發音都有人使用，但是查了查字典，有的只列出前者的發音，相反的，也有的主張後者才是正確發音。此外，某本字典還定義指沉香的Aloe發音是「阿陋～」，指百合目的蘆薈時則是「阿摟委」。英語植物用語的發音可沒那麼簡單。

2014年度之使用量
約7.3t
●●○○○

基原植物學名：**Alpinia officinarum** [ælpíniə ofisinéirəm]

Alpinia officinarum Hance

基原植物名稱：**高良薑** 基原植物英語名稱：lesser galangal [lésə gəlǽŋgəl]

薑目 [拉]Zingiberales

薑科 [拉]Zingiberaceae

月桃屬 [拉]*Alpinia*

產地：中國南部、越南

中國與越南常見的薑科常綠多年生草本植物，別名良薑。具有如同融合了薑與胡椒的香味，不過香氣更柔和、辣味更強。是泰國或印尼咖哩不可或缺的香料之一。

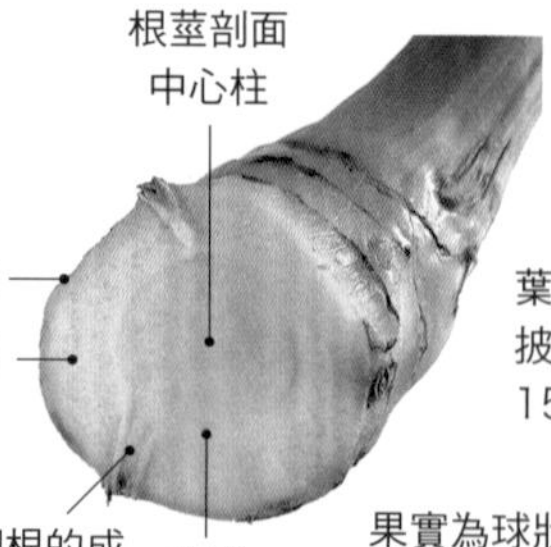

根莖剖面
中心柱
表皮
皮層
細根的成長痕跡。
內皮

葉為2列互生，披針形，長約15～30cm。

果實為球狀，直徑1cm。圖片為未成熟的果實，成熟後會變紅。

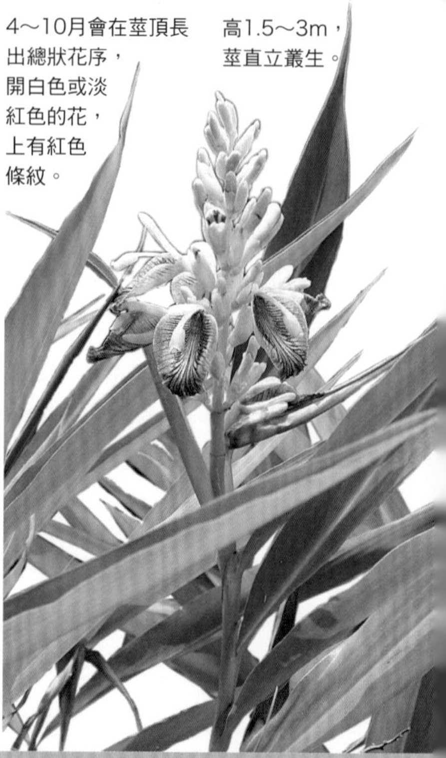

4～10月會在莖頂長出總狀花序，開白色或淡紅色的花，上有紅色條紋。

高1.5～3m，莖直立叢生。

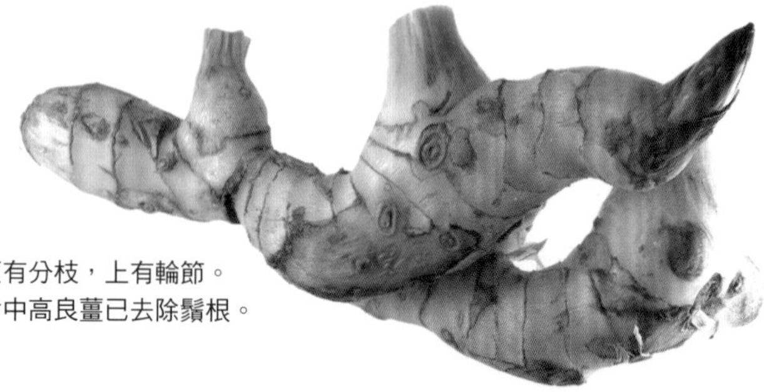

根莖有分枝，上有輪節。圖片中高良薑已去除鬚根。

使用部位：**根莖** 生藥名稱 **高良薑** [拉]Alpiniae Officinari Rhizoma [英]Alpinia Officinarum Rhizome

高良薑是*Alpinia officinarum* Hance（*Zingiberaceae*）的根莖。

生藥性狀 堅硬、有特殊香味、非常辛辣

肥大、纖維少、香氣重且辛辣者為佳。外表呈紅褐色～暗褐色，有白色細直條紋及灰白色輪節。肉質堅硬難折斷，斷面呈淡褐色，具纖維性。有特殊氣味，相當辛辣。

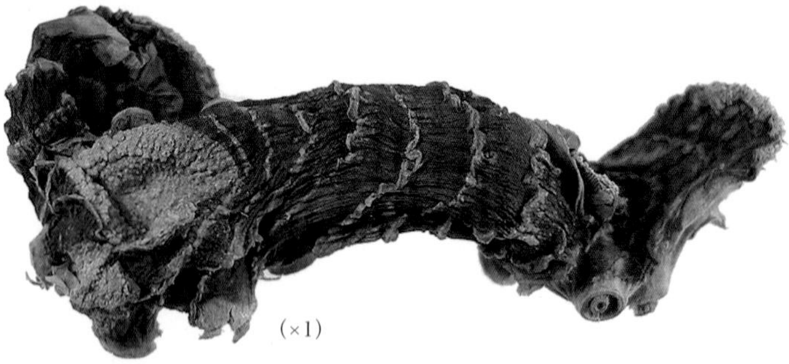

（×1）

主要成分 桉油醇 [英]cineol

精油：桉油醇（cineol）、蒎烯（pinene）、丁香酚（eugenol）

辣味成分：高良薑醇（galangol）

類黃酮（flavonoid）：高良薑素（galangin）、山奈酚（kaempferol）、山奈素（kaempferide）

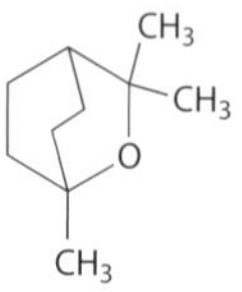

CH3
CH3
O
CH3

精油：**1,8-桉油醇**
（1,8-cineol）
CAS No. 470-82-6

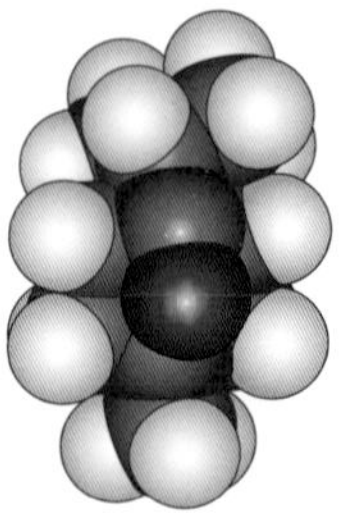

確認試驗 TLC法（UV254nm）

過濾丙酮溶液，進行TLC試驗。透過環己烷、乙酸乙酯、醋酸混合液延展並照射UV254nm時，Rf值0.4附近會出現2個黃褐色點。

主要藥效 芳香性健胃、鎮痛

具妨礙前列腺素（prostaglandin）生化合成、妨礙黃嘌呤氧化酶（xanthine oxidase）、抗癌作用。

漢方處方 安中散

漢方中用作芳香性健胃藥。記載於《名醫別錄》中品。使用於胃痛、嘔吐、腹瀉、消化不良或鎮定牙痛等。在日本較少用於漢方處方中，僅用於增添酒類香氣、口腔清涼劑等。據說高良薑的作用與乾生薑或煉製薑幾乎相同，但高良薑的止痛作用較為佳。

學名解說 月桃屬語源的植物學家阿爾皮尼（Alpini），其名字用拉丁語寫則是Alpinus。在中世紀到近代的西方世界，科學界與宗教界同樣都是以拉丁語為世界共通語言，所以會用拉丁語寫書，也經常見到人名拉丁語化。這種情況下，男性人名的字尾大多綴以拉丁語最受歡迎的陽性名詞第2變化-us。比方說Linné，會變成Linneus。拿人名當種名的字尾可經常見到-i，這是陽性名詞-us的屬格。

月桃屬*Alpinia*源自義大利的醫師，同時也是帕多瓦大學植物學教授的**普羅斯佩羅・阿爾皮尼**（Prospero Alpini或Prospero Alpino，用拉丁語表示為Prosper Alpinus, 1553-1617）。他研究熱帶植物，著有埃及植物的相關書籍。據說一開始將咖啡、猢猻木、香蕉引進歐洲的人就是他。阿爾皮尼根據停留在埃及時的觀察，提出椰棗有雄木與雌木的結論，主張植物也有性別之分。這個發現替著眼植物生殖器官雄蕊與雌蕊，替進行植物分類的林奈開創了新局面。將以熱帶為中心分布的月桃屬冠上阿爾皮尼之名的人，正是林奈本人。順帶一提，義大利語的Alpini是形容詞，意思為「阿爾卑斯的」，義大利陸軍的「**山岳部隊**」也稱為Alpini。Alps「阿爾卑斯山脈」或英語alpine「阿爾卑斯式滑雪（高山滑雪）、高山植物」也是相同語源。

屬名的日語名稱山薑（花茗荷，*Alpinia japonica*），葉子跟莖很類似蘘荷（茗荷，*Zingiber mioga*），開的花比蘘荷鮮豔，所以取名為花茗荷。山薑與蘘荷不同，花蕾不能食用，但種子稱為「伊豆縮砂」，可用來代替縮砂。→請參照p.16「縮砂」。

種名*officinarum*是拉丁語「藥用」的意思，各種具有藥效的植物種名都是用這個字。→請參照p.88「川芎」。

薑目*Zingiberales*、薑科*Zingiberaceae*的語源請參照→p.296「薑」。

日語中**良薑**的姜與乾姜生姜的「姜」一樣，都是**薑**的俗字。作為字音的薑有「強烈」的意思，表示高良薑也是味道辛辣的同類。所以乾姜、生姜、良姜又寫作乾薑、生薑、良薑。

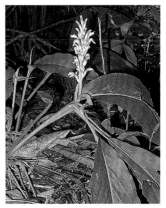

山薑（花茗荷）
山薑的英語是Ginger lily，說起來本來就不像百合花。種子可以做成伊豆縮砂。
（攝影：福原 達人）

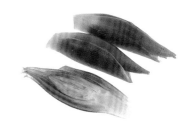

蘘荷（又叫花茗荷）
一般拿來當「花茗荷」販售的食材，是蘘荷地下莖前端長成的花序（花蕾），請勿跟種名的山薑搞混了。順帶一提，「ミョウガタケ（茗荷竹）」也是從蘘荷地下莖長出的幼莖，將其軟化製成的，與蘘荷是同一種植物。另外，東京有個地名「茗荷谷」，當地因為古早盛行栽種蘘荷，地名便由此而來。

良薑、南薑、高良薑

高良薑有各式各樣的名字：galangal、galanga、良薑，在日本又稱為**泰國生薑**。在歐洲消費量不如從前，但高良薑在泰國特別被稱作**卡**（kha），與檸檬香茅、馬蜂橙的葉子同為泰式咖哩不可或缺的香料。高良薑有2種：相當於良薑的小南薑（lesser galanga）和同屬不同種的大南薑（greater galanga）（*Alpinia galanga*），後者的根莖稱為**南薑**，種子稱為**紅豆蔻**。但是使用香料上，主要是取香氣強烈的小南薑。

在東南亞，高良薑除了拿來煮咖哩，還會用來去除魚類肉類的腥味，也會磨碎跟萊姆一起加在飲料中。另外，還可增添利口酒等的香氣。

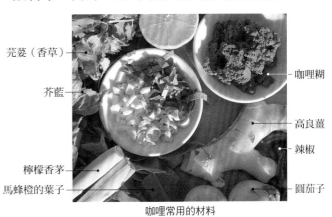

芫荽（香草）
芥藍
檸檬香茅
馬蜂橙的葉子
咖哩糊
高良薑
辣椒
圓茄子

咖哩常用的材料

Alpinia oxyphylla [ælpíniə]

Alpinia oxyphylla Miq.

基原植物名稱：**益智**　基原植物英語名稱：Sharp-leaved galangal、black cardamon

薑目　⊕Zingiberales
薑科　⊕Zingiberaceae
月桃屬　⊕*Alpinia*
產地：中國南部、越南

5～6月時莖頂會長出總狀花序，花朵左右對稱。

高1.5～3m，莖部直立。

常見於中國（廣東省或海南島）、越南的薑科常綠多年生草本植物。分布於中國的薑科多年生草本植物，使用其果實。將果實炒到果皮變黑，去殼取出種子，碾碎後使用。果實的精油成分主要是桉油醇，其他還有薑萜、薑醇等等。漢方中有溫補脾腎、健胃固精的功效，用於受寒的腹痛、腹瀉、夜間頻尿、排尿障礙等處。自古便用於治療腎虛。

葉為2列互生，短柄，呈披針形，長20～30cm。

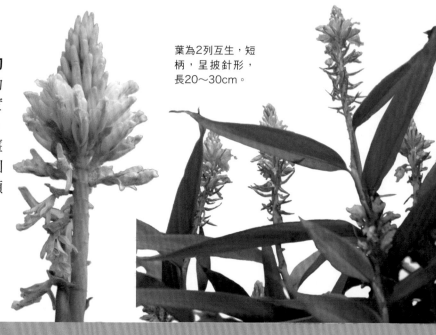

使用部位：**果實**　生藥名稱：**益智**　⊕*Alpiniae Fructus*　㊻Bitter Cardamon

益智是*Alpinia oxyphylla* Miquel（*Zingiberaceae*）的果實。

生藥性狀　許多小凸起狀隆起線，有特殊氣味、會苦

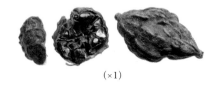

（×1）

初夏（5～6月）時摘下果實，晒乾。果實長約1.5～2cm，呈褐色紡錘形，有特殊香氣。去殼後取出種子，碾碎使用。

主要成分　**桉油醇**　㊻cineol

精油：桉油醇（cineol）
倍半萜：諾卡酮（nootkatone）、薑萜（zingiberene）、薑醇（zingiberol）

主要藥效　**健胃、整腸**

倍半萜：抑制巨噬細胞產生一氧化氮活性。抗胃潰瘍活性、鬆弛平滑肌及抑制心肌作用。
二芳基庚烷類：在取出的天竺鼠心房，發現有增加心肌收縮及妨礙酪胺酸酶作用。

漢方處方　縮泉丸、益智飲、益智固真湯

漢方中用於健胃、抗利尿、抑制唾液分泌。漢方中用於以溫補脾腎、受寒的腹痛、腹瀉、夜間頻尿、排尿障礙等。也有人代替縮砂用作健胃藥。

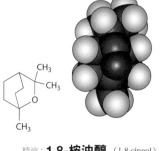

精油：**1,8-桉油醇**（1,8-cineol）
CAS No. 470-82-6
香味類似樟腦，是桉樹油、白千層油等的主要成分。

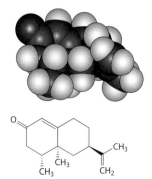

倍半萜：**諾卡酮**（nootkatone）
CAS No. 4674-50-4

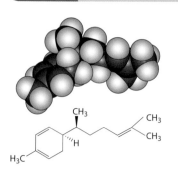

倍半萜：**薑萜**（zingiberene）
CAS No. 495-60-3
薑的成分之一。

月桃屬*Alpinia*源自植物學家普羅斯貝羅·阿爾皮尼。→請參照p.12「高良薑」。

種名*oxyphylla*是希臘語όξύς「尖銳的」＋φύλλον「葉子」＝「尖銳的葉子」之意。屬名*Alpinia*是拉丁語名詞陰性形，所以種名（修飾屬名的形容詞）跟著變成陰性形*oxyphylla*。如果學名的屬名是陽性形，那麼種名也跟著變成陽性形*oxyphyllus*；如果是中性形，會變成*oxyphyllum*。

其他oxy-開頭的種名例子有曇花（月下美人，*Epiphyllum oxypetalum*），種名源自όξύς「尖銳的」＋πέταλον「葉子、板子」。如此說明起來，*oxypetalum*「尖銳的葉子」或許跟益智的種名意思相同，不過這表示曇花的花瓣尖端很銳利。從這個希臘語衍生出拉丁語petala「花瓣」、英語petal「花瓣」。

生藥阿拉伯膠的屬名*Acacia*源自希臘語άκή「刺、尖端、點」，語源方面跟όξύς「尖銳的」來自同樣的原始印歐語。

益智是「有益智慧」，也就是「增加智力」的意思。事實上，益智也可認為對失智症有效。用作鎮靜、滋養強身藥物，無患子科常綠喬木──龍眼（*Euphoria longana*），果實乾燥後的「桂圓、龍眼肉」別名也叫「益智」，必須多注意。龍眼的果實跟同為無患子科的荔枝果實很類似，龍眼肉也很甜（→p.128）。

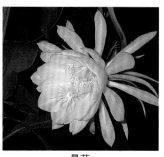

曇花
仙人掌科的曇花夜晚才開始開花，只開一晚就凋謝。花是純白色，非常大型，綻放時香氣非常濃烈。
（攝影：片山 巖）

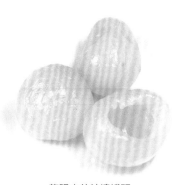

龍眼肉的糖漬罐頭

字源「OXYS」有3個意義：尖銳的、急性的、酸的

希臘語όξύς用在相當多生物學用詞或化學用詞中，基本的3個意義如下：

① **「尖銳的」**。不僅能描寫前述那些「尖銳的」葉子或花朵，也能用在其他尖尖的東西上。例如，醫學用詞oxycephaly「尖頭症」。另一方面，oxyacoia「聽覺銳敏」表示的並非形狀，而是知覺方面的銳利，其他還有oxyopia「視覺銳敏」、oxyosphresia「嗅覺銳敏」。

② **「急性的」**。例如：英語oxytocin「催產素」，腦下垂體後葉分泌的荷爾蒙之一。源自希臘語όξύς「尖銳的」＋τόκος「生產」，會促使子宮收縮，表示有「催促快點生產」的功效。英語acute「急性的、尖銳的、激烈的」也是同源詞。

③ **「酸的」**。例如：蔓越莓（或是小紅莓，*Vaccinium oxycoccos*）果實非常酸。還有酢漿草（*Oxalis corniculata*），葉子「很酸」，這是因為葉子中有草酸（oxalic acid）。順帶一提，不論acid「酸」或是όξύς「尖銳的」，再往上回溯都是源自原始印歐語*ak-「銳利的」。從這原始印歐語引生出拉丁語acetum「醋」，再往下創造出acetate「醋酸鹽」、acetone「丙酮」等更多化學用語。

有「近代化學之父」稱呼的法國化學家拉瓦節（A. L. Lavoisier, 1743 - 1794）認為酸的根本是氧，替氧取了拉丁語名字oxygenium「產生酸」，英語oxygen「氧氣」也是其衍生字（事實上，酸的根本是氫離子）。所以化學用語中oxy-「氧基～」非常常見於氧的化合物名稱中。

Amomum xanthioides

Amomum xanthioides Wallich

基原植物名稱：**縮砂**　基原植物英語名稱：Bastard Cardamon [bˈæstəd]

	新恩格勒：	㋺Scitamineae
薑目	克朗奎斯特：	㋺Zingiberales

薑科　㋺Zingiberaceae

豆蔻屬　㋺*Amomum*

產地：泰國、印度、越南、緬甸

熱帶亞洲野生的薑科多年生草本植物。很類似小豆蔻，但是樟腦味比小豆蔻還要明顯。

高1.5～3m。

葉為2列互生，葉鞘抱莖。葉身為狹披針形，銳頭。

花莖會從地下莖長出。短花軸總狀花序為球狀。蒴果為暗褐色，呈球形～橢圓形，有刺。

莖直立。

使用部位：

種子　生藥名稱 **縮砂**　㋺Amomi Semen　㋱Amomum Seed

縮砂是*Amomum xanthioides* Wallich（*Zingiberaceae*）的種子塊；**縮砂末**是縮砂磨成的粉末。

主要藥效　**健胃、整腸**

水萃或乙醇萃取物：促進膽汁分泌、抑制胃液分泌、抗過敏作用等等。

生藥性狀　種子由薄膜分為三部分，堅硬

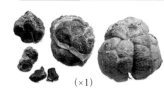

（×1）

採下成熟的果實（沒裂開的），乾燥後存放於氣密容器中。有香氣、辛辣者為佳。

漢方處方　安中散

漢方中用於健胃。記載於《開寶本草》中。

主要成分　**龍腦、冰片**　㋱borneol

精油：右旋樟腦（(+)-camphor）、右旋龍腦（(+)-borneol）、乙酸龍腦酯（bornyl acetate）、橙花叔醇（nerolidol）等

其他：甘草苷（Liquiritin）等

確認試驗　TLC法（4-甲氧基苯甲醛、硫酸試液）

本品粗末取正己烷萃取，以正己烷、乙醚、甲醇混合液（15：5：1）展開。薄層板均勻噴上4-甲氧基苯甲醛、硫酸試液，以105℃加熱5分鐘，會得到與正己烷、乙酸龍腦酯混合液（1000：1）相同色調及Rf值的斑點。

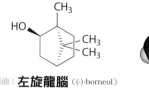
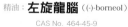
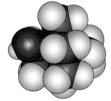

精油：**左旋龍腦**（(-)-borneol）

CAS No. 464-45-9

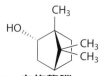
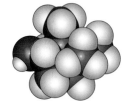

精油：**右旋龍腦**（(-)-borneol）

CAS No. 464-43-7

薑科月桃屬的**山薑**（*Alpinia japonica*）種子被稱為伊豆縮砂，可用來代替縮砂。伊豆縮砂的成分有：桉油醇（cineol）、β-蒎烯（β-pinene）、樟腦（camphor）、山薑酮（alpinone）等。

豆蔻屬*Amomum*源自希臘語ἄμωμον「印度產的香料」。至於希臘語
的語源，有一說是來自希臘語的α「否定字首」＋μῶμος「不潔、不純物、缺
點」＝ἄμωμος「沒有缺點、完美」，指這種植物有「除去不純物質」的解毒
作用，或者表示這是種「沒有缺點」完美的藥物。至於其他見解，有這個名字
是從生長於印度的同類植物名稱所誕生的，另外還有其名稱是從阿拉伯語來的
說法。縮砂果實的香味很類似小豆蔻，也有人說小豆蔻（英語：cardamon）
這個名稱跟希臘語名稱有關。順帶一提，同為薑科的薑黃（*Curcuma longa*）以
前曾被當成*Amomum curcuma*，不過現在已區分開來，歸到薑黃屬*Curcuma*。

種名*xanthioides*跟希臘語ξανθός「黃色的」有關，這並不是因為縮砂是
黃色的，而是因為縮砂的香味很像花椒屬*Zanthoxylum*。花椒屬學名前半
Zantho-是Xantho-變化而來（→請參照p.295「山椒」的學名解說），Xantho-
又是源自希臘語ξανθός「黃色的」。不僅如此，山椒本身也不是黃色，而是因
為花椒屬好幾種植物的根可拿來當「黃色染料」。

縮砂以前曾被稱作縮砂蔤，據說是因為果實表面緊**縮**形成皺褶，裡面如**砂**
粒般的種子塞得**密**密麻麻的。另外，也有人說是因為會用「蜜」去煎烤縮砂而
來。縮砂又名砂仁、縮砂仁、唐縮砂。

伊豆縮砂（*Alpinia japonica*）的種子可用來代替縮砂。

東南亞或印度原產、香氣重、會開白色大花的野薑花（花縮砂，*Hedychium
coronarium var. chrysoleucum*）也有人叫做「縮砂」，常令人搞混，但這跟生藥
的「縮砂」指的是不同的東西。此外，野薑花的英語是ginger lily，跟ginger
（薑）不同種。

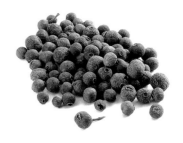

眾香子
桃金孃科的眾香果（*Pimenta dioica*）
的果實或葉子稱為眾香子（allspice）。
眾香屬*Pimenta*曾經用*Amomis*為屬
名，可認為是與豆蔻屬*Amomum*源自
相同的希臘語（據說香味類似，但
*Amomis*的香味比較淡）。眾香子具有
丁香、肉豆蔻、肉桂的味道，被稱為
「萬能香料」。對了，英語的pimento
有青椒與眾香果之意。

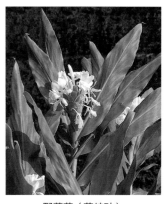

野薑花（花縮砂）
園藝植物名（ginger）。
（攝影：日野 幸富）

樟腦、龍腦與婆羅洲的關連

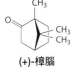

(+)-樟腦
（d-camphor）
可鎮痛、消炎，所以
主要是外用。以前曾
經用在強心劑「樟腦
劑」中，也用作衣物
的防蟲劑。

所謂龍腦（borneol），是從龍腦香科的龍腦樹
（*Dryobalanops aromatica*）分離出來的雙環單萜。龍
腦樹生長在熱帶亞洲，尤其婆羅洲（Borneo）特別多，所
以英語稱為「Borneo Camphor」。從這種樹心材析出的
結晶稱作「龍腦、冰片」，其中龍腦成分的氣味很像樟腦
（camphor），但揮發性弱。樟腦還原後便成了龍腦。龍
腦樹、薰衣草、迷迭香中，含有光學異構物的左旋(-)龍
腦；艾納香等，則含有右旋(+)龍腦。

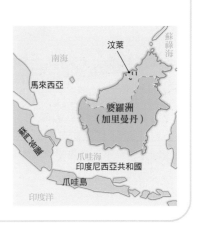

2014年度之使用量
約52t
●●●○○

基原植物學名：**Anemarrhena asphodeloides**

Anemarrhena asphodeloides Bunge

基原植物名稱：**知母** 基原植物英語名稱：common anemarrhena

百合目 新恩格勒：[拉]Liliflorae
克朗奎斯特：[拉]Liliales

百合科 [拉]Liliaceae

知母屬 [拉]*Anemarrhena*

產地：中國

自生於中國北部的百合科多年生草本植物。目前市場上的知母幾乎都是中國（河北省）產的。雖說是在享保年間（江戶時代中期）渡海來日本栽種，但沒有生產用於生藥。

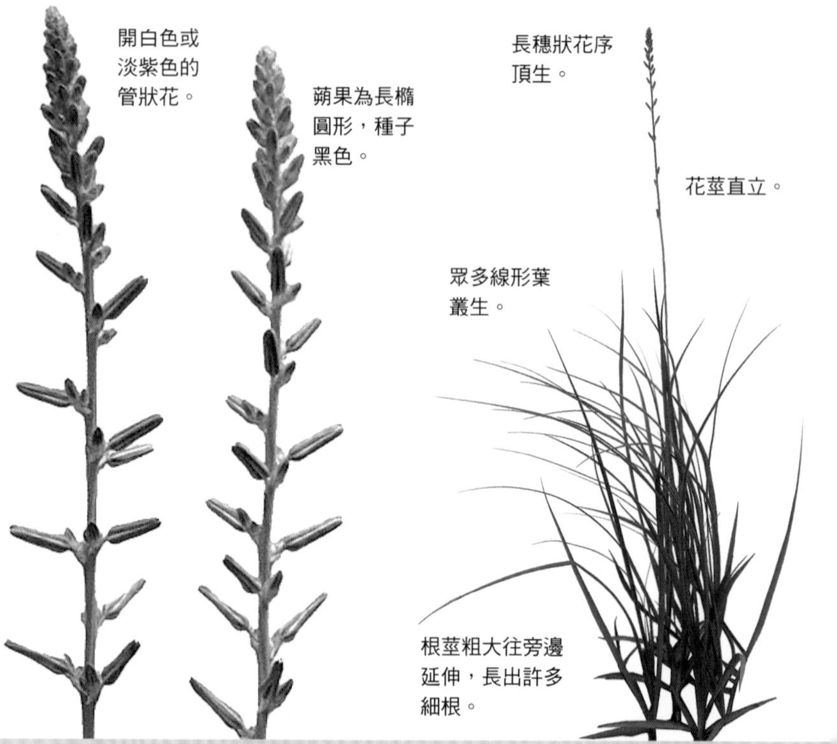

開白色或
淡紫色的
管狀花。
蒴果為長橢
圓形，種子
黑色。
長穗狀花序
頂生。
花莖直立。
眾多線形葉
叢生。
根莖粗大往旁邊
延伸，長出許多
細根。

使用部位：根莖 生藥名稱：知母 [拉]Anemarrhenae Rhizoma [英]anemarrhena rhizome

知母是*Anemarrhena asphodeloides* Bunge（*Liliaceae*）的根莖。

生藥性狀 氣味弱，微甘、有黏性，苦味之後才會出現

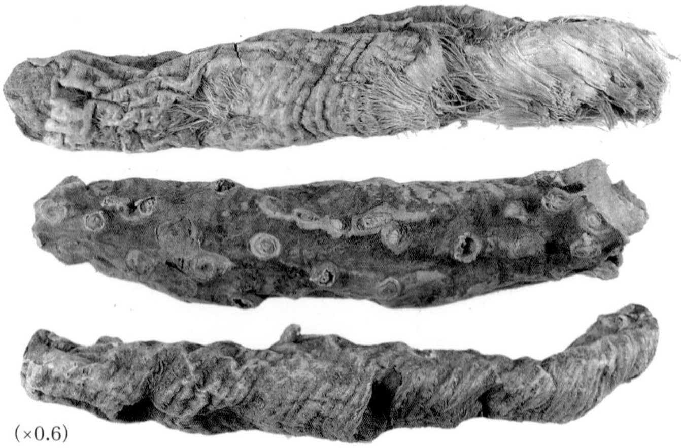

（×0.6）

秋季時挖出知母的根，去除地上莖及細根後晒乾。日本市場中有販售具纖毛的**「毛知母」**；除去外皮的稱為**「知母肉、光知母」**。外觀細長略扁平。表皮呈黃褐色或褐色，容易折斷。肥大潤澤、能感受到苦甘味的為佳。

確認試驗 ①起泡試驗 ②TLC法

①粉末加入水中用力搖晃，會產生持續性的微細泡沫。此外，過濾此溶液，加入氯化鐵（Ⅲ）試液時，會產生黑綠色沉澱。
②將本品粉末加入鹽酸試液中，裝上回流冷凝器，在水浴上加熱30分鐘。冷卻後離心分離，去除上清液。殘留物用乙醚抽出，再以正己烷、丙酮混合液（7：3）展開。均勻噴上香草醛、硫酸、乙醇試液，用105℃加熱2分鐘，會出現與菝葜皂苷元（sarsasapogenin）相同色調及Rf值的斑點。

主要藥效 **解熱、降血糖、抗消化性潰瘍**

多醣（知母聚醣A～D）或類固醇皂苷（知母皂苷類）：對以四氧嘧啶或鏈佐黴素誘發高血糖的小鼠具有降血糖作用。
黃嘌呤酮醣苷（芒果苷）等：對非胰島素依存性糖尿病的kk-Ay小鼠具降血糖作用。
類固醇皂苷類：抑制血小板凝聚、妨礙溶血及Na^+、K^+-ATP酶作用。

知母屬*Anemarrhena*語源的說法有：希臘語的否定字首 α- ＋ νῆμα「線」＋ ἄρρην「男、雄性」（ἄρσην的子音同化形成），指知母屬的植物花藥沒有花絲的說法；還有源自希臘語 ἄνεμος「風」＋ ἄρρην「男、雄性」，代表知母很堅韌不怕風吹的說法（請參照p.85「白頭翁素（anemonin）」的專欄）。順帶一提，衍生自希臘語 νῆμα的詞有nematoda「線蟲類」。

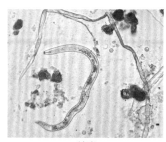

線蟲

日語名稱ハナスゲ（花菅）的來由是因為知母葉子很像菅草（菅，菅草屬*Carex*），花又開得比菅草漂亮而來。

種名*asphodeloides*是「有如日光蘭屬（*Asphodelus*）的」之意。日光蘭（*Asphodelus ramosus*）會直接從根長出葉子，開白色的花。古希臘人稱呼日光蘭為「死之花」，認為哈帝斯（Hades，黃泉之國）有片開滿這種花的荒野——「日光蘭之境」。此外，古人會在墓地種植日光蘭，據說是因為古人認為日光蘭的根能當作死者的食物。

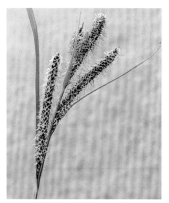

菅草的一種 *Carex nigra*

所謂**知母**，也有人說是因為知母老根旁邊會長出子球或小株，形狀很像「蚔蛆」（螞蟻或馬蠅的卵），所以稱之為「蚔母」，後來訛傳變成知母。

不僅如此，還有中國的民間傳說：有對樵夫夫婦親切幫助了某個無依無靠、獨自採藥草的老婆婆，把她當成像自己的母親一樣對待，老婆婆對這對夫妻說：「終於遇到個懂得母親想法的兒子了」，又教他們認識知母的根是種藥草，所以這種藥草的名字就叫做「知母」。

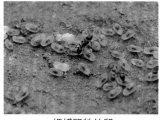

螞蟻跟牠的卵

漢方處方 消風散、辛夷清肺湯、白虎加人參湯

知母有滋潤（給予潤澤）、解熱、鎮靜的功效，所以應用於異位性皮膚炎、皮膚搔癢症等各種皮膚疾病、糖尿病、因感冒引起的高熱、咳嗽、支氣管哮喘、失眠、關節炎、風濕性關節炎、腰痛等病症。

主要成分 **知母皂苷AⅢ** ㊤timosaponin AⅢ、**芒果苷** ㊤mangiferin

成分已知道有皂苷、黃嘌呤酮醣苷、維生素類。

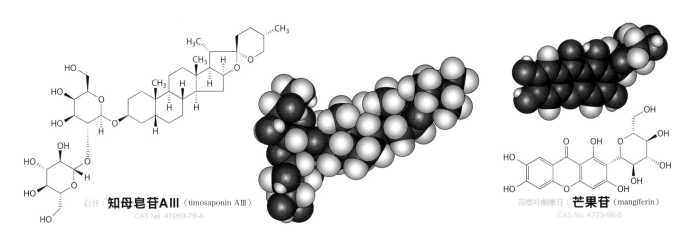

皂苷 **知母皂苷AⅢ**（timosaponin AⅢ）
CAS No. 41059-79-4

黃嘌呤酮醣苷 **芒果苷**（mangiferin）
CAS No. 4773-98-0

2014年度之使用量
約840t
●●●●○

基原植物學名：

Angelica acutiloba [ændʒélikə]

Angelica acutiloba Kitagawa.

基原植物名稱：**大和當歸**　基原植物英語名稱：Japanese Angelica

其他基原植物：[拉]*Angelica acutiloba* Kitag. var. *sugiyamae* Hikino 北海當歸

繖形目　新恩格勒：[拉]Umbelliflorae
　　　　克朗奎斯特：[拉]Apiales

繖形科　新恩格勒：[拉]Umbelliferae
　　　　克朗奎斯特：[拉]Apiaceae

當歸屬　[拉]*Angelica*

產地：日本、中國、韓國

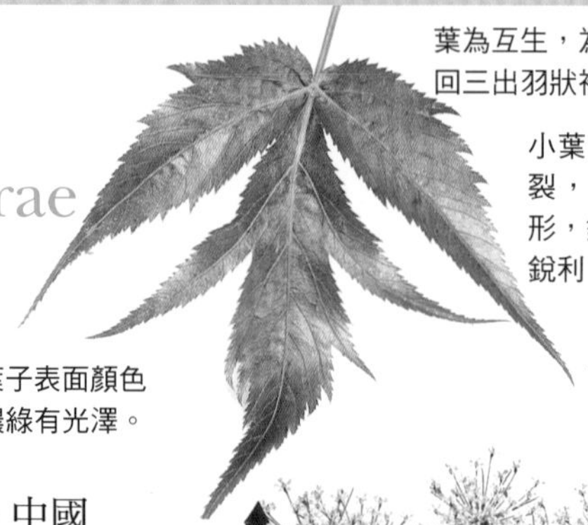

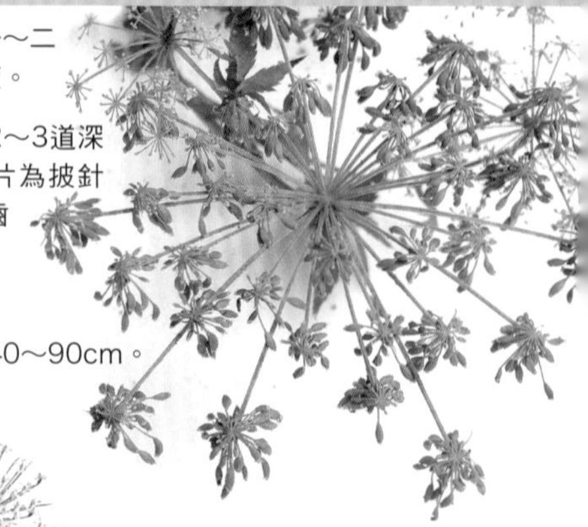

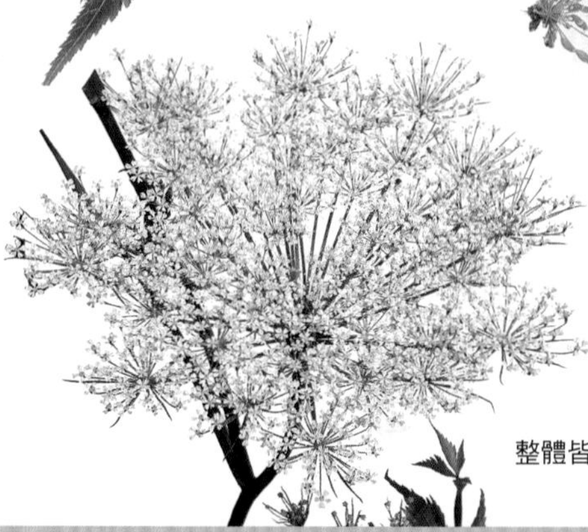

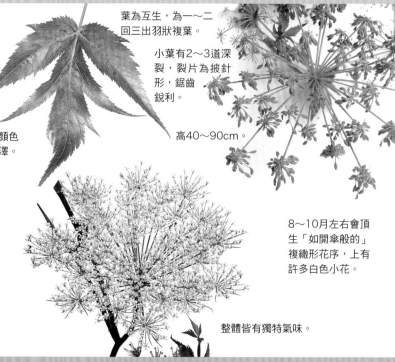

葉為互生，為一～二回三出羽狀複葉。

小葉有2～3道深裂，裂片為披針形，鋸齒銳利。

葉子表面顏色濃綠有光澤。

高40～90cm。

8～10月左右會頂生「如開傘般的」複繖形花序，上有許多白色小花。

整體皆有獨特氣味。

自生於山地的繖形科多年生草本植物。中國與韓國也有同樣名為「當歸」的生藥，但日、中、韓用的基原植物各異。藥局方修改了拉丁語名稱也是為了正確反映實際情況。（請參照下方語源解說）深山當歸（Angelica acutiloba subsp. iwatensis）跟筑波當歸（Angelica acutilobaf. tsukubana）是當歸的野生種。

使用部位：根　生藥名稱 當歸　[拉]Angelicae Acutilobae Radix　[英]Japanese Angelica Root

當歸是取大和當歸（*Angelica acutiloba* Kitagawa）或北海當歸（*Angelica acutiloba* Kitagawa var. *sugiyamae* Hikino [*Umbelliferae*]）的根，一般會汆燙過；**當歸末**是當歸磨成的粉末。

生藥性狀　有特殊氣味。微甘，後微辣。

粗大，有許多短根分枝，整體呈紡錘形，長10～25cm。外皮是暗褐色～紅褐色，有許多縱向皺紋以及橫向隆起，此為細根的痕跡。根頭只留下些許葉鞘，斷面平滑，呈暗褐色～黃褐色。全草有類似水芹的氣味。味道微甘，後微辣。

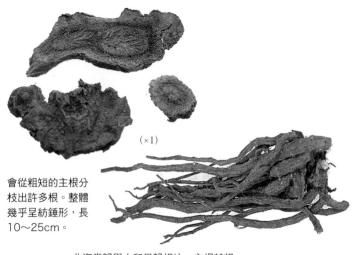

(×1)

會從粗短的主根分枝出許多根。整體幾乎呈紡錘形，長10～25cm。

北海當歸與大和當歸相比，主根較粗。

主要成分　**藁本內酯** [英]ligustilide

精油：藁本內酯（ligustilide）、正-丁烯基苯酞（n-butylidenephthalide）、黃樟素（safrole）

脂肪酸：棕櫚酸（palmitic acid）、亞麻油酸（linoleic acid）

香豆素衍生物：香柑內酯（bergapten）、莨菪素（scopoletin）

主要藥效　**強身、鎮定、鎮痛、補血**

當歸作為補血、滋養強身、鎮痛、鎮定藥物，可用於治療貧血、手腳發冷、月經不順等**婦科疾病**。有**促進血液循環**的功效，緩和因充血產生的疼痛。被認為具有排膿、形成肉芽的作用。

漢方處方　清暑益氣湯、當歸湯

漢方中，當歸是頻繁用於臨床的婦科主藥。收錄於《神農本草經》中品。

精油：**藁本內酯**（ligustilide）
CAS No. 4431-01-0
也用於美白成分。

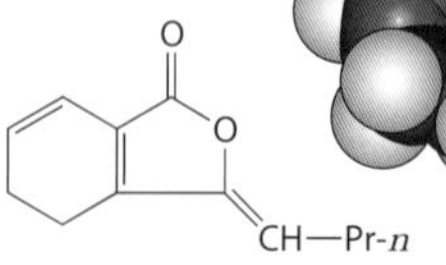

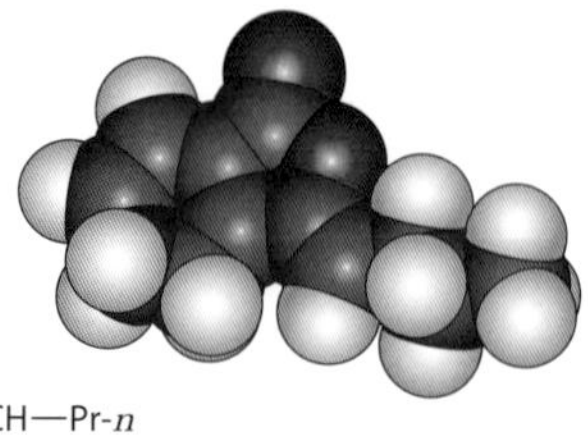

Pr-*n*…丙基 $-CH_2CH_2CH_3$

語源解說 日本藥局方修正第16版中，當歸的拉丁語名稱曾為*Angelicae Radix*，不過修正第17版變成了*Angelicae Acutilobae Radix*。修正第16版的名稱意思單純為「當歸屬植物的根」，而修正第17版中則是指「當歸的根」，進一步表明種類。

當歸屬*Angelica*源自希臘語ἄγγελος「天使、使徒、使者」的形容詞ἀγγελικός「屬於天使的」，英語angel「天使」也是衍生自此。通常稱為Agenlica的品種是指歐白芷（洋當歸，*Angelica archangelica*），西方當歸屬的代表種，自古以來認為具有如天使般的治癒效果，又稱為「天使草」。

日語名稱的當歸屬（シシウド屬）名字取自同屬的毛當歸（シシウド，豬獨活，*Angelica pubescens*）。為什麼要取名豬（シシ，豬、山豬）呢？有說法是因為當歸跟豬很像，都很堅強；也有人認為當歸正好是山豬的食物而來。順帶一提，明日葉也是當歸屬的。

種名*acutiloba*源自拉丁語acutus「尖銳的」＋lobus「葉裂」，當歸的葉子有尖銳的裂片。

當歸名稱的由來根據文獻不同，有些許差異：

●有無法懷上孩子的媳婦被送回娘家，服用當歸後身體變得強健能懷孕，**「當然要回歸」夫家**，或是**為了懷上孩子、為了能懷孕而歸來**的說法。也有說法是回老家的媳婦變健康了，被母親說**「應當歸去」**。

●有對夫妻因為妻子生病無法生小孩，結果丈夫外遇，後來妻子服用了當歸恢復健康，還比以前更美，**「丈夫必當歸來」**，如此一說。也有人說是那位恢復健康的妻子，告訴外遇的丈夫：**「你應當回歸我身邊」**。

●有說法指**為了生產**而回到娘家的媳婦，在產後服用當歸恢復了健康，**「必當回歸」夫家**。另外還有為了生病的妻子，丈夫找到藥草並治好了妻子的說法。無論哪個說法，處處顯示出當歸頻繁用作婦科藥物。

順帶一提，圓葉當歸（*Ligusticum hultenii*）雖是繖形科，不過是藁本屬（*Ligusticum*），跟當歸有點不同，反而跟川芎（*Cnidium officinale*，同物異名：*Ligusticum wallichii*）是同屬，但成分中皆含有藁本內酯（ligustilide）。當歸成分中的藁本內酯（ligustilide）則是源自藁本屬（*Ligusticum*）。

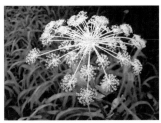

毛當歸 *Angelica pubescens*

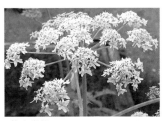

花土當歸 *Heracleum nipponicum*

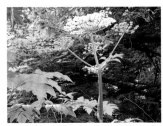

大花土當歸 *Heracleum dulce*

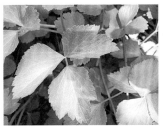

圓葉當歸 *Ligusticum hultenii*
圓葉當歸雖然也有當歸二字，但並非日本藥局方「當歸」的基原植物。圓葉當歸也一直用於民間藥物中。

什麼是大和當歸與北海當歸？

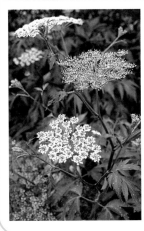

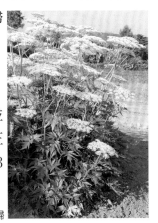

當歸分為大和當歸跟北海當歸兩大體系。我們稱之為當歸的，一般是指大和當歸（オオブカトウキ），名稱來源跟奈良、和歌山縣附近的「大深（オオブカ）」有關，自江戶時代起，「大和當歸（ヤマトトウキ）」的名稱便廣為人知。另一方面，北海當歸則是明治時期以後，引進北海道的栽培種（緣由並無定論）。一開始北海當歸沒有收錄在日本藥局方中，自修正第9版起才視其為「其他近緣植物」含括在內；自修正第13版起，則包含了當歸（也就是大和當歸）與北海當歸的名稱。

大和當歸

北海當歸

基原植物學名：

Angelica dahurica [ændʒélikə]

Angelica dahurica Bentham et. Hooker

基原植物名稱：**白芷**　基原植物英語名稱：Dahurian angelica

繖形目	新恩格勒：	ⓛUmbelliflorae
	克朗奎斯特：	ⓛApiales

繖形科
新恩格勒：	ⓛUmbelliferae
克朗奎斯特：	ⓛApiaceae

當歸屬　ⓛ*Angelica*

產地：俄羅斯（西伯利亞東部等）、中國、
　　　韓國、日本

自生於山野濕地或河岸的繖形科當歸屬多年生草本植物。 外觀很類似毛當歸。自古以來中國宮廷中便用於美容。

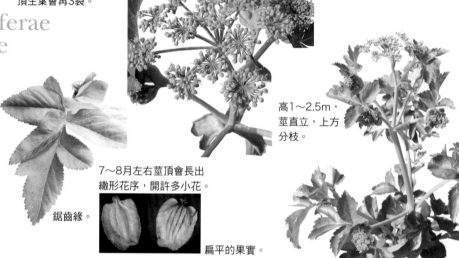

根葉與下方葉子為二～三回三出出羽狀複葉。頂生葉會再3裂。

鋸齒緣。

7～8月左右莖頂會長出繖形花序，開許多小花。

扁平的果實。

高1～2.5m，莖直立，上方分枝。

使用部位：

根　生藥名稱 **白芷**　ⓛAngelicae Dahuricae Radix　㊀Angelica Dahurica Root

白芷是白芷（*Angelica dahurica* Bentham et Hooker filius ex Franchet et Savatier [*Umbelliferae*]）的根。

生藥性狀　**紡錘形～圓錐形，有特殊氣味，微苦**

從主根分枝出許多長根。幾乎都是紡錘形或圓錐型。外表呈灰褐色～暗褐色。有許多縱向皺紋及橫向凸起，此為細根的痕跡。橫剖面周圍是灰白色，有的中央部分呈暗褐色。具有繖形科特殊的氣味。於秋季（11月中～下旬）葉與莖變黃後挖出乾燥，隔年春天切下莖葉。白色肥大、香氣強烈為佳。

主要成分　**白當歸腦** ㊀byakangelicol

香豆素：含有許多白當歸腦（byakangelicol）、白當歸素（byakangelicin）、珊瑚菜內酯（phellopterin）、歐前胡素（imperatorin）。當歸主成分是苯酞；白芷主成分是香豆素。

確認試驗　**螢光法（藍色～藍紫色）**

乙醇萃取濾液，用UV（365nm）照射→液體會產生藍色～藍紫色螢光。

主要藥效　**解熱、鎮痛、解毒、排膿**

乙醚萃取物：促進血壓上升、呼吸運動等中樞神經興奮作用。
呋喃香豆素類：促進腎上腺素或促腎上腺皮質激素誘發的脂肪分解、妨礙胰島素誘發的脂肪生成作用。抑制致癌啟動子作用。

漢方處方　**清上防風湯**

白芷用於解熱、鎮痛、解毒、排膿。 雖然與當歸同屬，但成分相當不同，漢方用法也不一樣。

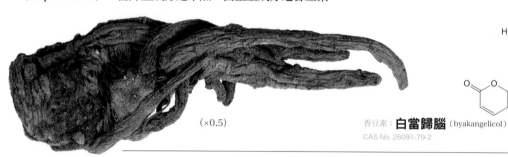

（×0.5）

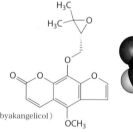

香豆素：**白當歸腦**（byakangelicol）
CAS No. 26091-79-2

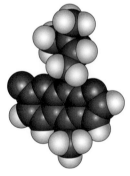

種名*dahurica*是「西伯利亞的、西伯利亞產的」之意，拉丁語中稱西伯利亞為dahuria，這是源自西伯利亞東南部蒙古系的達夫利亞人（或稱達烏爾人，Daurian）。西伯利亞產的植物種名經常可見dahurica一字。白芷的「芷」在中文中便意為白芷。日語名稱為「ヨロイグサ（鎧草）」，因重鋸齒的葉子重疊起來很像鎧甲。

紫蘇的香味不只一種

伊藤 美千穗

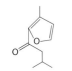

紫蘇醛（perillyl
aldehyde、perilla
aldehyde）

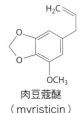

紫蘇酮（perilla
ketone）

香薷酮（elsholtzia
ketone）

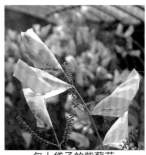

包上袋子的紫蘇花

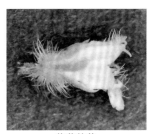

紫蘇的花

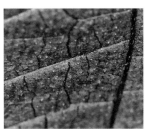

紫蘇葉的表面

肉豆蔻醚
（myristicin）

用作陪襯點綴的蔬菜，或是梅干、紫葉漬中著色香料的紫蘇，整株呈紅紫色，有獨特香氣，也用作日本藥局方規定的**生藥「紫蘇葉」**。您知道嗎？這種紫蘇的香味其實不只有一種。梅雨時節會販賣的梅干中含有紅紫蘇，請試著去研究研究，幾乎找不到附在生魚片旁的紫蘇具有相同香味。紫蘇那種獨特氣味為含有許多所謂**紫蘇醛（perillyl aldehyde）**化合物的類型，其他的氣味則有**香薷酮（elsholtzia ketone）**、**苯丙烯（phenylpropene）**等等。各項研究至今，光從紫蘇中辨別出的氣味便有**7種**，報告也指出，具有哪種氣味是由基因決定。也就是明明種下去的種子是「紫蘇香味」的青紫蘇，長大後卻有不同味道，為什麼會這樣呢？原來是前年開花時飛到青紫蘇花朵上的昆蟲，從某處帶了別種紫蘇的花粉與之授粉，最後產生的結果。為了確實得到具有相同氣味的種子，必須避免授粉，如圖示那般在開花前套上袋子，努力維持純系基因。研究紫蘇香氣生化合成機制的我們，每年都會用藥包紙製作袋子，再一個個套上紫蘇的花穗，到了晚秋再集中一個個打開，取出種子，不停地重複著單調的作業。

香草的味道是從哪裡來的？

伊藤 美千穗

香草氣味的「源頭」究竟潛藏在哪裡呢？許多生藥或被稱作香草的草木都會散發強烈的氣味。所謂散發氣味，也就是常溫常壓下，氣味的分子飄散在空氣中，如此便能接觸到人類鼻子的嗅覺細胞，而這種情況下，許多氣味分子的分子量相對較小。尤其含有眾多香草的紫蘇科植物，其精油具有各式各樣氣味的分子。紫蘇科植物的精油被包覆在葉子表面眾多的微小氣球——**腺鱗**中，這些氣球破裂後，精油散布到空氣中，氣味便擴散開來了。所以說，在享受紫

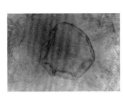

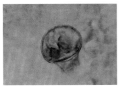

腺鱗（上）與腺毛（下）

蘇同類香草香氣時，可以輕撫其葉子或莖，如此一來破壞了腺鱗，味道會更加明顯。相較之下，山椒等蜜柑的同類，或是茴香等水芹的同類，其精油儲存在一般稱為**油細胞**的細胞中，而油細胞大多潛藏於具有厚度的葉子裡，與其撫摸表面，不如撕開或用力搓揉，才能感受到香味。所以在山椒葉上盛放料理之前，要先用手大力拍一拍。關於這些精油對植物的意義眾說紛紜，不過大多如上所述，都是藉由破壞細胞擴散精油，或者說構成精油的化合物含有眾多具殺菌、抗菌活性的化合物，所以可認為這是植物防禦昆蟲等外敵襲擊的手段之一。

Aralia cordata

Aralia cordata Thunb.

基原植物名稱：**食用土當歸**　　基原植物英語名稱：udo [ū:dou;-dəu]

繖形目　新恩格勒：　㊤Umbelliflorae
　　　　克朗奎斯特：㊤Apiales

五加科　㊤**Araliaceae**

刺屬　㊤*Aralia*

產地：日本（北海道～沖繩）、庫頁島、朝鮮、中國

分布於日本、庫頁島、朝鮮、中國，是自生於日本各地山野的多年生草本植物。

食用土當歸也是著名的春季山菜，嫩芽、嫩葉、莖、花蕾等皆可食用。市場上販售的土當歸多為在田裡軟白栽培（遮光或弱光）出來的，而被稱作山當歸的野生土當歸則有獨特的苦味與香氣。

葉為互生，長柄，2回羽狀複葉，小葉呈卵形、鋸齒緣。

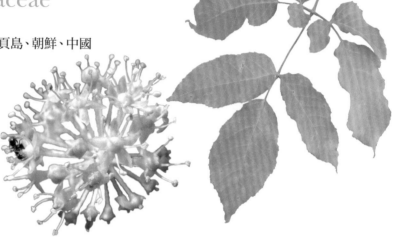

花期在夏～秋（6～9月），雌雄異株，莖上部大型繖形花序開有眾多淡綠色小花。果實為黑色液果，呈小球形。

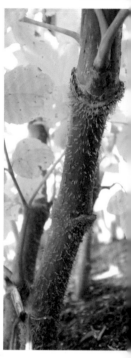

高1.5～2m，莖整體有毛，綠色粗壯圓柱形，分枝稀疏。

使用部位：　生藥名稱
根莖　　**土當歸、獨活**　㊤Araliae Cordatae Rhizoma　㊤Aralia Rhizome

一般來說，**土當歸、獨活**是*Aralia cordata* Thunberg（*Araliaceae*）的根莖。

生藥性狀　**不規則圓柱狀，有特殊氣味，微苦**

為彎曲不規則圓柱狀～塊狀的根莖，上頭偶爾會附著短根。長4～12cm，直徑2.5～7cm，常縱剖或橫切。有的上方會殘留1～數個大凹洞（莖的痕跡），有的會殘留1.5～2.5cm、短小的莖的痕跡。外皮呈暗褐色～黃褐色，有縱向皺紋，或是留有根的基部痕跡。橫剖面呈灰黃褐色～黃褐色，其中散布著因油道呈褐色的小點，有許多裂痕。本品有特殊氣味，味道微苦。

確認試驗　TLC法（香草醛、硫酸、乙醇試液，紫色）

取甲醇萃取液進行TLC試驗，以正己烷、乙酸乙酯、醋酸（100）混合液（30：10：1）展開。均勻噴上香草醛、硫酸、乙醇試液，以105℃加熱5分鐘，Rf值0.6附近可見紫色斑點。

主要藥效　**發汗、祛風、鎮痛、利尿、消炎、感冒**

萃取物：作用於中樞神經（體溫下降、延長睡眠、抑制自發性運動、鎮靜作用）。
煎液：抗潰瘍、鎮痛作用。
蛇床子素：抑制血液凝固作用。

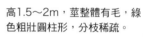

（×1）

漢方處方　荊防敗毒散、十味敗毒湯、獨活湯、獨活寄生湯

收錄於《神農本草經》上品中。

　　五加科*Araliaceae*以及刺楤屬*Aralia*的語源請參照p.117；繖形目*Umbelliflorae*則請參照p.87專欄。

　　基原植物的種名cordata在拉丁語中是「心形的、心臟形狀的」之意，經常用於葉子為心形的植物中，也可參照葉子同樣為心形的蕺菜（又稱魚腥草，*Houttuynia cordata*，p.154）。

　　基原植物名稱及生藥名稱所謂的**土當歸、獨活**，本來在中國指的並非食用土當歸（*Aralia cordata*），而是繖形目繖形科當歸屬的毛當歸（豬獨活，*Angelica pubescens*，p.21）（實際上也可認為是取多種植物入藥）。至於其名之意義，根據明代《本草綱目》等記載：「一莖直上，不為風搖，故曰獨活。」；《別錄》曰：「此草得風不搖，無風自動，故名獨搖草。」由此而來。日語名稱**獨活**的語源則眾說紛紜，並不明確，有成長中的土當歸莖為中空的，所以由「虛（ウツロ）」轉變為ウド（土當歸）的說法；也有我們吃的土當歸芽還埋在土裡，所以從「埋（ウヅ）」轉變為ウド（土當歸）的說法。另外有地方將埋在土裡的部分稱為「ウド」，長出地面的稱「ドゼン」，長大後的部分稱為「シカ」，如此區分。其他由來還有從土當歸的擺動，取名「擺動（ウゴク）」，後來轉變為ウド（土當歸）等等。順帶一提，有句比喻「只有身材魁梧卻一點用都沒有」的諺語**「ウドの大木（大樹般的土當歸）」**，意思是土當歸的新芽或嫩葉可以食用，是很重要的食材，不過一旦土當歸長大至2、3公尺，莖也會變硬而無法食用，但是要拿來當木材卻又太過柔軟，毫無用武之地。然而話說回來，土當歸本來就是草本植物，而非字面上的「木」本植物。

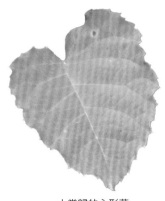

土當歸的心形葉
葉子也有卵形非心形的情況。

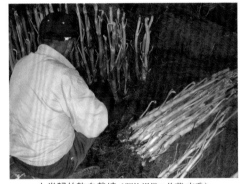

土當歸的軟白栽培（照片提供：佐藤 文秀）
市場上流通的土當歸有：在暗室，也就是全黑小屋或地下室中完全遮斷光線栽培的「軟白土當歸（軟化土當歸）」；將土堆高，使莖下方軟白化，上方接受日照綠化的「綠化土當歸」。綠化土當歸中，也有先用暗室栽培軟白土當歸，出貨前再稍微照點陽光，讓土當歸長成綠色的方法。

主要成分 **蛇床子素** ⑱osthol

香豆素：蛇床子素（osthol）、當歸素（angelicone）、當歸醇J（angelol J）、白芷素（angelicin）、黃毒素（xanthotoxin）、6-甲基當歸素（sphondin）

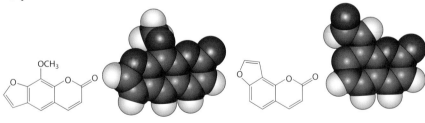

香豆素：**黃毒素**（xanthotoxin）
CAS No. 298-81-7

香豆素：**白芷素**（angelicin）
CAS No. 523-50-2

香豆素：**蛇床子素**（osthol）
CAS No. 484-12-8

香豆素：**當歸素**（angelicone）
CAS No. 37719-98-5

香豆素：**當歸醇 J**（angelol J）
CAS No. 171370-54-0

香豆素：**6-甲基當歸素**（sphondin）
CAS No. 483-66-9

2014年度之使用量
約19t
●●●○○

基原植物學名：# Arctium lappa [á:ktiəm/á:kʃiəm lǽpa]

Arctium lappa L.

基原植物名稱：**牛蒡**　基原植物英語名稱：Great burdock [gréit bə́:rdɔk/bə́rdak]

桔梗目　[拉]Campanulales

菊科　新恩格勒：[拉]Compositae
　　　　克朗奎斯特：[拉]Asteraceae

牛蒡屬　[拉]*Arctium*

產地：世界各地皆有栽種。生藥主要是來自中國的進口品。

花長得很像薊花的菊科多年生草本植物。在日本，會食用牛蒡根部。牛蒡據說是由中國傳至日本的藥草，不過在繩文初期的貝塚裡已確認有牛蒡的存在，可推斷傳入日本的時期相當早。在日本，會將牛蒡的根做成炒牛蒡絲、炸天婦羅或是燉菜，近年也有人將牛蒡根細切，汆燙後做成沙拉。日本以外的地方不會將牛蒡根視為食材，中國也不會食用，只把牛蒡根當作藥品。歐洲等地則是會在初夏時採下牛蒡嫩葉，做成沙拉。

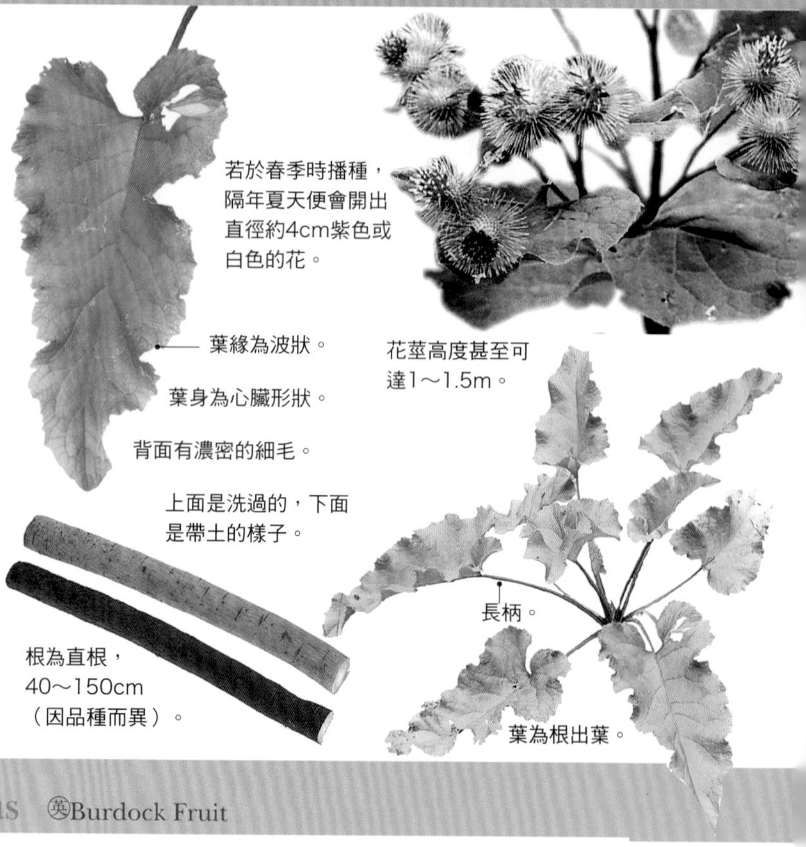
若於春季時播種，隔年夏天便會開出直徑約4cm紫色或白色的花。
葉緣為波狀。
葉身為心臟形狀。
背面有濃密的細毛。
花莖高度甚至可達1～1.5m。
上面是洗過的，下面是帶土的樣子。
長柄。
根為直根，40～150cm（因品種而異）。
葉為根出葉。

使用部位：果實　生藥名稱 牛蒡子 [拉]Arctii Fructus [英]Burdock Fruit

牛蒡子是牛蒡（*Arctium lappa* Linné [*Compositae*]）的果實。
※也有人稱牛蒡子為「惡實」。

生藥性狀　微彎曲的倒長卵形，無臭，會苦

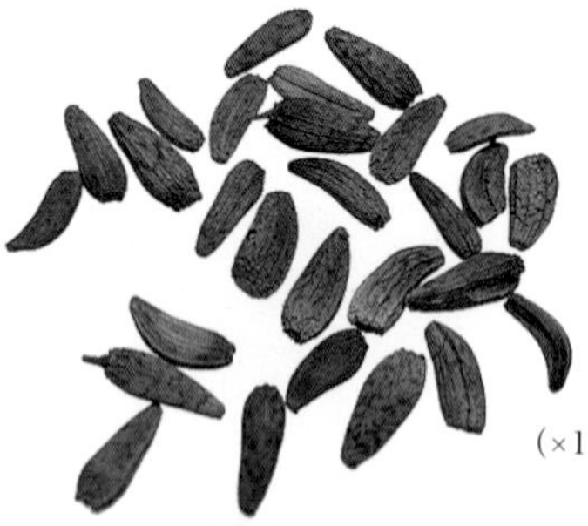
(×1)
倒長卵形，長5～7mm。

完全成熟、新收成為佳。呈微彎曲的倒長卵形瘦果，外表為灰褐色～褐色，上有黑色斑點。本品100顆質量為1.0～1.5g。味苦油膩。

主要成分　棕櫚酸 [英]palmitic acid

木酚素：新牛蒡素（neoarctin）、牛蒡苷（arctiin）、牛蒡苷元（arctigenin）、牛蒡酚（lappaol）等
固醇：胡蘿蔔苷（daucosterol）
其他：菊糖（inulin）、棕櫚酸（palmitic acid）

$CH_3-(CH_2)_{14}-CO_2H$
脂肪酸：**棕櫚酸**（palmitic acid）
CAS No. 57-10-3

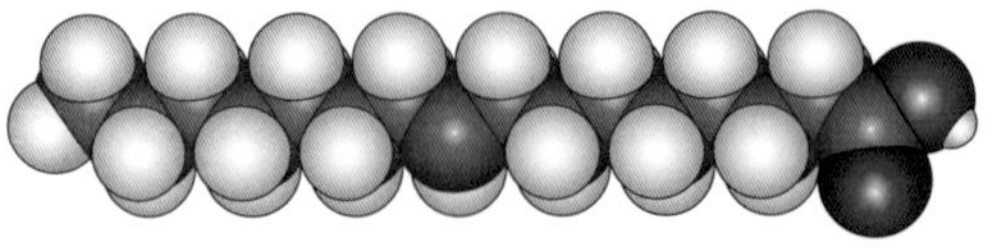

確認試驗　TLC法（稀硫酸，紅紫色）

過濾甲醇溶液後進行TLC試驗。以丙酮、乙酸乙酯、水混合液（15：10：1）展開，均勻噴上稀硫酸噴霧，用105℃加熱5分鐘，可於Rf值0.4附近發現紅紫色斑點。

主要藥效　發汗、利尿、抗腫瘤

萃取物：降血糖作用。
水萃液：子宮肌收縮作用。
牛蒡苷、牛蒡酚A・C・F、牛蒡苷元：抗腫瘤作用。
水萃液、木酚素：活化PAF拮抗作用。此處的PAF是指血小板活化因子（platelet-activating factor）。

漢方處方　消風散

漢方中用於發汗、利尿。此外，牛蒡子也可用於解毒、消炎、排膿，更可用於感冒藥或咽喉炎的處方中。

牛蒡屬 *Arctium* 源自希臘語 ἄρκτος「熊」，理由分別有：①果實尖端有許多鉤狀的刺，看起來很像熊的毛皮；②跟有許多細毛，看起來就像熊的毛皮。順帶一提，下頁會提到的「熊果」屬名也跟希臘語的熊有關。

種名 *lappa* 是拉丁語「牛蒡」之意，這個「有（如牛蒡般）毛邊」的意思也用於 雲木香 *Saussurea lappa*（→p.260）的種名。這個詞的衍生詞有義大利語的lappola「牛蒡」。拉丁語lappa是源自希臘語 λαμβάνω「抓住、拿取」（不定詞 λαβεῖν），描述牛蒡果實上的鉤狀刺會鉤住衣服。

英語burdock是bur「果實有毛邊（刺）的植物總稱」＋dock「羊蹄或酸模的同類（*Rumex*，酸模屬）」，換句話說，也就是牛蒡這種植物的葉子形狀跟羊蹄很像，果實又有毛邊的意思。

牛蒡的「蒡」可說是「圓形葉往兩側擴展的菜」。「牛」的話，一說是因為形狀像牛尾巴而來的。據說以前牛蒡也寫作「牛房」，也就是「牛身上整團成串之物、牛尾巴」。別的說法是牛單純拿來形容「很大的」東西，意思也就是很大的蔬菜。別名之一「惡實」，則是因為牛蒡果實上面很多刺「果實長相凶惡」而來。其他別名「ウマフブキ、ウマブキ（馬蕗、旨蕗）」則是因為牛蒡的葉子跟同為菊科的フキ（蕗，蜂斗菜）很像，馬兒又愛吃而來。牛蒡有非常多別名。

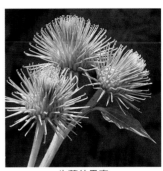

牛蒡的果實

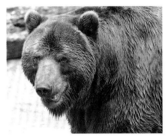

棕熊（*Ursus arctos*）
廣泛分布於歐洲。棕熊的屬名 *Ursus* 在拉丁語中意思為「熊」，再回溯這個詞，可知與希臘語的 ἄρκτος 是衍生自相同的原始印歐語。種名 *arctos* 希臘語也是「熊」的意思，所以學名意為「熊・熊」。像這樣，屬名與種名用相同意義的拉丁語與希臘語的情況時常可見。

牛蒡與北極／Arcturus與Arcturus／ARCTOS「熊」

從牛蒡屬語源的希臘語 οὖρος「熊」，衍生出許多詞彙。比方說牧夫座的 α 星 Arcturus，是希臘語的 οὖρος 後面接上意味著「守衛」的 οὖρος 所形成，也就是「看守熊的人」（明明是養「牛」，卻寫成「熊」的守衛）。這個牧夫的真面目眾說紛紜，有一說指這個牧夫是希臘神話眾神之王宙斯（Zeus），與侍奉女神阿提米絲（Artemis）的某位寧芙（仙女、精靈）——卡利斯托（Kallisto）生下的兒子阿卡斯（Arcas）。知道丈夫外遇的宙斯之妻赫拉（Hera）（或者有人說女神阿提米絲），把卡利斯托變成一頭森林裡的熊。阿卡斯長大成了獵人，發現森林裡的熊，但他不知道那是他母親，打算殺了那頭熊。宙斯見到這幕很難過，便把母親變為大熊星座，兒子變為小熊星座，而阿卡斯站在熊前面魁梧的樣子則成了牧夫座。

這位阿卡斯子孫們居住的土地則稱為阿卡地亞（Arcadia）。阿卡地亞位於希臘伯羅奔尼撒半島的山岳地帶，成為牧歌中樂園、理想國的代名詞。順帶一提，英語arctic「北極」意思為「屬於熊的」，也就是來自「小熊星座與大熊星座所在的北方」。

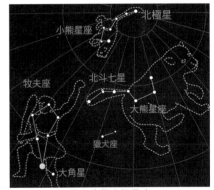

牧夫座與大熊星座
大角星（Arcturus）是整個星空第4明亮的橘色星星。因為周日運動，牧夫座看起來就像在追趕大熊星座，獵犬座則是牧夫座的看門狗。本圖省略了牧夫座、大熊星座、小熊星座、獵犬座以外的星星。

2014年度之使用量
約1.0t
●●○○○
基原植物學名：**Arctostaphylos uva-ursi** [ju:veiǝ:si:]

Arctostaphylos uva-ursi Sprengel

基原植物名稱：**熊果**　基原植物英語名稱：bearberry

杜鵑花目　[拉]Ericales

杜鵑花科　[拉]Ericaceae

熊果屬　[拉]*Arctostaphylos*

產地：瑞士、西班牙、挪威、北美洲

自生於歐洲、美洲等寒冷地區原野或高山的熊果科常綠灌木。熊果（ウワウルシ）唸起來很像日語，但這是來自拉丁語，絕對不是漆樹科的，也不是「漆（うるし）」的同類。別名熊苔桃（クマコケモモ）。

以前曾拿越橘（コケモモ）代替熊果使用，但是味道比熊果還要糟糕難喝，再加上野生的越橘逐漸減少，所以目前已不再使用。

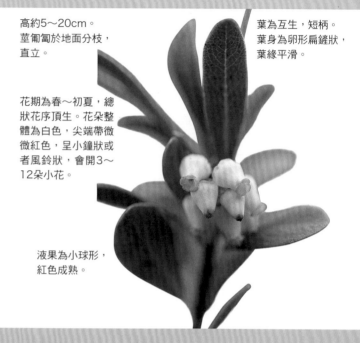

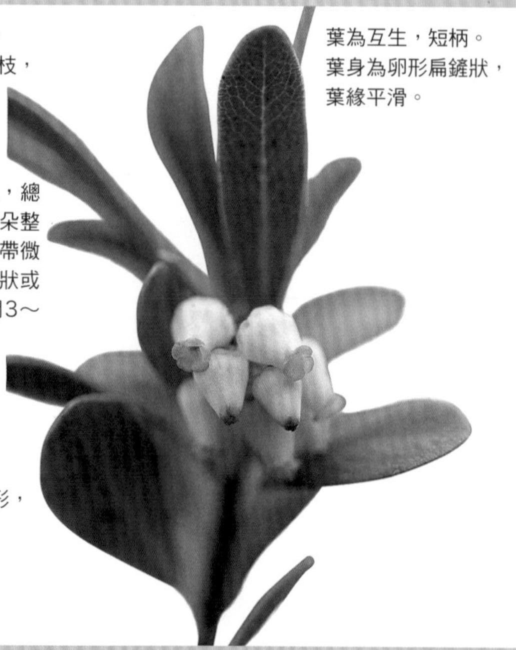
高約5～20cm。
莖匍匐於地面分枝，直立。
葉為互生，短柄。
葉身為卵形扁鏟狀，葉緣平滑。
花期為春～初夏，總狀花序頂生。花朵整體為白色，尖端帶微微紅色，呈小鐘狀或者風鈴狀，會開3～12朵小花。
液果為小球形，紅色成熟。

使用部位：**葉**　生藥名稱 **熊果葉**　[拉]Uvae Ursi Folium　[英]Bearberry Leaf

熊果葉是熊果（*Arctostaphylos uva-ursi* Sprengel.[*Ericaceae*]）的葉子，本品含熊果苷（arbutin）7.0%以上；**熊果葉流浸膏劑**含有熊果苷3.0w/v%以上。

生藥性狀　葉子表面有網狀脈，味道微微苦澀

採下開花期（4、6月）自生的葉子，晒乾或以火力乾燥。栽培困難。呈倒卵形～扁鏟形（長1～3cm，寬0.5～1.5cm）。表面黃綠色～暗綠色，背面為淡黃綠色。葉緣完整，呈鈍頭或圓頭狀。葉柄短，葉身厚，但容易折斷。表面有特殊的網狀脈。有淡淡氣味，味道具些微苦澀。葉柄少、無破碎處、葉身厚實濃綠為佳。

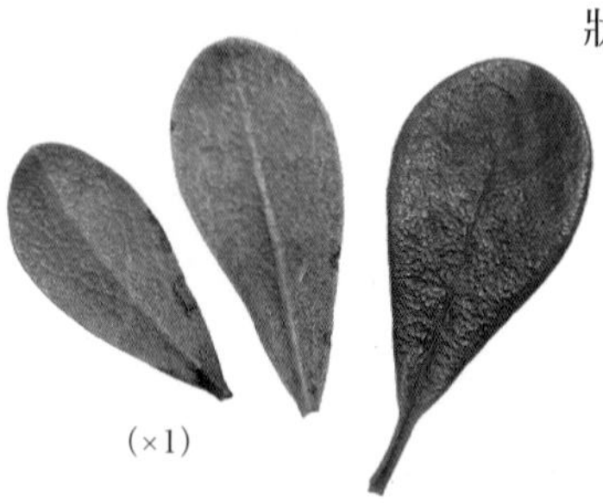
（×1）

確認試驗　①氯化鐵（Ⅲ）試液 ②TLC法

①熱水萃取濾液+氯化鐵（Ⅲ）試液→呈暗紫色（單寧）。
②乙醇、水（7：3）混液萃取濾液、TLC、稀硫酸噴霧，以105℃加熱10分鐘→呈黃褐色～黑褐色斑點（與標準熊果苷一致）。

主要藥效　殺菌、利尿

熊果苷與其水解物氫醌：阻止金黃色葡萄球菌、大腸菌繁殖作用。
熊果苷：對接觸性皮膚炎有治療效果。
水萃液：對疱疹、流感等病毒有抗病毒作用。
槲皮素：利尿作用。

主要用途　尿路殺菌劑（腎盂炎、尿道炎、膀胱炎）

具強大殺菌作用，所以用作尿路殺菌劑。懷孕中或有腎臟疾病之患者不可服用。

主要成分　熊果苷 [英]arbutin

酚苷：熊果苷（arbutin，5～7%）、甲基熊果苷（methylarbutin）
單寧：1,2,6-、1,3,6-、2,3,6-三沒食子醯基葡萄糖（trigalloyl glucose）、1,2,3,6-四沒食子醯基葡萄糖（tetragalloyl glucose）等
類黃酮：金絲桃苷（hyperosid）、槲皮素（quercetin）

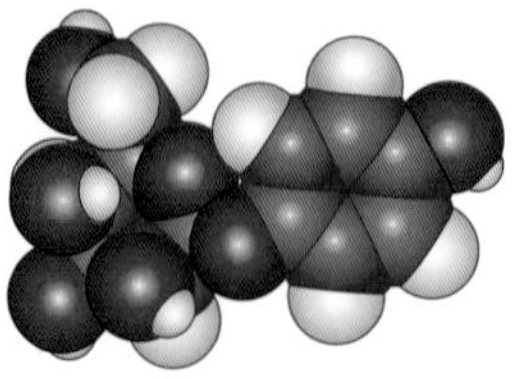

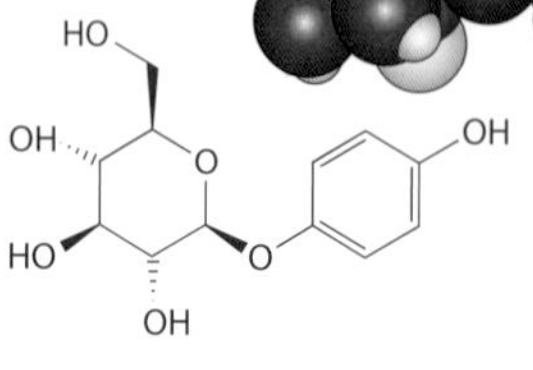
HO
OH
O
OH
HO
O
OH

酚苷：**熊果苷**（arbutin）
CAS No. 497-76-7

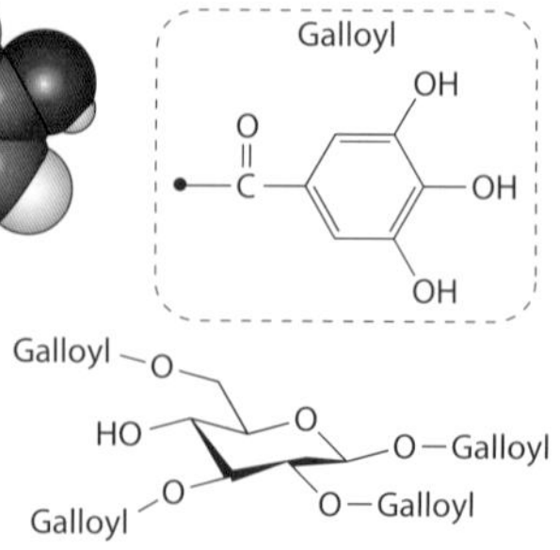
Galloyl
OH
O
C
OH
OH
Galloyl
O
HO
O
O—Galloyl
Galloyl
O
O—Galloyl

單寧：
1,2,3,6- *o* -四沒食子醯- *β* -葡萄糖
（1,2,3,6- *o* -tetragalloyl- *β* -glucose）
CAS No. 79886-50-3

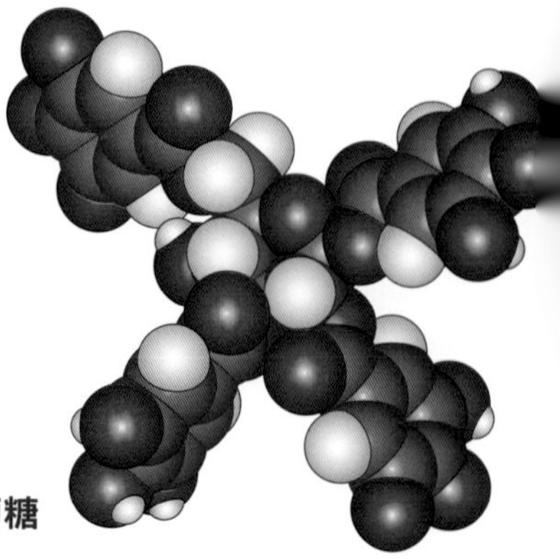

熊果屬 *Arctostaphylos* 源自希臘語 ἄρκτος「熊」＋σταφυλή「葡萄」＝「熊的葡萄」。熊果會結出如葡萄般整串的紅色果實，據說熊很喜歡吃，所以由此得名。源自 ἄρκτος 的屬名還有牛蒡屬 *Arctium*（p.27）。

種名 *uva-ursi* 的意思是拉丁語 uva「葡萄」＋ursus「熊」的屬格「熊的」＝「熊的葡萄」。屬名跟種名兩者意思都是「熊的葡萄」，前者是希臘語版，後者是拉丁語版。拉丁語 ursus「熊」是 urcsus 的縮寫，跟希臘語 ἄρκτος「熊」都是衍生自相同的原始印歐語。生物學中用 *Ursus* 為「熊屬」命名，天文學中則用於 *Ursa*「雌熊」、*Ursa major*「大熊星座」、*Ursa minor*「小熊星座」中（請參照 p.27）。

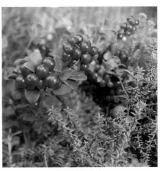

越橘的果實

日語名稱「熊苔桃（クマコケモモ）」中的「越橘（コケモモ，*Vaccinium vitis-ideae*）」，是杜鵑花科越橘屬的常綠灌木，歐洲稱為 lingonberry，美國則稱 cowberry。所謂的「モモ」，是將其紅色圓形的果實比喻成「桃子（モモ）」，該果實能做成果醬、果汁，水果酒等食用。而所謂的「苔（コケ）」，則是形容該樹高 5～15 cm，很矮小，並非指苔蘚的同類。

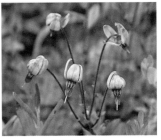

蔓越莓的花
（攝影：大竹 道夫）

此外，cranberry 指的則是「蔓越莓（ツルコケモモ，*Vaccinium oxycoccus*）」、「大果苔莓（オオミツルコケモモ，*Vaccinium macrocarpon*）」。ツル指的並非「藤蔓」，而是「鶴（crane）」，與其說鶴喜歡吃這種果實，不如說因為這種植物的花長得很像鶴的鳥喙才由此命名的（p.145）。

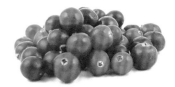

蔓越莓的果實

杜鵑花目 **Ericales** 是由 *Erica*「歐石南屬」後接表示目的字尾 -ales 形成的，而杜鵑花科 **Ericaceae** 則是接表示科的字尾 -aceae 所形成。Erica（歐石南）源自希臘語 ἐρείκη（後代變為 ἐρίκη）「石南」，石南（英語：heath）是白歐石南（*Erica arborea*）等歐石南屬或帚石南屬在荒野開花的灌木總稱（都是杜鵑花科）。

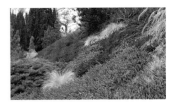

長滿石南的斜坡

熊果、懸雍垂與葡萄膜／UVA「葡萄」

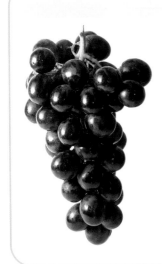

熊果的「uva」在拉丁語中是指 uva「葡萄」，從此衍生出虹膜、睫狀體、脈絡膜統稱的「葡萄膜」（英語：uvea）。將葡萄果實上的莖拔掉，就會出現一個洞，將這個洞視為瞳孔，葡萄果皮也就是含有許多黑色素的深咖啡色葡萄膜，名稱便由此而來。

「懸雍垂」，也就是俗稱的「小舌頭」，英語是 uvula，這是將 uva（葡萄子房 [果實]）後接指小詞所形成，意思為「小小的葡萄果實」。

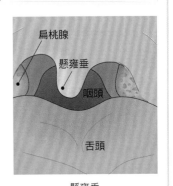

懸雍垂
懸雍垂（口蓋垂）意為「懸吊於腭（口蓋）之物」。若睡眠時懸雍垂或軟顎隨著呼吸震動，便會產生「鼾聲」。

基原植物學名： **Areca catechu** [əríːkə kǽtətʃuː]

Areca catechu L.

基原植物名稱：**檳榔**　　基原植物英語名稱：areca palm [əríːkə paːm]／betelnut

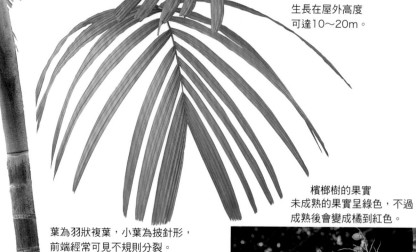

	新恩格勒：	ⓛPrincipes
棕櫚目	克朗奎斯特：	ⓛArecales

菊科　　新恩格勒：　ⓛPalmae
　　　　　克朗奎斯特：ⓛArecaceae

刺屬　　　　　　　ⓛ*Areca*

產地：東南亞

上方呈鮮明的黃綠色，棒狀，看不見節。下方樹幹呈褐色，有明顯的節。

生長在屋外高度可達10～20m。

東南亞原產的棕櫚科常綠喬木。種子稱作檳榔子，為有區別，植物本身又稱作檳榔樹。檳榔很像椰子，葉子會從樹幹頂部散開，但是相較於椰子樹幹較粗且彎曲，檳榔則是樹幹較細且筆直。越南喜歡種植檳榔當作觀賞植物。

葉為羽狀複葉，小葉為披針形，前端經常可見不規則分裂。

花為複總狀花序，雌雄異花。一串可結將近200個橢圓形果實。（請參照右頁圖片）。

檳榔樹的果實
未成熟的果實呈綠色，不過成熟後會變成橘到紅色。

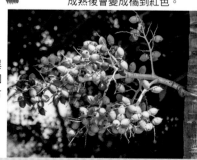

使用部位：**種子**　生藥名稱：**檳榔子**　ⓛArecae Semen　ⓔAreca

檳榔子是檳榔（*Areca catechu* Linné [*Palmae*]）的種子。

生藥性狀　剖面花紋有如大理石，味澀略苦

剖面質地緻密，灰褐色種皮陷入白色胚乳中呈現大理石般的花紋。有淡淡氣味，味澀略苦。呈扁球狀的又稱「平出（ヒラデ）」，為上品。

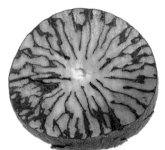 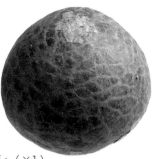

左圖為剖面。（×1）

主要成分　**檳榔鹼**　ⓔarecoline

生物鹼：檳榔鹼（arecoline）、檳榔鹼酸（arecaidine）、去甲基檳榔鹼（guvacoline）、去甲基檳榔次鹼（guvacine）
類固醇：薯蕷皂素（diosgenin）、隱配質（cryptogenin）、β-穀固醇（β-sitosterol）
其他：肉豆蔻酸（myristic acid）、檳榔單寧類（arecatannins）

確認試驗　TLC法

在粉末中加入鹽酸試液及乙酸乙酯，搖晃15分鐘混合後離心分離，去除上層。水層中加入氫氧化鈉試液及乙酸乙酯，搖晃15分鐘混合後離心分離，取上清液為試料溶液，以丙酮、水、醋酸（100）混合液（10：6：1）展開。均勻噴上碘化鉍鉀試液，風乾後，再均勻噴上亞硝酸鈉試液，會出現與氫溴酸檳榔鹼相同色調及Rf值的斑點。這個斑點風乾時即刻褪色，隨後消失。

主要藥效　**驅蟲、降血壓、縮瞳**

檳榔鹼：驅蟲。
檳榔單寧類：已有報告指出具強烈妨礙ACE活性作用及降血壓作用。

漢方處方　**九味檳榔湯、女神散**

漢方用於驅蟲、殺菌、健胃方面。

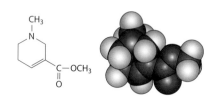

生物鹼：**檳榔鹼**（arecoline）

CAS No. 63-75-2

具眼睛縮瞳作用（讓瞳孔縮小），檳榔鹼製劑可用作降低眼壓藥物以治療青光眼。

檳榔屬 *Areca* 的由來有文獻說是從印度西南喀拉拉邦、當今地名 areec 或 atakka 而來；也有文獻說是來自於馬拉雅拉姆語中的當今地名 adakka。此外，也有證據顯示馬拉雅拉姆語的 adakka 是從印度坦米爾語傳入。

種名 *catechu* 應該是來自馬來語中指稱檳榔的 caccu。

英語中檳榔樹（樹木）稱作 betel palm，檳榔子（果實）稱作 betel nut。這裡的 betel 指的是胡椒科藤蔓性多年生草本植物——荖藤（*Piper betel*）。在熱帶亞洲，會將檳榔未成熟的果實、荖藤葉和石灰一起放進口中咀嚼，當作嗜好品。順帶一提，咀嚼完唾液會變得鮮紅。

新恩格勒分類體系中的棕櫚目 **Principes**，在拉丁語中是 princeps「首長、君主、王子」的複數形，因為在初期植物分類中，棕櫚是被視為「第一個、最初的」的植物。新恩格勒的棕櫚科 **Palmae** 是從拉丁語的 palma「手掌」，演變成指葉子有如手掌般的「棕櫚」。英語的 palm「棕櫚」也是衍生自此。其他衍生詞有燒夷彈（napalm）、金棕櫚獎（Palme d'Or）等等。

檳榔子的「檳」字偏旁「賓」，意為「貴重的客人」，「榔」字偏旁「郎」則是意味著「好男人」的美稱，換言之，表示檳榔是招待「賓客」用的果實。古代日本有種稱為「檳榔毛車」的牛車，只有上級貴族才准使用。修葺檳榔毛車屋頂所使用的「檳榔」，不是檳榔樹，而是「枇榔、檳榔，*Livistona chinensis*」，別名「蒲葵」，當時認為是種相當神聖的植物。據說因為跟檳榔搞混了，才產生枇榔這個名字。

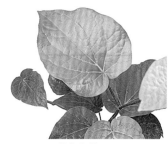

荖藤的葉子

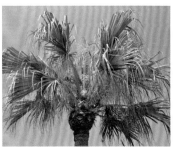

枇榔、檳榔、蒲葵
Livistona chinensis

尼古丁、菸酸與檳榔鹼

檳榔子之所以跟香菸一樣被視為奢侈品，是因為檳榔鹼（arecoline）跟香菸所含的尼古丁（nicotine）一樣，會與尼古丁作用性的乙醯膽鹼受器強力穩固地結合，引起神經興奮，帶來有如尼古丁般的興奮、刺激與清涼感。說到對乙醯膽鹼受器的作用，檳榔鹼本來就比尼古丁弱（檳榔鹼有同分異構物，作用強度不同）。而且有意見指出檳榔子跟香菸同樣具依賴性，此外，國際癌症研究署（IARC）的致癌性風險清單中，檳榔歸在對人體有致癌性的混合物內。

類似香菸尼古丁的物質還有**菸酸（nicotinic acid）**與**菸鹼醯胺（nicotinic acid amide）**，很容易搞混。菸酸雖說是從香菸中尼古丁分解後的物質中發現的，但是作用完全不同，吸菸進入體內的尼古丁絕對無法發揮維生素的功效。為了防止此種誤解，後來便稱呼菸酸與菸鹼醯胺為**菸鹼酸（Niacin）**，或**維生素B₃**。Niacin 是菸酸維他命（NIcotinic ACid vitamIN）的縮寫。現代人的平均飲食生活中，雖然沒有缺乏菸鹼酸的情況出現，然而以玉米為主食的區域卻會不足（其缺乏症稱為「糙皮病」）。菸鹼酸是生產電子載體 NAD（功用是各種脫氫酶的輔酶）的必需物質。

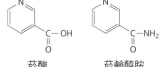

菸酸
(nicotinic acid)

菸鹼醯胺
(nicotinic acid amide)

不只尼古丁或檳榔鹼，菸酸也是眾多吡啶生物鹼的前驅物質，相當重要。

檳榔鹼
(arecoline)

尼古丁
(nicotine)

尼古丁與許多生物鹼相同都具有毒性，尼古丁的半數致死量大約為 24mg/kg。由於有這種毒性，所以從前尼古丁拿來當殺蟲劑。若是吸菸，雖然香菸中所含的尼古丁大多會藉由燃燒分解掉，但如果嬰幼兒誤食，一根紙菸甚至有可能致死。

Artemisia capillaris [kæpiléiris]

Artemisia capillaris Thunb.

基原植物名稱：**茵陳蒿** 基原植物英語名稱：Fragrant wormwood

桔梗目 ㊤Campanulales

菊科 新恩格勒：㊤Compositae
克朗奎斯特：㊤Asteraceae

蒿屬 ㊤*Artemisia*
產地：日本、中國

如日語名稱河原蓬（カワラヨモギ）所示，是可於河邊或砂地發現的菊科多年生草本植物。用於艾灸的日本艾蒿（蓬，ヨモギ）同樣是蒿屬。日本艾蒿雖是蒿屬植物，不過葉子細長，也稱為濱蓬（ハマヨモギ）、鼠蓬（ネズミヨモギ）。此外，類似茵陳蒿的同屬牡蒿（*Artemisia japonica*）會與茵陳蒿雜交。

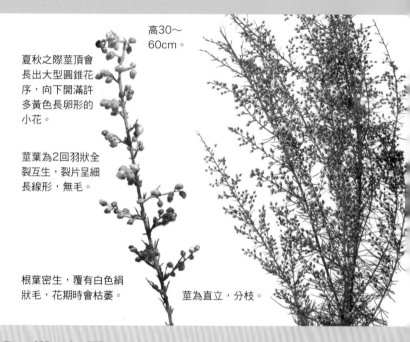

高30～60cm。

夏秋之際莖頂會長出大型圓錐花序，向下開滿許多黃色長卵形的小花。

莖葉為2回羽狀全裂互生，裂片呈細長線形，無毛。

根葉密生，覆有白色絹狀毛，花期時會枯萎。

莖為直立，分枝。

使用部位：**頭花** 生藥名稱 **茵陳蒿** ㊤Artemisiae Capillaris Flos ㊁Artemisia Capillaris Flower

茵陳蒿是茵陳蒿（*Artemisia capillaris* Thunberg [*Compositae*]）的頭花。

生藥性狀 具些微特殊氣味，微辣，弱麻痺性

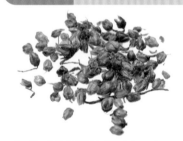

秋冬兩季割除地上部分，乾燥後用脫穀機收集其頭花。
顏色鮮豔、莖葉少、香味強為佳。

主要成分 **茵陳色原酮** ㊁capillarisin

色酮：茵陳色原酮（capillarisin）
精油：茵陳二炔酮（capillin）
香豆素：6,7-二甲氧基香豆素（6,7-dimethoxy-coumarin，又稱七葉樹素二甲醚，esculetin dimethyl ether）
類苯丙烷：茵陳香豆酸A、B（capillartemisin A、B）、去氧茵陳香豆酸（deoxycapillartemisin）

確認試驗 TLC法（UV365nm，藍色螢光）

用丙酮、正己烷混合液展開甲醇萃取液。經過UV（360nm）照射，會於Rf值0.5附近得到與6,7-二甲氧基香豆素一致的藍色螢光斑點。

主要藥效 消炎、利膽、解熱、利尿

各種萃取物：投藥至大鼠的十二指腸，有促進膽汁分泌的作用。
茵陳二炔酮、6,7-二甲氧基香豆素（6,7-dimethoxy-coumarin）：抑制小鼠身上的四氯化碳及半乳糖胺肝功能障礙。

漢方處方 茵陳蒿湯、茵陳五苓散

主要用於治療黃疸或是改善肝臟、膽囊症狀的配方中。除了調配在治療牙周病或結膜炎的甘露飲中，也用作治療黃疸或蕁麻疹的民間藥物。

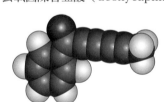

$$Ph-C-C≡C-C≡C-CH_3$$

精油：**茵陳二炔酮**（capillin）
CAS No. 495-74-9

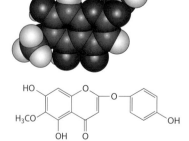

色酮：**茵陳色原酮**（capillarisin）
CAS No. 56365-38-9

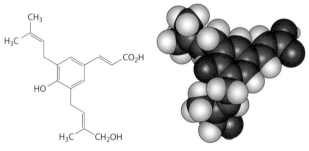

類苯丙烷：**茵陳香豆酸A**（capillartemisin A）
CAS No. 85819-52-9

成分解說 提到日本艾蒿一詞，可常在「防蟲」、「抗菌」的植物中見到。茵陳蒿成分之一的茵陳二炔酮（capillin），就對讓蜜柑腐敗的絲狀真菌產生高抗菌性。以前曾自同為蒿屬植物、從中亞傳入歐洲生長的中亞苦蒿（*Artemisia abcintchiun*）中，萃取出名為青蒿素（Artemisinin）的驅蟲特效藥。

蒿屬*Artemisia*據說源自希臘神話中的月之女神，同時也是豐饒與多產的女神——**阿提米絲**（Artemis），而在羅馬神話中，阿提米絲則成了月亮與狩獵的女神黛安娜（Diana）。艾費蘇斯（Ephesus）的阿提米絲神殿以規模凌駕雅典帕德嫩神廟為傲，是「世界七大奇觀」之一。供奉給阿提米絲女神的便是艾蒿，西方自古以來更拿來用作婦科藥物至今。希臘的阿提米絲是處女的象徵，不過位於小亞細亞艾費蘇斯的阿提米絲像則擁有多個乳房，給人偉大母神的印象。根據其他說法，則是跟卡里亞國總督摩索拉斯王的**王妃阿提米西婭**（Artemisia）有關。卡里亞國是波斯帝國支配的一個邦，摩索拉斯王死後（西元前353年）阿提米西婭接任王位，成為波斯戰爭中唯一的女性指揮官。她展現了勇氣與謀略，連希臘軍也相當敬畏。事實上她也相當精通醫術，將艾蒿用於治療，據說艾蒿便因此以她的名字——阿提米西婭為名。別的說法則有傳說指阿提米西婭哀嘆摩索拉斯王去世，在「艾蒿酒」中混入他的骨灰喝下，所以艾蒿便成了「阿提米西婭」。

順帶一提，若在昆蟲世界提到阿提米西婭，應該就屬姿態優美的蛾——天蠶蛾科的大水青蛾（*Actias artemis aliena*）最有名了吧。

種名*capillaris*是拉丁語「細毛狀的、像毛似的」之意。茵陳蒿春天長出的嫩芽上長滿了密密麻麻的細毛。在日本，將花期全草切碎之物稱為茵陳蒿，但是在中國則是將春季採下的嫩芽稱為茵陳蒿（日本稱為「綿茵陳」）。對了，英語的capillary則是指「毛細血管」。拉丁語的capillaris源自carput「頭」，跟英語的cap「帽子」也有語源關係。

茵陳蒿日語名稱**河原蓬**，如其名所示，是生長在「河原（河邊）」的艾蒿。

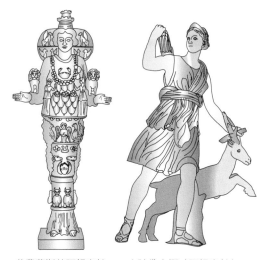

艾費蘇斯的阿提米絲　　女神黛安娜（阿提米絲）

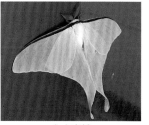

大水青蛾
Actias artemis aliena
（攝影：境 良朗）

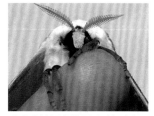

大水青蛾漂亮的眉毛（觸角）
（提供：「漫步原野」）

阿提米西婭、世界七大奇觀與格蘭特將軍

摩索拉斯王（Mausolus）愛好希臘文化，便在首都哈利卡那索斯蓋希臘建築，將其打造成易守難攻的都市。摩索拉斯王死後，阿提米西婭召集了希臘一流的建築師及雕刻家（其中一人斯可博斯便有名的艾費蘇斯阿提米絲神殿的雕刻家），建造王的陵墓。也有人說王生前就開始建造，完成後陵墓高達34m，是**世界七大奇觀**之一。

摩索拉斯王陵墓英語mausoleum，便是指「陵墓、壯觀的墳墓」的一般名詞。

世界上各種建築或墳墓皆以摩索拉斯王陵墓為靈感來源建造而成，位於紐約河濱公園的**格蘭特將軍墓**，便重現了摩索拉斯王陵墓，相當逼真（格蘭特將軍[Ulysses S. Grant]是南北戰爭的北軍指揮官，後來的美國總統）。

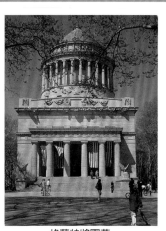

格蘭特將軍墓

2014年度之使用量
約7.8t
●●○○○

基原植物學名：

Artemisia princeps [prínsɛps]

Artemisia princeps Pampanini

基原植物名稱：**日本艾草**　基原植物英語名稱：Japanese mugwort [mʌ́gwəːt]

其他基原植物：[拉]*Artemisia montana* Pampanini (Compositae) 山地蒿

桔梗目　[拉]Campanulales

菊科　新恩格勒：[拉]Compositae
克朗奎斯特：[拉]Asteraceae

蒿屬　[拉]*Artemisia*

產地：日本（本州到九州、小笠原群島）、朝鮮半島

自古以來便為食用、藥用的芳香菊科多年生草本植物。葉子背面密生著絨毛，也用作艾灸。日本有許多蒿屬植物，在關東地區可常見到日本艾草。山地蒿（*Artemisia montana*）很像日本艾草，但較為大型。

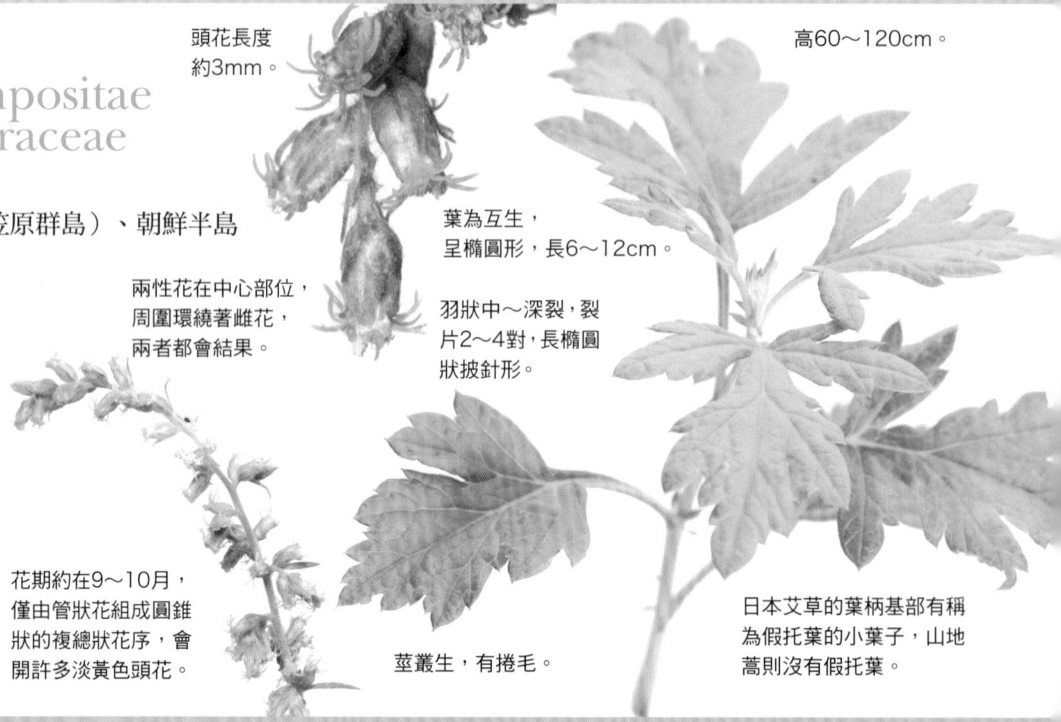

頭花長度
約3mm。
高60～120cm。
葉為互生，
呈橢圓形，長6～12cm。
兩性花在中心部位，
周圍環繞著雌花，
兩者都會結果。
羽狀中～深裂，裂
片2～4對，長橢圓
狀披針形。
花期約在9～10月，
僅由管狀花組成圓錐
狀的複總狀花序，會
開許多淡黃色頭花。
莖叢生，有捲毛。
日本艾草的葉柄基部有稱
為假托葉的小葉子，山地
蒿則沒有假托葉。

使用部位：葉及嫩枝　生藥名稱：艾葉　[拉]Artemisiae Folium　[英]Artemisia Leaf

艾葉是日本艾草（*Artemisia princeps* Pampanini）或山地蒿（*Artemisia montana* Pampanini [Compositae]）的葉及嫩枝。

生藥性狀　有特殊氣味，微苦

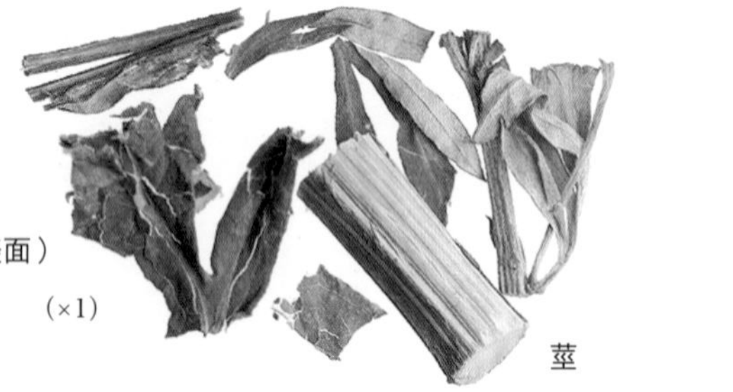

葉（背面）
細枝
葉（表面）
(×1)
莖

由皺縮的葉子及碎片組成，常含有細莖。葉子表面是暗綠色，背面密生灰白色絨毛。有氣味者為佳。

主要成分　桉油醇　[英]cineol

精油：桉油醇（cineol）、側柏酮（thujone）、β-石竹烯（β-caryophyllene）、龍腦（borneol）、樟腦（camphor）
脂肪酸：棕櫚酸（palmitic acid）、油酸（oleic acid）、亞麻油酸（linoleic acid）

確認試驗　TLC法（UV365nm，藍白色螢光）

取甲醇萃取液，以乙酸乙酯、水、甲醇、醋酸混合液展開。照射UV（365nm），Rf值0.3附近會出現藍白色螢光。

主要藥效　止血、抗菌、抗發炎

具收斂性止血、抗菌、抗過敏、抗發炎、抑制血液凝固作用。

漢方處方　芎歸膠艾湯

收錄於《名醫別錄》中品。可用於腹痛、腰痛、止血、腫塊、腹瀉等症狀。

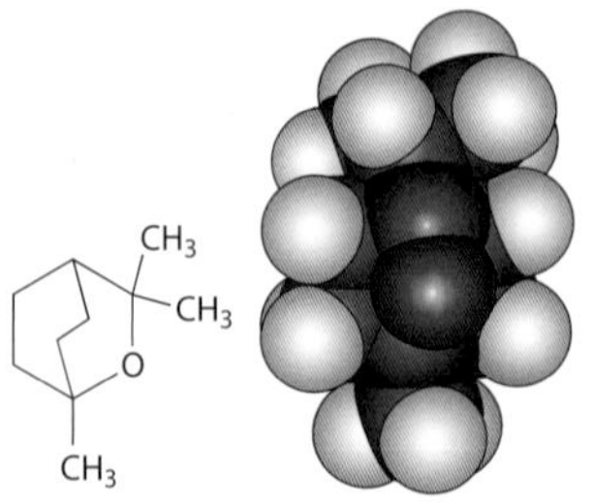

CH3
CH3
O
CH3

精油：**1,8-桉油醇**（1,8-cineol）
CAS No. 470-82-6
香味類似樟腦，也是桉油、白千層油等的主要成分。

蒿屬 *Artemisia* 就如前頁茵陳蒿處所說明的，與希臘神話的**阿提米絲女神**，或是**阿提米西婭王妃**有關。

日本艾草※種名 *princeps* 是拉丁語中「第一的」之意的形容詞，也是意為「領導者、君主、貴公子」的名詞。蒿屬植物眾多，不過日本最高級的艾葉是取自 *Artemisia princeps* 此種。從拉丁語 princeps 衍生出英語 prince「君主、王子」、princess「王妃、王女、公主」、principal「第一的、主要的、校長、長官」，還有拼法類似的 principle「原理、原則、主義」。Princeps 的複數形 Principes，意指棕櫚目（→請參照 p.31）。

英語 mugwort 指的是蒿屬所有同類植物，然而在歐洲，指的主要是北艾（*Artemisia vulgaris*）。而用於中國漢方的艾草也有苦艾（*Artemisia argyi*）這種，英語為 Chinese mugwort。英語 mug 指的是「大杯子、馬克杯」，這種植物會用於裝在容器的湯品中，由此取名的民間傳說，不過古英語的艾草拼為 mucgwyrt，而古英語的 mycg 意為「（蚋、搖蚊等的）小蟲子」，與 mycg 的關係說較有力，換句話說，可想見艾草意為「小蟲的草」。這顯示自古以來，艾草便用於防蟲。艾草又別名「餅草（もちぐさ）」，嫩葉可用於製作草餅。

生藥**艾葉**的「艾」日語假名為「もぐさ、よもぎ」，是種用於艾灸的草。語源來說，もぐさ來自「燃える草（もえるぐさ，燃燒的草）」；よもぎ則取自「よく燃える草（よくもえるぐさ，常拿來燃燒的草）」。其他說法中，よもぎ很會繁殖，四處（四方，しほう、よも）傳播，所以取名為「四方（よも）木」。艾草的同類廣泛生長於世界各地的山野荒地、沙漠等處。紫式部的《源氏物語》第15帖為**「蓬生（よもぎう）」**，取自窮困的末摘花（p.59）有如她居住的荒涼宅邸中、繁盛生長的艾草等雜草。

日本常用於よもぎ的漢字除了「艾」，還有「蓬」，不過原本在中國よもぎ指的就是「艾」或「艾蒿」，蓬用於指稱よもぎ則是從平安時代以來的誤用。那麼，中國的「蓬」指的是什麼？指的是 *Erigeron* 飛蓬屬的植物。

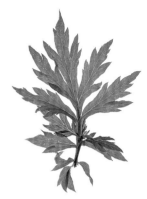

北艾的葉子
（*Artemisia vulgaris*）

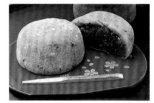

加了艾草的草餅

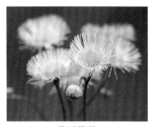

費城飛蓬
Erigeron philadelphicus
費城飛蓬跟白頂飛蓬（*Erigeron annuus*）同為路邊常見的飛蓬屬植物，是來自北美的歸化植物代表。所謂飛蓬屬，也就是從前（至今在中國仍是）稱這些植物為「蓬」之意。因此並非意味著這屬植物為艾草祖先，也不是艾草的古早品種。順帶一提，費城飛蓬跟白頂飛蓬都有防蟲的作用，英語稱為 fleabane「除蚤草」。

艾草、艾灸與草餅

艾草的葉子可做成灸法用的「艾灸」，不過為什麼要用艾草，而不是其他植物呢？理由與艾葉背面的白色細毛有關。這些白色細毛中有「毛茸」與「腺毛」，毛茸為表皮細胞的突出物，以艾草來說，呈 T 字形，所以也稱為 T 字毛。因為這種形狀，高純度的艾灸即使點了火也不過 60℃ 左右，能長時間維持低溫。此外，腺毛中含有桉油醇。艾草能充分與麻糬混合，很適合做出又香又有嚼勁的「草餅」。

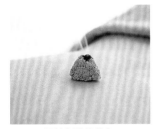

用於灸法的艾灸

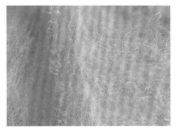

艾葉背面的毛茸

※此處 *Artemisia princeps* 的名稱為「日本艾草（ヨモギ）」，而總稱蒿屬同類植物時則寫成「艾草（よもぎ）」。

Asiasarum sieboldii

Asiasarum sieboldii F. Maekawa

基原植物名稱：**薄葉細辛**　　基原植物英語名稱：Siebold's wild ginger

其他基原植物：⊕*Asiasarum heterotropoides* F. Maekawa var. *mandshuricum* F. Maekawa 庫頁細辛

馬兜鈴目　　⊕Aristolochiales
馬兜鈴科　⊕Aristolochiaceae
細辛屬　　⊕*Asiasarum*

產地：中國、韓國、日本（長野、石川、新潟）

春天葉間會開紫褐色3裂的鐘狀花。

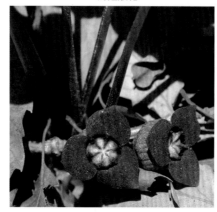

野生於山地樹蔭的毛茛科多年生草本植物。也有栽培為觀賞用的。茶褐色不起眼的花開在相當接近地面之處，屬名 Asiasarum「薄葉細辛屬」也可說明為「亞洲、質樸的」之意。

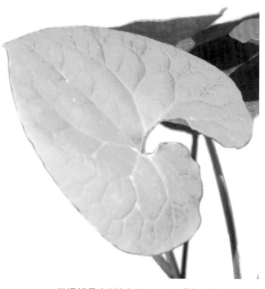

從根部長出2片有5～10cm長柄的葉子。
葉子為心形薄葉（日本細辛葉子較厚）。

使用部位：
根及根莖　生藥名稱 細辛 ⊕Asiasari Radix　㊀Asiasarum Root

細辛是薄葉細辛（*Asiasarum sieboldii* F. Maekawa）或庫頁細辛（*Asiasarum heterotropoides* F. Maekawa var.*mandshuricum* F. Maekawa（[*Aristolochiaceae*]）的根及根莖。

生藥性狀　有特殊氣味，辛辣，稍有麻痺性

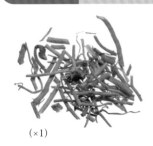

（×1）

圓柱形的根莖上附有細長的根。根長15cm，直徑0.1cm。有淺淺的縱向紋路，容易折斷。根莖長2～4cm，直徑0.2～0.3cm。7～9月時挖出根，水洗後陰乾，保存於密封容器中。細長、氣味強、辛辣者為佳。

地上部分含有可能引起嚴重腎臟病變的馬兜鈴酸，絕對不能摻混。一直到藥局方修正第13版內容都還寫說包含一部分地上部分可使用，但隨著了解馬兜鈴酸的毒性後，自修正第14版便刪除了地上部分。也可參考右頁專欄。

主要成分　甲基丁香酚 ㊀methyleugenol

精油：甲基丁香酚（methyleugenol）、β-蒎烯（β-pinene）、黃樟素（safrole）、優香芹酮（eucarvone）、檸檬烯（limonene）、桉油醇（cineol）
生物鹼：海格納鹼（hygenamine）
辣味成分：派立托胺（pellitorine）

確認試驗　TLC法（稀硫酸）

取乙醚萃取液，以正己烷、乙酸乙酯混合液（2：1）展開。薄層板均勻噴上稀硫酸，以105℃加熱5分鐘時，會出現與細辛素（asarinin）相同色調及Rf值的斑點。

主要藥效　止咳、祛痰、解熱、鎮痛

水萃液：抗過敏、止咳作用。
精油：鎮靜、解熱、鎮痛作用。

漢方處方　立效散、苓甘薑味辛夏仁湯、麻黃附子細辛湯

漢方中用於止咳、祛痰、解熱、鎮痛或新陳代謝機能亢進等。

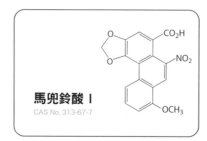

馬兜鈴酸 I
CAS No. 313-67-7

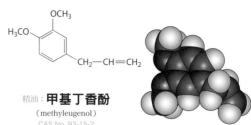

精油：**甲基丁香酚**
（methyleugenol）
CAS No. 93-15-2

薄葉細辛屬*Asiasarum*在拉丁語中意為「亞洲的*Asarum*（細辛屬）」。薄葉細辛跟日本細辛（カンアオイ，寒葵）的葉子都跟錦葵很像，「寒葵」如字面上所說，冬天也不會枯萎（不容易枯萎）；相對的，「薄葉」細辛為夏綠性，到了冬天會枯死，葉子也比較薄。

種名*sieboldii*「西博德的」，或是英語Siebold's wild ginger「西博德的野生薑」，其名與西博德事件在日本史教科書登場的德國醫師與博學家西博德有關。

毛茛目Aristolochiales源自希臘語ἄριστος「最好的、最棒的」+ λοχεία「生產」。彎曲的花形讓人想到胎兒，所以古代認為有幫助生產的藥效。順帶一提，提到ἄριστος，這個字也出現在古希臘哲學家與科學家亞里斯多德（Aristotle，西元前384-332）的名字中，與希臘語τέλος「終點、目的」結合，成為「最佳目的」之意。此外，英語aristocracy是指「貴族階級」。

生產後「排出惡露、產褥排泄」的英語是lochia，這也跟希臘語λοχεία「生產」有關。毛茛的英語Dutchman's pipe，是將毛茛比喻成荷蘭人的煙斗。此外，之所以取snakeroot（照字面所示為「蛇的根」）也是跟這種植物能用於蛇咬傷的處方有關。

細辛是由植物根很細又辛辣而來。

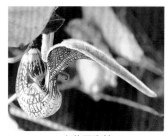

大花馬兜鈴
這種馬兜鈴屬，原產於加勒比海地區的花（*Aristolochia grandiflora*），別名又稱為「鵜鶘花」。

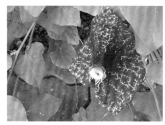

彩花馬兜鈴
原產於巴西的彩花馬兜鈴（*Aristolochia elegans*）從側面看呈U形，又稱為「煙斗花藤」。

毛茛科、馬兜鈴酸腎病變與麝香鳳蝶

　　1990年代在比利時為了治療肥胖，給予患者含有「廣防己」的藥劑，結果患者身上出現腎臟病變，後來明白這是馬兜鈴酸所引起的（馬兜鈴酸腎病）。起因物質馬兜鈴酸「Aristolochic acid」（語源是馬兜鈴屬，*Aristolochia*）存在於許多馬兜鈴科的植物中。從前「馬兜鈴」本身也廣泛用於藥物中，不過明白了馬兜鈴酸的毒性，現在已經不用了。那麼，馬兜鈴科的薄葉細辛呢？其實薄葉細辛的根不含馬兜鈴酸，但是地上部分卻有。因此，尤其進口本品時，要小心別摻入了地上部分。此外，個人進口生藥或藥劑，或在海外使用藥物時，應該注意有無以下含有馬兜鈴酸的的生藥：

● 類似「防己」（防己科）的馬兜鈴科廣防己（*Aristolochia fangchi*）
● 類似「木通」（木通科）的關木通、木通馬兜鈴（*Aristolochia manshuriensis*）
● 類似「木香」（菊科）的馬兜鈴根（青木香，*Aristolochia contorta*），或雲南馬兜鈴（南木香，*Aristolochia yunnanensis*）

　　有些生物反過來利用馬兜鈴酸的毒性：麝香鳳蝶（*Atrophaneura alcinous*）會選擇薄葉細辛產卵，幼蟲吃了這些草，將毒性累積在體內一輩子。幼蟲跟成蟲看起來都有毒，是給天敵的警戒。不過體內沒有毒的蝴蝶——黑鳳蝶（*Papilio protenor*）和蛾——擬鳳蝶蛾（*Epicopeia hainesii*），都因為模擬麝香鳳蝶而受惠。

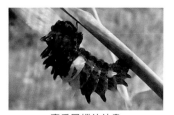

麝香鳳蝶的幼蟲
（攝影：有田 忠弘）

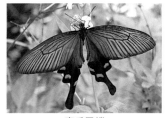

麝香鳳蝶
（攝影：川邊 透）

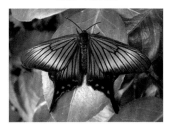

擬鳳蝶蛾
（攝影：橫田 隆夫）

基原植物學名：

Asparagus cochinchinensis

Asparagus cochinchinensis Merrill

[əspǽrəgəs koutʃintʃainénsis]

基原植物名稱：**天門冬、武竹**　　基原植物英語名稱：chinese asparagus

| 百合目 | 新恩格勒：㊑Liliflorae |
| | 克朗奎斯特：㊑Liliales |

百合科　　㊑Liliaceae
天門冬屬　　㊐*Asparagus*

產地：中國

自生於溫暖海岸砂地等處的百合科多年生草本植物。天門冬的近緣種有蘆筍。蘆筍是在江戶時期導入日本，作為觀賞用，到明治時期以後才開始食用。

4～5月左右會在葉腋逐一開2～3個淡黃白色小花。

果實為小球形，中間有一個黑色種子。

短小的根莖上會長出許多紡錘形且肥大的塊根。

有非常多分枝，看起來像葉子的是假葉（葉狀枝）。

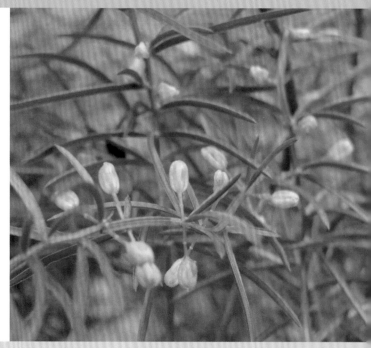

使用部位：
根　生藥名稱 **天門冬**　㊑Asparagi Radix　㊒Asparagus Root

天門冬是天門冬（*Asparagus cochinchinensis* Merrill [*Liliaceae*]）的根，一般會去除大部分木栓化的外皮汆燙或蒸過。

生藥性狀　有特殊氣味；剛開始味甘，後來微苦

外皮呈淡黃褐色～淡褐色，半透明，經常可見縱向紋路。斷面為灰黃色，有光澤，帶點角質。有特殊氣味，剛開始味甘，後來微苦。肥大、潤澤為佳。

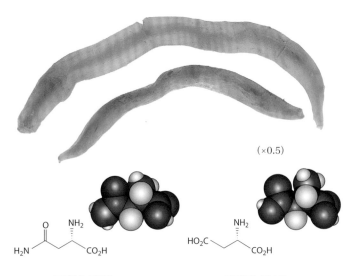

(×0.5)

胺基酸：**天門冬醯胺**（asparagine）　　胺基酸：**天門冬胺酸**（aspartic acid）
CAS No. 70-47-3　　　　　　　　　　　　CAS No. 56-84-8

天門冬醯胺加水分解後就會變成「天門冬胺酸」。

主要成分　**天門冬醯胺**　㊒asparagine

其他：糖類、澱粉、β-穀固醇（β-sitosterol）

確認試驗　TLC法（稀硫酸，紅褐色）

在粗切1g的天門冬中加入1-丁醇（1-butanol）和水的混合液，搖晃30分鐘後過濾，取濾過液進行TLC試驗。用1-丁醇、水、醋酸混合液展開後風乾。取稀硫酸均勻噴上，以105℃加熱2分鐘，會在Rf值0.4附近發現斑點，一開始為紅褐色，後來變成褐色。

主要藥效　**滋養、強身、緩和、止渴**

煎液：抗腫瘤作用。
甲醇萃取物：改善輻射傷害、誘發干擾素作用。

漢方處方　清肺湯、滋陰降火湯

收錄於《神農本草經》上品。**漢方用於鎮咳、去疾、止渴。**也有人用生藥的麥門冬替代。

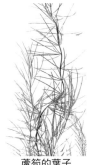

蘆筍的葉子

天門冬屬*Asparagus*的語源是希臘語蘆筍的古名ἀσπάραγος，這是由希臘語的重音α-＋σπαράσσω「撕裂」，或σφαραγέομαι「發出聲音破開」而來。據說是因為天門冬屬某種植物的莖有尖銳的刺，也有人說這是在描繪蘆筍的假葉尖細分開的樣子。這裡的假葉（葉狀枝）看起來像葉子，卻不是葉子，而是枝條葉狀化而成的。拿來食用的「蘆筍（*Asparagus officinalis*）」日語名稱為「和蘭雉隱（オランダジカクシ）」，因為其葉子茂密到能隱藏雉雞，便由此取名。蘆筍別名松葉獨活（マツバウド），則是將葉子比喻為松樹。1806年，法國化學家**路易-尼古拉・沃克蘭**（Louis Nicolas Vauquelin, 1763-1829）和**皮埃爾-讓-洛比克**（Pierre Jean Robiquet, 1780-1840）從蘆筍的嫩芽萃取物中分離出了胺基酸。這是世界首次發現的胺基酸，又跟蘆筍（asparagus）有關，所以便命名為asparagine「天門冬醯胺」。

天門冬日語名稱草杉葛（クサスギカズラ）意為葉子很像杉樹的「葛藤（カズラ）」。這裡的葛藤是蔓性植物的總稱。

天門冬以前寫作「滿冬」，「滿」指的是草木繁盛，為了簡寫便取同音的「門」來用，寫成了「門冬」。麥門冬很類似天門冬，根部長得像麥子的小穗，名字便由此而來（也有反過來的說法，指先有「麥門冬」，後來才取天門冬這個名字）。兩者中滋養作用較強的是天門冬，養胃作用卻是麥門冬更勝一籌。

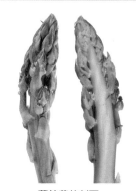

蘆筍莖的剖面
蘆筍含有豐富的天門冬醯胺，賦予蘆筍鮮味。

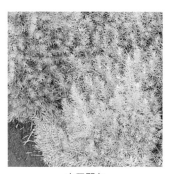

立天門冬
百合科的立天門冬（*Asparagus cochinchinensis* var. *pygmaeus*）是天門冬的變種，被當成園藝植物種植在花圃等處。

天門冬、越南與「名古屋土雞」

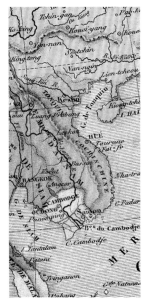

1875年左右的交趾支那
英語寫為Cochin China，或是連在一起Cochinchina。

天門冬種名*cochinchinensis*在拉丁語中是「交趾支那」之意。這裡的交趾是指西元前西漢在越南北部設置的一個郡，為紅河流域東京、河內地區的古稱，但是近代則指殖民地化的南越南湄公河三角洲地區。1884年中法戰爭法國勝利，從清朝手中搶下越南，在越南、柬埔寨、寮國一部分建立殖民地「法屬印度支那聯邦」（1887年）。

順帶一提，同樣種名的「紫檀（*Dalbergia cochinchinensis*）」也是產於越南、泰國、寮國，提供帶有紅色、不易腐蝕的木材。再說點小知識，名古屋名產「名古屋土雞」語源上也跟交趾支那有關。

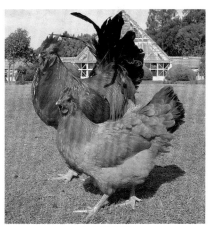

名古屋土雞
（圖片提供：名古屋市農業中心）

明治初期失勢的尾張藩士海部莊平、正秀兄弟，讓當地土雞與中國原產的「九斤黃（バフコーチン）」交配，名古屋土雞由此誕生。據說「九斤黃」剛開始品種名叫「上海」，「バフ（英語buff為黃褐色之意）」加上「コーチン（cochin）」（取自跟上海很近的交趾支那〔コーチシナ〕）成了好記的「バフコーチン」，之後便固定了。雞的身體為茶色，特徵在於腳不是黃色，而是鉛灰色。

2014年度之使用量
約370t
●●●●○

基原植物學名：
Astragalus membranaceus

Astragalus membranaceus Bur

[əstrǽɡələs]

基原植物名稱：**黃耆**　基原植物英語名稱：membranous milk vetch [menôréinəs]

其他基原植物：[拉]*Astragalus mongholicus* Bunge 蒙古黃耆　[英]mongolian milk vetch

新恩格勒：薔薇目 [拉]Rosales

克朗奎斯特：豆目 [拉]Fabales

豆科 新恩格勒：[拉]Leguminosae
克朗奎斯特：[拉]Fabaceae

紫雲英屬 [拉]*Astragalus*

產地：中國、北韓、韓國

自生、栽培於中國東北部、內蒙古的多年生草本植物。也是大家所熟知的營養飲料成分。品質好的稱為「綿黃耆」，因皮層纖維性強，一折斷會呈綿狀；或者是因為產於山西省沁州綿上，所以稱為「綿黃耆」。

莖直立，上方多分枝。

葉為互生奇數羽狀複葉小葉，13～25枚，呈橢圓形～狹卵形。表面光滑，背面有白色長柔毛。

穗狀花序腋生，開黃色蝶形花。莢果具膜質，呈半卵形。

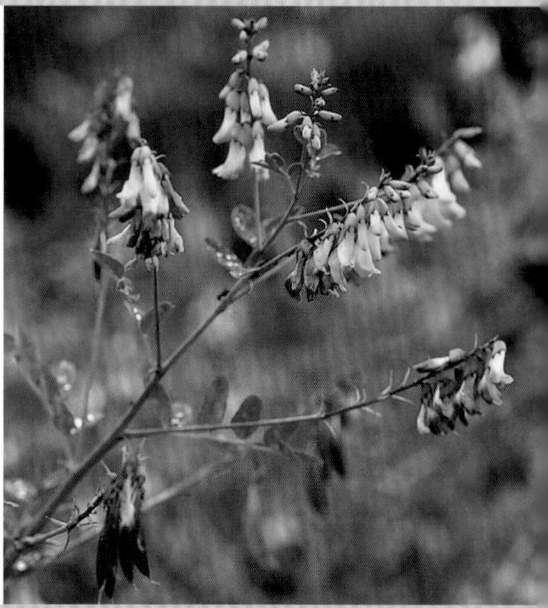

使用部位：根　生藥名稱：黃耆 [拉]Astragali Radix [英]Astragalus Root

黃耆是黃耆（*Astragalus membranaceus* Bunge）或蒙古黃耆（*A. mongholicus* Bunge [*Leguminosae*]）的根。

生藥性狀　近乎圓柱形，黃色，有些許氣味，甘甜

將在山地栽培4～6年生的根洗乾淨後，過一下熱水，晒乾。粗大堅硬有彈性、不易折斷、外皮淡褐色，內部黃白色、甘甜有香氣為佳。綿黃耆（山西省綿上產）為優質品。

(×0.4)

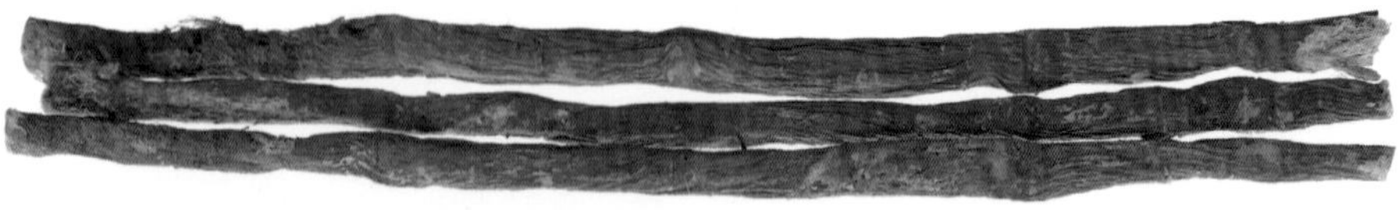

主要成分　刺芒柄花素 [英]formononetin

類黃酮（flavonoid）：刺芒柄花素（formononetin）、3-羥基-9,10-二甲氧基紫檀烷（3-Hydroxy-9,10-dimethoxypterocarpan）；皂苷（saponin）：黃耆甲苷Ⅰ-Ⅷ（astragalosideⅠ-Ⅷ）等；多醣體：A Mons-S（阿拉伯糖配-3,6-半乳聚糖，arabino-3,6-galactan）；其他：γ-胺基丁酸（γ-aminobutanoic acid）

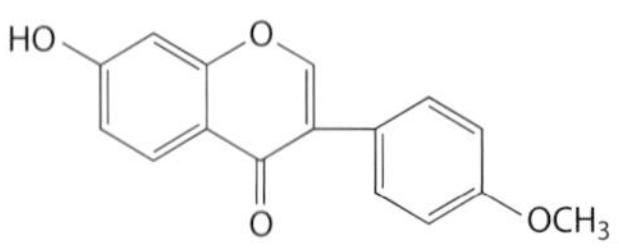

類黃酮：**刺芒柄花素**
(formononetin)
CAS No. 485-72-3

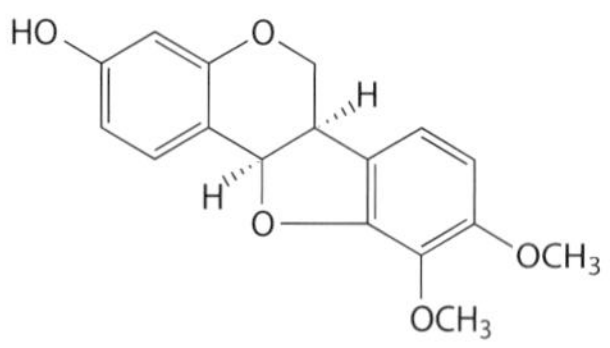

類黃酮：**黃耆紫檀烷苷**
(astrapterocarpan)
CAS No. 73340-41-7

確認試驗　TLC法（UV365nm，黃褐色螢光）

粉末放入有栓離心沉澱管，加入氫氧化鉀試液及乙腈（acetonitrile），塞緊搖晃混合10分鐘後離心分離，取上層為試料溶液。以乙酸乙酯、甲醇、水（20：5：4）混合液展開。薄層板均勻噴上稀硫酸，以105℃加熱5分鐘時，會出現與黃耆皂苷相同色調及Rf值的黃褐色螢光斑點。

主要藥效　利尿、降血壓

水浸液、70%乙醇萃取物、乙醇萃取物：降血壓、利尿作用。

A Mons-S及A Mem-P：網狀內皮系統賦活作用。

γ-胺基丁酸：以胺甲酸乙酯（urethane）麻醉下對大鼠之降壓作用試驗中分離出的降血壓活性本體。

皂苷類：防止因壓力造成學習行動降低之作用。

多醣體：促進腹腔巨噬細胞增生之作用。

漢方處方　黃耆建中湯、半夏白朮天麻湯、補中益氣湯

漢方用於強身、強心、利尿、止汗、降血壓。

皂苷：**黃耆皂苷**（astragaloside）
CAS No. 17429-69-5

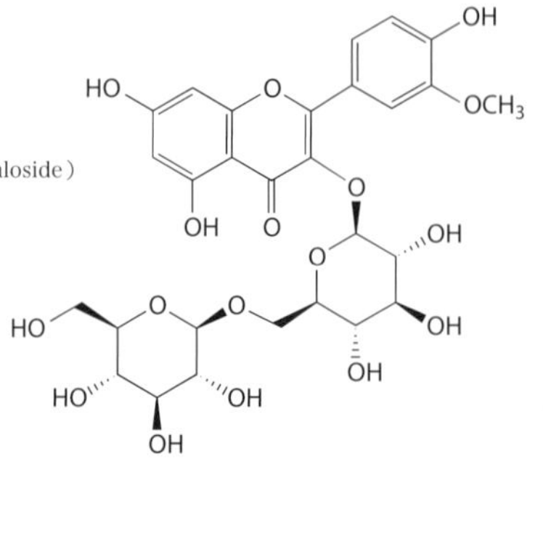

紫雲英屬*Astragalus*有各式各樣的語源，一說是指紫雲英豆莢的形狀很像「距骨」（希臘語：ἀστράγαλος）。

也有別的說法指希臘語是ἀστήρ「星星」＋γάλα「乳」形成的（雖說如此，但為何跟星星有關依舊不明）。如同英語名稱milk vetch的milk，據信若牧場長有紫雲英，此處養育的牛產乳量會提高。如今紫雲英也拿來當作牛隻的飼料。此外，從希臘語γάλα也衍生出英語galactose「乳糖」、galaxy「銀河、天川」等詞（→p.231）。

英語名稱membranous milk vetch的vetch是蠶豆類的統稱，比方說黃耆的近緣種紫雲英（*Astragalus sinicus*）的英語是Chinese milk vetch。此處的vetch源自拉丁語vicia「蠶豆」，*vicia*也用來指「蠶豆屬」。不過，蠶豆（*Vicia faba*）本身的英語是broad bean、fava bean。名稱中帶vetch的植物有：多花野豌豆（日語名稱「草藤」，*Vicia cracca*）＝英語：bird vetch、cow vetch、tufted vetch；窄葉野豌豆（日語名稱「矢筈豌豆」，*Vicia angustifolia*）＝英語：common vetch。

種名*membranaceus*源自拉丁語membrana「膜」，意思是「膜狀的、膜質的」，因為豆莢是半橢圓形的薄膜質。從這個拉丁語衍生出英語membrane「膜」。

黃耆的「耆」是結合了「老」＋「旨」的形聲字，意思為「老人家」。黃耆的根是黃色的，長得很長，有如老人的鬍鬚一般，據說名字便由此而來。也有人說黃色的花是「補藥（滋養強身藥）之長」。若用作滋養強身藥，黃耆可說與人參並駕齊驅，另外也有藥方同時調配人參與黃耆兩者。

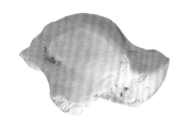

距骨
距骨是跗骨中最上面、靠近腳踝的骨頭。表示距骨的古希臘語ἀστράγαλος跟希臘語ἀστέον「骨頭」有語源關係。

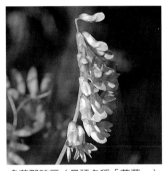

多花野豌豆（日語名稱「草藤」）

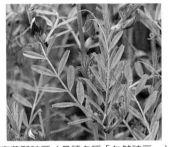

窄葉野豌豆（日語名稱「矢筈豌豆」）
別名：烏野豌豆

紫雲英屬、荷花與湯匙

「紫雲英屬」的紫雲英標準日語名稱是「ゲンゲ」（*Astragalus sinicus*），一般則稱之為「レンゲソウ（蓮華草、蓮花草）」，也有人簡稱為「レンゲ」。如字面所示，據說名字由來是因為這種草的花很像「蓮花（レンゲ）」，後來以訛傳訛，レンゲ變成了ゲンゲ（不過花朵大小完全不同）。這也是個別名比標準名稱更廣為人知的例子。

離題一下，中華料理用的陶製湯匙「蓮華（レンゲ）」，則是「散蓮華（ちりれんげ）」的簡稱，因為湯匙的形狀很像散開的蓮花花瓣。

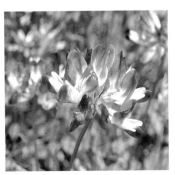

紫雲英的花

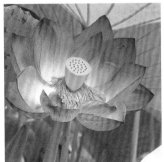

蓮花

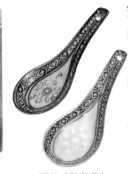

湯匙（散蓮華）

2014年度之使用量
約470t
●●●●○

基原植物學名：

Atractylodes japonica

Atractylodes japonica Koidzumi ex Kitamura

基原植物名稱：**關蒼朮** 基原植物英語名稱：japanese atractylodes

其他基原植物：[拉]*Atractylodes marcocephala* Koidzumi 白朮

桔梗目 [拉]Campanulales

菊科 新恩格勒： [拉]Compositae
克朗奎斯特：[拉]Asteraceae

蒼朮屬 [拉]*Atractylodes*

產地：和白朮是日本、朝鮮半島；唐白朮是中國東北部

自生於中國、朝鮮、日本的菊科多年生草本植物，為屠蘇酒的原料。曾有句俗話：「山野最美味的是蒼朮加上輪葉人參……」，說得對，春天長出的關蒼朮嫩芽可煮或炸成天婦羅。此外，關蒼朮也是屠蘇散的原料。梅雨季節會在倉庫內焚燒關蒼朮煙燻，有去除濕氣、防霉的效果。野生關蒼朮愈來愈少，已列為瀕臨絕種植物。

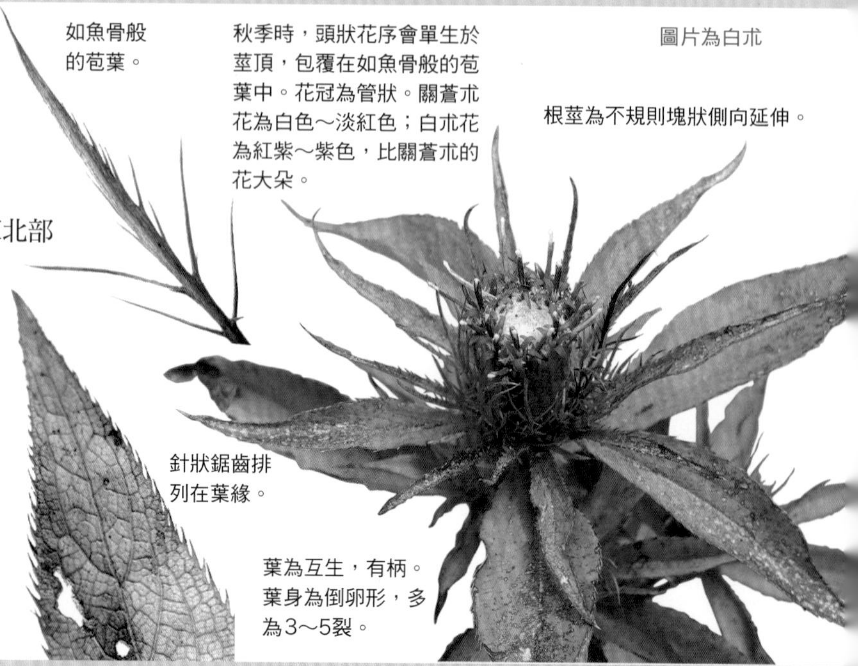

如魚骨般的苞葉。
秋季時，頭狀花序會單生於莖頂，包覆在如魚骨般的苞葉中。花冠為管狀。關蒼朮花為白色～淡紅色；白朮花為紅紫～紫色，比關蒼朮的花大朵。
圖片為白朮
根莖為不規則塊狀側向延伸。
針狀鋸齒排列在葉緣。
葉為互生，有柄。葉身為倒卵形，多為3～5裂。

使用部位：根莖 生藥名稱 白朮 [拉]Atractylodis Rhizoma [英]Atractylodes Rhizome

白朮是關蒼朮（*Atractylodes japonica* Koidzumi ex Kitamura）的根莖（和白朮）、或白朮（*Atractylodes marcocephala* Koidzumi）（*Atractylodes ovata* De Candolle）（*Compositae*）的根莖（唐白朮）；**白朮末**是白朮的粉末。

生藥性狀 肥大的不規則塊狀；有特殊氣味，味道微苦

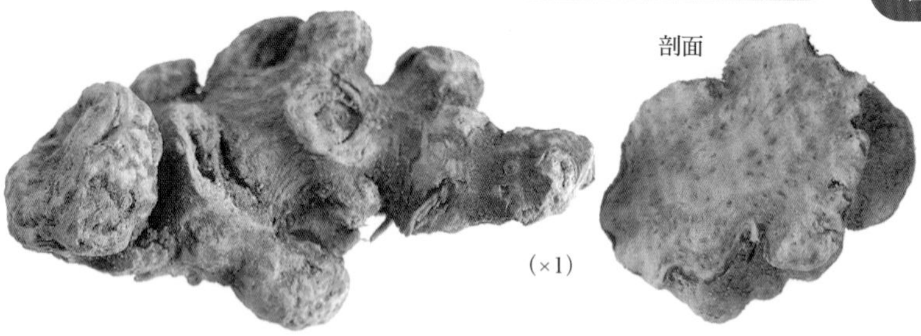

剖面
(×1)

呈不規則肥大的塊狀以及不規則彎曲的圓柱狀。不易折斷，有特殊氣味，味道微苦。

關蒼朮：外皮淺灰黃色～淡黃白色。

白朮：外皮灰黃色～暗褐色，瘤狀小凸起隨處可見。

倍半萜：**蒼朮酮**（atractylone）
CAS No. 6989-21-5

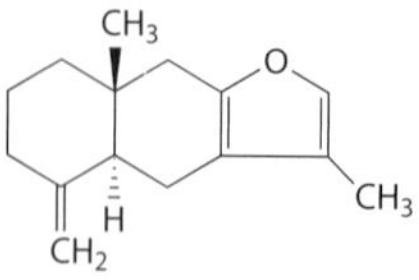

CH3
O
CH3
H
CH2

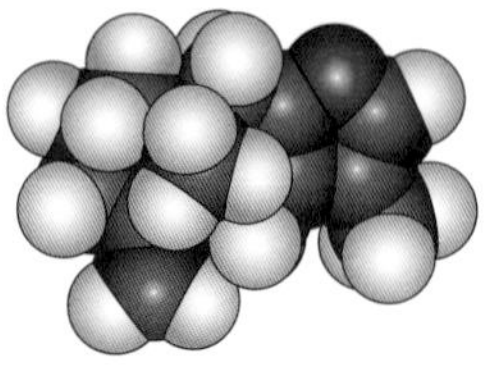

主要成分 蒼朮酮 [英]atractylone

倍半萜：蒼朮酮（atractylone）、蒼朮內酯（atractylenolide）

聚乙炔：二乙醯蒼朮二醇（diacetyl-atractylodiol）等

醣類：蒼朮多醣A、B、C（atractan A、B、C）等

確認試驗 TLC法（4-對二甲胺基苯甲醛試液，紅紫色）

取正己烷萃取液，以正己烷、醋酸（100）混合液（10：1）展開。薄層板均勻噴上4-對二甲胺基苯甲醛試液（4-Dimethylaminobenzaldehyde），以105℃加熱5分鐘時，會在Rf值0.6附近出現紅紫色斑點。

主要藥效 健胃、整腸、利尿、止汗

蒼朮酮：抗潰瘍、抑制肝臟疾病作用。

蒼朮內酯類：抗過敏、抗發炎作用。

蒼朮多醣A,B,C：降血糖作用。

漢方處方 二朮湯

漢方中用於利尿、健胃、改善腎臟機能或身體疼痛、腸胃炎、浮腫。

蒼朮屬 *Atractylodes* 源自希臘語 ἄτρακτος「紡錘」，也就是紡絲的道具，而這又源自希臘語 ἀτρακτυλίς「製作紡錘用的薊花」，也就是指「毛紅花（*Carthamus lanatus*）」。可認為從這希臘語衍生出羽葉蒼朮屬 *Atractylis* + εἶδος「形、樣態、類似～的」＝ *Atractylodes*「像羽葉蒼朮屬的植物」。此外，有文獻說明 *Atractylodes* 是「具有堅硬總苞」的意思。所謂總苞，可見於菊科植物頭狀花的基部，整個包覆起來，乍看之下像く形的構造。順帶一提，長額負蝗（*Atractomorpha lata*）的屬名也有「呈紡錘形」之意。

關蒼朮的種名 *japonica* 意思是日本產的，但是不只日本，朝鮮半島、中國也出產關蒼朮。然而，現今日本產的關蒼朮沒有在市場上流通，市售品多為從韓國或中國進口的。

白朮的種名 *marcocephala* 源自希臘語 μακρός「長的、大的」＋ κεφάλη「頭」，表示頭花為大型的。

有關白朮的「朮」請參照p.45專欄。

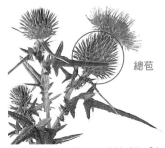

總苞

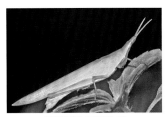

總苞英語為involucre，源自意為「包覆、覆蓋」的拉丁語。圖片為翼薊（*Cirsium vulgare*）。

紡錘形的長額負蝗
Atractomorpha lata

日本、中國以及韓國中的「白朮、蒼朮」

白朮與蒼朮外皮顏色不同，如名字所寫，白朮是白色的，而蒼朮則呈黑褐色（參照p.45）。朮的名稱記載於《神農本草經》上品，當初包含了白朮與蒼朮（赤朮）兩者。不過，大約六世紀左右，便將兩者視為不同的東西。

白朮在中國是指白朮（*Atractylodes ovata*）的根莖，在日本則是使用關蒼朮（*Atractylodes japonica*）的根莖，為了區別，各自稱為**唐白朮與和白朮**。實際上硬要說的話，關蒼朮長得很像茅蒼朮，以前曾被稱為「和蒼朮」，但是隨著解明，發現其成分很接近白朮，後來便稱為「和白朮」，這就是稱呼變化的過程。如今日本產的關蒼朮產量少，市場上大多是從韓國進口的。另一方面，韓國有人稱呼去除木栓層的關蒼朮根莖為白朮、直接乾燥者為蒼朮，所以處理韓國進口生藥時須多加留意。

在中國，白朮則只指白朮 *Atractylodes ovata*。有些地方會稱 *Atractylodes japonica* 為「關東蒼朮」，成分上反而稱白朮。蒼朮與白朮便像這樣，隨地區或製法不同有了不同稱呼。

成分方面，白朮與蒼朮有許多共通之處，不過蒼朮含有較多的蒼朮醇（hinesol）跟 β-桉葉醇（β-eudesmol），精油成分多，所以氣味較強，嚐起來辛辣，相較之下，白朮則是微微苦辣而已。

自古以來在漢方中，朮就是**補脾燥濕**的要藥。補脾的意思是提高脾臟功能，這裡的「脾」指的並非現代解剖學的「脾臟」（處理老化紅血球，或是儲存血液與血小板的場所），不如說跟消化吸收功能有關。因此「補脾燥濕藥」便是用於消化系統器官虛弱、食欲不振、胃內滯水或慢性腹瀉。漢方處方中，蒼朮與白朮同樣都能「去除濕毒、強健脾胃」，但是蒼朮發汗，白朮止汗，《本草綱目》等文獻皆有區別。

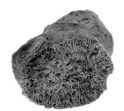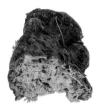

白朮（左）與蒼朮（右）

Atractylodes lancea [lænsiə]

Atractylodes lancea De Candolle

基原植物學名：

基原植物名稱：**茅蒼朮**　　基原植物英語名稱：swordlike atractylodes

其他基原植物：㊧*Atractylodes chinensis* Koidzumi 北蒼朮　㊟chinese atractylodes

桔梗目　㊧Campanulales

菊科　新恩格勒：㊧Compositae
　　　　克朗奎斯特：㊧Asteraceae

蒼朮屬　㊧*Atractylodes*

產地：茅蒼朮是中國（湖北、江西、江蘇省）；
　　　北蒼朮是中國（河北、河南省）

**為中國原產，類似關蒼朮的菊科多年生草
本植物。雌雄異株。**總苞如魚骨一般，很
類似關蒼朮，但是葉子較細，沒有分枝。
日本僅於佐渡少量栽培，所以茅蒼朮別名
也叫「**佐渡朮（サドオケラ）**」。

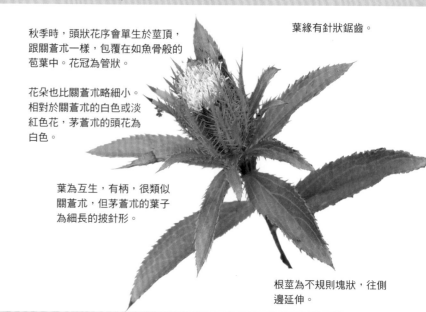

秋季時，頭狀花序會單生於莖頂，
跟關蒼朮一樣，包覆在如魚骨般的
苞葉中。花冠為管狀。

花朵也比關蒼朮略細小。
相對於關蒼朮的白色或淡
紅色花，茅蒼朮的頭花為
白色。

葉緣有針狀鋸齒。

葉為互生，有柄，很類似
關蒼朮，但茅蒼朮的葉子
為細長的披針形。

根莖為不規則塊狀，往側
邊延伸。

使用部位：
根莖　生藥名稱 **蒼朮**　㊧Atractylodis Lanceae Rhizoma　㊟Atractylodes Lancea Rhizoma

蒼朮是茅蒼朮（*Atractylodes lancea* De Candolle）或北蒼朮
（*Atractylodes chinensis* Koidzumi [*Compositae*]）的根莖；
蒼朮末是蒼朮的粉末。

生藥性狀　有特殊氣味，微苦

在秋到冬季，挖出根莖，去
除鬚根後加熱或晒
乾。儲存一段時間
後表面會分解出白
色綿狀結晶。切斷
的蒼朮若長期保存於
半密閉狀態，會在生藥
表面分解出桉葉醇與蒼朮醇如
發霉般的混晶（別誤以為是發霉而
退貨）。氣味重、析出結晶為佳。

（×1）

確認試驗　TLC法（4-對二甲胺基苯甲醛試液，灰綠色）

取正己烷萃取液，以正己烷、醋酸（100）混合液（10：1）展
開。薄層板均勻噴上4-對二甲胺基苯甲醛試液（4-Dimethyl-
aminobenzaldehyde），以105℃加熱5分鐘時，會在Rf值0.5
附近出現灰綠色斑點。

主要成分　**蒼朮素** ㊟atractylodin

精油：蒼朮素（atractylodin）、蒼朮醇（hinesol）、β-桉葉醇
（β-eudesmol）等

主要藥效　**健胃、整腸、利尿**

煎液：促進Na^+、K^+、Cl^-排泄。
乙醇萃取物：降血糖。
蒼朮醇、β-桉葉醇：保護肝臟。

漢方處方　二朮湯、女神散、消風散、五積散、茯苓飲

漢方中用於水分代謝不良、利尿、發汗。順帶一提，因含有
蒼朮、白朮兩種朮類，所以叫二朮湯。

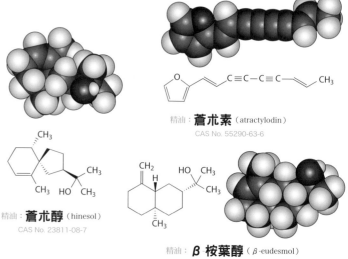

精油：**蒼朮素**（atractylodin）
CAS No. 55290-63-6

精油：**蒼朮醇**（hinesol）
CAS No. 23811-08-7

精油：**β桉葉醇**（β-eudesmol）
CAS No. 473-15-4

茅蒼朮的種名*lancea*源自拉丁語lancea「輕槍、矛」，再從這個拉丁語衍生出英語lancer「槍兵」、lancet「刺血針、柳葉刀」，甚至「尖頂窗（拱頂如槍尖般的窗戶）」，還有動詞launch「投出、發射、開啟事業」。拉丁語lancea與其衍生詞在生物學中，意思是「如槍一般尖頭的、披針形的」。

北蒼朮種名*chinensis*是「中國的、中國產的」之意。

蒼朮寫成「蒼（藍）色的」朮，但蒼朮絕對不是藍色的。以前蒼朮曾因為根的顏色被稱作「赤朮」，那麼，為什麼會從「赤」改成「蒼」呢？大概是因為蒼朮的「蒼」也用來描述葉子濃綠的關係吧。

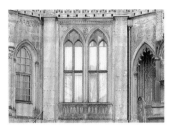

尖頂窗

植物關蒼朮與昆蟲螻蛄的關係是？

白朮的朮在日本唸作「オケラ」。在《萬葉集》中稱之為「うけら（宇家良）」，但時至今日，發音轉變成「オケラ」。之所以唸「うけら」，推測是將葉或莖的軟毛比喻成「蓑（也唸ウケラ）」，或者從「ウブ（生）ケ（毛）」變成ウケラ，唸法眾說紛紜。

對了，昆蟲的オケラ是螻蛄（ケラ，*Gryllotalpa orientalis*）的俗稱，發音有人說是從「殼（カラ）」變來，也有人說是誤從「踢（ケル）」傳來，不管哪種情況，都跟植物的關蒼朮沒有語源上的關係，然而昆蟲螻蛄腳上的毛，也不能說不像植物關蒼朮的總苞。

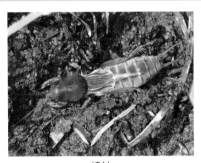

螻蛄
（提供：昆蟲導航）

蒼朮、標槍與研杵

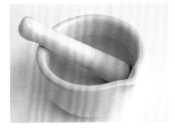

古羅馬的槍尖
標槍做成一旦刺進敵軍的盾裡面，就不容易拔出來，所以不得不拋棄盾牌。

茅蒼朮種名*lancea*源自拉丁語「輕槍、矛」，或許有人會想：「既然『輕槍』是lancea，那麼『重槍』叫什麼」。共和時代羅馬軍的槍，一開始是為了在敵人靠近時投射出去，挫挫對方氣勢，進入近身戰用的。因此他們丟出去的一直都是「標槍」，沒有「重槍」。左邊是古羅馬槍尖的圖片，看到就能瞭解槍尖較小，但依舊銳利，還設計成刺進去後不好拔出來。西元1世紀左右，重一點的槍pilum（短矛）出現了，不過依舊是標槍的一種（藥學拉丁語中pilum指的是藥劑師用的「研杵」，當然不能拿起來丟）。拉丁語pilum後來衍生出英語pile「柱、樁」。

研缽（motor）與研杵（pilum）

基原植物學名：**Atropa belladonna**

Atropa belladonna L.

基原植物名稱：**顛茄**　基原植物英語名稱：Belladonna [bælədɔ́nə/dánə]

管狀花目 [拉]Tubiflorae

茄科 [拉]Solanaceae

顛茄屬 [拉]*Atropa*

產地：歐洲、西亞各國

自生於歐洲的茄科多年生草本植物，別名狼茄（オオカミナスビ）。為茄科顛茄屬的植物。喜好生於山野的日蔭處等濕氣重、石灰質的肥沃土壤。全草有毒，根與根莖尤其是劇毒。據說實際上味道甘甜，但是有毒性，絕對不能食用。

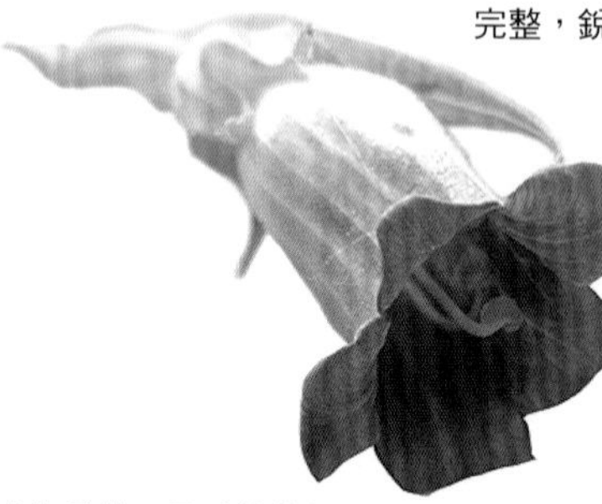

花為腋生，呈暗綠紫色～紅紫色的釣鐘狀。

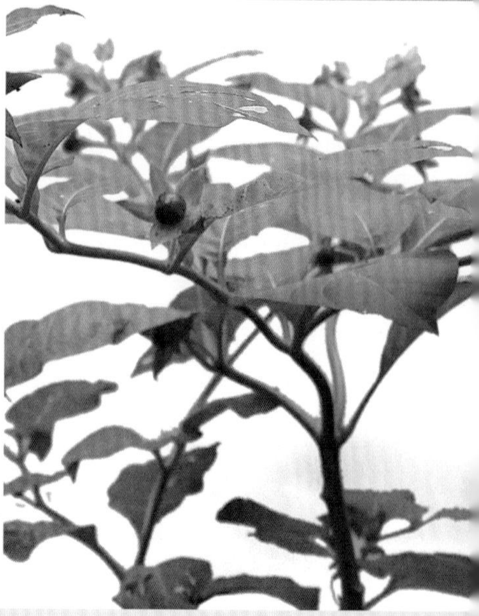

高40～50cm。

葉為互生，有大型葉以及小型葉。葉身為暗綠色，呈卵形～寬卵形，葉緣完整，銳頭。

液果幾乎為球形，果子成熟後呈黑色。莖為叉狀分枝。

使用部位：**根**　生藥名稱 **顛茄根** [拉]Belladonnae Radix [英]Belladonna root

顛茄根是*Atropa belladonna* Linné（*Solanaceae*）的根。將本品乾燥後定量，含有莨菪鹼（hyoscyamine，$C_{17}H_{23}NO_3$：289.37）0.4%以上；**顛茄萃取物**是取顛茄粗末1000g，加入35vol%乙醇4000mL，冷浸3天後再壓榨，於殘留物中加入35vol%乙醇2000mL，繼續冷浸2天後，混合前後的浸液，靜置2天，過濾，根據以下萃取物製劑製成黏性萃取物。不過35vol%乙醇可用適量乙醇及純水或純水（分裝好的）調製取代。定量時，含有莨菪鹼（hyoscyamine，$C_{17}H_{23}NO_3$：289.37）0.85～1.05%以上；**顛茄總生物鹼**為以水或含水乙醇，萃取顛茄所得萃取物純化後的總生物鹼。本品定量時相對於換算的乾燥物，含有莨菪鹼（hyoscyamine，$C_{17}H_{23}NO_3$：289.37）95.0～99.0%、東莨菪鹼（$C_{17}H_{21}NO_4$：303.35）1.3～3.9%，及總生物鹼（莨菪鹼與東莨菪鹼）99.0～102.0%。

生藥性狀　圓柱形，幾乎無臭、味苦

(×0.6)

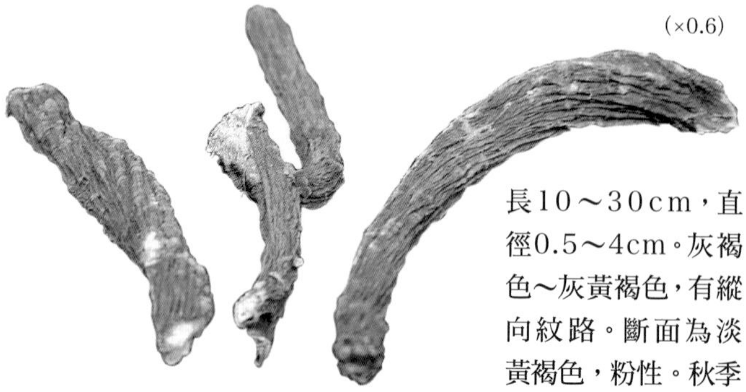

長10～30cm，直徑0.5～4cm。灰褐色～灰黃褐色，有縱向紋路。斷面為淡黃褐色，粉性。秋季時挖出3～4年生的根後，用水仔細清洗乾淨，晒乾。充分乾燥後密封保存。

主要成分　**莨菪鹼** [英]hyoscyamine

生物鹼：左旋莨菪鹼（(-)-hyoscyamine）、阿托品（atropine）、東莨菪鹼（scopolamine）等

香豆素類：莨菪素（scopoletin）、東莨菪苷（scopolin）等

確認試驗　TLC法（碘化鉍鉀試液，深橘色）

在顛茄粉末中加入氨水，離心分離。取上澄液加入乙酸乙酯，取出乙酸乙酯層。加入無水硫酸鈉後搖晃均勻，等液體沉澱透明後過濾。移除乙酸乙酯層，將殘留物溶解於乙醇中，當作試料溶液。用丙酮、水、氨水混合液展開，噴上碘化鉍鉀噴霧，得到的主要斑點與阿托品的深橘色斑點一致。

主要藥效　**鎮痛、鎮痙**

顛茄生物鹼：具麻痺副交感神經末梢之作用。阿托品會與乙醯膽鹼受器結合，妨礙膽鹼連接受器，便無法傳遞神經刺激。

漢方處方　副交感神經遮斷藥的製造原料

鎮痛、鎮痙藥。用作製造阿托品、東莨菪鹼（副交感神經遮斷藥）的原料。

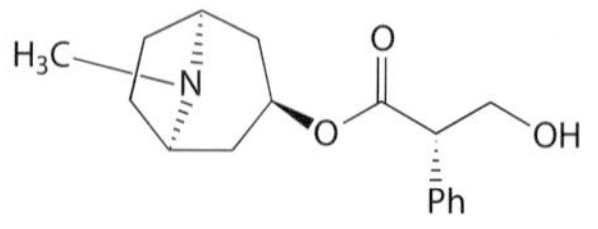

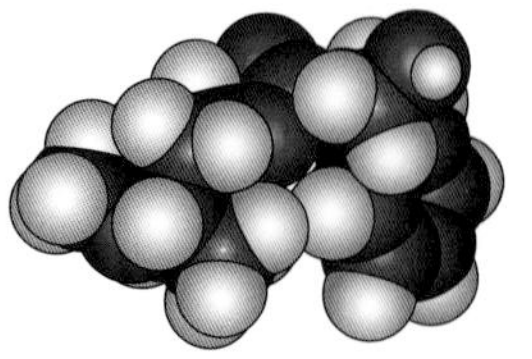

生物鹼：**左旋莨菪鹼**（(-)-hyoscyamine）
CAS No. 101-31-5

顛茄屬*Atropa*跟希臘語 ἄτροπος「阿特洛波絲」，也就是希臘神話的命運三女神之一有關。所謂**命運三女神**指的是長女**克蘿索**（Clotho，希臘語表「紡織者」之意），紡著命運之絲；次女**拉克西絲**（Lachesis），用手捲著命運之絲決定其長度（希臘語表「分配者」之意）、三女**阿特洛波絲**（Atropos，希臘語表「無法改變方向者」之意）剪斷命運之絲決定壽命。由於顛茄有毒到甚至會送命，名字便由此而來。

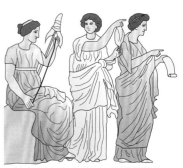

拉克西絲　克蘿索　阿特洛波絲
命運三女神（摩艾拉）

　　顛茄的 Belladonna 是義大利語 bella「美麗的」＋ donna「義大利對貴婦的敬稱」＝「美麗佳人」之意。英語 beauty「美麗、美人」也跟 bella 一樣，源自同樣的拉丁語。此外，donna 是源自拉丁語 dominam「女主人、貴婦」。英語 dominant「支配的、優勢的」也是相關詞彙。義大利語 ma（mia「我的」輕讀）＋ donna ＝「我的淑女」，是貴婦的敬稱，也成為指稱聖母瑪利亞的 Madonna。

　　茄科 Solanaceae 是拉丁語 solanum「茄子」，接上 -aceae 表示「科」的字尾所形成。有人認為跟拉丁語 solor「安慰、安靜」有關（某種茄科植物具鎮靜、催眠作用），而茄子喜歡日照充足的地方，也有說法指茄子這個字來自拉丁語 sol「太陽」。

　　屬名的日語名稱オオカミナスビ（狼茄）是顛茄的別名。

　　成分之一的東莨菪鹼（scopolamine）是莨菪屬（*scopolia*）植物中所含的成分，便由此命名了。順帶一提，這個屬名跟義大利植物學家斯科波利（Giovanni Antonio Scopoli, 1723-1788）有關。東莨菪鹼（scopolamine）也稱為 hyoscine。不管 hyoscine 或莨菪鹼（hyoscyamine），皆源自莨菪屬 Hyoscyamus「豬的豆子」。為什麼是「豬」呢？來自「不論豬或人都會中毒」的說法嗎？雖然莨菪跟顛茄不同屬，但都是茄科的植物。

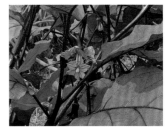

茄子的花

為什麼阿托品的散瞳作用與美人有關？

　　阿托品會與乙醯膽鹼受器結合，妨礙神經傳導。自律神經中，交感神經的傳導物質是腎上腺素，而副交感神經的則是乙醯膽鹼。給予阿托品後，會抑制副交感神經作用，結果造成交感神經較為活躍。心臟停止或心搏過緩時給予阿托品有效，便是這個原因。將阿托品點入眼睛，會使交感神經興奮，放大瞳孔。

　　所以，知道瞳孔大的人看起來比較漂亮的中世紀歐洲貴婦們，便將顛茄果汁稀釋後滴入眼睛。時至今日，也有人開發讓瞳孔看起來更大的黑邊隱形眼鏡。人類在展現出強烈興趣時瞳孔會放大。一般動物的鞏膜不是白色的，所以難以看出瞳孔的大小或方向，不過相對的，人類的瞳孔形狀就很明顯。古代寶石商人能從瞳孔大小變化察覺顧客是否真的想要寶石，藉此哄抬價格。像這樣，人類瞳孔的大小變化也可說是溝通的一部分。

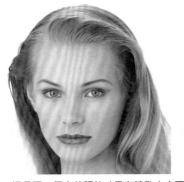
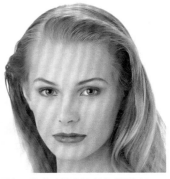

這是同一個人的照片（只有瞳孔大小不同），為什麼給人的印象會不同？

基原植物學名：
Benincasa cerifera
[beninká:sə sərífərə]

Benincasa cerifera Savi

基原植物名稱：**冬瓜**　　基原植物英語名稱：winter melon / wax gourd [guəd/dˈɔːd]

其他基原植物：⑫*Benincasa cerifera* Savi forma *emarginata* K. Kimura et Sugiyama 凹緣冬瓜

新恩格勒：葫蘆目　　⑫Cucurbitales
克朗奎斯特：堇菜目　⑫Violales

葫蘆科　　⑫Cucurbitaceae
冬瓜屬　　⑫*Benincasa*

產地：中國、日本等地

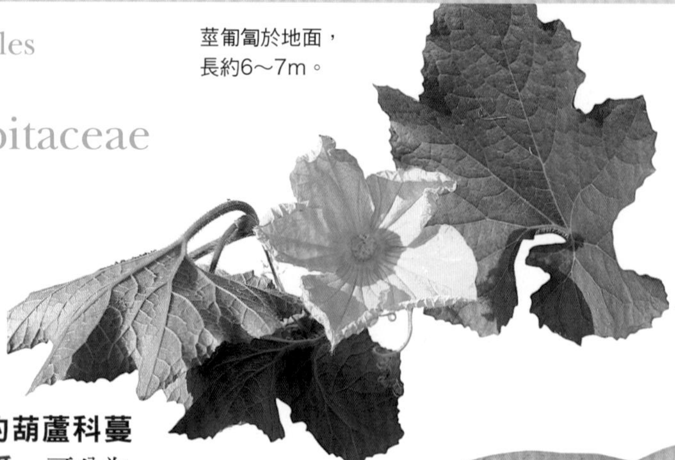

莖匍匐於地面，
長約6～7m。

初夏會開黃色的雌花與雄花，
為合瓣花，花冠5裂。

葉為心臟形，掌狀
淺裂，有卷鬚。

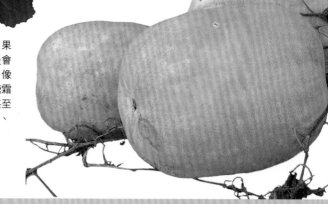

**廣泛分布於亞洲溫帶、熱帶的葫蘆科蔓
性一年生草本植物。別名白瓜。**可分為
種子有沿著周圍隆起的「雙邊冬瓜子」，
和平滑沒隆起的「單邊冬瓜子」。在日本
也將冬瓜，栽培用於食用，味道清爽。俗
話也說「冬瓜百花，結實無幾」，即使一
條冬瓜蔓開出上百朵花，最後能結果的也
不過幾個，代表「沒用的花」很多。

果實為瓜狀果，果
皮堅硬。成熟後會
分泌蠟質果粉，像
是被撒了白色糖霜
般。大型冬瓜甚至
可長到長30cm、
重10kg以上。

使用部位：
種子　生藥名稱　**冬瓜子**　⑫Benincasae Semen　英Benincasa Seed

冬瓜子是冬瓜（*Benincasa cerifera* Savi）或凹緣冬瓜（*Benincasa
cerifera* Savi forma *emarginata* K. Kimura et Sugiyama
[*Cucurbitaceae*]）的種子。※也稱為白瓜子、冬瓜仁。

確認試驗　**TLC法（UV365nm，藍白色）**

以甲醇、水混和液萃取後，用1-丁醇、水、醋酸溶液展開，風乾
薄層板。以UV（365nm）照射時，會於Rf值0.4附近發現2個
呈現藍白色的斑點。

生藥性狀　無氣味，略呈油狀

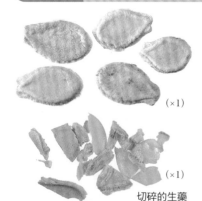

（×1）

（×1）

切碎的生藥

扁平卵圓形，長10～
13mm，寬6～7mm。
表面呈淡灰黃色～淡黃
褐色。無氣味。味道緩
和，略為油狀。灰白色
飽滿為佳。一旦腐敗會
變暗。

主要藥效　**抗浮腫**

熱水萃取物：抗腫瘤、增強免疫作用。

漢方處方　大黃牡丹皮湯、腸癰湯

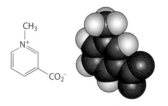

漢方中用於利尿。用於因
心血管疾病引起的浮腫，或
是鎮咳、祛痰、排膿、消炎
性利尿藥物中。此外，也可
用於熱痰、咳嗽、肺癰、腸
癰、水腫、內臟腫瘤等。

生物鹼：**葫蘆巴鹼**（trigonelline）
CAS No. 535-83-1
別名：Nicotinic acid methylbetain、Gynesine、
Caffearine、Coffearine、Trigenolline。

主要成分　**葫蘆巴鹼**　英trigonelline

脂肪酸：油酸（oleic acid）、次亞麻油酸
（linolenic acid）等

三萜：乙酸異多花獨尾草烯醇酯
（isomultiflorenyl acetate）

其他：腺嘌呤（adenine）、葫蘆巴鹼
（trigonelline）、安息香酸醣苷等

冬瓜屬*Benincasa*取自於義大利植物學家，同時也是比薩植物園（Orto botanico di Pisa）創立者——**貝寧卡薩伯爵**（Giuseppe Benincasa, 1500-1595）。

種名*cerifera*則是拉丁語cera「蜜蠟」＋fero「運送、攜帶」＝「長出蠟的東西」之意。冬瓜果實成熟後，表面會覆蓋上一層薄薄的蠟狀白粉，英語wax gourd也是相同意思。這種白粉叫做bloom「果粉」（另一個意思為「花」），可以防止水分從果皮蒸散。在柿子、葡萄、李子、藍莓表面都可見到這種果粉。不久以前也能在小黃瓜表皮見到果粉，但是容易被誤認為農藥或發霉，再加上消費者會從外觀判斷新鮮度後選購，所以現今販售的小黃瓜幾乎都沒有果粉了。

*B. cerifera*的同物異名*B. hispid*，其中*hispid*是拉丁語hispidus「有剛毛的、粗毛的」之意。

葫蘆目**Cucurbitales**、葫蘆科**Cucurbitaceae**是南瓜屬（*Cucurbita*）接上表示目與科的字尾形成的。→請參照p.286「栝樓根」。

冬瓜子的冬瓜日語假名「トウガ」，反而是訛傳的「トウガン」更廣為人知。所以植物的屬名不是「トウガ」，而是「トウガン」。關於冬瓜的由來，說法有夏季採收果實後，直接整個放到陰暗處，能保存到冬天（或是越冬到春季），所以稱為冬瓜；或是如前所述，將果實表面的白粉比喻成冬天的雪，便如此取名了。雖說如此，但琉球種的表皮上沒有白粉。

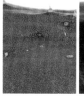
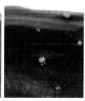

有果粉的小黃瓜（左）
與無果粉的小黃瓜（右）

小黃瓜的果粉含有矽，若沒有矽，便無法產生。無果粉的小黃瓜是插枝在南瓜木上種出來的，而南瓜木會吸收掉大部分的矽，所以到達果實的矽量就少，便不會產生果粉。無果粉的小黃瓜沒有果粉，為了防止水分蒸發，所以果皮長得硬實。

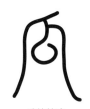

蠟膜（Cere）

猛禽類如鸚鵡等，上鳥喙根部會有肉質的膜，這正是蠟膜（紅箭頭處）。Cere與冬瓜的*cerifera*有語源上的關聯。照片中的遊隼蠟膜呈黃色。

以「瓜」為名的植物

所謂的「瓜」，可指東方甜瓜等日本、亞洲、中國常見的哈密瓜品種，也可用於指稱所有葫蘆科植物。以下舉出幾種漢字以瓜為名的代表性植物：

東方甜瓜 學名：*Cucumis melo* var. *makuwa* 黃瓜屬 雖然是哈密瓜的一種，但是不像哈密瓜那麼甜。因為出產於美濃國（岐阜縣南部）真桑村，由此取名（東方甜瓜的日文名稱為「真桑瓜」）。英語：Oriental Melon

哈密瓜 學名：*Cucumis melo* 黃瓜屬 英語：Melon

南瓜 學名：*Cucurbita moschata* 南瓜屬 英語：Pumpkin / Squash →p.287

小黃瓜 學名：*Cucumis sativus* 黃瓜屬 英語：Cucumber →p.287

西瓜 學名：*Citrullus lanatus* 西瓜屬 英語：Water melon
因為是從西方傳至中國的瓜，所以稱為西瓜。

絲瓜 學名：*Luffa cylindrica* 絲瓜屬 英語：Luffa（Loofa）
因為能從果實取得纖維，所以稱為絲瓜。

苦瓜 學名：*Momordica charantia* 苦瓜屬 英語：Bitter melon
標準日語名稱是「ツルレイシ（蔓荔枝）」，在沖繩稱為「ゴーヤー」，如名所示，味道「很苦」。

木瓜 學名：*Chaenomeles speciosa* 這是薔薇科木瓜屬的植物，不是葫蘆科。

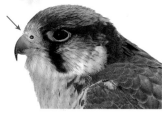

瓜的篆字
表示藤蔓間長出了圓圓的果實。

瓜與爪很像，經常有人搞混，不過記得「瓜有鉤、爪沒鉤」，這樣就很簡單了。爪這個字表示用指頭抓東西的樣子。

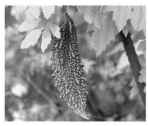

苦瓜

基原植物學名：

Bupleurum falcatum

Bupleurum falcatum L.

基原植物名稱：**高氏柴胡**　　基原植物英語名稱：Hare's ear root [héərz iər]

※「hare」表野兔之意。

繖形目　新恩格勒：　㊣Umbelliflorae
　　　　克朗奎斯特：㊣Apiales

繖形科
新恩格勒：　㊣Umbelliferae
克朗奎斯特：㊣Apiaceae

柴胡屬 ㊣*Bupleurum*

產地：中國、韓國、日本（宮崎、鹿兒島等）

自生於東亞溫帶各地的繖形科多年生草本植物。自生於山野，也有於谷地栽種的多年生草本植物。江戶時代日本全國皆有出產，尤以靜岡縣三島採集的品質最佳，所以後來又稱日本「三島柴胡」。

夏秋之際，複繖形花序頂生，開黃色小花。

高40～80cm。

莖直立。

葉為線形～寬線形，互生，葉緣完整，葉身上有數條平行葉脈。

果實為橢圓形，無毛。

葉為互生，葉身披針形，銳頭，平行脈。

使用部位：**根**　生藥名稱：**柴胡** ㊣Bupleuri Radix ㊨Bupleurum Root

柴胡是高氏柴胡（*Bupleurum falcatum* Linné [Umbelliferae]）的根。本品換算成生藥乾燥物，總皂苷量（柴胡皂苷A及柴胡皂苷D）含量有0.35%以上。

生藥性狀　圓錐形～圓柱形；有特殊氣味；微苦

主根細長，呈不規則形彎曲，有細根分枝，長10～15cm，根頭有殘莖。顏色暗褐～黃褐色，有許多橫向紋路，切面具纖維性。

（×1）

香味重、潤澤、有脂肪狀觸感、苦味少為佳。據說靜岡縣三島產的品質最好。

主要成分　**柴胡皂苷** ㊨saikosaponin

皂苷類：柴胡皂苷A、C、D、E（saikosaponin A、C、D、E）
固醇類：α-菠菜固醇（α-spinasterol）
生理活性顯著的主要是柴胡皂苷A及D。醣苷配基部分有不穩定的二烯丙基醚（allyl ether）結構，透過酸處理可簡單變成二烯（diene）結構。

確認試驗　①起泡試驗　②TLC法

①加水用力搖晃混合時，會產生持續性的微細泡泡。
②取甲醇萃取液做TLC試驗。噴上4-對二甲胺基苯甲醛試液，以105℃加熱5分鐘→得到與標準柴胡皂苷溶液相同色調及Rf值的斑點，其上方可見靠近的深橘色斑點。

主要藥效　**消炎、解熱**

皂苷混合物部分：抑制中樞神經（強烈鎮痛、鎮靜）、抗發炎、解熱、利尿、抗潰瘍、促進肝臟蛋白質合成、增加肝醣量、降低膽固醇、保護細胞膜之作用。

漢方處方　小柴胡湯、補中益氣湯、柴苓湯等

漢方中用於以解熱、抗發炎的慢性發炎、慢性腎炎、小兒腺病質、代謝疾病等。

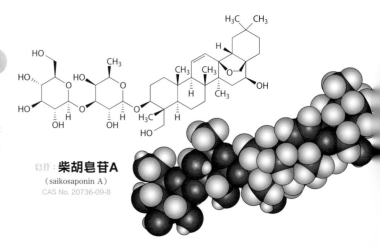

皂苷：**柴胡皂苷A**
（saikosaponin A）
CAS No. 20736-09-8

柴胡屬*Bupleurum*是希臘語βοῦς「公牛」＋πλευρόν「側腹、肋骨」之意。有說法是因柴胡的葉子長法讓人想到牛肋骨；從前也有人認為是因為牛吃了這種草之後，側腹會鼓起來，由此取名。順帶一提，英語butter「奶油」有源自βοῦς「公牛」＋τυρός「起司」，也就是「牛的起司」的說法（其他還有源自斯基泰語的說法）。用於美容或芳香療法的「乳油木果油」則是從乳油木（*Butyrospermum parkii*）這種非洲產的山欖科常綠喬木種子中取得，原料如奶油般的油。屬名*Butyrospermum*是由βοῦς「公牛」＋τυρός「起司」，後接σπε´ρμα「種子」形成的。

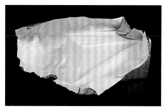

奶油

種名*falcatum*是拉丁語「鐮狀的」之意。（→也請參照p.235）。

同物異名*Bupleurum scorzoneraefolium*的*scorzoneraefolium*是鴉蔥屬（*scorzonera*）＋拉丁語folium「葉子」，意思也就是具有如鴉蔥屬般葉子的植物。禮文鴉蔥（二並草，*Scorzonera rebunensis*）是只自生於禮文島，同為菊科鴉蔥屬的多年生草本植物（瀕危物種），名字取自禮文島的二並山。而關於鴉蔥屬（*scorzonera*）語源說法有來自古法語scorzon「大型且有毒的蛇」，也就是這屬的植物可用作解毒藥而來；或是源自義大利語scorza「根」＋nera「黑色」（根為黑色）。

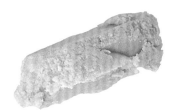

乳油木果油

基原植物日語名稱「ミシマサイコ（三島柴胡）」，則是取自靜岡縣三島地方產的柴胡品質最佳之故。然而，現在很難在伊豆見到野生柴胡了。

柴胡在《神農本草經》中寫為「茈胡」，「茈」是紫的舊字，表示紫色的根。有的文獻記載為「紫胡」也是這個緣故。相對的，《本草綱目》使用「柴」這個字，據書中描述是「老後採收則柴」之意；「胡」則是從西方傳至中國。

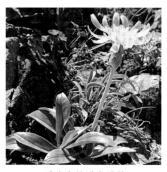

禮文島的禮文鴉蔥

小柴胡湯與間質性肺炎的關係

有報告指出小柴胡湯用作肝功能障礙治療藥物頗有成效後，小柴胡湯的使用者便超過百萬人。然而，後來卻出現因為小柴胡湯得到間質性肺炎的死亡案例，「使用注意事項」中便增加了禁忌症：肝硬化或肝癌及疑似有肝硬化病變的「血小板數小於10萬／㎜3患者」不得使用。據推測，發生頻率約為2.5萬人中會有1人得到小柴胡湯的間質性肺炎。**間質性肺炎**（interstitial pneumonia／pneumonitis）是肺間質發炎疾病的總稱。一旦惡化，間質會纖維化（肺纖維變性），肺部便整個僵硬。主訴有咳嗽（乾咳）、喘不過氣（呼吸困難），也能見到發燒、倦怠的情況。若是像支氣管炎那種阻塞性肺部疾病的患者，是因為氣管狹窄難以吐氣，但間質性肺炎的患者則是因為肺臟沒有彈性，所以難以吸氣，可以聽到稱謂帛裂音（velcro rale，像撕下魔鬼氈時帕哩帕哩的聲音）的肺部雜音。

因使用小柴胡湯得到間質性肺炎的患者多為60歲以上高齡者、慢性肺部疾病或過敏病患。間質性肺炎症狀與普通感冒相似，有可能延遲發現造成病情嚴重。如果原因在於小柴胡湯或干擾素，則必須遵從醫師指示，立刻停止使用。

因為藥劑引起的間質性肺炎有兩種：因為細胞毒性引起的，和因為過敏引起的。小柴胡湯是後者。由於名稱是小柴胡湯，很容易就讓人聯想到原因在於柴胡，不過也有研究結果指出原因在於其中調配的黃芩，肇因尚不明確。

基原植物學名：
Caesalpinia sappan
Caesalpinia sappan Linné

基原植物名稱：**蘇木、蘇芳**　　基原植物英語名稱：sappanwood [səpǽnwud/sǽpən-]

新恩格勒：薔薇目 ㊛Rosales
克朗奎斯特：豆目 ㊛Fabales

豆科
新恩格勒：㊛Leguminosae
克朗奎斯特：㊛Fabaceae

蘇木屬　　㊛*Caesalpinia*
產地：印度、馬來半島、中國、台灣

印度、馬來半島原產的豆科常綠小喬木，也是眾所皆知的染料。
從這種樹木心材取出的色素（暗黃色～紅色）會拿來當染料。

高5～10m。

葉為互生，二回偶數羽狀複葉，有圓錐刺狀托葉，小葉有光澤。

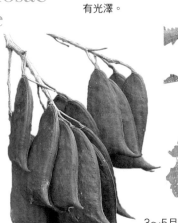

果實呈紅色，長6～10cm，寬3～4cm，木質無毛。內含3～4個種子。

3～5月時圓錐花序會頂生或腋生，開黃色的花。

萼片基部合生，尖端呈不規則5裂。

樹幹上有小刺。

使用部位：**心材**　生藥名稱 **蘇木** ㊛Sappan Lignum ㊍Sappan Wood

蘇木是*Caesalpinia sappan* Linné（*Leguminosae*）的心材。

生藥性狀　堅硬，橫剖面有年輪狀花紋

蘇木的切片或是短木片，外皮呈深橘色～灰黃褐色。堅硬，橫剖面可看見年輪。本品幾乎沒有香氣與味道。堅硬、橘色明顯為佳。

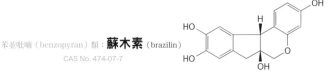

(×0.5)

主要成分　**蘇木素** ㊍brazilin

色素：蘇木素（brazilin，無色的原質體，約2%）、氧化蘇木素（brazilein，蘇木素氧化體的色素，用作染料）
精油：α-水芹烯（α-phellandrene）、羅勒烯（ocimene）等
其他：含有單寧（tannin）

確認試驗　氫氧化鈉試液、深紅色

將稀乙醇10mL加入本品粉末0.5g中，搖晃混合均勻後過濾。在濾液5mL中加入氫氧化鈉試液2～3滴時，溶液會呈深紅色。

主要藥效　解熱、消炎、鎮痛

甲醇萃取物：改善高血脂作用。
蘇木素：保護肝臟細胞。

漢方處方　通導散、蘇木湯

也稱作蘇芳木。漢方中用於外傷及婦科領域。收錄於《醫學啟蒙》、《新修本草》。 針對因跌打損傷造成的內出血腫脹、疼痛，外服或內用。 若產後出現大出血、頭暈、目眩、喘不過氣等症狀時，會用蘇木輔助止血，但是孕婦不可服用。

苯並吡喃（benzopyran）類：**蘇木素**（brazilin）
CAS No. 474-07-7

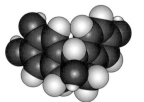

蘇木屬*Caesalpinia*與義大利植物學家**安德烈亞‧切薩皮爾諾**（Andrea Cesalpino, 1519-1603）有關。他的成果涉及各領域，是博物學家、植物蒐集家，也是哲學家，曾任比薩大學醫學及植物學教授，也擔任過教宗克雷蒙八世（Clemente VIII）的侍醫。切薩皮爾諾在比薩植物園首任園長路卡‧基尼（Luca Ghini）的門下學習植物學與醫學，之後當上了第二任園長。這座比薩植物園一開始是大學附設植物園（1543年設立）。由於最初的植物園早已遷移，現在已經沒有了，如今帕多瓦大學的植物園是現存最古老的植物園（1545年設立，帕多瓦大學植物園已登記為世界遺產）。順帶一提，切薩皮爾諾名字是Cesalpino，屬名卻寫成Caesalpinia，是因為拉丁語中切薩皮爾諾的拼法是Caesalpinus（拉丁語ae→義大利語e）。對了，他名字中一部分的拉丁語caeser「凱薩、皇帝」也是如此，義大利語寫為Cesare。

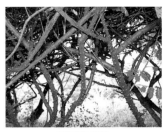

雲實的枝幹

拿來當屬名的雲實（*Caesalpinia decapetala* var. *japonica*）日文漢字是「蛇結茨（ジャケツイバラ）」，意思是枝條如蛇一般彼此糾結，上面還有刺的植物（荊棘）。

種名*sappan*則源自馬來語中本植物的名稱（sapang）。

所謂**蘇木**，也就是蘇芳之木，「蘇芳木（すほうぼく）」的簡稱（《新修本草》中寫的是蘇芳木），漢字常寫成「蘇芳」。讀音「すおう」是從「すほう」訛傳變來的。蘇芳一詞可認為是前述的馬來語sapang經由中國傳入日本時取的漢字。「蘇」一字的由來→請參照p.210「紫蘇」。

所謂的蘇芳染，指的是取蘇木的紅紫色心材來染色。在日本也有這是飛鳥時代傳入的說法。順帶一提，紫荊（*Cercis chinensis*）這個名稱也是因為它的粉紅色花朵，顏色像蘇方染一樣鮮豔而來。

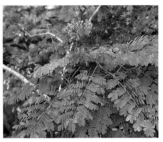

黃蝴蝶（オウコチョウ）
蘇木屬植物，沖繩三大名花（刺桐、仙丹花、黃蝴蝶）之一，學名*Caesalpinia pulcherrima*。隨風搖曳的花朵有如蝴蝶一般，也唸作オウゴチョウ（「チョウ」的中文是蝴蝶）。

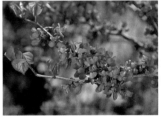

紫荊
（攝影：大竹 道夫）

蘇木、蘇木素與巴西

聽到蘇木成分的蘇木素（brazilin）這個名詞，或許會有人猜想是不是巴西人發現的。實際上剛好相反，是蘇木先被稱為「brasil」，之後巴西（Brasil）國名才取自類似於蘇木的樹木。

歐洲自古以來便使用印度產的蘇木心材來當紅色染料。用這種蘇木心材染出來的布料，「像燒紅的炭一樣鮮豔」，所以取葡萄牙語「炭火的熾熱」（Brasa），來稱呼蘇木（brasil）。

後來葡萄牙人登陸南美洲時，在里約熱內盧以北的大西洋沿岸山地發現了類似蘇木的巴西蘇木（*Caesalpinia echinata*），之後便成了巴西對歐洲的主要出口物品。而這種樹木便取名自蘇木，稱為「**巴西之木（Pau Brasil）**」，最終連這種樹木的種植地也稱為**巴西之地**（「Terra de Brasil」），後來更成了國名。從心材取得的紅色色素不僅能作為染料或墨水的原料，以前也用於藥方中。

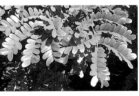
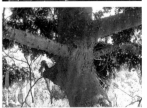

巴西蘇木的葉與幹
樹皮剝落的紅色部分用作染料。蘇木木質堅硬沉重、耐久性佳，所以用作小提琴的弓材，這種樹木的別名「伯南布科（Pernambuco）」廣為人知。（攝影：高橋 晃一）

Cannabis sativa [kænæbis]

Cannabis sativa L.

基原植物名稱：**大麻**　　基原植物英語名稱：hemp / cannabis

蕁麻目　㊑Urticales

新恩格勒：**桑科**　㊑Moraceae

克朗奎斯特：**大麻科**　㊑Cannabaceae

大麻屬　㊑*Cannabis*

產地：印度、北非、墨西哥、中南美

掌狀複葉，小葉5～9枚，呈披針形，銳頭，有粗糙鋸齒緣。

高1～3m，莖直立，分枝。全株有剛毛。

夏季時，雄花為圓錐花序頂生，會開淡黃綠色花。

雌花花穗為短穗狀，包覆於鱗片狀花蕾中，無花被。

麻是大麻科的一年生草本植物。稱為麻的植物有很多種，為了區別改稱為「大麻」或「大麻草」。從這種植物中取得的麻藥為「大麻（marijuana）」。雌雄異株。日本也稱為麻的植物是亞麻科的亞麻（*Linum usitatissimum*），但是跟大麻完全不同種。

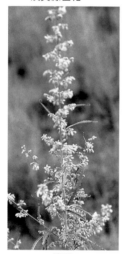

雄花

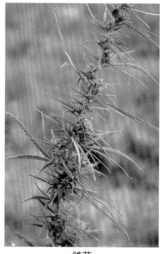

雌花

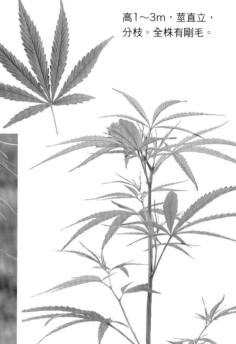

使用部位：**果實**　生藥名稱：**麻子仁、火麻仁**　㊑Cannabis Fructus　㊤Hemp Fruit

麻子仁、火麻仁是大麻*Cannabis sativa* Linné（*Moraceae*）的果實。

生藥性狀　果皮較堅硬；咀嚼後有香味

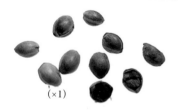

（×1）

種子帶點綠色，內部有灰白色胚乳。幾乎沒有氣味。味道柔和呈油狀。瘦果呈略扁平卵圓形，堅硬。秋季時果穗飽滿，等果實變硬帶褐色時採收，充分乾燥後保存在通風良好的地方。果實飽滿、色白為佳。

確認試驗　TLC法（香草醛、硫酸、乙醇試液，深藍紫色）

取甲醇萃取液，以正己烷、乙酸乙酯混合液展開，噴上香草醛、硫酸、乙醇試液，以105℃加熱5分鐘時會在Rf值0.6附近出現深藍紫色斑點。

主要藥效　**腹瀉**

麻子仁煎劑：對兔子經口投予後，剛開始血糖上升，後來下降。

麻子仁：一旦1次服用60～120g以上，會引起嘔吐、腹瀉，還有昏睡等中毒症狀。

主要成分　**棕櫚酸**　㊤palmitic acid

脂肪酸：棕櫚酸（palmitic acid）、油酸（oleic acid）、亞麻油酸（linoleic acid）、次亞麻油酸（linolenic acid）

醣類：聚戊糖（pentosan）、糊精（dextrin）、肌醇（inositol）

蛋白質：麻仁球蛋白（edestin）、球蛋白（globulin）

鹼基性物質：葫蘆巴鹼（trigonelline）、膽鹼（choline）、卵磷脂（lecithin）

酵素：苦杏仁酶（emulsin）、脂酶（lipase）、蛋白酶（protease）

其他：樹脂、檸檬酸（citric acid）等

漢方處方　潤腸湯、麻子仁丸

漢方中用作年長者、小孩、孕婦的緩和黏滑性軟便劑、瀉藥。

$CH_3-(CH_2)_{14}-CO_2H$

脂肪酸：**棕櫚酸**（palmitic acid）

CAS No. 57-10-3

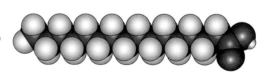

英語解說 由大麻所製造出的麻藥，是將葉子乾燥後的成品，英語名稱為marijuana，這個英語據說是來自墨西哥的西班牙語mariguana／marihuana，或是葡萄牙語mariguango。再往前回溯，可認為是來自當地語的Milana Huang，受到西班牙語Maria Juana（也就是英語的Mary Jane）影響變化而成的。大麻的主要有效成分四氫大麻酚（Tetrahydrocannabinol）會讓感覺變敏感，引起幻覺、溢樂症狀。

大麻屬*Cannabis*是希臘語κάνναβις「大麻」拉丁語化的詞。意謂大麻的英語hemp，古英語寫成henep或hænep，然而不管哪個詞的語源都有各種說法，再繼續回溯，hemp與希臘語可認為是源自共通的原始印歐語。拉丁語cannabis是古法語chanevaz經過英語傳入的，意為canvas「畫布」。一開始是稱呼用作帆船帆的麻布為canvas，後來有人將這塊布拿去作畫，便將畫布或畫於其上的油畫稱為canvas了。

種名*sativa*在拉丁語中是「經過栽種的」的意思，意謂著栽培種。→p.102「番紅花」。

蕁麻目Urticales是蕁麻屬*Urtica*後接表示「目」的字尾-aceae所形成，可認為是源自拉丁語uro「燒、燒焦」。

蕁麻（*Urtica thunbergiana*）的莖或葉上有毛一般的刺，刺的根部有囊泡，一旦碰到刺，囊泡就會破裂，若碰到皮膚，便會產生「如燒灼般」的疼痛。有趣的是，因為蕁麻起的疹子便稱為「蕁麻疹」。（「蕁麻［じんま］」＝「咬人貓［イラクサ］」的別稱）。

新恩格勒分類體系中大麻是分在「桑科」（請參照p.184「桑白皮」），不過克朗奎斯特體系則是獨立為「大麻科」。APG分類體系中則沒有蕁麻目，蕁麻目的植物歸在薔薇目下。

雖然被稱為麻子仁，但並非單指種子的種仁，也包含了果實。從植物取得的纖維稱為「麻」，濃綠茂密的「麻」，也就是青麻，成了麻的別名。

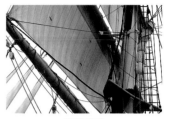
帆船的帆

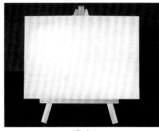
畫布

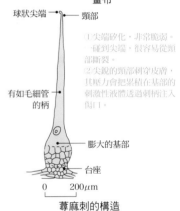

球狀尖端 — 頸部
①尖端矽化，非常脆弱，一碰到尖端，很容易從頸部斷裂。
②尖銳的頸部刺穿皮膚，其壓力會把累積在基部的刺激性液體透過刺柄注入傷口。

有如毛細管的柄 — 膨大的基部
— 台座

0 ── 200μm

蕁麻刺的構造
（Esau's Plant Anatomy, 1977改版）

大麻、亞麻、苧麻、鐘麻、馬尼拉麻蕉、瓊麻

以麻為名的植物有好幾種，不過就算都叫做麻，也只有能取得纖維這共通點，各植物皆不同種：
● 亞麻（*Linum usitatissimum*），亞麻科亞麻屬。 也可取得亞麻仁油。
● 苧麻（*Boehmeria nivea*），別名カラムシ、ラミー，蕁麻科苧麻屬。 與亞麻一樣富吸濕性，適合用於夏季衣料纖維。
● 黃麻（*Corchorus capsularis*），日語名為綱麻（つなそ），別名ジュート（jute）。椴樹科黃麻屬。同屬的山麻（*Corchorus olitorius*）別名モロヘイヤ，可食用。
● 鐘麻（*Hibiscus cannabinus*），別名洋麻，錦葵科木槿屬。 由於成長快速，可作為木漿的替代資源，備受矚目。
● 馬尼拉麻蕉（*Musa textilis*），芭蕉科芭蕉屬。 由於纖維強韌，可用於繩索等處。日本的鈔票是用馬尼拉麻蕉製成的。
● 瓊麻（*Agave sisalana*），龍舌蘭科龍舌蘭屬。 用於繩索或麻袋，也可製造飛鏢的靶，為人所熟知。

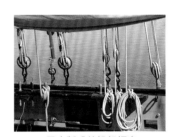
用麻製成的帆船繩索

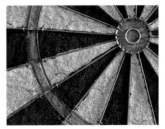
瓊麻製成的飛鏢靶

Capsicum annuum

[kæpsikəm]

基原植物學名：*Capsicum annuum* L.

基原植物名稱：**辣椒**　基原植物英語名稱：chilli 或 redpeper

管狀花目 ㊫Tubiflorae

茄科 ㊫Solanaceae

辣椒屬 ㊫*Capsicum*

產地：印度、墨西哥、保加利亞、日本

原產於熱帶非洲的茄科植物。在熱帶是多年生草本植物，在溫帶則是一年生草本植物。一般而言果實成熟後會是紅色的，不過綠辣椒可以在還是綠色時就食用。九州有將辣椒稱為「胡椒」的地區。柚子胡椒是取辣椒與柚子皮加鹽一起熟成。

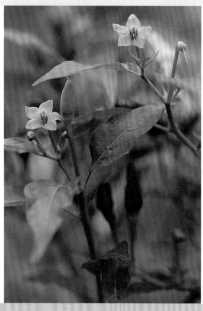

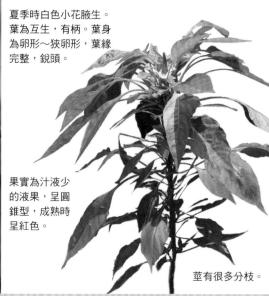

夏季時白色小花腋生。葉為互生，有柄。葉身為卵形～狹卵形，葉緣完整，銳頭。

果實為汁液少的液果，呈圓錐型，成熟時呈紅色。

莖有很多分枝。

使用部位：**果實**　生藥名稱**辣椒**　㊫Capsici Fructus　㊤Capsicum Red pepper

辣椒是*Capsicum annuum* Linné.（*Solanaceae*）的果實。本品定量時換算成生藥乾燥物含有總辣椒素（（E)-辣椒素(E)-capsaicin及二氫辣椒素，dihydrocapsaicin）0.10%以上；**辣椒末**是辣椒的粉末。本品換算成生藥乾燥物含有總辣椒素（（E)-辣椒素(E)-capsaicin及二氫辣椒素）0.10%以上；**辣椒酊劑**為取辣椒切成中型100g＋乙醇適量＝總量1000mL，按照酊劑製法製造。本品定量時，含有總辣椒素（（E)-辣椒素(E)-capsaicin及二氫辣椒素）0.010w/v%以上；**辣椒、水楊酸酯**為取辣椒酊劑40mL＋水楊酸50g＋液態酚20mL＋蓖麻油100mL＋芳香劑適量＋乙醇適量＝總量1000mL，按照醅劑製法製造。

確認試驗　TLC法（氨氣蒸氣，藍色）

取乙醇萃取液進行TLC試驗。噴上2,6-二溴苯醌氯亞胺（2,6-dibromo-N-chloro-1,4-benzoquinone monoimine），置於氨氣中→出現藍色斑點（與標準溶液(E)-辣椒素一致）。

主要藥效　刺激皮膚、健胃

酊劑及辣椒素：促使消化道運動亢進、少量可促進唾液、胃液分泌；大量則有抑制作用。此外，也可發現皮膚血管擴張作用。
辣椒苷：抗酵母菌、抗菌作用。

生藥性狀　特殊氣味弱，辣味重

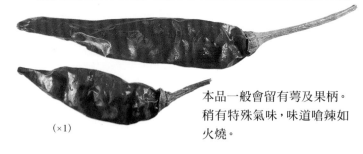

（×1）

本品一般會留有萼及果柄。稍有特殊氣味，味道嗆辣如火燒。

主要成分　辣椒素　㊤capsaicin

辣味成分：辣椒素（capsaicin）、二氫辣椒素（dihydrocapsaicin）等
類胡蘿蔔素：辣椒紅素（capsanthin）、β-胡蘿蔔素（β-carotene）等
其他：辣椒苷（capsicoside）、維生素C（ascorbic acid）等

主要用途　皮膚刺激藥、健胃藥、辛香料

辣椒酊劑用作皮膚刺激藥（針對神經痛、肌肉痛外用）的原料，另外，粉末可作為辣味健胃藥少量添加於胃腸藥中，也可用作辛香料。

辣味成分：**辣椒素**（capsaicin）
CAS No. 404-86-4

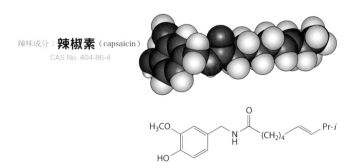

關於辣椒屬*Capsicum*的語源，有來自希臘語κάψα（κάμψα的簡寫）「盒箱」（因為果實呈袋狀），以及來自希臘語κάπτω「咬」的說法。而辣味成分的辣椒素capsaicin則源自這個屬名。順帶一提，希臘語κάψα衍生出拉丁語capsa「盒箱」，又衍生出英語capsule「膠囊、關節囊」。

種名*annuum*在拉丁語中是「（植物）一年生的」之意，英語annual「一年生的」也是衍生詞。

辣椒原產於墨西哥（也有原產於其他地方的說法），可認為是葡萄牙傳教士傳入日本的，所以有「南蠻胡椒」、「蠻椒」或「南蠻辛子」等別名。

辣椒（トウガラシ，唐辛子）的「唐」原本意指中國，但這裡單純指「外來的」。辣椒的英語chilli，據說源自古墨西哥語指稱辣椒的詞。順帶一提「エビチリ（乾燒蝦仁）」最一開始用的辣醬是辣椒（不過現在加的是番茄醬）。辣椒的chilli和南美的Chile「智利」雖然發音很像，但是兩者無關，仔細看便可發現拼法中的L數目不同。然而，現今英語拼法很混亂，也滿常見到有人寫辣椒為chili。Chile智利的起源不詳。話說回來，綠色的青椒（英語是bell pepper、sweet pepper、pimento）、紅色肉厚的彩椒（Paprika）、細長的獅子椒（シシトウガラシ、ししとう），都屬於*Capsicum annuu*這品種，可謂是變化多端。

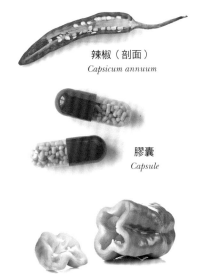

辣椒（剖面）
Capsicum annuum

膠囊
Capsule

青椒*bell pepper*

辣椒中有甜味的栽培品種*Capsicum annuum* var. *grossum*，其未成熟的果實稱為青椒。掛在樹上未採收的話，會從綠色變黃、紅色，這些也稱為彩椒，有在市場販售。

迅速傳播至世界各處的辣椒、玉米、南瓜與馬鈴薯

發現美洲新大陸（1492年）後，新大陸的新奇蔬菜經過歐洲或中國傳入日本。辣椒也一樣，幾乎（可說）是直接進口對象的國名誤傳，後來變為日語名稱。

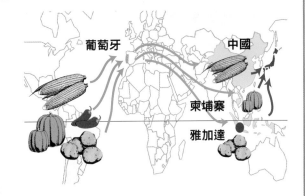

玉米（トウモロコシ，唐蜀黍、玉蜀黍）原產於墨西哥或南美洲。大航海時代傳入西班牙，接著逐一傳入歐洲、印度、中國。由於是從中國傳入日本的，所以名字變成「唐＋唐土（もろこし，前後都指「中國」之意）」。

南瓜（カボチャ）傳入日本的過程眾說紛紜，有一說是1541年葡萄牙的船隻漂流到豐後，以此為契機開始南蠻貿易，將柬埔寨（カンボジア）產的南瓜奉獻給大名大友宗麟，唸法訛傳成「カボチャ」而來。南瓜最原始的產地在中南美洲，然而後來pepo種的南瓜（美國南瓜，*Cucurbita pepo*）經由別的路徑從中國傳入，誕生了別名「南瓜（南京瓜的簡稱）」、「唐茄子」。

馬鈴薯（ジャガイモ）也是1600年左右由荷蘭船隻從印尼的雅加達（當時日本稱為「ジャガタラ」）運送過來，發音後來變為「ジャガイモ」。原產地說到底還是南美洲。

像這樣，發現新大陸沒多久，新奇食材便繞過半個地球傳到日本，馬上加進菜單，成為人人熟悉的食物，不得不感受到人類對食物的熱情呢。

2014年度之使用量
約16t
●●●○○

基原植物學名：

Carthamus tinctorius

Carthamus tinctorius L.

基原植物名稱：**紅花**　基原植物英語名稱：safflower

桔梗目　[拉]Campanulales

菊科　新恩格勒：[拉]Compositae
　　　　克朗奎斯特：[拉]Asteraceae

紅花屬　[拉]*Carthamus*

產地：中國（浙江、四川、河南省）、印度、墨西哥、美國、日本（栽種於山形縣）

據說原產於埃及，花很像薊花的菊科草本植物。自古以來便作為口紅或染料，相當珍貴。從種子取得的油為紅花油，含有亞麻油酸等必需脂肪酸。別名「末摘花（すえつむはな）」。紅花是山形縣的縣花。

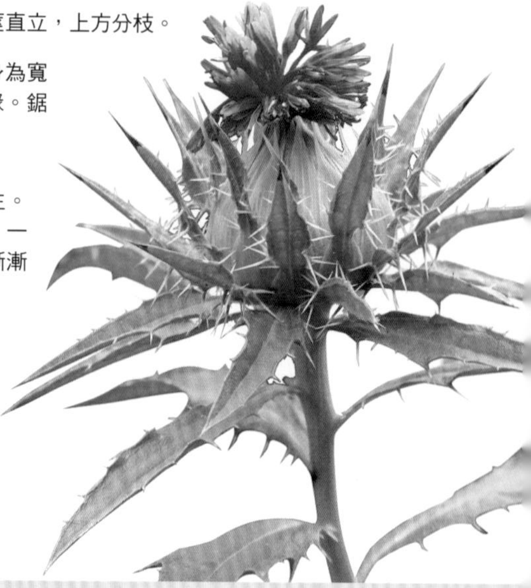

莖直立，上方分枝。
葉為互生，無柄。葉身為寬披針形，堅硬有鋸齒緣。鋸齒前端呈細刺狀。
初夏時，頭狀花序頂生。只會開管狀花的小花，一開始是鮮黃色，後來漸漸變紅。
種子大小如紅豆，有稜，包覆著白色～灰白色堅硬種皮。

使用部位：管狀花　生藥名稱 紅花　[拉]Carthami Flos　[英]Safflower

紅花是取紅花（*Carthamus tinctorius* Linné [*Compositae*]）的管狀花，直接或除掉大部分黃色色素後，壓榨成板狀。

生藥性狀　紅色花冠；有特殊氣味，微苦

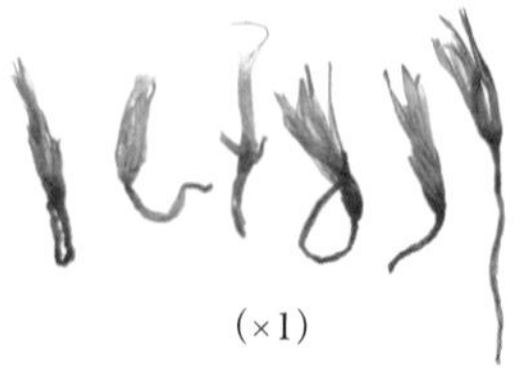
(×1)

紅色～紅褐色花冠，黃色花柱及雄蕊（很少混入未成熟的子房）。6月左右採集，保存於遮光的密閉容器中。大朵，紅色鮮豔，少黃色，香氣明顯、外觀潤澤為佳。

主要成分　紅花苷　[英]carthamin

色素：紅花苷（carthamin）、紅花黃（safflower yellow，水溶性）

其他：脂肪油、木酚素（lignan）、類黃酮（flavonoid）、固醇（sterol）等

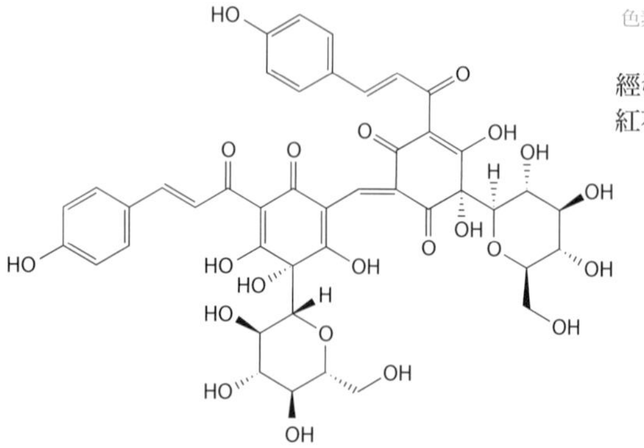

色素：**紅花苷**（carthamin）
CAS No. 36338-96-2
經發酵產生的紅色色素，紅花苷為紅色色素本體。

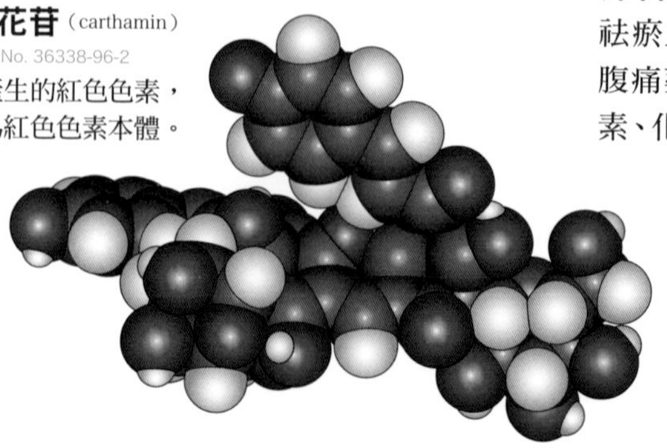

確認試驗　毛細分析

將稀乙醇萃取液加入玻璃容器，放入濾紙一端吸取溶液，然後同一端再去吸水，檢查時會發現上面大部分呈淡黃色（紅花黃），下面則呈淡紅色（紅花苷）。

主要藥效　通經、祛瘀血

水萃液或乙醇萃取物：使犬隻大動脈血量隨用量增加。

50%甲醇及水萃液：透過皮下投予具鎮痛、鎮靜、抑制鹿角菜膠誘發之浮腫。

腺苷：抑制血小板凝集。

漢方處方　治頭瘡一方、通導散

漢方中以祛瘀血為主，用於婦科疾病。也可用作通經、祛瘀血、虛寒症、血色不佳、腹痛藥、紅色色素（食用紅色素、化妝用色素）。

學名解說 紅花種名 *tinctorius* 是「染色用的、染料的」之意的拉丁語形容詞陽性形，也可見於歐茜草（*Rubia tinctorum*）或蓼藍（*Polygonum tinctorium*，藍的原料）等染料原料植物的種名。從這個拉丁語衍生出的詞有英語 tint「色調、色澤」，或是 tincture「酊劑」（→請參照 p.281「苦味酊劑」）。

紅花屬 *Carthamus* 是表示紅花的拉丁語，可能源自阿拉伯語的動詞 قرطم qurtum「染色」（也有可能從其他塞姆語的古埃及語或希伯來語傳入拉丁語）。紅花的紅色色素——紅花苷（Carthamin）也是取自屬名 *carthamus*。紅花自古以來便廣泛用作紅色染料，從埃及遺跡中也發現了用紅花染色的布捆起來的木乃伊（紅花被視為原產於埃及）。

另一方面，英語名稱 safflower 可認為是源自意味著「黃色的」阿拉伯語形容詞 أصفر asfar。現代阿拉伯語也有 عصفر usfur 一詞，代表是這個系統的語言。然而，原本的阿拉伯語沒有 L 這個子音，英語 safflower 卻有 L，這是受到英語 flower「花」寫法的影響。紅花與番紅花的語源關係請參照 p.107。

種名 *tinctorius* 是拉丁語 tinctorius「染色用的、染料的」之意的形容詞陽性形，換言之，屬名跟種名的語源都是染料。

紅花是中文名稱，日語名稱「ベニバナ」也是直接取「紅花」的讀音而來。「紅」這個字也唸成「くれない」，意思是吳藍（くれのあい），也就是從中國的吳國（ご、くれ）傳入的染料（「くれのあい、くれあい」→「くれない」）。藍色一詞表示的顏色範圍應該比現代的藍色或是青色更廣泛。紅花還有稱為「末摘花（すえつむはな）」的別名，因為採收時，要從紅花末端的花開始摘取，由此取名。

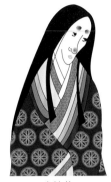

末摘花
提到末摘花，最有名的便是《源氏物語》中落魄公主的暱稱，因為她的鼻子如大象般長，尖端又紅紅的（家裡是有多冷啊……）。之後源氏見到她的臉大吃一驚，卻沒有拋棄她，一直在暗中伸出援手幫助末摘花。

可當作染料的生藥基原植物

紅花、紫草、黃芩，從名字便能推測出這些植物自古以來便用作染料。其中所含的色素成分以黃芩的黃色來說，有類黃酮的黃芩素（baicalein，淡黃色結晶），或微量的漢黃芩素（wogonin，鮮黃色針狀結晶）；葉與花則含有野黃芩素（元參酮，scutellarein，鮮黃色針狀結晶）。若是紫根的紫，色素是萘醌衍生物的紫草素（shikonin，紫紅色小板狀結晶），從天平時代起便用於紫色染程。江戶時代稱之為「江戶紫」。如前所述，藥效成分同時也是色素成分，就黃芩來說，顏色愈濃的愈好。其他也能當成染料的生藥有黃色染料的**山黃梔**（山梔子的基原植物）、**薑黃**、**番紅花**、**黃蘗**。

紫草的紫草素是由日本首位女性化學家，也是首位女性理學博士的黑田チカ（Kuroda Chika，1884-1968），於1918年成功解析構造並命名的。之後又確定了紅花色素——紅花苷（carthamin）的結構，被稱為「紅之博士」。

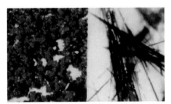

紫草培養細胞（左）與分離出的紫草素結晶（右）

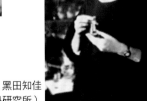

黑田知佳
（提供：理化學研究所）

Cassia angustifolia [kǽsiə/kǽʃə]

基原植物學名：
Cassia angustifolia Vahl

基原植物名稱：**狹葉番瀉樹**　　基原植物英語名稱：Tinnevelly Senna

其他基原植物：拉 *Cassia acutifolia* Delile 尖葉番瀉樹　英 Alexandria Senna

新恩格勒：薔薇目　　拉 Rosales
克朗奎斯特：豆目　　拉 Fabales

豆科　新恩格勒：　　拉 Leguminosae
　　　克朗奎斯特：　　拉 Fabaceae

決明屬　拉 *Cassia*

產地：栽種於印度南部、非洲尼羅河中游流域

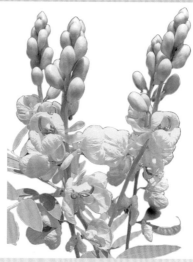
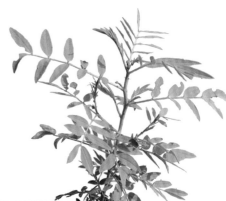

葉為偶數羽狀複葉，小葉5～7對。穗狀花序由五瓣的暗黃色蝶花組成。莢果呈暗褐色、扁平長橢圓形且微微彎曲。

為決明屬的植物。 自古便當作瀉藥。狹葉番瀉樹分布範圍從阿拉伯到印度，尖葉番瀉樹則分布於非洲的尼羅河中游流域。

使用部位：**葉**　生藥名稱：**番瀉葉** 和 Sennae Folium　英 Senna Leaf

番瀉葉是*Cassia angustifolia* Vahl或*Cassia acutifolia* Delie（*Leguminosae*）的小葉。本品定量時換算為生藥乾燥物，含有總番瀉苷〔番瀉苷A（sennoside A，$C_{42}H_{38}O_{20}$：862.74）及番瀉苷B（$C_{42}H_{38}O_{20}$：862.74）〕1.0%以上；**番瀉葉末**是番瀉葉的粉末。本品定量時換算為生藥乾燥物，含有總番瀉苷（番瀉苷A及番瀉苷B）1.0%以上。

確認試驗 ①呈色反應　②TLC法

①乙醚萃取濾液＋氨水試液→水層為暗橘色。乙醚萃取殘留物去除水分＋氨水試液→水層為暗橘色。
②四氫呋喃（tetrahydrofuran）、水混合液萃取液，TLC，UV（365nm）照射→紅色螢光。

主要藥效 **腹瀉**

番瀉苷A、B：透過腸內細菌轉變成大黃蒽酮（rhein anthrone），發現有腹瀉作用。

生藥性狀 **稍有氣味，味苦**

採下成熟葉子後晒乾，保存於乾燥的場所。呈披針形～窄披針形，淡灰黃色～淡灰黃綠色。葉緣完整，尖頭，葉腳非對稱，有短小葉柄，背面只有稀疏的毛。稍有氣味，味苦。

主要用途 溫和瀉藥

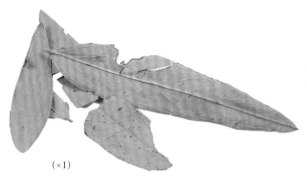

（×1）

主要成分 **番瀉苷** 英 sennoside

蒽醌（anthraquinone）：大黃酚（chrysophanol）、蘆薈大黃素（aloe-emodin）、大黃酸（rhein）
蒽酮（anthrone）：番瀉苷A、B（sennoside A、B）
類黃酮（flavonoid）：山奈酚（kaempferol）

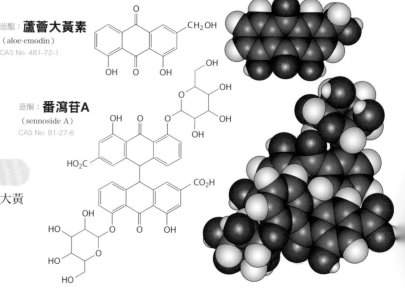

蒽醌：**蘆薈大黃素**
（aloe-emodin）
CAS No. 481-72-1

蒽酮：**番瀉苷A**
（sennoside A）
CAS No. 81-27-6

成分解說 番瀉葉不會調配於漢方處方中，但會用於一般醫藥品中，尤其便祕藥中經常使用。整株植物皆含有腹瀉效果的番瀉苷類成分，任何部位用於醫藥品以外的用途幾乎都會違法，只有莖部所含番瀉苷類成分非常少，可容許醫藥品以外的用途。有關「未認可、無證照醫藥品之指引取締」，是於西元1971年公布，之後基於通知不停修正的相關法條，此類限制俗稱為食藥區分。是否要將物質歸類為醫藥品，可從其成分本質有無可能危害健康來判斷。

決明屬*Cassia*源自希臘語κασία（κασσία）「桂皮、肉桂」。→有關語源請參照p.73「桂皮」。

狹葉番葉樹種名*angustifolia*是拉丁語angustus「狹窄的、細長的」＋-folia「葉子」之意的字尾（陰性形）＝「細葉的、窄葉的」的意思。從這「狹窄的」變成「狹小的場所、苦境」→「苦惱」，衍生出英語anguish「苦惱、苦悶」。此外，英語Tinnevelly Senna源自這種植物栽種於印度東南部的廷內維利（Tinnevelly）地區，又名Indian senna。

另一方面，尖葉番瀉樹種名*acutifolia*是拉丁語acutus「尖銳的、銳角的」＋-folia「葉子」，也就是「尖葉子的」之意。英語acute「銳利的、急性的」也是其衍生詞。而尖葉番瀉樹（Alexandria senna）是在尼羅河流域採收，由亞歷山大港出口。

據說 **番瀉葉** 是來自阿拉伯語 سنا 這種植物的名稱（也有人說是源自孟加拉語），英語唸成senna[sénə]。離題一下，「音速貴公子」巴西籍F1賽車手賽納的名字Ayrton Senna da Silva拼法也相同。

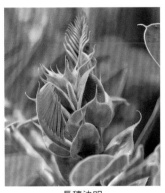

長穗決明
原產於非洲的長穗決明（肥やしセンナ，*Cassia didymobotrya*）別名popcorn cassia，因為它的葉子會有爆米花的香味。如其名所示，在非洲用作綠肥（「肥やし」意指肥料）。

番瀉苷與腸內細菌的關係

大黃與番瀉葉含有的番瀉苷是在醣苷配基（糖苷的非醣質部分）——**大黃蒽酮**（rhein anthrone）的二聚體上，接了葡萄糖所形成的。大黃蒽酮比番瀉苷還要容易被消化道吸收，促進蠕動作用也比較強。既然如此，如果大黃蒽酮用喝的，會不會是種更有效的瀉藥呢？並不盡然。相對地，若是經口投予大黃蒽酮，已經知道會有副作用——引起劇烈嘔吐。然而，從嘴巴吃下的番瀉苷不會被胃和小腸吸收，而是被存在大腸裡的腸內細菌（比菲德氏菌或消化鏈球菌）分解成大黃蒽酮，大腸吸收後刺激奧氏神經叢（Auerbach's plexus），促進大腸蠕動、排便。番瀉苷會在必要的場所發揮效用，可說具備了優秀**DDS（drug delivery system，藥物傳送系統）**。腸內總計有一百種以上、甚至高達一百兆的細菌，形成所謂**「腸道菌叢」**的集團。你的體重中約有1kg是這些細菌的重量，幾乎可與最重的內臟——肝臟匹敵。細菌也會幫助吸收養分和代謝，各個細菌的勢力會隨著飲食、年齡或壓力等緣由消長，成為左右健康的因素之一。再者，腸內細菌狀態也會影響分解番瀉苷、製造大黃蒽酮的能力。所以服用抗生素或正露丸這種減少腸內細菌的藥物時，必須注意是否與含有番瀉苷成分的藥物同時服用。此外，漢方藥的效果因人而異，更進一步，漢方中有所謂的「辯證」（原因），也指出這顯示與每個人腸道菌叢相異有關。

大黃酸（rhein）

大黃蒽酮
(rhein anthrone)

番瀉苷
(sennoside)

2014年度之使用量
約15t
●●●○○

基原植物學名：# Cassia obtusifolia [kæsiə/kæʃə]

Cassia obtusifolia L.

基原植物名稱：**決明**

其他基原植物：[拉]*Cassia tora* L. 小決明（中國產決明的近緣種）

新恩格勒：薔薇目 [拉]Rosales
克朗奎斯特：豆目 [拉]Fabales

豆科 新恩格勒：[拉]Leguminosae
克朗奎斯特：[拉]Fabaceae

決明屬 [拉]*Cassia*
產地：中國、韓國、東南亞、日本

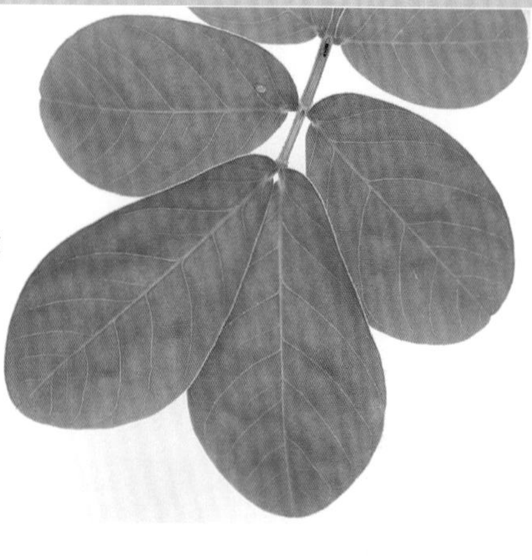

夏季時會有長柄的黃色五瓣花側生。

莢果為修長線形，成熟後會彎曲如弓狀，內藏許多種子。

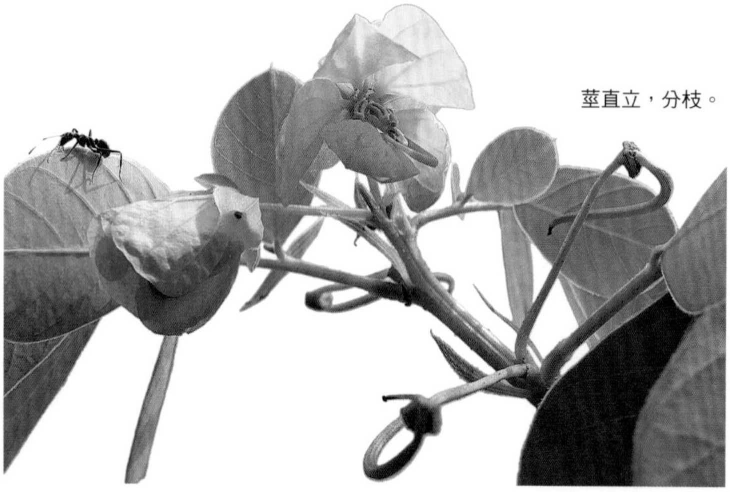

莖直立，分枝。

原產於北美的豆科一年生草本植物。小決明是熱帶亞洲原產的近緣種，小葉尖端沒有凹陷，不過決明的小葉尖端則有些微凹陷。很類似決明的生藥有豆茶決明（*C. nomame*）＝山扁豆。而望江南（*C. torosa*）和槐葉決明（*C. sophora*）跟決明子同為決明屬，生藥名稱即為望江南。

使用部位：種子 生藥名稱 決明子 [拉]Cassiae Semen [英]Cassia Seed

決明子是決明（*Cassia obtusifolia* Linné或*Cassia tora* Linné [*Leguminosae*]）的種子。

生藥性狀 堅硬，弄碎後有特殊香氣與味道

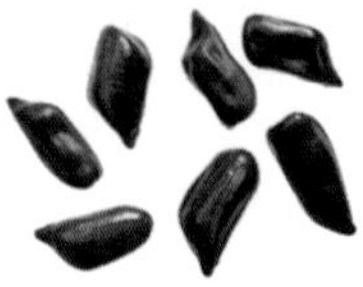

（×1）

秋季時，果莢熟透呈褐色，此時取出種子曬乾，保存於通風良好的場所。質地堅硬，弄碎後有特殊香氣與味道。

主要成分 決明蒽醌 [英]obtusifolin

蒽醌（anthraquinone）類：大黃素（emodin）、決明蒽醌（obtusifolin）、橙黃決明素（aurantio-obtusin）等
萘（naphthalene）類：決明酮（torachrysone）、決明內酯（toralactone）等

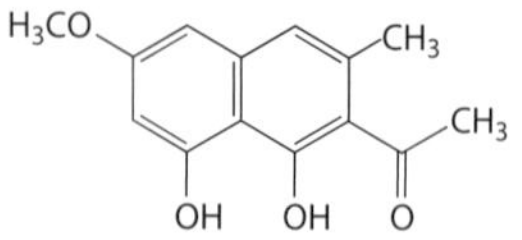

萘類：**決明酮**（torachrysone）
CAS No. 22649-04-3

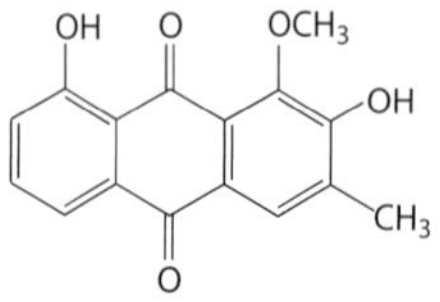

蒽醌類：**決明蒽醌**（obtusifolin）
CAS No. 477-85-5

確認試驗 昇華試驗（紅色）

將本品粉末放進有矽膠的乾燥器充分乾燥。取一些藥品到玻片上，放上小玻璃環圈住，用加水潤濕的濾紙蓋住，再從玻片下方緩緩加熱。等到濾紙上呈現黃色，便拿下濾紙。在有昇華物附著的那面滴1滴氫氧化鉀試液，會呈現紅色（蒽醌衍生物）。

主要藥效 溫和腹瀉

蒽醌類：藉由腸內細菌產生蒽酮（anthrone），呈現溫和的腹瀉作用。

主要用途 溫和腹瀉藥、強身藥

用於整腸、通便方面。分類於《神農本草經》上品中歷史悠久的生藥，不過很少調配在漢方方劑中，幾乎都是當成民間藥物使用。也可用於高血壓、青光眼等。

決明屬*Cassia*源自希臘語κασία（κασσία）「桂皮、肉桂」。有關語源請參照p.73「桂皮」。決明屬植物常見於熱帶，有草本、灌木、喬木種，範圍廣闊。其中許多會開漂亮的花，也有很多種拿來當行道樹。

決明的種名*obtusifolia*是拉丁語obtusus「鈍的、麻痺的、無感覺的」＋-folia「～葉」之意字尾（陰性形）＝「鈍形的葉子」，也就是沒有尖角、帶點圓潤的葉子。英語obtuse「（刀刃或感覺）遲鈍的」也是類似詞。

基原植物決明（夷草，エビスグサ）的意思是「從異國傳入日本的草」。自古以來中國便稱呼四方異邦為：東夷、西戎、南蠻、北狄。東夷的「夷（えびす）」本來應該指東方的蠻族，但是從日本的角度來看，中國不在東方，所以便如幕末攘夷運動的「夷」一樣，單純取「異國」的意思。順帶一提，據說七福神的惠比壽（えびす）也是來自「異鄉」讓人大豐收的神，也有人把伊邪那岐（イザナキ，日本神話中登場的男神）跟伊邪那美（イザナミ，日本神話的女神，是伊邪那岐的妹妹也是妻子）生下的海神——蛭子神（ヒルコノカミ）視為惠比壽。從這個惠比壽衍生出 **YEBISU啤酒**的商標，在東京目黑區更誕生了這間啤酒工廠出貨專用的貨物站——**惠比壽站**。

決明的種子廣泛用於**波布茶（ハブ茶）**中。提到香草茶，或許有人會想說裡面放的是「望江南子（ハブソウ，日語名稱波布草，*Cassia torosa*）」，但其實市面販售的是同屬的替代植物——更容易栽培、產量也更大的決明子。這裡望江南（ハブソウ，日語名稱波布草）的「ハブ」是源自古時候被黃綠龜殼花（ハブ）等蛇咬傷後，會用這種植物的葉子汁液療傷。

決明子是指決明的種子。決明意為「讓眼睛明亮」，換言之，是恢復視力的藥，現今也用於眼球外部的發炎症狀等處。偷偷說個小知識，「決明子」這個日本嘻哈團體的名稱正是來自瀉藥的「決明子」，據說包含了「拚盡全力、拿出最好表現」的意味。其中兩人是藥科大學出身，有藥劑師執照，也有在製藥公司工作的經歷。

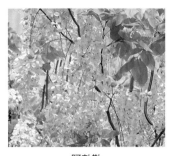

阿勃勒

阿勃勒（*Cassia Fistula*）是決明屬的落葉喬木，會開出漂亮的黃色花朵，常見於熱帶諸國。英語是golden shower tree，為泰國國花。

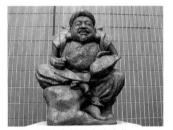

惠比壽站的惠比壽像

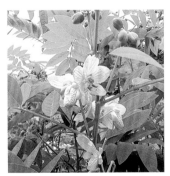

望江南的花

漢方中的「ハブソウ」稱為望江南，葉子可解毒，種子則用於便祕或眼疾。

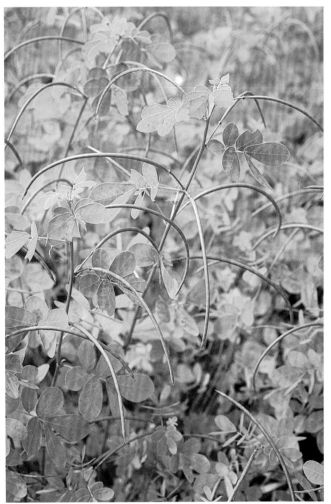

決明子未成熟的果實

Catalpa ovata

[kətǽlpə]

基原植物學名：
Catalpa ovata G. Don

基原植物名稱：**梓樹**　　基原植物英語名稱：Chinese catalpa、Japanese catalpa、yellow catalpa

其他基原植物：*Catalpa bungei* C. A. Meyer **楸樹**　　㊛Manchurian catalpa

新恩格勒：管狀花目　　㊛Tubiflorae
克朗奎斯特：唇形目　　㊛Lamiales

紫葳科　　㊛Bignoniaceae

梓樹屬　　㊛*Catalpa*

產地：中國、日本（岩手）

原產於中國的落葉喬木，因作為藥用傳入日本已野化。原日語名稱「キササゲ」，別名梓（あずさ）也廣為人知。可見於日本全國溫暖的河畔或山谷等稍微潮濕的地方。果實長大後長約30cm，呈繩狀，所以常比喻成豇豆（ササゲ）。

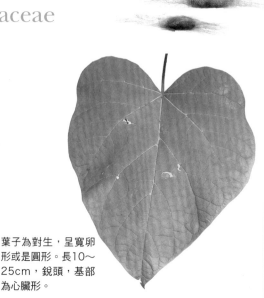

葉子為對生，呈寬卵形或是圓形。長10～25cm，銳頭，基部為心臟形。

7月左右會開許多淡黃色鐘形花，上有暗紫色斑點。

高6～9m。

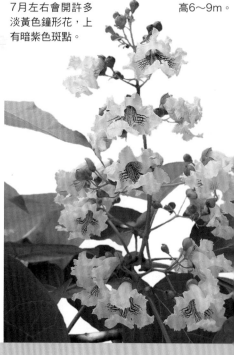

使用部位：**果實**　生藥名稱 **梓實**　㊛Catalpae Fructus　㊛Catalpa Fruit

梓實是梓樹（*Catalpa ovata* G. Don或*Catalpa bungei* C. A. Meyer[*Bignoniaceae*]）的果實。

生藥性狀　種子眾多；幾乎沒有氣味，稍有澀味

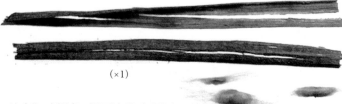

（×1）

外皮為暗褐色，裡面有許多種子。
種子呈扁平略為半管狀，灰褐色，兩端為毛狀。
本品的果皮很薄，容易折斷。幾乎沒有氣味，稍有澀味。

確認試驗　**TLC法（UV254nm，暗紫色）**

用1-丁醇萃取2次後，去除1-丁醇，在殘留物中加入甲醇，溶解。以乙酸乙酯、乙醇、水的混合液展開。照射UV（254nm）。得到與對羥苯甲酸（parahydroxybenzoic acid）一致的暗紫色斑點。

主要用途　利尿藥物

也稱為梓實，民間藥物中用於利尿。民間藥物用於日常生活，最重要的是要安全、無副作用。大家熟悉的民間藥物有：當藥、蕺菜（魚腥草）、牻牛兒苗（中日老鸛草）、梓實、金錢薄荷（大馬蹄草）、遼東楤木、白背櫟。

主要藥效　**利尿**

梓苷：對小鼠及大鼠經口投予時，出現利尿作用。

主要成分　**梓苷**　㊛catalposide

環烯醚萜（iridoid）：**梓苷**（catalposide）、**梓醇**（catalpol）等

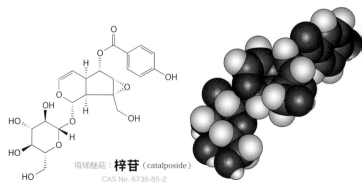

環烯醚萜：**梓苷**（catalposide）

CAS No. 6736-85-2

梓樹屬*Catalpa*源自現今仍居住在美國南卡羅萊納州的印第安部族名字Catawba「卡托巴族」。

種名*ovata*來自拉丁語ovum「卵」，因為梓樹的葉子是「卵圓形」。「日本厚朴（*Magnolia obovata*）」的種名*obovata*也是指卵形的葉子。

紫葳科**Bignoniaceae**的學名並非來自凌霄屬**Campsis**，而是紫葳屬**Bignonia**後接表示「科」的字尾-aceae形成的。這個*Bignonia*則是源自法王路易十四（Louis XIV）的圖書館員比尼翁（Jean Paul Bignon, 1662-1743）。不論哪個屬都是隸屬紫葳科。

日語名稱據說是源自「ノウゼンカズラ（凌霄花，*Campsis grandiflora*）」，意為成長到「凌駕（しのぐ）」「霄際（そら）」的「凌霄（りょうしょう）」，再從「凌霄（りょうしょう）」變成「のうしょう」→「のうぜん」而來的。或者也有另外的說法是平安時代稱之為「のうしょう」，源自「如果臉部靠近聞腦部（のう）會受傷（しょう），如果花蜜跑進眼睛會瞎掉」的迷信。凌霄花的英語是Trumpet Creeper（或是Trumpet vine），因為花的形狀像喇叭。

梓樹之所以稱為**キササゲ**，是因為果實跟豆科的豇豆（ササゲ，*Vigna unguiculata*）很像。其語源有這種植物的豆莢朝上，樣子很像「捧著（捧げる）」東西的手勢；或是豆莢上有小小的牙（キバ），所以叫「細細牙（ササゲ）」。順帶一提，江戶的武士間不喜歡吃紅豆，而是喜歡吃豇豆。因為煮紅豆的皮容易破，等同於切腹，大家都很忌諱，所以武士們都喜歡煮了皮也不會破的豇豆。

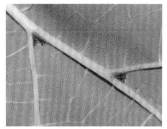
梓樹的花外蜜腺
梓葉背面沿著主要葉脈可發現好幾個花外蜜腺。→p.179。

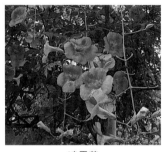
凌霄花

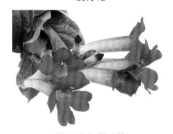
墨西哥血喇叭花
（Mexican Blood Trumpet）
凌霄花的同類之一，學名為*Bignonia buccinatoria*。

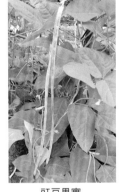
豇豆果實

以梓樹做成的梓弓

日文「キササゲ」的中文是梓樹。中國以前會用梓樹做版木，所以出版書籍便稱為「付梓」。

在日本，梓稱為「アズサ」，為著名的弓材，用梓木做成的弓就是「梓弓（あずさゆみ）」。和歌世界中，便取「梓弓」作為「射、張、拉」等動作的枕詞※。

然而梓樹太堅硬，不適合拿來當弓的材料。在日本，提倡作為「梓」的候選樹木有野桐、遼東樺、刺葉桂櫻、日本櫻樺等樹種。現今則是大力推崇樺科的日本櫻樺（水目，*Betula grossa*）。

以往當成弓材的除了梓木，還有使用衛矛科的西南衛矛（檀，*Euonymus hamiltonianus*），或榆樹科的欅樹（*Zelkova serrata*）。

順帶一提，生長很多日本櫻樺的信州有條「梓川（あずさがわ）」流過，JR東日本特快列車「あずさ」號便是取名自此。

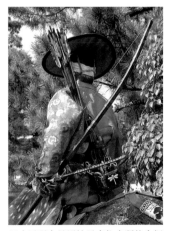
日本弓現今是用竹子夾住木頭的合板所製成，合板中使用的木頭是有反作用力的野漆樹。也有人用單純木頭製成的弓。

※枕詞是表現某個具體可見事物現象的語彙，通常由5個音組成，有固定形式，用來修飾、表現後面和歌中心理狀態的敘述。

基原植物學名： *Cephaelis ipecacuanha* A.Richard

Cephaelis ipecacuanha

[sefi:lis ipikækjuænja]

基原植物名稱： **吐根**　　基原植物英語名稱：Ipecac [ípikæk]

其他基原植物：㊑*Cephaelis acumitana* Karsten 尖葉吐根

茜草目　　　　㊑Rubiales
茜草科　　　㊑Rubiaceae
吐根屬　　　　㊑*Cephaelis*

產地：巴西、委內瑞拉、哥倫比亞、薩爾瓦多

野生於巴西熱帶雨林的多年生草本植物。為南美印第安人使用的藥草，後來傳至西方。

葉為對生短柄，葉身呈倒卵狀橢圓形，葉緣完整稍有波浪。

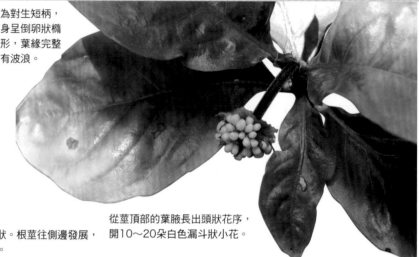

從莖頂部的葉腋長出頭狀花序，開10～20朵白色漏斗狀小花。

莖因木質化，呈直立狀。根莖往側邊發展，附有輪節狀的儲存根。

使用部位：
根及根莖　生藥名稱 **吐根**　㊑Ipecacuanhae Radix　㊟Ipecac

吐根是*Cephaelis ipecacuanha* A. Richard或尖葉吐根（*Cephaelis acuminata* Karsten [*Rubiaceae*]）的根及根莖。本品換算為生藥乾燥物時，含有總生物鹼（吐根鹼及副吐根素）2.0％以上；**吐根末**為吐根的粉末，或加入有馬鈴薯澱粉之物。本品換算為生藥乾燥物時，含有總生物鹼（吐根鹼及副吐根素）2.0～2.6％；**吐根糖漿**是取吐根粗末，用乙醇、純水或純水（分裝好的）混合液（3：1），依照流浸膏劑製法製成的浸泡液，視情況必要減壓濃縮，或加入適量乙醇、純水或純水（分裝好的），將該溶液1000mL的總生物鹼（吐根鹼及副吐根素）量調整為1.7～2.1g，再取本液體70mL加入甘油100mL及適量單糖漿，依照糖漿製法製成總量1000mL。本品定量時，1000mL糖漿中含有總生物鹼（吐根鹼及副吐根素）0.12～0.15g。

確認試驗　**鹽酸＋漂白粉（紅色）**

在粉末加入鹽酸不停搖晃混合，放置一小時後過濾。取濾液至蒸發皿，加入漂白粉顆粒時周圍會呈現紅色。

主要藥效　**催吐、祛痰**

吐根主要的生物鹼——吐根鹼，是阿米巴痢疾的特效藥。藉由大量投予刺激感覺神經末梢後，會刺激胃黏膜，有催吐作用。少量的話則會促進氣管黏膜分泌，出現祛痰作用。因此，給心臟病患者、無意識者、劇烈嘔吐者、明顯高齡者、幼兒使用時必須相當謹慎。吐根的噁心期很長，不適合用作催吐劑，通常會當作祛痰藥。

生藥性狀　**刺激鼻黏膜；微苦辛辣，令人不舒服**

秋季到冬季挖出後晒乾，一般多會切片後再日晒。長度均一、沒有凸起物、沒有鬚根，顏色淡黃，裡面略帶白色為佳。有些許氣味，粉末會刺激鼻黏膜，味道微苦辛辣，令人不舒服。

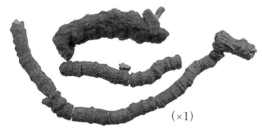

（×1）

主要用途　**催吐劑、祛痰劑**

用於祛痰、催吐、溫和腹瀉方面。若是誤食香菸或醫藥品時，會使用「吐根糖漿」誘導患者將吃下去的東西吐出來。

主要成分　**吐根鹼**　㊟emetine

生物鹼：吐根鹼（emetine）、副吐根素（cephaeline）、吐根微鹼（psychotrine）、O-甲基吐根微鹼（O-methyl psychotrine）、吐根苷（ipecoside）等

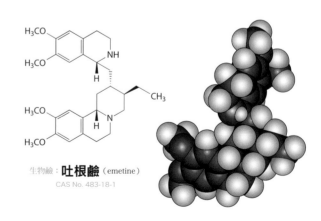

生物鹼：**吐根鹼**（emetine）
CAS No. 483-18-1

吐根所屬的茜草目*Rubiales*、茜草科*Rubiaceae*是拉丁語*Rubia*「茜草屬」後面各自接表示目與科的字尾*-ales*、*-aceae*所形成的。新恩格勒體系與克朗奎斯特體系中茜草科是屬於茜草目，但最新的APG分類體系沒有茜草目，茜草科是在「龍膽目」之下。

吐根屬*Cephaelis*源自希臘語κεφαλή「頭」，因為吐根的花呈頭狀且開得很密集。種名*ipecacuanha*是南美印第安人圖皮族用來指吐根的詞「路邊讓人想吐的葉子」（*i-pe-kaa-guéne*）葡萄語化的。葡萄語中[nja]的發音會寫成nha。南美印第安人古早以前就有在用吐根，後來由葡萄牙傳教士帶進歐洲。「太陽王」路易十四的兒子——皇子路易（1661-1711）因為痢疾瀕死時，醫師艾爾維修（Jean Helvetius, 1685-1755）用含有吐根的處方治癒了這個疾病。雖然一開始艾爾維修把處方當成祕密，但後來還是公開，吐根便在歐洲廣為流傳。

吐根如其名，吃了這種植物的根後會想吐。英語中催吐劑是emetic，源自希臘語ἐμέω「嘔吐」。吐根的主成分吐根鹼（emetine），也是在這個詞後面接表示化學物質的字尾-ine所形成。將希臘語再往前回溯，可得到原始印歐語*wemə-「嘔吐」。實際上，從這個字根衍生出拉丁語vomo「嘔吐」，更進而衍生出英語vomit「嘔吐」。→p.279「馬錢子」。

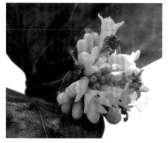

吐根的頭花

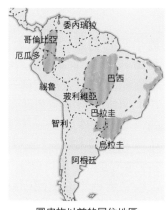

圖皮族以前的居住地區
黃色或橘色部分是圖皮族諸部落居住的地區，由此可知他們生活在亞馬遜流域熱帶雨林的範圍很廣大。

茜草科與紅寶石、茜草素／RUBER「紅」

茜草科（Rubiaceae）與茜草屬（*Rubia*）都是來自拉丁語ruber「紅色的」，因為茜草的根拿來用作紅色染料。英語ruby「紅寶石」衍生自此，茜草的日語名稱「アカネ」也是「赤根」之意。日語漢字「茜（あかね）」指的是染紅西方天空的夕陽。話說回來，吐根雖是茜草科的，不過根不是紅色。

歐茜草（*Rubia tinctorum*）以前也用於油畫等處。歐茜草的英語是Madder，溫莎牛頓公司（Winsor & Newton）有發售一種名為「茜素深紅（Rose Madder Genuine）」的顏料。

歐茜草的色素有茜草素（alizarin）和羥基茜草素（purpurin），兩者都有蒽醌（anthraquinone）的骨幹。茜草素以前曾用作食用色素（此外，歐茜草以前在西方也用作利尿劑），但是隨著發現在大鼠身上有致癌性，現今已不再使用。話說回來，日本的茜草主要色素是羥基茜草素。茜素磺酸鈉（Sodium alizarin sulfonate）是被稱為茜素紅S的色素，會將磷酸鈣沉積的部位染紅，所以可用於骨頭組織鈣化的比色定量、將硬骨染色的胚胎學標本或魚類標本，做成「透明骨骼標本」中。

食人魚的透明雙重染色標本

順帶一提，茜素在阿拉伯語中是指歐茜草的詞，經由法語傳入英語。

硬骨是用茜素紅S、軟骨則是用普魯士藍染色的。

2014年度之使用量
約14t
●●●○○

基原植物學名：

Chrysanthemum morifolium

Chrysanthemum morifolium Ramatulle [krisæn θ əməm]

基原植物名稱：**菊** 基原植物英語名稱：chrysanthemum [krisæn θ əməm]

其他基原植物：[拉]*Chrysanthemum indicum* L. 野菊

新恩格勒：桔梗目 [拉]Campanulales
克朗奎斯特：菊目 [拉]Asterales

菊科 新恩格勒：[拉]Compositae
克朗奎斯特：[拉]Asteraceae

菊屬 [拉]*Chrysanthemum*
產地：日本、中國

於中國、日本中南部大量自然生長的多年生草本植物。原產地為中國，日本自古以來便有栽種。食用菊花也稱為甘菊。甘菊花（白菊花）、杭州產的黃菊花（杭菊）、安徽省原產的白菊花用作生藥。普通來說，在日本提到菊花，也指家菊（イエギク，*Dendranthema grandiflorum* Kitam.）。日本的菊花先是食用，之後隨著秋季的重陽節氣從中國傳入，才誕生了鑑賞菊花的風氣。

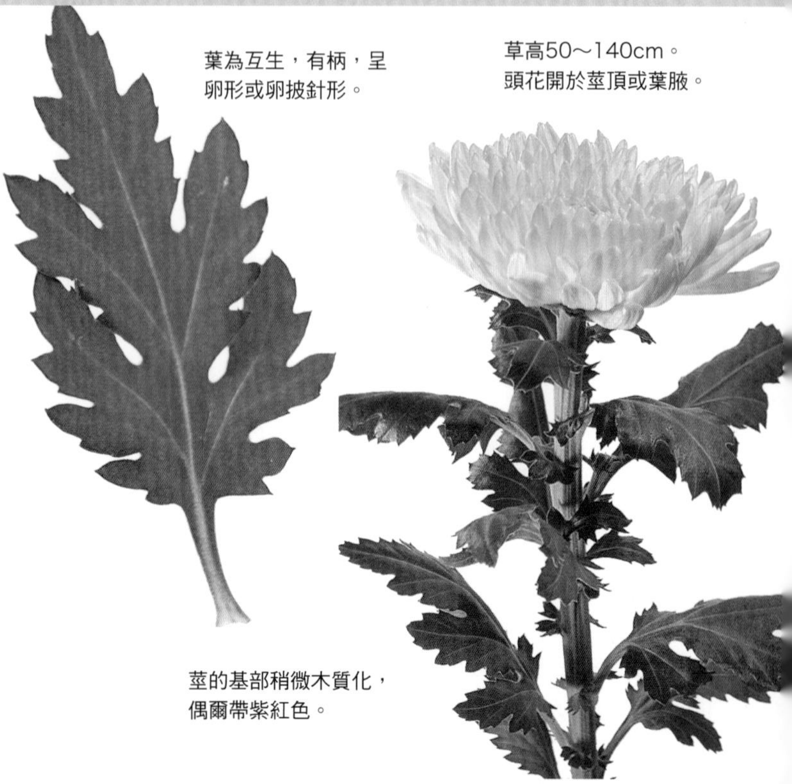

葉為互生，有柄，呈
卵形或卵披針形。
草高50～140cm。
頭花開於莖頂或葉腋。
莖的基部稍微木質化，
偶爾帶紫紅色。

使用部位：
頭花 生藥名稱 菊花 [拉]Chrysanthemi Flos [英]Chrysanthemum Flower

菊花是菊（*Chrysanthemum morifolium* Ramatulle）或野菊（*Chrysanthemum indicum* Linné [*Compositae*]）的頭花。

生藥性狀 重量輕，容易碎；有特殊氣味，微苦

菊或是野菊的頭花乾燥製成。越新鮮越好，顏色鮮豔、香氣豐富、有甜味更佳。

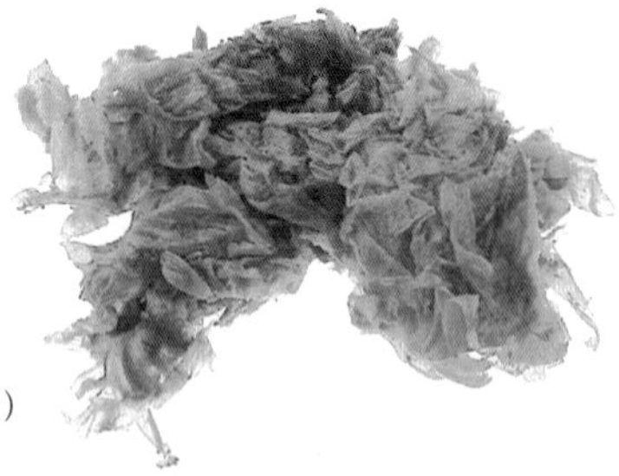
(×1)

主要成分 木犀草素 [英]luteolin

類黃酮（flavonoid）：木犀草素（luteolin）
倍半萜（sesquiterpene）：菊花醇（kikkanol）

確認試驗 TLC法（氯化鐵（Ⅲ）、甲醇試液、暗綠色）

甲醇萃取物以乙酸乙酯、2-丁酮、水、蟻酸混合液展開。均勻噴上氯化鐵（Ⅲ）、甲醇試液時，會得到暗綠色斑點，與葉黃酮一致。

主要藥效 解熱、解毒、消炎

熱水萃取物：抑制中樞神經、解熱作用。
水萃液：強心作用。

漢方處方 鉤藤散

漢方中用於降血壓、消炎、利尿、解熱、眼睛充血方面。菊花主要用於去除發燒、頭痛、口渴等感冒症狀，用來去除相同感冒症狀的生藥有薄荷、葛根。

名稱解說 菊的日語「きく」的讀音來源有取自中文漢音的說法，也有人說因為菊花是很多小花綁在一起（締めくくる）的，所以取自「くくり」。根據前者的說法，漢音的「菊」kiok、kiuk進入日語，kiuk→kik，而且日語中以子音結尾的情況只有n，所以加上母音u，變成 kiku。北京話中音節結束有子音k、t、p的字（入聲字），子音會消失（北京話的菊唸jú）。廣東話的菊、掬則唸guk，保留了語尾的子音k。像這樣，許多日語漢字的讀音中，都可見到中文歷史殘留的痕跡。

菊屬*Chrysanthemum*源自希臘語κρυσός「金、黃金」＋ǎνθος「花」＝「金黃的花」。順帶一提，從這希臘語衍生出的英語有chrysalis「蛹」。許多蛹是鮮豔的黃色，而且還閃著金屬光澤，非常漂亮。此外，拿κρυσός當礦物名稱的不在少數，比方說chrysolite「貴橄欖石（貴カンラン石）」，是κρυσός後面接意為「石頭」的希臘語λίθος形成的。對了，カンラン的漢字即為指植物的「橄欖」。

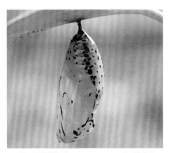

大白斑蝶（*Idea leuconoe*）的蛹

種名*morifolium*是拉丁語morus「桑樹」＋-folia意為「～葉子」的字尾（陰性形）＝「像桑樹葉子」的意思。拉丁語morus同樣用在桑屬*Morus*，也衍生出英語mulberry「桑樹、桑椹」。→詳情請參照p.184「桑白皮」。

表示菊科的詞在新恩格勒分類體系寫成**Compositae**，是拉丁語compositus「複合的、分枝的」之意。克朗奎斯特分類體系則變更為**Asteraceae**，這是紫苑屬*Aster*後接表示「科」的字尾-aceae形成的，因為紫苑屬的舌狀花呈星形，所以取自希臘語ἀστήρ「星星」。英語star則是拿掉字首來的。英語字首astro-「宇宙的」也是衍生自希臘語ἀστήρ（astronaut「太空人」等）。

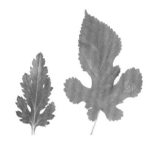

菊花的葉（左）與桑樹的葉（右）
桑樹的葉子有各種形狀，不過最典型的往內裂葉，也不能說不像菊花的葉子。

菊的匊是「舀、捧（掬う）」之意，表示將手中米飯握成圓形的樣子。菊則描寫開了許多小花聚集的「頭狀花」（請參照下方專欄）。

菊花解剖學之入門篇

大朵的菊花看起來只有一朵，但其實上頭聚集了許多小花。這些小花（floret）小歸小，可各自都有雄蕊雌蕊，這就是菊科植物的特徵之一。這種開花的方式稱為**頭狀花序**（capitulum），所有小花統稱**頭狀花**或**頭花**（flower head）。

菊科的小花分為**舌狀花**（ray floret）與**筒狀花**（tubular floret），舌狀花為「舌狀」，在頭花周圍呈放射狀排列（ray，光線、放射線）。另一方面，筒狀花（別名「管狀花」）則位於頭花正中央，花冠呈筒狀。筒狀花的花瓣與舌狀花的花瓣相比，實在不太顯眼。舌狀花與筒狀花排列在花莖前端扁平部分的**花床**（receptacle）上，花床周圍有類似花萼的**總苞片**（involucral scale），所有總苞片統稱為**總苞**（involucre）。

菊科分為菊亞科跟蒲公英亞科，蒲公英亞科的花全都是舌狀花組成。此外，菊亞科的花有筒狀花的，以及兼具筒狀花和舌狀花的。

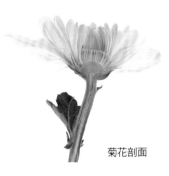

菊花剖面

每個小花基部都有花萼。花序整體基部的苞葉不稱為萼，而是「總苞片」。

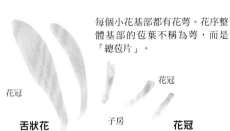

花冠

舌狀花 　　　　子房　　　**花冠**

Cimicifuga simplex

Cimicifuga simplex Wormskjord

基原植物學名：

基原植物名稱：**單穗升麻**　基原植物英語名稱：Kamchatkan bugbane [kæmtʃǽtkáən]

其他基原植物：㊖*Cimicifuga dahurica* (Turcz.) Maximmowicz（中國名：北升麻、興安升麻）
㊖*Cimicifuga foetida* Linné（中國名：西升麻、川生麻或單稱「升麻」）
㊖*Cimicifuga heracleifolia* Komarov（中國名：關升麻、大三葉升麻）

毛茛目　㊖Ranunculales

毛茛科　㊖Ranunculaceae

升麻屬　㊖*Cimicifuga*

產地：日本、中國

會開如試管刷般的白花。可見於落葉林或草原的毛茛科多年生草本植物。生長於山林或草原，花穗又粗又白，很顯目。

花穗長20～30cm，看起來如白色絲線的是雄蕊的花絲。

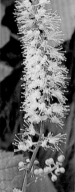

夏秋之際，長條的穗狀花序頂生，常常可見分枝，開滿白色小花。

單穗升麻的花分為兼具雄蕊和雌蕊的雙性花，和只有雄蕊的雄花。

花瓣有光澤是此植物的特徵之一。

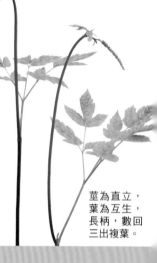

小葉呈橢圓形或狹卵形，銳頭，葉緣為不規則鋸齒緣。

莖為直立，葉為互生，長柄，數回三出複葉。

使用部位：**根莖**　生藥名稱：**升麻**　㊖Cimicifugae Rhizoma　㊇Cimicifuga Rhizome

升麻是單穗升麻（*Cimicifuga simplex* Turczaninow、*Cimicifuga dahurica* Maximowicz、*Cimicifuga foetida* Linné或*Cimicifuga heracleifolia* Komarov [*Ranunculaceae*]）的根莖。

生藥性狀　輕而堅硬；味苦，稍有澀味

秋季時挖起根莖，去除鬚根後晒乾。外皮紫黑色，內部淡褐色、有條紋且粗大為佳。

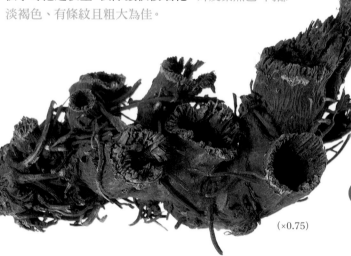

(×0.75)

確認試驗　TLC法（UV350nm，藍色螢光）

在本品粉末中加入稀鹽酸及乙醚萃取。接著以乙酸乙酯、正己烷、醋酸（100）混合液（30:10:1）展開。薄層板照射UV（主波長350nm）時，會出現藍色螢光斑點，且色調及Rf值與(E)-異阿魏酸、(E)-阿魏酸混合液得到的斑點一致。

主要藥效　解熱、抑制浮腫

乙醚部分：鎮痛、抑制鹿角菜膠引起的浮腫。
丁醇部分：降體溫、鎮痛作用。
水的部分：抑制浮腫、抗潰瘍作用。
升麻醇木糖苷（cimigenol xyloside）：預防小鼠肝臟疾病的效果。

漢方處方　乙字湯、升麻葛根湯、辛夷清肺湯、補中益氣湯

漢方中根莖用作解熱、解毒藥，或是脫肛、子宮脫垂方面，也會調配在痔瘡用藥中。與降血壓藥併用會加強降血壓的效果，必須多注意。

主要成分　**升麻醇**　㊇cimigenol

三萜類（triterpenoid）：升麻醇（cimigenol）
色酮（chromone）衍生物：升麻素（cimifugin）

三萜類：**升麻醇**（cimigenol）

CAS No. 3779-59-7

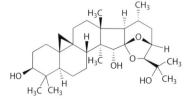

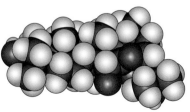

升麻屬 *Cimicifuga* 源自拉丁語 *cimex*「臭蟲」＋fugo「追、追趕」，因為升麻（*Cimicifuga foetida*）相當臭，運蟲子都會逃跑，或是升麻實際上會拿來驅蟲，由此取名的。不過話說回來，單穗升麻並沒有那種臭味。所謂臭蟲（*Cimex lectularius*），是會潛藏在床墊等縫隙間的吸血性害蟲。

升麻的種名 *simplex* 拉丁語中是「單一的、無分歧的」之意，可認為是由一條莖只會有單一花序而來。中國產的北升麻種名 *dahurica* 拉丁語中是「西伯利亞產的」之意。此外，中國產的西升麻種名 *foetida* 則是拉丁語中「有惡臭的」之意。關升麻種名 *heracleifolia* 則是意為「葉子如獨活屬（*heracleum*）的」的拉丁語。希臘神話的英雄海力克斯（Heracles）名字經常用於堅韌龐大的植物學名中。

所謂升麻，是指中國產的 *Cimicifuga foetida*，根據《本草綱目》記載，葉子類似大麻，會使氣上行（上升），便由此取名。不過實際上升麻的葉子不太像大麻，語源沒有確切說法。其實以升麻為名的植物，除了毛茛科升麻屬的升麻與伏毛紫花小升麻（犬升麻，*Cimicifuga japonica*）之外還有很多，比方說虎耳草科的鳥足升麻（*Astilbe thunbergii* var. *congesta*）、黃山梅（*Kirengeshoma palmata*），或是薔薇科的細葉假升麻（*Aruncus dioicus* var. *tenuifolius*）等，範圍橫跨好幾科而且是完全不同的植物，共通點是枝幹分歧、小葉很多。

基原植物日語名稱サラシナショウマ的「サラシナ」寫成漢字是「晒菜」，因為會將嫩葉燙過瀝乾（晒，さらし）來吃（雖然現在不太會食用）。所以蕎麥麵名產地——信州的更科（さらしな）跟單穗升麻無關。

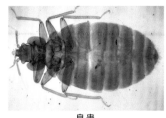

臭蟲
別名床蟲、南京蟲。成蟲體長約8mm，雖然名字裡有「蟲」這個字，但其實不是蟲目，而是半翅目的昆蟲。（提供：南江堂）

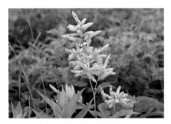

鳥足升麻（虎耳草科）

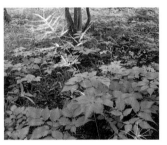

細葉假升麻（薔薇科）

毛茛科與陸蓮花／青蛙的腳與馬的腳

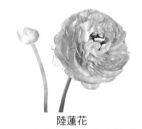

陸蓮花
觀賞用陸蓮花的種名是指亞洲，但這並非東洋的亞洲，而是指小亞細亞的土耳其。這種植物原產於土耳其或是中東的波斯。

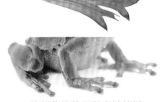

陸蓮花的葉子與青蛙的腳

毛茛科 Ranunculaceae 是拉丁語的 ranunculus「青蛙」。而其本身則是拉丁語 rana「青蛙」後接指小詞-culus形成的，可認為是由於毛茛野生於青蛙棲息的濕地，或者葉子的形狀很像青蛙的腳，便如此取名。許多毛茛科的植物都有毒性，這是因為其中含有眾多生物鹼的成分所造成的。話說回來，譬如烏頭的烏頭鹼（aconitine，p.4）、黃連的小檗鹼（berberine，p.94），生物鹼可是毛茛科生藥中的主要藥效成分。

園藝中的陸蓮花（Ranunculus），主要是指 *Ranunculus asiaticus*（英語：Persian Buttercup），取其屬名的英語唸法來的。

毛茛科日語名稱（キンポウゲ科）的語源——「金鳳花（キンポウゲ）」，是毛茛（ウマノアシガタ，意指「馬的腳型」，*Ranunculus japonicus*）的別名，據說是因為花的形狀很像穿在馬蹄上的「馬草鞋」而來。

2014年度之使用量
約1030t
●●●●●

基原植物學名：

Cinnamomum cassia [kǽsiə/kǽʃə]

Cinnamomum cassia Blume

基原植物名稱：**肉桂** 基原植物英語名稱：Cassia-bark tree

毛茛目 [拉]Ranunculales

樟科 [拉]Lauraceae

肉桂屬 [拉]*Cinnamomum*

產地：中國、越南

自生、栽種於中國南部、越南的常綠喬木。肉桂作為辛香料與砂糖是絕佳搭檔，常用於大家熟悉的卡布奇諾咖啡或蘋果派中增添香氣。據說肉桂是最早的香料，古埃及也用來當作木乃伊的防腐劑。八世紀時傳入日本。

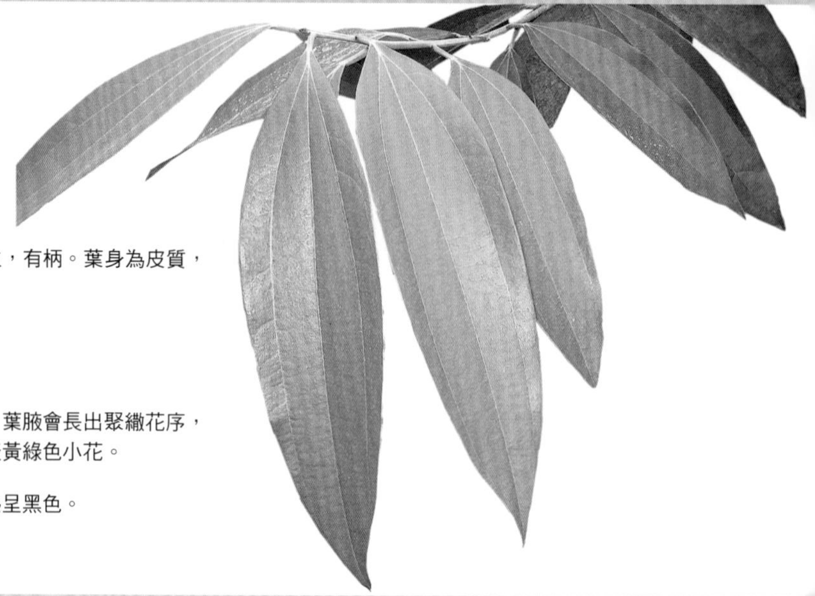

葉為互生，有柄。葉身為皮質，長卵形。

夏季時，葉腋會長出聚繖花序，開許多淡黃綠色小花。

液果成熟呈黑色。

使用部位：樹皮 生藥名稱 桂皮 [拉]Cinnamomi Cortex [英]Cinnamon Bark

桂皮是*Cinnamomum cassia* Blume（*Lauraceae*）的樹皮，或去除部分周皮製成；**桂皮末**是桂皮的粉末；**桂皮油**是用肉桂的葉子、小枝、嫩樹皮或簡桂（*Cinnamomum zeylanicum* Nees［*Lauraceae*］）的樹皮以水蒸氣蒸餾得到的精油。本品定量時，總醛類含量60vol%以上。

生藥性狀 有特殊香氣，甘甜、辛辣、微澀

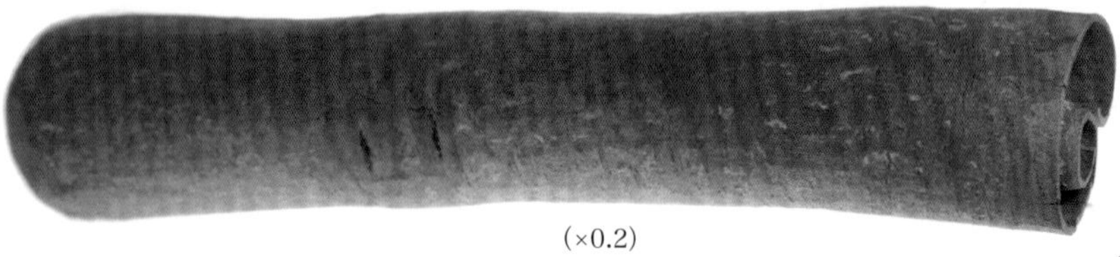

（×0.2）

夏～秋季剝下樹皮，除去外皮粗糙的部分，晒乾。保存於乾燥的場所。紫黑色、味道辛辣、氣味甘甜為佳。

主要成分 桂皮醛 [英]cinnamaldehyde

類苯丙烷（phenylpropanoid）：桂皮醛（cinnamaldehyde）、桂皮酸（cinnamic acid）等

雙萜類（diterpenoid）：桂皮烯寧（cinnzeylanin）、桂二萜醇（cinnzeylanol）

單寧（tannin）：左旋-表兒茶素（(-)-epicatechin）、桂皮單寧（cinnamtannin）

確認試驗 TLC法（UV254nm，黃橙色）

以正己烷、乙酸乙酯混合液展開乙醚萃取物。照射UV（254nm）→Rf值0.4附近出現紫色斑點。對此斑點噴上2,4-二硝基苯肼（2,4-Dinitrophenylhydrazine，DNPH）→黃橙色（桂皮醛）。

主要藥效 發汗、解熱、鎮痛

柳醛（salicylaldehyde）：鎮靜、鎮痙、擴張末梢血管、抑制血小板凝集、抗菌作用。

多醣體部分：抗腫瘤活性。

漢方處方 苓桂朮甘湯、桂枝湯、葛根湯、小青龍湯

漢方中經常調配於感冒藥、鎮靜、鎮痙藥、解熱、鎮痛、消炎藥、保健強身藥、婦科藥物的處方中。

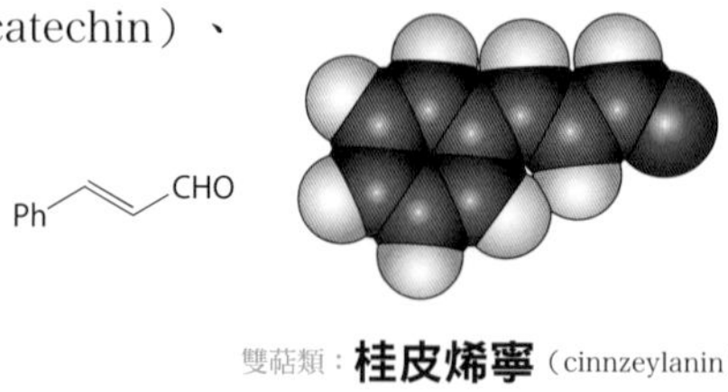

雙萜類：**桂皮烯寧**（cinnzeylanin）
CAS No. 62203-47-8

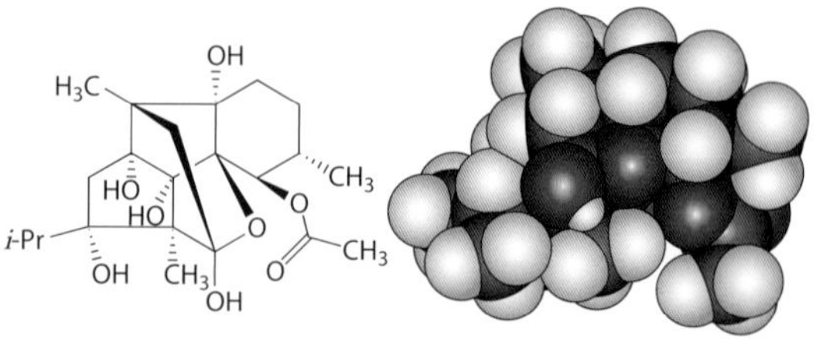

類苯丙烷：**桂皮醛**（cinnamaldehyde）
CAS No. 14731-10-9

肉桂屬 *Cinnamomum* 源自希臘語 κίνναμον，再往前回溯據說是源自希伯來語。繼續回溯這個詞的語源，則眾說紛紜。

種名 *cassia* 則是來自這個植物的希臘語名稱 κασσία，而這個希臘語可認為是源自希伯來語中意為肉桂的 קְצִיעָה，推測是從這個詞的動詞 קָצַע「剝皮」來的。順帶一提，《聖經》的《約伯記》第42章14節出現了約伯女兒的名字凱崔雅（Keziah），也是肉桂的意思。此外，cassia 也用於決明屬（*cassia*）→p.60「番瀉葉」、p.62「決明子」。

桂皮的基原植物肉桂（*Cinnamomum cassia*）別名中國肉桂（支那肉桂，シナニッケイ），或是トンキンニッケイ。也有人單稱「桂」，不過會跟連香樹科連香樹屬的落葉喬木──連香樹（桂，*Cercidiphyllum japonicum*）搞混，光寫個「桂」字實在很令人煩惱。然而，中國的「桂」指的是「木樨、桂花」（「桂花陳酒」也是拿丹桂釀的酒）。「桂」本來是常綠香木的統稱，所以會出現這種指稱多種植物的情況。比方說，「月桂樹」裡也有「桂」字，這也是一種常綠香木。

翻譯為樟科的 Lauraceae 是源自拉丁語 Laurus「月桂樹」，用月桂樹做成的「月桂冠」，起源自古希臘皮提亞競技會中，頒給優勝者用月桂樹枝葉編成的頭冠，而月桂樹是宙斯之子阿波羅的聖樹。之後古羅馬將軍凱旋時也會在頭上戴月桂冠。英語提到 poet laureate「桂冠詩人」，則是給優秀詩人的稱號。月桂樹的葉子乾燥後，是法語 laurier、英語的 bay leaf 所稱的辛香料，可用於燉煮料理或醬汁。

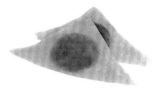

八橋
目前加在八橋裡的是中國產的桂皮粉末跟桂皮皮油；以前加的是ニッケイ（日本的桂，也就是西博氏肉桂（*Cinnamomum sieboldii*）的根皮粉末。戰前孩子們的點心「肉桂水（ニッキ水）」，也是用其的根部萃取物加水製成的飲料。

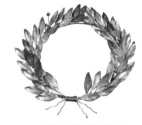

以月桂樹為模型的金冠
古希臘會舉辦四大競技會，每個地方都會給優勝者不同植物做成的頭冠。奧林匹亞競技（今日奧運名稱的由來）的優勝者，會獲得橄欖葉做成的頭冠；而神諭很有名的德爾菲競技優勝者則會獲得月桂冠。

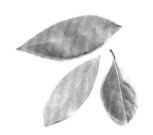

月桂葉（Laurier）

Cinnamon與Cassia的區別是？

料理的世界中，偶爾會將肉桂（*C.cassia*）稱為「Cassia」，與 Cinnamon 區別。不過，現今日本販售的香料「Cinnamon」中，大多是越南產的 *C.cassia* 粉末，點心用的「Cinnamon」則幾乎100％是中國或越南產的 *C.cassia*（用於現行日本藥局方生藥桂皮的品種）。也就是在日本不太會區別 *C.cassia, C.verum*（＝*C.zeylanicum*）、*C.burmanii*，全都稱為「Cinnamon」。在印度與美國也一樣，大多使用 Cassia（*C.cassia*），但不是叫 Cassia，而是叫 Cinnamon。

另一方面，歐洲人特別喜好 *C.verum*（錫蘭桂皮），只有稱本種為 Cinnamon，大多會與 Cassia 區分。這種 *C.verum* 含有丁香酚（eugenol），香氣像在 *C.cassia* 中加了丁香一樣（→請參照 p.282「丁香、丁子香」）。肉桂咖啡附的肉桂棒以往都是用 *C.verum* 的薄皮（最近不限於本種了）。

C.burmanii（爪哇肉桂）的風味雖輕，卻很類似 *C.cassia*。在印度雖然頗受歡迎，不過在日本就不太常見了。

2014年度的使用量
約9.5t
●●○○○

基原植物學名：
Cistanche salsa

Cistanche salsa G. Beck

基原植物名稱：**鹽生肉蓯蓉** 基原植物英語名稱：Violet Cistanche [sistǽnki:]

其他基原植物：[拉]*Cistanche deserticola* Y. C. Ma 荒漠肉蓯蓉
[英]desert living cistanche
[拉]*Cistanche tubulosa Wight* (Orobanchaceae) 管花肉蓯蓉
[英]desert broomrape、desert hyacinth [hάiəsinθ]、fox radish

唇形目 [拉]Lamiales

列當科 [拉]Orobanchaceae

肉蓯蓉屬 [拉]*Cistanche*

產地：鹽生肉蓯蓉是蒙古、中國（內陸地區、內蒙古）；管花肉蓯蓉則生長於巴基斯坦或中東的沙漠地帶

寄生在乾燥地帶的多年生草本植物上。鹽生肉蓯蓉會寄生在莧科（Amaranthaceae，克朗奎斯特體系的藜科[Chenopodiaceae]）鹽爪爪屬（Kalidium）、鹽穗木屬（Halostachys）、鹽節木屬（Halocnemum）、鹽角木屬（Sarcocornia）的根部，以獲取養分及水分。沒有葉綠體，也沒葉子。

鹽生肉蓯蓉草高30cm左右。

葉子會退化成許多鱗片狀，愈上方越稀疏。

夏季時，莖的前端會長出穗狀花序，開小的唇形花。鹽生肉蓯蓉的花瓣顏色為紫色～白色；荒漠肉蓯蓉或管花肉蓯蓉為黃色～紫色。

右圖為開花的管花肉蓯蓉（*Cistanche tubulosa*）。管花肉蓯蓉會寄生在檉柳類的植物上，在中國尤其喜歡寄生華北檉柳（*Tamarix chinensis*）。

蒴果為球形。

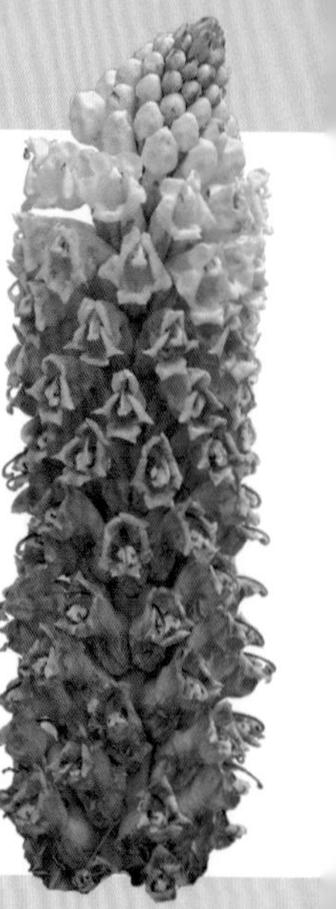

使用部位：
肉質莖 生藥名稱 肉蓯蓉 [拉]Cistanchis Herba [英]Cistanche Herb

肉蓯蓉是*Cistanche salsa* G. Beck、**荒漠肉蓯蓉**（*Cistanche deserticola* Y. C. Ma）或管花肉蓯蓉（*Cistanche tubulosa* Wight [Orobanchaceae]）的肉質莖，若有開花會去除花序。

生藥性狀 有特殊氣味；微甘，後微苦

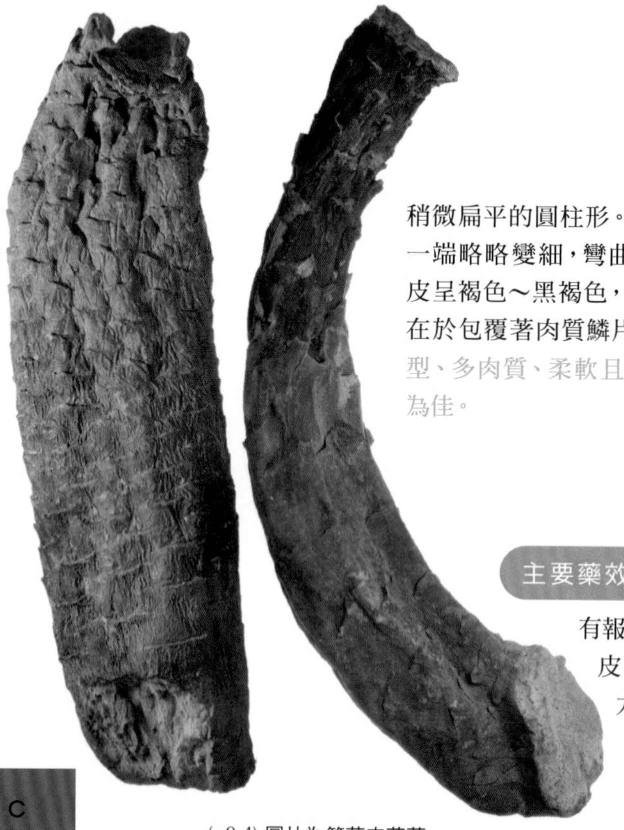

稍微扁平的圓柱形。大多一端略略變細，彎曲。外皮呈褐色～黑褐色，特徵在於包覆著肉質鱗片。大型、多肉質、柔軟且潤澤為佳。

(×0.4) 圖片為管花肉蓯蓉

主要成分 **肉蓯蓉苷A** [英]cistanoside A

苯乙醇類（phenylethanoid）：肉蓯蓉苷A（cistanoside A）、毛蕊花苷（verbascoside）

其他：草蓯蓉醛鹼（boschniakine）、草蓯蓉酸（boschniakinic acid）

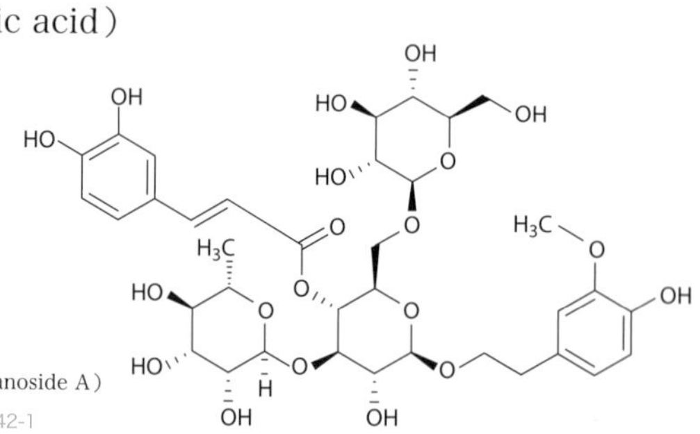

苯乙醇類：
肉蓯蓉苷A（cistanoside A）
CAS No. 93236-42-1

確認試驗 TLC法（氨氣）

取1-丁醇萃取液進行TLC試驗。薄層層析法用的毛蕊花苷甲醇溶液為標準溶液，以乙酸乙酯、甲醇、水混合液（20：3：2）展開萃取液。展開後，薄層板均勻噴上2,6-二溴苯醌氯亞胺試液，放置於氨氣中時，會得到與標準溶液相同色調及Rf值的斑點。

主要藥效 **強身、強精**

有報告指出具有分泌腎上腺皮質荷爾蒙、賦活免疫力、抗疲勞、強身、增強性能力之作用。

漢方處方 鹿茸大補湯、固精丸、金剛丸

收錄於《神農本草經》上品，可用於滋補強身、強精。也可用於陽痿、不孕、便祕、膀胱出血或腎臟出血的止血藥。

肉蓯蓉屬*Cistanche*是希臘語κιστός「巖薔薇」＋ἄγχη「毒」或ἄγχω「絞殺、使其窒息而死」。鹽生肉蓯蓉本身沒有毒性，但因為寄生在莧科植物根部，所以對被寄生的植物而言是「毒」，又像「絞殺者」般的存在。*Cistus*也用作巖薔薇屬的屬名，是某種肉蓯蓉屬植物的宿主之一。

種名*salsa*是拉丁語中，意為「鹹的、用鹽調味的」的形容詞salsus之陰性形，名詞形是sal「鹽」。繼續回溯，英語salt「鹽」也是源自相同的原始印歐語。《神農本草經》中雖然寫著性味鹹，但其實鹽生肉蓯蓉本身沒有那麼鹹。中國稱呼肉蓯蓉為「大芸」，會在秋季採收，醃漬在鹽湖中數年再晒乾，所以也稱為「鹽大芸、鹹大芸」。而在春季採收時不能鹽漬，便稱為「淡大芸、甜大芸」。鹽生肉蓯蓉的宿主鹽穗木屬（*Halostachys*）、荒漠肉蓯蓉的宿主梭梭（*Haloxylon ammodendron*）等，屬名出現的Halo-，源自希臘語ἅλς「鹽、海」。表示這些植物來自鹽分多的地區，若是內陸，也有分布在鹽湖附近。

從**肉蓯蓉**這個名稱，容易誤會生藥基原是來自動物的肉，然而是因為其葉子為鱗狀，質感像肉，才稱之為「肉」。根據《本草綱目》，「蓯蓉」表示相較於其他藥品，作用沒那麼激烈，而是「從容和緩」的。

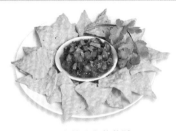

玉米薄片與莎莎醬

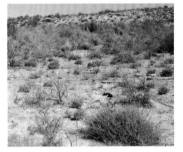

梭梭
Haloxylon ammodendron
荒漠肉蓯蓉主要寄生的莧科植物。荒漠肉蓯蓉有逐漸減少的傾向，與其說是因為盜採，不如說是因為可寄生的梭梭被過度砍伐。梭梭容易燃燒，甚至被稱為「沙漠之炭」，適合當柴火之故。

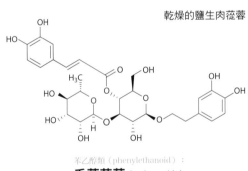

乾燥的鹽生肉蓯蓉

苯乙醇類（phenylethanoid）：
毛蕊花苷（verbascoside）
CAS No.61276-17-3

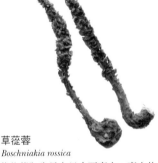

草蓯蓉
Boschniakia rossica
草蓯蓉為生長在日本亞高山～高山的一回結實性多年生草本植物，日語別名為黃紫茸（キムラタケ），但並不是菇類。生藥稱為和肉蓯蓉或草蓯蓉。

寄生於各種植物上的列當科植物

科名的列當，是以茵陳蒿為宿主的寄生植物。各個列當科植物的寄生宿主都不同，例如野菰（*Aeginetia indica*）會寄生在芒草等禾本科植物上；小列當（*Orobanche minor*）會寄生在菽草等植物；草蓯蓉（*Boschniakia rossica*）則會寄生於高地赤楊。

列當的英語broomrape，是由英語broom「金雀花、掃帚※」＋拉丁語rapum「蕪菁」形成的。因為列當會在金雀花根部長出宛如「蕪菁」一般的塊根，奪取養分，便由此取名。

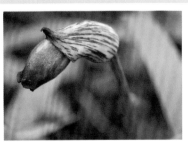

野菰
如其別名「南蠻煙管」，會開煙管狀的花。《萬葉集》中以「相思草」之名出現。「相思草」在俳句中為秋季的季語。

※在日本多用棕櫚、椰子、竹子或地膚製做掃帚，不過西方多用金雀花的枝條來製作。

日本使用的生藥、漢方藥有很多是從國外進口的。其中雖然有在日本想栽種也能種植的，不過那些並非自生於日本，而且也有許多因為氣候問題，無法在日本栽種的品種，比方說桂皮和沉香。為了研究這些生藥，必須去見見原本的植物（稱為「基原」），而原產地許多都在國外的山裡。我們研究者往當地出發後，進行各式調查。所謂「當地調查」或是「田野調查」的研究方式，正是藥學界中，生藥獨一無二的世界。然而，在近來奉行成果主義的日本研究現場，採取田野調查的方式得投注大量金錢與時間，卻無法得出多少論文（成果），讓大家敬而遠之，實踐這種方式的研究者少之又少。

聽到當地調查幾個字，或許會令人想到「要闖進未曾有人踏足的叢林或密林」，不過「藥物」這個概念一開始是從「人類」的生活中誕生的，所以生藥的田野調查其實是非常「有人味」的調查。

圖片是加在京都名點心八橋，或是一時流行的甜麵包肉桂捲中，大家所熟知的桂皮的當地調查一景，你看，都是人、人、人……當地跟桂皮有關的人們表情很棒吧。不過，從照片中看不出我們這些進行當地調查的外國研究者，在獲得當地人們的信任、跟大家推心置腹，取得研究所需資訊，在拍下這些照片前，我們是懷抱著多大的熱情與努力、花時間去跟大家交流。生藥相關的植物魅力不用說，或許採用以當地調查為主軸的研究方式的生藥學研究者，也能捕捉到這種人性魅力。

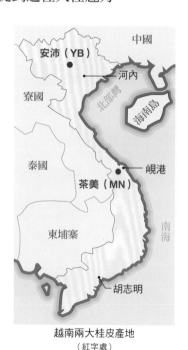

越南兩大桂皮產地
（紅字處）

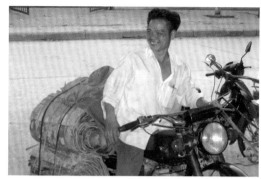

正好將剝下的YB桂皮，用摩托車從山裡運到城鎮集貨區（越南北部）。1捆大概30～35kg。

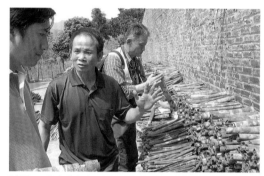

訪問YB桂皮的乾燥加工廠一景。

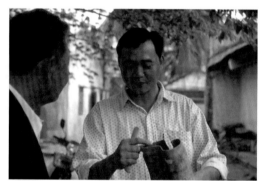

說明MN桂皮油層（在越南中部）。

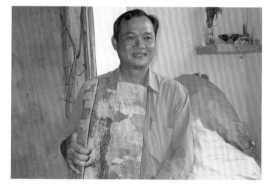

拿著剛剝下的MN桂皮的工廠主人。雖然現場充滿香氣，可是透過照片無法傳達給各位，真可惜。

基原植物學名：

Citrus aurantium

Citrus aurantium L.   [ˈsɪtəs ɔːˈræntɪəm]

生藥的枳實與橙皮基原植物是同一種，所以這裡不解說基原植物與學名，下一頁p.78則會解說生藥的枳實與橙皮。

基原植物名稱：**酸橙、來母**   基原植物英語名稱：sour orange / bitter orange

果皮 **橙皮**   **果實** **枳實**

新恩格勒：芸香目   ⑪Rutales
克朗奎斯特：無患子目   ⑪Sapindales
芸香科   ⑪Rutaceae
柑橘屬   ⑪*Citrus*

酸橙為喜馬拉雅原產，可栽種於溫帶各地的芸香科常綠喬木。

柳橙有酸橙與甜橙兩大品系，日本提到柳橙通常是指甜橙（アマダイダイ，*Citrus sinensis*）。做成橙皮或枳實的通常是酸橙（苦橙）。臭橙別名「かぼす」，也是這品系的品種之一。

基原植物學名：

Citrus aurantium var. *daidai*

Citrus aurantium var. *daidai* Makino

基原植物名稱：**苦橙**

果皮 **橙皮**   **果實** **枳實**

苦橙雖然酸味重，但風味佳。「橙色」一詞為語源。原產地喜馬拉雅，為經過中國傳入日本的變種「代代酸橙」（*Citrus aurantium* var. *daidai*）。酸味強，與其直接生食，不如做成橘子醬、酸桔醋或用作漢方藥。據說如果不摘下苦橙的果實，放著不管，就算隔年結了新的果實，去年的果實也不會掉。所以枝頭上長著代代的果實，便取其名。

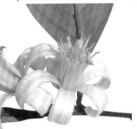

苦橙的花

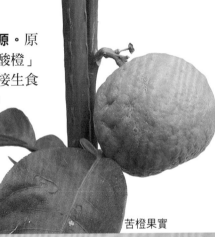

苦橙果實

品種名「回青橙（かいせいとう）」的由來則是這種苦橙到了冬天會變成濃郁的橙色，若不採收、置之不理，到了春天就會變回綠色。鏡餅等新年的裝飾也是用這種苦橙。

夏橙的花

基原植物學名：

Citrus natsudaidai

Citrus natsudaidai Hayata   [ˈsɪtəs]

基原植物名稱：**夏橙**   基原植物英語名稱：bitter orange

果實 **枳實**   產地：日本（愛媛、和歌山等）

為自然雜交誕生的日本原產柑橘，也是大家熟知的「夏柑（ナツカン）」。據說在安永年間（1772-1780），有位叫西本於長的女性，種植了漂流到山口縣長門市大日比的柑橘種子，後來長成日本最早的夏橙。原樹至今仍保存著（根是原來的木頭，但上面的木頭是嫁接的），被指定為國家史蹟紀念物。明治維新以後，栽種柑橘成了舊士族的謀生手段，在山口縣，尤其是萩地區的鬧區迅速擴散。夏橙的花也是山口縣的縣花。夏橙是自然雜交誕生的品種，可認為與葡萄柚、八朔柑同為文旦品系。目前則是以甜味更重、所謂甘夏（川野夏橙）或新甘夏的夏橙品種為生食主流。

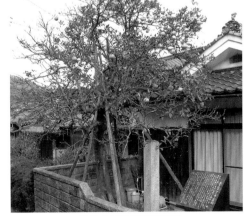

位於大日比的夏橙原樹
大日比是漂浮在日本海的小島青海島上。今日栽種的夏橙，以及其衍生出的各個品種，起源都是這一棵原樹。（提供：長門市公所）

使用部位：**果實** 生藥名稱 **枳實** ㊩Aurantii Fructus Immaturus　㊤Immature Orange

枳實是苦橙（*Citrus aurantium* Linné var. *daidai* Makino、*Citrus aurantium* Linné）或夏橙（*Citrus natsudaidai* Hayata [*Rutaceae*]）的未熟果實，整個或對半橫切。

生藥性狀 非常硬，有特殊氣味，味苦

7月左右，趁尚未成熟時採收。小心防蟲、防潮，保存於冰冷處。枳實呈球形，表皮深綠褐色～褐色，並不鮮豔，因為有許多油細胞，所以表面有很多凹陷的點。橫剖面中心有小型放射狀黃褐色的凹陷，偶爾出現沒成熟的種子。有特殊香氣，味苦。放愈久愈好，果皮厚、肉質飽滿、氣味芳香、苦味強為佳。

主要成分 **柚苷** ㊤naringin　其他成分請參照橙皮。

確認試驗 Mg+HCl

甲醇萃取物＋條狀鎂金屬及鹽酸→紅紫色（橙皮苷）。

主要藥效 健胃

萃取物：抑制離體腸道運動、抗過敏作用。

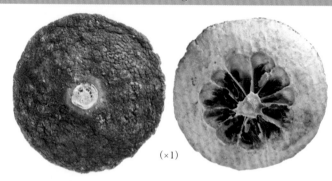

(×1)

漢方處方 四逆散、溫膽湯

漢方中用於芳香性苦味健胃藥、胸腹部阻塞、悶脹感。

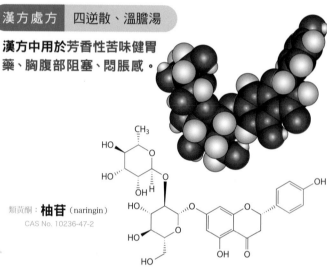

類黃酮：**柚苷**（naringin）
CAS No. 10236-47-2

使用部位：**果皮** 生藥名稱 **橙皮** ㊩Aurantii Pericarpium　㊤Bitter orange Peel

橙皮是酸橙（*Citrus aurantium* Linné）或苦橙（*Citrus aurantium* Linné var. *daidai* Makino [*Rutaceae*]）成熟的果皮；**橙皮糖漿**是橙皮酊劑200mL＋單糖漿適量＝總量1000mL，根據糖漿製法製造而成。不過也能用適量白糖及純水取代單糖漿製造；**橙皮酊劑**是用橙皮粗末200g＋適量70vol%乙醇＝總量1000mL，根據酊劑製法製造而成。不過也能用適量乙醇及純水取代70vol%乙醇製造。

生藥性狀 有特殊香氣，味苦

於10～11月左右，成熟後採收。小心防蟲、防潮，保存於冰冷處。幾乎呈四分之一的球面形狀，有許多油細胞形成的小凹陷。內部白色～淡灰暗橘色，維管束的痕跡凹陷，形成不規則的網眼。有特殊香氣，味苦，稍有黏液性，帶點刺激感。

(×1)

主要成分 **檸檬烯、檸檬油精** ㊤limonene

精油部分：檸檬烯（檸檬油精）等
類黃酮醣苷：橙皮苷（hesperidin）、新橙皮苷（neohesperidin）、柚苷（naringin）、枸橘苷（poncirin）
苦味物質：檸檬苦素（limonin）、辛弗林素（synephrine）、果膠（pectin）等

確認試驗 TLC法（氨氣，灰綠色）

用乙酸乙酯、乙醇、水的混合液展開乙醇萃取液。均勻噴上稀2,6-二溴苯醌氯亞胺（2,6-dibromo-N-chloro-1,4-benzoquinone monoimine）試液，置於氨氣中，會得到數個斑點，其中一個與從柚苷標準溶液得到的灰綠色一致。

主要藥效 健胃

甲醇萃取物：於大鼠十二指腸內投予，有促進膽酸依存性膽汁之分泌作用。
右旋檸檬稀：鎮靜、抑制中樞神經、促進膽汁分泌、降低肝臟、血清膽固醇作用等。

漢方處方 苦味酊劑、橙皮糖漿、橙皮酊劑

作為漢方處方以外的芳香性苦味健胃藥，調配於各種胃腸藥中。

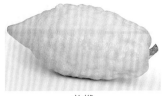

枸櫞

歐洲與中國在西元前的時代，便已知有這種水果。果實酸味強，無法直接食用，但可以拿來做飲料，或是當成檸檬酸的原料。佛手柑是枸櫞的變種，所以枸櫞也稱為「圓佛手柑」。照片中的是用於猶太教住棚節祭典，稱為香櫞的枸櫞變種。

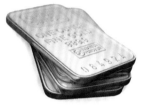

金（元素符號Au）

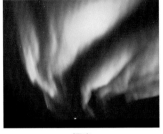

極光

柑橘屬**Citrus**源自拉丁語citrus「枸櫞（*Citrus medica*）」，枸櫞很類似檸檬，是柑橘的一種。英語citron「枸櫞」也是衍生自這個拉丁語。法語中，citron則用於指稱檸檬。有趣的是，citrus的指小詞*citrullus*，是「西瓜屬」的意思。

英語citrus fruit「柑橘類」指的是芸香科柑橘亞科植物的總稱（柑橘屬、金柑屬、枳屬等），包含了比柑橘屬更廣泛的植物。柑橘類共同成分citric acid叫做「檸檬酸（クエン酸）」，而クエン則是中文的枸櫞。

苦橙種名*aurantium*源自拉丁語aurum「金」的形容詞aurantius「金黃色的、橙色的」中性形。金的元素符號Au則是取拉丁語aurum的字首。這個拉丁語被認為是來自原始印歐語*aus-「閃耀、散發光芒」。從這個原始印歐語衍生出別的拉丁語：aurora「東方、黎明、曙光、黎明女神奧羅拉」，之後也衍生出英語的aurora「極光」。還有別的說法指拉丁語是來自希伯來語 אוֹר「光」。

芸香科**Rutaceae**是*Ruta*「芸香屬」＋表示「科」的字尾-aceae。芸香也是英語中的rue（→p.127專欄）。

枳實的**枳**意思是枳殼、枸橘（*Poncirus trifoliata*）的樹木。「只」偏旁意為「小的」，指枳殼、枸橘的果實很小。日語名稱カラタチ則是「唐橘（カラタチバナ）」的縮寫。日本藥局方枳實的基原植物中沒有包含枳殼、枸橘。

柑橘解剖學　　介紹柑橘各部位名稱、英語名稱語源。

外果皮 英語：flavedo 相當於⑱exocarp [ɛksəkɑːp]。果皮**黃色**的部分，含有色素，由表皮及含有**油細胞**的細胞層組成。來自拉丁語flavus「黃色的」。

中果皮 英語：albedo 相當於⑱mesocarp [mésəkɑːp]。果皮**白色**部分，海綿狀組織，日向夏柑這品種的中果皮也能吃。albedo源自拉丁語albus「白色的」，英語album「相簿、專輯」（原意為白色板子）也是同源詞。

瓤囊（內果皮） 英語：segment，相當於⑱endocarp [éndoukɑːp]。就是所謂的「瓣」，包裹瓣的膜稱為「瓤囊膜」。

沙瓤 英語：vesicle。瓤囊中的小果粒。美國最近將沙瓤寫成pulp，有果粒的柳橙果汁叫做orange juice with pulp。

維管束 英語：vascular bundle。拿掉蒂頭後，會出現排列成圓形的小點，這就是維管束的切面，養分會經過這邊從枝幹輸送到果實裡。小點數量約9～12個，與果實中瓤囊的數目相同。

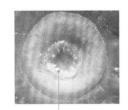

取下蒂頭可看見的維管束

2014年度之使用量
陳皮：約310t
●●●●○

基原植物學名：

Citrus unshiu

Citrus unshiu Markovich

基原植物名稱：**溫州蜜柑**　基原植物英語名稱：orange

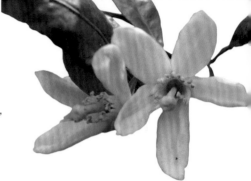

果皮 陳皮

新恩格勒：芸香目　㉜Rutales
克朗奎斯特：無患子目　㉜Sapindales

芸香科　㉜Rutaceae

柑橘屬　㉜*Citrus*
產地：日本

高約3m。葉為互生，呈橢圓形且兩端尖。初夏時，樹梢的葉腋會開許多小白花。

果實為扁球形，外皮呈鮮豔的橙黃色，柔軟多汁，酸甜適中。

日本產量最大的日本原產柑橘類。在日本一般稱「蜜柑（ミカン）」便是指這種。 溫州蜜柑是芸香科常綠灌木，栽培種類分歧眾多。從「像蜜一樣甘甜的柑橘」得到「蜜柑」之名，其日文名稱可認為是みつかん→みっかん→「みかん」如此演變來的。

歐美一般稱之為「satsuma」。日語名稱「ウンシュウミカン（溫州蜜柑）」與中國的溫州沒有直接關係。

基原植物學名：

Citrus reticulata [sítəs retikjuléitə]

Citrus reticulata Blanco

基原植物名稱：**柑橘**　基原植物英語名稱：mandarin、(dancy) tangerine

果皮 陳皮

產地：印度、中國、台灣

Mandarin與tangerine在植物分類學上是屬於同一種。 兩種同屬於 *Citrus reticulata*，成熟的果實果皮呈黃色～橙色者稱為「mandarin」，橙色～紅色者稱為「tangerine」。

椪柑跟凸頂柑（日語品種名：「不知火」）也是同類。Tangerine的香氣甘甜，效果類似甜橙，也可用於芳香療法或護膚等精油中。

芳香療法、芳香性健胃藥　AROMA「香料」

　陳皮、桂皮、丁香等生藥有芳香性健胃藥（aromatic stomachic）的功效。所謂芳香性健胃藥，是指其香氣或臭味會刺激嗅覺，透過反射促進消化液分泌，讓消化道活動亢進的藥物。其中也有辣味或苦味，常跟辣味健胃藥重疊。此外，「aromatic」如前述，源自希臘語ἄρωμα「香料、調味料、辛香料」（後來才產生芳香的意思）。英語aromatherapy「芳香療法」也是源自aroma「芳香」＋therapy「治療」。

　化學中，酚(phenol)、甲苯(toluene)、甲酚(cresol)、安息香酸(benzoic acid)、水楊酸(salicylic acid)、萘(naphthalene)、蒽(anthracene)等含有苯環的化合物總稱為「芳香族化合物(aromatic compound)」（雖說如此，但也有很多結構式有苯環卻沒有氣味的，因為在十九世紀當時發現的苯環化合物大多帶有香氣，所以才如此命名。）。

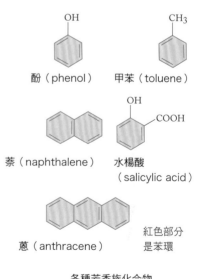

酚（phenol）　　甲苯（toluene）

萘（naphthalene）　水楊酸（salicylic acid）

蒽（anthracene）　　紅色部分是苯環

各種芳香族化合物

果皮 生藥名稱 **陳皮** ㊣Citri Unshiu Pericarpium ㊀Citrus Unshiu Peel

陳皮是溫州蜜柑（*Citrus unshiu* Markovich）或椪柑（*Citrus reticulata* Blanco [*Rutaceae*]）成熟的果皮。

| 確認試驗 | **Mg＋HCl反應** |

甲醇萃取液＋條狀金屬鎂及鹽酸→紅紫色（橙皮苷）。

| 生藥性狀 | **外表為橙色；陳舊者為黑褐色** |

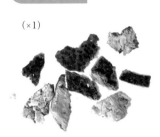

（×1）

10～11月左右，於成熟時期採收。小心防蟲、防潮，保存於冰冷處。外表為橙～黑褐色。有特殊香氣，味苦，稍有刺激性。使用的是採收後最少1年以上之物，保存越久（2～3年以上）越佳，但若放置太久精油含量不合規定的則不用。

| 主要藥效 | **芳香、苦味健胃、止咳** |

促進胃液分泌、抗過敏、抗發炎、抑制氣管收縮、抑制中樞神經、鎮靜作用。

| 漢方處方 | 胃苓湯、香蘇散、疏經活血湯、抑肝散加陳皮半夏 等 |

漢方中用於健胃、利尿、止咳、祛痰方面。調配於眾多配方中。

| 主要成分 | **橙皮苷** ㊀hesperidin |

精油：右旋檸檬烯（(+)-limonene）
類黃酮：橙皮苷（hesperidin）、柚苷（naringin）、陳黃皮酮（nobiletin）
生物鹼（alkaloid）：辛弗林素（synephrine）
其他：檸檬酸（citric acid）、果膠（pectin）

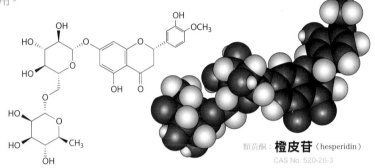

類黃酮：**橙皮苷**（hesperidin）
CAS No. 520-26-3

Mandarin與tangerine的種名*reticulata*是來自拉丁語reticulum「細網」的形容詞reticulatus「細網狀的」陰性形。解剖學用詞的拉丁語retina「網膜、視網膜」（英語：retina也是同源詞）。

陳皮的**陳**意思是「老的、古早的」，而陳皮是古早橘皮、陳橘皮的簡稱。陳皮屬「六陳」之一，愈老舊愈受到重用，所以取了這個名字。陳字的「東」字邊表示兩端綁起的袋子，「陳」則有「並列」沙袋之意，從這裡衍生出「排列、連接」的意思，所以排出來展示叫「陳列」，羅列敘述叫「陳述」，排好放著不動等時間過去的皮叫「陳皮」，老舊之物稱為「陳腐」。

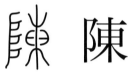

左邊是篆刻文字的「陳」，扁扁的立耳旁是「阜」字的變形，意為「頂部平坦的土堆」。旁邊的「東」則是袋子的象形字。

六陳、八新

生藥中，傳統上越古老效果越好的東西稱為「六陳」：

- ●枳實
- ●橘皮＝陳皮
- ●麻黃
- ●半夏
- ●吳茱萸
- ●狼毒（雖然指的是什麼並不明確，但可認為是姑婆芋[天南星科]的根莖、月腺大戟[大戟科]的根、瑞香狼毒[*Stellera chamaejasme*，瑞香科]的根中的某個）

藉由讓這些生藥熟成，揮發或是氧化作用劇烈的成分待其變弱，反而可想見藥效成分濃縮。這也能說是修治（→p.4）的一種。當然放太久也不好，隨著生藥種類不同，也有偏好在適當時期使用的生藥。

另一方面，愈新鮮愈好的稱為「八新」：

- ●紫蘇葉
- ●薄荷
- ●菊花
- ●紅豆
- ●桃花
- ●澤蘭（地筍的莖葉）
- ●槐花（槐樹的花蕾）
- ●款冬花（款冬的花蕾）

紫蘇跟薄荷之所以愈新鮮愈好，是因為時間一久，藥效成分的精油就揮發掉了。

柑橘同類間的品系關係

本圖大致上參考了柑橘類的人為分類，盡可能將交配種放在附近。

芸香科
Rutaceae

枳屬
Poncirus

金柑屬
Fortunella

柑橘屬
Citrus

芸香屬
Ruta

枳殼、枸橘
Poncirus trifoliata

金柑、金桔
Fortunella japonica
英語：Kumquat、Cumquat
別名：姬橘

芸香
Ruta graveolens
英語：Rue

葡萄柚汁與醫藥品的交互作用

用藥指南中會有「請勿與葡萄柚汁一起服用」的藥物，像是降血壓、抗狹心症藥的二氫吡啶類（*dihydropyridine*）鈣離子阻斷劑（非洛地平[*Felodipine*]或尼索地平[*Nisoldipine*]）；抗焦慮劑的三唑侖（*triazolam*）；免疫抑制劑的環孢素（*ciclosporin*）或塔克洛莫司水合物（*tacrolimus hydrate*）；抗高血脂藥的阿托伐他汀（*atorvastatin*）等藥。因為葡萄柚汁中呋喃香豆素類化合物（furanocoumarin，如佛手柑素[bergamottin]、二羥佛手柑素[dihydroxy-bergamottin]等）會妨礙小腸黏膜細胞中所謂「CYP3A4」（p.259）的酵素作用，引起意想不到的副作用。雖說葡萄柚中有，但是其他柑橘類果實中也有呋喃香豆素類化合物，文旦、蜜柚、苦橙都顯示了此種影響。然而某種柳橙、溫州蜜柑、檸檬則幾乎不含會影響的成分。本圖表中將有報告舉出會與醫藥品相互作用的打上紅星★，沒有相互作用的打上藍星★。

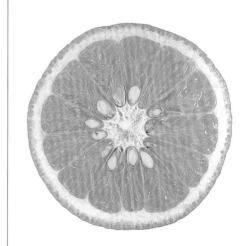

甘夏柑

橘柑
Citrus tachibana
（很久以前便野生化的日本原生種）

柑橘
Citrus reticulata
英語：mandarin
（黃色～橙色的品種）

柑橘
Citrus reticulata
英語：tangerine
（橙色～紅色的品種）

〔品種〕

椪柑
英語：ponkan、mandarin

溫州蜜柑★
Citrus unshiu
英語：orange

伊予柑
Citrus iyo

清見
溫州蜜柑與柳丁交配後的品種。

凸頂柑
椪柑與清見的交配種。

橘橙類
柑橘類與柳橙類交配種的統稱。
tangerine + orange
= tangor

甜橙
Citrus sinensis
英語：sweet orange

酸橙
Citrus aurantium
英語：sour orange、bitter orange

苦橙★
Citrus aurantium var.daidai
酸橙的變種，食用醋、橘子醬、果醬的材料。

夏橙
Citrus natsudaidai
別名：夏蜜柑
屬於文旦體系，但基原不詳。

〔品種〕

川野夏橙
別名：甘夏、甘夏柑、柑夏蜜柑

〔品種〕

晚侖夏橙★
英語：valencian、orange

臍橙
英語：navel orange

血橙
英語：blood orange

陳皮
（成熟的果皮）

橙皮
（成熟的果實）

枳實
（未成熟的果實）

夏橙、八朔柑、日向夏柑稱為**雜柑類**。

柑橘類 果皮薄，果實小型。

橙類 一般稱為柳橙的品種。

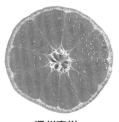

溫州蜜柑

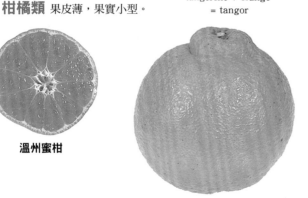

凸頂柑

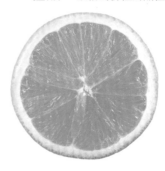

臍橙

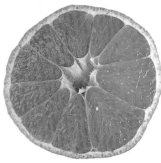

柳橙

新恩格勒分類體系中芸香科屬於芸香目（*Rutales*），但克朗奎斯特分類體系則屬於無患子目（*Sapindales*）。芸香科下約有50屬、900種左右的植物，是一個很大的族群，容易產生雜交種，與其他水果相比，品種也很多。此處以圖表示知名的以及藥用品種間的關係。

賊仔樹屬
Euodia

黃蘗
Phellodendron

花椒屬
Zanthoxylum

吳茱萸
Euodia ruticarpa
英語：medicinal evodia
吳茱萸

關黃柏
P hellodendron amurense
英語：Amur cork tree
黃蘗

山椒
Zanthoxylum piperitum
英語：Japanese pepper
山椒

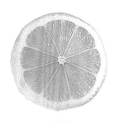
檸檬

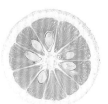
臭橙

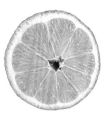
萊姆

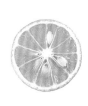
酢橘

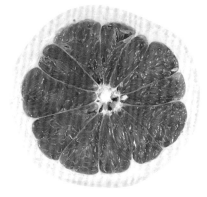
紅寶石葡萄柚

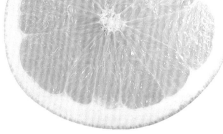
葡萄柚（白肉）

文旦★
Citrus grandis
英語：pummelo
別名：朱欒、謝文（ザボン）
〔品種〕
晚白柚
熊本縣八代的特產。
文旦類

葡萄柚★
Citrus × paradisi
英語：grapefruit、pomelo
文旦與甜橙（Citrus sinensis）自然交配的品種。
葡萄柚類

枸櫞
Citrus medica
英語：citron

香櫞
Citrus medica var. *Etrog*
英語：etrog

佛手柑
Citrus medica var. sarcodactylus
果實長得像手的形狀。

檸檬★
Citrus limon
英語：lemon

萊姆
Citrus aurantifolia
英語：lime

日本柚
Citrus junos

臭橙★
Citrus sphaerocarpa
日本柚的近緣種，大分縣的特產。

台灣香檬
Citrus depressa
沖繩縣的特產。

八朔柑★
Citrus hassaku
廣島縣為原產地。

蜜柚★
C. gransis × paradisi
oroblanco
〔品種〕
蜜柚
葡萄柚與文旦的交配種。

酢橘
Citrus sudachi
日本柚的近緣種，原產地為德島縣。

日向夏柑
Citrus tamurana
別名：小夏蜜柑
日本柚的近緣種，原產地為宮崎縣。

香酸柑橘類 香氣酸味重的柑橘。

賽米諾爾
C. paradisi × C. reticulata
英語：Seminole
鄧肯葡萄柚跟紅柑(Citrus reticulata Blanco var. Dancy)交配種）。
橘柚類

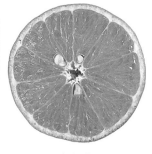
賽米諾爾

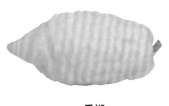
香櫞

Clematis chinensis

基原植物學名：

Clematis chinensis Osbeck

基原植物名稱：**威靈仙**　基原植物英語名稱：Chinese clematis

其他基原植物：㊑*Clematis manshurica* Ruprecht　辣蓼鐵線蓮
㊑*Clematis hexapetala* Pallas　棉團鐵線蓮

毛茛目　　㊑Ranunculales
毛茛科　㊑Ranunculaceae
鐵線蓮屬　㊑*Clematis*

產地：中國（安徽省、吉林省）、朝鮮半島

自生於中國南部、越南的毛茛科常綠植物。據說某種特殊民間療法會取醋與砂糖煮成威靈仙液，以去除卡在咽喉的魚刺。

樹高4～10m。

葉為對生羽狀複葉，小葉5枚，呈狹卵形或三角狀卵形。根為細長圓柱形，叢生，數量眾多。

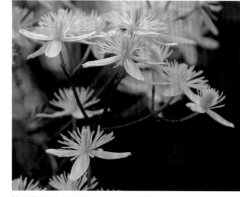

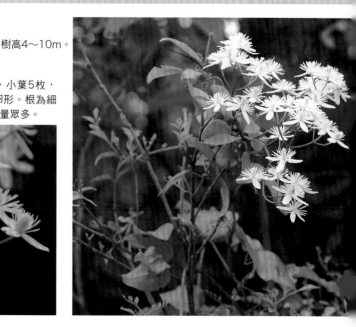

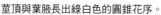
莖頂與葉腋長出綠白色的圓錐花序。

使用部位：**根及根莖**　生藥名稱 **威靈仙** ㊑Clematidis Radix ㊑Clematis Root

威靈仙是威靈仙（*Clematis chinensis* Osbeck）、辣蓼鐵線蓮（*Clematis manshurica* Ruprecht）或棉團鐵線蓮（*Clematis hexapetala* Pallas [*Ranunculaceae*]）的根及根莖。

生藥性狀 易斷；稍有香氣，幾乎無味

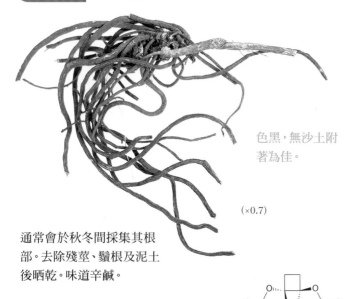

色黑，無沙土附著為佳。

（×0.7）

通常會於秋冬間採集其根部。去除殘莖、鬚根及泥土後晒乾。味道辛鹹。

主要成分 **白頭翁素** ㊑anemonin

白頭翁素（anemonin）、油酸（oleic acid）、常春藤皂苷元（hederagenin）等。

確認試驗 ①起泡試驗　②呈色反應

①本品粉末中加水，煮沸2～3分鐘後放涼，激烈搖晃混合時會產生持續性的微細泡沫。
②此外，本品粉末中加入無水醋酸，於水浴上加熱2分鐘後，過濾。硫酸緩緩加入濾液時，交界面會呈現褐色。

主要藥效 **抗菌、降血糖**

水萃液：降壓作用。
白頭翁素：抗菌作用。
浸劑：降血糖作用。

漢方處方 疏精活血湯、二朮湯

漢方中用於鎮痛、止癢方面。不僅神經痛、痛風、肌肉痛，也用於風濕性關節炎、關節痛等關節疾病。

白頭翁素（anemonin）
CAS No. 508-44-1
別名：銀蓮花素

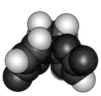

學名解說 鐵線蓮屬*Clematis*意思為「藤蔓」，源自希臘語κλῆμα「細枝、蔓枝」的指小詞。再繼續回溯，希臘語κλῆμα跟別的希臘語κλών或κλωνός「小枝、細枝」也是同源詞，所以從這個詞衍生出英語clone（clon）「殖株、無性繁殖（從1個細胞「分枝」或增加的細胞集團）」。

鐵線蓮屬*Clematis*源自希臘語κληματίς「藤蔓、卷鬚」。

種名*chinensis*則意為「中國的」，表示原產地是中國。

日語名稱**サキシマボタンヅル**（先島牡丹蔓）取自威靈仙可於沖繩的先島群島（宮古群島、八重山群島、釣漁台列嶼的總稱）大量採收而來。日語別名又稱為「支那仙人草（シナセンニンソウ）」，從地圖來看，比起日本本土九州，先島群島很明顯較接近中國或台灣，所以氣候上要說是溫帶，不如說處於亞熱帶，而且島上還有原生種植物，是個植物學上相當值得探究的區域。

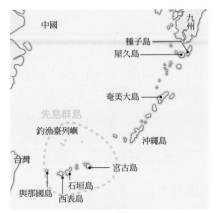
先島群島

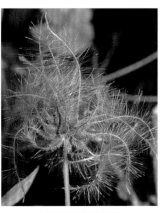
圓錐鐵線蓮的種子
（攝影：福原 達人）

由於威靈仙主要產於中國，以前便用自生於日本的近緣種——圓錐鐵線蓮（仙人草）、鐵線蓮、轉子蓮的根與根莖來替代威靈仙。圓錐鐵線蓮（*Clematis terniflora*）的根，在日本生藥名稱稱為「和威靈仙」，之所以稱為仙人，是因為種子長出長長的鬍鬚，就像仙人一樣。圓錐鐵線蓮又別名「ウマノハオトシ（馬の歯落とし，馬落齒）」，據說馬吃了這種植物牙齒就會脫落，且另外還有別名「ウシクワズ（牛食わず，牛不食）」。圓錐鐵線蓮的莖與葉也含有所謂「原白頭翁素（protoanemonin）」的生物鹼，用作魚毒或蛆的驅蟲藥。鐵線蓮則是因為莖堅韌如鐵線，所以取了「鐵線」的名字。

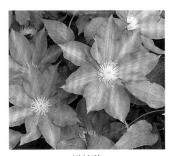
鐵線蓮
鐵線蓮（Clematis）是鐵線蓮屬中開出大朵花朵園藝用植物的總稱。鐵線蓮是其中一種，主要指*Clematis florida*。

根據《本草綱目》釋名，**威靈仙**：「威，言其性猛也。是仙，言其功神也。」意為藥性威猛，藥效靈驗如神。

白頭翁素與白頭翁／風媒花與風力計

威靈仙成分之一的白頭翁素是由白頭翁取得的。毛茛科白頭翁（*Anemone coronaria*）的葉或莖流出的汁液，皮膚脆弱的人若碰到會起水泡或化膿，嚴重一點甚至會引起皮膚炎，這是因為其中含有生物鹼類的原白頭翁素（原白頭翁素二聚體便為白頭翁素）。在牧場，牛會跳過含有原白頭翁素的毛茛不吃，植物像這樣產生有毒物質，可說是為了保護自己的手段。

順帶一提，白頭翁（Anemone）這個名字源自希臘語ἄνεμος「風」，表示白頭翁纖細、隨風搖擺的樣子（另有其他眾多說法）。ἄνεμος的衍生詞有anemometer「風力計、風速計」、anemoscope「風向計」、anemophilous「風媒花」。順帶一提，「貧血（anemia）」則是αν-「否定的字首」＋αἷμα「血」，跟白頭翁沒有直接關係。

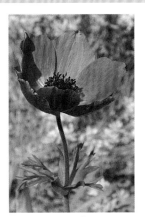
白頭翁
看起來像花瓣的部位其實是萼片聚集起來的。

Cnidium monnieri

Cnidium monnieri Cusson

基原植物名稱：**蛇床、芎窮**　　基原植物英語名稱：Monnier's Snow-parslcy

繖形目
新恩格勒：　🄛Umbelliflorae
克朗奎斯特：🄛Apiales

繖形科
新恩格勒：　🄛Umbelliferae
克朗奎斯特：🄛Apiaceae

芎窮屬　　🄛*Cnidium*

產地：中國（東北部）、蒙古、俄羅斯（西伯利亞）、朝鮮半島

中國產的繖形科多年生草本植物。 在日本或韓國，會拿繖形科的竊衣代替蛇床子。由於有抗菌、抗病毒的作用，所以用於幼兒濕疹或濕疹急性期發作、皮膚癢、汗疱狀皮癬糜爛期、外陰部濕疹，也用於驅蟲與抗鞭毛滴蟲。不僅如此，蛇床子自古以來便是婦科疾病的要藥，連男性都會內服治療不舉等病症。此外，蛇床子也會調配在滋養強身藥中。

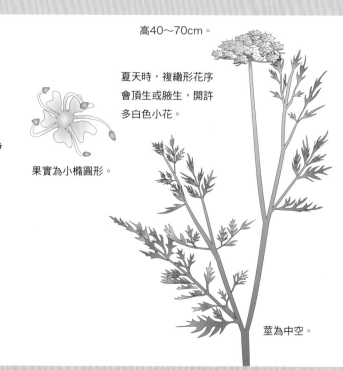

高40〜70cm。

夏天時，複繖形花序會頂生或腋生，開許多白色小花。

果實為小橢圓形。

莖為中空。

使用部位：**果實**　生藥名稱 **蛇床子**　🄛Cnidii Monnieris Fructus　🄔Cnidium Monnieri Fruit

蛇床子 是 *Cnidium monnieri* Cusson（*Umbelliferae*）的果實。

生藥性狀　**氣味特殊；咀嚼後有特殊香氣**

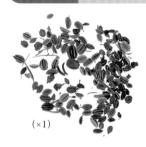

(×1)

橢圓體的雙懸果※，經常分為兩個。外皮淡褐色〜褐色，各個分果上通常有5條翼狀的隆起線。有繖形科獨特的氣味。咀嚼後有特殊香氣，再來略有麻痺性。
※雙懸果：兩個分果懸吊著，會縱向分成兩個的果實。離果的一種，可見於繖形科。

主要成分　**蛇床子素**　🄔osthol

香豆素（coumarin）：蛇床子素（osthol）、歐前胡素（imperatorin）等
精油：α-蒎烯（α-pinene）等

確認試驗　TLC法（UV365nm，藍白色螢光）

以乙酸乙酯萃取液進行TLC試驗，取正己烷、乙酸乙酯混合液展開，照射UV（365nm）。得到數個斑點，其中之一與從蛇床子素標準溶液得到的藍白色螢光斑點具有相同的色調及Rf值。

主要藥效　**止癢、抗菌**

50%乙醇萃取物：抑制實驗性搔癢、抑制 I 型及 II 型過敏反應。
蛇床子素：抑制實驗性搔癢。顯示出對離體腸道各種刺激引起的收縮反應有抑制作用。

漢方處方　蛇床子湯

漢方用於抗菌、止癢方面。

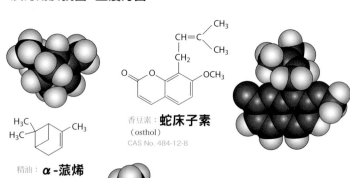

香豆素：**蛇床子素**
（osthol）
CAS No. 484-12-8

精油：**α-蒎烯**
（α-pinene）
CAS No. 80-56-8

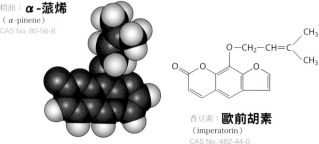

香豆素：**歐前胡素**
（imperatorin）
CAS No. 482-44-0

芎藭屬*Cnidium*源自希臘語κνίδη「蕁麻、刺草、咬人貓」。廣泛分布於歐亞大陸的蕁麻稱為*Urtica dioica*（英語：Stinging nettle）。希臘語因表會刺人，所以也有「水母」的意思，從這創造出包含水母、海葵、珊瑚等的刺胞動物門（*Cnidaria*）。刺胞動物有所謂的「刺胞（cnidocyst）」——長有刺絲，注射毒液用的袋狀細胞。

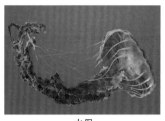

水母
長長的觸手上有許多刺絲胞。會刺人的水母稱為sea nettle，nettle即是英語的蕁麻。

種名*monnieri*來自十八世紀的法國植物學家**摩尼耶**（或摩尼耶爾，Louis-Guillaume Le Monnier, 1717-1799）。他是國立花園（Jardin du Roi）的植物學教授，也是小特里亞儂宮（Petit Trianon）植物園的創設者之一，之後更當了路易十六的侍醫。順便提一下，小特里亞儂宮是路易十五為了龐巴度夫人（Madame de Pompadour）所建，之後路易十六送給了王妃瑪麗·安東尼（Marie Antoinette）。摩尼耶的父親皮耶爾（Pierre Le Monnier, 1676-1757）是位數學家，他的哥哥皮耶爾·查爾斯（Pierre Charles, 1715-1799）則是位天文學家，而他哥哥的女婿據說則是十八世紀最偉大的數學家拉格朗日（Joseph Lagrange, 1736-1813），真是個學者家族啊。

蛇床日語名稱オカゼリ的**セリ**，據說是形容植物叢生，長出新芽時彼此相互「競爭（競り，せり）」，所以取「セリ」為名。繖形科（セリ科）的由來請參照下方專欄。

蛇床的由來有長在像蛇棲息之處的草叢中的說法；或是因為蛇喜歡吃這種植物（沒有實際真的會吃的證據），所以取名為「蛇床」。

日本並無野生的蛇床，繖形科竊衣（*Torilis japonica*）稱為「和蛇床子」，以前會用來代替蛇床使用，不過現在已不再使用了。這個日語名稱（藪虱，ヤブジラミ）是取自其果實上會長出許多刺，前端彎曲呈鉤狀，像有許多蝨子黏在身體上而來，竊衣春天會開小白花。

繖形科（*Umbelliferae*、*Apiaceae*）／蜂與傘

新恩格勒體系的繖形科是**Umbelliferae**，這是由拉丁語*umbella*「小影子、小陽傘」後面接*-fer*「具有～、運送」之意的字尾所形成。包含胡蘿蔔與水芹類的繖形科，其共通點為讓人聯想到「小小陽傘」的繖形花序，尤其是會開複繖形花序的花。順帶一提，繖形花序的英語為umbel，也是來自拉丁語umbella。

克朗奎斯特體系或APG體系的繖形科則是**Apiaceae**，這是由拉丁語Apium「香芹、洋芫荽」後面接表示「科」的字尾*-aceae*所形成。有說法指出，由於蜜蜂喜歡繖形科的植物，所以從拉丁語Apis「蜜蜂」衍生出Apium「香芹、洋芫荽」這個詞；另外也有人說因為繖形科某種植物是濕地性，所以語源為凱爾特語Apon「水」。

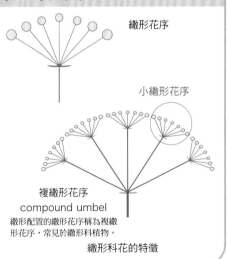

繖形花序

小繖形花序

複繖形花序
compound umbel
繖形配置的繖形花序稱為複繖形花序，常見於繖形科植物。
繖形科花的特徵

2014年度之使用量
約540t
●●●●○

基原植物學名：

Cnidium officinale

Cnidium officinale Makino

基原植物名稱：**川芎**

繖形目 新恩格勒：[拉]Umbelliflorae
克朗奎斯特：[拉]Apiales

繖形科

新恩格勒：[拉]Umbelliferae
克朗奎斯特：[拉]Apiaceae

芎藭屬 [拉]*Cnidium*

產地：中國、日本（主要為北海道，還有岩手、富山等地）

原產於中國的繖形科多年生草本植物。會開花，但不會結果，分株增生。根據日本農學家宮崎安貞的《農業全書》（1697），為江戶初期從中國傳來日本。然而，在日本栽種的川芎與四川省的川芎相比，葉子與根莖的形狀不同，無法確定是否為同一種。

草長30～60cm，莖直立，中空。

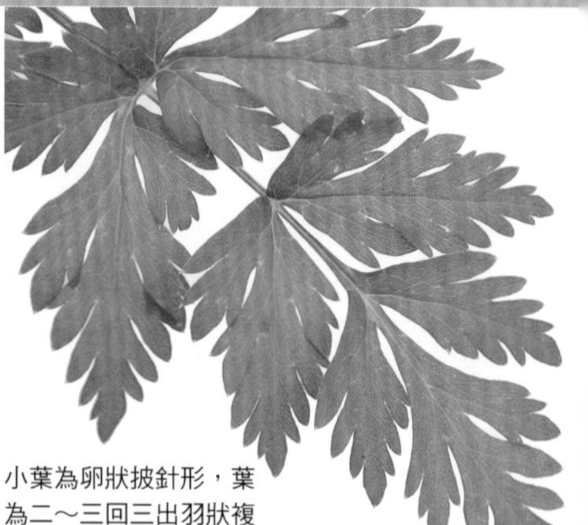

全草具有繖形科的特殊氣味，根莖尤其強烈。

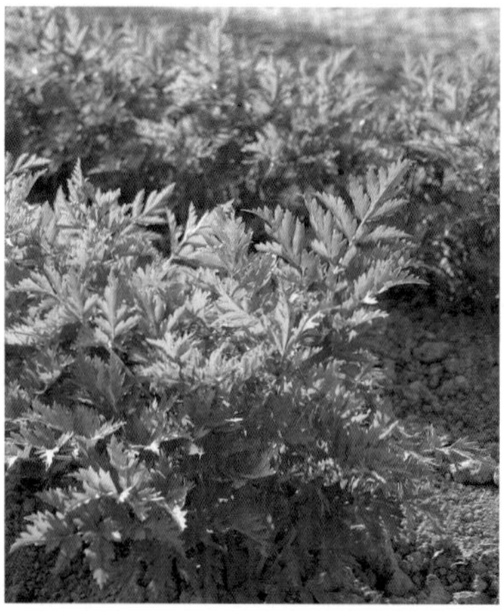

小葉為卵狀披針形，葉為二～三回三出羽狀複葉。小葉有深裂，葉緣有細小的鋸齒。葉柄基部呈鞘狀環抱住莖。

8～9月時，複繖形花序上會開許多白色小花，但不會結果，也很少有植株會開花。

使用部位：

根莖 生藥名稱 川芎 [拉]Cnidii Rhizoma [英]Cnidium Rhizome

川芎是川芎（*Cnidium officinale* Makino [Umbelliferae]）的根莖，一般會燙過；**川芎末**是川芎的粉末。

生藥性狀 不規則的塊狀，有特殊氣味，微苦

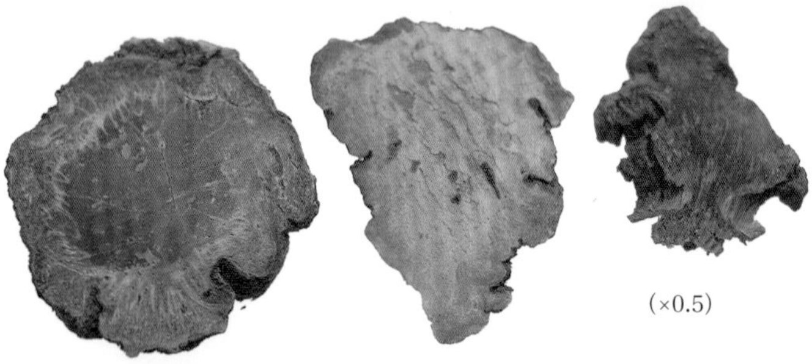

(×0.5)

於秋季莖葉開始枯萎時挖出根莖，水洗後晒乾。由於容易生蟲，所以要保存在密閉容器中。肥大、扎實沉重、香味強的為佳。

主要成分 蛇床內酯 [英]cnidilide

苯酞類（phthalide）：蛇床內酯（cnidilide）、洋川芎內酯（senkyunolide）、藁本內酯（ligustilide）等

主要藥效 補血、強身

水萃液：抑制中樞神經、鎮痛、抗血栓、活化免疫作用。
蛇床內酯、藁本內酯、洋川芎內酯：中樞神經性肌肉鬆弛作用。

漢方處方 溫經湯、溫清湯、四物湯、女神湯

漢方中用於補血、強身、鎮靜、鎮痛方面，視為婦科藥物、手腳冰冷藥、皮膚疾病用藥、消炎排膿藥，調配於各處方中。常與補血藥的當歸一起調配。

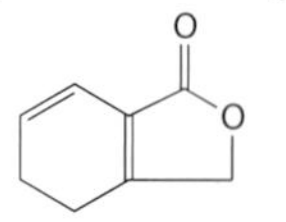

苯酞骨架

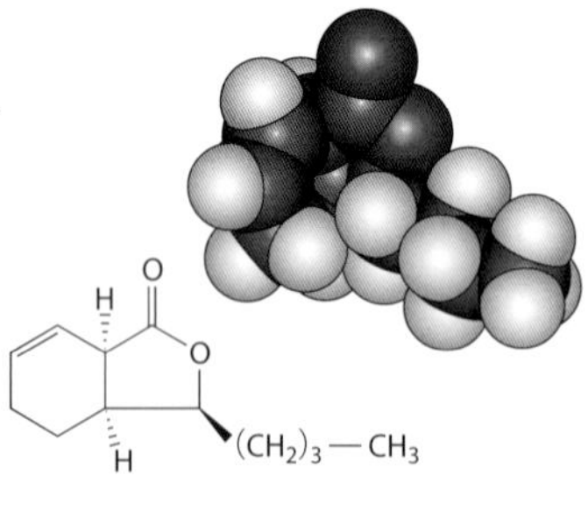

苯酞類：**蛇床內酯**（cnidilide）
CAS No. 3674-03-1

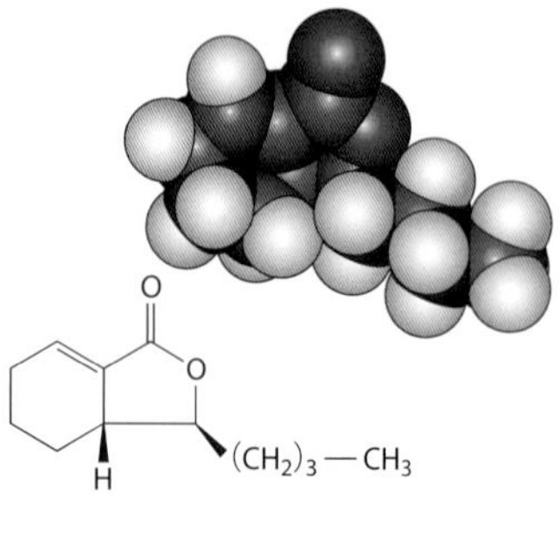

苯酞類：**新蛇床內酯**（neocnidilide）
CAS No. 4567-33-3

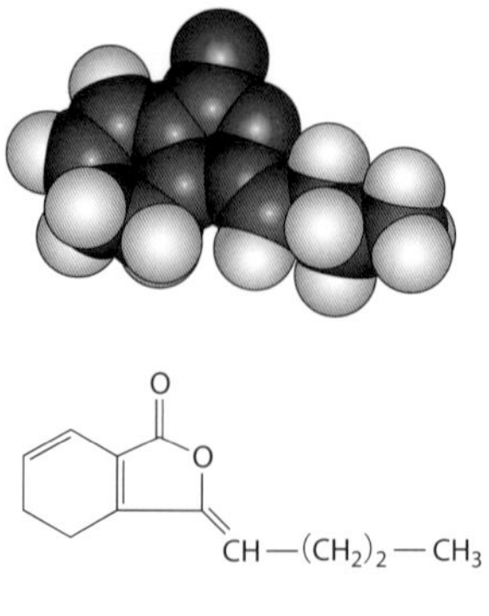

苯酞類：**藁本內酯**（ligustilide）
CAS No. 4431-01-0

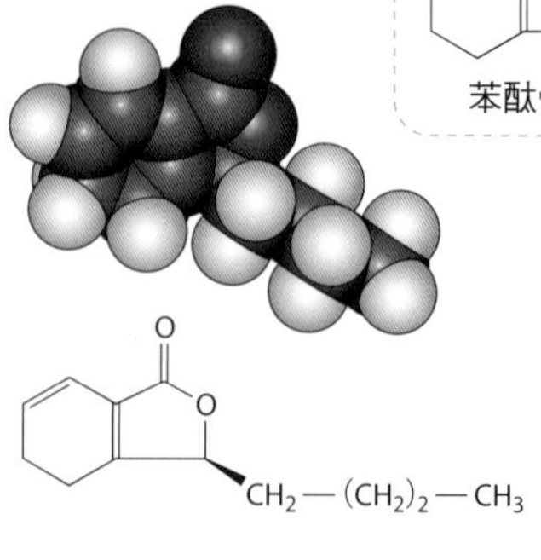

苯酞類：**洋川芎內酯**（senkyunolide）
CAS No. 63038-10-8

芎藭屬*Cnidium*源自希臘語κνίδη「蕁麻、刺草、咬人貓」。→ p.87。

　種名*officinale*在拉丁語中意為「藥用的、有藥效的」，請參照下方專欄。

　許多繖形科植物都是以果實的形態分類，那麼像川芎這樣不結果的，要如何分類呢？此外，關於學名也產生了各式各樣的見解。本書的學名是以日本藥局方為準，所以寫為*Cnidium*（芎藭屬），不過以前也有分類為*Ligusticum*（藁本屬）、*Conioselinum*（彎柱芎屬）的見解。近年來，根據有關植物親緣關係的分子生物學分類方式，顯示出川芎與其說是芎藭屬，不如說更接近藁本屬。

　川芎在中國典籍（《神農本草經》等）中，寫作芎藭。不過，因為中國四川省產的品質優良，川芎這個名字便誕生了。川芎用的「芎」或「藭」字，可認為是表達川芎的葉柄有如其枝弓般彎曲的樣子。除了川芎，以「川芎」為名的大葉川芎（*Angelica genuflexa*）果然也有葉柄如弓狀彎曲的特徵。

　川芎的成分中含有許多苯酞（phthalide），而這個詞則是來自phthalic acid「酞酸、鄰苯二甲酸」。酞酸構造上為鄰苯二甲酸，所以常用作工業上的合成樹脂原料。酞酸（フタル酸）的フタル是ナフタレン（萘，naphthalene）去掉ナ來的，因為酞酸是萘最初的產物，便由此取名。

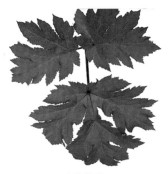

大葉川芎

大葉川芎（*Angelica genuflexa*）的外觀與其他繖形科植物很像。

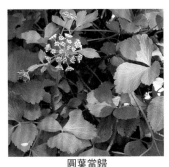

圓葉當歸

圓葉當歸（*Ligusticum hultenii*）如其名所示，葉子是圓的。

酞酸（phthalic acid）

川芎與藥用／辦公室與歌劇／OPUS「技藝、工作」

　川芎的種名*officinale*是拉丁語中意為「藥用的」，同義的officinarum則是形容詞中性形，用於許多有藥效的植物種名中。

　再往前回溯，與officinarum有關的拉丁語officina意為「工作場所、作業處、事務所」，後來演變為「藥局」之意。之後更進一步衍生出英語的officer「職員、公務員、將官」或official「公家的、官方的、職務上的、正式的」等詞。話說回來，日本藥局方的JP是Japanese Pharmacopoeia的縮寫，沒用到officinarum這個詞。

　officina的詞源自拉丁語動詞opus「工作、業」，而從opus這個詞，經由義大利語衍生出意味著作品的opera「歌劇」。此外，operation「作戰、手術、操作」或operator「司機、技師、經營者、工匠」也都是同源詞。

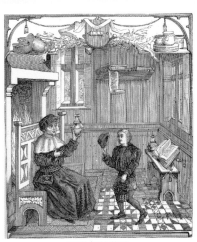

中世紀的藥局

基原植物學名：

Codonopsis pilosula [kæpiléiris]

Codonopsis pilosula Nannfeldt

基原植物名稱：**黨參**　　基原植物英語名稱：poor man's ginseng [dʒinsen] 或Woodland bonnet bellflower

其他基原植物：㊑*Codonopsis tangshen* Oliver 川黨參

桔梗目　　㊑Campanulales
桔梗科　㊑Campanulaceae
山奶草屬　㊑*Codonopsis*
產地：中國

葉為互生與對生，葉片卵形，前端尖。

生長於山地灌木林或林緣的桔梗科藤蔓性多年生草本植物。相較於五加科的人參，分類於桔梗科的黨參兩者大大不同，不過根部很類似，皆可用作補氣藥。黨參（日陰蔓人參，ヒカゲノツルニンジン）日語別名「ヤマツルニンジン」。

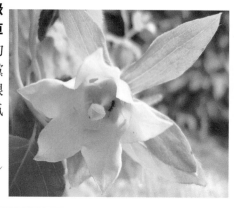

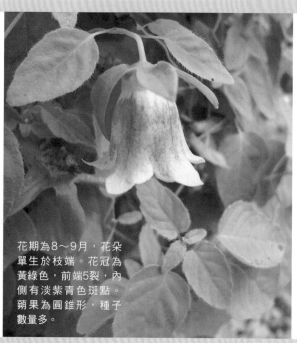

花期為8～9月，花朵單生於枝端。花冠為黃綠色，前端5裂，內側有淡紫青色斑點。蒴果為圓錐形，種子數量多。

使用部位：**根**　生藥名稱 **黨參** ㊑Codonopsis Radix ㊂Codonopsis Root

黨參是黨參（*Codonopsis pilosula* Nannfeldt）或川黨參（*Codonopsis tangshen* Oliver [Campanulaceae]）的根。

生藥性狀　**圓柱形；帶點特殊氣味，略甘甜**

幾乎呈圓柱形，常見分枝。從基部到中心部分全都有輪狀橫向皺紋，整體可見到明顯的縱向紋路。質地柔軟容易曲折，或堅硬容易折斷。

（×0.35）

主要成分 **皂苷** ㊂saponin

皂苷（saponin）、生物鹼、菊糖（inulin）、果糖（fructose）、白朮內酯（atractylenolide）。

確認試驗 **TLC法（1,3-萘二酚、磷酸試液）**

本品粉末中加水，於水浴中加熱1小時，冷卻後過濾，取濾液用乙酸乙酯清洗乾淨。分離水層，用水飽和1-丁醇萃取。取水飽和1-丁醇層在水浴中減壓乾燥。殘留物中加入甲醇，作為試料溶液，以1-丙醇、水、乙酸乙酯混合液（6：5：2）展開。薄層板均勻噴上1,3-萘二酚、磷酸試液，以105℃加熱10分鐘，會於Rf值0.5附近得到橙色～紅紫色斑點。

主要藥效 **強身、健胃、鎮咳、祛痰**

漢方處方 **漢方藥中用來代替人參**

用作祛痰藥。在中國則是廣泛用來替代人參，甚至比使用人參的情況還要多。

山奶草屬*Codonopsis*為希臘語κώδων「風鈴」＋opsis「類似～的」，源自同樣桔梗目的桔梗屬（*Platycodon*）花朵形狀為風鈴形（p.227）。就如其他山奶草屬的植物，黨參也會開風鈴狀的花。

種名*pilosula*來自拉丁語pilus「毛」，意為「有長些毛的、毛稍微濃密的」，經常用作植物或動物中「毛稍微濃密」種類的學名（左側照片的傑克跳蟻[*Myrmecia pilosula*]也是其中一例）。

日語名稱ヒカゲノツルニンジン（日陰蔓人參）跟同屬的羊乳（ツルニンジン，*Codonopsis lanceolata*）一樣，根的形狀很像「朝鮮人參（ニンジン）」，而且都是藤蔓（ツル）性的，便由此取名。順帶一提，羊乳日語別稱為「爺蕎（ジイソブ）」，「ソブ」在木曾方言中指的是「雀斑」，爺蕎也就意為「爺爺的雀

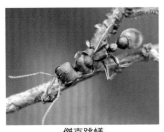
傑克跳蟻
Myrmecia pilosula
身上覆有軟毛，鬥牛犬蟻屬的螞蟻之一。

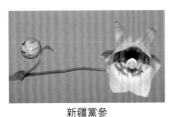
新疆黨參
Codonopsis clematidea
讓人以為是鐵線蓮的花，其實是山奶草屬之一。

斑」。同屬的雀斑黨參（*Codonopsis ussuriensis*）則是將花冠上的斑點比喻成老婆婆的雀斑而來。切斷羊乳的莖等處會流出乳汁，所以在中國稱為「羊乳」。

所謂黨參，指的是生產於北京西南方上黨（如今山西省長治市附近）的人參，稱為之「上黨人參」，後來簡稱為黨參。黨參是桔梗科的，而人參是五加科的，兩者在植物分類學上天差地別，但是不管根的形狀，或是「補氣藥」的作用都很類似，所以稱為「人參」。聊點完全無關的閒話，有種臉部比例非常大的深海魚日語名稱為「日本鬚鱈（トウジン）」，其日語漢字寫作「唐人」，因為臉很像唐人（不如說像鼻子高挺的西方人），便如此取名，所以跟植物的「黨參」沒有語源上的關係。

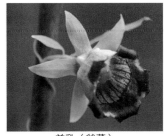
羊乳（爺蕎）
Codonopsis lanceolata
花朵外側是帶有白色或綠色的白色，內側則有紫褐色花紋（kazubou／PIXTA）。

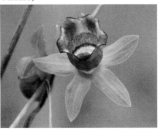
雀斑黨參（婆蕎）
Codonopsis ussuriensis
類似羊乳，但花比較小。葉子邊緣或背面長有白毛。

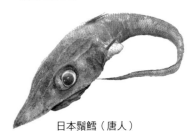
日本鬚鱈（唐人）
Caelorinchus japonicus
頭部比例大的深海魚，日語別名「ヒゲ（表鬚鬚）」或「ゲホウ（外法）」。其特殊的臉部看起來也不能說不像鼻梁高挺的西方人。味道清淡的白肉魚。

黨參、bonnet與窮人的人參

桔梗科植物大致上可說是Bellflower「風鈴花」，尤其是山奶草屬，全都稱為Bonnet Bellflower。黨參的英語名稱也用了Woodland bonnet bellflower（woodland是「林地」）。

對了，提到bonnet，在日本多指汽車前方的引擎蓋，不過這個字本來是指女性、孩童用的帽子「無邊軟帽」（從頭頂到枕部整個包覆，露出額頭，繩帶在下巴打結的類型），再從其包覆的樣子用於指稱其他東西。

順帶一提，黨參另一個英語名稱「poor man's ginseng」，意為「窮人的人參」，顯示黨參同樣有高麗參的效果，價格卻比高麗參便宜。

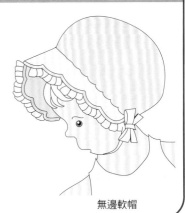
無邊軟帽

基原植物學名：

Coix lacryma-jobi var. *mayuen*

Coix lacryma-jobi L. var. *mayuen* Stapf

基原植物名稱：**薏苡**　基原植物英語名稱：Job's tears

新恩格勒：　㊣Monocotyledoneae

禾本目　克朗奎斯特：㊣Poales

禾本科　新恩格勒：　㊣Gramineae
克朗奎斯特：㊣Poaceae

薏苡屬　　　　㊣*Coix*

產地：東亞各地、日本

原產於東南亞的禾本科一年生作物。在日本，常見的栽培種稱為鳩麥、薏苡（ハトムギ），其原生種為數珠玉、川穀（ジュズダマ）。川穀中除了薏苡，在東南亞可見到許多變種。薏苡也會用於茶類、麵類、調味料、點心等多種食物中。

8～9月左右，葉腋的軸上會長出數個穗狀花序。

葉為互生。葉身長30～60cm，寬2～4cm，呈細長披針形，叢生且會分枝，尖頭。

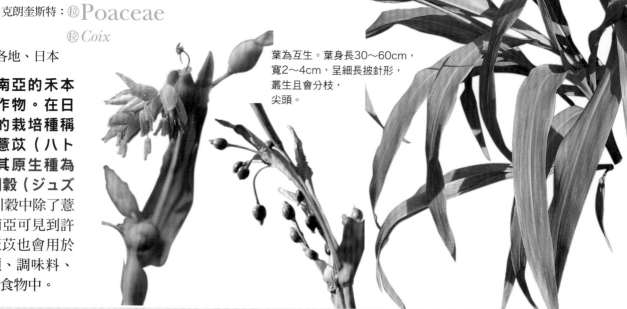

使用部位：**種子**　生藥名稱：**薏苡仁**　㊣Coicis Semen　㊤Coix Seed

薏苡仁是薏苡（*Coix lacryma-jobi* Linné var. *mayuen* Stapf [*Gramineae*]）除掉種皮的種子；**薏苡仁末**是薏苡仁的粉末。

生藥性狀　**腹部中央有縱溝；稍有氣味，微甜**

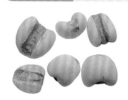

（×1）

於9月下旬果實成熟期採收，花2～3天乾燥並脫殼（在日本帶殼者稱為「鳩麥」）。白色、沉重且肥大，咬下去有黏性為佳。

主要成分　**薏苡仁酯**　㊤coixenolide

脂肪油、脂肪酸：棕櫚酸（palmitic acid）、硬脂酸（stearic acid）、順-8-甘油硬脂酸酯（cis-8-glyceryl stearate）、薏苡仁酯（coixenolide）

酸性多醣：薏苡仁多醣A、C（coixan A、C）

其他：澱粉

確認試驗　**碘液**

在橫剖面滴上碘液→胚乳為暗紅褐色，子葉盤為暗灰色（澱粉糊精）。

主要藥效　**滋養、強身、去疣、抗肌膚粗糙**

薏苡仁多醣類：降血糖作用。
薏苡仁酯：抗腫瘤作用。

漢方處方　腸癰湯、薏苡仁湯、麻杏薏甘湯

漢方中用於利尿、消炎、鎮痛、排膿方面。腸癰湯的「癰」，是指相鄰的好幾個毛囊或毛囊周圍因細菌感染產生的東西。

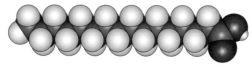

$CH_3-(CH_2)_{14}-CO_2H$

脂肪酸：**棕櫚酸**（palmitic acid）
CAS No. 57-10-3

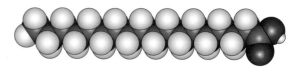

$CH_3-(CH_2)_{16}-CO_2H$

脂肪酸：**硬脂酸**（stearic acid）
CAS No. 57-11-4

薏苡屬*Coix*源自希臘語κόϊξ「埃及薑果棕櫚（*Hyphaene thebaica*）」。

種名*lacryma-jobi*在拉丁語中意思是「約伯之淚」，**約伯**（Job）則是《聖經》裡《約伯記》中登場的人物。約伯對神有著深刻的信仰，撒旦為了顛覆他的信仰，使出各種手段。他因為災難失去了兒子們、受到周圍各部族襲擊失去了所有財產牲畜，甚至從頭到指尖都患有嚴重的皮膚病，即使如此，約伯依舊堅信著神，沒有捨棄他的信仰。植物學家林奈將薏苡花序低垂的樣子，與薏苡大顆的果實，譬喻為約伯受盡苦難後留下的大顆淚珠，替薏苡取了個富含詩意的名稱。因此，薏苡英語名稱Job's tears之意依舊為「約伯之淚」。

日語名稱ハトムギ（鳩麥）的由來據說是取自「ハト（鴿子、鳩類）」喜歡吃這種果實，所以明治以後便稱此名了。另有說法指這種果實能豐收，所以稱為「ハットムギ（八斗麥）」，之後演變成ハトムギ（雖然各時代有差距，不過1斗＝約10ℓ）。

栽培種的薏苡非常類似原生種**川穀**，不過薏苡是一年生植物，殼薄，相較之下，川穀則是多年生植物，且種子的殼（苞）有琺瑯質，很堅硬；川穀的根稱為**川穀根**，用於治療風濕性關節炎、神經痛、肩膀痠痛，也有人拿其種子**川穀**代替薏苡仁使用。

變種名*mayuen*源自東漢武將**馬援**。馬援轉任交趾（現今的越南。請參照p.39）時，知道交趾特產的薏苡果實能有效治療南方的風土病，所以載了一車走，卻被誣告為車上載滿了珍珠，從此以後便以「**薏苡明珠**」或「**薏苡之謗**」比喻無端被懷疑收賄。變種名正是基於此故事而來。此外，薏苡之所以傳入中國，據說是馬援從越南引進開始的。

薏苡仁的薏指的是蓮子，將薏苡或川穀比喻成蓮子而來的。雖然兩者堅硬的外殼很相似，大小卻差很多。

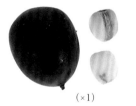

（×1）
蓮子與薏苡仁

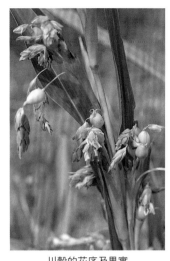

川穀的花序及果實
川穀（ジュズダマ，數珠玉）的名字是來自孩童玩耍時，會將其果實拿來做念珠（ジュズ，數珠），由此取名的。薏苡果實澱粉為糯性（直鏈澱粉含量很低或幾乎沒有，炊煮後口感軟黏），川穀一般則為粳性（直鏈澱粉含量多，炊煮後沒有黏性）。（攝影：大竹道夫）

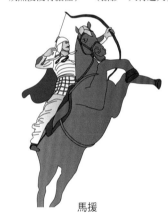

馬援
馬援是侍奉東漢光武帝的名將。62歲（在當時是相當高齡）時，邊境作亂，他自請出馬平亂，但光武帝顧念其高齡不准，所以馬援穿著盔甲上馬，表現出依舊能打仗的樣子給光武帝看，光武帝見到便說「矍鑠哉！是翁也。」這就是「矍鑠」（年老卻依舊強健）的由來。

薏苡仁的去疣效果與貝原益軒

雖然大家熟知薏苡仁是一種用於去疣的民間藥物，但中國典籍上完全沒有此記載。江戶時代的本草學家，也是儒學家的貝原益軒（1630-1714）於《大和本草》中，增加薏苡可去疣與增加母乳的民間療法，為最早的記載。以往日本的本草學，主要都著眼在研究中國的《本草綱目》。貝原益軒同時用自己的雙眼觀察日本原生植物，除了藥用植物外，也將雜草收錄於《大和本草》中，成了日本博物學的先驅。貝原益軒有《養生訓》、《筑前國續風土記》等多本著作流傳至今。

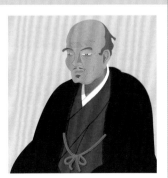

貝原益軒

基原植物學名：

Coptis japonica

Coptis japonica Makino

基原植物名稱：**黃連**

其他基原植物：㋓*Coptis chinensis* Franchet（中國名稱：黃連、味連、川連）
其他基原植物：㋓*Coptis deltoidea* C. Y. Cheng et Hsiao（中國名稱：三角葉黃連、雅連）
其他基原植物：㋓*Coptis teeta* Wallich（中國名稱：雲南黃連、雲連）

毛茛目　　㋓Ranunculales
毛茛科　㋓Ranunculaceae
黃連屬　　㋓*Coptis*
產地：中國、日本

自生於日本山地樹林下
或由人栽種的常綠多年
生草本植物。有雄性花
與兩性花。

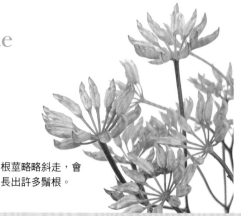

早春時會長出花莖，頂
生2～3朵五瓣白花。

蓇葖果（follicle）為□
生，內藏有許多種子

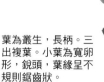
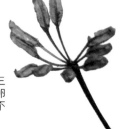

根莖略略斜走，會
長出許多鬚根。

葉為叢生，長柄。三
出複葉。小葉為寬卵
形，銳頭，葉緣呈不
規則鋸齒狀。

使用部位：**根莖**　生藥名稱 **黃連** ㋓Coptidis Rhizoma ㋃Coptis Rhizome

黃連是黃連（*Coptis japonica* Makino、*Coptis chinensis* Franchet、*Coptis deltoidea* C. Y. Cheng et Hsiao）或雲南黃連（*Coptis teeta* Wallich [*Ranunculaceae*]）幾乎除掉根的根莖。本品定量時換算為生藥的乾燥物，含有小蘗鹼〔以氯化小蘗鹼（$C_{20}H_{18}ClNO_4$：371.81）計〕4.2%以上；**黃連末**是黃連的粉末。本品定量時換算為生藥的乾燥物，含有小蘗鹼〔以氯化小蘗鹼（$C_{20}H_{18}ClNO_4$：371.81）計〕4.2%以上。

生藥性狀　角質狀；有些許氣味，非常苦

本品為不規則圓柱狀，偶有分枝。外皮呈黃褐色～黑褐色，上半部中央有圓形地上莖痕跡的節狀凸起，下半部則有根的痕跡，還有許多鱗狀節及細小縱溝。切面平滑，呈角質狀。本品有些許氣味，味道非常苦。

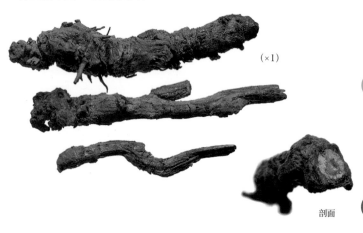

（×1）

剖面

黃色濃郁、肥大、節部密集、已去除毛根、苦味強為佳。

主要成分　**小蘗鹼** ㋃berberine

生物鹼：小蘗鹼（berberine）、掌葉防己鹼（palmatine）、黃連鹼（coptisine）等
其他：木蘭花鹼（magnoflorine）、阿魏酸（ferulic acid）

生物鹼：**小蘗鹼**（berberine）
CAS No. 2086-83-1

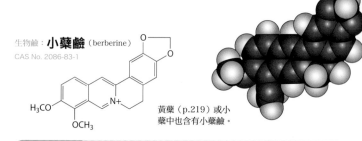

黃蘗（p.219）或小
蘗中也含有小蘗鹼。

確認試驗　①TLC法 ②鹽酸、過氧化氫試液

①甲醇萃取液以TLC法展開，照射UV（365nm）→黃色～黃綠色螢光（與氯化小蘗鹼水合物一致）。
②水浸濾液＋鹽酸與過氧化氫試液→紅紫色（小蘗鹼）。

主要藥效　健胃、抗菌、鎮痙、利膽

小蘗鹼：對各種格蘭氏陽性菌、陰性菌具有廣泛抗菌作用。其他還有降血壓、抑制中樞神經、鎮痙以及利膽等作用。此外對大鼠皮下注射有明顯抑制胃液分泌之作用，可抑制因壓力引起的胃出血、胃潰瘍。

漢方處方　溫清湯、黃連湯、黃連解毒湯、半夏瀉心湯

漢方中用於苦味健胃整腸藥、上半身發炎、精神焦慮、胸口不適、腹瀉等方面。

黃連屬*Coptis*源自希臘語κόπτω「切、切割」，表示葉緣呈凹凸鋸齒狀。順帶一提，惡名昭彰的大害蟲「家白蟻（*Coptotermes formosanus*）」屬名家白蟻屬（*Coptotermes*，也就是「切割」木頭者）也取自其希臘語。此外，薔薇科的木莓（*Rubus palmatus* var. *coptophyllus*）葉子形狀長得像楓樹，葉裂深，所以變種名*coptophyllus*的意思為「裂痕深的葉子的」。

　另外，古埃及的科普特人或科普特文字中的「科普特（Copt）」，是古城曼菲斯的古名「Hut-ka-Ptah」（古埃及創造之神——卜塔靈魂所在之處），以希臘語表示寫成Αἴγυπτος（音近愛丘普托斯），拿掉愛的音變成丘普托斯Kuptions，再從Kuptions變成Copt的，所以跟黃連屬無關。不僅如此，此希臘語後來更變化成現代的Egypt（埃及）一詞。所以科普特跟埃及都是同源詞。

　黃連所含成分小蘗鹼（berberine），語源為小蘗屬（berberis）。提到小蘗科的植物，著名的有淫羊藿。→請參照p.120「淫羊藿」。

　種名*japonica*拉丁語是「日本的、日本產的」之意；而種名*chinensis*則是拉丁語「中國的、中國產的」之意。

　種名*deltoidea*在拉丁語中是「三角形的」之意。

　黃連會長出節狀有如眾多小球相連的鬚根，再加上剖面呈鮮豔的黃色，所以取名為黃連。日本古早稱之為「カクマクサ（加久末久佐）」，意思是根很硬的草。

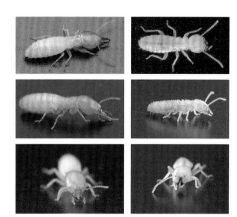

家白蟻
兵蟻（左）與工蟻（右）
（提供：諏訪 真士）

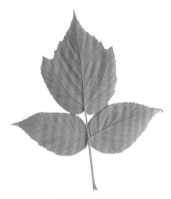

木莓葉子（背面）
薔薇科的木莓（*Rubus palmatus* var. *coptophyllus*）別名「モミジイチゴ（紅葉莓）」。

使用培養細胞進行的天然產物研究

伊藤 美千穗

　研究天然產物如何生化合成與生產時，會使用培養細胞。尤其是植物，即使想用在研究上，但經常遇到栽培困難，或者成長時間長的問題，使得材料難以入手。在這種情況下，就屬以研究範疇為目的的培養細胞能滿足條件了吧。在實驗室經過控管的環境中培養細胞能任意增殖，是種便利且強大的工具。黃連的根莖要成長到能拿來做生藥的大小，必須花非常久的時間，再加上主要藥用成分小蘗鹼（berberine）只存在地下部分，葉與莖等地上部分沒有，所以黃連中小蘗鹼的相關研究，便須完全依賴培養細胞進行。植物的培養細胞要以未分化的狀態（還沒有形成根莖葉等特定形狀，也就是宛如細胞的小嬰兒），放在加了生存必需養分、微量成分、植物荷爾蒙的液體或半固形培養基中，過2週～1個月後，便會長出10～50倍的量。「分化」成具有特定機能的組織與能生產特殊成分（＝大多是藥效成分）通常是有關聯的，不一定適用培養細胞的方法，但如果培養細胞中出現研究目標的生化合成反應，便能拿來作為材料進行研究。其實目前黃連、甘草、人參等生藥中，有相當多重要研究都是利用培養細胞進行的。

2014年度之使用量
約130t
●●●●○

基原植物學名：

Cornus officinalis

Cornus officinalis Siebold et Zuccarini

基原植物名稱：**山茱萸** 基原植物英語名稱：dogwood tree

繖形目 新恩格勒：[拉]Umbelliflorae
克朗奎斯特：[拉]Apiales

山茱萸科 [拉]Cornaceae

山茱萸屬 [拉]*Cornus*

產地：中國（華中）、韓國、日本（奈良）

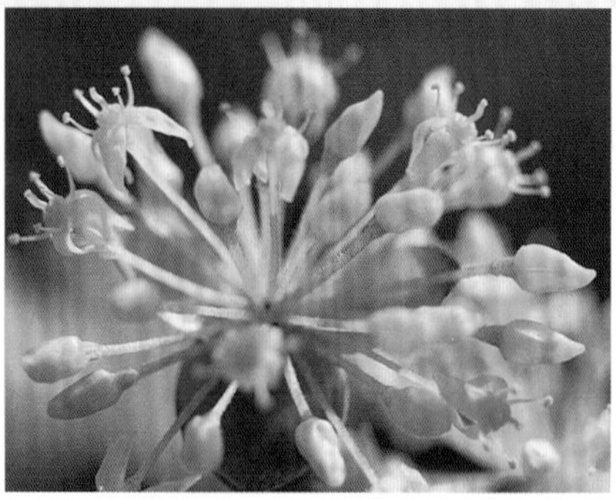

早春時，繖形花序會比葉子早長出，開黃色四瓣花。

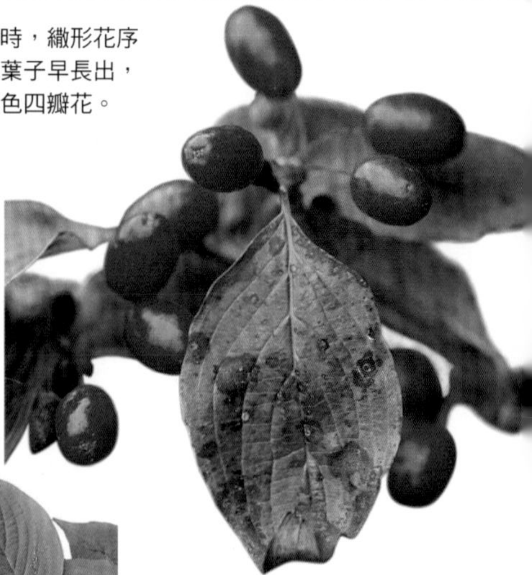

核果為橢圓形，成熟後為紅色。果肉柔軟，微帶酸味。

自生、栽培於中國、韓國的落葉小喬木，可種植於庭院或公園，為大家所熟知。由於開花時的樣子被稱為「春黃金花（ハルコガネバナ）」，而秋天果實紅熟時又有「珊瑚花（サンゴバナ）」等別名。

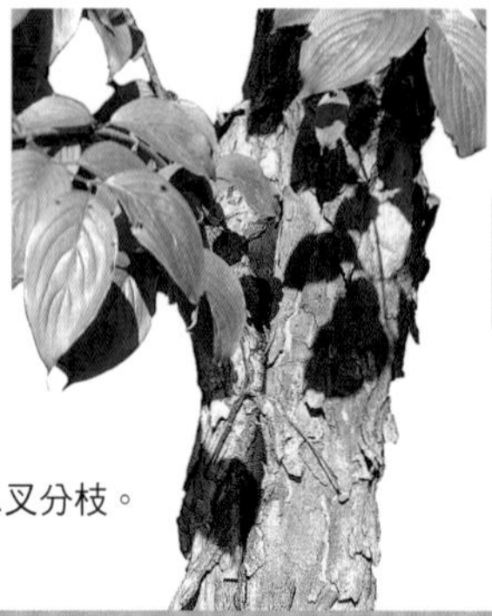

枝為二叉分枝。

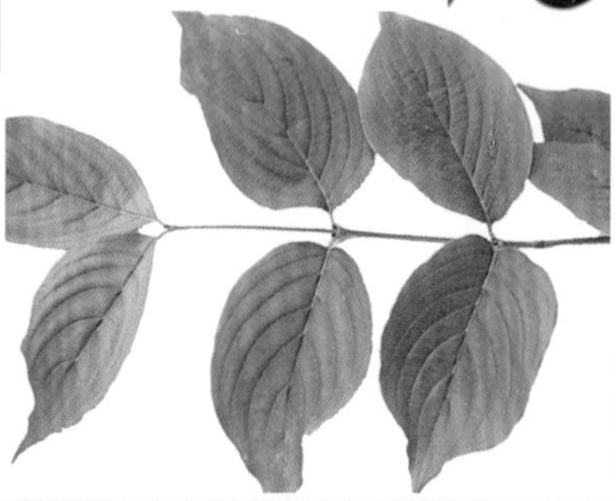

葉為對生，有柄。葉身長橢圓形，葉緣完整，銳頭。背面基部會有黃褐色的毛密生。

使用部位：

果實 生藥名稱 山茱萸 [拉]Corni Fructus [英]Cornus Fruit

山茱萸是山茱萸（*Cornus officinalis* Siebold et Zuccarini［*Cornaceae*］）的假果果肉。

生藥性狀 柔軟；微酸微甜

採下成熟的假果，去除種子（真正的果實）後乾燥。

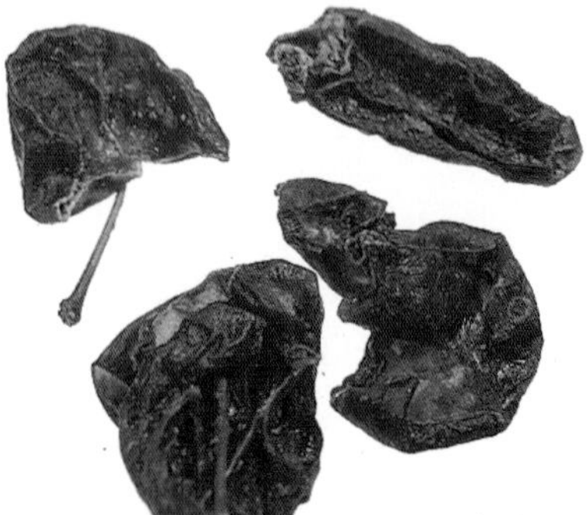

果肉厚實、酸味澀味強、濕潤為佳。有取出種子的裂痕。

（×1）

主要成分 馬錢苷 [英]loganin

環烯醚萜醣苷：馬錢苷（loganin）、莫諾苷（morroniside）
裂環烯醚萜苷：獐牙菜苷（sweroside）
三萜類：熊果酸（ursolic acid）、齊墩果酸（oleanolic acid）
單寧：菱屬單寧（trapain；山茱萸單寧1 [cornus-tannin 1]）、杯花素Ⅰ（tellimagrandin Ⅰ；山茱萸單寧2 [cornus-tannin 2]）、異訶子素（isoterchebin）等

確認試驗 TLC法（4-甲氧基苯甲醛、硫酸試液，紅紫色）

取甲醇萃取液以乙酸乙酯、水、蟻酸混合液展開。噴上4-甲氧基苯甲醛（4-methoxybenzaldehyde）、硫酸試液後加熱，會得到與馬錢苷一致的紅紫色斑點。

主要藥效 止汗、強身

水萃液：降血糖、抑制脂質過氧化、抗過敏、抑制肝臟疾病作用。
三萜類的熊果酸、齊墩果酸：將粉末的水懸浮液經口給予，對於以鏈佐黴素（streptozotocin）誘發糖尿病的大鼠有改善效果。

漢方處方 八地味黃丸、六味丸

漢方中用於止汗、滋養、強身方面。

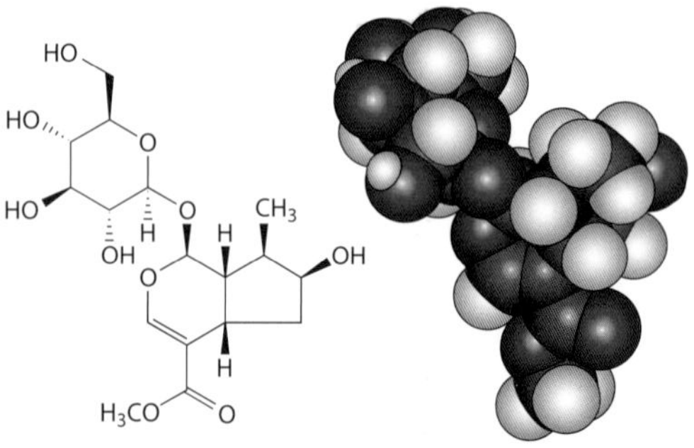

環烯醚萜醣苷：**馬錢苷**（loganin）
CAS No. 18524-94-2

山茱萸屬（ミズキ屬）*Cornus*源自拉丁語cornu「角」，因為燈台樹（ミズキ）木材質地堅硬，所以如此取名。

山茱萸科Cornaceae是山茱萸屬*Cornus*＋表示「科」的字尾-aceae而來。

拿來當作屬名的燈台樹（水木，*Swida controversa*）會從土地中吸取大量水分，所以樹液多，初春時如果折斷樹枝，會滴下水珠，所以有了「水木」之名。山茱萸科的樹木還有四照花（山法師，*Benthamidia japonica*或*Cornus kousa*），這種花中間的圓形花穗稱為「和尚頭」，4片看起來像花瓣的白色總苞片看作白色頭巾，合起來便稱為「山法師」。大花四照花（或稱北美山茱萸、花水木，*Benthamidia florida*）也是四照花的近緣種。

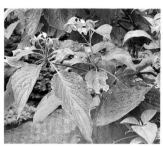

燈台樹

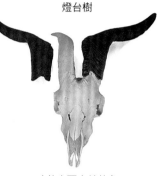

喀什米爾山羊的角
牛、綿羊、山羊等牛科動物的角稱為「洞角」。外面是角蛋白構成的堅固角鞘，中間包覆著骨性角凸起。洞角一輩子都不會再生長改變。

山茱萸的茱萸（しゅゆ）是吳茱萸（請參照p.127）的別名。茱萸唸作「しゅす」時，指的是山椒的果實。所謂的萸，是像胡頹子那種紅色的果實，尤其指「吳茱萸」的果實，因為山茱萸在秋天會結出像吳茱萸（或是像胡頹子）般的紅色果實。山茱萸紅色成熟的果實可食用。如下方專欄所寫，山茱萸與小葉胡頹子（アキグミ，秋茱萸）很類似，但小葉胡頹子等果實乾燥後稱為「和山茱萸（ワサンシュユ）」，是種民間藥物，並非以山茱萸為基原植物，所以無法視為日本藥局方的生藥使用。另外，萸字拿掉草字頭後的「臾」，指的是雙手（臼）抓住東西，往旁邊拉開。唸法與茱萸相同的「須臾（しゅゆ）」，指的是手抓住拉開東西取得其中目標物的時間，換句話說，也就是「很短暫的時間」。

山茱萸在春天時會開黃色小花，所以又別名「春黃金花」。此外，山茱萸秋天時會結紅色果實，所以也稱為「珊瑚花」或「秋珊瑚」。

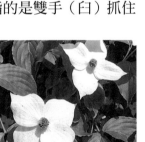

四照花
Benthamidia japonica

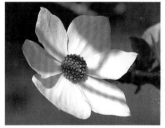

太平洋四照花
Benthamidia nuttallii

山茱萸與吳茱萸／秋茱萸與夏茱萸

茱萸的茱指的是會結紅色果實的植物，萸據說則是吳茱萸的果實。

茱萸的日文唸作「グミ」，指的是胡頹子科（グミ科，*Elaeagnaceae*）的小葉胡頹子（アキグミ，秋茱萸，*Elaeagnus umbellata*）或木半夏（ナツグミ，夏茱萸，*Elaeagnus multiflora* form *orbiculata*），不過跟吳茱萸是完全不同的植物，這些植物的共通點是都會結紅熟的果實。「グミ」這個唸法的來源有：將果實含在口中吐出種子的「ククムミ（含む實，含實）」後來變成グミ的說法；或是因為有澀味，所以從「エグミ」後來變成グミ的說法；或者從「クミ（木實）」後來變成グミ的說法等等，但詳細情況不明。

順帶一提，此處的グミ與源自意為「橡膠」的拉丁語gummi的「軟糖（グミキャンディー）」語源上完全不同（→請參照p.311「黃蓍膠樹」）。

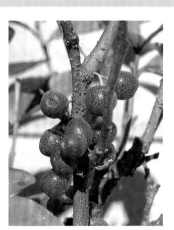

小葉胡頹子
（攝影：日野 幸富）

2014年度之使用量
約43t
●●●○○

基原植物學名：

Corydalis turtschaninovii

Corydalis turtschaninovii Besser forma *yanhusuo* Y. H. Chou et C. C. Hsu

基原植物名稱：**齒瓣延胡索**

罌粟目 [拉]Papaverales　※APG植物分類系統中，紫堇科是歸在毛茛目下。

新恩格勒：**罌粟科** [拉]Papaveraceae

克朗奎斯特：**紫堇科** [拉]Fumariaceae

紫堇屬 [拉]*Corydalis*

產地：中國

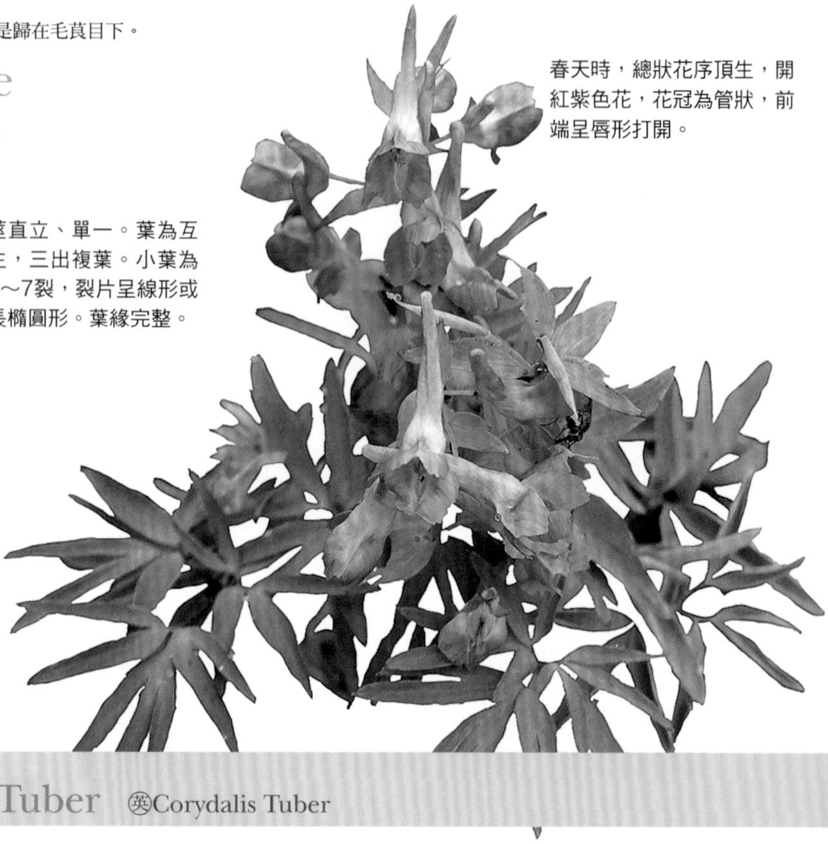

春天時，總狀花序頂生，開紅紫色花，花冠為管狀，前端呈唇形打開。

莖直立、單一。葉為互生，三出複葉。小葉為5～7裂，裂片呈線形或長橢圓形。葉緣完整。

自生於中國東部的多年生草本植物。紫堇科與近緣的罌粟科同樣含有生物鹼，許多植物有毒性或作為藥用。以「高山植物女王」聞名的駒草（コマクサ，Dicentra peregrina，也有人稱「奇妙荷包牡丹」）也是同類。順帶一提，駒草是因為花的形狀很像馬（駒），才取其名。

使用部位：塊莖　生藥名稱 延胡索 [拉]Corydalis Tuber [英]Corydalis Tuber

延胡索是*Corydalis turtschaninovii* Besser forma *yanhusuo* Y. H. Chou et C. C. Hsu（*Papaveraceae*）的塊莖，一般會用熱水煮過。本品換算成生藥乾燥物時，含有去氫紫堇鹼（以去氫紫堇硝酸鹽計）0.08%以上；**延胡索末**為延胡索的粉末。本品換算成生藥乾燥物時，含有去氫紫堇鹼（以去氫紫堇硝酸鹽計）0.08%以上。

確認試驗　TLC法（碘化鉍鉀試液，褐色）

取甲醇萃取液，以甲醇、醋酸銨溶液（3→10）、醋酸（100）混合液（20：1：1）展開。薄層板照射UV365nm時，會得到色調及Rf值與去氫紫堇硝酸鹽一致的黃綠色螢光斑點，且其下方可見黃色螢光斑點。此外，均勻噴上碘化鉍鉀試液，風乾後再均勻噴上亞硝酸鈉試液時，會於Rf值0.6附近看到褐色斑點。

生藥性狀　堅硬；無氣味，味苦

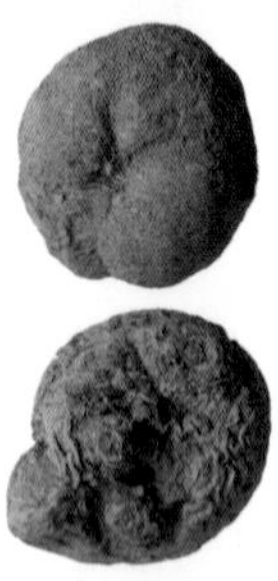

（×0.3）

初夏時挖出莖葉皆枯掉的根，去除泥土，削掉外側薄皮後清洗乾淨。放入熱水中，等內部白色的芯消失，變成黃色後取出晒乾。為防止混入異物，充分乾燥後放進密閉容器中保存。肥大、表面呈金黃色有細小皺紋、質地堅硬沉重、斷面有光澤的黃褐色為佳。

主要藥效　鎮痙、鎮痛

紫堇鹼、原阿片鹼：鎮痙作用。

四氫黃連鹼：抑制中樞神經、鎮痛、鎮痙作用。

去氫紫堇鹼：抑制胃液分泌、抗消化性潰瘍作用。

漢方處方　安中散、牛膝湯

漢方中將延胡索視為有鎮痙、鎮痛、祛瘀血、通經作用，調配於婦科藥物中。

主要成分　原阿片鹼 [英]protopine

生物鹼：紫堇鹼（corydaline）、延胡索乙素（tetrahydropalmatine）、原阿片鹼（protopine）、四氫黃連鹼（tetrahydrocoptisine）

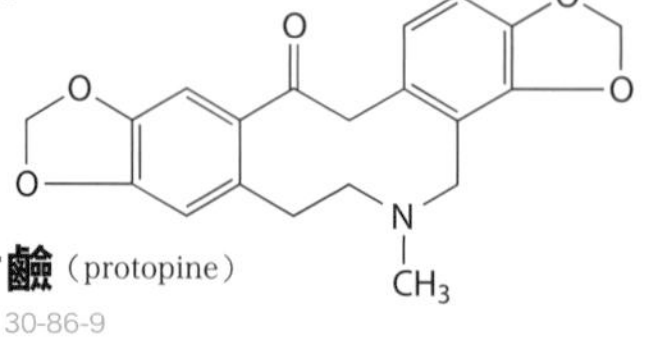

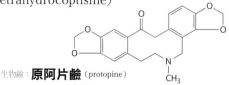

生物鹼：**原阿片鹼**（protopine）
CAS No. 130-86-9

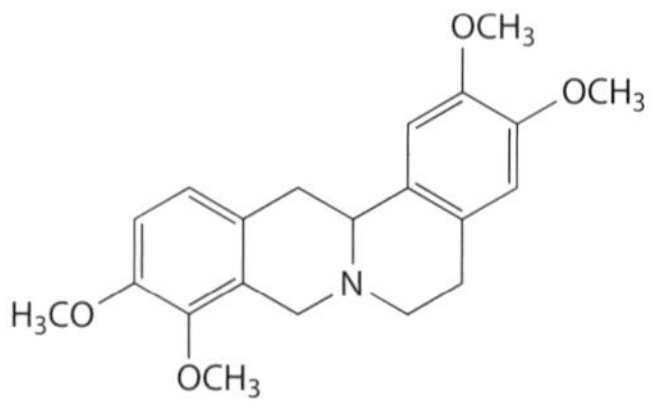

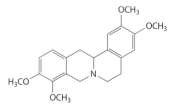

生物鹼：**延胡索乙素**（tetrahydropalmatine）
CAS No. 2934-97-6

紫菫屬 *Corydalis* 源自希臘語 κολυδός「雲雀」，也有人說這是因為花有距（從花冠基部往後突出的部分），形狀很像雲雀而來的。這裡的 *Corydalis* 不僅被譯為紫菫屬（キケマン屬，黃華鬘屬），也有藪華鬘屬（ヤブケマン屬）、華鬘屬（ケマン屬）等說法。華鬘是指花圈，佛前莊嚴之用品，表示紫菫屬的花整串並列垂墜的樣子。紫菫屬的植物還有東北延胡索（エゾエンゴサク，*Corydalis ambigua*）、珠果黃菫（エゾキケマン，*Corydalis speciosa*）等許多種類。不過名字很類似紫菫的華鬘草（*Dicentra spectabilis*，荷包牡丹）是罌粟科荷包牡丹屬的植物，花的形狀跟紫菫屬的花完全不同。

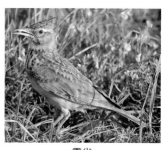

雲雀
英語是skylark。

紫菫屬在新恩格勒體系中，是歸類在罌粟科 Papaveraceae 下的紫菫「亞科」；而在克朗奎斯特體系中，則是提高至紫菫「科」Fumariaceae。紫菫科植物跟罌粟科一樣，含有許多生物鹼，可見到許多毒物或是藥用植物。不過，罌粟科的植物沒有蜜腺，雄蕊多；而紫菫科的則是雄蕊少，但有蜜腺。

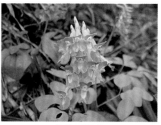

東北延胡索

延胡索別名又稱玄胡索、玄胡、元胡。「玄」是「黑色」的意思，「胡」指從中國西域胡國傳入中國的生藥，而「索」則是指細長之物，用來表示延胡索黑色細長的根。從「胡」地或是經由胡地傳入，也就是從歐洲或中東等地傳入中國，所以名字中帶有「胡」字。其他名字中有「胡」的植物有**胡椒**、**胡麻**（芝麻）、**胡瓜**（小黃瓜）等等。此外，從西方經過胡地傳入中國的樂器有**二胡**。

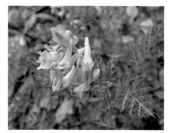

珠果黃菫

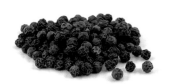

胡椒

避諱與延胡索

如上文所寫，「延胡索」本來稱為「玄胡索」，之所以改稱「延胡索」，可認為是為了**避諱**。所謂避諱，是避開、忌憚使用上位者的本名、名**諱**。尤其使用於中國皇帝名諱中的漢字，不管用嘴巴說出口，或是記載於文書中都要避免。書籍印刷時（連舊書再版時都要）要用別的字取代，或是故意少寫字的最後一筆畫。

清朝第四代皇帝——康熙皇帝（1661-1722年在位）名諱是「玄燁」，所以可想見紫禁城的「玄武門」改稱

「神武門」，**玄胡索**也改稱為**延胡索**了。其他例子有像是唐朝第八代皇帝——代宗（762-779年在位）名諱是「豫（預）」，為了避諱，所以生藥的**薯蕷**改成**薯藥**；北宋第五代皇帝——英宗（1063-1067年在位）時，「薯」字為了避諱，又變成了**山藥**。這就是如今生藥名稱「山藥」的由來。

話說回來，對前王朝皇帝名稱並沒有避諱的習慣，這便成了推測書籍發行年代的線索。

玄→玄

玄→元

玄→延

最上面是清康熙皇帝名諱「玄」字省略最後一畫的字，這種字稱為「缺筆、缺畫」。然而，到了整版印刷成主流的時代，反而大多以同音字的方式「避字」取代缺筆。若皇帝名諱取的是普通文字，影響便相當大。

Crataegus cuneata

基原植物學名：
Crataegus cuneata Siebold et Zuccarini

基原植物名稱：**野山楂**　基原植物英語名稱：japanese hawthorn [hɔ́ːθ́ɔ́ːrn]

其他基原植物：⑫*Crataegus pinnatifida* Bunge var. *major* N. E. Brown 山楂、北山楂

薔薇目　　　⑫Rosales

薔薇科　⑫**Rosaceae**

山楂屬　　　⑫*Crataegus*

產地：中國

中國中南部原產的落葉灌木。在中國，會用砂糖或蜜醃漬山楂果實，可餐後食用，促進消化。

享保年間作為藥用植物經過朝鮮半島傳入日本（最早栽種於小石川植物園與駒場藥園）。在日本，也當作庭木或盆栽栽培以用來觀賞。

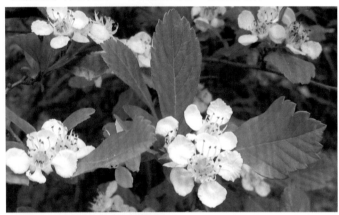

花期在4～6月，枝幹前端會長出繖房花序並開白色的花。約10月左右結直徑1～2cm的球形假果，果實成熟時呈紅色或黃色。

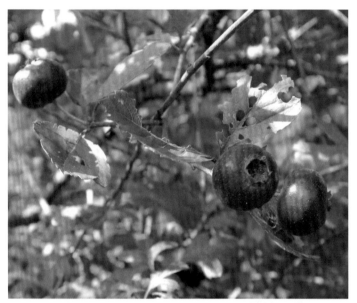

分枝多，小枝會變成刺。葉有柄，葉身呈橢圓形，上有鋸齒，互生。

使用部位：**假果**　生藥名稱：**山楂子**　⑫Crataegi Fructus　㊀Crataegus Fruit

山渣子是野山楂、南山楂（*Crataegus cuneata* Siebold et Zuccarini）或山楂、北山楂（*Crataegus pinnatifida* Bunge var. *major* N. E. Brown [*Rosaceae*]）的假果，整顆、縱切或橫切製成。

生藥性狀　接近球形；有酸味

野山楂、南山楂：接近球形，直徑8～14mm，外皮呈黃褐色～灰褐色，有細小的網狀皺紋。一端有直徑4～6mm的凹洞，周圍經常留有花萼的基部，另一端則有短果柄或其殘留的基部。真果一般有5室，經常分裂為5個分果。這些分果長5～8mm，呈淡褐色，通常裡面各含有一個種子。本品幾乎沒有氣味，味道微酸。

山楂、北山楂很類似野山楂，但個體比較大，直徑17～23mm，有的外皮呈紅褐色，明顯有斑點狀細毛的痕跡。一端有直徑7～9mm的凹洞，分果長10～12mm，呈黃褐色，通常不含成熟的種子。本品有特殊氣味及酸味。

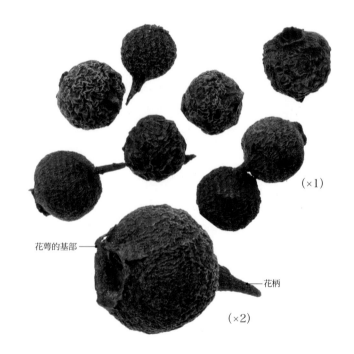

（×1）

花萼的基部——

花柄

（×2）

漢方處方　化食養脾湯、加味平胃散、啟脾湯

漢方中用作健胃藥。《神農本草經集注》中收錄名稱為「鼠查」。

山楂屬*Crataegus*源自希臘語κράτος「力量、權力、支配」＋ἄγω「持有、保持」（也有人說是跟「土耳其櫟（*Quercus cerris*）」的合成詞），表示木頭的堅硬程度。順帶一提，希臘語κράτος用在許多英語的合成詞裡，例如：democratic「民主主義（在δῆμος「民眾」支配下）」、autocratic「獨裁主義（αὐτο「他的、自己的」）」、mediacracy「媒體統治」等等。英語的山楂屬是hawthorn（也寫成hawthorne），果實稱為haw或hawberry。haw是古英語haga「圍牆、山楂」變化而來的，英語hedge「圍牆、樹籬」也是同源詞。在英國，許多房屋或田地的邊界會種植山楂當樹籬。順帶一提，著作《紅字》（*The Scarlet Letter:A Romance*）的美國作家納撒尼爾·霍桑（Nathaniel Hawthorne, 1804-1864）的姓，也可認為意思是「山楂所在（種植）之處」。

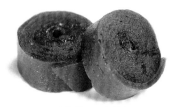

▲山楂捲 ▼山楂餅

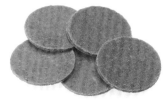

將山楂子揉碎後捲起，或是做成圓形的點心。在中國常吃。

日語名稱山查子（山楂子）的查，原來是樝字，指樝子（木桃、倭海棠，*Chaenomeles japonica*），據說因為山楂和樝子的果實味道很像。山楂子或五味子這種名字的「子」字，原本是指果實，不過也有人直接拿來代稱整個植物。

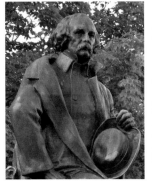

納撒尼爾·霍桑的銅像
（立於發生狩獵女巫的塞冷鎮［Salem］）

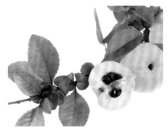

樝子（木桃、倭海棠）
果實酸味重，帶點甜味。樝子也稱為「地梨（ジナシ）」，結出的果實有如小顆的梨子。

主要成分 **檞皮素** ⓔquercetin

類黃酮（flavonoid）：檞皮素（quercetin）
三萜類（triterpenoid）：熊果酸（ursolic acid）、齊墩果酸（oleanolic acid）
氰苷（cyanogenic glycoside）：苦杏仁苷（amygdalin）

主要藥效 **健胃、降血壓**

山楂子萃取物會促進消化酵素的分泌，進而促進消化，表現出健胃作用。也可用於胃炎、整腸、腹瀉、食物中毒、宿醉、經痛方面。乙醇萃取物則有降血壓、降血清膽固醇及三酸甘油酯、強心、增加冠狀動脈血液流量作用。

確認試驗 **TLC法（標準溶液隨基原植物而異）**

① 取自野山楂
取甲醇萃取液，以乙酸乙酯、2-丁酮、水、蟻酸混合液（5:3:1:1）展開。將稀硫酸均勻噴在薄層板上，以105℃加熱5分鐘後，再照射紫外線（主波長365nm），則會出現與芸香苷（rutin）標準溶液相同色調及Rf值的綠色螢光斑點。此外，Rf值0.5附近可見到1或2個與標準溶液散發相同綠色螢光的斑點。這些斑點冷卻時會逐漸消失，若重新加熱會再度發光。

② 取自山楂
取甲醇萃取液，以乙酸乙酯、2-丁酮、水、蟻酸混合液（5:3:1:1）展開。將稀硫酸均勻噴在薄層板上，以105℃加熱5分鐘後，再照射紫外線（主波長365nm），則會出現與金絲桃苷（hyperoside）標準溶液相同色調及Rf值的綠色螢光斑點，這個斑點正上方可見散發相同螢光的另1個斑點。這些斑點冷卻時會逐漸消失，若重新加熱會再度發光。

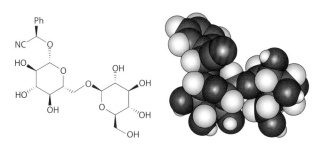

類黃酮 **檞皮素**（quercetin）
CAS No. 29883-15-6

氰苷 **苦杏仁苷**（amygdalin）
CAS No. 117-39-5

2014年度之使用量
約0.72t
●○○○○

基原植物學名：

Crocus sativus

Crocus sativus L.

基原植物名稱：**番紅花** 基原植物英語名稱：Saffron Crocus [sǽfrən]

百合目 新恩格勒：[拉]Liliflorae
克朗奎斯特：[拉]Liliales

鳶尾科 [拉]Iridaceae

番紅花屬 [拉]*Crocus*

產地：西班牙、法國、義大利、日本

原產於南歐、小亞細亞的多年生草本植物。
從西元前起，番紅花在歐洲就是相當貴重、高價的香料，也用作染料。名字跟外觀都很類似的「秋水仙」（イヌサフラン，Colchicum autumnale）是百合科的植物，但兩者完全不同。秋水仙含有秋水仙素（colchicine）物質，是一種毒草。

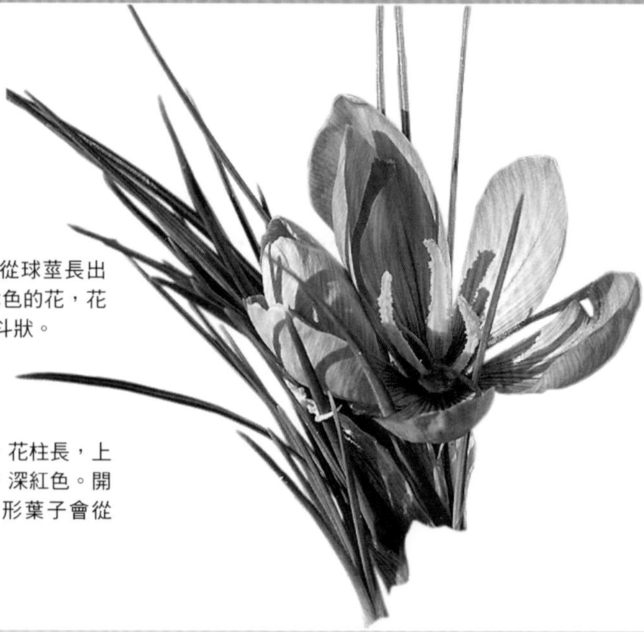

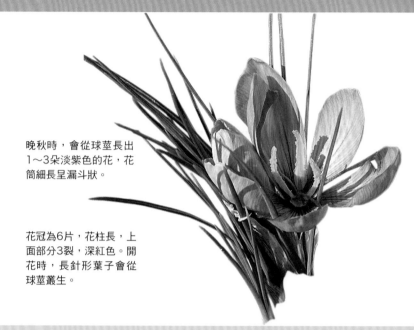

晚秋時，會從球莖長出1～3朵淡紫色的花，花筒細長呈漏斗狀。

花冠為6片，花柱長，上面部分3裂，深紅色。開花時，長針形葉子會從球莖叢生。

使用部位：**雌蕊柱頭** 生藥名稱 **番紅花** [拉]Crocus [英]Saffron

番紅花是番紅花（*Crocus sativus* Linné [*Iridaceae*]）的柱頭。

生藥性狀 有特殊氣味，味苦；會將唾液染成黃色

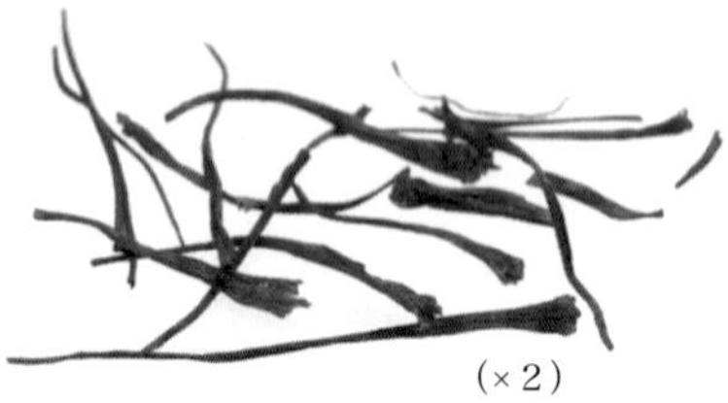

（×2）

細絲狀，呈暗橘色～紅褐色。3分枝，分枝的一側較寬，往另一端逐漸變細。有強烈特殊氣味。味苦。會將唾液染成黃色。

主要成分 番紅花素 [英]crocin

類胡蘿蔔色素（carotenoid）：番紅花素（crocin）、番紅花酸-(β-D-龍膽二醣)-(β-D-葡萄糖)酯（crocetin [beta-D-gentiobiosyl] [beta-D-glucosyl] ester）等
苦味醣苷：苦番紅花素（picrocrocin）
精油：番紅花醛（safranal）

確認試驗 添加硫酸

硫酸一滴→深藍色～紫色→漸漸變紅褐色（番紅花素及番紅花酸）。

主要藥效 鎮靜、鎮痛、通經

有通經、催眠作用。於因酒精引發障礙之大鼠身上，得知可改善記憶學習及長期增益效果的情況。

主要用途 婦科藥物的原料、辛香料

番紅花可用作婦科藥物等的原料。
針對手腳冰冷、氣色不佳或失眠等隨之而來的不舒服症狀來服用。

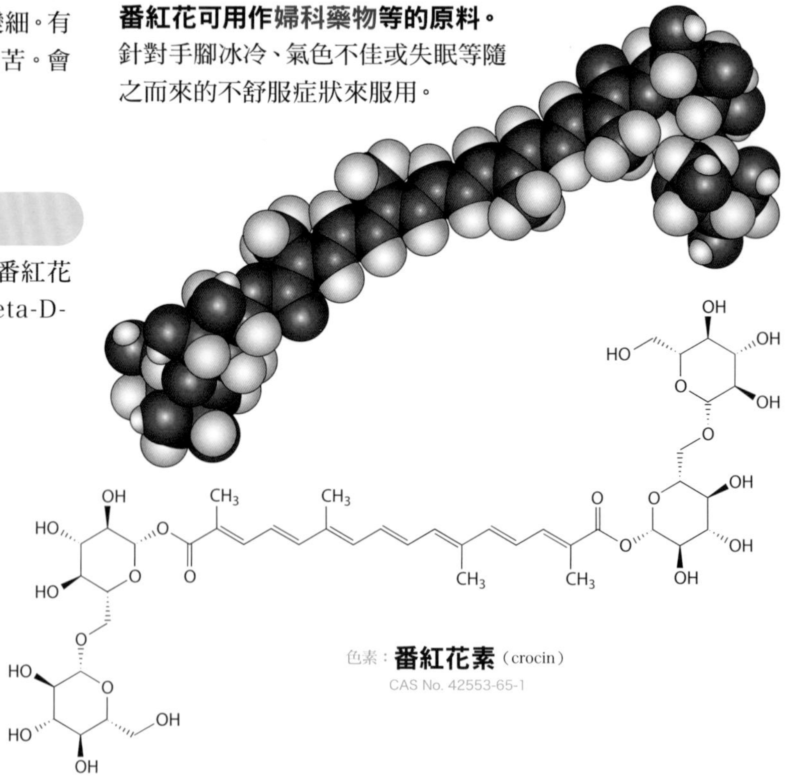

色素：**番紅花素**（crocin）
CAS No. 42553-65-1

番紅花屬*Crocus*源自希臘語κρόκος「番紅花、蛋黃」。其語源說法有很多種，源自希臘語κρόκη「線」的說法是指番紅花紅色雌蕊為線狀，且伸得很長，由此而來。一朵番紅花看起來有三根雌蕊，但是再仔細看，會發現是一根雌蕊途中分為3根。這些雌蕊會拿來作為藥用、香料或染料。從希臘語也衍生出英語crocus「春番紅」，crocus是鳶尾科番紅花屬（*Crocus*）植物的總稱，番紅花也包含在內（番紅花屬這個名稱挺令人混亂的）。雖然容易搞混，不過初春開花、觀賞用的「crocus」別名又稱為「春番紅、春鬱金」，相對的，番紅花也有人稱為「秋天開花的番紅花」。

另一個說法則認為是源自古塞姆語（希伯來語 כַּרְכֹּם「番紅花」或阿拉伯語 كركم kurkum「番紅花」）。

鳶尾科 **Iridaceae** 源自希臘語ἶρις「彩虹」，因為鳶尾的花很美，色彩變化多端。英語iris「虹彩、鳶尾花」也是衍生詞。之後也用於指稱解剖學中，能見到各種色彩的眼球「虹膜」。此外，溶解於鹽酸中會呈現多種色彩的金屬元素也命名為iridium「銥」。

番紅花源自阿拉伯語زعفران zafaran「番紅花」，這個詞跟紅花（safflower）源自同樣意為「黃色的」字根。

番紅花的別名「蕃紅花、藏紅花、西紅花」，意思為來自蕃地（外來的）的紅花。

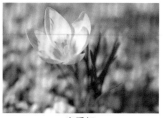
春番紅
雌蕊不長，異於番紅花。

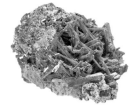
鉻鉛礦（Crocoite）
日語別名「クロコイト」，成分是鉻鉛酸Pb（CrO₄），顏色如名字所示為番紅色（鮮豔的橘色）。正是從鉻鉛礦中，發現這種新元素。

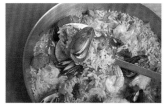
西班牙海鮮燉飯（paella）
為了替西班牙海鮮飯增色添香，絕對少不了番紅花。

栽培種「sativus」、星期六與土星火箭

番紅花種名*sativus*是拉丁語動詞sero「播種」的形容詞「經過栽培的」，用於各種栽培植物的種名中，例如：大麻（*Cannabis sativa*）。（→請參照 p.54「麻子仁」）。

古羅馬信仰薩圖爾努斯神（Saturnus；大概起源自伊特魯里亞，處於現代義大利中部的古代城邦國家），依據民間語源，跟拉丁語sativus有關，將其視為農業之神崇拜。薩圖爾努斯被當成主神朱比特之父，木星命名為朱比特時，年老的薩圖爾努斯便成了土星的名字Saturn（當時所知行星中移動速度最緩慢的）。順帶一提，惡魔撒旦（Satan）源自希伯來語，跟Saturn的語源和英語發音皆不同。

離題一下，NASA的火箭「Saturn（土星）」，和SEGA公司製造的家庭用遊戲機「SEGA・SATURN」都是以「土星（太陽系第6行星）」為語源。另外，星期幾的語源都是神的名稱，星期六就是取薩圖爾斯神的Saturday。錬金術中，土星相當於「鉛」，從這衍生出saturnism「鉛中毒」一詞（其他相似的英文單字還有lead poisoning、plumbism）。

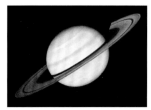
土星

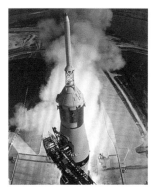
藉由土星Ⅴ號火箭發射升空的阿波羅11號

基原植物學名：

Curcuma longa

Curcuma longa L.

基原植物名稱：**薑黃**　基原植物英語名稱：Turmeric

薑目　　㊣Zingiberales
薑科　㊣*Zingiberaceae*
薑黃屬　㊣*Curcuma*

產地：熱帶亞洲各地

自生或栽種於熱帶亞洲各地的薑科多年生草本植物。用於咖哩等料理中的名香料，英語為turmeric，也用作染料、著色劑。還視為食品，常用於薑黃試紙、咖哩粉原料、醃蘿蔔的色素等。

葉身20～50cm，呈長橢圓形，銳頭。

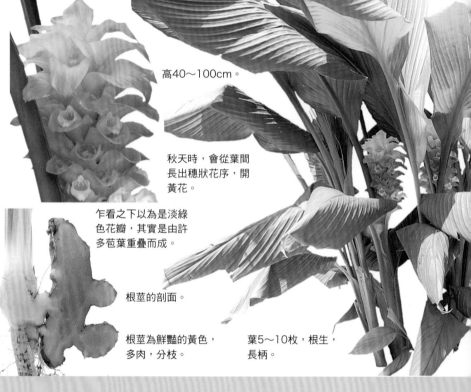

高40～100cm。

秋天時，會從葉間長出穗狀花序，開黃花。

乍看之下以為是淡綠色花瓣，其實是由許多苞葉重疊而成。

根莖的剖面。

根莖為鮮豔的黃色，多肉，分枝。

葉5～10枚，根生，長柄。

使用部位：**根莖**　生藥名稱 **薑黃**　㊣Curcumae Rhizoma　㊐Turmeric

薑黃是 *Curcuma longa* Linné（*Zingiberaceae*）的根莖，一般會直接或去除木栓層後汆燙。本品定量時換算成生藥的乾燥物，含有總類薑黃素（薑黃素、去甲氧薑黃素[demethoxycurcumin]、去二甲氧薑黃素[bisdemethoxycurcumin]）1.0～5.0%；**薑黃末**是薑黃的粉末。本品定量時換算成生藥的乾燥物，含有總類薑黃素（薑黃素、去甲氧薑黃素、去二甲氧薑黃素）1.0～5.0%。

生藥性狀　**氣味特殊，微苦；會將唾液染成黃色**

細長圓柱形，偶有分枝，不易折斷，斷面呈纖維性。外皮黃白色，略有縱向細紋。2～3cm會有節。

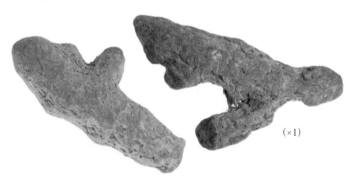

（×1）

主要成分　**薑黃素**　㊐curcumin

類薑黃素：薑黃素（curcumin）等
精油：薑黃酮（turmerone）等

確認試驗　①TLC法 ②HPLC法

①以乙酸乙酯、正己烷、醋酸（100）混合液（11:9:1）展開甲醇萃取物後，風乾薄層板時可於Rf值0.4附近發現黃色斑點。
②在本品粉末中加入甲醇、醋酸（100）混合液（99:1），搖晃20分鐘混合後，離心分離。取上清液進行HPLC試驗時，薑黃素波峰面積會比去甲氧薑黃素波峰大，且比去二甲氧薑黃素波峰面積大0.69倍。

主要藥效　**利膽、護肝作用**

類薑黃素：利膽（狗，靜脈投予）、抗菌（金黃色葡萄球菌）、護肝（小鼠，初代培養肝細胞）、抗腫瘤、抑制脂多醣體刺激之巨噬細胞產生一氧化氮作用及血管擴張作用。

漢方處方　中黃膏

漢方中視為利膽、芳香性健胃、消炎、止血、通經藥，**用於治療肝炎、膽管炎、膽結石、吐血、血尿、停經痛、胸腋或腹部疼痛。**此外，民間藥物則是拿來治療肝炎。

精油：**薑黃酮**（turmerone）
CAS No. 56485-42-8

類薑黃素：**薑黃素**（curcumin）
CAS No. 458-37-7

薑黃屬*Curcuma*源自阿拉伯語کرکم kurkum「番紅花」（→ p. 103「番紅花」），這可認為是將薑黃比喻為古代最常見的黃色染料——番紅花而取的。所含成分薑黃素（curcumin）也是來自其屬名。不過，現代阿拉伯語的薑黃稱為عقدة صفرا uqdah safra。這裡的safra源自同為番紅花語源，意為「黃色的」的字根。古代主要黃色染料的基原植物——薑黃、番紅花、紅花（safflower），其屬名、英語名稱的由來，彼此都有關聯。

種名*longa*是拉丁語「長的」之意（也與long「很長、長的」有關聯）。雖說可認為是因為薑黃根莖很長，不過實際上並沒有那麼長。也有人認為林奈所記載的*Curcuma longa*是薑黃屬不同種的植物。

日語名稱鬱金的鬱原本意思是「樹木生長繁盛茂密的樣子」（例如「蒼鬱的森林」），也用於表現「蒸氣、煙霧、香氣、感覺朦朧的樣子」（「憂鬱、鬱積、鬱悶」），後來用於指薑黃香氣濃郁。話說回來，中國現在稱呼鬱金為「薑黃（姜是薑的簡字）」。順帶一提，鬱血（うっけつ）是「血氣翻騰」，也就是「充血」。而鬱金香則是香氣濃郁的英文tulip的漢字別名。不過人工品種改良櫻花中的鬱金櫻（別名黃櫻），是因為開黃色的花而如此命名的。

薑荷花
（Curcuma shalom）

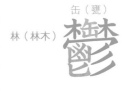

俗稱Curcuma，觀賞用的薑荷花（*Curcuma alismatifolia*）分布於泰國或柬埔寨，也稱為「泰國鬱金香」。在泰國，會取其根加入咖哩。shalom在希伯來語是「和平」的意思。

缶（甕）

林（林木）鬱

欝 是鬱的簡字。

「鬯」指的是用香草增添香味的酒。

這是「臼（雙手）＋缶（甕）＋鬯（用香草增添香味的酒）」的會意文字，指替封在甕裡的酒增添香氣的香草，加上林字，表示林木茂盛的樣子。

薑黃與「世界性的藥膳料理」── 咖哩

Curry「咖哩」是用各種辛香料混合成的咖哩粉，加入肉、蔬菜燉煮而成的料理，風行世界各地，源自坦米爾語kari「醬汁」。用來為咖哩添香、增色的turmeric，就是指**薑黃**。薑黃所含的薑黃素用作健胃藥及利膽藥（促進膽汁分泌、幫助脂肪的消化與吸收）。此外，據說攝取薑黃能促進造成「宿醉」症狀的有毒物質——乙醛分解。此外，薑黃有抗氧化、抗菌作用，更有報告指出能抑制阿茲海默症成因的 β 類澱粉蛋白沉積。

除了薑黃，咖哩中還有**辣椒、丁香、番紅花、小豆蔻、胡椒、乾生薑、茴香、肉桂**等食材，這些也都是收錄於日本藥局方中的生藥。聽說餐廳裡如果旁邊有人在吃咖哩飯或咖哩烏龍麵，會被其香氣勾引，一不小心就點了同樣的食物，不過來看看這些生藥，能發現許多都是「芳香性健胃藥」。咖哩中還有許多其他辛香料，例如：**孜然**、**芫荽、茴香、葛縷子、芥子、肉豆蔻、月桂葉、大蒜、葫蘆巴、肉豆蔻種皮**等等，其中也大多用於民間藥物。雖然沒有宣傳的意思，不過咖哩這道**「世界性的藥膳料理」**能在這麼多國家間流傳，可說確實是有道理的。

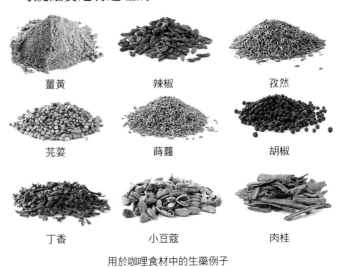

薑黃　　辣椒　　孜然
芫荽　　蒔蘿　　胡椒
丁香　　小豆蔻　肉桂

用於咖哩食材中的生藥例子

105

基原植物學名：

Curcuma zedoaria [kərkúːmə]

Curcuma zedoaria Roscoe

基原植物名稱：**莪朮**　基原植物英語名稱：Zedoary [zædouəri]

薑目　　　㊣Zingiberales
薑科　㊣Zingiberaceae
薑黃屬　㊣*Curcuma*

產地：越南、泰國、緬甸、中國南部、日本

分布於熱帶亞洲的薑科植物。也有人稱為紫薑黃（紫ウコン）或夏薑黃（夏ウコン）。日本則栽種於沖繩縣、屋久島、種子島。

看起來像莖的部位是偽莖，由葉鞘（葉的基部）重疊而成。

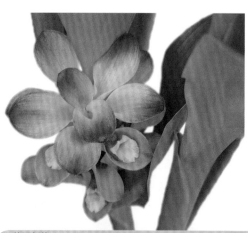

苞葉為淡黃色，前端為紅紫色，排列緊密綻放。

高20～40cm的花莖直立。總狀花序。夏季開花，花期長。

蒴果呈卵狀三角形，種子上有光澤，呈長球形。

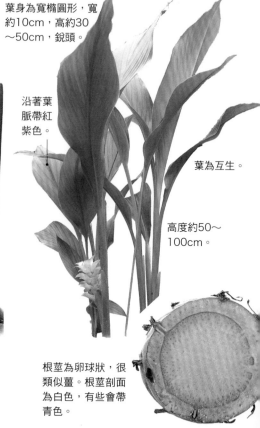

葉身為寬橢圓形，寬約10cm，高約30～50cm，銳頭。

沿著葉脈帶紅紫色。

葉為互生。

高度約50～100cm。

根莖為卵球狀，很類似薑。根莖剖面為白色，有些會帶青色。

使用部位：
根莖　生藥名稱 **莪朮**　㊣Zedoariae Rhizoma　㊊Zedoary

莪朮是莪朮（*Curcuma zedoaria* Roscoe [*Zingiberaceae*]）的根莖，一般會燙過。

生藥性狀　帶有清涼感的特殊氣味，味道辣苦

晚秋到冬季時從土裡挖出，去除毛根清洗乾淨，用熱水燙過後乾燥。卵形，呈灰黃褐色～灰褐色，切面為灰褐色。氣味特殊帶有清涼感（桉油醇），味道微辣，會苦。

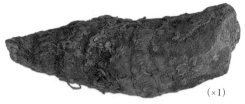

(×1)

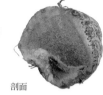

剖面

主要藥效　健胃

倍半萜類：對水浸拘束引起的壓力性潰瘍、鹽酸潰瘍、吲哚美辛（indomethacin）引起的潰瘍等胃潰瘍有保護作用；對四氯化碳（carbon tetrachloride）誘發的急性肝臟疾病、半乳糖胺與脂多醣引起的急性肝臟疾病有抑制作用；抑制因脂多醣刺激使巨噬細胞產生一氧化氮；有血管擴張作用（抑制高濃度鉀離子及正腎上腺素誘發的血管收縮）。

主要用途　芳香性健胃藥

沒有調配在一般漢方處方中，但會視為芳香性健胃藥拿去製造腸胃藥。

主要成分　莪朮酮 ㊊curzerenone

倍半萜（sesquiterpenoid）：莪朮雙環烯酮（curcumenone）、莪朮二酮（curdione）、莪朮烯醇（curcumenol）

單萜（monoterpene）：1,4-桉油醇（1,4-cineol）、α-蒎烯（α-pinene）

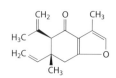

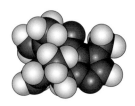

精油 **莪朮酮**（curzerenone）
CAS No. 20493-56-5

名稱解說 莪朮在唐代的《新修本草》中是「迷藥」，在《日華子本草》中稱為「蓬莪茂」。另外，在宋代的《開寶本草》中也稱為「蓬莪茂」，然而這些中國的本草書籍也沒有說明語源。

種名*zedoaria*往前回溯，可得是從古波斯語zadwar來的。

日語**莪蒁A**一詞的語源不明，也有人用漢字**莪朮**（中國是用「莪朮」這個寫法）。話說回來，莪朮跟關蒼朮是完全不同的植物。

薑黃、番紅花與紅花的語源關係

薑黃、番紅花和紅花的學名與名稱彼此都有關係。

塞姆語字根SPR
「染成黃色、變成黃色」

塞姆語的字根基本可用3個子音表示。加入母音、接上字首字尾，就能創造出名詞、形容詞、動詞等衍生詞跟該詞的形態變化。

薑黃
學名：*Curcuma longa*
屬名由來：古阿拉伯語（推測）
كركم kurkum「番紅花」
現代阿拉伯語：
عقدة صفرا uqdah safra
（safra表「黃色的根」）
英語：turmeric

番紅花
波斯語？梵語？
學名：*Crocus sativus*
屬名由來：古阿拉伯語
كركم kurkum「番紅花」
古希伯來語：
כַּרְכֹּם「番紅花」
現代阿拉伯語：
زعفران za'faran
英語：saffron

紅花
學名：*Carthamus tinctorius*
屬名由來：
قرطم qurtum「染色」
現代阿拉伯語：
عصفر usfur「黃色的」(asfur)
英語：safflower

以鬱金為名的植物一覽

薑科裡可以發現許多以鬱金為名的植物，以下列出其特徵、成分等之比較。

薑黃屬

姜黃（キョウオウ）
別名：**春鬱金**
[拉]*Curcuma aromatic*
[英]Wild turmeric
[中]鬱金
〔印度原產〕
春天會開粉紅色的花，葉子類似薑黃，但是葉子背面有細毛。剖面為黃色，帶點苦味及辣味。成分中精油很多，還有倍半萜烯醇（sesquiterpenol）等，含有些許薑黃素（curcumin）。
生藥名：**キョウオウ**（姜黃）
[中]黑鬱金、白絲鬱金
- 芳香性健胃藥
- 利痰藥

日語名稱是相反的！

莪朮（ガジュツ）
別名：**紫鬱金、夏鬱金**
[拉]*Curcuma zedoaria*
[英]Zedoary
[中]莪朮
〔印度、馬來西亞原產〕
夏天會開紅紫色的花。剖面呈淡紫色，有特殊香氣，味道非常苦。精油成分除了單萜（mo-noterpene，桉油醇等），也有許多倍半萜（sesquiterpene），幾乎不含薑黃素。
生藥名：**莪朮**[局]
[中]綠絲鬱金
- 芳香性健胃藥
- 祛風藥
- 通經藥

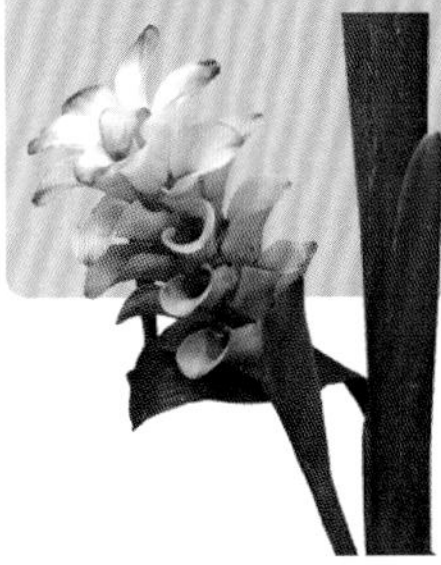

鬱金（ウコン）
別名：**秋鬱金、薑黃**
[拉]*Curcuma longa*
[英]turmeric
[中]薑黃
〔熱帶亞洲原產〕
秋天會開白色的花，葉子背面沒有細毛。剖面呈橙色，有特殊香氣，沒有苦味。精油成分為薑黃酮（turmerone）等，約含0.3%的薑黃素。
生藥名：**薑黃**[局]
[中]黃薑黃
- 促進膽汁分泌
- 抗菌作用
- 咖哩的原料
- 染料、著色劑

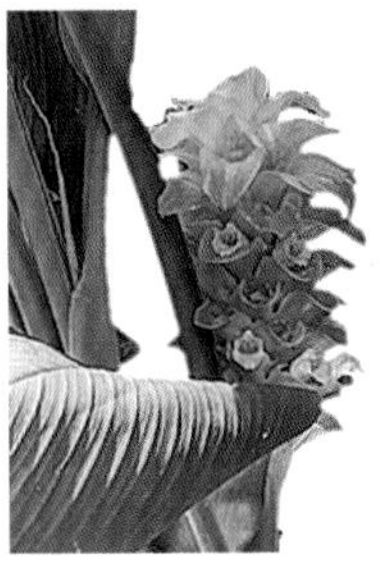

蕃鬱金（バンウコン）
※意為從南蠻傳來的鬱金
[拉]*Kaempferia galanga*
[英]Wild turmeric
夏天會開白色的花。葉子雖然很類似薑黃，但是背面有長細毛。剖面為黃色，略有苦味及辣味。精油中含有龍腦（borneol）與莰烯（cam-phene），略有樟腦味。
生藥名：**山奈**[局]
※也有人不認為這種植物能當生藥的山奈。
- 芳香性健胃藥
- 鎮痛藥

※不同於花薑的豆薯（Bengkoang，印尼語）也稱為「白鬱金」。

花生姜
（ハナショウガ）
→請參照p.191「花薑」
別名：（沖繩）**白鬱金**
[拉]*Zingiber zerumbet*
[英]Wild ginger
Bitter ginger
Shampoo ginger
秋天時長出紅色花蕾，開白色或黃色小花。薑屬植物，葉子很類似薑。精油80～90%是花薑酮（ze-rumbone）。
- 抗腫瘤作用
- 抗發炎作用

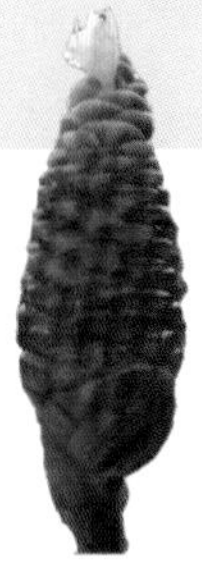

雖然別名叫「白鬱金」，但花薑在分類學上跟薑黃（日語所稱的鬱金）是不同屬的植物。

2014年度之使用量
約33t
●●●○○

基原植物學名：

Cyperus rotundus

Cyperus rotundus L.

基原植物名稱：**香附**　基原植物英語名稱：Nutgrass、Purple nutsedge

莎草目　新恩格勒：[拉]Monocotyledoneae
　　　　克朗奎斯特：[拉]Cyperales

莎草科　[拉]Cyperaceae

莎草屬　[拉]*Cyperus*

產地：中國、朝鮮半島、越南、日本

廣泛分布於熱帶、亞熱帶，為莎草科的多年生草本植物。生長於路旁、草皮，尤其是海岸沙灘，為眾所皆知強韌的有害雜草。是種即使在路旁或被柏油踩壓也能生存的強韌雜草。根部有香氣，也用於芳香療法。

自生於熱帶至溫帶沿岸沙地的多年生草本植物，根莖側向延伸，有塊莖。葉為叢生，呈細長線形。夏秋時會長出花莖，莖頂則會長2～3片總苞葉和數個花穗，深茶褐色小穗稀疏生長。蒴果為橢圓形。

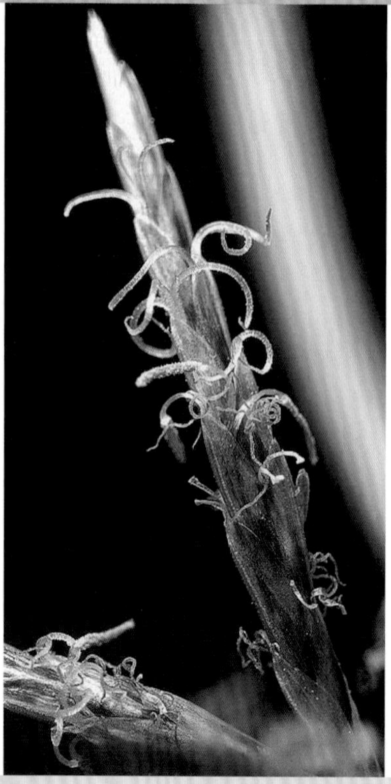

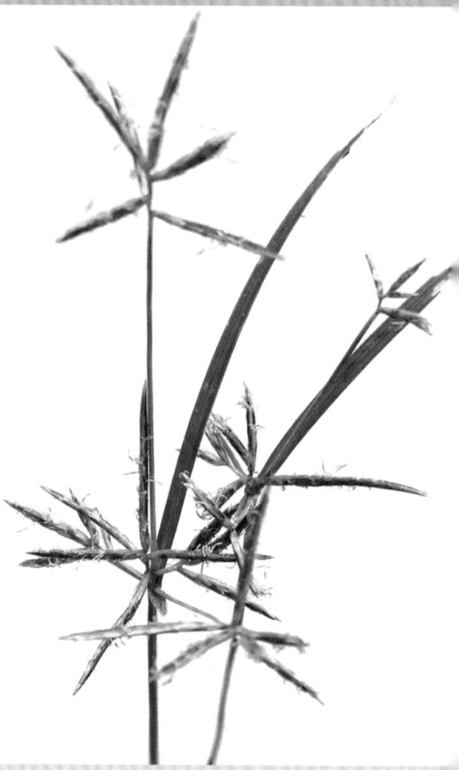

使用部位：根莖　生藥名稱：香附子　[拉]Cyperi Rhizoma　[英]Cyperus Rhizome

香附子是香附（*Cyperus rotundus* Linné [*Cyperaceae*]）的根莖；**香附子末**是香附子的粉末。

生藥性狀　紡錘形；有輪節，有特殊氣味與味道

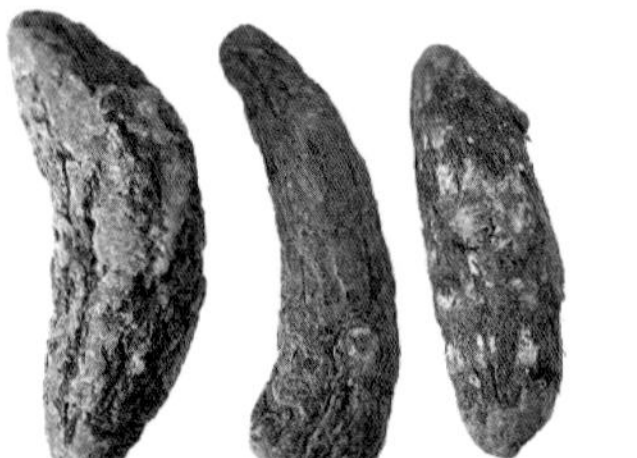

(×1)

秋天到隔年春天時挖掘出根莖，乾燥。呈紡錘形，外皮灰褐色～灰黑褐色。有5～8個不規則的輪節，具纖維束。有特殊氣味與味道。去除外皮、大顆、肉質扎實、香氣重為佳。

主要成分　香附醇　[英]cyperol

精油：香附醇（cyperol）、α-香附酮（α-cyperone）、香附烯（cyperene）等

單萜：α-蒎烯（α-pinene）、桉油醇（cineol）、莰烯（camphene）、樟腦（camphor）等

主要藥效　利膽、鎮痛

雖然粉末加水的懸浮液對大鼠、小鼠幾乎不影響胃液分泌，但很明顯促進了膽汁分泌，另外也抑制了小腸內輸送。此外，還有鎮痛作用及鬆弛子宮肌肉的作用。

漢方處方　香蘇散、芎歸調血飲

漢方中用於治療胃痛、腹痛、月經痛、食慾不振、氣滯。

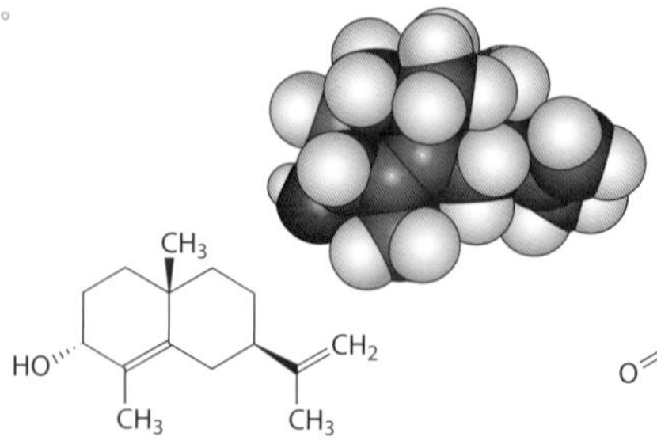

精油：**香附醇**（cyperol）
CAS No. 20084-99-5

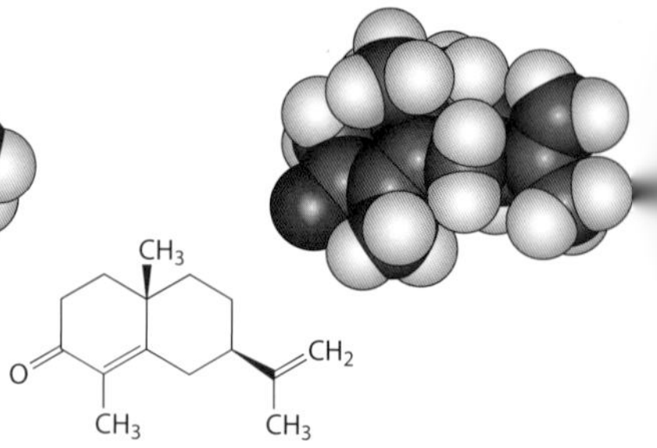

精油：**α-香附酮**（α-cyperone）
CAS No. 473-08-5

莎草屬*Cyperus*源自希臘語κύπειρος（也寫成κύπειρον）「薹草」。莎草屬日語名稱的カヤツリグサ（*Cyperus microiria*，碎米莎草）漢字寫成「蚊帳吊草」。古早以前小孩會撕開碎米莎草的莖，弄成蚊帳吊起來的樣子玩耍，便由此命名了。莎草屬中有紙莎草（*Cyperus papyrus*）這種植物，能用莖的髓質製成莎草紙，日語名稱為「カミガヤツリ（紙蚊帳吊）」、「カミイ（紙藺）」。

種名*rotundus*是拉丁語「車輪形的、圓的、近乎圓形的」之意，為rota「車輪」的形容詞型。英語rotary「迴轉式的、環行道」也是衍生自同個詞。莎草目在新恩格勒分類體系寫為Monocotyledoneae，源自mono-「單一的」＋cotyledon「子葉」，因為碎米莎草的同類是「單子葉」的。而克朗奎斯特體系中莎草目Cyperales、莎草科Cyperaceae，則是莎草屬*Cyperus*後面接上表示「目」的字尾-ales跟表示「科」的字尾-aceae形成的。

雖然名字叫做**香附子**，但基原植物與附子完全不同。有人認為是因為塊莖的形狀很像附子，再加上有香氣，所以才有了香附子這個名稱。

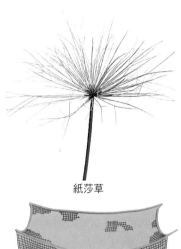

紙莎草

蚊帳

莎草屬與女神維納斯／賽普勒斯島、銅與♀

莎草屬**Cyperus**語源的希臘語κύπειρος「薹草」根據文獻，是來自Κύπρις「秋普麗絲，愛之女神愛芙羅黛蒂的別名」，因為古希臘會拿莎草屬之一的黃土香（*Cyperus esculentus*）這種植物的根莖當作春藥。順帶一提，黃土香長得很像香附，所以別名又稱為黃香附（香附的花穗是茶色；黃土香的花穗則是黃色的）。地中海沿岸或西非有栽培型的食用塊莖，不過歸化日本的黃土香是雜草型的，所以塊莖小，無法食用。

希臘神話中愛與美的女神阿芙羅黛蒂（Aphrodite，相當於羅馬神話的維納斯），據說因為女神是從賽普勒斯島（Cyprus）的海中誕生而來。賽普勒斯島是信仰阿芙羅黛蒂的知名聖地。

順帶一提，賽普勒斯島出產的金屬拉丁語稱為cyprum aes（aes是「礦石」之意），之後變成cuprum，傳入英語就變成了copper「銅」。銅的元素符號為**Cu**，這是根據拉丁語拼法cuprum來的。這個詞第一個音節的母音在希臘語中發音為[y]（介於一與ㄨ的音，相當於德語中的ü），拉丁語[i→u]，英語[a、ɔ]，像這樣，拼法跟發音都有所改變。

有趣的是，中世紀行星以♀符號代表金星（象徵維納斯的手鏡），而鍊金術也認為銅相當於金星，所以銅的符號便成了♀。生物學中♀符號代表雌性，這是從林奈取金星（Venus）的♀來用開始的。另一方面，雄性的♂則是取自火星（Mars，戰神瑪爾斯）的符號。

基原植物學名： **Dioscorea japonica**
Dioscorea japonica Thunb.

基原植物名稱： **薄葉野山藥、日本薯蕷**　　基原植物英語名稱：Japanese yam [jæm]

其他基原植物：⑬*Dioscorea batatas* Decaisne 長山藥　　⑲Chinese yam

百合目
新恩格勒：⑬Liliflorae
克朗奎斯特：⑬Liliales

薯蕷科　　⑬**Dioscoreaceae**
薯蕷屬　　⑬*Dioscorea*
產地：中國、韓國、日本

日本薯蕷是自生於山野的薯蕷科藤蔓性多年生草本植物。野生薯蕷正是大家熟知的野生山藥。零餘子（ムカゴ）是日本薯蕷的珠芽。薯蕷屬植物的地下部分在植物形態學中，呈現為莖與根的中間型，而其根莖正確來說，稱作根托（rhizophoer）。

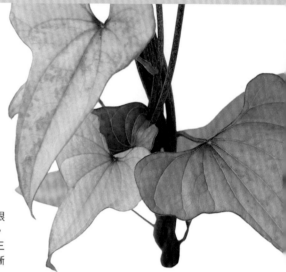

雌雄異株。地下有長大的根托。葉為對生，部分互生，長柄。葉身為寬披針形～三角狀倒卵形，葉緣完整，漸銳頭，基部心臟形。

夏天時，葉腋會長出1～3個穗狀花序，雄花花序會直立並開許多白花；雌花花序則下垂，僅開少量花朵。

蒴果上有3個輕薄的圓形翅膀。葉腋會長出黑褐色的零餘子。

使用部位：**根莖**　生藥名稱 **山藥**　⑬Dioscoreae Rhizoma　⑲Dioscorea Rhizome

山藥是日本薯蕷（*Dioscorea japonica* Thunberg）或長山藥（*Dioscorea batatas* Decaisne [*Dioscoreaceae*]）去除周皮的根莖（根托）；**山藥末**是山藥的粉末。

生藥性狀 堅硬，難折斷，無臭無味

去除周皮的根莖。秋季時挖出根莖，削掉周皮直接蒸過後乾燥。白色或乳白色，肉質沉重、滑順、有光澤為佳。呈圓柱形～不規則圓柱形。偶有縱切或橫切的。剖面呈乳白色，粉質平滑。

主要成分 **薯蕷皂素** ⑲diosgenin

類固醇：薯蕷皂素（diosgenin）、β-穀固醇（β-sitosterol）
其他：澱粉、甘露聚醣（mannan，在第3位置分枝 β-（1→4）結合部位乙醯化的甘露聚醣與含有少量磷酸的蛋白質兩者的聚合體）。

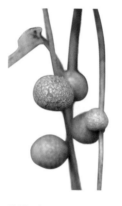

類固醇： **薯蕷皂素**（diosgenin）
CAS No. 512-04-9

確認試驗 碘素反應 ①呈色反應 ②TLC法

①剖面加碘液時會呈現深藍色。
②在本品粉末中加入無水醋酸，在水浴上加熱，過濾。緩緩加入濾液時，交界面會呈現紅褐色～紫紅色。
③用甲醇、水混合液萃取後，以乙酸乙酯、甲醇、水混合液（7：3：1）展開。薄層板均勻噴上4-對二甲胺基苯甲醛配成6mol/L的鹽酸溶液，以及溶於乙醇（99.5）的溶液，用105℃加熱2分鐘，會出現與尿囊素（allantoin）標準溶液相同色調及Rf值的斑點。

主要藥效 **滋養強身**

萃取物：類似男性荷爾蒙作用、類似超氧化物歧酶（superoxide dismutase，SOD）作用、提升免疫作用、活化巨噬細胞作用、抗發炎作用。
薯蕷多醣（dioscoran）A～F：降血糖作用。

漢方處方 八味地黃丸、六味丸

漢方中用於滋養強身、止瀉、鎮咳、止渴。也稱為「薯蕷」。

薯蕷屬*Dioscorea*取自西元一世紀，被稱為「藥學之祖」的希臘植物學家**迪奧斯克理德斯**，由林奈命名（但是話說回來，迪奧斯克理德斯跟薯蕷屬並沒有什麼特別深厚的關係）。他所著的《藥物論》（*De materia medica*）甚至到了十六世紀都被奉為藥學權威，從歐洲流傳到阿拉伯，廣泛使用，所以他也被稱為「藥學之祖」。

長山藥的種名（batatas）源自泰諾語（加勒比海西印度群島的語言）指稱「地瓜」的詞batata。十六世紀透過西班牙人，首次將地瓜傳入歐洲，西班牙語唸法有點變化，稱之為patata。之後馬鈴薯也傳入歐洲（請參照p.57），不過馬鈴薯比地瓜更受到歐洲人歡迎，便奪走了patata之名。英語發音又再度變化，成了potato「馬鈴薯」。地瓜的英語也變成sweet potato，像是馬鈴薯的附屬品一樣。對了，英語的yam是源自目前的西非地名。

山藥是指山裡生產的藥，相對於鄉里即可採收的芋頭（里芋），山藥是山中野生的山芋。原本名稱**薯蕷**的「薯」跟「蕷」意思都是指山藥。為什麼會從**薯蕷**→山藥呢？請參照p.99專欄「避諱與延胡索」。別名「自然薯」意思是自然生長於山裡等處的薯蕷。

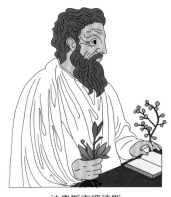

迪奧斯克理德斯
生於小亞細亞西里西亞的迪奧斯克理德斯，以隨軍醫師身分與羅馬軍同行，在帝國內四處奔波，觀察植物、研究其藥效。他著眼於植物的共通點，可說是植物分類學的先驅。

以「芋」為名的植物分類

以「芋」為名的植物指的是，植物的根或根莖等會變得肥大且會儲存養分的器官，或是有這種器官的植物本身，植物分類學上散布在各個目與科中。下圖顯示各分類：

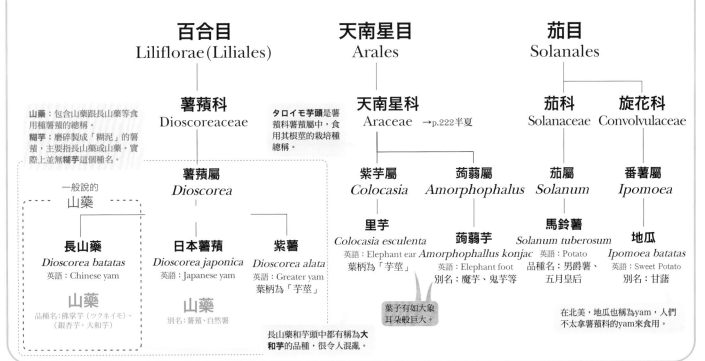

2014年度之使用量
約0.3t
●○○○○

基原植物學名：

Dolichos lablab

Dolichos lablab L.

基原植物名稱：**鵲豆**　基原植物英語名稱：hyacinth bean [hάiəsinθ]

新恩格勒：薔薇目　[拉]Rosales
克朗奎斯特：豆目　[拉]Fabales

豆科　新恩格勒：[拉]Leguminosae
克朗奎斯特：[拉]Fabaceae

鵲豆屬　[拉]*Lablab*
產地：世界各地

原產於非洲的一年生藤蔓性草本植物，廣泛受到培育。花期7～10月，未成熟果實的豆莢會拿來食用。

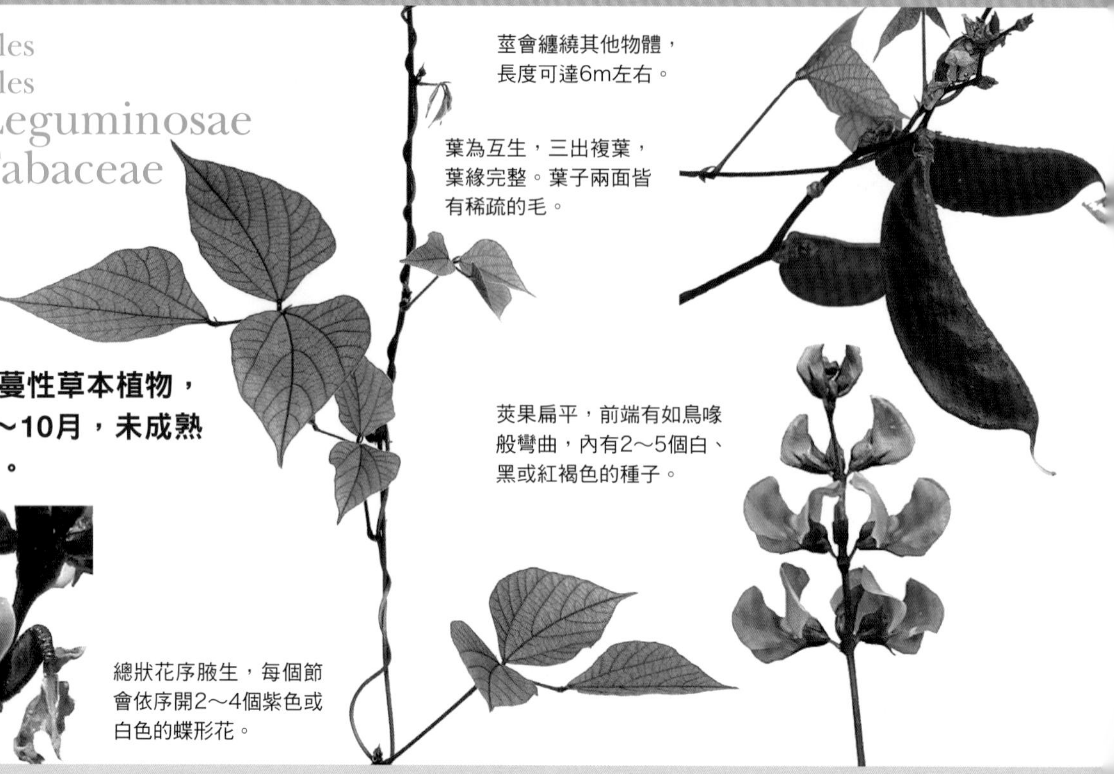
莖會纏繞其他物體，長度可達6m左右。
葉為互生，三出複葉，葉緣完整。葉子兩面皆有稀疏的毛。
莢果扁平，前端有如鳥喙般彎曲，內有2～5個白、黑或紅褐色的種子。

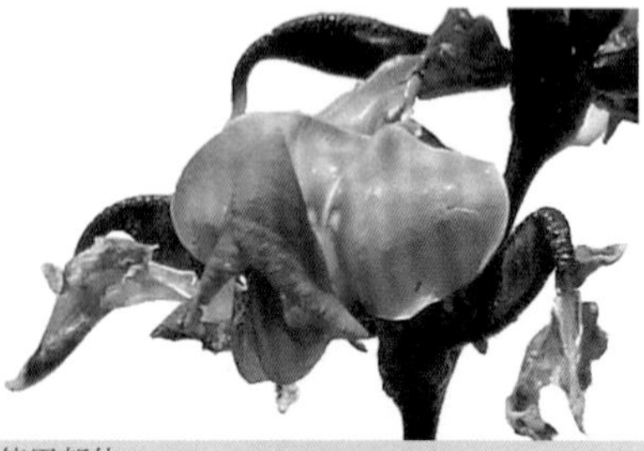

總狀花序腋生，每個節會依序開2～4個紫色或白色的蝶形花。

使用部位：種子　生藥名稱：扁豆　[拉]Dolichi Semen　[英]Dolichos Seed

扁豆是鵲豆（*Dolichos lablab* Linné [*Leguminosae*]）的種子。

生藥性狀　些許甜味及酸味，幾乎無氣味

帶些許甜味及酸味。本品為扁橢圓形～扁卵圓形，外皮呈淡黃白色～淡黃色，平滑，稍有光澤。一邊有隆起的白色半月形種阜。質地堅硬，幾乎無氣味。

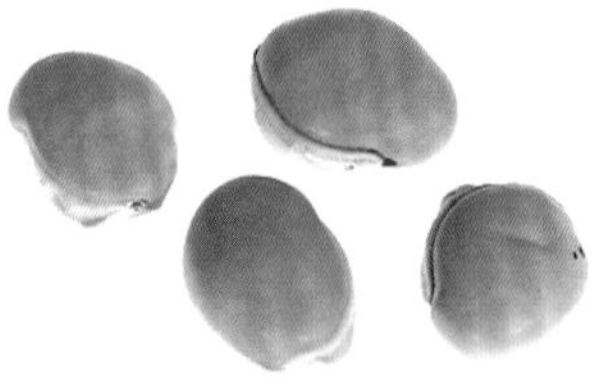

（×1）

主要成分　莨菪素　[英]scopoletin

其他還有氰苷、葡萄糖、蔗糖等大量醣類、澱粉、豆固醇、磷脂質等。

主要藥效　解毒

當健胃、解毒藥用於胃部虛弱、腹瀉、嘔吐、浮腫等方面。

確認試驗　TLC法（UV365nm，藍白色螢光）

在本品粉末中加入甲醇，搖晃10分鐘後離心分離，取上清液。蒸餾去除甲醇，殘留物中加入水及乙酸乙酯，搖晃混合。取上層，加入無水硫酸鈉搖晃混合後，過濾。取濾液，蒸餾去除乙酸乙酯，殘留物中加入乙酸乙酯作為試料溶液，進行TLC試驗。以乙酸乙酯、醋酸混合液展開。照射UV（365nm）時，Rf值0.4附近可發現藍白色螢光（莨菪素）。

漢方處方　參苓白朮散

漢方中用作解毒劑。

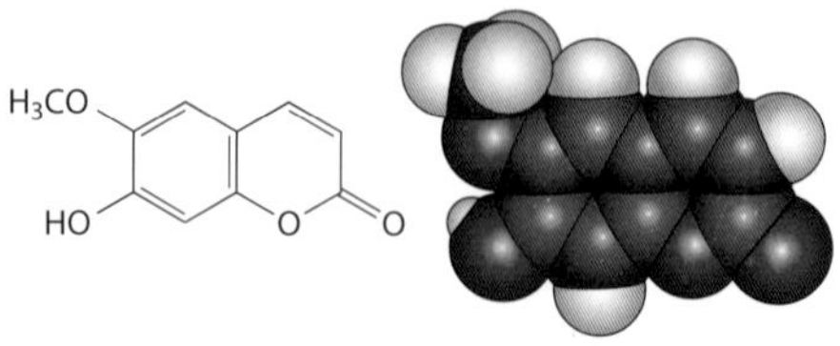
H_3CO
HO
O
O

香豆素：**莨菪素**（scopoletin）
CAS No. 92-61-5
別名：甲氧基繖形酮（Methoxyumbelliferone）

香豆素
（coumarin）

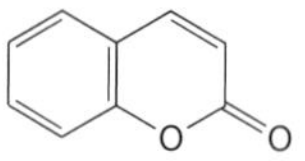
O
O

繖形酮
（umbelliferone）

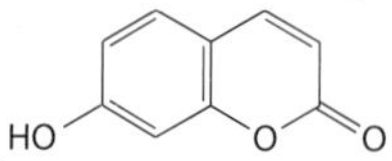
HO
O
O

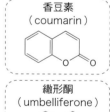

林奈將鵲豆分類到扁豆屬 *Dolichos*，然而近年重新檢討後，改分類到鵲豆屬 *Lablab*。*Dolichos* 源自希臘語 δολιχός「長的」，表示鵲豆的莖很長。

種名或是鵲豆屬的 *Lablab* 則是源自表示「地錦、鵲豆」的阿拉伯語 لبلاب。

扁豆 意指扁平的豆子，不過鵲豆有許多品種，豆子不一定是扁平的，也有許多帶點圓滾滾的豆子。扁豆又稱為白扁豆。

偶爾會有人將小扁豆（*Lens culinaris*）的種子「平豆」寫成「扁豆」，實在很容易搞混。順帶一提，因為鏡片（Lens）跟小扁豆形狀很像，所以才稱為其名，其實是小扁豆先出現的。

鵲豆的別名實在相當多（英語別名也如下方專欄所列那麼多），例如其中之一的**千石豆**，因為豆莢形狀很像千石船，或者因為能採收很多豆子而來的，在日本岐阜、愛知地區也稱為**萬石豆**。而稱為**蛾眉豆**，則是因為豆莢的形狀很像蛾（其實是蠶的成蟲）的觸角來的。石川地區稱為**隨便豆**（隨便丟著不管也能大豐收）或蔓豆。九州地區稱為**南京豆**。其他還有**笨蛋豆、八升豆、味豆、眉兒豆、源氏豆**等等名稱。

此外，關東地區提到隱元豆的話，指的是菜豆屬的菜豆（*Phaseolus vulgaris*）；相對的，在關西地方提到隱元豆（インゲンマメ）則是指鵲豆，或是一年能收穫3次的「**三度豆**（四季豆）」（事實上要收成3次很難）。

鵲豆日語名稱為**フジマメ**（藤豆），因為花的顏色和形狀很類似同為豆科的紫藤。不過話說回來，鵲豆的花序是朝上的，而紫藤的花序卻是朝下的。

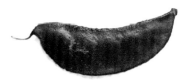
鵲豆的豆莢

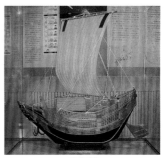
千石船
（提供：JA全農莊內）

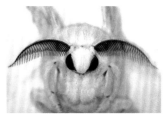
蛾（成蟲）的觸角
（提供：群馬縣養蠶技術中心）

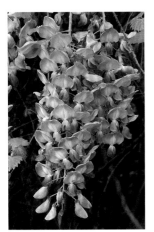
藤花
藤是豆科紫藤屬 *Wisteria* 植物的統稱，一般指多花紫藤（*Wisteria floribunda*）。鵲豆的花序朝上，紫藤的花序朝下。

無論東西方皆有許多別名的「鵲豆」

前面已提過鵲豆有許多日語別名，然而英語別名也不少，比方說 hyacinth bean，表示鵲豆的花是「風信子色（hyacinth）」；此外，bonavist（bona vista）bean 則是源自義大利語「姿勢良好」一詞（buona vista）。

至於源自地名的有：egyptian bean（意思為埃及豆）、tonga bean（東加豆）、indian bean（印度豆）、Siem bean（Siem是泰國舊稱）、nubia bean（努比亞豆）、sudanese bean（蘇丹豆）、australian pea（澳洲豆）等等，幾乎全世界都有地名在裡面。另外，egyptian kidney bean 這名字表示豆子長得很像 kidney「腎臟」。還有 field bean、country bean「野生豆、田野豆」，表示能看見其野生或是在田野看到，也有跟學名同源的名稱 lablab bean、dolichos bean 等。光英語就這麼多別名，要是算上其他種語言可該怎麼辦啊……。

2014年度之使用量
約0.03t
●○○○○

基原植物學名：

Elettaria cardamomum

Elettaria cardamomum Maton

基原植物名稱：**小豆蔻** 基原植物英語名稱：Bastard Cardamom [bæstəd]、Ceylon Cardamom

薑目 [拉]Zingiberales

薑科 [拉]Zingiberaceae

小豆蔻屬 [拉]*Elettaria*

產地：印度、斯里蘭卡、越南

原產於南印度的薑科大型多年生草本植物，為大家所熟知，世界上第三貴的香料。順帶一提，據說第一名是番紅花，第二名是香草。小豆蔻用作香料，而且從很久以前，便收錄在歐洲各國的藥局方中。

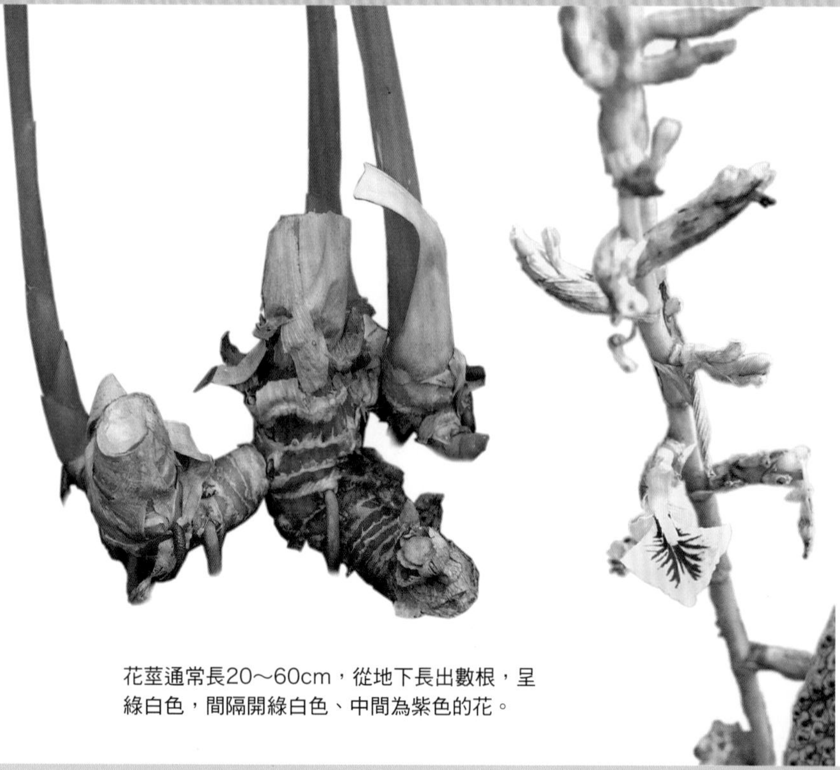

花莖通常長20～60cm，從地下長出數根，呈綠白色，間隔開綠白色、中間為紫色的花。

使用部位：果實 生藥名稱 小豆蔻 [拉]Cardamomi Fructus [英]Cardamon

小豆蔻是*Elettaria cardamomum* Maton（*Zingiberaceae*）的果實。本品只用種子※。

※指使用時去除果皮。

生藥性狀 有特殊香氣，辣且微苦

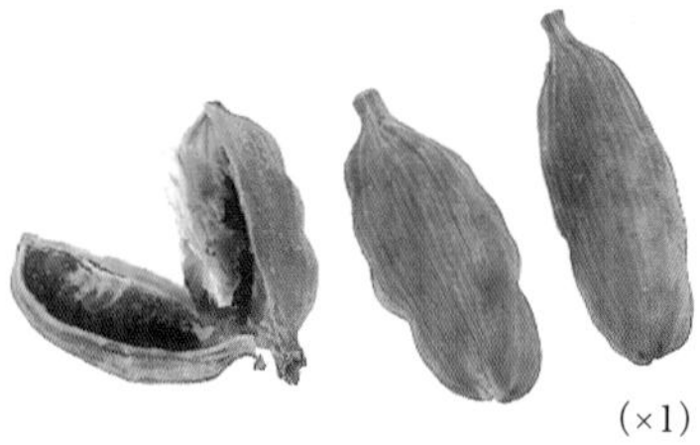

（×1）

本品有特殊香氣，味道辣且微苦，果皮沒有氣味及味道。果實為長2cm左右的長橢圓形，裡面分為3室，裝有十多個黑褐色種子。這就是辛香料小豆蔻利用的部分。由於成熟後種子會四散，所以要在成熟前採收。雖說如此，但太過生澀的也無法利用。

主要成分 乙酸松油酯 [英]terpinyl acetate

精油：右旋α-乙酸松油酯（(+)-α-terpinyl acetate）、桉油醇（cineol）、檸檬烯（limonene）、松油醇（terpineol）等

主要藥效 健胃

乙酸松油酯、松油醇：抑制胃液分泌、促進膽汁分泌。

漢方處方 香砂養胃湯

漢方中用作芳香性健胃藥、祛風藥。

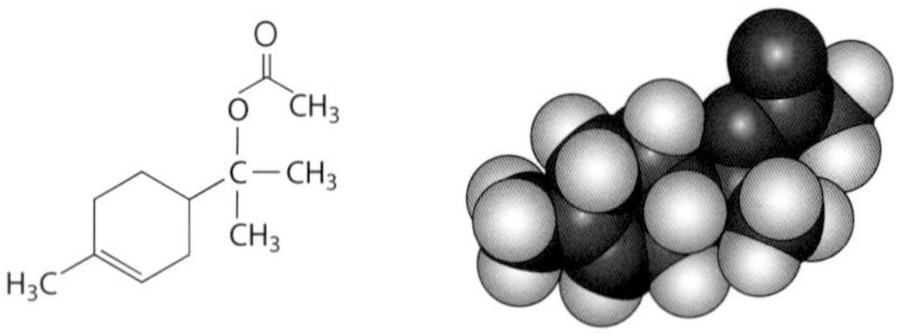

精油：**α-乙酸松油酯**（α-terpinyl acetate）

CAS No. 80-26-2

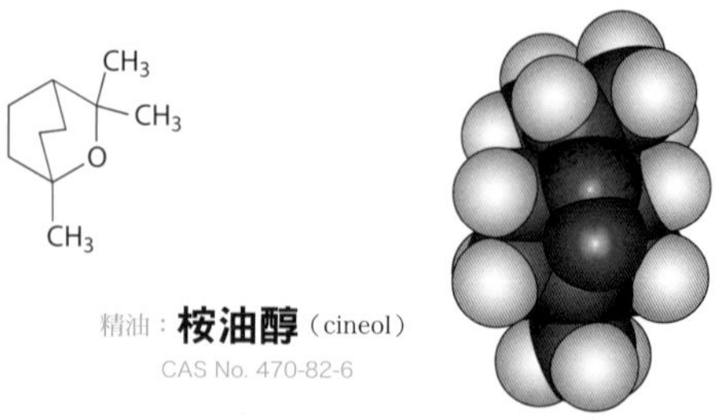

精油：**桉油醇**（cineol）

CAS No. 470-82-6

小豆蔻屬*Elettaria*源自印度喀拉拉邦用於指稱小豆蔻的馬拉雅拉姆語。南亞語言中指稱小豆蔻的elaichi（印地語）、ilaichi（旁遮普語）、elachi（孟加拉語）都是衍生自梵語中意指「小豆蔻」的ela（或ellka）。

種名*cardamomum*源自古希臘指稱小豆蔻的詞καρδάμωμον，然而有關這個詞的起源不明之處太多了。很容易混淆的是，希臘語有個類似小豆蔻的詞κάρδαμον（或是κάρδαμις）「獨行菜（胡椒草，*Lepidium sativum*）」（十字花科），別名Garden cress，跟水芥菜（和蘭芥子，*Nasturtium officinale*）一起被稱為cress（英）或cresson（法），味道如芥菜般嗆辣，用於沙拉中或肉類料理的配菜。那麼，獨行菜跟小豆蔻有什麼關係呢？根據其中一個說法，不出所料果然是κάρδαμον「獨行菜」與辛香料的ἄμωμον「印度產的某種（薑科）香料」混合、合成，產生καρδάμωμον「小豆蔻」一詞。現代希臘語中小豆蔻跟獨行菜都叫κάρδαμο，所以這場混亂延續至今依舊未解。提到ἄμωμον，則是縮砂（*Amomum xanthioides*）屬名的語源（請參照p.17）。縮砂跟小豆蔻都是薑科植物，很類似，所以從前林奈曾將小豆蔻取名為*Amomum cardamomum*，跟縮砂同一屬。

類似小豆蔻屬名的*Cardamine*「碎米薺屬」（十字花科），並非源自小豆蔻，而是源自「獨行草」的另一個寫法κάρδαμις（或者也有人說因為這種植物可做心臟的藥，所以衍生自καρδία「心臟」）。

小豆蔻的蔻根據文獻是蔻（不是寶蓋頭的宀，是冖），蔻與蔲皆有人使用，並無統一。另外，小豆蔻的豆也有人用荳（荳是豆的俗字）。小豆蔻也稱為白豆蔻。

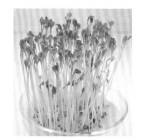

獨行草（Garden cress）
獨行草也稱為cress（cresson），不過在日本，反而會稱水芥菜為cress（cresson）。

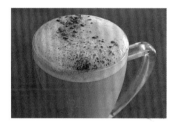

瑪撒拉茶（印度混合香料茶）
在印度或阿拉伯喝的瑪撒拉茶中加了各種香草與辛香料，當然也有小豆蔻。

小豆蔻、草豆蔻、肉豆蔻、白豆蔻

以豆蔻為名的植物除了小豆蔻，還有同為薑科的**白豆蔻**（*Amomum kravanh*）、草豆蔻（*Alpinia katsumadai*），以及木蘭目肉豆蔻科的肉豆蔻（*Myristica fragrans*）等。雖然所有植物無法說血緣相近，但共通點是都具有刺激性的味道與香氣。

草豆蔻（*Alpinia katsumadai*）為月桃屬（*Alpinia*），是高良薑跟益智的同類。成熟種子會用作芳香性健胃藥、祛風藥，另外其美白效果也正在研究中。

肉豆蔻（*nutmeg*）是大家所熟知用於肉類料理的辛香料，肉豆蔻這個名稱意思是「有果肉的豆蔻」（→p.187）。

此外，還有薑科的白豆蔻（*Amomum kravanh*），也用於生藥中。「黑色小豆蔻（*Black cardamom*）」（*Amomum subulatum*）也稱為「香豆蔻」，是咖哩料理中葛拉姆瑪撒拉（印度綜合香料）的主要成分之一。要區別時，小豆蔻（*Elettaria cardamomum*）會稱為「綠色小豆蔻（*Green cardamom*）」。Cardamom是小豆蔻屬（*Elettaria*）跟豆蔻屬（*Amomum*）等複數品種的總稱。

Eleutherococcus senticosus

Eleutherococcus senticosus (Ruprecht et Maximowicz) Maximowicz

基原植物名稱 **刺五加**　　基原植物英語名稱：Siberian ginseng [saibí:riən dʒinsen]

繖形目　　新恩格勒：　㊜Umbelliflorae
　　　　　克朗奎斯特：㊜Apiales

五加科　㊜Araliaceae

五加屬　　㊜*Eleutherococcus*

產地：北海道、庫頁島、朝鮮半島、中國

花期為6～8月，第一年長出的枝幹頂端會有繖形花序，開帶紫黃色的花。

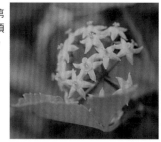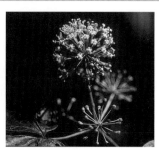

1960年代時，因刺五加與人參同為五加科，舊蘇聯開始研究起其藥效，往後名聲便傳到了西方。日本只有北海道東部出產，北海道的拓荒者因為這種雜草的棘很硬且礙事，故稱之為「鳥不止（トリトマラズ）」「蛇不爬（ヘビノボラズ）」，相當厭惡。由於刺五加跟到代表性的藥用人參——高麗參同一科，所以二戰後舊蘇聯對其進行開發。別名西伯利亞人參（Siberian ginseng）。話雖如此，但還是跟人參不同屬，有效成分也不同。

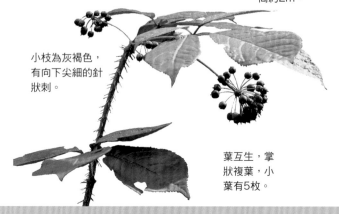

高約2m。

小枝為灰褐色，有向下尖細的針狀刺。

葉互生，掌狀複葉，小葉有5枚。

使用部位：**根莖**　生藥名稱 **刺五加**　㊜Eleutherococci Senticosi Rhizoma　㊧Eleutherococcus Senticosus Rhizome

刺五加是刺五加（*Eleutherococcus senticosus* Maximowicz [*Acanthopanax senticosus* Harms] [*Araliaceae*]）的根莖，常帶有根。

生藥性狀　堅硬；淡淡特殊氣味，微甘，有澀味

夏季時挖出根，水洗、去芯後晒乾。橫切面呈淡褐色，大部分為木質部。皮層薄，中央有髓部。極度堅硬。有淡淡的特殊氣味。幾乎沒味道，微甘，有澀味。

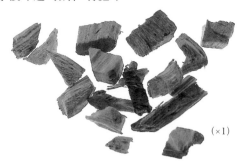

（×1）

主要成分　刺五加苷　㊧Eleutheroside

刺五加苷跟高麗參的有效成分——人參皂苷（ginsenoside）同樣都是皂苷，被認為有促進「β-腦內啡（β-endorphin）」分泌的作用。

確認試驗　HPLC法（比較波峰持續時間）

離心分離甲醇萃取液，取上清液為試液。另取用刺五加苷B（eleutheroside B）甲醇溶液為標準溶液。試料溶液及標準溶液進行HPLC試驗時，由試料溶液及標準溶液得到相當於刺五加苷B的波峰持續時間相等。

主要藥效　強身

擴張血管使血壓下降，於中樞神經有鎮靜之作用。當作強身、鎮靜藥，用於風濕性關節炎、神經痛、腳氣病、水腫、失眠、食慾不振、消除疲勞等方面。

主要用途　滋養強身劑

萃取精華液用作滋養強身劑。1980年莫斯科奧運時，蘇聯使用這種萃取物給選手們強身而蔚為話題。日本漢方中尚無利用刺五加的處方。

　　屬名*Eleutherococcus*是希臘語ἐλεύθερος「自由的、沒有結合的」＋κόκκος「果實」＝「分離的液果」之意。同物異名的五加屬*Acanthopanax*則源自希臘語ἄκανθα「棘、針」＋πάναξ「人參屬」（→p.203「人參」）。

　　此外，種名*senticosus*是拉丁語形容詞「多棘的」之意。換句話說，*senticosus*跟*Acanthopanax*同樣都提到了刺五加的棘。

　　五加科**Araliaceae**的正確語源不明，有一說指這是美國印第安人（大概是伊羅奎族）指稱*aralia racemosa*（美洲楤木）的詞，拉丁語化變成*Aralia*。從法國移居到加拿大魁北克，被稱為「最早的加拿大科學家」的醫師**薩拉贊**（Michel Sarrazin, 1659-1734）將植物標本送給母國法國植物學家圖內佛爾時，其標本上的名稱後來成了五加科的學名。其他五加科植物尚有：遼東楤木（*Aralia elata*）、食用土當歸（*Aralia cordata*）、異株五加（ヒメウコギ，*Eleutherococcus sieboldianusAcanthopanax sieboldianus*）等等，這些植物的嫩芽可拿來做天婦羅或汆燙後淋上醬汁食用。平安時代的延喜式（905-927年）中，有來自伊勢、尾張、三河、下總、相模、美濃、周防、紀伊、讚岐諸國的刺五加皮上貢給朝廷的紀錄（大約是藥用）。同時期所著，應該也可說是日本最古早的百科事典——《倭名類聚抄》中，則記載著無古木、牟古岐（むこぎ）之名。另有一說指源自「向木（むこうぎ）」，因為5片小葉各自往（向こう）不同方向伸展。順帶一提，在米澤市有許多刺五加的樹籬，這是因為從前米澤藩藩主上杉鷹山看重刺五加的實用性，將刺五加樹籬作為獎賞賞賜給有功之人，如此流傳下來。

　　所謂**刺五加**，指的就是有刺的五加樹（ウコギ）。中國自古以來便稱呼為五加，五這個數字代表有5枚小葉。

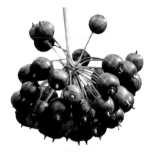

刺五加的果實
（攝影：堀田 清）

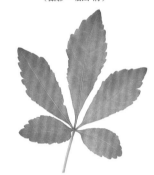

刺五加的葉子
如字面所示，有5枚小葉。

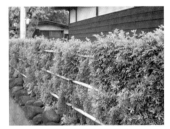

米澤的刺五加樹籬

化學物質名稱的發音問題

　　刺五加成分的日文名稱「エレウテロシド」是其羅馬拼音（eleutheroside）。日本藥局方中也有許多化學物質名稱是用羅馬拼音表記的，比方說th的發音在古典拉丁語中跟t是一樣的，但是英語中是發[θ]的清齒擦音，或許日本人會聽成サ（sa）行的音。此外，eu如果用羅馬拼音唸起來會接近「欸嗚」，但英語發音卻接近「依嗚」。事實上講到化學，目前世界上使用最多的是英語，所以理解英語如何發音，可說相當有益處。

　　由於日本在明治時代是向當時化學的先進國家德國學習，所以現今殘留有許多德語唸法，譬如eugenol其音近「喔咿給諾～魯」。提到德語唸法，表示酵素的字尾-ase大多音近「啊且」，若換成英語唸法則會近「欸斯」。這只不過其中一例，關於化學物質如何發音，問題多到講都講不完。

2014年度之使用量
約590t
●●●●○

基原植物學名：

Ephedra sinica [ifi:drə / éfidrə]

Ephedra sinica Stapf

基原植物名稱：**麻黃**（草麻黃）　基原植物英語名稱：Chinese ephedra

其他基原植物：[拉]*Ephedra intermedia* Schrenk et C.A. Meyer 中麻黃，*intermedia*意為「中間的」
[拉]*Ephedra equisetina* Bunge 木賊麻黃，*equisetina*意為「如木賊般的」

買麻藤目　[拉]Gnetales

麻黃科　[拉]Ephedraceae

麻黃屬　[拉]*Ephedra*

產地：中國北部、印度、蒙古、巴基斯坦、俄羅斯

自生於中國北部乾燥地區的裸子植物門買麻藤綱常綠小灌木。外觀與木賊相像。麻黃科下只有麻黃屬（約50種），分布於亞洲、歐洲、北非、南北美的乾燥地區，範圍廣大。日本沒有自生種。所含成分麻黃素（ephedrine）作為止咳藥，常用於感冒藥中，但同時有興奮交感神經的作用，是**體育競技中藥物檢查的禁藥**。麻黃素也是非法興奮劑**甲基安非他命**（日本產品名稱為「**ヒロポン**」）的前驅物。

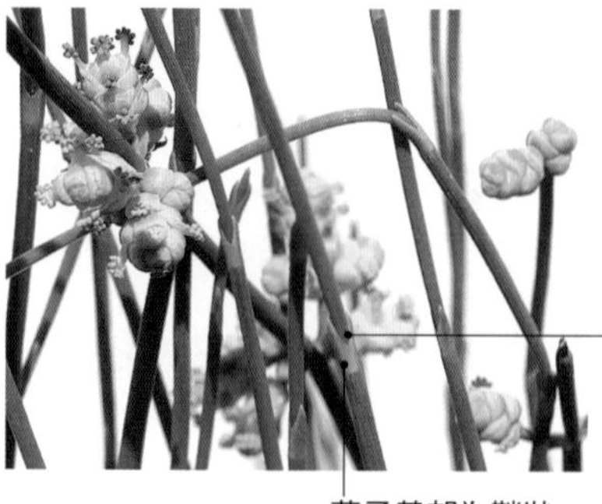

雌雄異株。夏季時會開黃綠色小花，並結球形的果實（假果）。
葉子退化成小鱗片狀，在節的位置對生。
葉子基部為鞘狀。

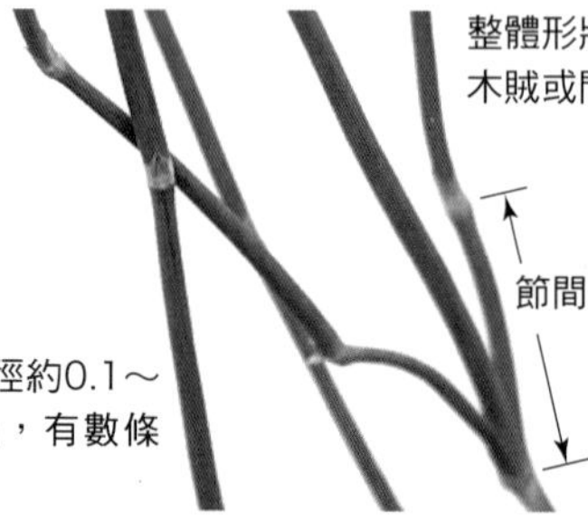

整體形狀類似木賊或問荊。
節間隔3～5cm。
莖的直徑約0.1～0.2cm，有數條稜線。
下方的莖或地下莖木質化，呈紅褐色。

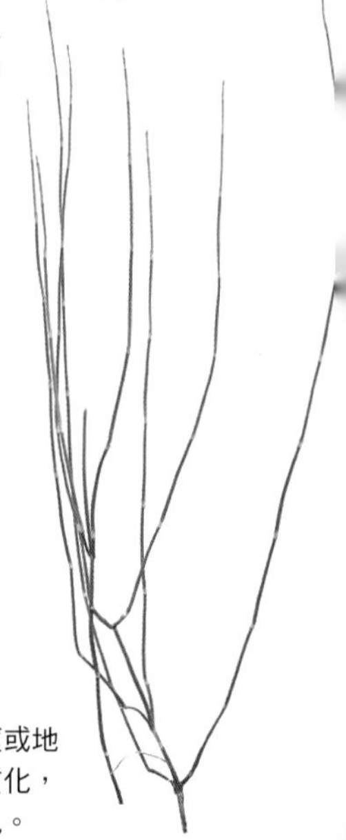

高30～70cm。

使用部位：地上莖　生藥名稱 麻黃　[拉]Ephedrae Herba　[英]Epherdra Herb

麻黃是中麻黃（*Ephedra sinica* Stapf、*Ephedra intermedia* Schrenk et C.A. Meyer）或木賊麻黃（*Ephedra equisetina* Bunge [*Ephedraceae*]）的地上莖。本品以乾燥物定量時，含有總生物鹼（麻黃素 [ephedrine，$C_{10}H_{15}NO$：165.23]及假麻黃鹼[pseudoephedrine，$C_{10}H_{15}NO$：165.23]）0.7%以上。

生藥性狀　微苦澀，會稍微**麻痺**舌頭

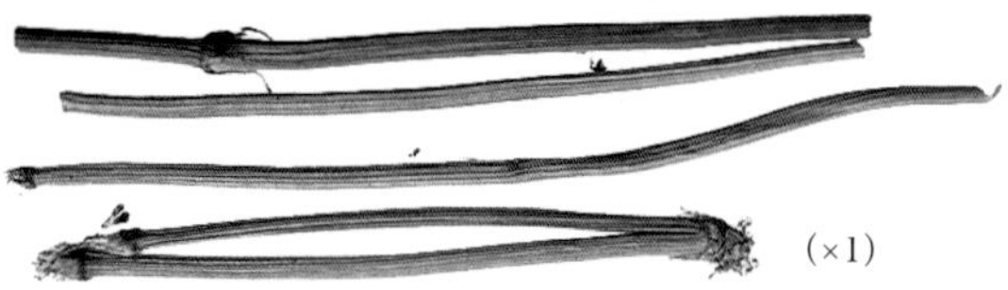
（×1）

將9～10月左右割下草質莖晒乾，存放於乾燥的場所。細圓柱狀～橢圓柱狀，呈淡綠色～黃綠色、褐色，稍有氣味。具纖維性。屬於愈老愈佳的「六陳」之一。另一方面，也有論述說帶綠色的新鮮之物為佳。在《傷寒論》中有說明要去節。

主要成分　麻黃素　[英]ephedrine

左旋麻黃素（(-)-ephedrine）、右旋假麻黃鹼（(+)-pseudoephedrine）總生物鹼含量0.7%以上。麻黃根含有類黃酮的麻黃根素（ephedrannin）。

確認試驗　TLC法（茚三酮、乙醇試液，紅紫色）

取甲醇萃取液，以1-丁醇、水、醋酸混合液展開。薄層板均勻噴上茚三酮（ninhydrin）、乙醇溶液，加熱時，Rf值0.35附近會出現紅紫色斑點。

主要藥效　鎮咳、祛痰、抗發炎、發汗、解熱作用

麻黃素除了有**興奮中樞神經作用**（清醒、鎮痛），還會**刺激交感神經**（增加心跳數、發汗、擴張支氣管），因此成為漢方中代表性的**發汗藥**。非生物鹼成分雖然可降血壓，但是生物鹼成分（水相萃取物）卻有升高血壓的作用。高齡者且有心血管疾病病史者使用時要小心。用於無腸胃道疾病者。

漢方處方　小青龍湯、麻黃湯、麻杏甘石湯、葛根湯

漢方中用於鎮咳、祛痰、解熱、發汗等方面。收錄於《神農本草經》中的中藥。麻黃具代表性的處方有「青龍湯」，**「青龍」**就是指麻黃，因為麻黃採收後，晒乾的顏色為青色。發汗作用強強的麻黃，加上發汗作用輕微的桂皮稱為**「桂麻劑」**（小青龍湯、麻黃湯等），以發汗、解熱為目標調配。

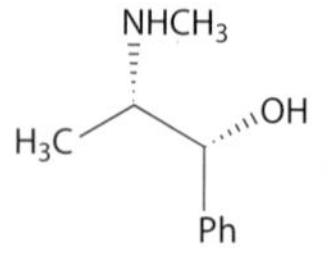

NHCH3
OH
H3C
Ph

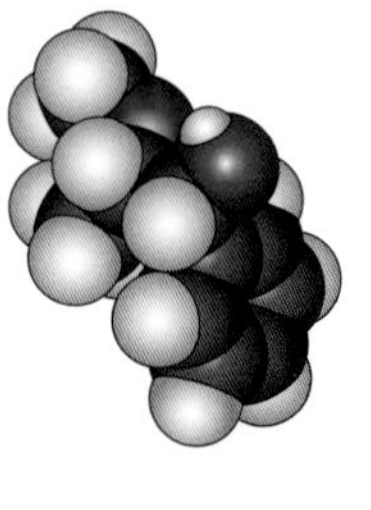

Ph … 苯基
($-C_6H_5$)

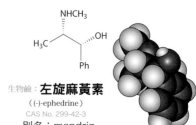

生物鹼：**左旋麻黃素**
((-)-ephedrine)
CAS No. 299-42-3
別名：mandrin

麻黃屬*Ephedra*源自希臘語ἐφέδρα「木賊」，因為麻黃外觀長得很像木賊科的木賊（*Equisetum hyemale*）。其中成分麻黃素（*ephedrine*）則是來自這個麻黃屬*Ephedra*。至於希臘語的語源，有一說是源自希臘語意為「～之上」的字首ἐπι＋ἕδρα「坐下、座、面、地面」，而木賊則是長在「石頭之上」或「乾燥的沙地上」，因此而來。另有說法是由希臘語ἱππουρις「馬的尾巴」（ἵππος「馬、騎兵」＋οὐρά「尾巴」）變化成ἐφέδρα，但是這兩種拼法差異甚大。若同意這個說法，便是把木賊粗糙不平滑的樣子比喻成馬尾巴的剛毛了。話說回來，木賊的屬名*Equisetum*是equus「馬」＋seta「剛毛、粗毛」，意為「馬的剛毛」，木賊的英語名稱horsetail「馬的尾巴」也描述同樣的事情。順帶一提，木賊屬問荊（*Equisetum arvense*）夏季長出的營養莖，雖然個頭小了點，但是很像麻黃跟木賊。問荊又如「杉菜」之名，長得很像杉樹，而問荊春天長出的孢子莖（孢子體），正是「土筆（ツクシ）」。

種名*sinica*是拉丁語形容詞「中國的、中國產的」的陰性形（陽性形為sinicus，中性形為sinicum）。

或許會有人疑惑：「**麻黃**完全不像大麻，為何會取麻字呢」，這是來自吃了舌頭會「**麻痺**」的緣故；「**黃**」則取自麻黃是黃綠色的。

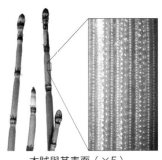

木賊與其表面（×5）
莖上有許多凹凸不平的條紋，裡面囤積了矽酸硬化。能像砂紙一般研磨木頭或金屬，乾掉的莖稱為「木賊（トクサ）」，為治療眼科疾病（眼睛充血、視線模糊、流淚）的民間藥物。

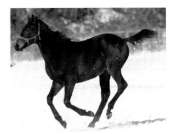

馬的尾巴
因為馬尾巴很強韌，所以拿尾巴的毛來製造弦樂器的弓。

長井長義與麻黃素的發現

1885年，在這個日本現代化起始不久的時期，東京帝國大學醫學部藥學科教授**長井長義**（Nagai Nagayoshi，1845-1929）分離出了麻黃中所含的生物鹼，取屬名命名為麻黃素（ephedrine）。這是日本人首次解析了漢方藥的成分，是個劃時代的了不起成就。不過，當時依舊沒有解明麻黃素的藥效。

時光飛逝，來到1924年，中國藥理創始人**陳克恢**教授與**卡爾·F·舒密特**（Carl F. Schmidt）一同發現麻黃素有抑制支氣管哮喘的效果。這是探討麻黃素與腎上腺素構造類似性時，同時注意到麻黃在漢方中會用於呼吸道疾病藥物中的成果，可說是漢方古典文獻的研究助新發現一臂之力的例子之一。

之後麻黃素作為**前驅物**（製造藥物用的前驅化合物），製造出了各式各樣的藥物。目前**鹽酸麻黃素**用於促使交感神經興奮（支氣管哮喘、脊椎麻醉時降血壓），**甲基鹽酸麻黃素**則有擴張支氣管的作用，用作鎮咳藥（止咳）藥。

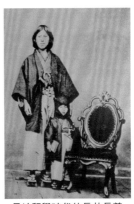
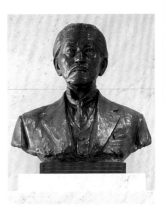

長崎留學時代的長井長義　　日本藥學會 長井紀念館的胸像

長井長義出生於阿波蜂須賀藩的醫學世家，由父親傳授本草學，很早就對藥學、化學表現出興趣。長崎留學時代，寄宿於日本照相界始祖——上野彥馬家中。上野學習了舍密學（化學），甚至會親手試著製造使用於感光劑中的化學藥品（硫酸、氨水、氰酸鉀等），是個相當有好奇心的人。而長井便跟著他學習化學實驗。順帶一提，上野家的宅邸也接待過坂本龍馬、大久保利通、伊藤博文等人（左側照片中的孩童是上野彥馬的外甥）。長井長義透過明治政府成為第一回海外留學生，到德國留學13年。回國後當上東京帝國大學教授，沒多久就發現麻黃素，之後更一一單獨分離出丹皮酚（paeonol，p.200「牡丹皮」）、苦參鹼（matrine，p.276「苦參」）、莨菪鹼（hyoscyamine）與阿托品（atropine，p.266「莨菪根」）、蒼朮酮（atractylone，p.44「關蒼朮」）等生藥的有效成分。長井是日本藥學會初代會長，對制定1886年公布，最早的「日本藥局方」有卓越的貢獻，被稱為「日本藥學的開山鼻祖」。

（提供：社團法人 日本藥學會）

Epimedium grandiflorum

Epimedium grandiflorum Morren var. *thunbergianum* Nakai

基原植物學名：

淫羊藿

基原植物名稱：淫羊藿　　基原植物英語名稱：horny goat weed / barrenwort [bǽrən wəːt]

其他基原植物：㊣*Epimedium pubescens* Maxim. 柔毛淫羊藿　　㊣*Epimedium brevicornum* Maxim. 心葉淫羊藿
㊣*Epimedium wushanense* T. S. Ying 巫山淫羊藿
㊣*Epimedium sagittatum* Maxim. 三枝九葉草、箭葉淫羊藿
㊣*Epimedium koreanum* Nakai 朝鮮淫羊藿
㊣*Epimedium sempervirens* Nakai 常綠淫羊藿

毛茛目　　㊣Ranunculales
小蘗科　㊣Berberidaceae
淫羊藿屬　㊣*Epimedium*
產地：日本（北海道至本州，近畿地方以北）

自生於日本各地的小蘗科落葉多年生草本植物。相對於箭葉淫羊藿，淫羊藿也有人稱為日本淫羊藿。淫羊藿有4個長花距，花的形狀獨特。由於淫羊藿屬的植物會相互交配，所以要確立個體的植物學分類有時候很困難。

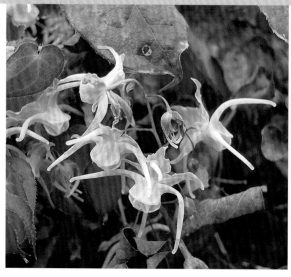

莖的前端長出複傘狀花序，朝下開淡紫色的花。
根莖側向延伸。根生葉為二回三出複葉。

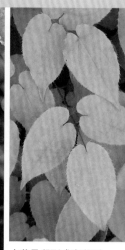

小葉呈卵形或寬卵形，
前端尖銳。

使用部位：
莖葉　生藥名稱 淫羊藿　㊣Epimedii Herba　㊐Epimedium Herb

淫羊藿是柔毛淫羊藿、心葉淫羊藿、巫山淫羊藿、箭葉淫羊藿、朝鮮淫羊藿、淫羊藿或常綠淫羊藿的地上部分。

生藥性狀　紙質或皮質；氣味弱，微苦

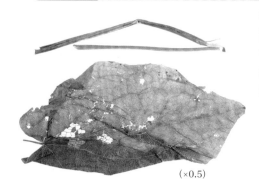

容易折斷。表面呈綠色～綠褐色，偶有光澤。質感有如紙質或皮質。氣味弱，微苦。

(×0.5)

確認試驗　TLC法（UV254nm）

甲醇萃取液以乙酸乙酯、乙醇、水混合液展開。薄層板照射UV（254nm）。得到一個斑點與淫羊藿苷標準溶液的色調及Rf值一致。

主要藥效　強身、強精

淫羊藿定：促進性荷爾蒙分泌、興奮感覺神經之作用。
煎液：抑菌作用。

漢方處方　二仙湯

漢方中用於強身、強精、神經衰弱、健忘症方面。調配於滋養強身的營養劑中，也調配於「藥用養命酒」裡。

主要成分　淫羊藿苷 ㊐Icariin

醣苷：淫羊藿定（epimedin）
類黃酮：淫羊藿苷（icariin）
生物鹼：木蘭花鹼（magnoflorine）

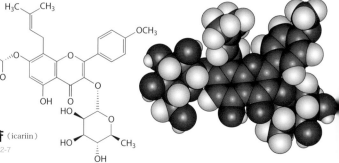

類黃酮：**淫羊藿苷**（icariin）
CAS No. 489-32-7

淫羊藿屬*Epimedium*源自希臘語ἐπιμήδιον，雖然不清楚這種草指的是什麼，反正都跟古米底亞土國（Median dynasty）有關係。順帶一提，米底亞人有一族稱為Magi「瑪奇族」，擔任祭司階級。從這部族名稱衍生出英語magic「魔術」。

種名*grandiflorum*是拉丁語grandis「大的、偉大的」＋florus「～的花」＝意為「大花的」形容詞的中性形。這個詞也用在桔梗（*Platycodon grandiflorum*）的種名中。

小蘗科Berberidaceae跟小蘗屬（*berberis*）有關。中世紀拉丁語寫成barbaris，可認為是來自阿拉伯語表示小蘗的詞barbaris。小蘗的英語為barbery，也是源自barbaris。另有說法指小蘗的葉子很像珍珠貝（希臘語βέρβερι），由此取名的。順帶一提，英語的barber「理髮師、理容師」是衍生自拉丁語barba「鬍子」，所以跟小蘗無關。講點小知識，煎煮小蘗的液體之所以會變黃，是因為裡面含有生物鹼——小蘗鹼（berberine），名稱來自小蘗屬。

日語名稱**イカリソウ**（錨草、碇草），因為淫羊藿的花有4個長花距，形狀很像船的四爪錨。

《本草綱目》中有**淫羊藿**的記載：「西川（現在中國的四川省）北部有淫羊，一日交合數百遍，乃食此藿（淫羊藿的花蕾）之故」，生藥名便取自此。此外，**藿**是指「豆類的葉子」，因為淫羊藿的葉子很像豆類的葉子。

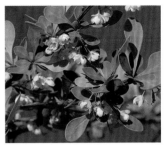
小蘗（Berberis thunbergii）
自生於關東以南山野的落葉小灌木。就如漢字所寫的「目木」，煎煮小蘗的藥液會拿來清洗眼睛，治療眼部疾病。生藥名稱為「小蘗」，所含成分小蘗鹼（berberine）有抗菌、抗發炎的作用。（攝影：大竹 道夫）

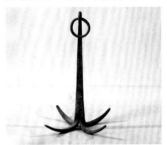
四爪錨（よつめいかり）
現代的錨（いかり）雖是金屬製的，但錨的日文漢字也可寫為「石」部的「碇」，因為在古代日本或中國，會使用鑰匙狀木頭卡上扁平石頭的碇（錨）。（提供：知多市歷史民俗博物館）

淫羊藿屬（*Epimedium*）與古米底亞王國Media

淫羊藿屬（Epimedium）語源的希臘語ἐπιμήδιον，是來自迪奧斯克理德斯或普林尼所描述「米底亞地方」的某種植物。ἐπιμήδιον是由位在相當於現代伊朗、國勢強盛的古米底亞王國（希臘語μηδία，拉丁語Media）之名，前面接上希臘語字首ἐπέ-「在上面」而來的。提到Media，雖然跟淫羊藿完全不同，不過苜蓿屬（Medicago）果然有種從古米底亞傳到希臘的紫花苜蓿（*Medicago sativa*，別名Alfalfa），也有人說這就是語源（還有人說是源自拉丁語medicus「治療的、醫者」）。

資訊媒體、電子媒體的media是拉丁語medium「中間、媒介、手段」的複數形，所以跟古米底亞王國無關。

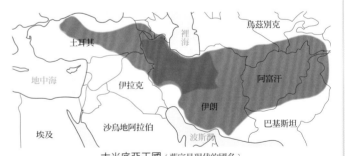
古米底亞王國〔藍字是現代的國名〕
米底亞人屬於印歐語系，也與波斯人很親近。米底亞跟新巴比倫王國一起攻陷了古亞述帝國的首都尼尼微，一躍成為大國。然而米底亞東南部一位屬國的波斯王——居魯士二世，打贏了主國米底亞皇家軍隊，併吞了米底亞。後來更攻陷強國新巴比倫帝國，創立起當時最大的波斯帝國。之後這個波斯帝國持續與西方新興國家希臘戰鬥，最後被亞歷山大大帝擊敗。綠色是米底亞王國初期的版圖（西元前675年左右），藍色是米底亞王國擴張到最大時的版圖（西元前609年左右）。

基原植物學名：

Eriobotrya japonica
[ˌɛəriəbótriə dʒəpóunikə]

Eriobotrya japonica Lindley

基原植物名稱：**枇杷**　　基原植物英語名稱：loquat [lóukwɔt]

新恩格勒：薔薇目 ㊧Rosales
克朗奎斯特：豆目 ㊧Fabales

薔薇科 新恩格勒：㊧Rosaceae
枇杷屬 ㊧*Eriobotrya*
產地：日本、中國

原產於中國中南部的常綠喬木，是大家熟悉的食物。果實不僅能直接食用，還可製成茶飲或泡澡，用途廣泛。別稱「大藥王樹」，也是熟悉的民間用藥。

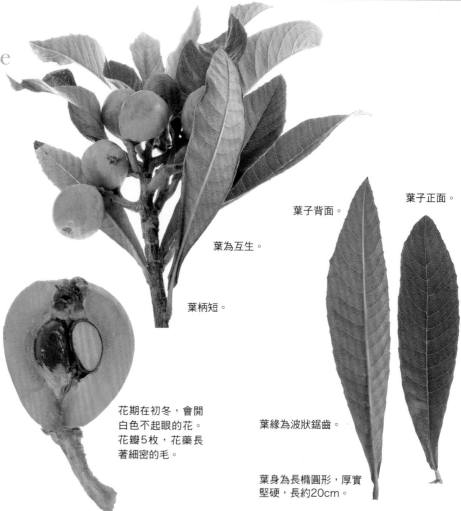

葉為互生。

葉柄短。

葉子背面。

葉子正面。

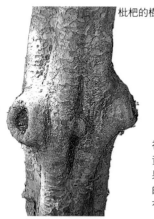

枇杷的樹幹。

初夏時會結卵形黃橙色的果實。果實為花托肥大的假果，整體覆有細毛。

花期在初冬，會開白色不起眼的花。花瓣5枚，花藥長著細密的毛。

葉緣為波狀鋸齒。

葉身為長橢圓形，厚實堅硬，長約20cm。

使用部位：
葉子 生藥名稱 **枇杷葉** ㊧*Eriobotryae* Folium　㊀Loquat Leaf

枇杷葉是枇杷（*Eriobotrya japonica* Lindley [*Rosaceae*]）的葉子。

生藥性狀　**稍有氣味；無味道**

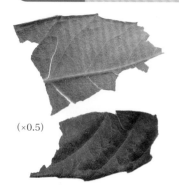

（×0.5）

新鮮帶有青草味，除去葉子背面細毛為佳。本品呈長橢圓形～寬披針形，前端尖銳，基部為楔形，有短葉柄，葉緣為粗糙鋸齒狀。偶爾會裁切成短籤狀。

確認試驗　TLC法（稀硫酸，紅紫色）

取甲醇萃取液進行TLC試驗，以水、乙腈混合液展開。均勻噴上稀硫酸，以105℃加熱10分鐘，會於Rf值0.5附近出現主要的紅紫色斑點。

主要藥效　**消炎、止吐**

甲醇萃取物：止吐作用。
橙花叔醇：止吐、利尿作用。
山楂酸：抗發炎作用。

漢方處方　**辛夷清肺湯**

漢方中用於消炎、止吐、排膿方面。

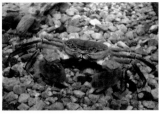

成分解說 成分橙花叔醇（nerolidol），是因為橙花萃取出的精油neroli「橙花油」含有這種成分，便由此取名。富含橙花叔醇的檸檬茶樹Leptospermum petersonii（桃金孃科）則是為了萃取其油分而栽培的，與松紅梅同屬。Melaleuca alternifolia（註：原文alternitolra查不到相對應的物種）為茶樹精油的主要原料。Leptospermum（魚柳梅屬）一般被稱為茶樹，也有人稱Melaleuca（白千層屬）為茶樹。綠花白千層 *Melaleuca quinquenervia* 原產於澳洲，作為園藝植物被帶進美國並歸化，在佛羅里達州附近繁殖過度，成了相當棘手的傢伙。

枇杷屬 *Eriobotrya* 源自希臘語 ἔριον「羊毛、軟毛」＋ βότρυς「（葡萄）串」。有文獻說葡萄串狀的「總狀花序」上覆有軟毛，有的文獻說如葡萄串狀的「果實」上覆有軟毛，還有的說是「枝幹」，見解不一，不過也可以說枇杷整體都有軟毛。生物學名中能見到許多意為「如羊毛的」字首erio-的合成詞，例如：*Eriophorum*「羊鬍子草屬」（種子上有綿毛）、*Eriocaulon*「穀精草屬」等。而學名跟 *Eriobotrya japonica*（枇杷）很類似的有 *Eriocheir japonica*「日本絨螯蟹」（*Eriocheir* 的後半源自希臘語 χείρ「手」）。日本絨螯蟹的鉗，也就是大螯上長滿了絨毛。也有人俗稱日本絨螯蟹為毛蟹，不過標準日語名稱的「ケガニ（毛蟹，伊氏毛甲蟹）」是 *Erimacrus isenbeckii*，別名「大栗蟹」。

種名 *japonica* 是拉丁語中「日本的、日本產的」之意。英語loquat則是廣東語指稱枇杷的「蘆橘」來的。

枇杷 的由來眾說紛紜，有人說是因為葉子或果實的形狀長得像樂器的 **琵琶** 來的。樂器琵琶的原型可回溯至波斯薩珊王朝的 بربط barbat「巴爾巴特琴」，從這個詞衍生出西亞的 عود ‘ūd「烏德琴」（阿拉伯語中「木頭」之意），還有歐洲的lute「魯特琴」（源自阿拉伯語的 Al Oud，Al是阿拉伯語的定冠詞）。據說巴爾巴特琴音譯為漢字便成了「琵琶」，或者也有人說是模擬琵琶的音色。此外，二世紀左右中國的《釋名》一書中，解釋了何謂琵琶：「手往前推彈奏為『批』，手拉回來為『把』」。如前面所寫，琵琶原先寫為「枇杷」，不過受到琴瑟的影響，改寫成「琵琶」，結果「枇杷」二字便拿來指稱植物的枇杷了。不論是樂器的琵琶，或者栽培種的枇杷，都可認為是奈良時代從中國傳入日本，非常古早之前就已經存在了。枇杷在日本雖然也有可能出現野生種，不過當今日本食用的枇杷是從中國傳過來的。

順帶一提，**琵琶湖** 是因為湖的形狀很像樂器的「琵琶」，所以如此取名。

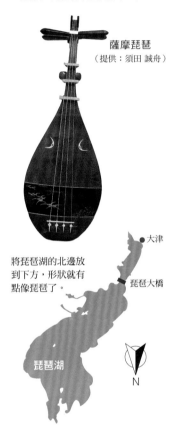

日本絨螯蟹（藻屑蟹，モクズガニ）
大螯上的毛看起來像是藻屑，所以日語名稱為「藻屑蟹」。英語mitten crab（如字面所示「手套蟹」）也是從螯上的毛來的。日本絨螯蟹也稱作「川蟹（川ガニ）」。
（提供：島根縣水產技術中心）

薩摩琵琶
（提供：須田 誠舟）

將琵琶湖的北邊放到下方，形狀就有點像琵琶了。

大津
琵琶大橋
琵琶湖
N

主要成分 **橙花叔醇** 英nerolidol

三萜類（triterpenoid）：熊果酸（ursolic acid）、齊墩果酸（oleanolic acid）等
倍半萜類（sesquiterpenoid）：橙花叔醇（nerolidol）等
其他：苦杏仁苷（amygdalin）、醣類、單寧（tannin）、有機酸等

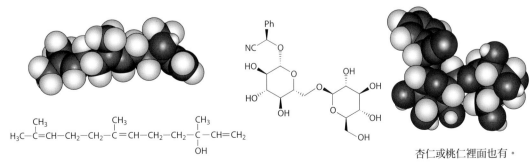

CH_3 CH_3 CH_3
$H_3C-C=CH-CH_2-CH_2-C=CH-CH_2-CH_2-C-CH=CH_2$
OH

倍半萜類：**橙花叔醇**（nerolidol）
CAS No. 7212-44-4

氰苷：**苦杏仁苷**（amygdalin）
CAS No. 29883-15-6

杏仁或桃仁裡面也有。

Eucommia ulmoides

Eucommia ulmoides Oliver

基原植物名稱：**杜仲**　　基原植物英語名稱：Guttapercha Tree [gʌtəpáːtʃə]

新恩格勒：蕁麻目　　　ⓁUrticales
克朗奎斯特：杜仲目　　ⓁEucommiales
APG：絞木目　　　　　ⓁGarryales

杜仲科　ⓁEucommiaceae

杜仲屬　　　ⓁEucommia

產地：中國、韓國、日本

原產於中國的落葉喬木。
嫩葉會拿來泡杜仲茶。

4～5月左右時會開淡綠色的花，結出許多種子周圍長著2～3cm翅膀的翼果。

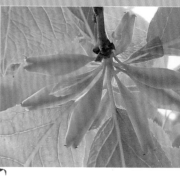

杜仲的果實。

嫩葉正反面皆有毛，老葉則只剩背面有毛。若折斷葉子、嫩枝、樹皮，會拉出白絲（馬來膠）。

落葉喬木，高10～20m。木質部皮有縱向皺紋，呈灰色，內側平滑，呈深紫色。

杜仲葉子
葉為互生，葉柄短。葉身長橢圓形，尖頭，鋸齒緣。

榆樹葉子
杜仲種名的語源。

使用部位：**樹皮**　生藥名稱：**杜仲**　ⓁEucommiae Cortex　英Eucommia Bark

杜仲是*Eucommia ulmoides* Oliver（*Eucommiaceae*）的樹皮。

生藥性狀　**明顯的直紋與皮中有絲；微甘**

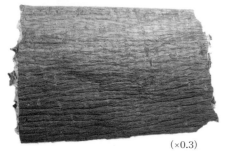

4～6月時剝下部分生長15～20年以上的樹皮，削去粗皮後晒乾，在通風良好的地方風乾、保存。折斷後會拉白絲為佳。

（×0.3）

主要成分　**馬來樹膠**　英gutta-percha

木酚素苷（lignan glycoside）：松脂醇（pinoresinol）、松脂醇二葡萄糖苷（pinoresinol diglucoside）
環烯醚萜苷（iridoid glycoside）：桃葉珊瑚苷（aucubin）、梔子苷（geniposide）

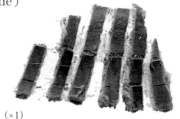

（×1）

確認試驗　**加水、乙醚**

加入水、乙醚攪拌。蒸餾去除乙醚層後，加入乙醇可發現膠狀物質。

主要藥效　**強身、強精、鎮痛**

給予家兔水相萃取物後，血壓明顯下降。根據離體腸管實驗法（Magnus）法取出家兔腸管，一開始緊縮，隨著濃度增加，振幅逐漸變小，最後整個鬆弛靜止。離體子宮實驗中則呈現運動增強、振幅擴大，最終導致暫時性僵直靜止。上述作用都與阿托品拮抗。

漢方處方　大防風湯

作為強身、強精、鎮痛藥，用於四肢冰冷或疲勞伴隨而來的腰痛、外傷性腰痛、生理期腰痛，或是以防止流產為目的，如懷孕時的下腹部痛。此外，也調配於針對高血壓的大防風湯、加味四物湯等藥方中。

杜仲屬*Eucommia*源自希臘語意為「良好的」字首εὐ＋κόμμι「橡膠」＝「好的橡膠、優質橡膠」。若折斷杜仲樹皮、撕裂其葉子，會出現白色的絲，這稱作馬來膠「gutta-percha」，是天然橡膠的原料。詳情請見下方專欄。

種名*ulmoides*則是*Ulmus*「榆樹屬」＋-oides「有如～、類似～」之意的形容詞字尾（源自希臘語εἶδος「形、樣態」）。杜仲科血緣與榆樹科有點接近，花跟果實很類似榆樹。杜仲的葉子也很像榆樹，為前端尖起的橢圓形。拉丁語Ulmus「榆樹」跟英語elm「榆樹」，應可被認為是來自共通的原始印歐語。這裡提到的「榆樹」，是指榆樹科榆樹屬植物的總稱（春榆、椣榆、歐洲春榆、裂葉榆等）

前面所提-oides之意的形容詞字尾，頻繁用於植物學名中也有，*Gardenia jasminoides*「山黃梔」（「類似茉莉的」，p.136「山梔子」）、*Picrasma quassioides*「苦樹」（「類似美洲苦木的」，p.220「苦木」）、*Anemarrhena asphodeloides*「知母」（「類似日光蘭的」，p.18「知母」）。英語中取-oid的形式，可見於各式各樣合成的詞語如：carotinoid「類胡蘿蔔素」、alkaloid「生物鹼」、steroid「類固醇」、opioid「類鴉片、鴉片類物質」等。

根據《本草綱目》，**杜仲**源自人名，此人每天喝這種樹皮切碎後煮成的茶後，居然得道成仙了，後人便稱這種樹為「杜仲」。順帶一提，杜仲樹皮自古以來便為藥用，不過昭和50年代（西元1975年左右）長野縣上伊那郡農家開始將杜仲葉子做成「杜仲茶」商品販售。目前杜仲茶中所含的杜仲葉醣苷（梔子苷酸，geniposidic acid）作為「控制血壓」相關成分，被視為特定保健用食品（特保）。

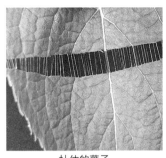

杜仲的葉子

撕裂杜仲的葉子，就會出現橡膠狀的絲，折斷其樹皮也能拉出白絲。從杜仲取得的橡膠稱為「馬來膠」，不過馬來膠的樹本來分布於蘇門答臘或婆羅洲等熱帶地區，指的是山欖科的常綠喬木「馬來膠樹（*Palaquium gutta*）」，由於很類似這種橡膠樹的乳液、樹脂，所以便稱為馬來膠了。馬來膠的馬來膠會用於牙科的根管填充，或是相機的握把部分。

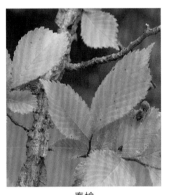

春榆

Ulmus davidiana var. *japonica*
（攝影：大竹 道夫）

用作天然橡膠原料的「杜仲」

杜仲作為替代石油的橡膠原料，目前備受期待，因為相對於天然橡膠原料的橡膠樹只能生長在熱帶，杜仲能生長在溫帶或寒冷地區。以杜仲來說，問題點在於馬來膠含量低、收穫量少，為了增加收穫量，所以正努力改良品種。

從杜仲取得的橡膠為「硬質橡膠」（約60℃軟化），這是因為杜仲所含的聚異戊二烯（polyisoprene）為反式型（trans-）。橡膠樹與作為新天然橡膠原料、備受期待的蘿藦科藤蔓植物槓柳（*Periploca sepium*），所含的聚異戊二烯為順式型（cis-），所以彈性更佳。將杜仲的反式聚異戊二烯變成順式型的形質轉換研究也持續進行中。

杜仲與其他會分泌橡膠或乳汁的植物，由於會在昆蟲吃掉葉子等時放出分泌物凝固，所以能防止傷害繼續擴大。實際上，杜仲也是不易長害蟲的知名樹木。

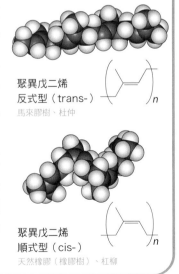

聚異戊二烯
反式型（trans-）
馬來膠樹、杜仲

聚異戊二烯
順式型（cis-）
天然橡膠（橡膠樹）、槓柳

Euodia ruticarpa

Euodia ruticarpa Hook. f. et Thomson

基原植物名稱： **吳茱萸** 日語別名：偽吳茱萸（ニセゴシュユ） 基原植物英語名稱：medicinal evodia

其他基原植物：⑩*Euodia officinalis* Dode 石虎 日語名稱：真吳茱萸（ホンゴシュユ）
⑩*Euodia bodinieri* Dode 波氏吳茱萸、疏毛吳茱萸

新恩格勒：芸香目 ⑩Rutales
克朗奎斯特：無患子目 ⑩Sapindales

芸香科 ⑩Rutaceae

賊仔樹屬 ⑩*Euodia*

產地：中國（湖南、浙江、廣西、雲南省）

原產於中國的芸香科落葉喬木。雌雄異株，日本雄株多、雌株少。從中國進口的吳茱萸為石虎（*Euodia officinalis*）的果實，較小型；在日本栽種的吳茱萸相對於石虎（真吳茱萸），稱為吳茱萸（*Euodia ruticarpa*）。

8月左右，枝端會長出繖形花序，開淡綠白色小花。

葉柄與花序上有細毛密生。

邊緣光滑。

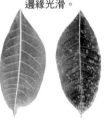

葉為對生，橢圓形，前端尖，長10～20cm。

果實為蒴果，扁球形，呈紅褐色，直徑5～8mm。整體有特殊氣味。

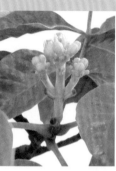

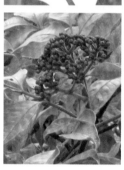

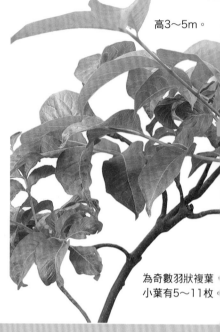

高3～5m。

為奇數羽狀複葉小葉有5～11枚。

使用部位： 生藥名稱 **果實** **吳茱萸** ⑩Evodiae Fructus ㊤Evodia Fruit

吳茱萸是*Euodia ruticarpa* Hooker filius et Thomson（*Evodia ruticarpa* Bentham）、石虎（*Euodia officinalis* Dode [*Evodia officinalis* Dode]）或波氏吳茱萸（*Euodia bodinieri* Dode [*Evodia bodinieri*Dode] [Rutaceae]）的果實。

生藥性狀 **有特殊氣味，會殘留苦味**

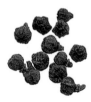

11月左右採下未成熟的果實陰乾，希望能盡速乾燥。為防止精油揮發，保存於氣密容器中。有特殊氣味。味苦，之後會殘留苦味。陳舊（經過1年以上）、顆粒小且黑、辣味強為佳。

（×1）

主要成分 **吳茱萸鹼** ㊤evodiamine

生物鹼：吳茱萸鹼（evodiamine）、吳茱萸次鹼（rutaecarpine）、視黃醛（retinene）等

三萜類：檸檬苦素（limonin）

確認試驗 **碘化鉍鉀試液**

過濾甲醇萃取液，濾液蒸發後殘留物以稀醋酸萃取，過濾濾液→取至濾紙上，噴上碘化鉍鉀試液→深橘色（生物鹼一般反應）。此外，對二甲胺基苯甲醛（4-dimethylaminobenz-aldehyde）試液加熱→交界面呈紫褐色環帶（吲哚生物鹼）。

主要藥效 **鎮痛**

乙醇萃取物：對正常的兔子會產生暫時性血壓上升、呼吸運動增加、頸動脈血流增加、體溫上升、鎮痛作用。

吳茱萸鹼、海格納鹼（hygenamine）、辛弗林素（synephrine）：強心作用。

吳茱萸次鹼、去氫吳茱萸鹼（dehydroevodiamine）：對大鼠會產生子宮收縮作用。

漢方處方 **溫經湯、當歸四逆加吳茱萸乾生薑湯**

漢方中用於因水毒所引起的頭痛、嘔吐。

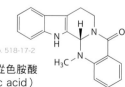

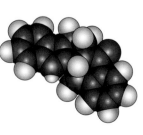

生物鹼：**吳茱萸鹼**（evodiamine） CAS No. 518-17-2

從生化合成的基原物質來說，吳茱萸鹼是從色胺酸（tryptophan）或鄰胺苯甲酸（anthranilic acid）來的生物鹼，不過從基礎構造來說，可說屬於吲哚生物鹼（indole alkaloid）。

賊仔樹屬 *Euodia* 源自希臘語 εὐωδία「芳香、好聞的香味」，由意為「良好的」的字首 εὐ- ＋ ŏζω「散發香氣、有香味」（名詞形 ὀδμή「香氣、香味」）所形成。此處的字首 **eu-**，用於各種指稱**「良好的」**英語單字中，例如：euphemism「婉轉的、委婉的講話方式」（eu-「良好的」＋ φήμη「說的話」）、euthanasia「安樂死」（eu-「良好的」＋ θάνατος「死」）、evangel「福音」（εὐαγγέλιον「佳音、吉報」）。如前所述，英語中 eu- 後面如果接子音，會唸 [juː]，如果後面接母音，u 則會發 [v] 的音。

以往日本藥局方中賊仔樹屬會寫成 *Evodia*，也就是用 v 而非 u。1786 年博物學家拉馬克（Jean-Baptiste Lamarck）記載賊仔樹屬為 *Evodia*，然而在更早之前的 1775 年，博物學家佛斯特父子（Johann Reinhold Forest 及 Georg Forster）的記載卻是 *Euodia*，所以若是依照國際植物命名規定，*Euodia* 有優先權。此外，有的文獻記載拉丁語並無分別 u 與 v、i 與 j（例如將 *Curculigo* 印刷成 *Cvrcvlio* 的文獻），此時回溯拉丁語的意義，還能判別該用 u 或 v 為正式寫法，就這個觀點看來，*Euodia* 的寫法可說是延續了拉丁語的意義。

原本古典拉丁語中沒有 V 這個字母（正確說來，是 U 的字形很像 V），後來出現了 U 發 [v] 音的情況，才變成子音時用 V 的字形（這種區分在十八世紀以後）。相對於語言的拉丁語將 U 與 V 視為同一文字，用在學名的拉丁語則需要嚴謹地區分兩者，所以不僅 Euodia／Evodia，其他各種學名中也能見到這種差異（字母 I 與 J 也有類似的情況）。

吳茱萸就算只有**茱萸**兩字，指的也是吳茱萸（→ p.97）。之所以前面加個**吳**字，是因為中國吳這個地區出產的茱萸品質優良。此外，跟吳茱萸很類似同為芸香科的山椒，在日本又稱為「唐椒（カラハジカミ）」[※]。

[※]「ハジカミ」是山椒的意思（請參照 p.295「山椒」）。

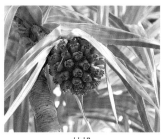

林投
Pandanus odoratissimus
自生於熱帶海岸的露兜樹科林投的種名是 odoratatus「好香氣」的最高級。橙色成熟的果實會散發很香的香氣。
（攝影：青木繁伸）

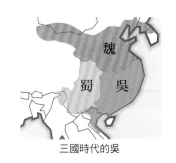

魏
蜀　吳

三國時代的吳

---

ruticarpa ？ *rutaecarpa* ？——合成語的「插入母音（-i-）」

種名 *ruticarpa* 是拉丁語 *Ruta*「芸香」（希臘語 ῥυτή「芸香」）＋ *carpus*「果實」，意思為「如芸香般的果實」（芸香科 *Rutaceae* 也是，*Ruta*「芸香屬」＋表示「科」的字尾 -aceae 來的）。對了，吳茱萸的種名以前曾寫作 *rutaecarpa*。*Ruta* 的屬格是 *Rutae*「芸香的」，所以如果要寫「芸香的果實」這句，拉丁語中會變成 rutae carpus 或 carpus rutae（不問語順）。然而，若要創造合成詞（複合詞），就不用名詞屬格，而是在字根加入插入母音 -i-（接續詞以子音開始的情況下），變成 rut-（ruta 的字根）＋插入母音 -i-＋ carpus ＝ ruticarpa「如芸香般的果實」（陰性形）。國際植物命名規約 ICBN 60.8 中，已將合成詞誤用了 -ae- 的情況，修正成 -i- 了，所以正式的種名是 ruticarpa。

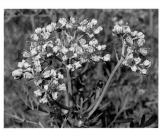

芸香 *Ruta graveolens*
芸香的香味很濃厚，具有防蟲效果，也被稱為「貓不近草」。撲克牌的梅花圖案 ♣ 源自芸香的葉子形狀。芸香在英語中是種稱為 rue 的香草（咖哩醬的 roux 是法語，兩者不同）。以前芸香曾被用作辛香料，但近年來發現芸香有毒性，如今已不再食用。

2014年度之使用量
約23t
●●●○○

基原植物學名：

Euphoria longana

Euphoria longana Lamarck

基原植物名稱：**龍眼**　基原植物英語名稱：longan [láŋgən/lːŋ-]

無患子目　[拉]Sapindales

無患子科　[拉]Sapindaceae

龍眼屬　[拉]*Euphoria*

產地：東亞～印度

分布於中國南部、台灣、印度等地，作為果樹廣泛栽培的常綠小喬木，主要為食用。

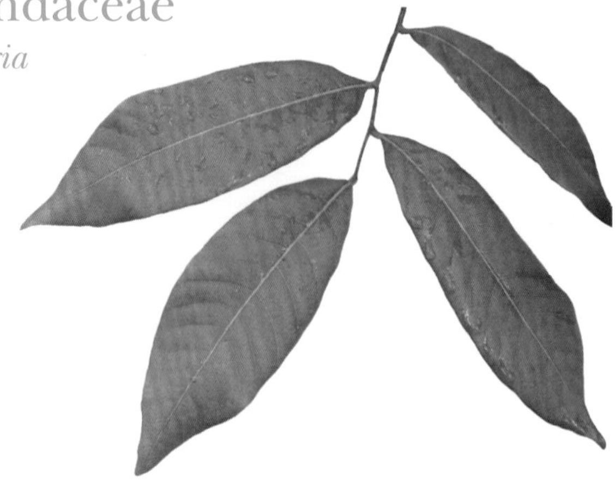

葉為互生，羽狀複葉，小葉有2～5對（通常為4對），呈長橢圓形、質地如皮革。

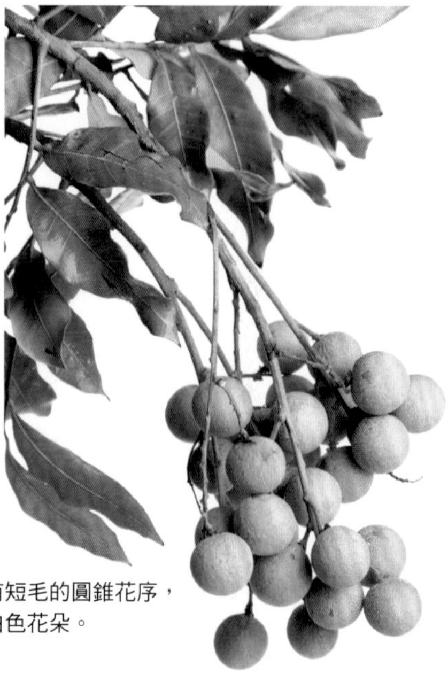

樹幹為黑褐色無毛，小枝則呈褐綠色有毛。

春～初夏時會長出有短毛的圓錐花序，並開許多芬芳的黃白色花朵。

使用部位：假種皮　生藥名稱 龍眼肉、桂圓　[拉]Longan Arillus　[英]Longan Aril

龍眼肉、**桂圓**是龍眼（*Euphoria longana* Lamarck [*Sapindaceae*]）的假種皮。

生藥性狀　有黏性、特殊氣味、味甜

本品為不規則壓扁的橢圓體，長1～2cm，寬約1cm，呈黃紅褐色～黑褐色，質地柔軟、有黏性。浸泡於水中放置一段時間，會呈現鐘狀，前端有數個裂痕。有特殊氣味，味道甘甜。

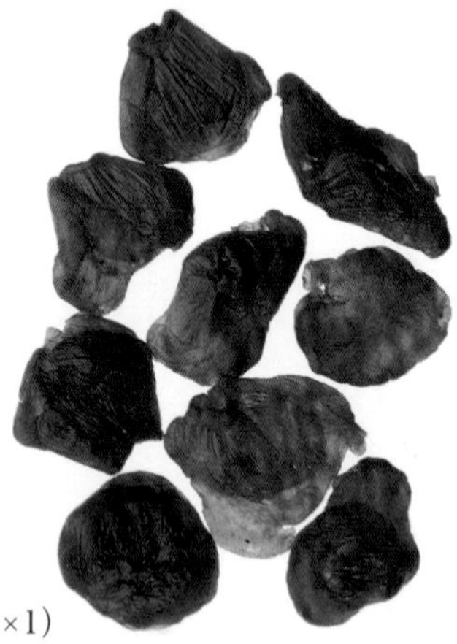

(×1)

確認試驗　斐林試液（紅色沉澱）

粗切本品，取1g加入10mL水中，仔細搖晃均勻混合後過濾。在濾液3mL中加入斐林試液3mL，水浴加熱時會產生紅色沉澱物。

主要藥效　滋養強身、鎮靜

龍眼有補血、滋養、強身之作用，用於各種出血、貧血、神經衰弱、失眠等症狀。

漢方處方　加味歸脾湯、歸脾湯

收錄於《神農本草經集注》中品。龍眼有各種品種，果實大小也不一，藥用的品種主要是中國產或越南產。

主要成分　蔗糖　[英]sucrose

醣類的蔗糖、葡萄糖與酒石酸、維生素A。

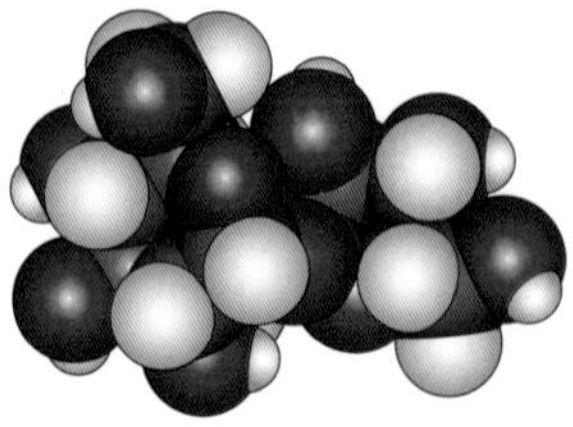

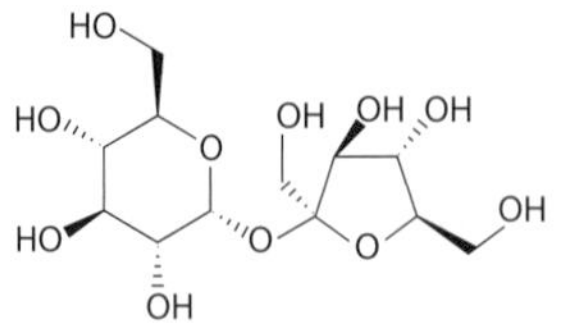

醣類：**蔗糖**（sucrose）
CAS No. 57-50-1

蔗糖也就是「砂糖」的主要成分。

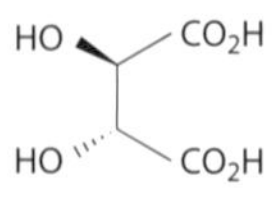

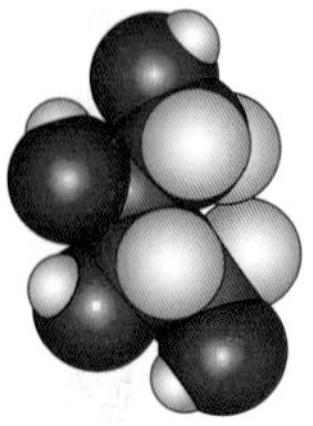

醣類：**右旋酒石酸**
（(+)-tartaric acid）
CAS No. 87-69-4

酒石酸有3種異構物，自然中多數的酒石酸為右旋酒石酸（(+)-tartaric acid），也就是左式酒石酸（L-tartaric acid）。葡萄含有許多酒石酸，紅酒底部沉澱的「酒石」是酒石酸氫鉀（potassium hydrogen tartrate）。

龍眼屬*Euphoria*是希臘語字首εὐ-「良好的」＋φορέω「持有、運送、忍受」＝「很會結果」，這屬的植物一棵樹能結出很多果實。順帶一提，英語euphoria與希臘語φορέω另一個意思「忍受」有關，意思從「很會忍耐」轉變成了「幸福感、欣快症」。

無患子科**Sapindaceae**是拉丁語sapo「肥皂」＋Indus「印度」的意思。無患子科同類植物的樹皮含有皂苷，在印度會拿來當肥皂用。英語稱無患子為soapberry或soap nuts。無患子科中還有荔枝、紅毛丹、倒地鈴（p.155）等植物。

日語名稱**竜眼**，是將白色假種皮中大大的黑色種子比喻為龍的眼睛。中國則有傳說：「有個年輕人將惡龍的雙眼挖出，擊敗了惡龍，但自己也傷重不治犧牲，鄉親們將龍的眼珠跟這個年輕人埋在一起，後來從墓中長出了兩棵大樹，便將其取名為龍眼」。

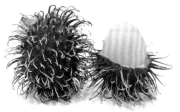

紅毛丹（rambutan）
果實上長有柔軟的刺，馬來語中「rambutan」的意思為「具有毛、髮的」。

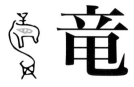

竜的甲骨文之一
蛇的形狀，頭部有「辛」的頭飾。據說「龍」是加上「竜」飛行樣子的偏旁所形成（有關竜跟龍的說法很多）。上頭甲骨文中，眼睛的部分塗成了藍色。

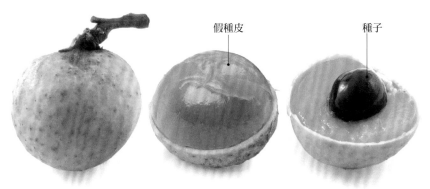

假種皮　種子

近緣的無患子樹同樣也有黑色、堅硬的種子，可用於羽毛毽中**羽球**的重物。

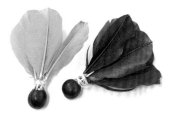

羽毛毽的羽球

果實直徑約2cm，球形，有細小凸起。種子為黑褐色，假種皮為乳白色。

什麼是假種皮（aril）？

龍眼英語名稱Longan aril 中的aril 是指**「假種皮、種衣」**，而假種皮則是**胎座**肥大，甚至長成包覆種子形成的。那麼，「胎座」又是什麼？

胎座是placenta，跟「胎盤」的英語相同。正如子宮中連接胎兒的胎盤一般，子房中胚株連接子房壁的部分就是「胎座」。青椒或辣椒裡附著種子的白芯部分便是胎座。

有的假種皮會像肉豆蔻（p.186「肉豆蔻」）一樣顏色鮮豔，比方說日本衛矛（*Euonymus japonicus*）或垂絲衛矛（*Euonymus oxyphyllus*），都像在對鳥兒說**「請吃掉我」**，對散播種子相當有助益。假種皮並非一定都很堅硬，拿木通來說，種子周圍一層香甜果凍狀的東西正是胎座。假種皮中也有像楓樹或百合那種翼狀結構，適合散布種子，稱為種翼（seed wing）。

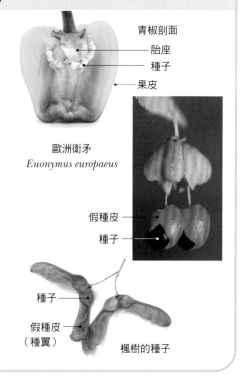

青椒剖面
胎座
種子
果皮

歐洲衛矛
Euonymus europaeus

假種皮
種子

種子
假種皮
（種翼）
楓樹的種子

基原植物學名：

Foeniculum vulgare

Foeniculum vulgare Miller

基原植物名稱：**茴香**　基原植物英語名稱：fennel [fénəl]

繖形目　新恩格勒：⑫Umbelliflorae
克朗奎斯特：⑫Apiales

繖形科
新恩格勒：⑫Umbelliferae
克朗奎斯特：⑫Apiaceae

茴香屬　⑫*Foeniculum*

產地：中國、日本（長野、鳥取）

人類史上最古早的作物之一，以英文名稱「fennel」為大家熟知。原產於地中海沿岸，果實有強烈香氣，用於藥用、香料。據說有幫助消化、消除口臭的藥效。用在魚類料理或是醃漬物增添風味，印度用於咖哩料理中，中國則是拿來做五香粉。此外，也用於法國茴香酒（Pastis）或北歐蒸餾酒（Akvavit）等酒類、利口酒（liqueur）中，增添香氣。

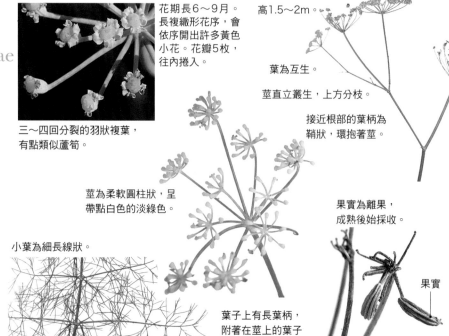

花期長6～9月。長複繖形花序，會依序開出許多黃色小花。花瓣5枚，往內捲入。

高1.5～2m。

葉為互生。

莖直立叢生，上方分枝。

接近根部的葉柄為鞘狀，環抱著莖。

三～四回分裂的羽狀複葉，有點類似蘆筍。

莖為柔軟圓柱狀，呈帶點白色的淡綠色。

小葉為細長線狀。

果實為離果，成熟後始採收。

葉子上有長葉柄，附著在莖上的葉子會變短。

果實

使用部位：**果實**　生藥名稱：**茴香**　⑫Foeniculi Fructus　⑲Fennel

茴香是茴香（*Foeniculum vulgare* Miller [*Umbelliflerae*]）的果實；茴香末是茴香的粉末；茴香油是將茴香或八角茴香樹（*Illicium verum* Hooker fil. [*Illiciaceae*]）的果實以水蒸氣蒸餾後得到的精油。

生藥性狀　長圓柱形雙懸果；有特殊氣味，味道微甜

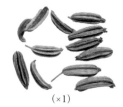

(×1)

栽種後隔年起會結果，3～5年為繁盛期，7年之後開始漸衰。9～10月完全成熟前尚帶點綠色時，是最適合採收的時機。依序採收、乾燥。過了採收期，太過成熟的果實會變黑，香味會變淡，品質也變差。呈鮮豔黃綠色、香氣重、味道微甜為佳。

主要成分　**茴香腦**　⑲anethole

類苯丙烷（phenylpropanoid）：茴香腦（anethole）、艾草醚（estragole）

單萜類（monoterpenoid）：右旋莕酮（(+)-fenchone）

其他：大茴香醛（anisaldehyde）。大茴香醛可說是茴香腦經過長時間變化而成。

確認試驗　TLC法（UV254nm，暗紫色）

正己烷萃取液以正己烷、乙酸乙酯混合液展開。照射UV254nm，Rf值0.4附近可發現與茴香腦一致的暗紫色斑點。

主要藥效　**健胃、祛痰**

茴香萃取物：利膽、抗消化性潰瘍作用。
茴香腦：有麻痺中樞神經、類似性荷爾蒙作用、鬆弛氣管平滑肌、刺激呼吸道黏液分泌等作用。

漢方處方　安中散、丁香柿蒂湯

漢方中用於芳香性健胃藥、祛痰藥。

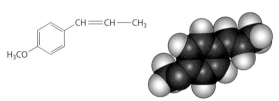

精油：**茴香腦**（anethole）
CAS No. 104-46-1

成分解說　中國料理中使用的辛香料「五香粉」為花椒（→p.294「山椒」）、桂皮、丁香、茴香，再加上八角（大茴香），大茴香、小茴香兩者都在其中。八角成分中的莽草酸（shikimic acid），是近來蔚為話題的流行性感冒治療藥物——克流感的合成原料（說到底也只是原料，即使服用八角也沒有對抗流感的效果）。八角的日語名稱為「トウシキミ（唐樒）」，近緣的白花八角（樒，*Illicium anisatum*）在日本也有野生的，果實呈八角星形，很類似「八角」，不過其中成分莽草毒素（anisatin）有毒，所以根據日本毒物及劇物取締法中指定白花八角為「有害物質」，請各位務必小心，別誤食了。

茴香屬*Foeniculum*源自拉丁語foenum（faenum）「乾草」＋指小詞-culum。英語fennel「茴香」也是同源詞。

種名*vulgare*是拉丁語vulgus「大眾、一般民眾」的形容詞vulgaris「普通的、廣泛分布的」中性形。由此衍生出英語vulgar「一般民眾的、庶民的、俗語的」，變成也含有「通俗的、平凡的、粗野的、下流的」等負面意義。順帶一提，所謂的Vulgata（聖經拉丁語通俗譯本）是指**聖哲羅姆**（Saint Hierom，340左右-420）翻譯的拉丁語版《聖經》（英語：Vulgate）。隨著羅馬帝國的支配、亞歷山大大帝征戰擴張版圖，廣大的希臘帝國的共通語言——希臘語被取代，支配者語言的拉丁語漸漸深入市井小民的生活。此時「一般大眾」也能理解的共通語言——拉丁語版《聖經》出現，便稱為「Vulgata」。然而隨著時代變遷，一般民眾的語言從拉丁語分裂為拉丁語系各語言（法語、葡萄牙語、義大利語等等），一般民眾便看不懂《聖經》的拉丁語通俗譯本了。

所謂**茴香**，是「回復」魚肉的「香氣」之意。穆斯林眾多的維吾爾族漢字也寫作「回鶻」。茴香別名「小茴香」，而「大茴香」則是八角茴香屬的八角（*Illicium verum*），果實乾燥後就是稱為八角（star anise）的辛香料。順帶一提，還有種植物日文名稱很像大茴香（ダイウイキョウ）——阿魏（オオウイキョウ，*Ferula communis*）。

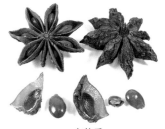

大茴香
果實是8個種子組成的星形，也稱為「八角」。

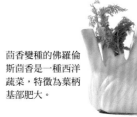

茴香變種的佛羅倫斯茴香是一種西洋蔬菜，特徵為葉柄基部肥大。

佛羅倫斯茴香
（*Foeniculum vulgare* var. *azoricum*）

蒔蘿的種子
繖形科的蒔蘿（*Anethum graveolens*）別名姬茴香（ヒメウイキョウ）。此外，繖形科的葛縷子、藏茴香（*Carum carvi*）也稱為姬茴香。

茴香、馬拉松與普羅米修斯的火

從古早時代起，人類就已使用茴香了。西元前490年，雅典軍與波斯軍間那場有名的**馬拉松**之戰戰況膠著。淪為戰場的馬拉松長了整片的茴香，所以古希臘語中取為有「茴香」之意的μάραθον「馬拉松」（或μάραθρον「馬拉壯」）。

根據傳說，雅典軍某位士兵無視自己已經疲憊不堪，一路從馬拉松跑到雅典，跑了約40km，報告完「我軍勝利」後便氣絕身亡。第一回奧林匹克競技會便根據這個傳說，實際舉辦了從馬拉松到雅典的賽跑，這就是marathon「長距離賽跑、馬拉松賽跑」的由來（換句話說，語源上是「茴香」賽跑）。

希臘神話中也有茴香登場。泰坦族（巨神族）中，亞特拉斯神的弟弟**普羅米修斯（Prometheus）**違抗了宙斯的命令，從奧林帕斯的鍛造場偷了「火」出來，藏在**阿魏**的莖裡面送給人類。宙斯為了懲罰普羅米修斯，將他綁在高加索岩山上，讓神鷹每天來生吃他的肝臟，藉此折磨普羅米修斯。普羅米修斯是不死之身，所以一到夜晚肝臟便會重生，隔天再度被神鷹撕裂吃掉。這也可以說是最早描述肝臟有強大再生能力的記載。

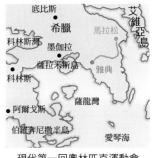

現代第一回奧林匹克運動會馬拉松至雅典的賽跑路徑

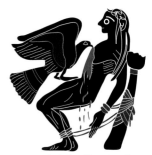

被神鷹啃食的普羅米修斯

※希臘神話有各種版本，也有文獻記載普羅米修斯創造了人類。

2014年度之使用量
約98t
●●●○○
基原植物學名：

Forsythia suspensa

Forsythia suspensa Vahl

基原植物名稱：**連翹** 基原植物英語名稱：Golden Bell（flower）、Weeping forsythia

其他基原植物：[拉]*Forsythia viridissima* Lindley 中國連翹

新恩格勒：木犀目 [拉]Oleals
克朗奎斯特：玄參目 [拉]Scrophulariales
※APG分類體系中將克朗奎斯特的玄參目再細分，木犀科歸為唇形目Lamiales。

木犀科 [拉]Oleaceae

連翹屬 [拉]*Forsythia*

產地：中國（湖南、浙江、廣西、雲南省）、其他

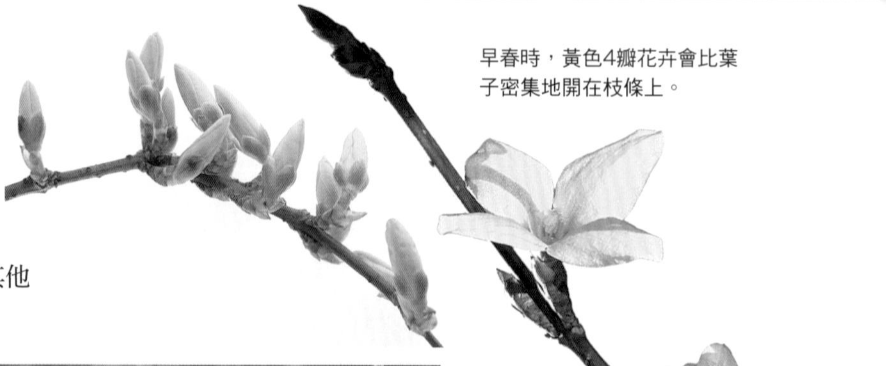

早春時，黃色4瓣花卉會比葉子密集地開在枝條上。

原產於中國的落葉性闊葉樹，雌雄異株。別名連翹空木（レンギョウウツギ），中國名稱黃壽丹。由於耐寒、耐暑性都優越，也能抵抗空氣汙染跟病蟲害，在任何土壤都能生存，所以日本和歐美多種植於庭院、公園或種植作為樹籬。

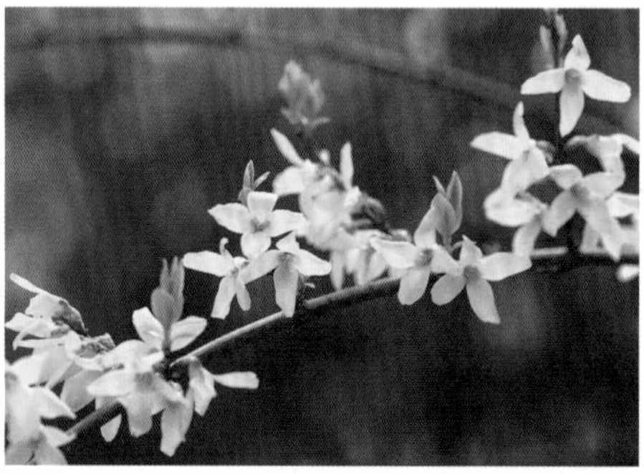

葉為對生，有柄。葉身為寬卵形，偶有三出葉，葉緣呈鋸齒狀。

使用部位：果實 生藥名稱 連翹 [拉]Forsythiae Fructus [英]Forsythia Fruit

連翹是連翹（*Forsythia suspensa* Vahl）或中國連翹（*Forsythia viridissima* Lindley [*Oleaceae*]）的果實。

生藥性狀 外皮有兩條縱溝；稍有氣味，無味

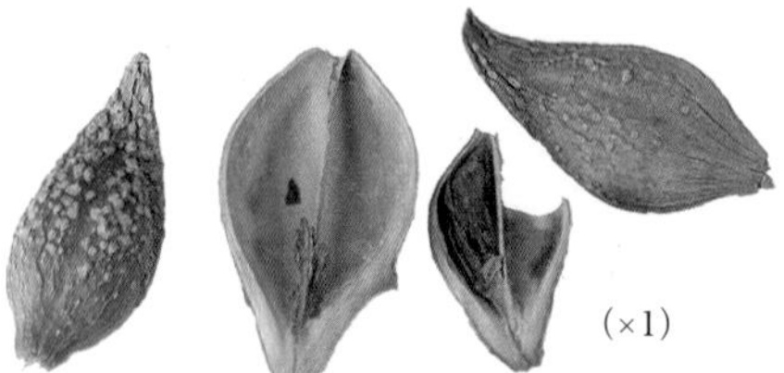

(×1)

蒴果2裂，表面有許多瘤狀小凸起。

夏到秋季採收接近成熟的果實，晒乾至茶褐色。新鮮、大顆褐色為佳。

主要成分 連翹酯苷 [英]forsythiaside

木酚素：牛蒡苷（arctiin）、牛蒡苷元（arctigenin）、連翹苷（phillyrin）、羅漢松樹脂醇（matairesinol）、松脂醇（pinoresinol）、松脂醇醣苷（pinoresinol glucoside）
苯乙醇醣苷：連翹酯苷（forsythiaside）、連翹種苷（suspensaside）
類黃酮：芸香苷（rutin）
三萜類：齊墩果酸（oleanolic acid）

確認試驗 TLC法（4-甲氧基苯甲醛、硫酸試液，紅紫色～紅褐色）

取甲醇萃取液，以乙酸乙酯、甲醇、水混合液（20：3：1）展開。薄層板均勻噴上4-甲氧基苯甲醛、硫酸試液，加熱時會在Rf值0.3附近見到紅紫色～紅褐色的斑點。

主要藥效 抗菌、消炎

煎液：抗菌、抗病毒、止吐、抗發炎作用等。
松脂醇、羅漢松樹脂醇、松脂醇醣苷：妨礙cAMP磷酸二酯酶作用。

漢方處方 治頭瘡一方、響聲破笛丸

漢方中用於消炎、利尿、解毒、排膿方面。

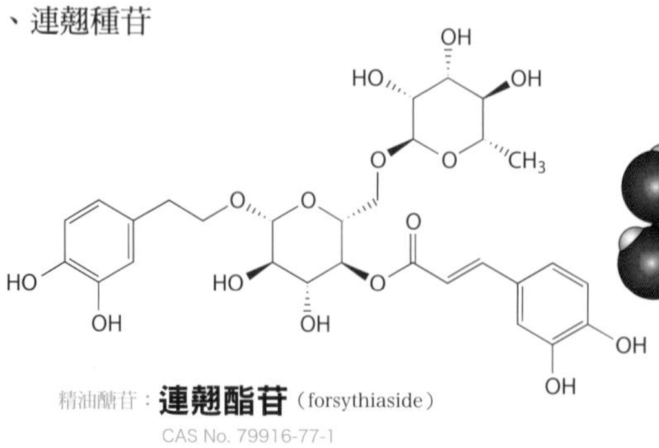

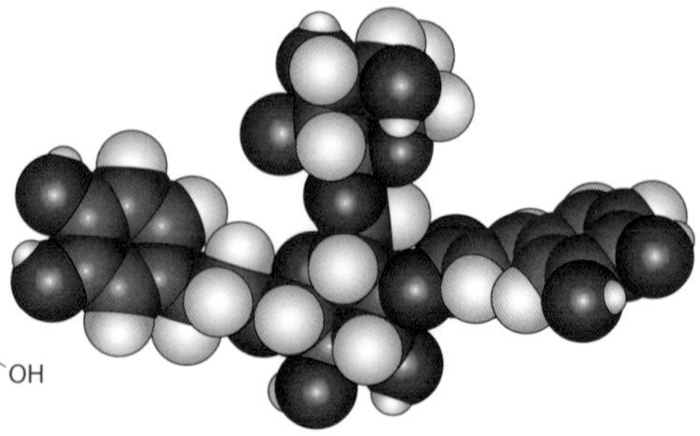

精油醣苷：**連翹酯苷**（forsythiaside）
CAS No. 79916-77-1

連翹屬*Forsythia*來自蘇格蘭的植物學家，同時是十八世紀英國著名的園藝家，也是英國皇家園藝協會的創始者之一 —— **威廉・福賽斯**（William Forsyth, 1737-1804）。他擔任位於肯辛頓皇室住處皇家庭園的監督官，在那裡建造了正統的岩園（當時肯辛頓是個離倫敦市區有點距離的村莊）。話說回來，最早記載連翹的是瑞典植物學家桑柏格，將其命名為*Ligustrum suspensum*。之後丹麥植物學家馬丁・瓦爾（Martin Vahl1, 749-1804）將連翹屬（*Forsythia*）從女貞屬（*Ligustrum*）中獨立出來，再冠上福賽斯的名字，所以福賽斯本人跟連翹屬完全沒有關係。

種名*suspensa*是拉丁語中意為「垂下懸掛」的形容詞，指枝條向下垂懸的樣子。如果垂懸的枝條碰到地面，也有可能長出根。順帶一提，其衍生詞有英語的suspense「暫時延期、尚未解決、懸掛空中、疑惑、懸疑」、suspender「褲子吊帶、吊帶」。

木犀科**Oleaceae**是齊墩果屬（*Olea*）＋表示「科」的字尾-aceae形成的，日語翻為「木犀科」，而不是齊墩果屬。齊墩果屬Olea源自希臘語ελαία「齊墩果」。

連翹的「連」也有人說是因為果實「連」在枝條上來的。日本的連翹因為枝條呈中空狀，所以也有「連翹空木」的別名。

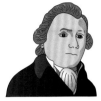
威廉・福賽斯
有一位同樣叫威廉・福賽斯，不過是美國現代芭蕾有名的舞者、編舞家。

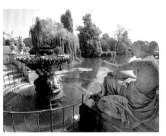

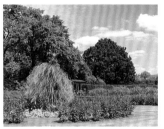
重現的肯辛頓宮殿庭園

連翹與黃海棠／小連翹與貫葉連翹

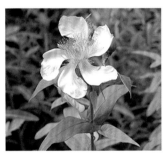
黃海棠（巴草）
如巴草之名所示，花瓣是扭曲的。
（攝影：大竹 道夫）

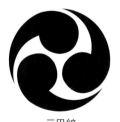
三巴紋
取蛇捲成鳥巢狀、抬起頭的外形。順帶一提，之所以稱為「巴」，是因為 ● 的形狀很像巴這個漢字。

其實「連翹」這個名字在中國不論古今，指的都不是日本的「連翹」，而是用來指金絲桃科金絲桃屬的黃海棠（*Hypericum ascyron*）、或小連翹（*Hypericum erectum*）。為了區別兩者，中國名稱前者為「連翹（大連翹）」，後者為「小連翹」。而在日本則誤將與前述大、小連翹都不同科的*Forsythia suspensa*果實稱為「連翹」。連翹的「翹」形容雉雞張開尾羽起飛的樣子，用來指稱連翹的莖直立。順帶一提，在中國則稱日本的連翹為「黃壽丹」。金絲桃屬的貫葉連翹（*Hypericum perforatum*）也稱為「西洋連翹」。貫葉連翹在西方自古以來便拿來入藥，但是否有臨床效果，各方意見不一，再加上會與其他藥物有交互作用，若合併使用需十分小心。

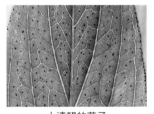
小連翹的葉子
根據平安時代的傳說，有個身為鷹匠的哥哥把這種草當作治療鷹傷的祕藥，而他的弟弟將這個祕密洩漏給別人，哥哥知道後一怒之下便殺了弟弟，在這種草的葉子與花上留下了黑色的血跡，所以將這種草稱為「弟切草」。（攝影：福原 達人）

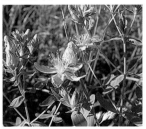
貫葉連翹
St. John's wort

基原植物學名：

Fritillaria verticillata var. thunbergii

Fritillaria verticillata Willdenow var. *thunbergii* Baker

基原植物名稱：**浙貝母**　基原植物英語名稱：Fritillary [fritileri]

百合目
新恩格勒： ㊤Liliflorae
克朗奎斯特： ㊤Liliales

百合科
㊤Liliaceae
貝母屬　㊤*Fritillaria*

產地：中國、日本

高30～80cm，莖直立。

葉長約10cm，上方葉子前端會彎曲成鉤形。

原產於中國的百合科多年生草本植物。 好幾種浙貝母的同類，在園藝世界中是栽培來鑑賞用的。

3～4月左右開花，上方葉子的基部會開淡黃綠色、約3cm呈鐘形的花，並朝下綻放。

開花後到了夏天，莖葉皆會枯萎。

浙貝母的花瓣內側。

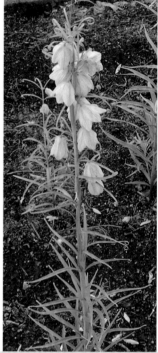

使用部位：
鱗莖　生藥名稱 **貝母** ㊤Fritillariae Bulbus　㊤Fritillaria Bulb

貝母 是浙貝母（*Fritillaria verticillata* Willdenow var. *thunbergii* Baker [*Liliaceae*]）的鱗莖。

生藥性狀　扁球形；稍有特殊氣味，味苦

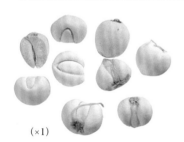

（×1）

鱗莖是由2片肥厚的白色鱗片接合成的球形。

剝下鱗莖，一邊水洗一邊除去外側的木質皮，日晒或塗上石灰乾燥。新鮮、色白、扎實為佳。撒石灰乾燥的貝母上面會有白色粉末。斷面為白色，性質粉。

確認試驗　TLC法（碘化鉍鉀試液，深橘色）

在粉末中加入氨水和乙酸乙酯、乙醚混合液，離心分離。取出上層，加入無水硫酸鈉後搖晃均勻，過濾。蒸餾去除溶劑，在殘留物中加入乙醇1mL溶解，用乙酸乙酯、甲醇、氨水混合液展開。於此薄層板均勻噴上碘化鉍鉀試液時，會在Rf值0.4附近及0.6附近發現深橘色斑點。

主要藥效　鎮咳、祛痰

浙貝母鹼苷、浙貝母鹼：降血壓作用。
甲醇部分：擴張冠狀血管作用。
甲醇部分、浙貝母鹼：抗血清素、膽鹼、組織胺作用。

漢方處方　貝母湯、滋陰至寶湯、當歸貝母苦參丸料

漢方中用於鎮咳、祛痰、排膿方面。

主要成分　浙貝母鹼 ㊤peimine

生物鹼：浙貝母鹼（peimine＝verticine）等
醣苷：浙貝母鹼苷（peiminoside）

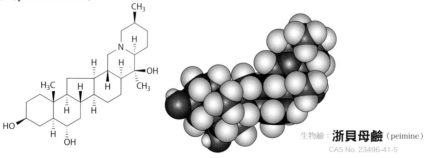

生物鹼：**浙貝母鹼**（peimine）
CAS No. 23496-41-5

貝母屬*Fritillaria*源自拉丁語fritillus「骰筒、骰壺、骰盒」（請參照下方專欄）。

種名*verticillata*是意為「輪生的」拉丁語形容詞的陰性形。浙貝母的葉子為2～3個依序輪生。這個詞是從名詞vertex「旋轉、漩渦、頂點」的屬格verticis創造出來的。英語中vortex「漩渦」、vertex「數學的頂點、顱骨的頂點」、vertical「位於頂點、垂直的」、vertigo「頭昏、暈眩」都是相關詞。

日語名稱**アミガサユリ**，是將花的形狀比喻成草笠（アミガサ，編み笠）的樣子。更進一步看，浙貝母的花瓣內側（有的連外側也有）有紫色的編織花紋。

百合科**Liliaceae**是*Lilium*「百合屬」+表示「科」的字尾-aceae形成的。拉丁語Lilium「百合」與希臘語λείρον「（特指白色的）百合」語源上有關聯。有一說指這些拉丁語、希臘語跟古埃及語hrrt或科普特語hleli、hrehi有關，但是無法確定。另一個說法指語源是意為「白色的」的凱爾特語。英語lily（百合）也是衍生自此。順帶一提，所謂海百合（sea lily），並不是名字中有百合的植物，而是長得很像百合，棲息於海中的海百合綱（Crinoidea；其中有海星跟海膽）棘皮動物。

所謂**貝母**，是將地下偽鱗莖（球根）兩片有如貝殼的鱗片打開後，露出其中小球根的樣子，譬喻成母親抱著小孩的姿態。由於兩片鱗片長得很像栗子，所以日本自古又稱之為「母栗（ハハクリ）」。

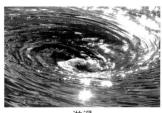

漩渦

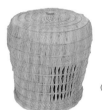

草笠
（製作：岡田 菊惠）

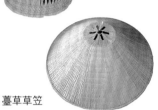

藺草草笠

浙貝母的花經常有人說很像虛無僧的深草笠，隨浙貝母花瓣綻開程度不同，也有的像淺草笠。

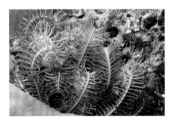

海百合

貝母屬與骰筒、棋盤

貝母屬*Fritillaria*如前述，源自拉丁語fritillus「骰筒、骰壺、骰盒」，因為貝母屬某種的花長得像骰筒，便如此取名了。

貝母屬的花格貝母（*Fritillaria meleagris*）花瓣相當獨特，是格子花紋（市松花紋）。到目前為止或許沒有說得很清楚，不過貝母屬中有花是格子花紋的植物。由於外觀像棋盤，讓人聯想到遊戲或使用骰子的賭博，也就可能因此命名為*Fritillaria*。話說回來，說不定格子花紋的骰筒也可能存在。

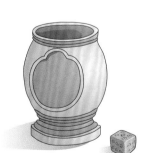

古羅馬的骰筒與骰子

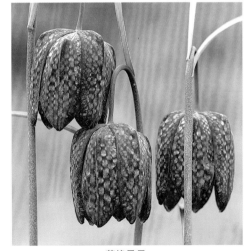

花格貝母
貝母屬的花格貝母（*Fritillaria meleagris*）有snake's head、checkered lily等別名。

基原植物學名：

Gardenia jasminoides [ɡɑːˈdiːnijə]

Gardenia jasminoides Ellis

基原植物名稱：**山黃梔**　基原植物英語名稱：（Common）gardenia或Cape Jasmine

茜草目　⟨拉⟩Rubiales

茜草科　⟨拉⟩Rubiaceae

山黃梔屬　⟨拉⟩*Gardenia*

產地：中國、韓國、日本

葉為對生，短柄。葉身長橢圓形，葉緣完整，銳頭。

山黃梔是會結出橘黃色、形狀獨特果實的茜草科常綠灌木。

含有類胡蘿蔔素之一的番紅花素（crocin），乾燥後的果實自古以來便用作黃色染料。番紅花素也是番紅花的色素成分。

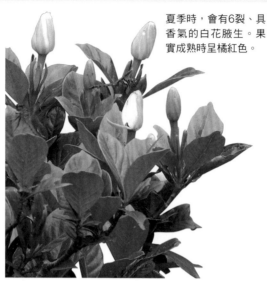
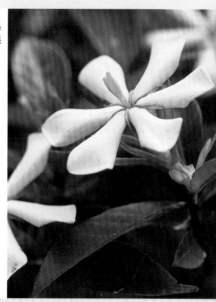

夏季時，會有6裂、具香氣的白花腋生。果實成熟時呈橘紅色。

使用部位： **果實**　生藥名稱 **梔子、山梔子**　⟨拉⟩Gardeniae Fructus　⟨英⟩Gardenia Fruit

梔子、山梔子是山黃梔（*Gardenia jasminoides* Ellis [*Rubiaceae*]）的果實。本品換算為生藥的乾燥物，含有梔子苷（geniposide）3.0%以上；**梔子末**是梔子、山梔子的粉末。本品換算為生藥的乾燥物，含有梔子苷3.0%以上。

生藥性狀　**長卵形～卵形；有些許氣味，味苦**

呈長卵形～卵形，一般會有6條明顯的稜線。有些許氣味，帶苦味。摘下完全成熟變黃的果實（在變紅前），去除果柄及萼，乾燥。紅褐色，圓形，形狀完整為佳。

剖面

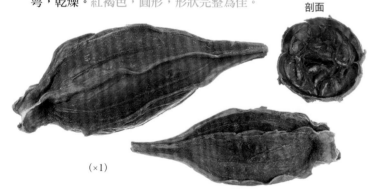

（×1）

確認試驗　①比色法（黃色）②TLC法（暗紫色）

①熱水萃液加水稀釋十倍會得到黃色液體，其顏色不會比卡絡磺鈉三水合物（carbazochrome sodium sulfonate trihydrate）的對比液體淡。

②甲醇萃取液以乙酸乙酯、甲醇混合液展開。噴上4-甲氧基苯甲醛、硫酸試液會得到與梔子苷一致的暗紫色斑點。

主要藥效　**利膽**

水萃液、乙醇萃取物：由於會抑制總膽管結紮兔子的血液、末梢淋巴液中膽紅素上升，所以對黃疸有效。

梔子苷：溫和腹瀉、促進膽汁分泌、鎮痛、抑制胃部運動。

漢方處方　清肺湯

漢方中以鎮靜、消炎、止血、解熱、利膽為主，針對精神不安、充血、黃疸等症狀使用。

主要成分　**梔子苷**　⟨英⟩geniposide

環烯醚萜苷：梔子苷（geniposide）、梔子素龍膽二醣苷（genipin gentiobioside）、異梔子苷（gardenoside）、山梔苷（shanzhiside）等
環烯醚萜：梔子素（genipin）
黃色色素：藏紅花素（crocin）

環烯醚萜苷：**梔子苷**（geniposide）
CAS No. 24512-63-8

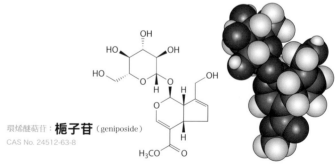

山黃梔屬*Gardenia*是取自生於蘇格蘭，美國南卡羅萊納州查爾斯頓的醫師，同時也是博物學家與植物學家的**加頓**（Alexander Garden, 1730-1791；實在是個很適合當植物學家的名字）。加頓調查了南卡羅萊納周邊的動植物，將標本送去給倫敦商人、同時也是植物學家的埃利斯（John Ellis, 1710-1776），以及剛發表新分類法不久的瑞典人林奈。埃利斯讚嘆他的成就，所以取加頓的名字命名為山黃梔屬的屬名。話說回來，雖然加頓蒐集並送出許多木蘭屬（*Magnolia*）或大頭茶屬（*Gordonia*）的標本，但卻完全沒有山黃梔屬的，山黃梔屬甚至不是美國的植物，實在很諷刺。順帶一提，命名者埃利斯是著名的珊瑚研究家，由他首次辨明珊瑚並非植物，而是動物。

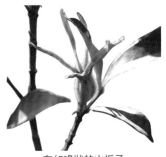

有如喙狀的山梔子

園藝中販賣的「梔子花（Gardenia）」，是山黃梔的矮性品種，也就是個頭比較矮的品種，有一重瓣、八重瓣、大輪瓣等品種。

種名*jasminoides*是「如茉莉般的」、「如素馨屬（*Jasminum*）的」之意，因為花的獨特甘甜香氣很像茉莉。

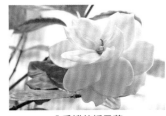

八重瓣的梔子花

山梔子是山黃梔的果實。由於果實很像杯子，所以「梔」的偏旁是古代中國代表杯子的「卮」。至於日語名稱「クチナシ」，有果實成熟後不會裂開，沒有開口，所以稱為「口無し（無口）」的說法；此外，從前近畿、中國地區將蛇稱為「朽ち繩（くちなわ）」，而只有蛇會吃這種「梨（なし，會結果實的樹）」，所以稱為「クチナワナシ」，也有人說是由此而來。另外還有將果實形狀譬喻為「くちばし（嘴、喙）」，但後來以訛傳訛變來的不同說法。講點小知識，將棋或圍棋的棋盤腳形狀做得像山梔子，意味著勝負之事第三者「沒有插嘴的餘地（口出し無用）」。

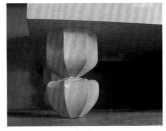

棋盤的腳
（協助：御廚碁盤店）

茉莉花是香的？還是臭的？——吲哚

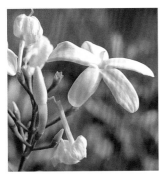

茉莉的一種

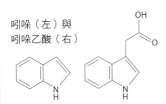

吲哚（左）與
吲哚乙酸（右）

如前文所述，山黃梔的學名*Gardenia jasminoides*有「如茉莉般」的意思。雖然素馨（木犀科素馨屬植物的總稱）在分類學上並不是山黃梔近親，但兩者的花都有獨特的甘甜香氣。山黃梔的香味成分含有許多乙酸苄酯（benzyl acetate）或沉香醇（linalool），不過山黃梔與茉莉有共通成分「吲哚（indole）」。吲哚有防蟲劑的臭味，也是「糞便」或「口臭」的成分之一。然而，這種惡臭成分稀釋成低濃度，居然會讓人感覺是新鮮花朵的甘甜香氣。同樣的，香味成分在空氣中濃度不同，也會常聽到賦予人不同的印象，再加上每個人的嗅覺差異實在很大。說點小知識，日文「におい」這個詞如果漢字寫成「匂い」，指的是好聞的氣味、芳香；但若寫成「臭い」卻變成了「惡臭」，而且「臭い」也唸作「くさい」。語詞上的芳香與惡臭也只有一線之隔。

順帶一提，吲哚上接了乙醯基的吲哚乙酸（indoleacetic acid），是植物生長、如何回應環境、與開花相關等方面重要的植物荷爾蒙。非類固醇抗發炎藥物的吲哚美辛（indomethacin）也是吲哚的衍生物。

基原植物學名：

Gastrodia elata

Gastrodia elata Blume

基原植物名稱：**高赤箭**　基原植物英語名稱：tall gastrodia / red arrow

蘭目　新恩格勒：㊣Microspermae
　　　克朗奎斯特：㊣Orchidales

蘭科　㊣Orchidaceae

貝母屬　㊣*Gastrodia*

產地：日本、中國、台灣

生長於山野、森林內的腐生蘭科多年生草本植物。沒有葉綠體，與蜜環菌共生，別名「盜賊的腳」（盜人の足，ヌスビトノアシ）。個體數量少，為稀有種。利用蜜環菌的菌絲，在地下長出如馬鈴薯般的塊莖，儲存於其中的養分可用於莖的成長、開花、結果。

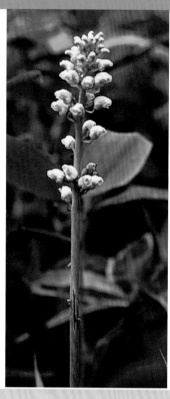

花期為6～7月，莖上方的總狀花序會開略為密集的帶黃褐色花朵。

高60～100cm。

莖直立，圓柱狀，膜質鱗片束生。沒有葉子。

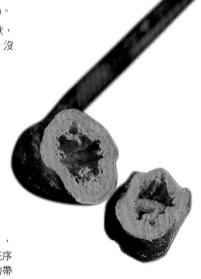

圖片為根塊莖的剖面，呈長橢圓形，肥厚無毛，旁邊有環狀線條。

使用部位：
塊莖　生藥名稱 **天麻**　㊣Gastrodiae Tuber　㊀Gastrodia Tuber

天麻是將高赤箭（*Gastrodia elata* Blume [*Orchidaceae*]）的塊莖蒸過之物。

生藥性狀　堅硬；有特殊氣味，無味道

呈不規則微彎的扁圓柱形～扁紡錘形。有輪節及不規則的縱向紋路。斷面呈暗褐色～黃褐色，有光澤，角質狀。

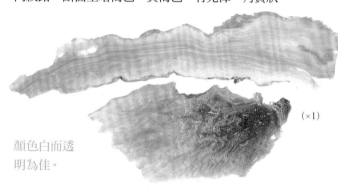

(×1)

顏色白而透明為佳。

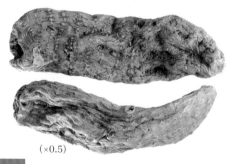

(×0.5)

主要成分　**香草醇**　㊀vanillyl alcohol

精油：香草醛（vanillin）、香草醇（vanillyl alcohol）等

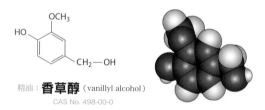

精油：**香草醇**（vanillyl alcohol）
CAS No. 498-00-0

確認試驗　TLC法（稀硫酸，紅紫色～淡褐色）

甲醇萃取液以乙酸乙酯、甲醇、水的混合液展開。薄層板均勻噴上稀硫酸，以105℃加熱1分鐘時，可於Rf值0.4附近發現紅紫色～淡褐色的斑點。

主要藥效　**鎮痙、鎮痛**

煎液：鎮痙、鎮痛作用。
香草醇：促進膽汁分泌作用。
熱水萃取物：誘發干擾素、活化巨噬細胞作用。

漢方處方　半夏白朮天麻湯

漢方中當作鎮痛、鎮靜、強身藥，用於暈眩、頭痛、精神不安、手腳疼痛、腰部膝蓋疼痛等。

赤箭屬*Gastrodia*源自希臘語γαστήρ「胃」，因為高赤箭的花被會像胃一般膨脹而來的。

種名*elata*是拉丁語elatus「個子高的」的陰性形。高赤箭長大後甚至可達1m以上。順帶一提，英語的elate「使興高采烈、使得意」也是衍生自這個拉丁語。

蘭目**Microspermae**（新恩格勒體系）源自希臘語μικρός「小的、少的」＋σπέρμα「種子、精子」。蘭類植物的種子並沒有作為養分的「胚乳」，因為種子簡直有如灰塵般細小。種子發芽時，必須有寄生其上的蘭菌存在才行，不過機率很小，所以蘭花採取播大量種子的策略（一個果實中甚至可包含數十萬個種子，視種類而定）。

克朗奎斯特體系的**Orchidales**是由紅門蘭屬*Orchis*＋表示「目」的字尾-ales所形成的。蘭科**Orchidaceae**則是後接表示「科」的字尾-aceae。順帶一提，拉丁語Orchis「蘭花」是源自希臘語ὄρχις「睪丸」，因為某種蘭花有兩個睪丸狀的根莖。

日語名稱オニノヤガラ（鬼の矢柄，惡鬼的箭柄），是將長長直立的花莖比喻成「惡鬼使用的箭柄」而來的。沒有葉子、宛如棍棒一般，又能長到1m的花莖直立在森林裡的樣子，看起來的確像惡鬼射出的箭插進地面一樣。別名還有「カミノヤガラ（神の矢柄，神的箭柄）」「ヌスビトノアシ（盜人の足，盜賊的腳）」等等。後者的由來眾說紛紜，例如有：塊莖彎曲的形狀像是「盜賊踮起趾尖的腳」；另外，高赤箭的種子很細小像灰塵一樣，會四處飛舞散布到別處發芽，隔年靠著地下莖才會在別的地方發現，有如「盜賊在森林裡四處走動」，所以取了這個名字。

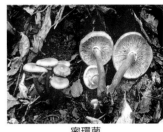

蜜環菌

會寄生在櫟樹、桑樹、蘋果或梨子等種樹木上，不僅在倒塌的樹木或切下的木塊，也會寄生在活生生的樹木上，讓宿主枯死。隨地方不同，有許多別名：ボリボリ、ヨシタケ、サモダシ等。能食用。

（提供：石川縣林業試驗場）

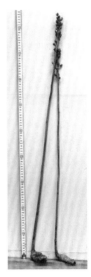

高赤箭的全貌

（攝影：堀田 清）

高赤箭與腐生植物

高赤箭沒有葉子，整體呈茶褐色，看起像枯萎了，不過高赤箭本來就沒有葉綠體，自己無法行光合作用，所以要靠蜜環菌（*Armillaria mellea*）取得養分。也就是說蜜環菌從其他樹木吸收養分，高赤箭再從蜜環菌身上奪走養分。然而話說回來，這也可以算是蜜環菌設計的生存戰爭。若高赤箭發芽，蜜環菌的菌絲束會延伸、侵入高赤箭的根莖組織，企圖從中吸取養分。但是蜜環菌的菌絲束一旦侵襲高赤箭的消化細胞，反而被消化掉，最後被高赤箭搶走養分。高赤箭與蜜環菌間的關係稱為「共生」，但結果是高赤箭單方面占優勢？

同樣與蜜環菌共生的植物還有會結出大顆紅色果實的蘭科土木通（*Galeola septentrionalis*）。

與菌類共生的植物統稱為「腐生植物」（saprophyte，更嚴格來說，是真菌異營植物），源自希臘語σαπρός「腐敗、腐化的」＋φυτόυ「植物」。說起來，腐生植物並沒有辦法直接從腐葉土或朽木取得養分。

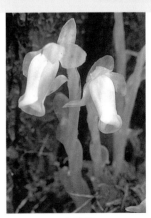

水晶蘭

鹿蹄草科的水晶蘭（銀竜草，*Monotropastrum globosum*）是有名的腐生植物，白色帶有透明感，像是龍首低垂一般，別名「ユウレイタケ（幽靈蕈）」。英語稱為Indian pipe「印第安人的煙斗」。

Gentiana lutea

Gentiana lutea L.

基原植物名稱：**黃龍膽**　基原植物英語名稱：Gentian [ˈʒɛnʃən]

以同屬植物龍膽為基原的龍膽，跟黃龍膽根一樣視為苦味健胃藥，成分也幾乎相同。

龍膽目　　⊕Gentianales

龍膽科　⊕Gentianaceae

龍膽屬　⊕*Gentiana*

產地：歐洲、小亞細亞；近年在北海道逐漸推行栽種

開黃色的花，自生於歐洲中南部的龍膽科亞高山性多年生草本植物。

西方自古以來便入藥，所以並非漢方處方，而是與西方藥物、生藥組合，經常調配於各種腸胃藥中。

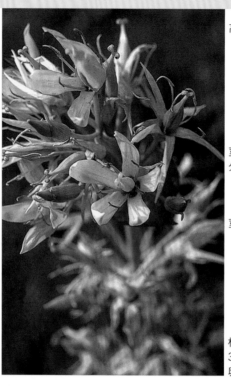

花期為7～8月，葉腋會開出3～10朵橙黃色的花，略呈輪繖狀群生。花瓣為5～6深裂，約過10年才會首次開花。

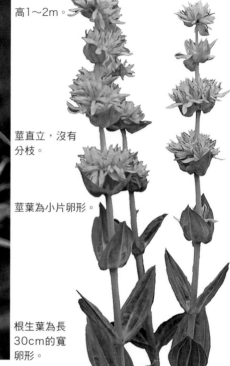

高1～2m。

莖直立，沒有分枝。

莖葉為小片卵形。

根生葉為長30cm的寬卵形。

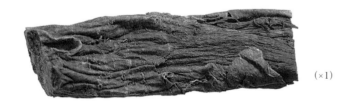

使用部位：**根及根莖**　生藥名稱 **黃龍膽根** ⊕Gentianae Radix ⊛Gentian

黃龍膽根是黃龍膽（*Gentiana lutea* Linné [*Gentianaceae*]）的根及根莖；**黃龍膽末**是黃龍膽根的粉末；**黃龍膽根小蘇打粉**是取黃龍膽末300g＋碳酸氫鈉700g＝總量1000g，以散劑製法製成。

生藥性狀　根為（灰）黃褐色，非常苦

將根與根莖稍微發酵後乾燥。黃龍膽秋天時地上部分會枯萎，趁這時期挖出根與根莖，水洗後晒乾。

（×1）

幾乎呈圓柱形，外皮為暗褐色。斷面呈黃褐色，非纖維性，形成層附近帶暗褐色。有特殊氣味。味道初為甜味，後有殘留苦味。

主要成分　**龍膽苦苷** ⊛gentiopicroside

苦味醣苷：龍膽苦苷（gentiopicroside）、苦龍膽酯苷（amarogentin）、獐牙菜苦苷（swertiamarin）

黃嘌呤酮（xanthone）：龍膽根素（gentisin）、雛菊葉龍膽酮（bellidifolin）龍膽苦苷為主要成分，帶有苦味。

確認試驗　①昇華試驗 ②TLC法

①微量昇華試驗→淡黃色結晶昇華，這種結晶不溶於水、乙醇，可溶於氫氧化鉀試液。
②甲醇萃取液以溫熱的乙酸乙酯、乙醇、水混合液展開。照射UV（254nm），會得到與龍膽苦苷一致的暗紫色斑點。

主要藥效　苦味健胃

龍膽苦苷：促進胃液分泌、促進胃及腸道運動作用。→請參照龍膽（p.142）的主要藥效。

漢方處方　苦味健胃藥

西方自古以來便用作苦味健胃藥，如今也視為調配藥劑之一。
適用於胃部虛弱、食慾不振、胃部腹部膨脹、消化不良、飲食過量、胃部不適等症狀。

學名解說 英語Gentian root或Root of Gentiana lutea這種語順不能調換，不過由於拉丁語（學名）中能夠依照字尾判斷是主格或屬格，所以Gentianae Radix或Radix Gentianae兩種語順皆可。黃龍膽末這種根的粉末拉丁語為Gentianae Radix Pulverata（形容詞陰性形pulverata「弄成粉末的」，配合陰性形的名詞radix），英語則是Powered Gentian root（powder「弄成粉末」）。

　　根據一世紀的植物學家迪奧斯克理德斯或博物學家老普林尼（Gaius Plinius Secundus），龍膽屬*Gentiana*的名字源自巴爾幹半島西部伊利里亞王國的皇帝簡修斯（Gentius，西元前180-168年在位）。據說為了取得平息鼠疫流行的藥物，皇帝親自進入山林尋找有藥效的植物，向神明祈求後，射出的箭貫穿了黃龍膽的根，將這個根拿來入藥，就出現了治療效果。然而，更古早的希波克拉底（西元前460-377左右）文獻中便可見到黃龍膽的名字，龍膽屬的名字也有可能是源自別的簡修斯（在伊利里亞是很流行的名字）皇帝。簡修斯這個名字應該是跟拉丁語gens「氏族」有關係，英語gentle「家教良好的、沉穩的」或gentry「上流社會人士」也都有語源上的關聯。

　　種名*lutea*在拉丁語中意為「黃色的」。許多龍膽屬的花都像是龍膽那樣的藍色或紫色，不過*G. lutea*的花卻是黃色的。其lutea是陰性形，所以陽性形為*luteus*，中性形則是*luteum*，動植物學名中經常會見到這幾個詞。若是用在植物中，日語名稱常為「黃花～」，比方說美洲黃蓮（*Nelumbo lutea*）、黃花毛地黃（*Digitalis lutea*）、黃花西番蓮（*Passiflora lutea*）、黃蝦花（*Pachystachys lutea*）、黃灰蝶（*Japonica lutea*）等等。

　　黃龍膽的根也有利口酒「蘇茲（Suze）」的特有苦味成分，因為畫家畢卡索愛喝蘇茲這種酒而出名。

　　黃龍膽或龍膽的主要成分龍膽苦苷（gentiopicroside）是gentio-「黃龍膽的」＋picr-「苦的」＋表示「醣苷」的字尾-oside所形成的。醣苷（glycoside）會接上字尾-oside（英語則是-ousaid，請參照p.117）。

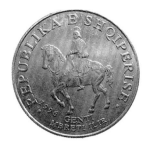

阿爾巴尼亞50列克硬幣（實際尺寸）上描繪的簡修斯皇帝
（提供：阿爾巴尼亞大使館）

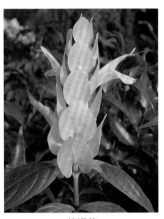

黃蝦花

黃蝦花（*Pachystachys lutea*）別名「鬱金珊瑚（ウコンサンゴ）」或「Lollipop plant」。種名的*lutea*指的是其黃色苞片。白色如舌頭一般往旁邊突出的是花。

黃龍膽根的成分

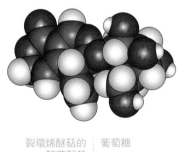

裂環烯醚萜的醣苷配基　葡萄糖

苦味醣苷：**龍膽苦苷**（gentiopicroside）
CAS No. 20831-76-9
別名：gentiopicrin

黃嘌呤酮（xanthone）衍生物：
龍膽根素（gentisin）
CAS No. 437-50-3

黃嘌呤酮（xanthone）衍生物：
異龍膽根素（isogentisin）
CAS No. 491-64-5

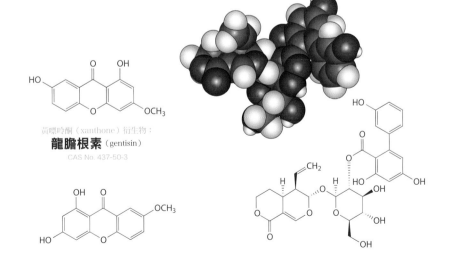

苦味醣苷：**苦龍膽酯苷**（amarogentin）
CAS No. 21018-84-8

2014年度之使用量
約12t
●●●○○

基原植物學名：
Gentiana scabra

Gentiana scabra Bunge

基原植物名稱：**龍膽**　基原植物英語名稱：Rough Gentian [rʌ́f ʒénʃən]

其他基原植物：[拉]*Gentiana manshurica* Kitakawa 條葉龍膽　[拉]*Gentiana triflora* Pallas 三花龍膽

龍膽目　[拉]Gentianales

龍膽科　[拉]Gentianaceae

龍膽屬　[拉]*Gentiana*

產地：中國（東北、內蒙、華中）韓國、日本；目前主要從韓國進口

讓秋季色彩繽紛的龍膽科多年生草本植物。

龍膽（*Gentiana scabra*）分布於中國、朝鮮半島（自生於對馬），與日本的龍膽相比，葉緣的突起較明顯。近年來使用量減少，用的則是前頁所述產於歐洲的近緣植物黃龍膽。園藝店用於切花販售的龍膽則是近緣種的蝦夷龍膽（*Gentiana triflora* var.*japonica*）。在日本陽光充足的草原、山野也有好幾種近緣種自生。

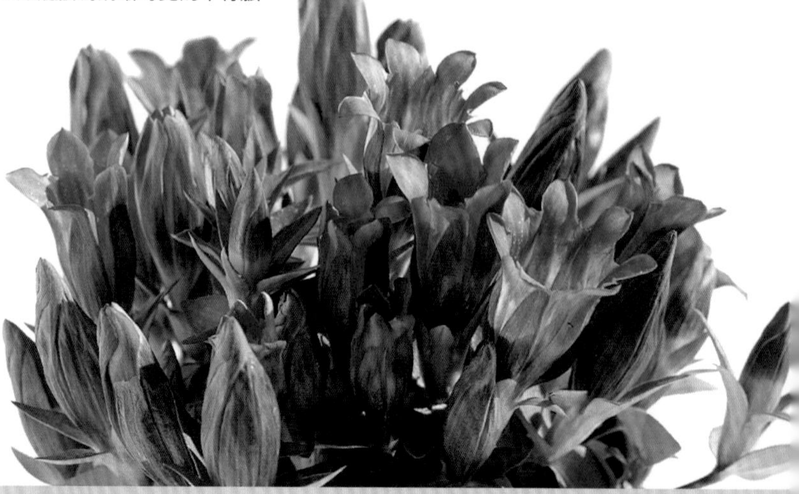

花期為夏秋（9～10月）。莖頂及上方葉腋會開出1～數朵花。花冠朝上，呈鐘狀，淺5裂。
高30～60cm。莖直立或往斜上方長。
葉身呈卵狀披針形，葉緣完整，銳頭，長3～7cm，寬1～2cm，3～5條縱脈為清晰可見的平行脈。
葉無柄，對生。

使用部位：
根及根莖　生藥名稱 龍膽 [拉]Gentianae scabrae Radix [英]Japanese Gentian

龍膽是龍膽（*Gentiana scabra* Bunge、*Gentiana manshurica* Kitakawa）、三花龍膽（*Gentiana triflora* Pallas [*Gentianaceae*]）的根及根莖；**龍膽末**是龍膽的粉末。

生藥性狀　根為（灰）黃褐色，**非常苦**

盡可能肥大、柔軟且苦味重為佳。呈不規則圓柱形的短根莖，周圍有許多細長的根。柔軟，斷面平整呈黃褐色。稍有氣味，味道相當苦，有殘留性。

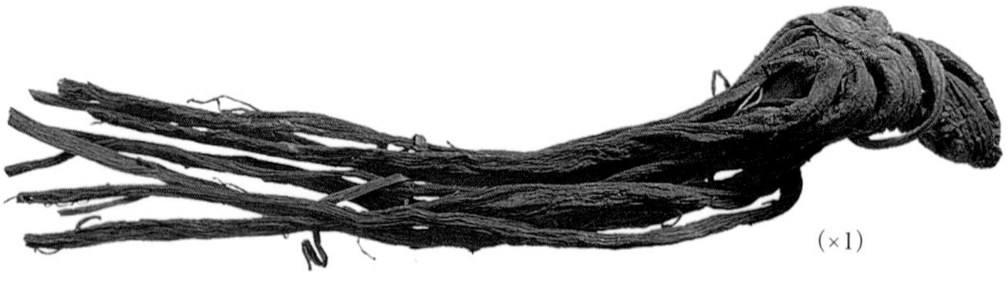

（×1）

主要成分　龍膽苦苷 [英]gentiopicroside

龍膽含有苦味醣苷相當出名。龍膽、黃龍膽根，還有龍膽科的當藥是眾所皆知的苦味健胃藥。龍膽苦苷為主成分，所以會有苦味，含量與龍膽苦味呈比例。

確認試驗　TLC法（UV254nm，暗紫色）

取甲醇萃取液，以乙酸乙酯、乙醇（99.5）、水混合液（8:2:1）展開。照射紫外線（254nm）時，會得到一個與龍膽苦苷標準溶液相同色調及Rf值的暗紫色斑點。

主要藥效　苦味健胃

龍膽苦苷：促進胃液分泌、促進胃及腸道運動作用。
獐牙菜苦苷：鎮痛作用。
水萃液：抗過敏作用。

漢方處方　疏經活血湯、立效散、龍膽瀉肝湯

漢方中用作苦味健胃藥，此外也用於尿道炎、風濕性關節炎等的抗發炎藥物中。

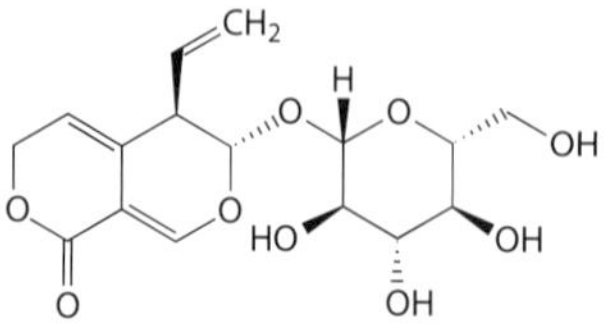

CH_2
H
O
OH
HO
OH
OH

龍膽苦苷（gentiopicroside）
CAS No. 20831-76-9
別名：gentiopicrin

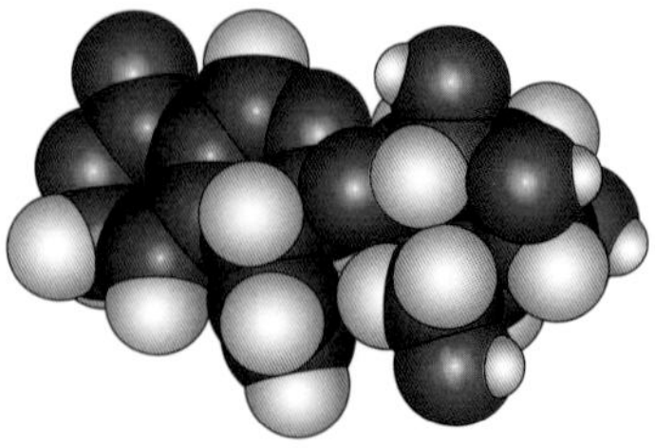

龍膽苦苷（gentiopicroside）或獐牙菜苦苷（swertiamarin）是由斷馬錢子苷（secologanin）生化合成來的。

關於龍膽屬*Gentiana*請參照前項「黃龍膽」（p.141）。

種名*scabra*是拉丁語中意為「凹凸不平的、粗糙的」形容詞（陰性形），因為龍膽的葉緣有細小凸起，摸起來粗糙的緣故。這個形容詞的陽性形*scabrus*、中性形*scabrum*，用於各種「粗糙不平」的植物學名中。拉丁語scabra與英語scab「結痂」、scabies「疥癬、皮癬」都是源自拉丁語scabo「搔抓」。順帶一提，葉子與花朵到處外觀都沒有粗糙不平的山蘿蔔屬之所以稱為*Scabiosa*，源自用日本藍盆花（*Scabiosa japonica*）治療「皮膚病」，所以如此取名。

對了，相對於黃龍膽根的生藥學名Gentianae Radix，龍膽的則是Gentianae scabrae Radix，之所以會這樣寫，是因為如果一個屬中有兩種以上部分名稱共通的生藥，大家較為熟悉的生藥一般會寫為屬名（屬格）＋使用部分名稱，其他的則是屬名（屬格）＋種名（屬格）＋使用部分名稱（西方的話是黃龍膽比龍膽更加普遍）。

龍膽與黃龍膽主要成分的龍膽苦苷gentiopicroside是由gentio-「黃龍膽的」＋picr-「苦的」＋「醣苷」的字尾-oside所形成。

在古代中國，因為龍膽比熊膽苦，簡直像龍的膽（肝臟，也就是膽囊），所以取名為龍膽，也有說法指龍膽對膽有療效，所以如此取名。日語植物名稱竜胆則是「リュウタン（龍膽）」發音變化來的。此外，平安時代的《倭名類聚抄》中則記載著「笑止草」（えやみぐさ，意指苦到讓人笑不出來）這個日本古名。笑止草也可解釋為疫止草（連疾病都能終結。→請參照p.42「關蒼朮」）。

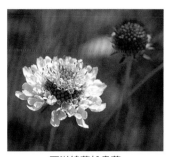

西洋線葉松蟲草
山蘿蔔屬的西洋線葉松蟲草（*Scabiosa columbaria*），別名也稱小藍盆花。

生藥的拉丁語命名法

黃龍膽 該屬代表性的生藥 ）
Gentianae Radix
屬名（屬格）　　使用部分名稱

龍膽（存在同屬生藥時）
Gentianae scabrae Radix
屬名（屬格）　　種名（屬格）　使用部分名稱

植物紋章系列① 龍膽與竹葉龍膽

西方的紋章中常可見到勇猛的動物，然而日本紋章的特色在於大多數都用植物的花紋（植物紋章）。這些紋章簡潔、洗練，且許多都能感受到季節感。植物紋章中有個稱為「竹葉龍膽」，這並非由竹葉與龍膽組合而成，而是指其中的龍膽葉子形狀很像竹葉來的。換言之，這並不是指有竹葉龍膽這種品種。

用竹葉龍膽家徽的公家（貴族官員）有村上源氏或宇多源氏諸氏；而武家（掌握軍事權力的家系、武士）則有江戶時代的石川氏（石川數正等）、本堂氏、池田氏、木曾氏（木曾義仲等）、大友氏、馬場氏諸氏。

眾所皆知竹葉龍膽是**源賴朝**的家徽，賴朝將「竹葉龍膽」制定為設立幕府的鎌倉市市章。然而實際上也有人說，除去少部分武家會將家徽印在旗幟上，到了室町、戰國時代以後，賴朝的旗幟都用單純的白色（相對於平家是紅旗）。

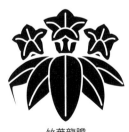

竹葉龍膽

2014年度之使用量
約68t
●●●○○

基原植物學名：**Geranium thunbergii** [dʒiréiniəm]

Geranium thunbergii Sieb. et Zucc.

基原植物名稱：**牻牛兒苗** 基原植物英語名稱：Cranesbill [kréinzbil]

牻牛兒苗目 [拉]Geraniales

牻牛兒苗科 [拉]Geraniaceae

老鸛草屬 [拉]*Geranium*

產地：日本各地、韓國

日晒充足的山野或路旁非常常見，為牻牛兒苗科多年生草本植物。

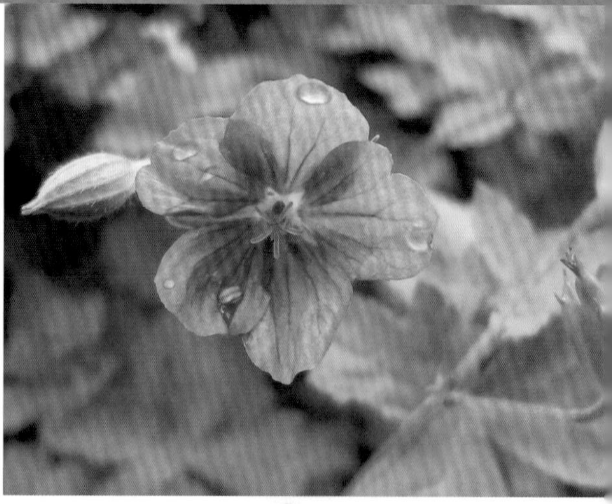

全草密生細毛。

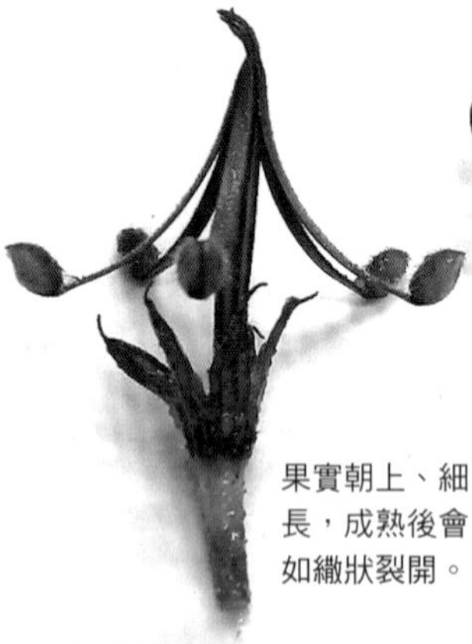

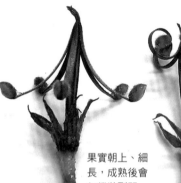

果實朝上、細長，成熟後會如織狀裂開。

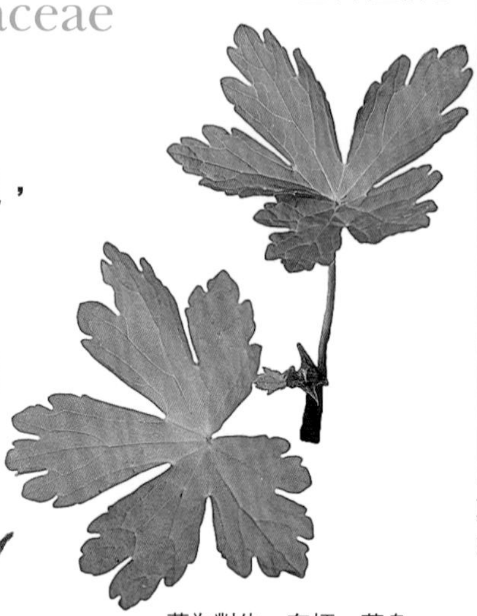

葉為對生，有柄。葉身為3～5裂掌狀。裂片為倒卵形，鋸齒緣。

夏秋之際，會有紅色或白色五瓣花腋生。

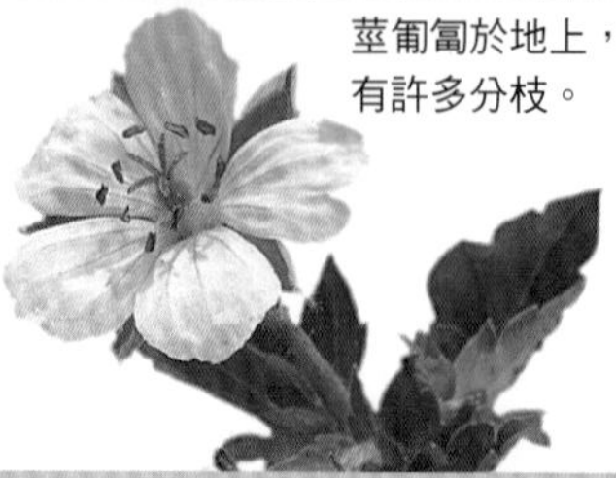

莖匍匐於地上，有許多分枝。

使用部位：地上部分 生藥名稱 牻牛兒苗 [拉]Geranii Herba [英]Geranium Herb

牻牛兒苗是牻牛兒苗（*Geranium thunbergii* Siebold et Zuccarini [*Geraniaceae*]）的地上部分；**牻牛兒苗末**是牻牛兒苗的粉末。

生藥性狀 葉為掌狀；味澀

不論是野生或栽培，拔起即將進入花期的地上部分，去除根，不弄掉葉子，晒乾。由於花期前夕的單寧量最高，這時候連葉子採收的地上部分品質最佳。葉為掌狀3～5裂，莖、葉上皆有軟毛。帶有些微氣味，味道會澀。

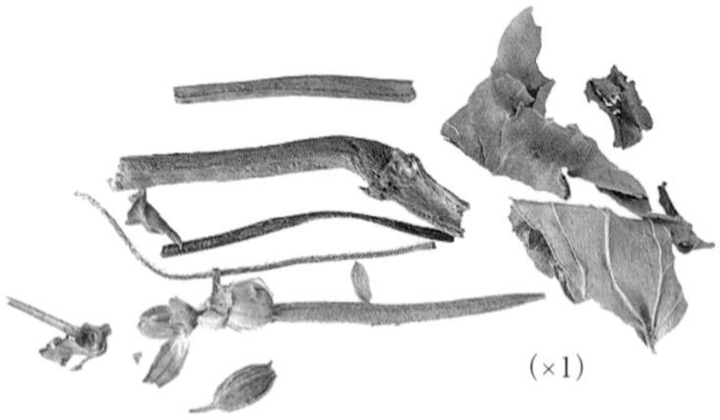

(×1)

主要成分 老鸛草素 [英]geraniin

單寧：老鸛草素（geraniin）

類黃酮：槲皮素（quercetin）、山奈酚（kaempferol）

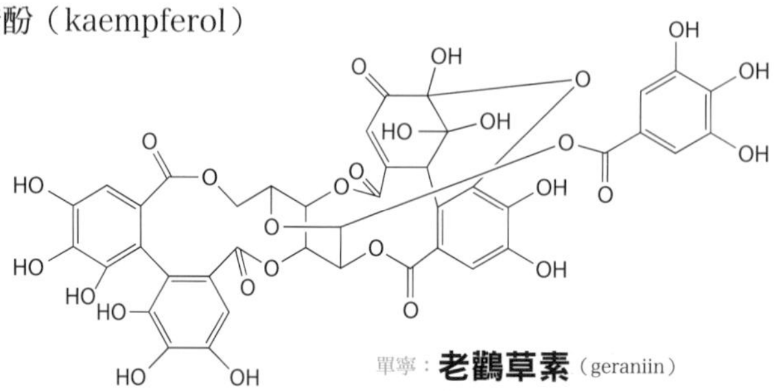

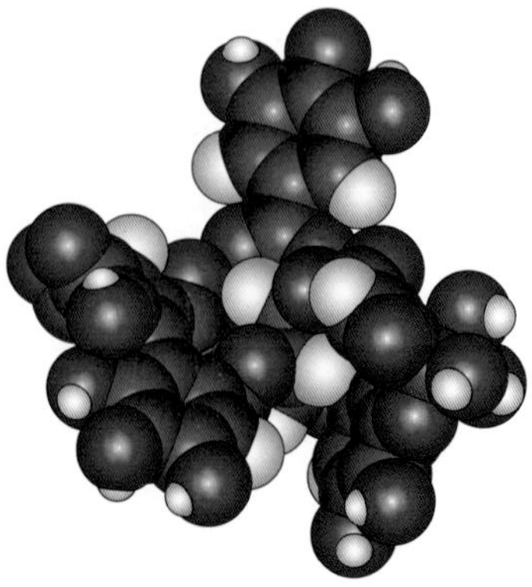

單寧：**老鸛草素**（geraniin）

CAS No. 60976-49-0

確認試驗 氯化鐵（Ⅲ）試液

水煮沸萃取濾液+氯化鐵（Ⅲ）試液→黑青色（單寧）。

主要藥效 整腸、止瀉

煎液或水萃液：給鷺鶿胃內投予，會抑制十二指腸、小腸的蠕動運動。

水萃液及老鸛草素：藉由抑制大鼠小腸平滑肌中副交感神經及蕈毒鹼受體，抑制腸道收縮。

水萃液：抑制小鼠身上因蓖麻油、氯化鋇（barium chloride）、毛果芸香鹼（pilocarpine）及血清素（serotonin）誘發之腹瀉、抑制部分大腸蠕動運動，有止瀉作用。

漢方處方 整腸藥、止瀉藥

主要以整腸、止瀉為目的使用。與魚腥草（蕺菜）、當藥同為日本三大民間藥物。

牻牛兒苗目**Geraniales**是老鸛草屬（*Geranium*）＋表示「目」的字尾-ales 所形成。牻牛兒苗科**Geraniaceae**則是*Geranium*＋表示「科」的字尾-aceae 所形成。有關老鸛草屬請參考下列專欄。

日本園藝中稱為「Geranium」的，其實大多是天竺葵屬（*Pelargonium*）的植物。以前天竺葵類曾歸屬於老鸛草屬，但後來天竺葵屬獨立成了一屬，而自古以來熟悉的園藝用名稱「Geranium」就這麼殘留下來。不過話說回來，天竺葵屬也是屬於牻牛兒苗目（Geraniales）。複雜的是，花朵很大的大花天竺葵（*Pelargonium grandiflorum* hybrids）等植物則是以屬名「Pelargonium」販售。

種名*thunbergii*是取自瑞典出生的植物學家**卡爾・桑柏格**（Carl Peter Thunberg, 1743-1828）。

日語名稱**現証拠**（験証拠）是因為腹瀉時，吃了這種藥草馬上出現效果（得到驗證），所以如此取名。別名「神輿草、神轎草」，則是取自果實的形狀。

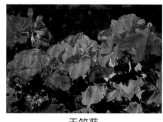

天竺葵
一般提到Geranium，花店會以「天竺葵」的名稱販售。天竺，也就是指印度，也有單純指稱外國的意思，不過實際上天竺葵原產地在南非。

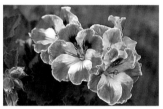

大花天竺葵
花店中所謂Pelargonium的植物。

老鸛草屬與天竺葵／起重機與血統／GERANOS「鶴」

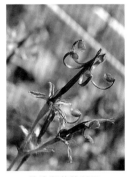

牻牛兒苗的種子

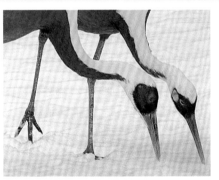

鶴爪與鳥喙

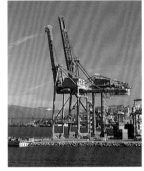

溫哥華港的起重機

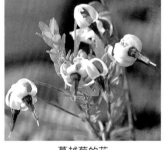

蔓越莓的花
蔓越莓（craneberry）的語源也是「鶴的果實」。→p.29。

意為牻牛兒苗目的Geraniales語源為*Geranium*，來自希臘語γέρανος「鶴」，這是將長形鳥喙狀果實比喻成鶴來的。

英語中老鸛草屬的普通名稱是cranebill，crane是「鶴」，bill是「鳥喙」，所以發想跟Geranium相同。順帶一提，英語crane從外型又加上了「起重機」的意義。英語crane也好，希臘語γέρανος也好，繼續回溯的話，可得到源自原始印歐語*gerə-「用嘶啞、粗糙的聲音鳴叫」。從這衍生又出別種聲音粗獷的鳥類crow「烏鴉」。原始印歐語*gerə-是叫聲的擬聲詞，而鳥類日語名稱的「カッコウ（杜鵑、布穀鳥）」「カラス（烏鴉）」也可認為是擬聲詞，無論東西方，許多鳥名都是擬聲詞（這並非經過統計調查，但感覺上無論哪國的鳥名都有k、g、ch、r這些子音）。

講點小知識，拉丁語中的鶴是grus（*grus*本身用在學名中指的是鶴屬），從這衍生出古法語grue，出現在pie de grue「鶴爪」，接著更衍生出英語pedigree「譜系、血統」這種表現法，因為譜系看起來很像是鶴爪。就這樣，各種有關鶴的詞彙在好幾類語系留下了蹤跡。

2014年度之使用量
約9.5t
●●○○○

基原植物學名：

Glehnia littoralis

Glehnia littoralis Fr. Schmidt ex Miquel

基原植物名稱：**濱防風**

繖形目	新恩格勒：	[拉]Umbelliflorae
	克朗奎斯特：	[拉]Apiales
繖形科	新恩格勒：	[拉]Umbelliferae
	克朗奎斯特：	[拉]Apiaceae
濱防風屬		[拉]*Glehnia*

產地：中國、韓國、日本（北海道、秋田、島根、香川、鹿兒島）

自生於東亞海岸沙地的繖形科多年生草本植物。蔬果店會以「防風」之名販售。

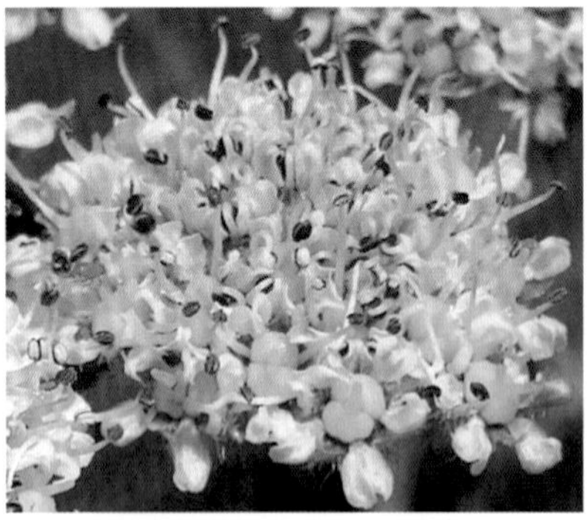

初夏（6～7月）時，複繖形花序頂生，開許多白色小花。

果實為倒卵形，細毛密生。

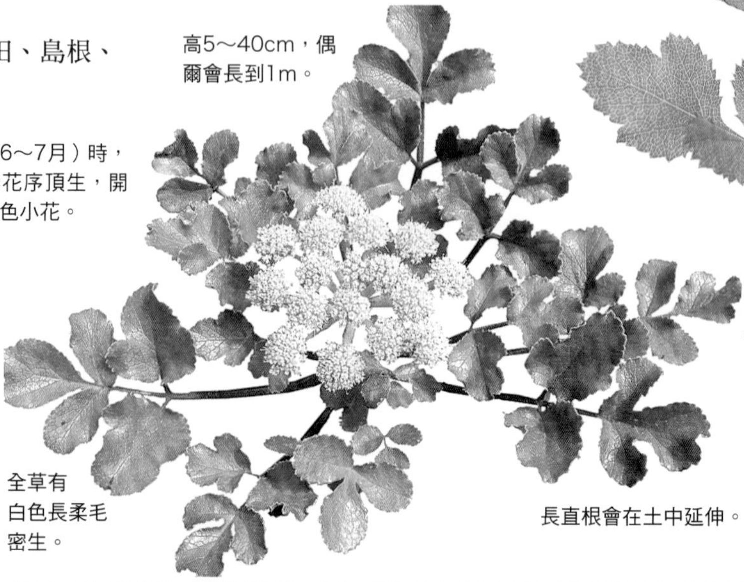

高5～40cm，偶爾會長到1m。

全草有白色長柔毛密生。

長直根會在土中延伸。

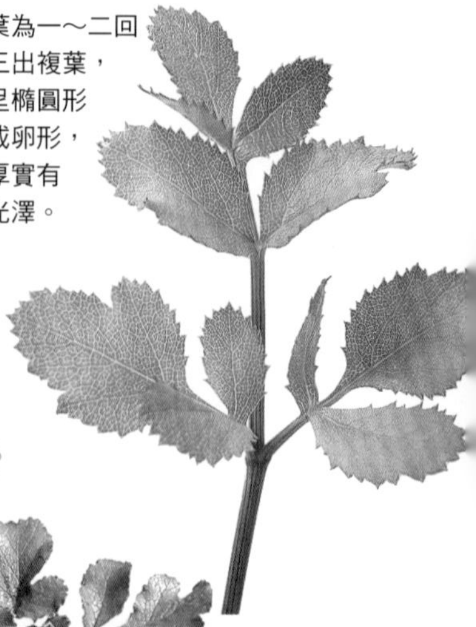

葉為一～二回三出複葉，呈橢圓形或卵形，厚實有光澤。

小葉長2～5cm，寬1～3cm，鋸齒緣。

使用部位：

根及根莖　生藥名稱 濱防風 [拉]Glehniae Radix Cum Rhizoma [英]Glehnia Root

濱防風是濱防風（*Glehnia littoralis* Fr. Schmidt ex Miquel [*Umbelliferae*]）的根及根莖。

生藥性狀　脆弱，非常容易折斷；味道微甘

呈圓柱形～細長圓錐形。外皮呈淡黃褐色～紅褐色。一般而言根莖細短，有輪節，根上有縱向紋路及許多暗紅褐色瘤狀小凸起，且有橫向隆起。脆弱，非常容易折斷。橫切面為白色、粉質。稍有氣味，味道微甘。

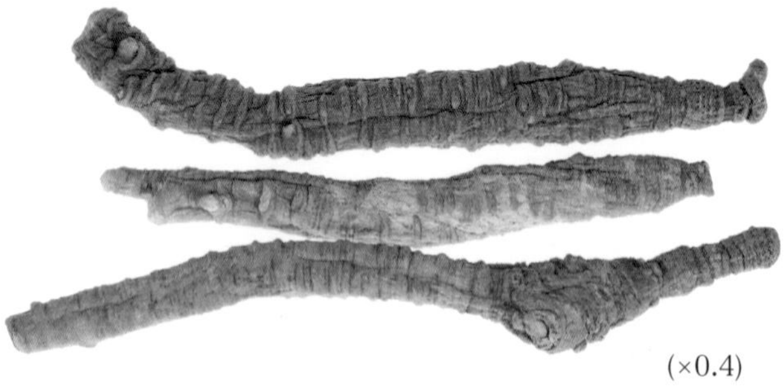

(×0.4)

主要成分　歐前胡素 [英]imperatorin

另外，還有呋喃香豆素（furanocoumarin）等物質。

主要藥效　解熱、鎮痛

乙醇萃取物：解熱、鎮痛作用。

多醣類：抑制免疫作用。

漢方處方　十味敗毒湯、荊芥連翹湯、防風通聖散

漢方中用於發汗、解熱、鎮痛、鎮痙等。防風的替代生藥。

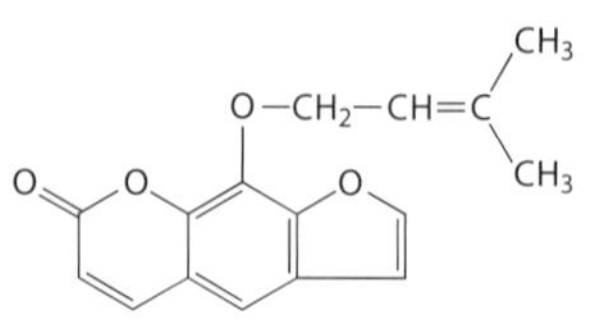

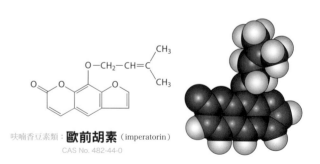

呋喃香豆素類：**歐前胡素**（imperatorin）
CAS No. 482-44-0

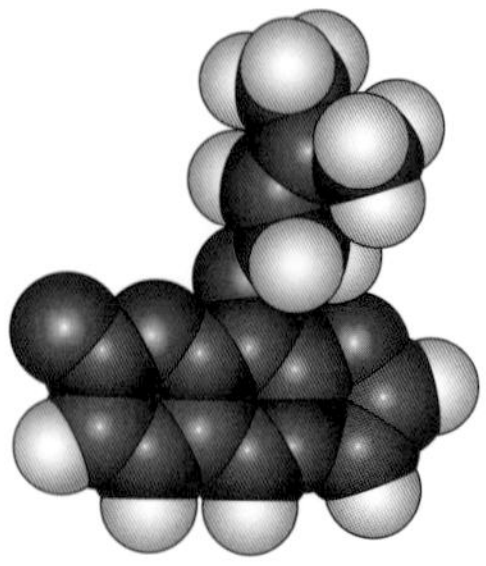

濱防風屬*Glehnia*是取自俄羅斯的植物學家與植物採集者，同時也研究庫頁島（樺太）植物的葛倫（Peter von Glehn, 1835-1876）。愛沙尼亞地理學家同時也是植物學家的舒密特（Carl Friedrich Schmidt, 1832-1908）前往庫頁島探索植物化石等物時，葛倫也一起同行。濱防風屬正是舒密特取葛倫之名命名的。

種名*littoralis*是拉丁語litus「海濱、海岸」的形容詞，意為「生長於海邊的」。

濱防風意為生長於海濱的「防風」（→p.258「防風」），用來替代中國的「防風」。日本藥局方修正第9版以後也收錄了濱防風。有的說明指出濱防風的根深入沙丘，能防止沙子被風吹走，也就是「保護沙丘不受強風侵襲」，「濱防風」之名由此而來。

濱防風在日本是高級蔬菜，用於生魚片的配菜、醃漬物、涼拌菜、湯品、熱炒、燉煮中。此外，屠蘇散中也含有濱防風（請參照p.43）。

濱防風的近緣植物有防風（*Saposhnikovia divaricata*）或美國防風屬的美國防風（*Pastinaca sativa*），別名歐防風（parsnip）。美國防風燉煮不會整個散掉，很適合用於燉菜或濃湯等燉煮料理。

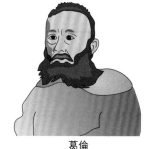

葛倫

美國防風

繖形科的美國防風根部形狀像蔬菜的紅蘿蔔，不過顏色呈白色，所以也有別名「白人參（シロニンジン）」。味道清爽但甘甜，所以又稱為「甘人參（サトウニンジン）」。

「*Littoralis*（生於海濱的）」與立陶宛

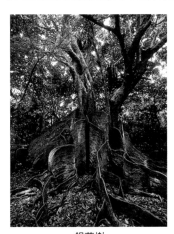

銀葉樹

梧桐科的銀葉樹（サキシマスオウノキ，先島蘇芳木）生長於亞熱帶與熱帶海岸附近的濕地，彎彎曲曲的「板根」是其特徵。銀葉樹幾乎不往地下扎根，只靠著地面上的板根支撐樹幹的重量。會跟蘇木（p.52）一樣拿來當紅色染料，但植物學上兩者不同。
（提供：沖繩縣竹富町）

用於濱防風種名的拉丁語*littoralis*（陽性形、陰性形）與*littorale*（中性形）「生於海濱的」經常用於生長在海岸的動植物學名中，比方說：*Heritieara littoralis*「銀葉樹」、*Aloe littoralis*「蘆薈」、*Psidium littorale*「草莓番石榴」、*Hymenocallis littoralis*「水鬼蕉、蜘蛛百合」、*Scorpaenodes littoralis*「石狗公、淺海小鮋」等等。從這拉丁語衍生出英語littoral「海岸的、沿岸的」一詞，例如littoral industrial area「臨海工業區」等等。

再繼續回溯，可得到*littoralis*語源為原始印歐語的 *lei-「灌注、流動」。然後從其衍生出Lietava（立陶宛河）之名，該流域為Lietuva，然後衍生出**Lithuania（立陶宛）**這個國名。立陶宛河相當於今天的尼曼河（立陶宛語：Nemunas）。順帶一提，液體測量單位的litre（liter）「公升」源自希臘語的液體測量單位λίτρα（接著演變為拉丁語litra），跟*littoralis*沒有語源上的關係。

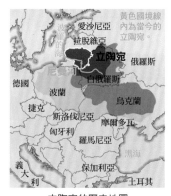

立陶宛的歷史地圖

1246年左右，明道加斯王整合了諸部族，統一立陶宛。一開始是個面對波羅的海，包含沿岸地帶的小國（紅色部分），後來立陶宛大公國往烏克蘭方面擴張（咖啡色）。之後立陶宛大公約蓋拉（Jogaila）兼任波蘭國王。1569年，形成波蘭立陶宛聯邦（深綠色）。

2014年度之使用量
約1600t
●●●●●

基原植物學名：

Glycyrrhiza uralensis [glisiráizə]

Glycyrrhiza uralensis Fischer

基原植物名稱：**甘草**　基原植物英語名稱：chinese licorice [líkəriʃ]

其他基原植物：[拉] *Glycyrrhiza glabra* L. 光果甘草　[英]（common）licorice

新恩格勒：薔薇目 [拉] Rosales
克朗奎斯特：豆目 [拉] Fabales

豆科　新恩格勒：[拉] Leguminosae
克朗奎斯特：[拉] Fabaceae

甘草屬 [拉] *Glycyrrhiza*
產地：中國、俄羅斯、西班牙、伊朗

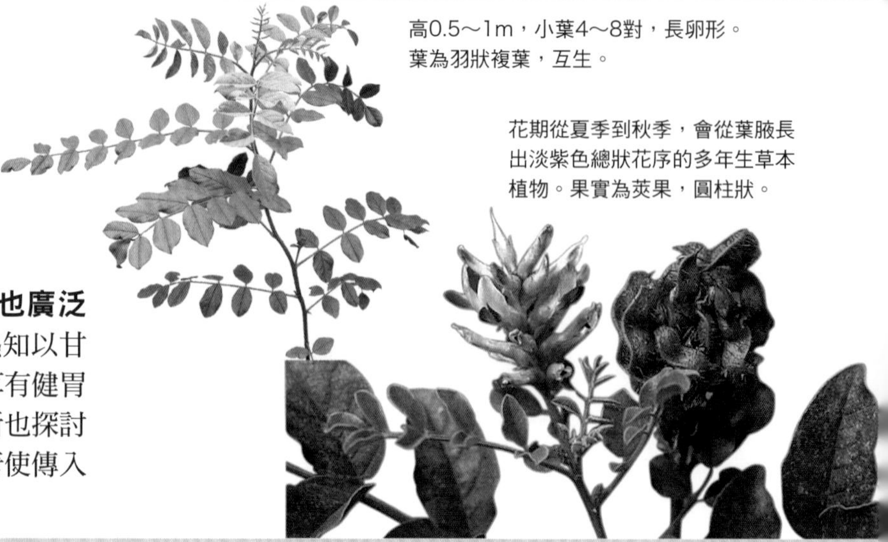

高0.5～1m，小葉4～8對，長卵形。
葉為羽狀複葉，互生。

花期從夏季到秋季，會從葉腋長出淡紫色總狀花序的多年生草本植物。果實為莢果，圓柱狀。

開淡紫色花朵的豆科多年生草本植物，也廣泛用作甜味劑。自古以來無論東、西方都熟知以甘草入藥，像是古希臘的希波克拉底提出甘草有健胃作用，也可促進睡眠；此外，泰奧弗拉托斯也探討過甘草的鎮咳作用。奈良時代甘草藉由遣唐使傳入日本，正倉院留有當時之物。

使用部位：根　生藥名稱：甘草 [拉] Glycyrrhizae Radix [英] glycyrrhiza licorice root

甘草是*Glycyrrhiza uralensis* Fischer或*G. glabra* Linné（*Leguminosae*）的根及匍匐莖，偶爾會去除周皮之物（去皮甘草）。本品定量時換算為生藥的乾燥物，含有甘草酸（glycyrrhizin，C42H62O16：822.93）2.0%以上；**甘草末**是甘草的粉末；**甘草萃取物**是用甘草或符合甘草規格的同屬植物（*Leguminosae*）根及匍匐莖細切1kg，加入普通水、純水或純水（分裝）5L，冷泡2天後用布料過濾，再加入3L普通水、純水或純水（分裝）冷泡12小時，用布料過濾。混合濾液，蒸發成3L，冷卻後加入1L乙醇，放在低溫處（除了特殊規定，一般為1～15℃）2天。過濾，蒸發濾液製成之黏性萃取物；**甘草粗萃物**是用甘草或符合甘草規格的同屬植物（*Leguminosae*）根及匍匐莖的粗末，加入普通水、純水或純水（分裝）後煮沸，加壓過濾，蒸發濾液製成。

生藥性狀　幾乎呈圓柱狀；有些許氣味，甘甜

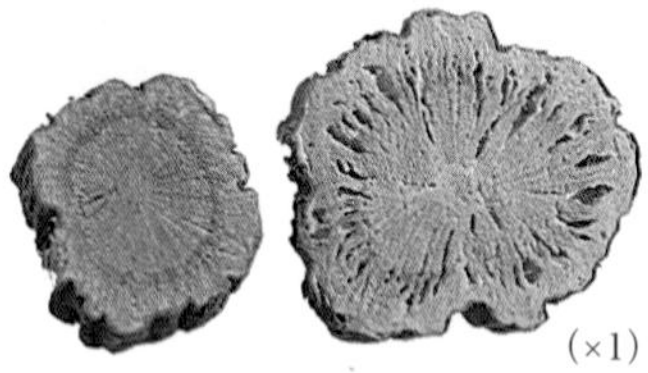

（×1）

秋季時挖出2～3年生的根，晒乾。將乾燥過的根保存於通風良好處，小心蟲害。甜味重、苦味少、質地堅硬扎實、黃色明顯為佳。匍匐莖可見到木髓，根則沒有。

主要成分　甘草酸 [英] glycyrrhizin

三萜醣苷：甘草酸（glycyrrhizin）
類黃酮：異黃酮（isoflavone）、甘草苷（liquiritin）、異甘草苷（isoliquiritin）、芒柄花素（formononetin）
其他：多醣（polysaccharide）、固醇（sterol）、香豆素（coumarin）、天門冬醯胺（asparagine）

確認試驗　TLC法（UV254nm，暗紫色）

乙醇、水混合液萃取液過濾，進行TLC，照射UV（254nm）→暗紫色斑點（與標準甘草酸一致）。

主要藥效　祛痰、鎮咳、消化性潰瘍藥

甘草萃取物、甘草酸：明顯抑制胃液分泌、促進治癒消化器官潰瘍、鎮咳、鎮痙、表現出類似皮質類固醇（corticosteroid）、雌激素（estrogen）的作用。
甘草酸：抗發炎、抗過敏、妨礙cAMP磷酸二酯酶作用等。

漢方處方　甘草湯、大黃甘草湯、調胃承氣湯

鎮痛鎮痙藥、鎮咳、祛痰藥、消化器官潰瘍治療藥。甘草酸製造原料。漢方中以溫和腹瀉、鎮痛為目的，廣泛用於痙攣痛、腹痛、肌肉痠痛等方面。

三萜醣苷：**甘草酸**（glycyrrhizin）
CAS No. 1405-86-3
別名：甘草素、甘草酸苷、甘草甜素

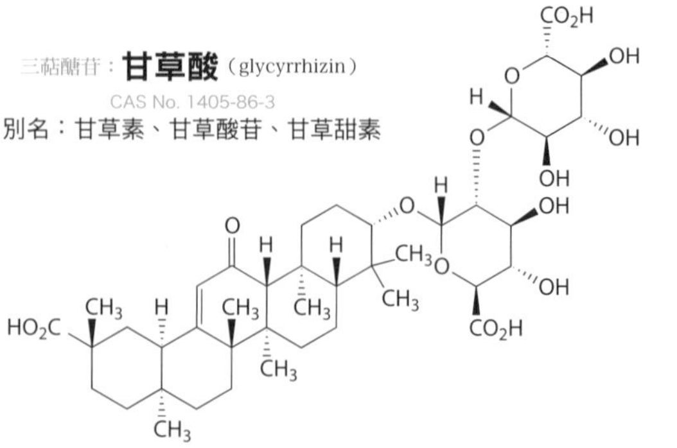

甘草酸：甘草根含有5～10%，三萜醣苷中皂苷的一種。甜度約為砂糖的200倍，極少量即可發揮甜味劑的效用（加在醬油、味噌、佃煮或點心類等）。分子構造類似醛固酮（aldosterone，皮質類固醇），有抗發炎、抗過敏、穩定男性荷爾蒙的作用。若大量、長期服用，可能會出現滿月臉、麻痺、痙攣等肌肉病變或是低血鉀症等副作用。

甘草屬***Glycyrrhiza***是希臘語γλυκύς「甜的」＋ρίξα「根」，順帶一提，希臘語γλυκύς也用於glycerin(e)「甘油」或glycinc「甘胺酸（有甜味的胺基酸）」等甜味物質的名稱中。另一方面，glucogen「肝醣」則是「會產生醣（葡萄糖）之物」（所以也翻譯為「醣原」）。肝醣、醣原跟植物澱粉一樣是多醣，所以要酵素將其分解為單醣或雙醣後才會產生甜味。拉丁語*Glycyrrhiza*到了古法語中除去字首的g，變成licoresse，接著經過中世紀英語的licoris，變成現代英語的licorice「甘草」，偶爾會寫成liquorice，這是受到liquor「液體、酒類飲料」的拼法影響。如右邊圖示，化學中這種只用棒形表現的分子模型稱為棍棒模型（stick model），也稱為licorice model，因為形狀很像美國等地很熱賣、加了甘草的「甘草糖（licorice candy）」而來。

順帶一提，花開得很漂亮的石蒜屬（*Lycoris*）則是源自希臘語Λυκωρίς「Lycoris，琉可麗絲」這位希臘神話的海中仙女名字（也有人說是來自馬克・安東尼的美人妻子克麗奧佩托拉），與licorice風馬牛不相關。

種名***glabra***是拉丁語「沒有毛的、光滑的」之意。其他甘草屬植物的果莢上面長有軟毛，相對的，光果甘草的果莢則沒有毛，便由此取名。

甘草是根部「甘甜」的草。在苦味辣味占多數的生藥中，甘草與甘茶卻非常甘甜，實在不適用「良藥苦口」這句話。

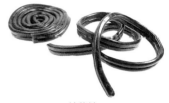

甘草糖
還有紅色等其他顏色。

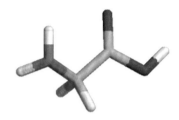

棍棒模型
圖中分子是甘胺酸（glycine）。

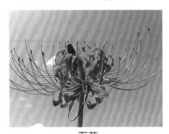

石蒜
石蒜屬*Lycoris*與「甘草」的licorice沒有語源上的關係。石蒜的英語也稱為spider lily。

甘草酸與過激派／開根號與櫻桃蘿蔔／RADIX「根」

拉丁語Radix「根」，可用作英語數學用詞的「基數※」或開根號「root」同義詞。開根號記號（radical sign）√據說也是從radix的r變形創造出來的（還有別的說法）。後來法國的數學家、哲學家笛卡兒（René Descartes, 1596-1650）又在√上加了一橫，便成了現在大家看到了√。對了，講到政治上的radical，則是指「過激派、激進派」。這個詞基本上有「基本的、根本的」之意，但是到了十八世紀末期，在英國轉變成提倡「從根本」改革的政治運動、「激進改革派」的意思。另一方面化學用詞中，radical（基）則是指形成化合物中部分構造的原子團，也用於指極度不安定、反應性高的「自由基，free radical」中。醫學上若提到radical，則經常可見於表現「根本的、根治的」治療。順帶一提，英語root、拉丁語radix、甘草酸的後半部分，皆發源自相同的原始印歐語字根*wrad-。語詞上可說從一個字根，廣泛地開枝散葉了。

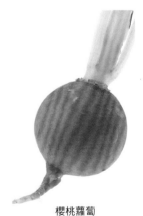

櫻桃蘿蔔
英語radish「櫻桃蘿蔔」也是源自拉丁語radix「根」。蘿蔔食用的部位不只根部，還有「胚根（radicle）」肥大的部分（請參照部位類別目錄xxvi）。

※所謂基數，是作為位數基準的數字，比方10進位的基數是10，2進位的基數是2。相對於序數的「基數」，是不同的英語cardinal number。

基原植物學名：

Hedysarum polybotrys

Hedysarum polybotrys Handel-Mazzetti

基原植物名稱：**多序岩黃耆**　基原植物英語名稱：Manyinflorescenced Sweetvetch

新恩格勒：薔薇目：⑬Rosales
克朗奎斯特：豆目：⑬Fabales

豆科
新恩格勒：⑬Leguminosae
克朗奎斯特：⑬Fabaceae

岩黃耆屬　⑬*Hedysarum*
產地：中國（寧夏省、甘肅省南部、四川省西部）

生長於平地草地或河岸等處的豆科多年生草本植物，也可見於山地向陽的灌木林緣。

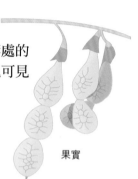

果實

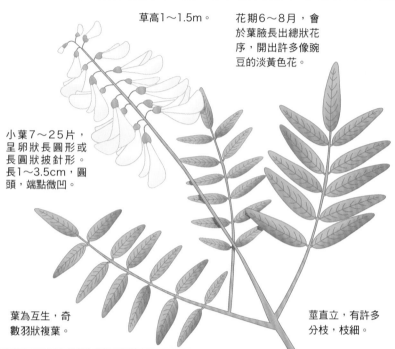

草高1～1.5m。

花期6～8月，會於葉腋長出總狀花序，開出許多像豌豆的淡黃色花。

小葉7～25片，呈卵狀長圓形或長圓狀披針形。長1～3.5cm，圓頭，端點微凹。

葉為互生，奇數羽狀複葉。

莖直立，有許多分枝，枝細。

使用部位：**根**　生藥名稱：**紅耆**　⑬Hedysari Radix　㊀Hedysarum Root

紅耆是*Hedysarum polybotrys* Handel-Mazzetti（Leguminosae）的根。

生藥性狀　圓柱形；略帶特殊氣味，微甘

有不規則的縱向紋路，常見到側生的皮目及側根痕跡。外皮容易剝離。質地柔軟不易折斷，斷面為纖維性，粉質。

外皮為紅褐色。

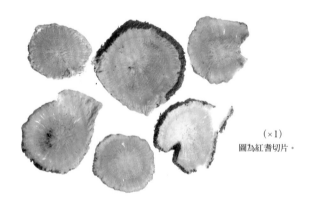

（×1）
圖為紅耆切片。

確認試驗　TLC法（UV365nm，藍白色螢光）

本品粉末中加入甲醇，搖晃混合10分鐘後過濾。取濾液，減壓蒸餾去除溶劑後，殘餘物加入甲醇作為試料溶液。以正己烷、2-丁酮、蟻酸混合液（60：40：1）展開，在此薄層板照射紫外線（主波長365nm）時，Rf值0.4附近可看到藍白色螢光的斑點。

主要藥效　抗菌、排膿、抗發炎

以利尿、消腫、止汗、強身為目的，用於盜汗、浮腫、麻痺、疼痛、小便不順、慢性腎炎、脫肛、子宮脫垂等症狀。中國藥典中為紅耆。

主要成分　美迪紫檀素　㊀medicarpin

美迪紫檀素（3-hydroxy-9-methoxypterocarpan，medicarpin）、γ-胺基丁酸（γ-aminobutanoic acid）、天門冬醯胺（asparagine）、脯胺酸（proline）、精胺酸（arginine）等。

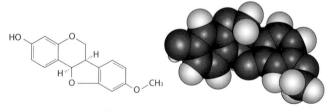

異黃酮素：**美迪紫檀素**（medicarpin）
CAS No. 32383-76-9

岩黃耆屬 *Hedysarum* 的前半部取自希臘語形容詞 ηδύς「甘甜的（香氣）」，後半部則是來自希臘語 άρωμα「香味、芳香」。某種岩黃耆屬植物的花朵會散發好聞的香氣。英語也總稱岩黃耆屬的植物為 sweetvetch「甘甜的野豌豆（蠶豆的同類）」。希臘語 ηδύς 與英語 sweet 再繼續回溯，則是源自原始印歐語 *swad- 或 *swehdús（甜的）。同個語源的英語有 swave「柔和的、柔順的、圓滑的、（酒類）順口的」。

種名 *polybotrys* 取自 πολυ-「許多的」＋ βότρυς「葡萄的果實串」。英語 botrys 指的是「總穗花序」。多序岩黃耆會長出總穗花序，開許多花，也意為「總穗花序上開眾多花朵的岩黃耆」。英語 Manyinflorescenced Sweetvetch 的 inflorescence 也意指「花序」。

日語名稱晉耆的「耆」與黃耆的「耆」同樣都是「年長者」的意思。晉耆別名紅耆、束黃耆，相對於黃耆的黃色根部，晉耆主根的外皮則是紅褐色。不論哪種，根部都有如老翁的鬍鬚一樣，長得很長。

生存於日本的同屬擬蠶豆岩黃耆（*Hedysarum vicioides*）也曾經入藥，稱為「和黃耆」。

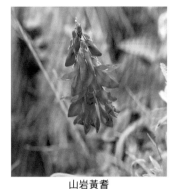
山岩黃耆
Hedysarum alpinum
在溫暖之地或是極北之地都長得很茂盛，也是眾所周知灰熊、美洲黑熊、野牛、馴鹿等的食物。

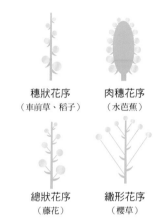

穗狀花序
（車前草、稻子）

肉穗花序
（水芭蕉）

總狀花序
（藤花）

繖形花序
（櫻草）

總穗花序
單一軸心長出複數枝條，各枝條會依序開一朵花的花序。總穗花序更進一步分為：穗狀花序、總狀花序、頭狀花序、繖形花序等。

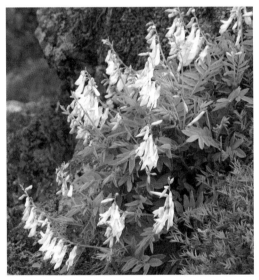
擬蠶豆岩黃耆
Hedysarum vicioides

日本藥局方中的紅耆

黃耆是在《日本藥局方修正第7版》（1961年）時收錄為基原植物，與紅耆（*Hedysarum polybotrys*）或擬蠶豆岩黃耆（*Hedysarum vicioides*）同屬岩黃耆屬的植物。然而，到了《日本藥局方修正第8版》（1971年），藥效弱的擬蠶豆岩黃耆被除名，加上「纖維束外側無法認出含有草酸鈣單晶的結晶細胞列」之描述，含有草酸鈣的岩黃耆屬紅耆與擬蠶豆岩黃耆，便被視為日本藥局方外之物了。

話雖如此，但《中華人民共和國藥典》（2010年版）中則有記載紅耆（日語的晉耆），而且在中國、台灣，至今使用上仍未區別紅耆與黃耆。從此使用狀況也可明白紅耆是有藥效的，不過黃耆是紫雲英屬，而紅耆是岩黃耆屬，植物學上相異，且所含成分有同也有異，所以可認為藥理彼此有別。從《日本藥局方修正第17版》起，收錄內容便將紅耆與黃耆視為不同之物，作法異於將紅耆與黃耆一視同仁的《中華人民共和國藥典》。

2014年度之使用量
約12t
●●●○○

基原植物學名：

Hordeum vulgare

Hordeum vulgare Linné

基原植物名稱：**大麥**　基原植物英語名稱：Barley [bá:li]

禾本目	新恩格勒：	[拉]Monocotyledoneae
	克朗奎斯特：	[拉]Poales
禾本科	新恩格勒：	[拉]Gramineae
	克朗奎斯特：	[拉]Poaceae
大麥屬		[拉]*Hordeum*

產地：世界各地廣泛栽培

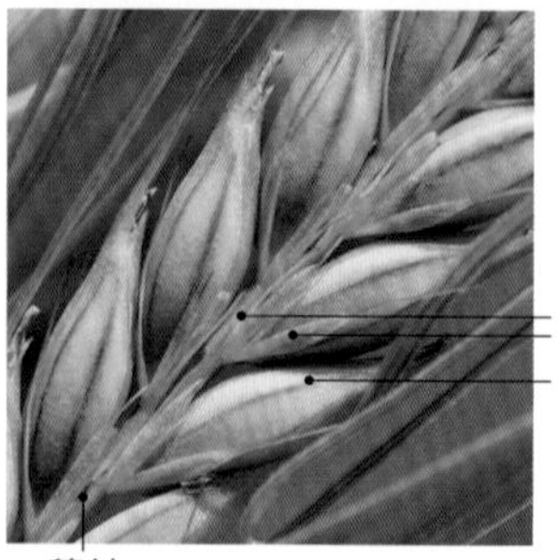

不結果小花
護穎
穗軸

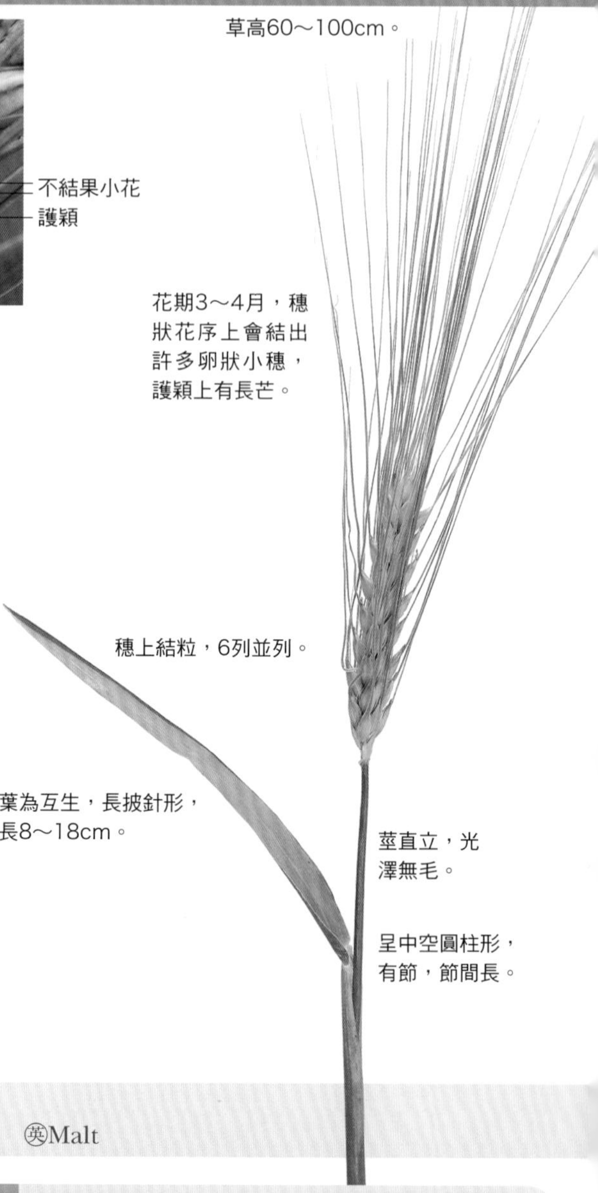

草高60～100cm。
花期3～4月，穗狀花序上會結出許多卵狀小穗，護穎上有長芒。
穗上結粒，6列並列。
葉為互生，長披針形，長8～18cm。
莖直立，光澤無毛。
呈中空圓柱形，有節，節間長。

自古以來用作糧食、飼料、釀造啤酒或威士忌，也可藥用的禾本科二年生草本植物。為生產量世界第四的穀物。大麥品種中，有6列麥穗只有2列會結果的二稜大麥（*Hordeum vulgare f. distichon*），與6列麥穗都會結果，但與二稜大麥相較之下穀粒個頭較小的六稜大麥（*Hordeum vulgare f. hexastichon*）。二稜大麥用於釀造啤酒，也稱為啤酒麥。六稜大麥則拿來製作麵包，或製成麥茶。

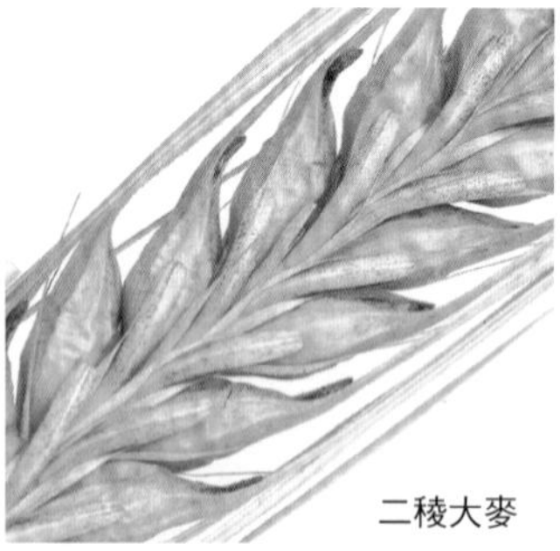
二稜大麥

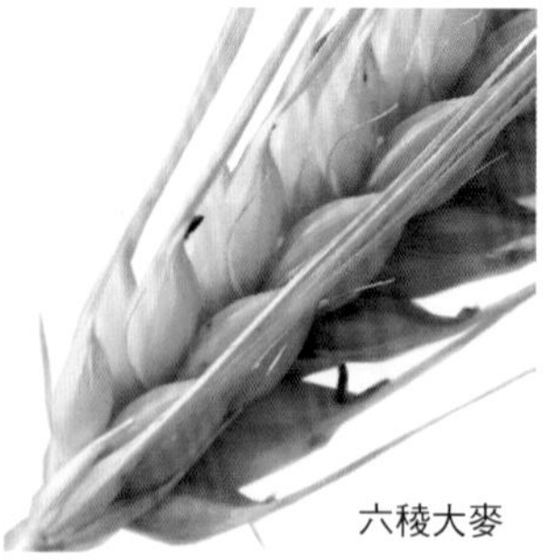
六稜大麥

使用部位：

穎果　生藥名稱 麥芽　[拉]Fructus Hordei Germinatus　[英]Malt

麥芽是讓大麥（*Hordeum vulgare* Linné [Gramineae]）成熟的穎果發芽後，乾燥而成之物。

生藥性狀　帶點氣味；微甜

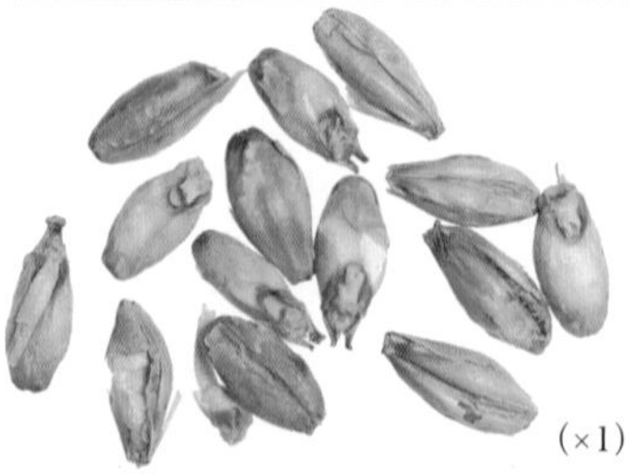
(×1)

卵形，單面可見縱向腹溝。伴有嫩芽，另一端有毛，有的會長根。容易捏碎，質地輕。

主要藥效　滋養、消化

漢方處方　半夏白朮天麻湯、加味平胃散

確認試驗　TLC法（2,3-吲哚啉醌，藍紫色）

取甲醇萃取液，以甲醇、水、醋酸（100）混合液（8：1：1）展開。將2,3-吲哚啉醌（2,3-indolinedione）溶解於丙酮中，均勻噴上薄層板，以105℃加熱5分鐘時，會於Rf值0.4附近看到藍紫色斑點。

主要成分　麥芽糖　[英]maltose

生物鹼：大麥芽鹼（hordenine）

醣類：**麥芽糖**（maltose）
CAS No. 69-79-4

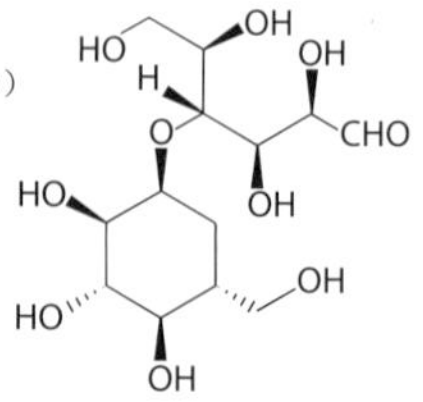

HO
OH
H
OH
O
CHO
OH
HO
OH
HO
OH

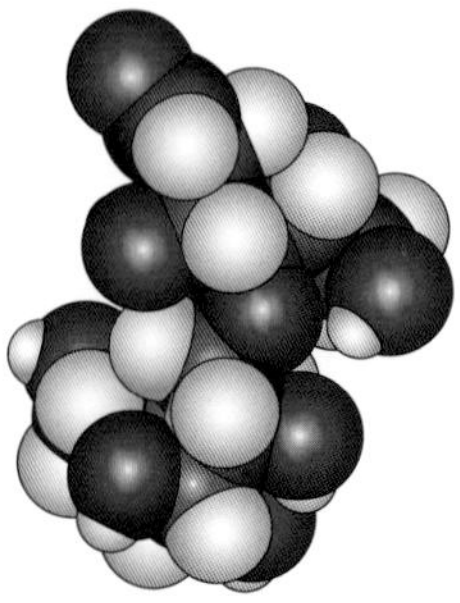

　　大麥屬*Hordeum*在拉丁語中指「大麥」，繼續回溯可得到原始印歐語*ghers-「剛毛」，這是因為大麥的芒（日語為「のぎ」或「ぼう」），也就是穀粒前端如針一般延伸的毛，比起小麥或黑麥等長得許多。古高地日耳曼語gersta「大麥」、德語Gerste「大麥」或英語gorse「刺金雀花」也是同源詞。然而刺金雀花指的並非芒，而是莖上的棘刺。順帶一提，原始印歐語*ghers-輾轉衍生出拉丁語ericius「刺蝟」，更進一步衍生出了英語urchin「頑童、海膽」。

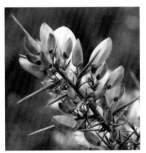

刺金雀花
Ulex europaeus

　　指大麥的英語barly源自別的原始印歐語*bhars-「棘、突出之物」，也還是著目於大麥的長芒所取的名字。

　　種名*vulgare*是拉丁語vulgaris「普通的、廣泛分布的」的中性形（請參照p.131「茴香」）。

　　大麥的麥是「來」+「夊（朝下的腳）」的會意文字，表示「踏麥」（踩踏麥子幼苗，使其更加強健）。對了，「來」的甲骨文中，如右圖的紅色部分也可認為是大麥的芒。

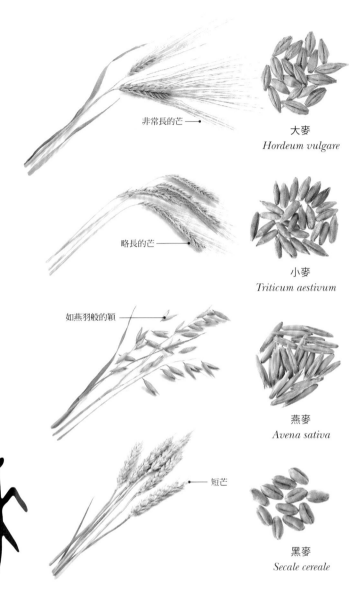

非常長的芒 ——

大麥
Hordeum vulgare

略長的芒 ——

小麥
Triticum aestivum

如燕羽般的穎 ——

燕麥
Avena sativa

—— 短芒

黑麥
Secale cereale

明明是麥芽卻沒有芽？

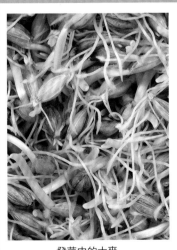

發芽中的大麥

　　觀察在日本市場流通的麥芽，會發現即使名為「麥芽」，大麥種子上卻沒有長芽或長根。為什麼明明沒有長芽卻要叫「麥芽」呢？實際上大麥發芽時會如左圖，白色細根往下延伸，長出略帶綠色的小芽（未成長的情況下，芽會在大麥穀皮中）。在日本，乾燥後會去除根與芽；然而在中國流通的麥芽卻會保留根與芽。順帶一提，啤酒用的麥芽為了去除雜味一定會除掉根部。

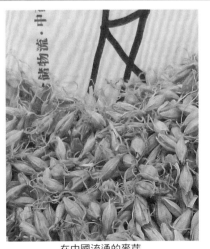

在中國流通的麥芽

基原植物學名：

Houttuynia cordata
[hu:táiniə kɔ:déitə]

Houttuynia cordata Thunberg

基原植物名稱：**蕺菜、魚腥草**　　基原植物英語名稱：Chinese lizard tail / Fish mint

胡椒目　　㊣Piperales
三白草科　㊣Saururaceae
蕺菜屬　　㊣*Houttuynia*

產地：中國、韓國、日本

原產於東亞的三白草科落葉多年生草本植物。蕺菜（魚腥草）有獨特的臭味，由於有藥效，所以經常栽種於庭院等處。葉子色彩繽紛且漂亮的彩葉魚腥草也廣泛用於園藝。

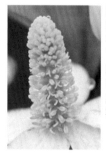

莖的前端會開出許多穗狀的黃色花朵。每朵花由1根雌蕊與3根雄蕊構成。沒有花萼與花瓣，換言之也就是「無被花（裸花）」。

果實為蒴果，略呈球形。

八瓣的品種為八重魚腥草（*H. cordata* f. *plena*）。草高30～50cm。

葉為暗綠色，呈心臟形。長度約5cm，前端尖，互生。

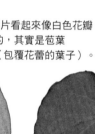

4片看起來像白色花瓣的，其實是苞葉（包覆花蕾的葉子）。

葉緣、葉脈、莖都帶點紅紫色。

葉緣完整。

葉柄長。托葉緊貼葉柄下方。

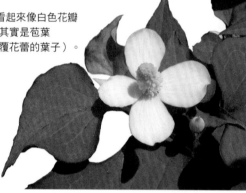

細長的地下莖往側面延伸，群生。

使用部位：
全草　生藥名稱**魚腥草**　㊣Houttuyniae Herba　㊣Houttuynia Herb

魚腥草是蕺菜、魚腥草（*Houttuynia cordata* Thunberg [*Saururaceae*]）的花期地上部分。

生藥性狀　稍有氣味；無味道

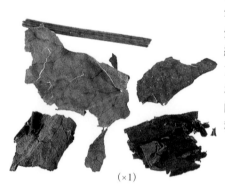

日晒一天後換成陰乾。容易發霉，必須完全乾燥後再放入氣密容器或紙袋，保存於乾燥的地方。葉與花穗多，沒有地下莖為佳。莖上有互生的葉與花穗，呈淡褐色。稍有氣味，但沒味道。

(×1)

確認試驗　Mg+HCl

將乙酸乙酯萃取液蒸餾乾燥，取殘留物溶解在甲醇中。加入條狀鎂金屬及鹽酸靜置，液體會呈淡紅色～紅色。

主要藥效　**利尿、抗菌**

槲皮苷：利尿、強心、血管收縮以及抗菌作用。
癸醯乙醛：強大抗菌作用。

漢方處方　五物解毒散

作為利尿、溫和腹瀉、解毒的民間藥物使用。漢方中只調配於五物解毒散中。與犍牛兒苗、當藥並列，可說是「日本三大民間藥物」之一。

主要成分　**癸醯乙醛**　㊤decanoylacetaldehyde

類黃酮：槲皮苷（quercitrin，葉）、異槲皮苷（isoquercitrin，花穗）
脂肪醛：癸醯乙醛（decanoyl acetaldehyde）、月桂醛（lauryl aldehyde，生藥氣味來源，乾燥揮發後幾乎無氣味）

$$OHC-CH_2-\overset{\overset{O}{\|}}{C}-(CH_2)_8-CH_3$$

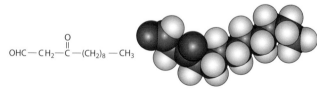

精油：**癸醯乙醛**（decanoyl acetaldehyde）
CAS No: 56505-80-7

蕺菜屬*Houttuynia*源自萊登大學的植物學教授，同時也是荷蘭人的自然科學家**豪特恩**（Ma(a)rtin Houttuyn或Martinus Houttuyn, 1720-1798）。

種名*cordata*是拉丁語「心臟形的、心形的」之意，代表魚腥草葉子的形狀。拉丁語的心臟是cor，希臘語是καρδία，英語的heart「心臟、愛心」或cardiac「心臟的」也全都是相關詞。

胡椒目**Piperales**是*Piper*「胡椒、胡椒屬」＋表示「目」的字尾-ales形成的，源自拉丁語*Piper*「胡椒」。

日語名稱ドクダミ來源的說法有「對中毒或傷口（痛み）很有效」，所以變成「毒痛み」；或者從「毒矯み（矯める＝矯正、治療）」來的（其他還有很多種說法）。順帶一提，中文稱為魚腥草，英語則是fish mint，都是將魚腥草的草腥味比喻成魚的腥臭味。

日語名稱**重藥**則是指魚腥草陰乾後變得很重要；而稱為**十藥**，據說是因為魚腥草有十種藥效來的。此外也有因為魚腥草會開十字的花（也就是4片白色苞片），所以稱為「十藥」的說法。

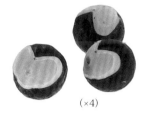

（×4）

倒地鈴

倒地鈴（*Cardiospermum halicacabum*）的屬名是由意味著與cordata相近的希臘語的cardia καρδία「心臟」在「種子」上的希臘語所形成。倒地鈴種子上能見到心形圖案。

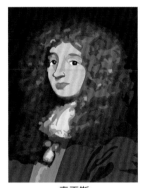

惠更斯

三白草科與蜥蜴／恐龍與竹筴魚

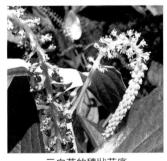

三白草的穗狀花序

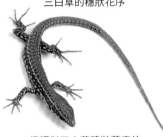

很類似三白草穗狀花序的蜥蜴尾巴

三白草科**Saururaceae**的語源是希臘語σαῦρος「蜥蜴」＋οὐρά「尾巴」，換句話說也就是「蜥蜴的尾巴」。然而，魚腥草的黃色穗狀花序怎麼看都不像蜥蜴的尾巴。是這樣沒錯，就算日語名稱是「ドクダミ科（三白草科）」，也是由*Saurura*「三白草屬」＋表示「科」的字尾-aceae形成，而三白草屬植物的花序長得像蜥蜴的尾巴。

以dinosaur「恐龍」（恐怖的蜥蜴）為首，希臘語σαῦρος用於tyrannosaur「暴龍」、stegosaur「劍龍」（屋頂蜥蜴）等許多恐龍的名稱中。順帶一提，雖然理由不明，但這個希臘語也意指「鮪魚、竹筴魚的同類」。

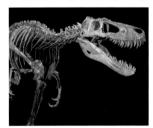

暴龍

暴龍（*Tyrannosaurus rex*）希臘語中意為「獨裁君主蜥蜴、暴君蜥蜴」。

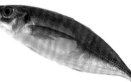

竹筴魚

英語saurel「日本竹筴魚」源自希臘語σαῦρος。

2014年度之使用量
約0.3t
●○○○○

基原植物學名：

Hydrangea macrophylla var. *thunbergii*

Hydrangea macrophylla Seringe var. *thunbergii* Makino

基原植物名稱：**甘茶** 基原植物英語名稱：hortensia / French hydrangea

薔薇目 [拉]Rosales

新恩格勒：**繡球科** [拉]Saxifragaceae

克朗奎斯特：**虎耳草科** [拉]Hydrangeaceae

繡球屬 [拉]*Hydrangea*

繡球屬的落葉小灌木，會長出如山繡球一般的繖形花序。甘茶原產地為日本。植物學上有粗齒繡球（*Hydrangea serrata*）甜味強烈的變種。此外，繡球花（*Hydrangea macrophylla* f. *macrophylla*）是以山繡球（*Hydrangeamacrophylla* f. *normalis*）為原種的改良種；山繡球也是粗齒繡球的變種。順帶一提，繡球花會隨著土壤酸鹼值的差異，開出不同顏色的花：酸度高→藍色；偏鹼性→粉紅色（與石蕊試紙相反）。

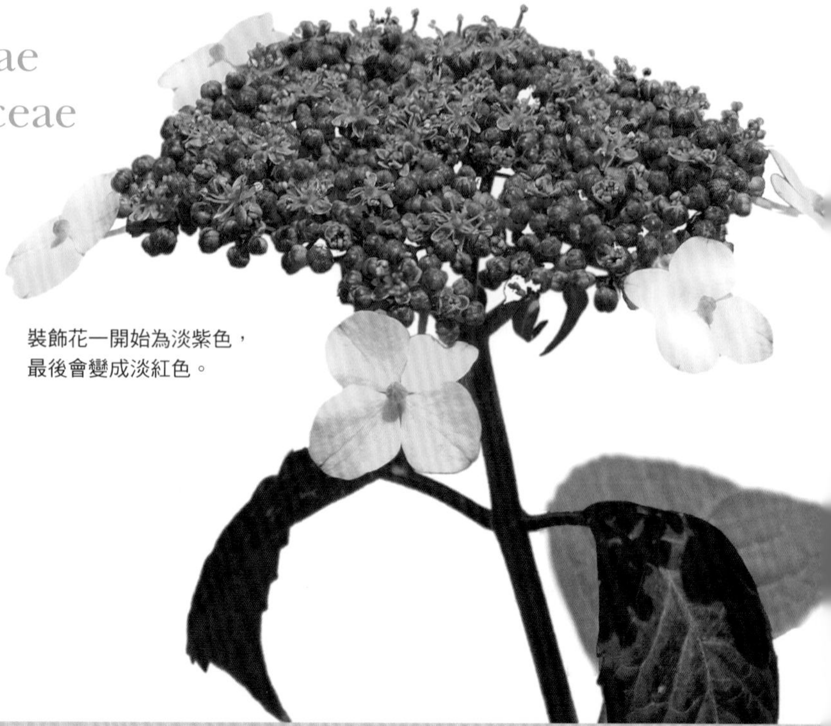

裝飾花一開始為淡紫色，最後會變成淡紅色。

使用部位：葉 生藥名稱 甘茶 [拉]Hydrangeae Dulcis Folium [英]Sweet Hydrangea Leaf

甘茶是甘茶（*Hydrangea macrophylla* Seringe var. *thunbergii* Makino [*Saxifragaceae*]）的葉及嫩枝，一般會經過揉捻；**甘茶末**是甘茶的粉末。

生藥性狀 有些微氣味，甜味特殊

本品一般來說呈皺縮狀，暗綠色～暗黃綠色。泡水伸展開後會呈披針形～銳頭圓形。兩面有粗毛，尤其葉脈上很多。有些微氣味，甜味特殊。

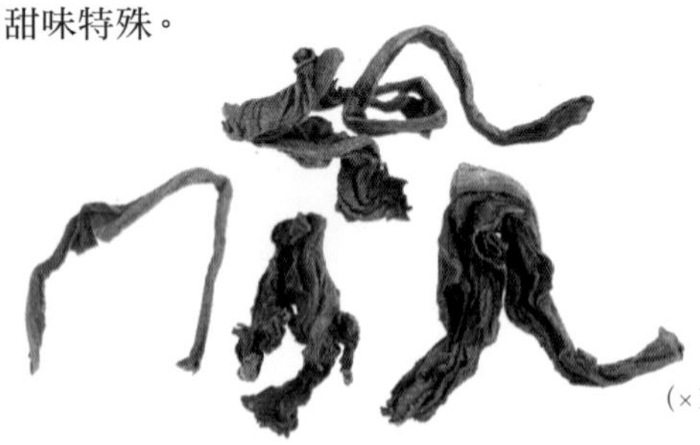

(×1)

主要成分 葉甜素 [英]phyllodulcin

異香豆素相關化合物：葉甜素（phyllodulcin，甜味，約為砂糖的400倍）、葉甜素-8-醣苷（phyllodulcin-8-glucoside）、繡球酚（hydrangenol，無味）等

類黃酮：山奈酚（kaempferol）、槲皮素（quercetin）、異槲皮素（isoquercetin）、芸香苷（rutin）等

確認試驗 TLC法（UV254nm）

取甲醇萃取液，以乙醚、正己烷、蟻酸混合液（5：5：1）展開。照射紫外線（主波長254nm）時，會從試料溶液得到數個斑點，其中2個與甘茶二氫異香豆素標準溶液具有相同色調及Rf值。

主要藥效 抗氧化、抗菌

萃取物：抗氧化、抗潰瘍、利膽、抗過敏作用。

葉甜素：抗氧化作用。

繡球酚：抗氧化、抗菌作用。

甘茶酚：抗菌、抗過敏作用。

主要用途 甜味劑、矯味劑、口腔清涼劑

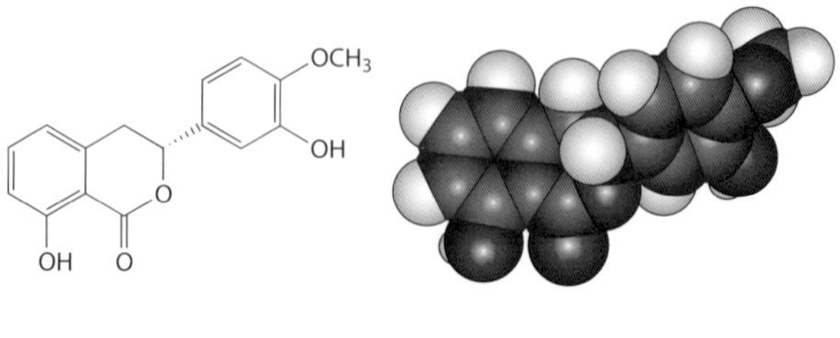

異香豆素相關化合物：**葉甜素**（phyllodulcin）
CAS No. 21499-23-0

繡球屬*Hydrangea*源自希臘語ὕδωρ「水」＋ἀγγεῖον「容器」＝「裝水的容器、水瓶」，也就是將繡球花的蒴果——包覆種了的膠囊狀果實形狀比喻為「容器、小碗、杯子」。

英語的繡球花為hydrangea，園藝中也稱繡球花的同類為「hydrangea」。此外，從希臘語ὕδωρ衍生出水生生物的水螅（*Hydra vulgaris*）、hydra「希臘神話中的怪物九頭蛇」、hydrogen「氫」，更有hydrophobia「恐水症、狂犬病」等，與水相關的詞彙。講到為什麼狂犬病跟水有關，因為得到狂犬病時，吞嚥液體會產生強烈痛楚，所以會表現出恐水症狀（狂犬病一般稱為rabies）。希臘語ἀγγεῖον衍生出angioma「血管瘤」、angiography「血管攝影」，還有讓血管收縮的物質angiotensin「血管收縮素」等，有關「血管」的詞彙。

種名*macrophylla*是拉丁語「大片葉子」之意。

變種名*thunbergii*源自植物學家桑柏格（請參考p.145）。

繡球科日語名稱「アジサイ（紫陽花）」是據說「あづ」＝「集める，收集」，「さい」＝「さあい，真藍，正藍色」合起來「聚集藍色之物」，轉變成「あづさい」，之後又變為「あじさい」，如此來的。

甘茶如字面上的意思，是「有甜味的茶」。浴佛節（釋迦牟尼佛的生日4月8日）也會用到甘茶。

生藥學名Hydrangeae Dulcis Folium的Dulcis是拉丁語「甜的」之意的形容詞。甘茶所含成分phyllodulcin「葉甜素」，也是「葉子中的甜味物質」之意。順帶一提，以前曾拿來使用的人工甜味劑dulcin「甘精」（由於發現有毒性，所以現在不用了），只跟葉甜素同樣是甜的，化學構造完全不同。

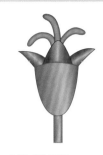

山繡球的果實
繡球的果實很像「裝水的容器」。不過園藝用的繡球整體都變化成了裝飾花，不會受粉，也不太會結出種子，所以繡球一般是用扦插繁殖。

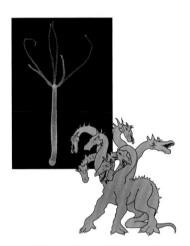

水生生物的水螅（左，攝影：野中 勝）
與希臘神話的九頭蛇（右）
希臘神話的九頭蛇是有9個頭的怪物。水生生物的水螅則會生長出6～8個長觸手，所以取為希臘神話九頭蛇的名字（Hydra）。

甘茶、絞股藍與甜茶

甘茶成分葉甜素（phyllodulcin）甜味甚至約可到砂糖的一千倍。雖說如此，但是咀嚼生的甘茶葉子也會苦。因為生的葉子中含有並非甜味，而是苦味的葉甜素醣苷。葉子發酵，藉由酵素的作用加水分解，就會產生葉甜素，那麼與其加熱乾燥，不如慢慢自然乾燥比較好。由於葉甜素不是醣類且甜味非常重，所以也可拿來給糖尿病患者當代糖使用。

順帶一提，繡球花的葉子含有氰苷——苦杏仁苷（amygdalin，請參照p.244「桃仁」），所以不能吃。

日文名字很類似的**甘茶蔓、絞股藍（アマチャヅル）**是以葫蘆科絞股藍屬的絞股藍（甘茶蔓，*Gynostemma pentaphyllum*）為基原，跟甘茶是完全不同的植物。絞股藍像人參一樣含有多種皂苷，備受矚目。其他還有**甜茶**，是以數種不同植物為基原，有甜味的茶的統稱。對花粉症有效的甜茶是以薔薇科的甜茶懸鉤子（甜葉懸鉤子，*Rubus suavissimus*）為基原，可認為是其成分的GOD（Galloyl-Oxygen-Diphenyl）型多酚有抗組織胺、抗發炎的作用。

基原植物學名：

Imperata cylindrica

Imperata cylindrica Beauvois

基原植物名稱：**白茅**　基原植物英語名稱：Cogon Gress

| 禾本目 | 新恩格勒： | ⑭Monocotyledoneae |
| | 克朗奎斯特： | ⑭Poales |

| **禾本科** | 新恩格勒： | ⑭Gramineae |
| | 克朗奎斯特： | ⑭Poaceae |

白茅屬　　⑭*Imperata*

產地：中國、韓國、日本（香川、群馬）

廣泛分布於世界各地的禾本科多年生草本植物。大片群生於日晒充足的草原，是非常堅韌的雜草。話雖如此，不過在古代，白茅成熟的穗會拿來當火種，而葉子不易腐爛，便用於修葺茅草屋頂，廣泛應用於各方面。

高約60cm。

地下莖往側面延伸，細長，白色有節。莖短，葉為互生，有柄，抱莖。葉身為寬線形。

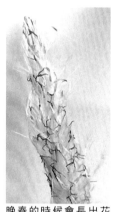

晚春的時候會長出花莖，圓柱狀花序頂生，白毛密生。

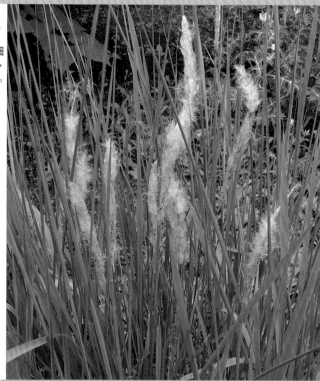

使用部位：**根莖**　生藥名稱　**茅根**　⑭Imperatae Rhizoma　㊤Imperata Rhizome

茅根是白茅（*Imperata cylindrica* Beauvois [*Gramineae*]）幾乎除乾淨細根及鱗片葉的根莖。

生藥性狀　有節；無氣味，後味微甜

細長圓柱形，外皮呈黃白色。不易折斷，斷面有纖維性。無氣味，後味微甜。

主要藥效　**利尿、消炎、止血**

發現有利尿、縮短出血、抗發炎、鎮痛、解酒精毒性、抗菌作用。茅根對急性腎炎有效，若用於慢性腎炎中，被視為有利尿、消腫作用。

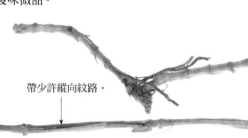

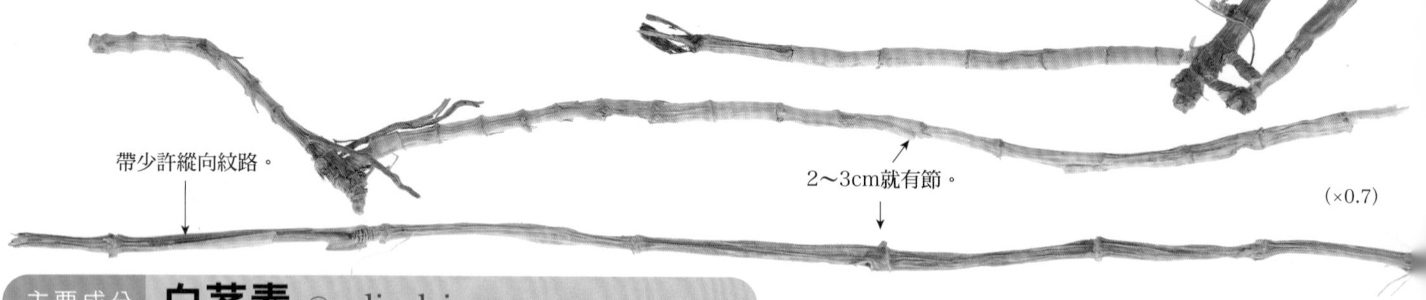

帶少許縱向紋路。

2～3cm就有節。

(×0.7)

主要成分　**白茅素**　㊤cylindrin

三萜：白茅素（cylindrin）、蘆竹素（arundoin）、羊齒烯醇（fernenol）、西米杜鵑醇（simiarenol）

有機酸：醋酸（acetic acid）、檸檬酸（citric acid）、酒石酸（tartaric acid）、蘋果酸（malic acid）、草酸（oxalic acid）

確認試驗　醋酐-濃硫酸反應（Liebermann-Burchard）

加入正己烷，不時搖晃混合，靜置30分鐘後過濾。取濾液，減壓蒸餾去除正己烷，殘留物溶解於無水醋酸，緩緩加入硫酸時交界面為紅褐色，上層藍綠色～藍紫色（三萜類及植物固醇）。

漢方處方　十灰散、茅根湯、肺癰排膿湯

以利尿、止血、解熱、治療浮腫、治療血尿為目的，用於民間療法中。

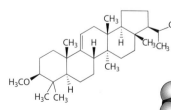

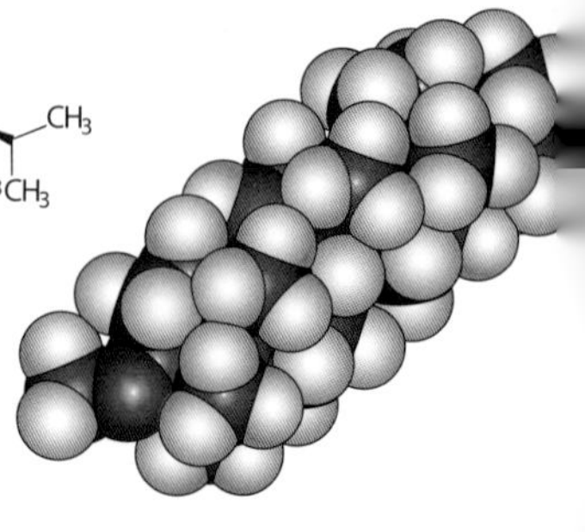

三萜：**白茅素**（cylindrin）

CAS No. 17904-55-1

學名解說 白茅（*Imperata cylindrica*）廣泛分布於歐洲、北非、澳洲、北美、亞洲。也有人認為日本的是變種「フシゲチガヤ」（絲茅，*Imperata cylindrica* var. *koenigii*）。變種名*koenigii*指的是林奈的學生、出生於波蘭的植物學家柯尼希（Johann Gerhard König, 1728-1785）。柯尼希會到印度、泰國等地旅行，研究當地植物，所以後來許多植物學家將產於印度的植物種名取為「柯尼希的」（*koenigii*）。順帶一提，學名中歐洲語言的ö有時會寫成oe。

白茅屬*Imperata*是取自義大利那不勒斯的博物學家**費朗提·因佩拉托**（Ferrante Imperato, 1550-1625）。這個屬名的命名者是那不勒斯國王的侍醫，同時也是那不勒斯大學的藥學教授、植物學家——**奇里洛**（Domenico Cirillo, 1739-1799），他因研究紙莎草而出名。對了，當時的那不勒斯靠著拿破崙率領的法軍武力發動革命，於1799年年初成立了帕特諾珀共和國。雖然奇里洛沒意願，卻當上了統治委員，後來更選上了總統。然而，與義大利尼爾森提督組成同盟的前國王費迪南多四世，於同年6月扳回劣勢，降伏了共和國。奇里洛10月時於那不勒斯廣場處刑。

種名*cylindrica*源自希臘語 κύλινδρος「圓柱、圓筒形之物」。白茅的穗是細長圓柱形，而且地下莖也是細長、圓筒形的。

茅根的茅指的是根莖。**茅**是「千（ち）」的意思，有人說是白茅叢生甚至有如「千」株；也有說法是由愛奴語中意味著「茅」的「キ」變化成「チ」來的。其他還有若咀嚼鮮嫩的花穗，會感到甜味，所以稱為「乳（チ）」茅的說法；或是剛長出來的花穗是紅色的（花粉是紅色的），所以變成「血（チ）」茅的說法。順帶一提，白茅的古名是單一個字的「チ（茅）」，花穗則稱為「チバナ」或「ツバナ」。白茅（チガヤ）的チ（茅）與カヤ（茅），兩個都能單獨指植物的茅，也有可能為了調整語調，所以重疊起來用順帶一提，「ちまき（粽子）」據說本來是用「チ（茅）」き（包裹）的，所以叫「茅卷き」（現在則幾乎都是用竹葉了）。

中國則稱為「白茅」，**茅**字指的是前端有如細茅的草。

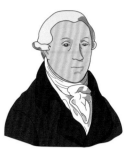

奇里洛

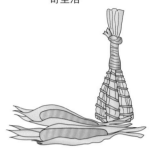

粽子

粽子最早是由中國傳入。據說中國戰國時代，楚國有位詩人**屈原**，雖然位高權重，但因為陰謀失勢被流放。屈原對楚國逐漸步上滅亡之路感到絕望，所以西元前278年左右的5月5日投身汨羅江。而此時因為屈原之死感到悲傷的人們，為了不讓水中的魚兒們啃食、傷害屈原的遺體，所以用竹葉包著米飯丟進河裡。後來轉變成粽子，最終傳進日本。

因佩拉托的「珍奇室」

白茅屬名語源的博物學家因佩拉托，在自家展示了藥草、貝類、鳥類、化石、礦物等各種領域的蒐集物，在歐洲眾所皆知。這種刺激好奇心的展示室稱為**「珍品陳列室」（cabinet of curiosities）**，德語為Wunder kammer（**珍奇室**），也可說是「博物館」的先驅。不僅如此，因佩拉托更出版了刊載他蒐集的動植物、礦物圖版與說明的目錄《珍奇屋自然史記》（*Dell'historia naturale*）。後來貴族或資產家的珍貴收藏品，被視為藥師或醫師甚至大學的研究、教材來蒐羅，經過整理、分類、命名、記載，最終發展成「博物學」這門學問。

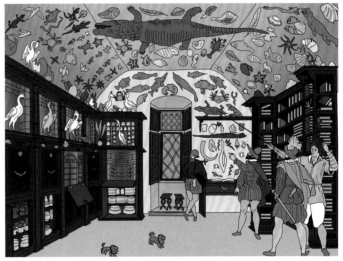

因佩拉托的私人博物館
因佩拉托的「珍奇室」裡，天花板吊著鱷魚、貝類、鳥類的標本，狹小的空間中展示了龐大的收藏品。他的兒子弗朗切斯科繼承這些收藏品，並延續下去。圖中畫著因佩拉托及他的兒子弗朗切斯科，正在對參觀者說明的模樣（基於因佩拉托《珍奇屋自然史記》第2版插圖畫的）。

2014年度之使用量
約0.003t
●○○○○

基原植物學名：

Jateorhiza columba

Jateorhiza columba Miers

基原植物名稱：**非洲防己**　基原植物英語名稱：Rough Gentian [rʌ́f ʒə́ʃən]

毛茛目　[拉]Ranunculales

防己科　[拉]Menispermaceae

非洲防己屬　[拉]*Jateorhiza*

產地：東南非（莫三比克）、馬達加斯加島

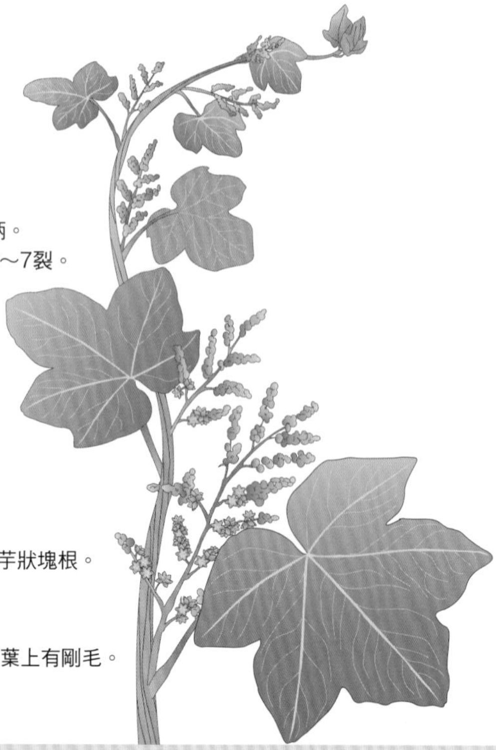

葉為互生，有柄。
葉身為掌狀，3～7裂。
地下有許多芋狀塊根。
莖葉上有剛毛。

自生於非洲東岸莫三比克或是馬達加斯加島的防己科藤蔓性木本植物。雌雄異株。由於以前曾調配於家庭用的腸胃藥中，因此今日也如此使用，不過非洲防己與黃連、黃蘗同樣含有苦味生物鹼，所以也拿來當作替代藥物使用。自生於非洲東岸莫三比克或馬達加斯加島的植物，西方生藥的一種。

使用部位：根　生藥名稱 非洲防己根　[拉]Calumbae Radix　[英]Calumba

非洲防己根是*Jateorhiza columba* Miers（*Menispermaceae*）的根橫切之物；**非洲防己根末**是非洲防己根的粉末。

生藥性狀　根為暗褐色，有特殊氣味，**非常苦**

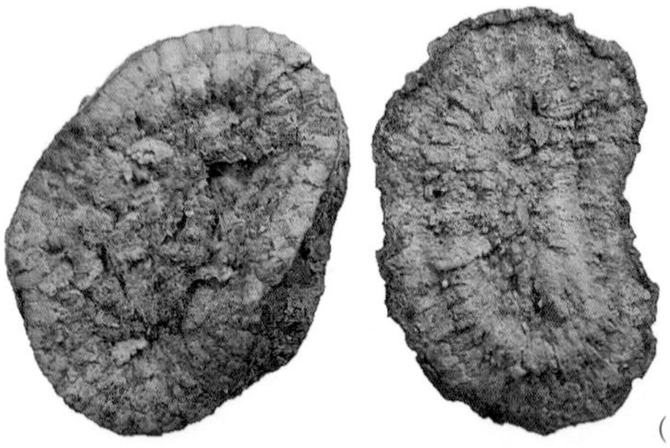

(×1)

圓盤狀切片，切面呈淡黃色且帶有放射狀濃淡條紋，粉質。堅硬但容易碎裂。有特殊氣味。味苦。

主要成分　掌葉防己鹼　[英]palmatine

生物鹼：掌葉防己鹼（palmatine）、藥根鹼（jatrorrhizine）、非洲防己鹼（columbamine）等

苦味物質：古倫賓（columbin）、異古倫賓（isocolumbin）等

掌葉防己鹼是一種生物鹼，黃連、黃蘗中也有，作用與小蘗鹼（berberine）相同

確認試驗　添加硫酸、含氯試液

水萃液濾液加硫酸，冷卻後再加含氯試液→交界面呈淡紅色～紅色（小蘗鹼類生物鹼）。

主要藥效　**健胃、整腸**

雖有報告指出對胃部運動及胃液分泌有刺激亢進作用，但也有否定的報告。

35%乙醇萃取物：對金黃色葡萄球菌有抗菌作用。

主要用途　苦味健胃整腸藥

視為苦味健胃藥、用作止瀉藥或調配藥物的西方生藥。主要用於一般醫藥品的胃腸藥方。

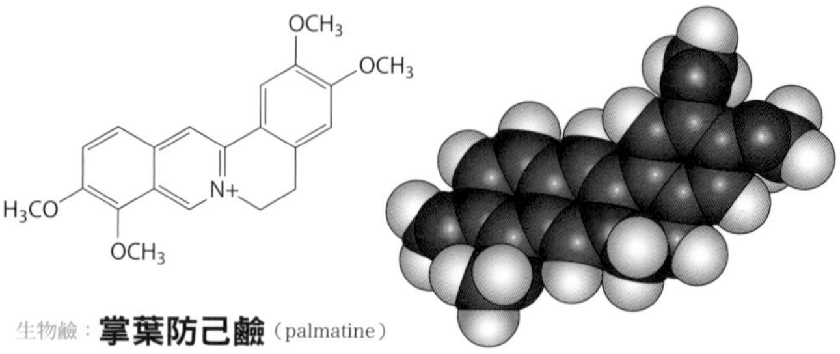

OCH_3
OCH_3
H_3CO
$N+$
OCH_3

生物鹼：**掌葉防己鹼**（palmatine）
CAS No. 3486-67-7

非洲防己屬*Jateorhiza*源自希臘語ιατός「有治療效果的、治癒」＋ρίξα
「根」，指非洲防己根用作苦味健胃藥有療效。非洲防己根是非洲傳統的民間
藥物，大量自生於南非及東非，1671年由葡萄牙商人傳入歐洲。如今則栽種於
世界各地的熱帶地區。

屬名中同樣含有希臘語「治癒」之意的有*Jatropha*「麻瘋樹屬」，這個詞是
ιατός＋τροφή「營養、食物」來的。觀葉植物珊瑚油桐（*Jatropha podagrica*）
或開的花很像櫻花的日日櫻（南洋櫻，*Jatropha integerrima*）都是這個屬的植物。

種名*columba*請參考下列專欄。

防己科**Menispermaceae**源自希臘語μην「月」＋σπ´ερμα「種子」，因為
果實的核呈半月形或馬蹄形。同科的漢防己是生藥「防己」的基原植物。→請
參照p.272。

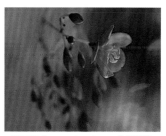
日日櫻（ナンヨウサクラ，南洋櫻）
Jatropha integerrima

原產於古巴的常綠小灌木，因為花的
形狀像櫻花，所以日語名稱為ナンヨ
ウサクラ（サクラ＝櫻）。不過顏色
並非櫻花的淡粉色，而是深紅色。別
名「テイキンサクラ（提琴櫻）」。

生藥非洲防己根與神探可倫坡／哥倫布與鴿子

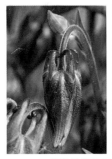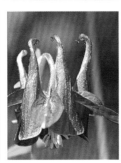
紫萼耬斗菜的花蕾與盛開的花
有人說花蕾的形狀像鴿子，花開時則像鴿子飛翔一樣。

聽到生藥的コロンボ（非洲防己根），或許很多人會聯想到「刑事
コロンボ（神探可倫坡）」，不過生藥非洲防己根是現今莫三比克地
名kalumb音譯而來的，所以兩者沒有語源上的關係。生藥非洲防
己根其他的寫法有colombo、columbo、calombo，不過這可認為
是與取自探險家的哥倫布（Christopher Columbus，1451-1506）
的地名或人名混雜在一起了。順帶一提，人名Columbus是衍生自
拉丁語columba「鴿子、鳩類」，意思是「鴿子」。此外，衍生自這
個詞的英語columbine，有「有如鴿子般的」之意（也意指花長得
像鴿子的「紫萼耬斗菜」）。

●南美Colombia「哥倫比亞」。西班牙語中母音u變成o。
●位於美國首都華盛頓的Columbia「哥倫比亞」特區，英語發
音近「可嘟比亞」。拼法維持拉丁語的u，但發音從u變成[ʌ]。
●密蘇里州Columbia「哥倫比亞」市。哥倫比亞大學所在地。
●斯里蘭卡的城市Colombo「可倫坡」。與哥倫布沒有直接
關係。
●連續劇的神探Columbo「可倫坡」，也就是「鴿子」神探。

哥倫布的名字留存在各地地名中（不過他自己連那些地方
都沒去過）。哥倫布這個名字義大利語是Colombo，西班牙
語是Colón，法語是Columbos，英語名字的發音近「口嘟巴
斯」，所以日本的「コロンブス」發音（音近「可容布斯」）
無論到哪國都不通。

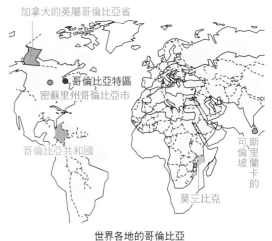
加拿大的英屬哥倫比亞省
哥倫比亞特區
密蘇里州哥倫比亞市
哥倫比亞共和國
莫三比克
斯里蘭卡的可倫坡
世界各地的哥倫比亞

基原植物學名：

Leonurus japonicus

Leonurus japonicus Houttuyn

基原植物名稱：**益母草**　　基原植物英語名稱：chinese motherwort

其他基原植物：拉*Leonurus sibiricus* L. 細葉益母草

新恩格勒：管狀花目：拉Tubiflorae
克朗奎斯特：唇形目：拉Lamiales

唇形科
新恩格勒：　拉Labiatae
克朗奎斯特：拉Lamiaceae

益母草屬　　　　拉*Leonurus*
產地：中國、朝鮮、日本（本州～沖繩）；
北美也有歸化種

在日本本州、四國、九州、沖繩等地的原野或路邊可見到的二年生草本植物。用於眼病、利尿、婦科疾病的治療藥物，亞洲原產，後擴散至整個北半球。入藥的 *L. cardiacus* L.（motherwort）也是近緣種。

根生葉為長柄，卵狀心臟形，銳鋸齒緣，花期時消失。莖生葉為對生，只有下方的有柄，上方的無柄。

高50～150cm。

7～9月時，頂部葉腋會開出數個淡紅色的唇形花。

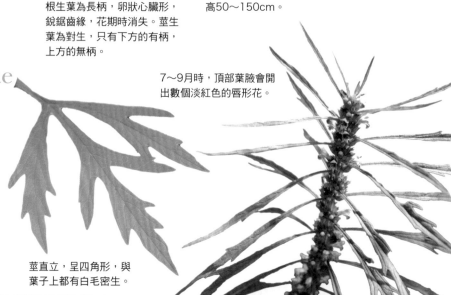

莖直立，呈四角形，與葉子上都有白毛密生。

使用部位：
地上部分　生藥名稱　**益母草**　拉Leonuri Herba　英Leonurus Herb

益母草是益母草（*Leonurus japonicus* Houttuyn）或細葉益母草（*Leonurus sibiricus* Linné [*Labiatae*]）花期的地上部分。

生藥性狀　黃綠色～綠褐色；有些許氣味；微苦

本品是由莖、葉、花組成，普通會橫切。有些許氣味，味道微苦，有收斂性。
花冠為唇形，呈紅紫色～淡褐色。
葉為對生，有柄，3全裂～3深裂，裂片呈羽狀。終裂片呈線狀披針形，銳頭或銳尖頭，上方呈淡綠色，下方有白色細毛密生，呈灰綠色。
莖為方柱形，直徑0.2～3cm，呈黃綠色～綠褐色。密生白色短毛。髓部白色，占去斷面中央大部分，質量輕。

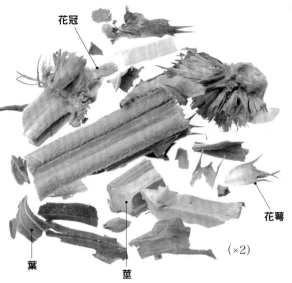

花冠

葉

莖

（×2）

確認試驗　TLC法（碘化鉍鉀試液，灰褐色）

取甲醇萃取液進行TLC試驗，以水、甲醇混合液（1:1）展開。在此薄層板均勻噴上碘化鉍鉀試液，隨即均勻噴上亞硝酸鈉試液，此時會於Rf值0.5附近出現灰褐色斑點。此斑點風乾後會馬上褪色、消失。

主要藥效　利尿、收縮子宮作用

水萃液：利尿、收縮子宮、促進血液凝固作用。
甲醇萃取液：抗腫瘤作用。
益母草鹼（leonurine）：促進呼吸運動。

花為輪生，花萼為筒狀，上端針狀5裂，呈淡綠色～淡綠褐色。

花萼

主要用途　芎歸調血飲、芎歸調血飲第一加減

能讓停滯的血行變好，主要用於產後出血、月經不順等婦科藥物中。收錄於《神農本草經集注》的上品。

益母草屬*Leonurus*是希臘語λέων「獅子」＋οὐρά「尾巴」（請參照p.113）形成的，因為益母草屬類植物的花穗長得像獅子的尾巴。從希臘語λέων衍生出拉丁語的leo、英語lion等詞。種名*japonicus*意為「日本的」。

生藥名稱**益母草**，如字面上所示，為「對母親有益的草」。而英語名稱motherwort（wort是「草」的意思）也一樣，無論東西方，自古以來這種植物對各種婦科疾病有療效，便如此取名了。

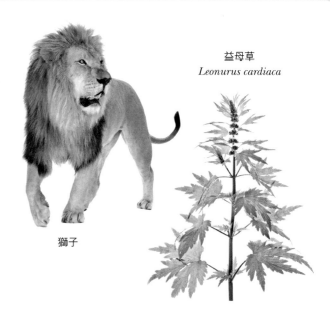

益母草
Leonurus cardiaca

獅子

主要成分 益母草鹼 ⊛leonurine

生物鹼：益母草鹼（leonurine）、水蘇鹼（stachydrine）

類黃酮：芸香苷（rutin）

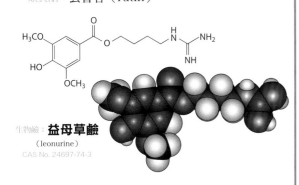

生物鹼：**益母草鹼**
（leonurine）
CAS No. 24697-74-3

生物鹼：**水蘇鹼**（stachydrine）
CAS No. 471-87-4

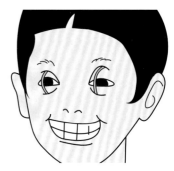

類黃酮：**芸香苷**（rutin）
CAS No. 153-18-4
→請參照p.277。

古早孩童們的遊戲——「睜眼」

益母草日語名稱**メハジキ**（目弾き），有說法是從前的小孩會將益母草的莖切成小段，卡在眼皮間，玩扮鬼臉的遊戲，由此取名。介紹這種遊戲的書或網站都說**「這種遊戲很危險，不能這樣玩」**。像益母草這種唇形科植物的莖有4條稜線，有韌性但柔軟，相較之下較能彎曲。

另一方面，也有說法指自古以來便認為益母草對眼疾有療效、能讓眼睛睜大明亮，所以便誕生了「メハジキ」這個名字；還有走過草叢時，益母草往旁邊長出的葉子會彈到眼睛的說法。

※筆者年輕時為了對抗念書時的睡意，與友人一起將薄聚丙烯板加工成所謂「強制清醒片」的細片，不過這只會讓眼睛很痛，沒什麼效果。我們當時還不認識益母草，沒想到誤打誤撞用了相同的原理，還以為是什麼「大發明」呢……

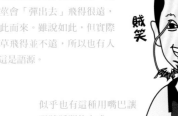

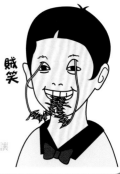

賊笑

メハジキ（目弾き）這個名字也有人說是如果突然用力閉上眼睛，益母草的莖會「彈出去」飛得很遠，所以由此而來。雖說如此，但實際上益母草飛得並不遠，所以也有人不認為這是語源。

似乎也有這種用嘴巴讓眼睛睜開的方式。

Lilium lancifolium

基原植物學名：

Lilium lancifolium Thunb.

基原植物名稱：**卷丹百合**　基原植物英語名稱：tiger lily

其他基原植物：㊅*Lilium brownii* F. E. Brown var. *colchesteri* Wilson 野百合
㊅*Lilium brownii* F. E. Brown　㊅*Lilium pumilum* De Candolle

百合目	新恩格勒：	㊅Liliflorae
	克朗奎斯特：	㊅Liliales
百合科		㊅**Liliaceae**
百合屬		㊅*Lilium*

產地：日本、中國

從北海道至九州、朝鮮半島、中國、西藏皆有分布，生於山地林緣、路旁、草地等處的多年生草本植物。也栽培來食用、鑑賞。

花期為7～8月，枝梢會向下開出4～20朵橙紅色、有深色色斑的花，花瓣明顯外捲。

長在葉腋的黑色球狀物體並非果實，而是「球芽」，也就是所謂的零餘子。有許多卷尾百合的同類植物不結果實。

高1～2m。鱗莖為白色寬卵狀，鱗片為卵形。

莖直立，呈粗圓柱形，帶點紫色。葉為互生，從寬線形到線狀披針形都有，長15～18cm，無柄，葉腋會長出深褐色的肉質珠芽。

使用部位：
鱗葉 生藥名稱 **百合** ㊅Lilii Bulbus ㊤Lilium Bulb

百合是卷丹百合（*Lilium lancifolium* Thunberg）、野百合（*Lilium brownii* F. E. Brown var. *colchesteri* Wilson、*Lilium brownii* F. E. Brown）或細葉百合（*Lilium pumilum* De Candolle [*Liliaceae*]）的鱗葉，一般會蒸過。

主要成分 **澱粉** ㊤starch

澱粉、蛋白質、脂肪、微量生物鹼。

生藥性狀 無氣味，稍有酸味與苦味

本品呈頂端尖細的長橢圓形、披針形或長三角形的舟形，半透明，長1.3～6cm，寬0.5～2.0cm。外皮為乳白色～黃褐色，偶爾帶點紫色，幾乎是平滑的。中央部分稍厚，周邊部分較薄，有點波狀，偶爾會內捲。會有數條縱向平行的維管束，普遍來說透明可見。質地堅硬，但容易折斷，斷面呈角質狀且具滑感。本品沒有氣味，稍帶酸味及苦味。

確認試驗 TLC法（UV254nm、365nm，藍紫色螢光）

取本品的丁醇及甲醇萃取液進行TLC試驗。以乙酸乙酯、甲醇、水混合液（12:2:1）展開。照射UV254nm時，Rf值0.3附近會出現2個斑點。此外，均勻噴上碳酸鈉溶液後，再照射UV365nm，這些斑點會發出藍紫色螢光。

主要藥效 **鎮咳、鎮靜、滋養、強身、利尿藥**

百合有解熱、鎮靜作用，用於消炎、排膿藥中。

　　百合屬*Lilium*是拉丁語lirium「百合」，與希臘語λείριον「（尤其指白色的）百合」有關（→請參照p.135）。拉丁語lilium經過中古英語（十一世紀到十五世紀左右）的lilie，變成現代的lily。順帶一提，中古英語時代的字尾ie發短音，不過後來e變成長音，寫法也從ie變成y。然而複數形lilies依舊留著中古英語的字尾。

　　種名*lancifolium*源自拉丁語lancea「輕槍、矛」（p.45）＋folium「葉子」，表示葉子「尖端有如槍一樣」。

　　日語名稱**ユリ**，有一說是百合大朵的花會隨風「ゆれる（搖曳）」，後來唸法轉變成「ゆり」（其他尚有許多說法）。漢字寫成**百合**，是因為百合的鱗莖看起來像上百枚鱗葉重疊而成的，所以如此取名。百合的鱗莖稱為「百合根」，不僅能入藥，苦味少的品種也能拿來食用。煮熟後食感鬆軟綿密，有甜味，會加入茶碗蒸、蕪菁蒸或松茸的土瓶蒸中，或者雕飾後做成「牡丹百合根」食用。

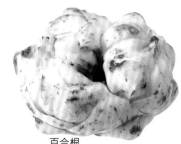

百合根

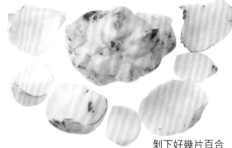

剝下好幾片百合根鱗葉的樣子

主要用途	辛夷清肺湯

收錄於《神農本草經集注》的中品。

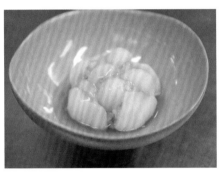

用百合根做成的料理「百合根蝦丸」
（圖片提供：「餐廳膳」）

（×1）

風信子的球根vs百合根

　　提到球根，想必大家都很熟悉風信子或鬱金香，不過它們與百合根有相似點也有相異之處。這些植物的葉子都為了儲存養分而變大、變肥厚以形成「鱗葉」，再由鱗葉重疊成**「鱗莖」**，主體正是這些變形的葉子。風信子或鬱金香球根最外側有層茶色的薄皮，稱為**「層狀鱗莖」**；相對的，百合根則沒有那層薄皮，稱為**「鱗狀鱗莖」**。另一方面，也有像唐菖蒲的球根那樣，莖部肥大、具有薄皮的**「球莖」**，而沒有薄皮的稱為**「塊莖」**。其他還有地下莖肥大的稱為**「根莖」**，根部肥大的稱為**「塊根」**。

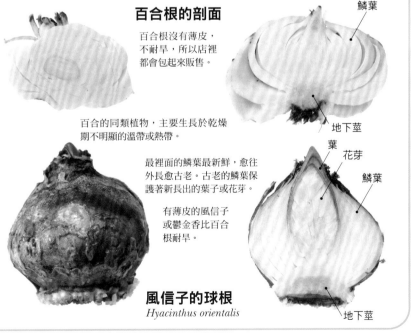

百合根的剖面

百合根沒有薄皮，不耐旱，所以店裡都會包起來販售。

百合的同類植物，主要生長於乾燥期不明顯的溫帶或熱帶。

最裡面的鱗葉最新鮮，愈往外長愈古老。古老的鱗葉保護著新長出的葉子或花芽。

有薄皮的風信子或鬱金香比百合根耐旱。

鱗葉

地下莖

葉
花芽
鱗葉
地下莖

風信子的球根
Hyacinthus orientalis

基原植物學名：

Lindera strychnifolia

Lindera strychnifolia F. Vill.

基原植物名稱：**天台烏藥**　基原植物英語名稱：Combined spicebush [kəmbáind]

毛茛目　　㊀Ranunculales
樟科　　㊀Lauraceae
釣樟屬　　㊀Lindera

產地：中國（浙江省）、日本（紀伊半島、四國、九州）

中國原產的常綠灌木。根部有甘甜香氣，也用於薰香料中。 江戶時代傳入日本。昔日中國秦始皇為求長生不老的靈藥，便派遣徐福等人前往日本，據說此處所稱的靈藥就是天台烏藥。

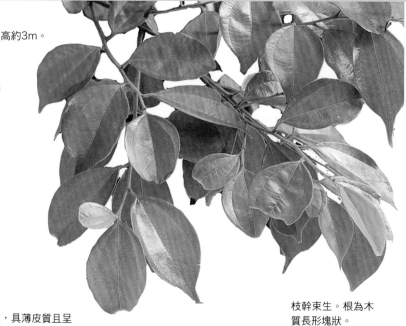

高約3m。

葉為互生，具薄皮質且呈寬橢圓形，長5～8cm。嫩葉上有長柔毛密生。

枝幹束生。根為木質長形塊狀。

使用部位：**根**　生藥名稱 **烏藥** ㊀Linderae Radix ㊀Lindera Root

烏藥 是天台烏藥（*Lindera strychnifolia* Fernandez Villar [*Lauraceae*]）的根。

生藥性狀　**幾乎呈圓柱狀；有特殊氣味，味苦**

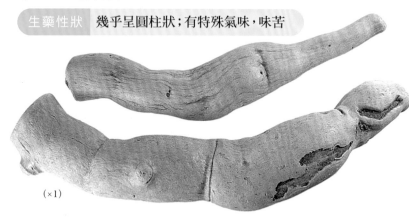

（×1）

具有類似樟腦的香氣。肥大、氣味強、橫剖面呈淡褐色為佳。幾乎呈圓柱狀，外皮黃褐色～灰褐色。有特殊氣味，味苦。

主要成分　**龍腦** ㊀Borneol

單萜：龍腦（borneol＝linderol）
倍半萜：烏藥醚內酯（linderane）、烏藥醇（linderene、lindeneol）、烏藥內酯（linderalactone）、烏藥酮（lindenenone）等等
生物鹼：荷苞牡丹鹼（dicentrine）、木薑子鹼（laurolitsine）等等

確認試驗　**TLC法（碘化鉍鉀試液，黃褐色）**

加入正己烷，接著是氨水及乙酸乙酯、乙醚混合液（1：1）萃取。加入無水硫酸鈉後過濾。蒸餾濾液，將殘留物加入乙醇（99.5）溶解，作為試料溶液。以乙酸乙酯、甲醇、氨水（28）混合液（10：2：1）展開，此薄層板均勻噴上碘化鉍鉀試液時，Rf值0.4附近可看到黃褐色斑點。

主要藥效　**整腸**

芳香性健胃成分：促進腸胃道蠕動作用。
荷苞牡丹鹼：抑制血小板凝聚、遮斷交感神經活性作用。

漢方處方　芎歸調血飲、天台烏藥散

漢方中用作芳香健胃整腸藥、月經時止痛用。 收錄於《神農本草經》中。

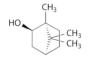

單萜：**左旋龍腦**（(-)-borneol）
CAS No. 464-45-9

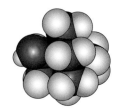

樟科Lauraceae源自拉丁語laurus「月桂樹」＋表示「科」的字尾-ceae。→
請參照p.73。科、屬、目名稱並非直譯拉丁語名稱，多取用較熟為人知的植物來
命名。

釣樟屬*Lindera*源自瑞典的植物學家，同時也是醫師的約翰·林德（Johann
Linder, 1678-1723）。釣樟（烏樟，*Lindera umbellata*）是日本代表性的釣樟
屬落葉灌木，因為樹皮的模樣被稱為「黑文字」。化學成分烏藥醇（linderene）、
烏藥醚內酯（linderane）、龍腦（linderol＝borneol）等，都是*Lindera*後面
接上各種字尾形成的。主要成分borneol「龍腦」的名稱是源自其香氣很類似樟
腦的龍腦樹。→請參照p.16「縮砂」。

種名*strychnifolia*是由源自希臘語的*strychnos*「馬錢屬的植物」＋拉丁語
folium「葉子」＝「如馬錢一般的葉子」形成。→請參照p.279「馬錢子」的
「番木鱉鹼」專欄。

烏藥的「烏」指的是烏鴉，據說是因為烏藥的根跟烏鴉的頭很像，或者指果
實跟烏鴉一樣黑。

天台烏藥的「天台」，是由於中國南部浙江省天台地區出產的烏藥品質最好而
取名。此處的天台山也是日本天台宗的始祖 —— 最澄學習之處。講點小知識，
「烏」與「鳥」兩字差了一畫卻差之千里，相當容易搞混。烏之所以少了一畫，
是由於烏鴉這種鳥眼睛是黑色，羽毛也是黑色，分不出眼睛在哪裡來的。

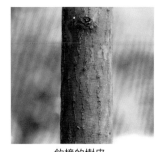

釣樟的樹皮

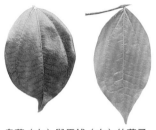

烏藥（左）與馬錢（右）的葉子

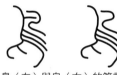

鳥（左）與烏（右）的篆書

烏藥、徐福傳說與烏鴉的關係

根據司馬遷的《史記》記載，尋求長生不老靈藥的秦始皇（西元前259-210年），得知徐福上奏「東海另一端的蓬萊島上住著仙人，可得長生不老之藥」，便派徐福率領男女三千人，坐船前往東方帶回靈藥（西元前219年）。徐福他們到達之處是日本，但最後沒有拿到長生不老的靈藥，無法回中國，所以在日本過完餘生。如此這般的徐福傳說流傳在日本各地，另外，他的子孫也傳承了「秦」這個姓氏。

徐福漂流到的地點之一，是在熊野（紀伊半島南部），而徐福尋求的靈藥是自生於熊野的「天台烏藥」，相對的，也有人說徐福在熊野取得了天台烏藥。話說回來，在很久以後的亨保年間（1716-38），也有烏藥從中國傳入的記載。烏藥在漢方中確實是受到重用，但卻沒有長生不老的藥效。

熊野神社不僅與「烏藥」有關聯，更和烏鴉關係密切。熊野神社的使者「八咫烏」，於神武天皇東征之際為天皇帶路。講個小知識，日本足球協會的象徵圖樣就是八咫烏，其中一隻腳踩著足球的樣子。

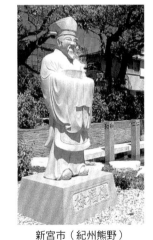

新宮市（紀州熊野）
徐福公園的徐福像
（提供：新宮市市公所）

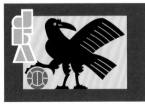

日本足球協會的會旗
有3隻腳的八咫烏
（提供：財團法人 日本足球協會）

2014年度之使用量
約9.6t
●●○○○

基原植物學名：

Lithospermum erythrorhizon

Lithospermum erythrorhizon Sieb. et Zucc.

基原植物名稱：**紫草**　基原植物英語名稱：Red-root lithospermum / Puccoon [pʌ́ku:n]

管狀花目　[拉]Tubiflorae

紫草科　[拉]Boraginaceae

紫草屬　[拉]*Lithospermum*

產地：中國（東北）

自生於東亞溫帶各地，尤其在中國東北部，是數量眾多的多年生草本植物。紫根與紅花、蓼藍同屬日本三大色素。作為染料的古代紫，便是大家熟知的奧州南部紫、鹿角紫。紫草科的琉璃苣（Borago officinalis）是近緣種。

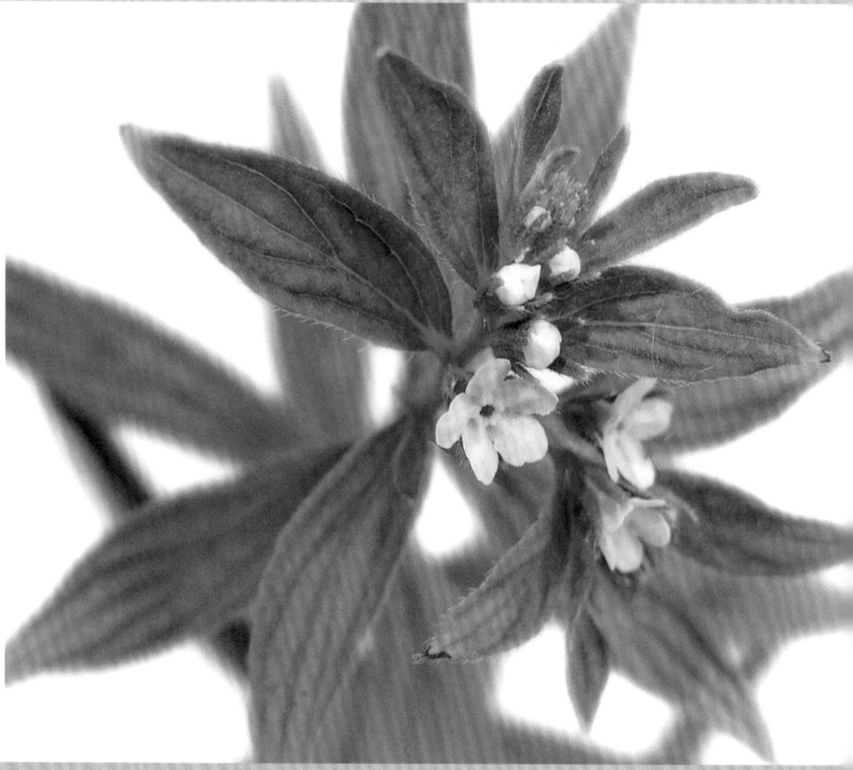

根部粗大呈紫色。莖直立，單一生長或有分枝。全株上有長粗毛。葉為互生，無柄。葉身為披針形，葉緣完整。

使用部位：**根**　生藥名稱　**紫根**　[拉]Lithospermi Radix　[英]Lithospermum Root

紫根是紫草（*Lithospermum erythrorhizon* Siebold et Zuccarini [*Boraginaceae*]）的根。

生藥性狀　容易剝離；有些許氣味，味道微甜

10月左右挖出根部晒乾。等泥土乾了用敲打的方式清乾淨，不水洗。充分乾燥後放入密閉容器，存放於陰涼暗處。硬紫根藥用，外皮呈深紫色、皮厚為佳。

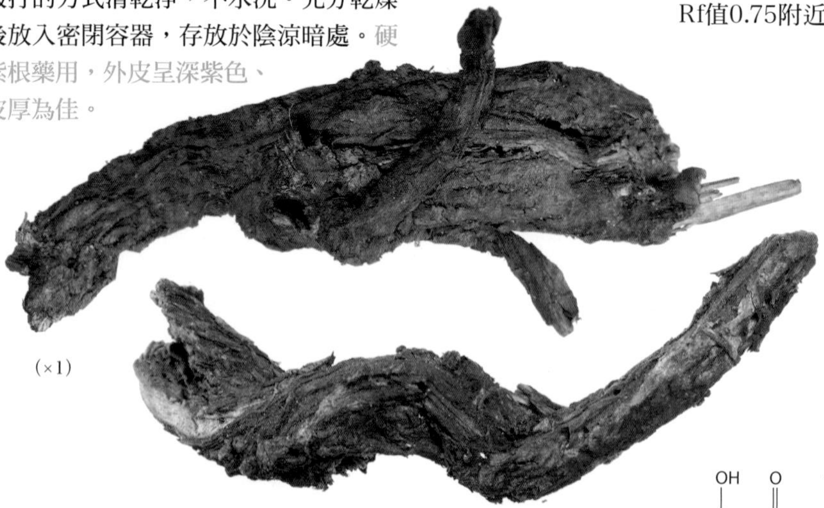

（×1）

確認試驗　①試管內乾餾 ②呈色反應 ③TLC

①試管內乾餾→紅色蒸氣→紅褐色油滴（紫草素衍生物）。

②乙醇萃取液（紅色）＋氫氧化鈉試液→液體呈藍紫色（再加入稀鹽酸則變紅色）（紫草素衍生物）。

③取乙醇萃取物，以乙酸乙酯、乙醇（95）混合液（3：1）展開。Rf值0.75附近可看到紅紫色斑點。

主要藥效　促進創傷治癒作用

紫草素、乙醯紫草素：抗發炎、促進肉芽作用等促進創傷治癒作用。

萃取液：抗菌、抗浮腫作用。近年因抗腫瘤作用受到矚目，並針對白血病或乳癌等做研究。

漢方處方　紫雲膏

江戶末期的外科醫師華岡青洲，調配出紫雲膏用作外科膏藥。

主要成分　紫草素　[英]shikonin

萘醌（naphthoquinone）類（紫色色素）：紫草素（shikonin）、乙醯紫草素（acetylshikonin）、異丁醯紫草素（isobutyrylshikonin）、β,β-二甲基丙烯醯紫草素（β,β-dimethylacrylshikonin）等

咖啡酸衍生物：迷迭香酸（rosmarinate）、紫草酸（lithospermic acid）

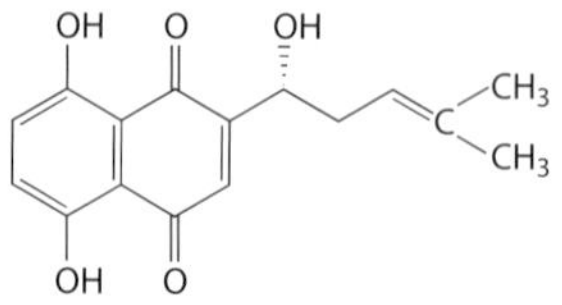

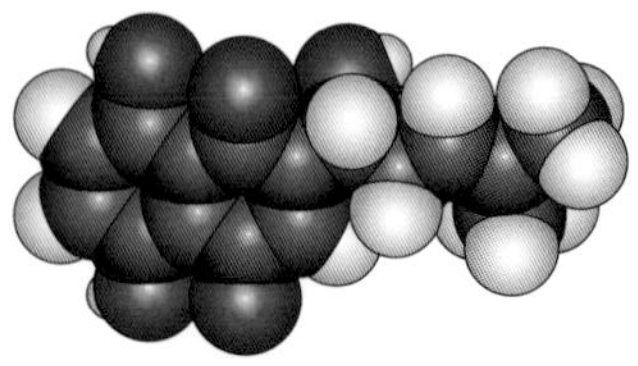

萘醌（naphthoquinone）類：**紫草素**（shikonin）
CAS No. 517-89-5

英語解說 用於紫根種名的希臘語ἐρυθρός「紅色的」，也用於醫學用詞erythrocyte「紅血球」（Red Blood Cell的別名）、紅血球生成素erythropoietin（EPO）中。希臘語跟拉丁語ruber一樣，用作各種紅色植物、動物、礦物或化學物質的合成詞。

紫草屬*Lithospermum*是希臘語λίθος「石頭」＋σπέρμα「種子」，指紫草如岩石般堅硬的種子。順帶一提，從希臘語λίθος還衍生出元素lithium [lɪθiəm]「鋰」。

種名*erythrorhizon*是希臘語ἐρυθρός「紅色的」＋ῥίξα「根」，意指紫草紅紫色的根部。

紫草科**Boraginaceae**源自琉璃苣屬*Borago*，關於琉璃苣的語源有各種說法，但事實尚未有定論。有一說指琉璃苣這詞是來自阿拉伯語abu araq「發汗劑」，另一說則說是來自拉丁語burra「粗糙的、毛料粗糙的衣服」，也有人說與古代阿卡德語的barruqu「紅臉、紅色毛髮」有關。

順帶一提，以紫根為主要藥效成分的**「保能痔」**（Borraginol，天藤製藥公司的痔瘡用藥品牌）也是源自紫草科（Boraginaceae）。

紫根的基原植物紫草，如其名所示，根部是紫色的。不過話說回來，是先有紫草這種植物，後來才將類似紫草的顏色稱為「紫色」。也有人說紫草名字（ムラサキ）本身是「群れ咲き（成群盛開）」的唸法轉變來的。

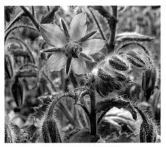

琉璃苣屬的琉璃苣

繖形科的葛縷子（*Carum carvi*）別名姬茴香、藏茴香。

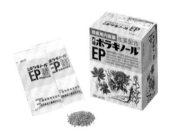

含有紫根水萃物的內服保能痔EP

紫草與冠位十二階／額田王與紫式部

由於紫草栽種困難，所以相當貴重，自古以來紫色便被視為高貴的顏色。聖德太子冠位十二階最高位大德、小德的頭冠也是紫色的。在西方也是，紫色（主要用「骨螺紫」染色）是王公貴族使用的顏色。短歌中，紫作為**夏季季語**頻繁出現。

あかねさす紫野行き標野行き　野守は見ずや君が袖振る（額田王 卷1-20）

（天智天皇栽種紫草的領地上你拚命揮著袖子，說不定守衛都看見了）

紫草のにほへる妹を憎くあらば　人妻ゆえに我 ひめやも（大海人皇子 卷1-21）

（宛如染上紫草之色的妳如此耀眼美麗，我若有憎恨之意，又何以愛戀上已是他人之妻的妳）

這是《萬葉集》中額田王（天智天皇王妃）與大海人皇子（天智天皇的弟弟，之後的天武天皇）間的應和短歌。兩位在天皇的領地獵藥時，前戀人（前夫妻？）以紫草為題來往作和歌※。所謂「獵藥」，是男性要去採鹿新長出的角「袋角」（做成生藥的「鹿茸」），女性則是摘採藥草，是蘊含貴族行樂的時光，也是後來在固定節日插菖蒲的起源。從句中「標野」的表現可知，為了取得生藥、染料，在天智天皇領地蒲生野上種植了紫草，而且還以標誌圈地、保護起來。

換個話題，源氏物語作者「紫式部」這個筆名，可認為是源自故事中光源氏的妻子紫之上（幼名若紫）（紫式部真名不詳）。像這樣，紫字經常可見於日本經典。

※關於這首和歌，其中所述人際關係與解釋眾說紛紜。

紫	大德 小德
藍	大仁 小仁
紅	大禮 小禮
黃	大信 小信
白	大義 小義
黑	大智 小智

冠位十二階與頭冠顏色

《日本書紀》中並沒有明確記載頭冠相對應的顏色，以上是基於推測來的。以顏色濃淡區別位階大小的制度，是從制定了冠位十二階之後才開始。

Lonicera japonica

Lonicera japonica Thunberg

基原植物名稱：**忍冬**　　基原植物英語名稱：Honeysuckle / woodbine

茜草目　㊂Rubiales

忍冬科　㊂Caprifoliaceae

忍冬屬　㊂*Lonicera*

產地：北海道、本州、四國、九州

日本原產的忍冬科藤蔓性植物。常見於日本全區晒得到太陽的平地、甚至低山麓的路旁、原野、丘陵或河岸的常綠藤蔓性植物。

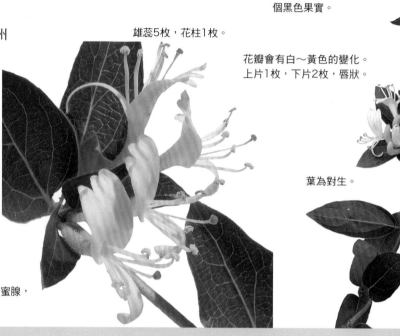

5～6月時枝幹上方葉腋會長出短枝，開2朵花。夏季結束時會結2個黑色果實。

雄蕊5枚，花柱1枚。

花瓣會有白～黃色的變化。上片1枚，下片2枚，唇狀。

葉為對生。

基部為管狀，花的根部有蜜腺，香氣甘甜類似茉莉。

葉身為長3～6cm的長橢圓形，葉緣完整。

使用部位：**葉子**　生藥名稱 **忍冬** ㊂Lonicerae Folium Cum Caulis　㊂Lonicera Leaf and Stem

忍冬是忍冬（*Lonicera japonica* Thunberg [*Caprifoliaceae*]）的葉與莖。

生藥性狀　**幾乎無氣味；味澀、後微苦**

葉子上方呈綠色、下方呈灰褐色且新鮮為佳。會摻雜許多莖在其中，去除莖後才使用。幾乎無氣味。味澀、後微苦。

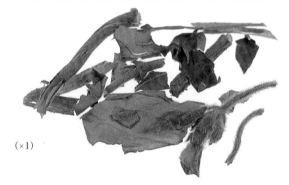

(×1)

確認試驗　**TLC法（UV365nm，藍白色螢光）**

取甲醇萃取液進行TLC試驗，以乙酸乙酯、水、蟻酸混合液展開。照射UV（365nm），會得到一個與綠原酸一致的藍白色螢光斑點。再均勻噴上4-甲氧基苯甲醛、硫酸試液，以105℃加熱5分鐘，會得到1個與馬錢苷一致的紅紫色斑點。

主要藥效　**解毒、抗發炎**

由治療案例中，可證明忍冬有抗發炎、排膿的作用。解毒作用方面，甲醇萃取液可預防四氯化碳引起的肝臟疾病。

漢方處方　**治頭瘡一方**

漢方中以解熱、解毒為主，用於化膿性發炎上。

主要成分　**忍冬苷** ㊂lonicerin

環烯醚萜苷：**馬錢苷**（loganin）
類黃酮：**忍冬苷**（lonicerin）、**葉黃酮**（luteolin）等
酚類衍生物：**咖啡酸**（caffeic acid）等

類黃酮：**忍冬苷**（lonicerin）
CAS No. 25694-72-8

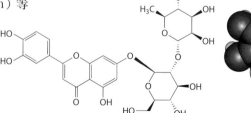

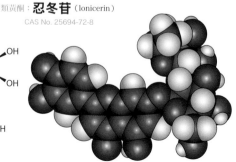

忍冬屬*Lonicera*取自德國植物學家、自然科學家，同時也是馬爾堡大學醫學與數學教授的**勞尼薩**（Adam Lonitzer, 1528-1586）。將他的名字寫為拉丁語時，tz會換成c，變成Lonicerus，而屬名是以這個拉丁語寫法為準。忍冬屬*Lonicera*依照原來德文的發音近「摟尼且拉」，古典拉丁語發音近「摟尼開拉」，英語發音則是近「摟尼誰拉」。忍冬屬的植物有自生於北海道的藍果忍冬（*Lonicera caerulea*），愛奴人認為這是種長生不老的靈藥。果實酸甜有香氣，富含維生素C、花青苷的花青基等，可做成果醬、糖漿、水果酒或點心。

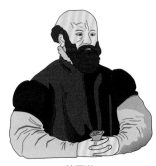

勞尼薩

日語名稱**スイカズラ（吸い葛）**的由來有，人們會用嘴巴含住花朵吸蜜的說法；花瓣很像吸東西時嘴唇形狀；利用忍冬吸出膿包；還有指忍冬是會吸水的葛藤（生長在水邊的植物）等等，各式各樣都有。忍冬英語名稱Japanese Honeysuckle是源自honey「蜜」＋suckle「吸（乳）」。種名*japonica*是拉丁語「日本的、日本產的」的形容詞（陰性形）。

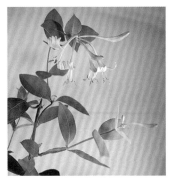

京紅久忍冬
（*lonicera x heckrottii*）
忍冬類的園藝種。

之所以稱為**忍冬**，是因為有如海州骨碎補（*Davallia mariesii*）這種植物攀上其他樹木，再加上常綠性，冬天也不會落葉來的。此外，忍冬的花蕾生藥名稱為**金銀花**，用於抗菌、解熱。金銀花也是忍冬的別名，剛開花時是白色，後來會慢慢變黃色，便由此取名。

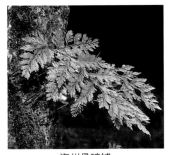

海州骨碎補
（攝影：大竹 道夫）

忍冬與卡布里島

忍冬科**Caprifoliaceae**源自拉丁語caper「公山羊」的造語形capri-＋folium「葉子」＝「公山羊的葉子」，這是將忍冬的藤蔓攀附周遭樹木往上爬的姿態，比喻成公山羊強力爬上陡坡（相當有想像力、詩意的表現）。順帶一提，山羊屬的學名是*Capra*。此外，英語Capricorn「摩羯座、山羊座」（意為「有角的山羊」）、capricious「心血來潮的、反覆無常的」（基於山羊會突然跳起來的習性），還有Capri「卡布里島」（以前曾有山羊棲息的島）都是同源詞。

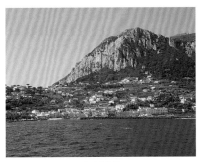

卡布里島
義大利那不勒斯南方約30km的孤島。羅馬皇帝提比留斯（Tiberius Julius Caesar, 在位14-37年）統治末期不太管政事，至卡布里島過著隱居生活，相當有名。觀光勝地有藍色洞窟（Grotta Azzurra）。

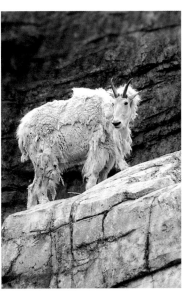

爬上陡坡的山羊

2014年度之使用量
枸杞子約8.7t
●●○○○
地骨皮約11t
●●●○○

基原植物學名：

Lycium chinense [lisiəm tʃainéns]

Lycium chinense Miller

基原植物名稱：**枸杞** 基原植物英語名稱：(Chinese) matrimony vine / Chinese wolfberry [úlfberi]

其他基原植物：[拉]*Lycium barbarum* L. 寧夏枸杞 [英]wolfberry / Barbary Matrimony Vine

管狀花目 [拉]Tubiflorae

茄科 [拉]Solanaceae

枸杞屬 [拉]*Lycium*

產地：主要為中國產（寧夏等地）

原產於中國的茄科落葉灌木，也是大家熟知枸杞酒、枸杞茶、中華料理或藥膳料理的食材。新芽也可作為蔬菜食用。

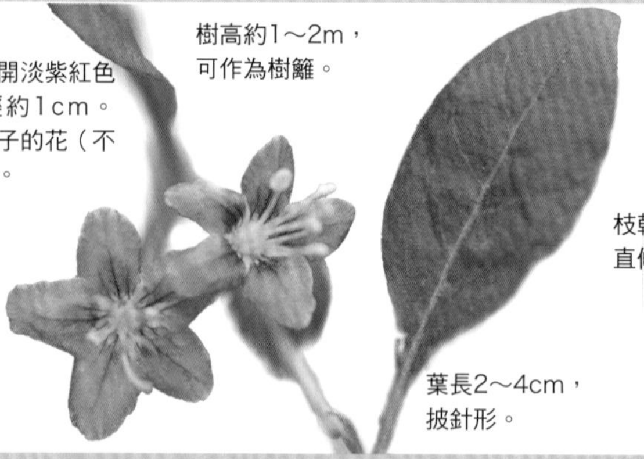
夏至秋季開淡紫紅色花，直徑約1cm。外觀像茄子的花（不過很小）。

樹高約1～2m，可作為樹籬。

葉長2～4cm，披針形。

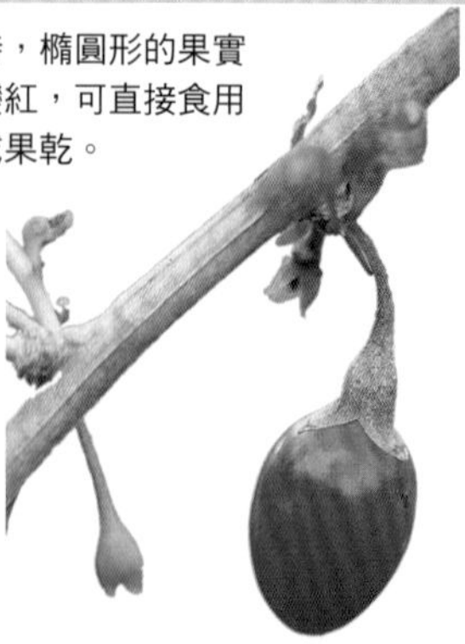
秋季時，橢圓形的果實成熟變紅，可直接食用或做成果乾。

枝幹上有直條紋。

使用部位：果實 生藥名稱 枸杞子 [拉]Lycii Fructus [英]Lycium Fruit

枸杞子是枸杞（*Lycium chinense* Miller）或寧夏枸杞（*Lycium barbarum* Linné [*Solanaceae*]）的果實。

生藥性狀 有特殊氣味，味甜，後微苦

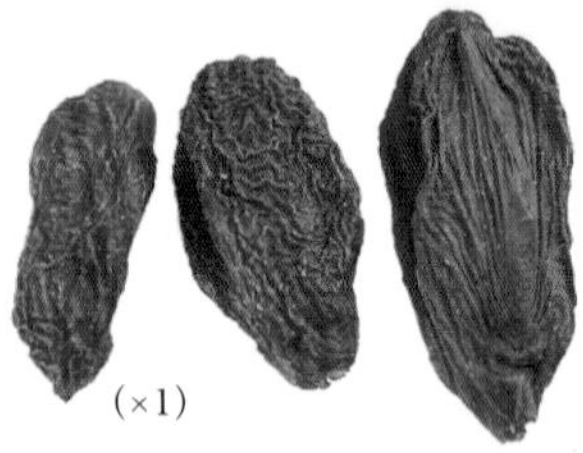
(×1)

像葡萄乾的甜味中帶有些許苦味。內部呈淡褐色～淡黃褐色，直徑約2mm，扁平腎臟形，有許多種子。有特殊氣味。

主要成分 甜菜鹼 [英]betaine

其他還有胡蘿蔔素（carotene）、維生素B_1、B_2、C等。

確認試驗 TLC法（黃色）

取乙酸乙酯萃取液進行TLC試驗，以正己烷、乙酸乙酯混合液展開。Rf值0.6附近會得到黃色斑點。

主要藥效 強身、增強新陳代謝

已有報告指出具增強免疫、降血糖、改善脂質代謝、保護肝臟機能等作用。

漢方處方 滋陰至寶湯、清心蓮子飲

收錄於《神農本草經》上品。**漢方中用於強身。**中國稱枸杞（Lycium chinense）的果實為「津枸杞」，寧夏枸杞（Lycium barbarum）的果實為「寧夏枸杞」。

使用部位：根皮 生藥名稱 地骨皮 [拉]Lycii Cortex [英]Lycium Bark

地骨皮是枸杞（*Lycium chinense* Miller）或寧夏枸杞（*Lycium barbarum* Linné [*Solanaceae*]）的根皮。

生藥性狀 稍有特殊氣味，剛咬下略有甜味

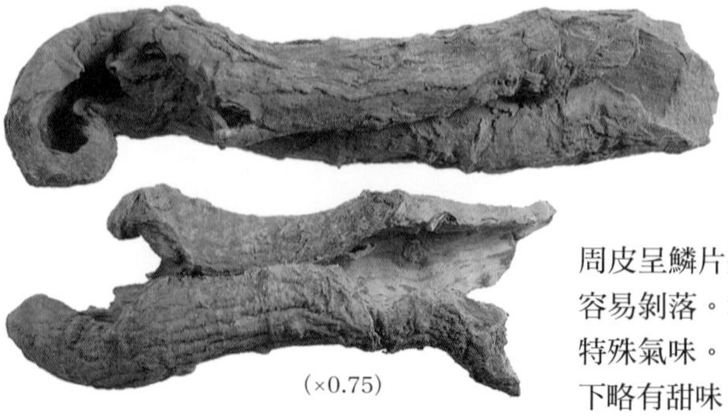
(×0.75)

周皮呈鱗片狀，容易剝落。稍有特殊氣味。剛咬下略有甜味。

確認試驗 TLC試驗（碘化鉍鉀試液，深褐色）

取甲醇萃取液以1-丁醇、醋酸銨溶液（1→20）、醋酸（100）混合液（2:1:1）展開。均勻噴上碘化鉍鉀試液。加熱後噴上亞硝酸鈉試液，會得到深褐色斑點。

主要藥效 降血糖、降壓、解熱

有降血糖、降壓、解熱作用。用於發熱、寢汗、口渴、咳喘、吐血等方面。

漢方處方 清心蓮子飲

漢方中用於強身、解熱。

枸杞屬*Lycium*源自希臘語λύκιον。西元一世紀的迪奧斯克理德斯或老普林尼，把其用來指稱鼠李屬的多刺灌木（*Rhamnus petiolaris*），雖然植物學上完全沒有關係，但林奈替多刺的茄科枸杞屬命名時，還是因為多刺這個共通點，拿鼠李科鼠李屬的希臘語來用了。

順帶一提，*Rhamnus petiolaris*的英語為Dyer's Buckthorn，如字面所示，意為「染坊之雄鹿的棘」，用作黃色染料。λύκιον源自希臘語Λυκία「呂基亞（Lycia）」，也就是小亞細亞西南部地區的地名，因為這個地方長了很多多刺灌木。另一方面，英語名稱wolfberry「枸杞」，其屬名*Lycium*則是被誤以為源自希臘語λύκος「狼」。講點小知識，λύκος「狼」雖然用於番茄（*Solanum lycopersicum*「狼的桃子」之意）的學名中，但這是因為番茄被認為比桃子低等、粗俗且味道沒那麼好，而實際上「狼」是不會吃番茄的。

種名*chinense*是拉丁語「中國的、中國產的」之意。

寧夏枸杞種名*barbarum*源自希臘語βάρβαρος「（希臘人之外的）不同民族、野蠻人」（複數形是βάρβαροι），表示不會說希臘語的不同民族講著「βάρβαρ」這樣意味不明的話，是個擬聲詞。

根據《本草綱目》，枸杞是因為「棘如枸橘之刺，莖如杞之條」，所以取名為枸杞。漢字的枸表示「枝條彎曲」，枸橘這種植物枝條彎曲且多刺。而提到杞字，現今河南省杞縣之處，古代有個杞國，那裡的居民「擔心天會不會塌下來，整天憂心忡忡」，稱為「杞人憂天」。

日本從前稱枸杞為「沼美久須利」，自古便入藥了。之所以稱為地骨皮，是因為枸杞的根形狀很像骨頭。

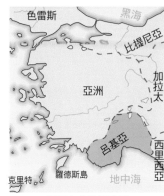

羅馬行省的呂基亞
呂基亞南邊為地中海，陸地四周被林木茂密的山地包圍，藉此保持了其獨立性。波斯帝國時代，呂基亞西邊是阿爾泰米夏女王統治的卡里亞；到了羅馬帝國時代，則成為呂基亞行省。

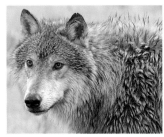

λύκος＝狼
枸杞的英語wolfberry，屬名是*Lycium*，被誤以為是源自希臘語λύκος「狼」。狼人（Lycanthrope）也是類似詞。

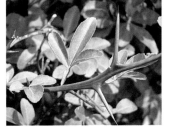

枸橘的棘（攝影：青木 繁伸）

苦可胺是地骨皮中所含精胺類的生物鹼，為地骨皮顯著降血壓的活性成分。以往只在枸杞中發現，但後來也發現存在於馬鈴薯中。

枸杞子與地骨皮的主要成分　甜菜鹼 ⊛betaine

枸杞子　生物鹼：甜菜鹼（betaine）　　脂肪酸：亞麻油酸（linoleic acid）等
　　　　類胡蘿蔔素：胡蘿蔔素（carotene）、玉米黃素（zeaxanthin）、酸漿果紅素（physalien）
　　　　維生素類：維生素B₁（thiamin）、維生素B、C
　　　　其他：桂皮酸（cinnamic acid）、穀固醇（sitosterol）
地骨皮　生物鹼：苦可胺（kukoamine）、甜菜鹼（betaine）
　　　　其他：穀固醇（sitosterol）

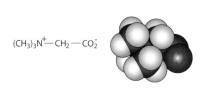

$(CH_3)_3N^+ - CH_2 - CO_2^-$

生物鹼：**甜菜鹼**（betaine）
CAS No. 107-43-7

甜菜鹼是從甜菜（*Beta vulgaris*）中發現的，便由此命名。

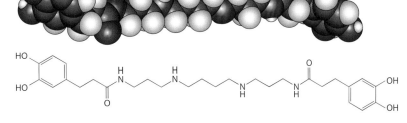

生物鹼：**苦可胺A**（kukoamine A）
CAS No. 75288-96-9

基原植物學名：
Magnolia kobus
[mægnóuliə]

Magnolia kobus De Candolle

基原植物名稱：**日本辛夷**　　基原植物英語名稱：Japanese willow-leaf magnolia

其他基原植物：㊣*Magnolia salicifolia* Maximowicz　柳葉木蘭　㊍Official magnolia
㊣*Magnolia biondii* Pampanini　望春玉蘭　㊍Biond magnolia
㊣*Magnolia sprengeri* Pampanini　武當木蘭　㊍Sprenger's magnolia
㊣*Magnolia denudata* Desrousseaux　玉蘭　㊍Yulan magnolia

毛茛目　　㊣Ranunculales
木蘭科　　㊣Magnoliaceae
木蘭屬　　㊣*Magnolia*
產地：中國、日本（奈良、茨城）

柳葉木蘭或日本辛夷是木蘭科的落葉喬木。玉蘭、望春玉蘭、武當木蘭都是中國產，在中國也用作辛夷的基原植物。在日本則是以柳葉木蘭或日本辛夷取代。以上皆列入日本藥局方的辛夷基原植物中。

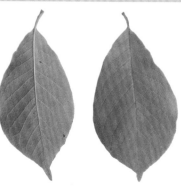

葉為互生，短柄。葉身呈長橢圓形～寬卵形。葉緣完整，銳頭。

圖為日本辛夷。

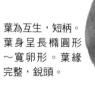

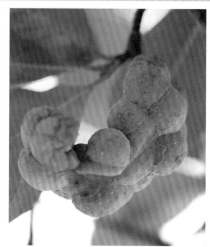

如拳頭般的「日本辛夷果實」。

柳葉木蘭：葉子細長。
日本辛夷：葉身基部為楔形。花期中花的下面有小葉子。
玉蘭：葉子很大片。

使用部位：
花蕾 生藥名稱 **辛夷** ㊣Magnoliae Flos ㊍Magnolia Flower

辛夷是柳葉木蘭（*Magnolia salicifolia* Maximowicz）、日本辛夷（M. *kobus* D.C.、M. *biondii* Pampanini、M. *sprengeri* Pampanini）或玉蘭（M. *denudata* Desrousseaux [*Magnoliaceae*]）的花蕾。

確認試驗 **TLC法（碘化鉍鉀試液，深橘色）**

甲醇萃取液以乙酸乙酯、丙酮、水、蟻酸混合液展開。噴上碘化鉍鉀試液時，Rf值0.3附近會出現深橘色斑點。

生藥性狀 **有特殊氣味，味辣微苦**

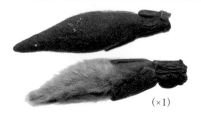

（×1）

採下開花前的花蕾，柳葉木蘭的要晒乾，日本辛夷則是陰乾。乾燥後存放於氣密容器中。沒有花柄、大朵扎實、香氣濃郁為佳。

主要藥效 **鎮靜、鎮痛**

辛夷萃取物、柳葉玉蘭脂素、木蘭脂素：抗發炎作用。
烏藥鹼、牛心果鹼：抑制活動力、發現有強直性昏厥。

漢方處方 **葛根湯加川芎辛夷、辛夷清肺湯**

漢方中以鎮靜、鎮痛為目標，用於鼻炎、蓄膿症、頭痛、頭重感等方面。

主要成分 **烏藥鹼** ㊍coclaurine

精油：檸檬烯（limonene）、細辛腦（asarone）、黃樟素（safrole）、甲基丁香酚（methyl eugenol）、檸檬醛（citral）
生物鹼：烏藥鹼（coclaurine）、牛心果鹼（reticuline）。
木酚素：柳葉玉蘭脂素（magnosalin）、木蘭脂素（magnoshinin）

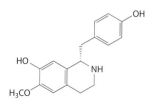

生物鹼 **烏藥鹼**（coclaurine）
CAS No. 486-39-5

學名解說 替「木蘭屬」命名的植物學家普爾米耶（Charles Plumier）是方濟各會的傳教士，去過西印度群島的海地等處，留下許多新動植物的記錄。他取植物學家曼紐爾（Pierre Magnol）之名替木蘭屬命名為「Magnolia」，其他還有以貝肯、羅貝爾、富克斯等植物學家之名取的「秋海棠屬（Begonia）」、「山梗菜屬（Lobelia）」、「吊鐘花屬（Fuchsia）」等等。反過來說，圖內佛爾和林內等人相當讚賞他，將緬梔屬命名為「*Plumeria*」。如此這般，植物學中經常可見這種對他人表示敬意，卻和植物本身沒什麼關係的命名法。

有關木蘭屬 *Magnolia*，請參考→p.177「厚朴」。

其他木蘭屬有名的植物有紫玉蘭（*Magnolia quinquepeta* 或 *M. liliiflora*）、洋玉蘭（*Magnolia grandiflora*）。日語名稱「木蓮」是因為玉蘭花朵像蓮花，便以此取名（→請參照p.41「紫雲英」專欄）。

木蘭屬花朵的特徵為雌蕊、雄蕊、花被片長在圓錐形花床上，但不像其他植物是環狀，而是呈螺旋狀。此外，花瓣與萼片的顏色形狀都類似，難以辨別，所以統稱為「花被片」。從白堊紀的化石中便發現有木蘭屬植物，就被子植物而言，歷史相當悠久。

日語名稱タムシバ（柳葉木蘭，*Magnolia salicifolia*）是從「カムシバ（嚙柴）」轉變來的，由於咀嚼其枝或葉會有甜味，所以也稱為「サトウシバ（砂糖柴）」。種名 *salicifolia* 源自拉丁語salix「柳」的合成詞salici-＋folia「～的葉子」，因為柳葉木蘭的葉子形狀像柳葉。順帶一提，柳樹樹皮及葉子中所含有的解熱、鎮痛成分，則命名為水楊苷（salicin）。水楊苷是水楊酸（salicylic acid）的醣苷，將水楊酸乙醯化便得到阿斯匹靈（乙醯水楊酸，Aspirin是商品名稱）。

日語名稱コブシ（拳頭，日本辛夷，*Magnolia kobus*）的由來有「花蕾很像拳頭」、「果實很像小孩子的拳頭」等說法。日本辛夷會在早春比其他樹木都要早一步開花。花為白色，花瓣狹小。種名 *kobus* 則是取自日語名稱。

武當木蘭（*Magnolia sprengeri*）的種名 *sprengeri* 是取自德國植物學家舒普蘭卡（Carl Sprenger, 1846-1917）。

玉蘭（*Magnolia denudata*）的種名 *denudata* 是拉丁語形容詞 denudatus「裸露的、露出的」的陰性形。玉蘭的花朵會朝上緊閉然後綻開。有趣的是，南側的花瓣會膨大，所以花尖會朝北。中國所謂的「辛夷」便是指玉蘭。

辛夷的「辛」指的是味道會辣，「夷」則指這種植物是國外來的。

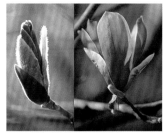

紫玉蘭的花蕾與花朵

紫玉蘭 *Magnolia liliiflora*，意為「花朵有如百合的」木蘭，花瓣外側是紅色或粉紅色，內側卻是白色。

（攝影：堀田 清）

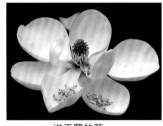

洋玉蘭的花

日語タイサンボク，漢字寫作大盞木、泰山木或大山木，*Magnolia grandiflora* 意為「大朵花的」木蘭。花瓣有6枚，最外側3片是很像花瓣的「萼片」。

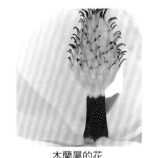

木蘭屬的花

上面是雌蕊，下面是雄蕊，呈螺旋狀排列。

辛夷指的是什麼植物？日語名稱與中國名稱的差別

表示植物的漢字在日本與在中國指的經常會是不同植物。尤其是中國有而日本沒有的植物漢字，會用形態類似，或是用途類似的植物指稱，偶爾也會出現完全不像的植物，比方說中國所稱的「辛夷」是玉蘭（*Magnolia denudata*），相對的，若在日本寫「辛夷」二字，則是指代替玉蘭的日本辛夷（*Magnolia kobus*）（不過生藥指的辛夷兩者皆是）。因此寫下「辛夷」二字時，有可能因為讀者的語言學背景不同，聯想到不同植物。其他還有**楠**在日本指的是樟樹（*Cinnamomum camphora*），但在中國則表示豬腳楠（*Machilus thunbergii*）。另外，**山茶花**在日本指的是茶梅（*Camellia sasanqua*），但在中國則指南山茶（*Camellia reticulata*）。另一方面，**椿**在中國是指香椿（*Toona sinensis*）（腦袋都快打結了）。其他請參照「梓、梓樹」（p.65）、「桂、連香樹」（p.73）。

日本辛夷跟玉蘭的問題不大就算了，但是也有像防己與廣防己，這種事關有無毒性的重要問題（→請參照p.37）。基於如此理由，描述生藥基原植物時，使用世界共通、植物分類更加嚴謹的「學名」，是相當合理的。

2014年度之使用量
約170t
●●●●○

Magnolia obovata

[mægnóuliə]

基原植物學名：

Magnolia obovata Thunb.

基原植物名稱：**日本厚朴**　基原植物英語名稱：japanese umbrella tree

其他基原植物：㊙*Magnolia officinalis* Rehd. et Wilson 厚朴　㊍Officinal Magnolia
　　　　　　㊙*Magnolia officinalis* Rehd. et Wilson var. *biloba* Rehder et Wilson 凹葉厚朴

毛茛目　　㊙Ranunculales
木蘭科　㊙Magnoliaceae
木蘭屬　　㊙*Magnolia*
產地：中國、日本（奈良、茨城）

山林中可見的木蘭科落葉喬木，據說樹高可達30m。因材質堅硬，用於木屐的齒（朴齒木屐）等工藝品。此外，由於厚朴油汙少容易加工，所以也拿來做日本刀的刀鞘。在中國，厚朴指的是「シナホウノキ（支那朴の木）」的樹皮；而在日本會稱日本厚朴為「和厚朴」，厚朴則為「唐厚朴」以作區分。

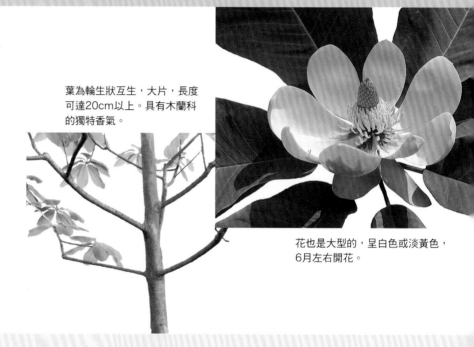

葉為輪生狀互生，大片，長度可達20cm以上。具有木蘭科的獨特香氣。

花也是大型的，呈白色或淡黃色，6月左右開花。

使用部位：
樹皮　生藥名稱 **厚朴**　㊙Magnoliae Cortex　㊍Magnolia Bark

厚朴是日本厚朴（*Magnolia obovata* Thunb.、*Magnolia officinalis* Rehd. et Wilson）或凹葉厚朴（*Magnolia officinalis* Rehd. et Wilson var. *biloba* Rehder et Wilson [*Magnoliaceae*]）的樹皮。本品含有厚朴酚（magnolol）0.8%以上；**厚朴末**是厚朴的粉末。本品含有厚朴酚（magnolol）0.8%以上。

主要成分　厚朴酚 ㊍magnolol

萜類：α-桉葉醇（α-eudesmol）、β-桉葉醇（β-eudesmol）
酚類：厚朴酚（magnolol）和厚朴酚（honokiol）

確認試驗　TLC法（碘化鉍鉀試液，黃色）

取甲醇萃取液以1-丁醇、水、醋酸混合液展開。噴上碘化鉍鉀試液，得到黃色斑點。

生藥性狀　有些許氣味，味苦

於夏土用（立秋前約18天，7月下旬）時，剝下樹幹、枝條的皮，晒乾。厚實潤澤、香氣重為佳。

主要藥效　鎮痛、鎮痙

水萃液：類箭毒作用。在鏈佐黴素引發糖尿病症狀的大鼠身上出現改善效果。
乙醚萃取物：出現持續性抑制中樞神經、鎮靜、肌肉鬆弛、抗痙攣、抑制脊髓反射作用。
厚朴酚、和厚朴酚：對持續的中樞神經性肌肉鬆弛作用。

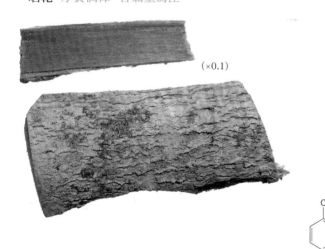

(×0.1)

漢方處方　半夏厚朴湯

漢方中以收斂、利尿、祛痰為目的使用。

酚類：**厚朴酚**（magnolol）
CAS No. 528-43-8

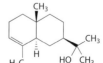

萜類：**α-桉葉醇**（α-eudesmol）
CAS No. 473-16-5

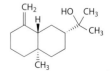

萜類：**β-桉葉醇**（β-eudesmol）
CAS No. 473-15-4

木蘭屬*Magnolia*是取自法國的植物學家**曼紐爾**（Pierre Magnol, 1638-1715）。曼紐爾曾任蒙彼里耶的皇家植物園園長，是第一個在植物學分類上使用科（familia）一詞的人。之後法國植物學家普爾米耶（Charles Plumier, 1646-1704）讚嘆曼紐爾的業績，將在馬提尼克島上發現的樹木*Magnolia dodecapetala*屬名，命名為Magnolia（木蘭屬）。日本厚朴的成分magnolol「厚朴酚」也是由此命名的。

種名*obovata*是拉丁語*ovum*「卵」的形容詞，意為「卵圓形的」，因為葉子是卵圓形的。無論哪個部位是卵圓形的，*obovata*這個詞都可見於植物學名中，例如長壽金柑（福州金柑，*Fortunella obovata*）、岩梅（*Diapensia lapponica* subsp. *obovata*）等等。

厚朴種名*officinalis*是拉丁語中「藥用的」之意。

凹葉厚朴（同物異名：*Magnolia biloba*）的變種名*biloba*是拉丁語bi-「2個的、2回的、2重的」＋lobus「葉子」＝「2淺裂的」之意，因為葉子有淺裂而來。此外，如中文名字所示，也可說是葉子前端「凹陷」。

日本厚朴的英語名稱japanese umbrella tree，取自其枝條前端有6～10枚葉子輪生，看起來像把雨傘。其他還有japanese white bark magnolia（因為樹皮是白色的）、japanese cucumber tree等別名。此外，由於日本厚朴的葉子很大，所以也稱為big leaved magnolia。日本厚朴在日本的樹木中，不只葉子大，花朵也算是最大的一類。

厚朴的「朴」指的是樹皮，尤其指樹皮厚實的日本厚朴。日本藥局方的記載是「ホウノキ」，但一般多寫成「ホオノキ」。

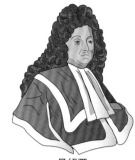

曼紐爾

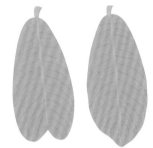

凹葉厚朴（左）與日本厚朴（右）
葉子形狀之比較

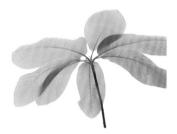

日本厚朴的葉子
呈卵圓形，有如傘一般巨大。

日本厚朴與殺菌作用／樹木的害蟲防治

根據《本草和名》，日本厚朴從前被稱為「ホホガシワ」，這裡的「カシワ」指的是裝盛食物的器皿、或是蒸米飯時使用的葉子（かしぐは，炊ぐ葉）。殼斗科的槲樹（カシワ，柏，*Quercus dentata*）是其中的代表性植物，如今包覆在「柏餅」外的正是這種植物的葉子。此外，拿日本厚朴大片葉子來用的料理有：加入辛香料再燒烤味噌的「朴葉味噌」、朴葉壽司、朴葉餅等。之所以使用日本厚朴的葉子，並非單純因為它大片，還有料理時葉子耐得住火的緣故。不僅如此，雖然量不及樹皮，但其葉子中也含有厚朴酚（magnolol）、和厚朴酚（honokiol）這些具有殺菌作用的新木酚素（neolignan）。

樹皮中之所以含有許多殺菌成分，是樹木為了保護自己，產生妨礙昆蟲攝食的物質，或是殺害病菌等的殺菌物質。這些成分隨植物種類大大不同，賦予木材獨特的香氣。人類則在各方面活用這些抗菌、殺蟲作用。另外，樹木為了預防遭到啃食，也有許多樹皮中含有「苦味」物質。取樹皮作為生藥的苦木、南美牛彌菜、黃蘗、野桐等，許多都用於苦味健胃藥中，便是這個緣故。

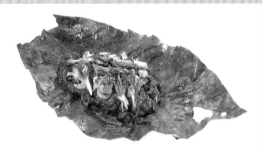

朴葉味噌
日本有許多使用日本厚朴葉子的鄉土料理。

2014年度之使用量
約14t
●●●○○

基原植物學名：

Mallotus japonicus [məlóutəs]

Mallotus japonicus Mueller Argoviensis

基原植物名稱：**野桐**　基原植物英語名稱：Japanese Mallotus [məlóutəs]

牻牛兒苗目　[拉]Geraniales

大戟科　[拉]Euphorbiaceae

野桐屬　[拉]*Mallotus*

產地：日本、朝鮮半島、沖繩半島、台灣、中國南部

自生於山野或丘陵的大戟科落葉小喬木。雌雄異株。植被演替中，從草原進展到灌木林之際會出現的代表性植物，比方說山林經過採伐，一開始野桐會跟鹽膚木最早出現。而野桐的新芽呈紅色，所以有「赤芽柏（アカメガシワ）」之名。

高度可達10m。

密生無花瓣的黃綠色小花。

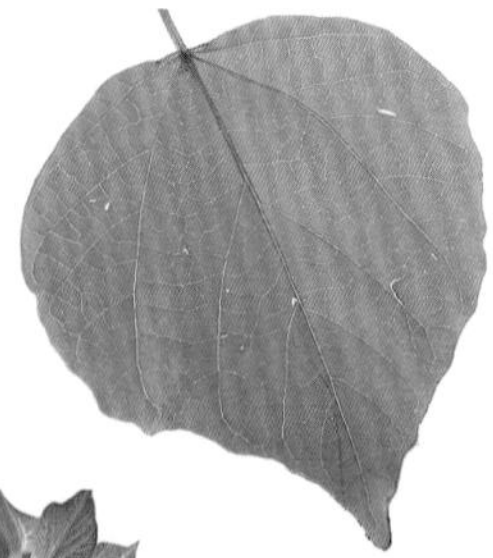

葉為互生，長柄。葉身呈卵形～圓形（跟桐葉很像），偶有2～3個淺裂，前端尖。

蒴果外皮有許多軟凸起，成熟後會裂成3殼片，露出紫黑色球形的種子。

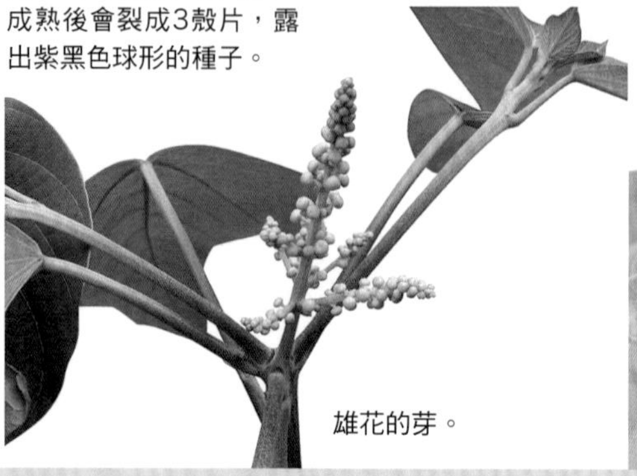

雄花的芽。

新芽為紅色，長大後的葉子也帶點紅色。

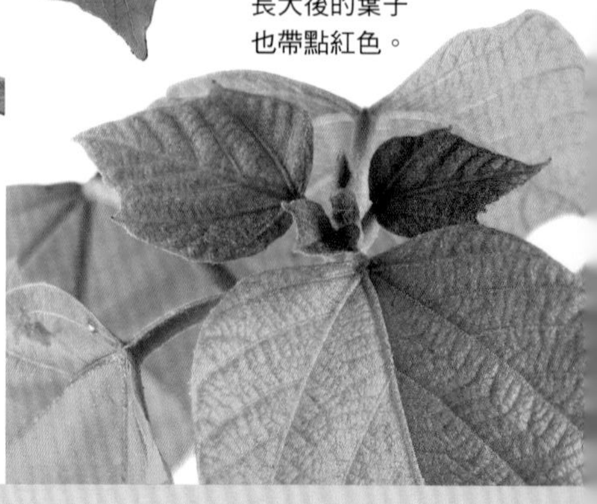

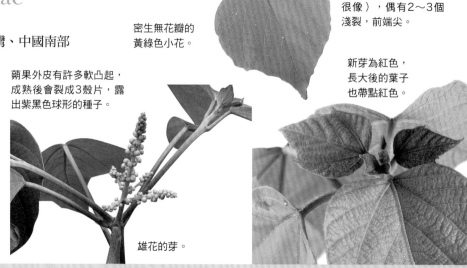

使用部位：樹皮　生藥名稱：野桐　[拉]Malloti Cortex　[英]Mallotus Bark

野桐是野桐（*Mallotus japonicus* Mueller Argoviensis [*Euphorbiaceae*]）的樹皮。

生藥性狀　有些許氣味，略帶澀味

板狀或弧形半管狀的樹皮，外皮呈帶綠灰色～帶褐灰色，上有灰白色～褐色縱向條紋。內面呈淡黃褐色～灰褐色，有許多直線條，但比外皮平滑。容易折斷，切面略帶纖維性。有些許氣味，味道稍苦，帶點澀味。

主要藥效　整腸

岩白菜素：促進膽汁分泌、鎮痛作用。

單寧類：整腸、止瀉作用。

漢方處方　苦味健胃整腸藥

味道稍苦，帶點澀味。**藉由樹皮中所含的苦味物質——岩白菜素，用作整腸藥、胃潰瘍、十二指腸潰瘍治療藥物。**

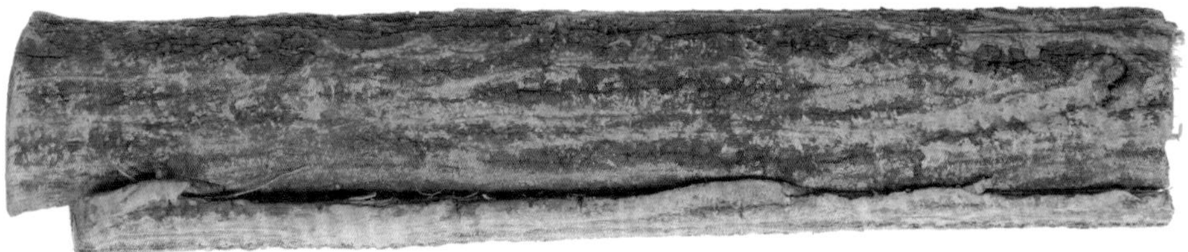

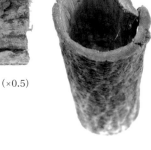

(×0.5)

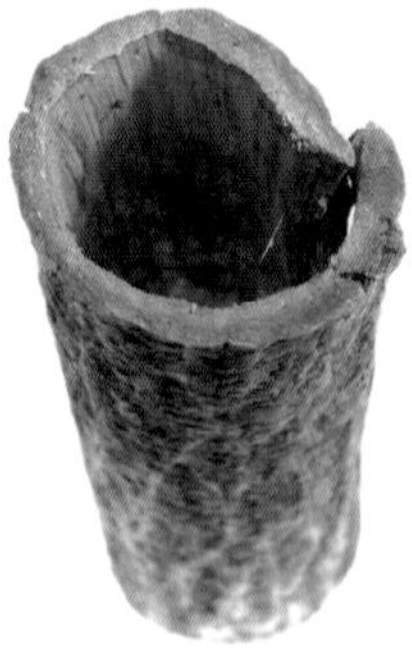

主要成分　岩白菜素　[英]bergenin

單寧類：岩白菜素（bergenin）、老鸛草素（geraniin）、鞣雲實精（corilagin）、兒茶素（catechin）、沒食子兒茶素（gallocatechin）等

確認試驗　TLC法（UV254nm，深藍色）

甲醇萃取物以乙酸乙酯、乙醇、水混合液展開。薄層板照射UV（254nm），會得到1個斑點，與岩白菜素的深藍色斑點一致。

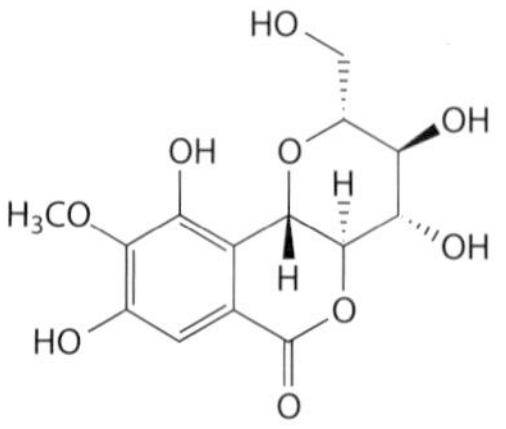

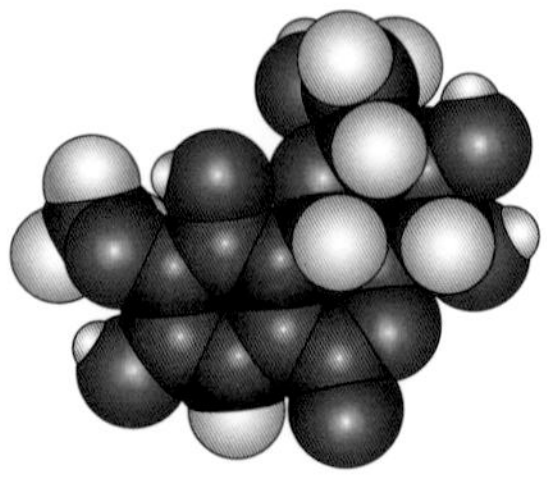

單寧類：**岩白菜素**（bergenin）
CAS No. 477-90-7

學名解說 大戟屬*Euphorbia*語源的植物大戟（Euphorbia），其發現者——尤巴二世是怎樣的人呢。他的父親尤巴一世敗給羅馬後，年幼的尤巴二世便被俘虜至羅馬，接受羅馬式教育。等尤巴二世長大後，羅馬皇帝賜毛雷塔尼亞王位給他（毛雷塔尼亞位於非洲西北部，是現今的茅利塔尼亞）。在如此背景下，尤巴二世學識豐富，以希臘語著有歷史、地理、語言、藝術等多方面的書籍。講點小知識，尤巴二世第一位妻子是安東尼（Mark Antony）與克麗奧佩托拉（Cleopatra）生的克麗奧佩托拉·塞勒涅（Cleopatra Selena）。

野桐屬*Mallotus*是拉丁語「多毛的、軟毛長的」之意。繼續回溯，可得源自希臘語μαλλός「一束羊毛」。野桐的果實上長出許多有如軟刺的軟毛（腺毛）。果實成熟後，果皮會裂開，露出其中黑色圓形有光澤的種子。順帶一提，會吃鳥類羽毛或動物毛髮的「咬蝨、羽蝨」正是Mallophaga（食毛目）的。

種名*japonicus*是「日本的、日本產的」之意。野桐廣泛分布於日本，不過在朝鮮半島或中國南部也能發現近緣種。

大戟科*Euphorbiaceae*是*Euphorbia*「大戟屬」後面接表示「科」的字尾-aceae形成。根據老普林尼的博物誌，毛雷塔尼亞王**尤巴二世**（Juba II， 西元前25年～西元23年在位）在亞特拉斯山發現現今稱為「龍骨木」的*Euphorbia resinifera*。據說他的侍醫**艾佛布斯**（Euphorbus）是第一個把發現類似仙人掌的植物乳液當作用藥物的人，尤巴二世便將那種植物冠上侍醫艾佛布斯之名。

日語名稱「トウダイグサ科」源自「澤漆（*Euphorbia helioscopia*）」，這是將植物莖上延伸、開出圓形花朵的樣子，比喻成以前長柄頂放著器皿的「燈台（とうみょうだい，灯明台）、燭台」，跟東大或海岸邊的燈塔無關。一切斷澤漆的莖會流出乳汁，但其中含有大戟素（euphorbin），食用的話會腹瀉、腹痛，另外，光是觸摸到也會起紅疹、長水泡。大戟屬這種乳汁對植物而言，有保護自身不受外敵捕食的功用，乳汁很快就會乾燥，也有助於密封傷口。

日語名稱**赤芽柏**，源自其新芽或嫩葉是「紅色的」，再加上葉子像柏一樣都是大片的，所以如此取名。而別名「五葉菜（ゴサイバ）」或「菜盛葉（サイモリバ）」，則跟柏葉一樣，表示以前會拿野桐葉子來盛裝食物。

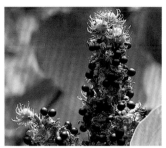
野桐的果實與種子
（攝影：日野 幸富）

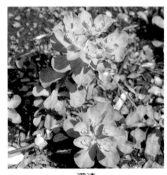
澤漆
（攝影：大竹 道夫）

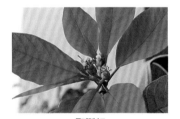
聖誕紅
聖誕紅（*Euphorbia pulcherrima*）也是大戟科的植物。看起來像紅色花朵的部分，是葉子變化的「苞片」。

野桐與螞蟻共生／花外蜜腺（extrafloral nectary）

植物並非只有花朵會分泌蜜液，花朵以外分泌蜜液的器官總稱為「花外蜜腺（extrafloral nectary）」。位於花朵中的蜜腺是為了吸引蜜蜂或蝴蝶來運送花粉，花外蜜腺則是吸引螞蟻等昆蟲。有花外蜜腺的植物會吸引螞蟻，來替自己驅趕啃食嫩芽或葉子的昆蟲，而分泌的蜜液則是給螞蟻的「報酬」，這種行為便是所謂的共生關係。

野桐的葉子基部有花外蜜腺，經常可在這個位置看到螞蟻吸食蜜液的樣子。用肉眼可確認花外蜜腺的植物有梓樹（沿著主葉脈）、野豌豆（托葉上的黑點即是花外蜜腺）、虎杖（莖）、鐘麻（葉子主脈）、山櫻（葉柄）、山桐子、絲瓜（鱗葉）等等。

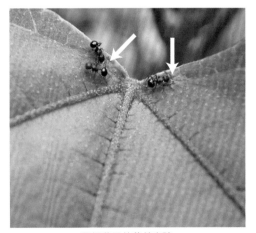
野桐葉子的花外蜜腺
（攝影：渡邊 哲也）

基原植物學名：**Marsdenia cundurango**

Marsdenia cundurango Reichenbach fil.

基原植物名稱：**南美牛彌菜** 基原植物英語名稱：common condor vine / eagle vine

龍膽目 [拉]Gentianales

蘿藦科 [拉]Asclepiadaceae

牛彌菜屬 [拉]*Marsdenia*

產地：南美（祕魯、厄瓜多）、東非

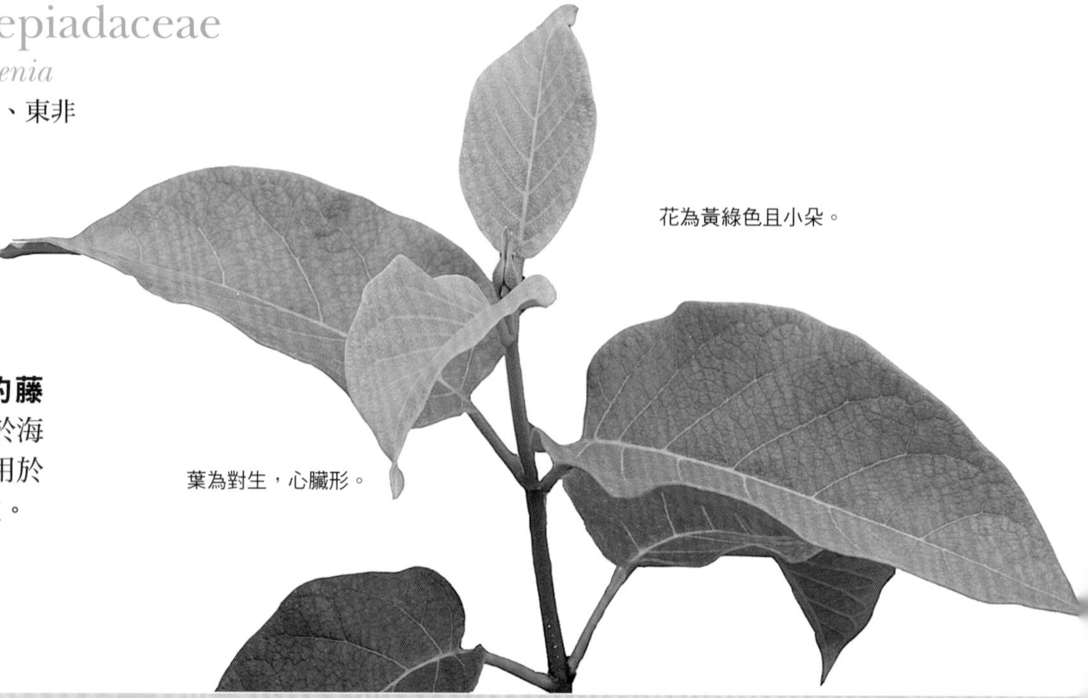

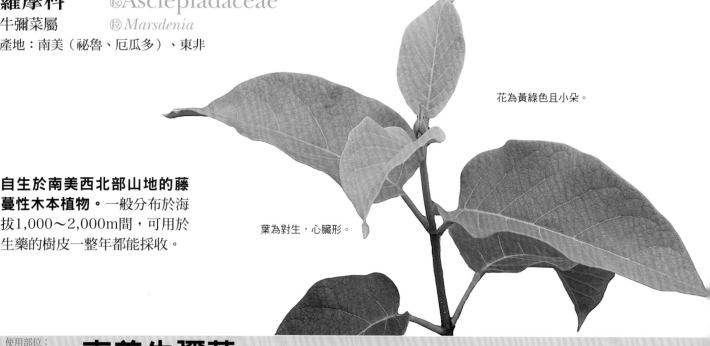

自生於南美西北部山地的藤蔓性木本植物。一般分布於海拔1,000～2,000m間，可用於生藥的樹皮一整年都能採收。

使用部位：樹皮 生藥名稱 南美牛彌菜 [拉]Condurango Cortex [英]Condurango

南美牛彌菜是*Marsdenia cundurango* Reichenbach fil.（*Asclepiadaceae*）的樹皮；**南美牛彌菜流浸膏劑**是取南美牛彌菜的中末，以純水或純水（分裝）、乙醇、甘油混合液（5:3:2）為第一浸出劑，以純水或純水（分裝）、乙醇混合液（3:1）為第二浸出劑，依照流浸膏劑製法製成。

生藥性狀 管狀或半管狀皮片；有些許氣味，味苦

管狀或半管狀皮片，外皮呈灰褐色～暗褐色，內面為淡灰褐色。斷面外側為纖維性，內側為顆粒狀。

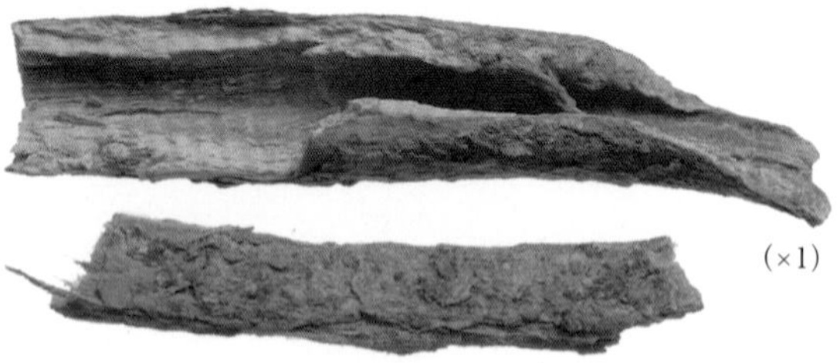
（×1）

主要成分 南美牛彌皮苷A

[英]condurangoglycoside A

孕烷醣苷（苦味成分）：南美牛彌皮苷A、A_0、A_1、B_0、C、C_0、C_1、D_1（condurangoglycoside A、A_0、A_1、B_0、C、C_0、C_1、D_1）、肉珊瑚苷元（sarcostin）等

確認試驗 溶解度差異

水冷浸濾液涼時清澈→加熱時混濁。冷卻後再度變清澈（南美牛彌皮苷）。

主要藥效 抗腫瘤作用

南美牛彌皮苷類：抗腫瘤作用。

主要用途 芳香性苦味健胃藥

用作芳香性苦味健胃藥，尤其針對胃黏膜疾病使用。

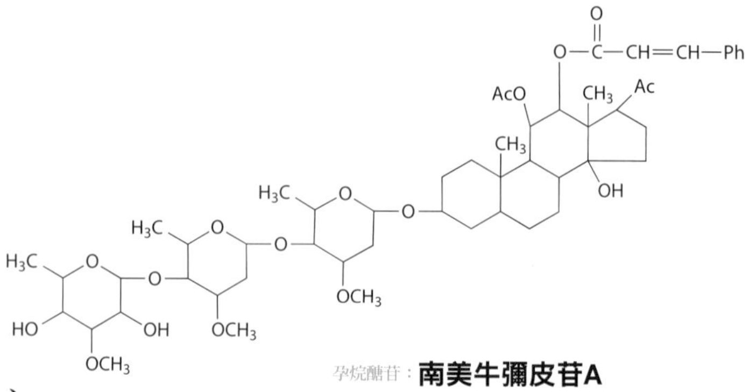

孕烷醣苷：**南美牛彌皮苷A**

CAS No. 11051-90-4

學名解說 南美牛彌菜命名者是德國植物學家，也是蘭學學家的海因里希（Heinrich Gustav Reichenbach, 1823-1889），他的父親也是有名的植物學家。因此，在簡記命名者時，兒子會寫成Rchb. f. 或Rchb. fil.。f.或fil.是拉丁語filius「兒子」的省略形，也可說是英語jr.的拉丁語版。那麼要如何表示其父親路德維希（Ludwig Reichenbach, 1793-1879）呢？單純寫成Rchb.即可。

牛彌菜屬*Marsdenia*取自出身愛爾蘭的東方學家、貨幣學家，同時也是植物蒐集家的**瑪斯登**（William Marsden, 1754-1836）。他曾任蘇門答臘總督的第一祕書官、英國海軍大臣祕書官，期間著有馬來語的文法書、辭典，以及《蘇門達臘史》（*History of Sumatra*）。此外，他也在這時候蒐集了亞洲貨幣和各式各樣的植物。順帶一提，日語屬名的キジョラン（鬼女蘭，絨毛芙蓉蘭，*Marsdenia tomentosa*）是自生於關東以南山地的蘿藦科藤蔓植物，並非蘭科植物。

蘿藦科*Asclepiadaceae*是由尖尾鳳屬*Asclepias*＋表示「科」的字尾-aceae形成的。尖尾鳳屬則是取自希臘神話的Ἀσκληπιός（醫神艾希克雷比歐斯；拉丁語：Aesculapius）。根據希臘神話，艾希克雷比歐斯（Asclepius）是阿波羅神（Apollo）與美女克羅妮絲（Coronis）的孩子，向半人馬族賢者凱龍學習醫術，是醫師的始祖。但是由於後來他的醫術厲害到能讓死者復生，冥王黑帝斯不禁向宙斯抗議，宙斯不得已只好用雷劈了艾希克雷比歐斯。阿波羅將他舉到天空，變成「蛇夫座」（這個傳說還有別的說法）。無論如何，尖尾鳳（唐綿，*Asclepias curassavica*）以前曾用於解熱、鎮痛、利尿等方面，所以可想見因此掛上醫神或名醫之名。

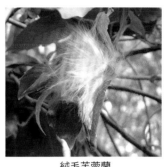

絨毛芙蓉蘭

日語名稱很奇特，稱為鬼女蘭，是將種子中長出的白色綿毛比喻成「鬼女的白髮」來的，也是青斑蝶（*Parantica sita*）的代表性食用植物。
（攝影：宮川 良江）

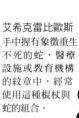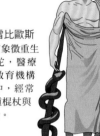

艾希克雷比歐斯

手中握有象徵重生不死的蛇，醫療設施或教育機構的紋章中，經常使用這種棍杖與蛇的組合。

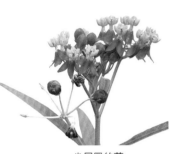

尖尾鳳的花

南美牛彌菜與安地斯神鷲

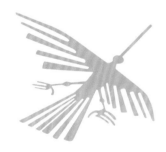

取自納斯卡地畫的安地斯神鷲

祕魯的納斯卡平原上，有個大至136m，可認為是安地斯神鷲的地畫。

南美牛彌菜種名*cundurango*據說是源自克丘亞語（Quechua）※的kuntur「安地斯神鷲」後接anku（angu）「藤蔓」。南美牛彌菜的英語為condor vine，也是由此直接翻譯。為何南美牛彌菜會跟安地斯神鷲連結在一起，確切的緣由不明，但有一說指南美牛彌菜會長到像安地斯神鷲這麼大，或者說南美牛彌菜的藤蔓堅韌如安地斯神鷲，便由此取名了。

順帶一提，安地斯神鷲（*Vultur gryphus*）是棲息於南美安地斯山脈的大型鳥類。自古以來便存在以安地斯神鷲為靈感啟發的遺跡，或是印加文明以前的陶器上有如此文字圖樣。西元前二世紀～六世紀時出現的「納斯卡地畫」也可認為畫的是安地斯神鷲，相當出名。

現代以祕魯民謠為本的名曲〈安地斯神鷲翱翔（*El condor pasa*）〉，曲名中也用了condor（安地斯神鷲）一詞。

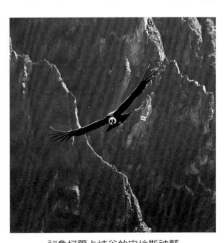

祕魯柯爾卡峽谷的安地斯神鷲

安地斯神鷲兩翼展開可達3m以上，幅度寬闊是其特色，優雅地在空中滑翔令人印象深刻。安地斯神鷲有什麼讓人聯想到南美牛彌菜呢？

※所謂克丘亞語，以前曾是印加帝國的官方語言，現在則使用於玻利維亞、祕魯等南美諸國。

基原植物學名：

Mentha arvensis var.*piperascens*

Mentha arvensis Linné var. *piperascens* Malinvaud

基原植物名稱：**薄荷**　　基原植物英語名稱：Japanese mint

新恩格勒：管狀花目 ㊐Tubiflorae
克朗奎斯特：唇形目 ㊐Lamiales

唇形科
新恩格勒：　㊐Labiatae
克朗奎斯特：㊐Lamiaceae

薄荷屬　　　㊐*Mentha*

產地：巴西、中國、日本（北海道、岡山、廣島）

為大家熟知的胡椒薄荷（peppermint），唇形科薄荷屬多年生草本植物。可用於點心的清涼劑、花草茶、利口酒等，範圍廣泛。
原產地為歐洲大陸，經常加在口香糖中，也用於點心、花草茶。具獨特的薄荷醇氣味。

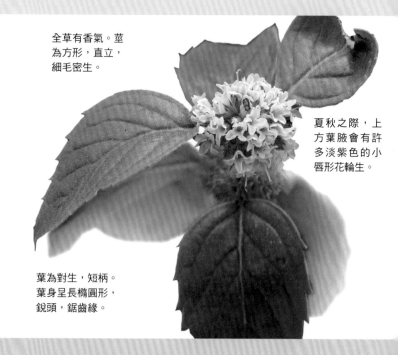

全草有香氣。莖為方形，直立，細毛密生。

夏秋之際，上方葉腋會有許多淡紫色的小唇形花輪生。

葉為對生，短柄。葉身呈長橢圓形，銳頭，鋸齒緣。

使用部位：
全草　生藥名稱 **薄荷**　㊐Menthae Herba　㊍Mentha Herb / Japanese peppermint

薄荷是薄荷（*Mentha arvensis* Linné var. *piperascens* Malinvaud [*Labiatae*]）的地上部分；**薄荷水**是薄荷油2mL＋純水或純水（分裝）適量＝總量1000mL，以香水製法製成；**薄荷油**是將薄荷的地上部分以水蒸氣蒸餾得到的油冷卻後，去除固體部分所得的精油。本品定量時，含有薄荷醇（$C_{10}H_{20}O$：156.27）30.0%以上。

確認試驗　TLC法（4-甲氧基苯甲醛、硫酸、醋酸、乙醇試液）

取乙醚萃取液，以正己烷、丙酮混合液（7：3）展開。在薄層板均勻噴上4-甲氧基苯甲醛、硫酸、醋酸、乙醇試液，以105℃加熱5分鐘時，會得到1個斑點，其色調及Rf值與薄荷醇溶於乙醚所得的標準溶液相同。

生藥性狀　有特殊香氣，含入口中有清涼感

方柱形，上有呈淡褐色～紅紫色的莖與腺毛，葉子對生，呈卵圓形～長橢圓形。具特殊香氣，含入口中有清涼感。

主要藥效　**防腐作用**

左旋薄荷醇：抑制兔子腸道運動作用，於大鼠有增加膽汁及持續性利膽作用。

酒精溶液：強力防腐作用。

漢方處方　川芎茶調散、荊芥連翹湯、清上防風湯、加味逍遙散

漢方中以解熱、發汗、健胃為目的使用。也用作芳香性健胃、祛風藥、矯味矯臭劑、左旋薄荷醇的製造原料。

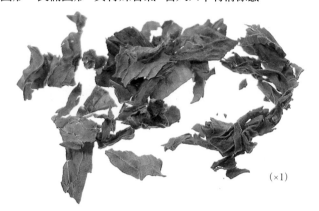

（×1）

主要成分　**薄荷醇**　㊍menthol

精油：左旋薄荷醇（(-)-menthol）、乙酸薄荷酯（menthyl acetate）、α-蒎烯（α-pinene）、檸檬烯（limonene）等

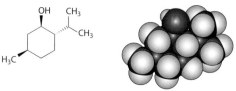

精油：**左旋薄荷醇**（(-)-menthol）
CAS No. 2216-51-5
不同寫法：l-menthol

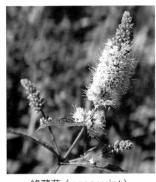

綠薄荷（spearmint）
薄荷有超過數百種的品種，不過大致可分為綠薄荷品系與胡椒薄荷品系。綠薄荷（*Mentha spicata*）的葉子形狀很像「輕槍、茅(spear)」，便由此取名。其主成分為香旱芹酮(carvone)，香氣柔和甘甜，日語名稱為「ミドリハッカ」。

薄荷屬*Mentha*源自希臘語μίνθα／μίνθη「薄荷」。根據希臘神話，明塔（Mintha）是寧芙（仙女、精靈）之一，身受冥界之王黑帝斯（Hades）的喜愛，但黑帝斯的妻子波瑟芬妮（Persephone）（→請參照p.207「鴉片」）嫉妒，所以詛咒了她（或是踐踏她），最後便變成了薄荷草。希臘神話的黑帝斯相當於羅馬神話的普魯托（Pluto）。提到普魯托，也意味著最近從「行星」劃分到「矮行星」的「冥王星」。薄荷成分中的薄荷醇（menthol）也是從此衍生出來的。

種名*arvensis*是拉丁語中意為「生長於耕地的、可耕種的」的形容詞，源自拉丁語名詞arva「耕地」。這個詞經常用在生長於耕地（或是可耕種的原生野地）的植物種名中，例如大瓜草（*Spergula arvensis*）、野芥菜（*Brassica arvensis*）等等。

變種名*piperascens*是拉丁語意為「如胡椒般的」的形容詞。據說薄荷是從中國薄荷古名菝蘭、菝活轉變來的，但關於其意義本身則詳情不明。

薄荷醇與碳的生化合成途徑

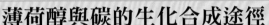

左旋檸檬烯（(-)-limonene）是枳實、陳皮、橙皮精油中的主要成分。

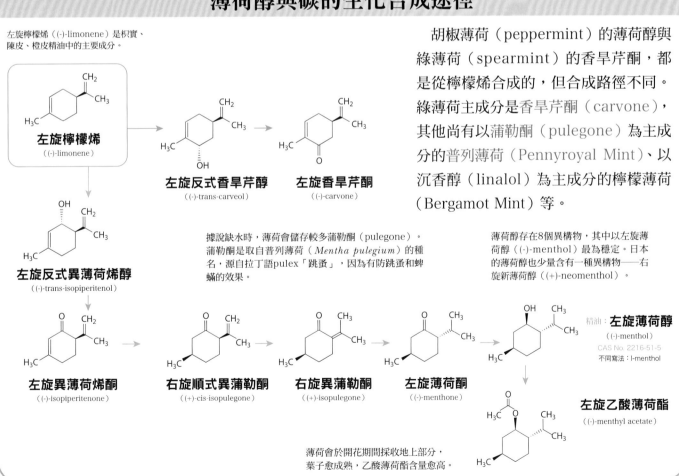

左旋檸檬烯
（(-)-limonene）

左旋反式香旱芹醇
（(-)-trans-carveol）

左旋香旱芹酮
（(-)-carvone）

左旋反式異薄荷烯醇
（(-)-trans-isopiperitenol）

左旋異薄荷烯酮
（(-)-isopiperitenone）

右旋順式異蒲勒酮
（(+)-cis-isopulegone）

右旋異蒲勒酮
（(+)-isopulegone）

左旋薄荷酮
（(-)-menthone）

精油：**左旋薄荷醇**
（(-)-menthol）
CAS No. 2216-51-5
不同寫法：l-menthol

左旋乙酸薄荷酯
（(-)-menthyl acetate）

胡椒薄荷（peppermint）的薄荷醇與綠薄荷（spearmint）的香旱芹酮，都是從檸檬烯合成的，但合成路徑不同。綠薄荷主成分是香旱芹酮（carvone），其他尚有以蒲勒酮（pulegone）為主成分的普列薄荷（Pennyroyal Mint）、以沉香醇（linalol）為主成分的檸檬薄荷（Bergamot Mint）等。

據說缺水時，薄荷會儲存較多蒲勒酮（pulegone）。蒲勒酮是取自普列薄荷（*Mentha pulegium*）的種名，源自拉丁語pulex「跳蚤」，因為有防跳蚤和蜱蟎的效果。

薄荷醇存在8個異構物，其中以左旋薄荷醇（(-)-menthol）最為穩定。日本的薄荷也少量含有一種異構物——右旋新薄荷醇（(+)-neomenthol）。

薄荷會於開花期間採收地上部分，葉子愈成熟，乙酸薄荷酯含量愈高。

2014年度之使用量
約18t
●●●○○

基原植物學名：

Morus alba [móurəs ǽlbə]

Morus alba L.

基原植物名稱：**白桑** 基原植物英語名稱：white mulberry [mʌ́lberi]

蕁麻目 [拉]Urticales

桑科 [拉]Moraceae

桑屬 [拉]*Morus*

產地：中國、朝鮮半島、日本各地

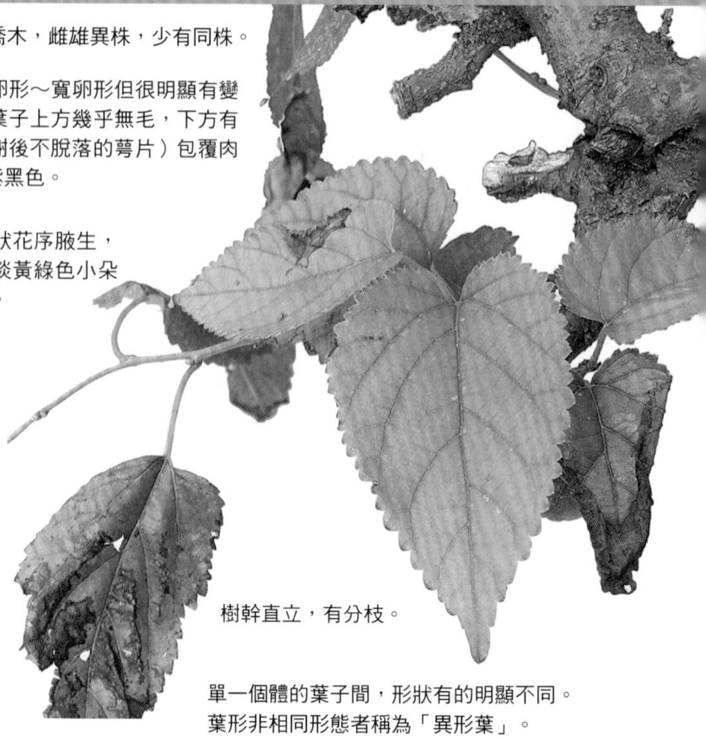

培育的落葉小喬木，雌雄異株，少有同株。

葉為互生，有柄。葉身呈卵形～寬卵形但很明顯有變形，質地薄，為鮮綠色，葉子上方幾乎無毛，下方有細毛。厚實的宿存萼（花謝後不脫落的萼片）包覆肉質集合果，果實成熟時呈紫黑色。

春季時，穗狀花序腋生，會密集開出淡黃綠色小朵無花瓣的花。

樹幹直立，有分枝。

單一個體的葉子間，形狀有的明顯不同。葉形非相同形態者稱為「異形葉」。

桑科落葉中喬木，為蠶飼料的重要植物。 日語別名**唐山桑（カラヤマグワ）**，也有整片田地都種這種植物用於餵蠶。自生於日本全國山地的山桑（*Morus bombycis*）葉尖呈尖形。直到日本藥局方修正第13版，桑白皮的基原植物仍舊是白桑（*Morus alba* L.）或其他同屬植物的根皮，其中也包括了山桑，然而如今實際上只有從中國進口的白桑在市面流通，所以依據現況，自修正第14版起基原植物省去了山桑。

使用部位：

根皮 生藥名稱 桑白皮 [拉]Mori Cortex [英]Mulberry Bark

桑白皮是白桑（*Morus alba* Linné [*Moraceae*]）的根皮。

生藥性狀 纖維性；帶些許氣味與味道

在發芽前將根部挖出，去除細根、外皮，直接乾燥或是去除木栓層後再乾燥。外皮呈白色～黃褐色。皮薄、色白且柔軟為佳。為管狀、半管狀或帶狀的皮片。橫切面為纖維性，帶些許氣味與味道。

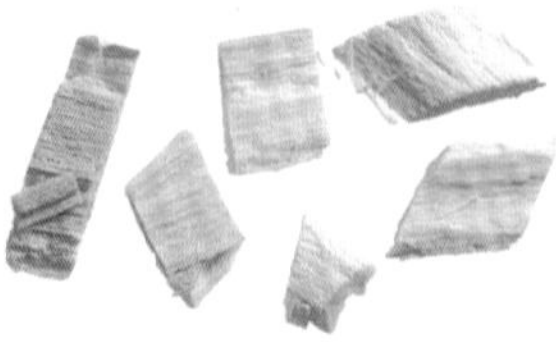

(×1)

主要成分 桑根皮素 [英]morusin

萜類：α-香樹脂醇（α-amyrin）、β-香樹脂醇（β-amyrin）、樺木酸（betulinic acid）

類黃酮：桑根皮素（morusin）、環桑根皮素（cyclomorusin）、桑酮A～H（kuwanone A～H）、氧化二氫桑根皮素（又名桑根皮醇，oxydihydromorusin、morusinol）等

醣蛋白：桑醣朊A（moran A）

醣類：1-去氧野尻黴素（1-Deoxynojirimycin [DNJ]、moranoline）

確認試驗 醋酐-濃硫酸反應

在此反應下交界面為紅褐色（三萜類）。

主要藥效 降血糖

1-去氧野尻黴素：妨礙α-葡萄糖苷酶II活性、顯示對糖尿病大鼠有降血糖作用。

桑醣朊A：降血糖作用。

酚性成分：降血糖、妨礙cAMP磷酸二酯酶作用、妨礙血栓素B2（thromboxane B2）產生、抗致癌啟動子作用。

漢方處方 清肺湯、五虎湯

漢方中用於鎮咳、祛痰作用。

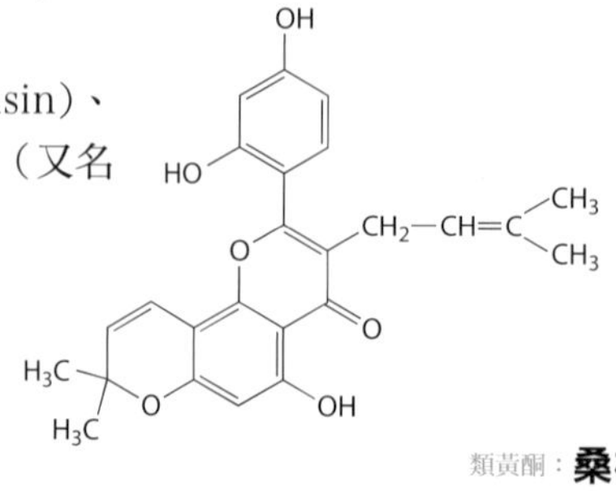

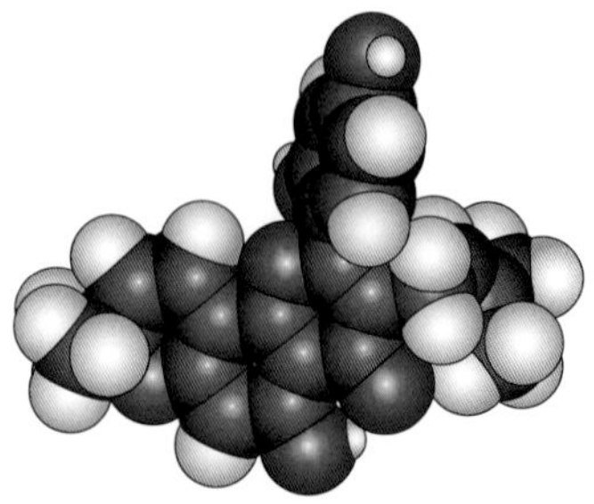

類黃酮：**桑根皮素**（morusin）
CAS No. 62596-29-6

桑屬*Morus*源自拉丁語morus「桑樹」，這來自希臘語μορέα「桑樹」或μῶρον「桑椹」。拉丁語morus經過古英語morberie，變成英語mulberry「桑樹」。順帶一提，看到北方塘鵝（*Morus bassanus*）的學名，或許會有人想「北方塘鵝跟桑樹有什麼關係」實際上，北方塘鵝的學名來自不同於桑樹的希臘語μωρός「愚蠢」。各詞拉丁語化時，由於拉丁語中無法表現o文字母音長短，所以都寫成了morus。北方塘鵝之所以被稱為「愚蠢」，是因為太容易被人抓住了。順帶一提，看到日語的「カツオドリ」（廣義：鰹鳥科；狹義：白腹鰹鳥），說不定有人覺得訝異：「牠會吃鰹魚（カツオ）這種大型魚類嗎？」然而，即使北方塘鵝是大型鳥類，也沒辦法吃下鰹魚這麼大的魚類，而是捕食飛魚、竹筴魚、沙丁魚等小型魚類為食。話說回來，有這些小魚的地方，也是以牠們為食的鰹魚棲息地，所以從漁夫的經驗可知，上空有鰹鳥飛舞的海域，必有鰹魚，「カツオドリ（鰹鳥）」一名也由此而來。

種名*alba*是拉丁語「白色的」之意（陰性形），這個詞用於各種白色植物的種名，例如天茄兒（*Ipomoea alba*）、黃斑紅瑞木（*Cornus alba*）、白檀（*Santalum album*。※*album*是中性形）等等。此外，從這拉丁語衍生出英語album「專輯、相簿」（語源是「白色公布欄」）、albite「鈉長石」、albumin「白蛋白」等許多辭彙。

日語名稱「クワ」據說是由「食う（くう）」變化成「食葉（くは）」，表蠶隻不停「啃食（食う）」桑葉的樣子。別的說法則說是由「蠶葉（こは）」轉變來的。漢字的「桑」，表示「三人的手」摘取葉子的模樣。

桑白皮則是指白桑根部去除木栓層後的白色皮片。

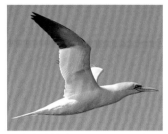

北方塘鵝（*Morus bassanus*）
北方塘鵝是鵜形目鰹鳥科的鳥類，棲息於北大西洋、加勒比海或地中海。

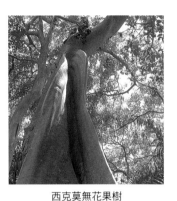

西克莫無花果樹
英語：Sycamore fig
桑科無花果屬的西克莫無花果樹（*Ficus sycomorus*）英語的Sycamore則是源自希臘語συκον「無花果」＋μούρο「桑果」，因為這種植物的葉子長得很像無花果，便由此取名。

桑與蠶的密切關係

除了桑白皮的基原植物——白桑之外，可用於養蠶的山桑（*Morus bombycis*）種名*bombycis*是拉丁語bombyx「蠶的」的屬格（英語中的所有格）。這個拉丁語源自希臘語βόμβυξ（蠶）。順帶一提，蠶隻本身的學名是*Bombyx mori*，而*mori*是morus的屬格，意為「桑樹的」。換句話說，蠶的學名意思是「桑樹的蠶」，而山桑的學名則意為「蠶的桑樹」，由此明白表示這兩種生物間密不可分的關係。

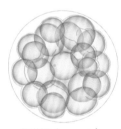

桑椹胚（morula）
哺乳類或兩棲類在胚胎階段時，卵子會不停分裂，長得像桑椹，稱為「桑椹胚」。桑椹胚的英語morula也是桑樹morus的指小詞，意為「小桑椹」。附圖為桑椹胚的插畫。受精起約20小時會長成桑椹胚（人類約為3天）。

（提供：群馬縣蠶絲技術中心）

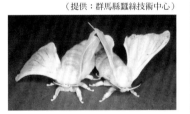

蠶 *Bombyx mori*
桑樹 *Morus bombycis*

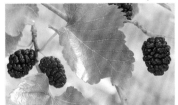

2014年度之使用量
約13t
●●●○○

基原植物學名：

Myristica fragrans

Myristica fragrans Houttuyn

基原植物名稱：**肉豆蔻** 基原植物英語名稱：nutmeg [nʌ́tmeg]

木蘭目 [拉]Magnoliales

肉豆蔻科 [拉]Myristicaceae

肉豆蔻屬 [拉]*Myristica*

產地：摩鹿加群島（香料群島）

原產於摩鹿加群島的常綠喬木。除原產地之外，爪哇、蘇門答臘等地也有栽種。種子除了藥用，也能當作食品的辛香料，應用範圍廣泛，假種皮是稱為肉豆蔻皮(mace)的高級辛香料。

夏季時，葉腋會開出淡黃色小花。果實有如杏桃，為卵球形多肉。

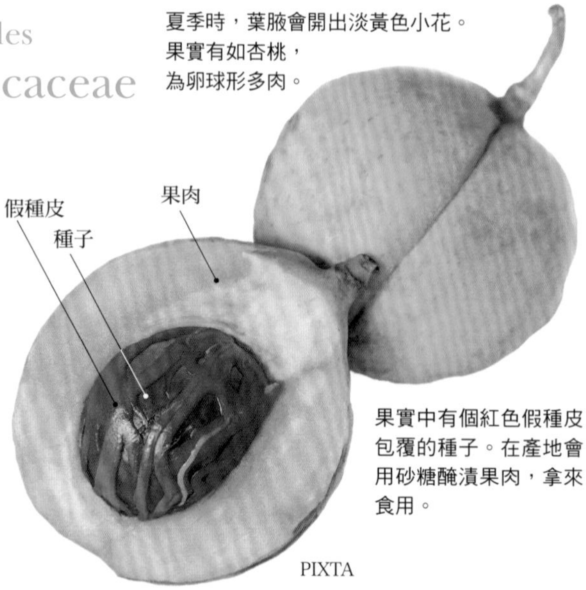
假種皮
種子
果肉

果實中有個紅色假種皮包覆的種子。在產地會用砂糖醃漬果肉，拿來食用。

PIXTA

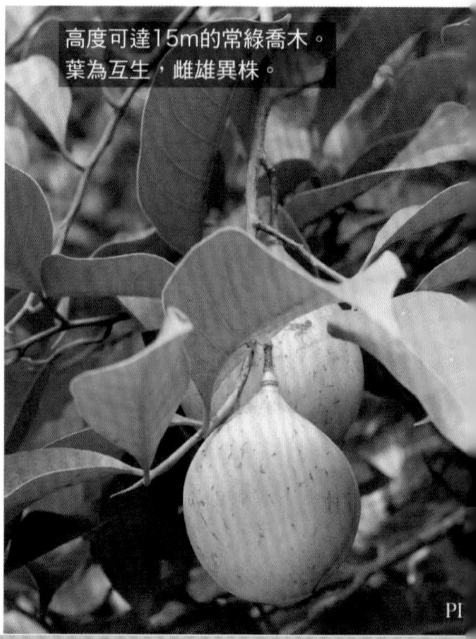
高度可達15m的常綠喬木。
葉為互生，雌雄異株。

PI

使用部位：種子 生藥名稱 肉豆蔻 [拉]Myristicae Semen [英]Nutmeg

肉豆蔻是肉豆蔻(*Myristica fragrans* Houttuyn [*Myristicaceae*])的種子，一般會去除種皮。

生藥性狀 卵球形，特殊氣味強烈，味道辛辣且苦

本品為卵球形～長球形，長1.5～3.0cm，直徑1.3～2.0cm。外皮呈灰褐色，有縱向的寬淺溝和網狀細小皺紋。通常來說，一端會有灰白色～灰黃色微凸的臍部，另一端則是灰褐色～暗褐色微凹的接點。切面可見薄薄的暗褐色外胚乳不規則深入淡黃白色～淺褐色的內胚乳，呈現大理石般的花紋。本品有強烈特殊氣味，味道辛辣且苦。少量用於料理中或作為生藥照普通使用量而言是沒問題的，但若大量攝取（約10g以上），恐怕會引起心跳加速、臉部潮紅、痙攣、肝臟疾病等中毒症狀以及幻覺。過去曾有8歲兒童吃了2個肉豆蔻果實死亡的案例。

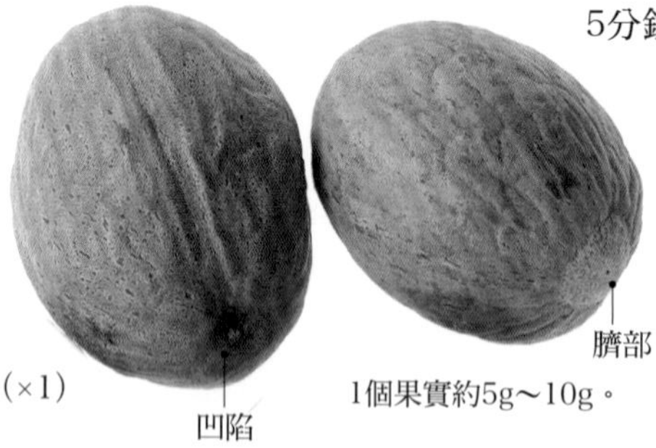
臍部
凹陷

(×1) 1個果實約5g～10g。

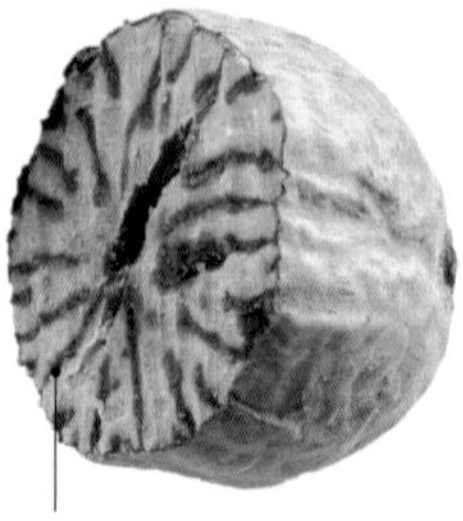

剖面深色部分的英語稱為「vein」（葉脈、靜脈）。

順帶一提，若因為右心衰竭等情況引起**血液鬱積在肝臟（鬱血性肝病變）**，肝小葉中央部分（也就是中央靜脈周圍）的肝細胞會壞死，變成暗紅色。組織切片後會見到紅色斑紋，有如左側肉豆蔻斷面，所以又稱為**「豆蔻肝(Nutmeg liver)」**。

主要成分 肉豆蔻醚 [英]myristicin

精油：肉豆蔻醚(myristicin)、右旋-α-蒎烯((+)-α-pinene)、右旋-β-蒎烯((+)-β-pinene)、右旋莰烯((+)-camphene)、右旋沉香醇((+)-linalool)、黃樟素(safrole)

確認試驗 TLC法（稀硫酸、紅紫色）

取甲醇萃取液進行TLC試驗。將2mg肉豆蔻醚溶解於乙醇（95%）1ml中，是為標準溶液。以正己烷、丙酮混合液（9：1）展開。在薄層板均勻噴上稀硫酸，以105℃加熱5分鐘，可得與標準溶液相同色調及Rf值的紅紫色斑點。

主要藥效 健胃、祛風

具抗發炎、鎮痛作用。

漢方處方 芳香健胃藥、矯味矯臭藥

用作芳香健胃藥、料理用辛香料、矯味矯臭藥、食品的抗氧化劑。

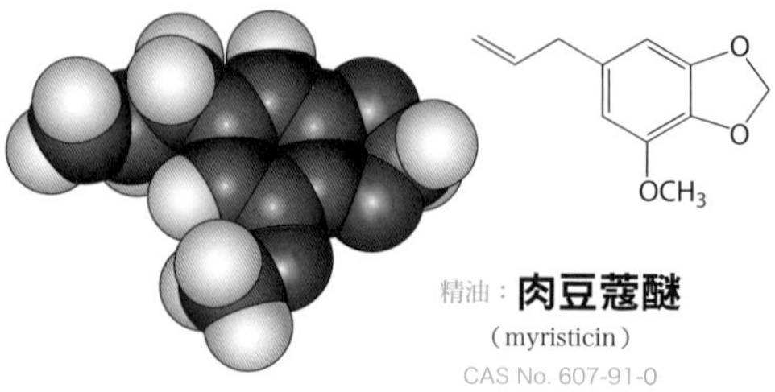
OCH3

精油：**肉豆蔻醚**
(myristicin)
CAS No. 607-91-0

香味的主要成分，也認為與造成幻覺有關。

肉豆蔻屬*Myristica*源自希臘語μυρίζω「倒油、塗香油」，變化形μυριστικός「適用於香油的、有香氣的」後代當作肉豆蔻的屬名。

種名*fragrans*源自拉丁語fragro「散發香氣、芳香的」，英語fragrance「芳香」也是衍生詞。順帶一提，fragrans這個種名也可見於香氣強烈的丹桂（*Osmanthus fragrans*）、假韭（*Nothoscordum fragrans*）。假韭的氣味並不好聞，像大蒜一樣，之所以會用拉丁語一詞，是因為不管氣味好壞都能用這個詞。此外，在市場流通的莓果——草莓（*Fragaria* × *ananassa*）的屬名*Fragaria*（草莓屬）也是fragrans的同源詞。

英語名稱nutmeg「肉豆蔻」在古法語中是nois muguete，再回溯則可以得到古普羅旺斯語noz muscada。此處的noz是拉丁語nux「果實」的衍生詞。Muscada跟muscat（葡萄品種）的「麝香」是同源詞，意為「麝香的、有麝香香味的」。英語musk「麝香、麝鹿」也是同源詞。

生藥名肉豆蔻的蔻跟小豆蔻一樣，用了蔻、蔻、蔲幾個寫法（→請參照p.115）。肉豆蔻意指附有果肉的豆蔻。冠上豆蔻之名的植物有小豆蔻、肉豆蔻等等，都有刺激性的香味。

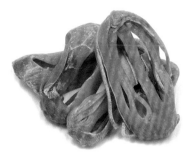

肉豆蔻的假種皮
新鮮時是鮮豔的紅色，愈是乾燥，愈呈黃褐色。相較於種子果仁的肉豆蔻，氣味雖類似，但較和緩且沒有苦味。以前歐洲人曾誤以為這是「花」。

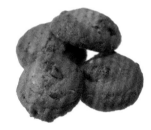

加入肉豆蔻的餅乾
肉豆蔻最適合加進烤肉、香腸、漢堡等肉類料理，去除腥臭味，還能用於各種料理、甜甜圈或點心中。

為求肉豆蔻遠赴三千里？

自古以來，在中東或西歐眾所周知的天價香料肉豆蔻，產地在印尼的**班達群島**。中世紀時，西洋人並不知道肉豆蔻真正出產自何處，對伊斯蘭商人而言是相當有賺頭的商品（據說一千零一夜故事設定中，辛巴達的交易品之一正是肉豆蔻）。大航海時代，尋求肉豆蔻的葡萄牙人來到班達群島。葡萄牙敗退後，英國與荷蘭爭著搶走支配權。1667年布雷達條約中寫道，英國要讓出班達諸島據點的小島——倫島支配權，來交換荷蘭的曼哈頓島（所以曼哈頓島的新阿姆斯特丹改稱為紐約〔新約克〕）。如此一來，肉豆蔻貿易便由荷蘭獨占。

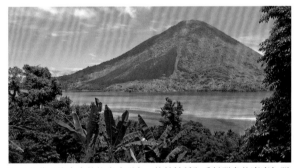

海洋蔚藍且綠意盎然的班達群島，位於被稱為香料群島的摩鹿加群島中心，直到19世紀中期為止，都是肉豆蔻（以及丁香）在這世界上唯一的產地。→請參照p.283

肉豆蔻在歐洲是高價品，不過香氣和緩、一個果實僅能取出少量的肉豆蔻皮，交易價格更貴（在十三世紀的英國，肉豆蔻皮1磅相當於454g的羊隻3頭或公牛半頭）。就連班達群島成了荷蘭東印度公司的殖民地時，肉豆蔻依舊在西方依舊沒那麼出名，據說荷蘭母國曾經下令**「減少nutmeg的樹木，多種mace的樹！」**（有夠亂來……）。

長期獨占班達群島的肉豆蔻，最終被帶了出去，不僅在印尼，世界各地皆有栽種。其價格暴跌到以往的幾十分之一，不過託此之福，任誰都能輕鬆使用了。

基原植物學名：

Nelumbo nucifera

Nelumbo nucifera Gaertner

基原植物名稱：**蓮花**　基原植物英語名稱：Sacred Lotus / Pink Water Lily

新恩格勒：毛茛目　㉑Ranunculales
克朗奎斯特：睡蓮目　㉑Nymphaeales

睡蓮科　㉑**Nymphaeaceae**
※APG體系歸為山龍眼目Proteales。

蓮屬　㉑*Nelumbo*
產地：印度、中國、日本

栽種於池塘、沼澤、水田等處的大型水生多年生草本植物。根莖稱為蓮藕，可食用。花托部分肥厚，會結出蜂窩狀的獨特果實，稱為「蓮蓬」。日本自兩千年前便有自生的蓮花（大賀蓮等），不過現今則是以中國傳入的品種為主流。《神農本草經》中記載，蓮子（藕實）可去除所有疾病（百症）的根源。

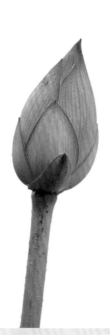

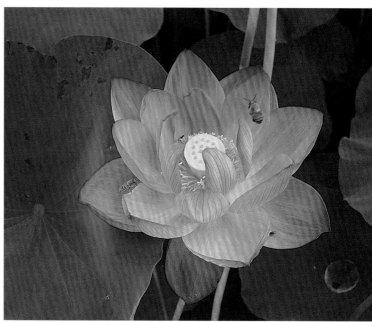

根莖多節，在土地中側向延伸，為白色。莖為了透氣有孔洞。葉為根生，長柄，扁圓形，會挺出水面，兩端內凹。葉子表面有無數小凸起，具撥水性，可形成水珠；葉子一般是離開水面的，但若水很深，則變成浮葉。夏季時，修長直立的花梗頂部會單生紅色～白色的大型花朵。果實為橢圓形，果皮堅硬。

使用部位：**種子**　生藥名稱 **蓮子**　㉑Nelumbis Semen　㊓Nelumbo Seed

蓮子是蓮花（*Nelumbo nucifera* Gaertner [*Nymphaeaceae*]）的種子，一般會留有內果皮，偶爾會除去胚芽。

生藥性狀　外皮有2條縱溝；無氣味，略有甜味

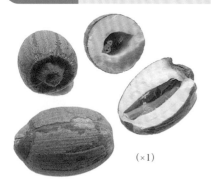

內部飽滿，呈黃白色，去除綠色胚芽者為佳。幾乎沒有氣味，味道微甘，略呈油質。胚芽非常苦。

(×1)

確認試驗　添加硫酸（紫色）

將水溶液離心分離，取1-萘酚的酒精溶液，加1滴至上澄液中，搖晃混合均勻後，緩緩加入硫酸，溶液會變紫色。

主要藥效　鎮靜、滋養強身

牛角花素、去甲基烏藥鹼：鬆弛平滑肌作用。
煎液萃取物：降低血中酒精濃度作用。

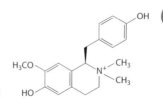

生物鹼：**牛角花素**（lotusine）
CAS No. 6871-67-6

漢方處方　啟脾湯、清心蓮子飲

漢方中以鎮靜、滋養強身、止瀉、健胃為目的使用，用於腎結核、淋病、慢性腸胃黏膜炎、貧血等疾病。

主要成分　牛角花素　㊓lotusine

生物鹼：牛角花素（lotusine）、去甲基烏藥鹼（demethylcoclaurine）等
其他：澱粉、棉子糖（raffinose）、蛋白質、脂肪等

　　蓮屬*Nelumbo*源自僧伽羅語，意為「蓮花」。

　　種名*nucifera*源自拉丁語nux「核桃、堅果」的連接形nuci-＋fero「持有、攜帶」，其他有堅果的植物種名也會使用這個詞，例如椰子（*Cocos nucifera*→請參照p.316）、日本榧樹（*Torreya nucifera*）等。此外，從拉丁語nux衍生出英語nuclear「（原子或細胞的）核的」，或是nucleotide「核苷酸」等詞。

蓮花在新恩格勒體系與克朗奎斯特體系歸於睡蓮科Nymphaeaceae，這個詞是蓮屬*Nymphaea*＋表示「科」的字尾-aceae形成的。不過APG體系則是歸至山龍眼目Proteales。

　　日語名稱ハス，以前稱為「ハチス」，因為果實讓人聯想到蜂窩（蜂巢）來的，「蜂巢」→ハチス→最後變成ハス。也有別的說法指果實像「缽（ハチ）」，由此取名。此外，睡蓮、金蓮花、紫雲英（蓮華）、木蘭（木蓮）、黃連（黃蓮）等，都因為花長得像蓮花取名的。

　　蓮子是蓮花的果實。所謂蓮，表示地下莖相連的樣子。蓮肥大的地下莖也就是**蓮藕（蓮根）**，拿來食用。有種料理會先將蓮藕煮過，拿芥子味噌塞進蓮藕的洞，然後裹上蠶豆粉當麵衣去炸，這就是「芥子蓮藕（からし蓮根）」。

　　平常蓮藕地下莖的節部不會食用，稱為「藕節」，若有吐血、胃潰瘍等症狀，會當成民間藥物，目的在於止血。不僅如此，其胚芽稱為蓮心，種皮為蓮衣，葉為蓮葉、荷葉，葉子基部為荷葉蒂，葉柄或花柄為荷梗，花蕾為蓮房，雄蕊為蓮鬚，蓮藕的澱粉為藕粉，蓮花的各個部位都可用作民間藥物，不過如今的日本不太將其視為藥物了。

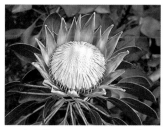

帝王花（*Protea cynaroides*）

蓮花在遺傳學上，可認為與其說是睡蓮科的，不如說更接近山龍眼科的植物，但是外觀並沒有那麼類似。山龍眼科（*Proteaceae*）之名的語源——帝王花，會開出南國風情的豪氣花朵，有「花中帝王」之稱。

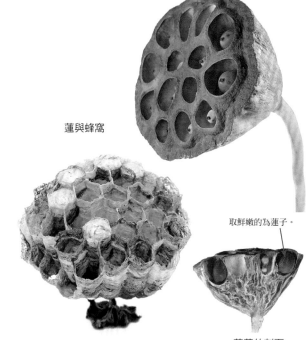

蓮與蜂窩

取鮮嫩的為蓮子。

蓮蓬的剖面

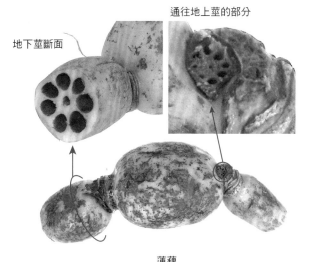

地下莖斷面

通往地上莖的部分

蓮藕

可食用的蓮花地下莖有孔洞，是與地上莖連接的通氣孔，將外側的空氣送入根部。

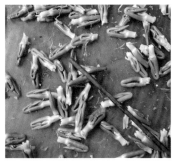

蓮的胚芽（蓮心）

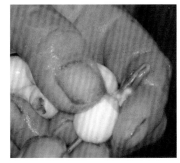

從蓮子中取出蓮心

蓮花有即使種植一株，沒多久便能增殖到30m²的繁殖力，以及經過兩千年依舊會發芽的生命力。蓮子中有胚芽（蓮心），相對於蓮子是相當大的，呈深綠色。胚芽會在果實加工時取出，加入八寶茶等餐飲中，常見於夏季茶水（蓮心茶等）中。

基原植物學名：

Notopterygium incisum

Notopterygium incisum Ting ex H. T. Chang

基原植物名稱：**羌活**

其他基原植物：㊈*Notopterygium forbesii* Boissieu 寬葉羌活

繖形目
新恩格勒：㊈Umbelliflorae
克朗奎斯特：㊉Apiales

繖形科
新恩格勒：㊉Umbelliferae
克朗奎斯特：㊉Apiaceae

背翅芹屬 ㊈*Notopterygium*

原產於中國的繖形科多年生草本植物。
產地為中國（四川、雲南、甘肅省）。

根莖呈巨大竹節狀延伸，根頭部
的葉子枯萎，殘餘鞘狀物。

莖直立，中空，帶紫色。根生葉
有柄，葉柄下方形成葉鞘。

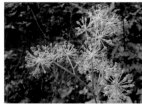

高60～120cm。

使用部位：**根** 生藥名稱：**羌活** ㊈Notopterygii Rhizoma ㊀Notopterygium

羌活是羌活（*Notopterygium incisum* Ting ex H. T. Chang）
或寬葉羌活（*N.forbesii* Boissieu [*Umbelliferae*]）的根及根莖。

生藥性狀 **一開始微酸，後稍辣**

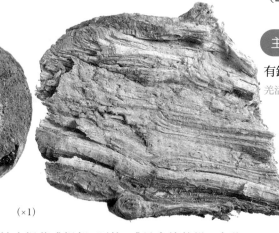

（×1）

春季或秋季時，挖出根莖或根部，晒乾，或是炙烤乾燥。味道
一開始只有些許酸味，後來稍辣，帶點麻痺性。有特殊氣味。

主要成分 **羌活醇** ㊀Notopterol

香柑內酯（bergapten）、8-氧甲基異歐前胡內酯（cnidilin）、
羌活醇（notopterol）、羌活酚（notoptol）、佛手酚
（bergaptol）、紫花前胡苷元（nodakenetin）、紫花前胡苷
（nonakenin）等。

主要藥效 **TLC法（UV365nm，藍白色螢光）**

取正己烷萃取液，以甲醇、水混合液展開。照射UV（365nm），
Rf值0.5附近會出現藍白色螢光斑點。這個斑點照射UV
（254nm）時會呈現暗紫色。

主要藥效 **鎮痛、消炎**

有鎮痛、抑制脂質過氧化之作用。
羌活醇：抗發炎、抑制血管通透性亢進。

漢方處方 **疏經活血湯、神祕湯、川芎茶調散**

漢方中以發汗、解熱、鎮痛為目的，用於頭痛、關節痛、
風濕性關節炎、身體不適、身體疼痛等症狀。

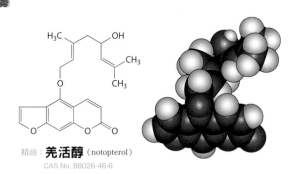

精油：**羌活醇**（notopterol）
CAS No. 88026-46-6

背翅芹屬*Notopterygium*源自希臘語 νῶτος（νῶτον）「背後」＋ πτέρυξ「翅膀」。
種名*incisum*是拉丁語中意為「有切痕的、深裂的」的形容詞（中性形）。
種名*forbesii*取自英國植物學家富比士（John Forbes Royle, 1799-1858）。
　羌活的羌，指的是中國西北部藏系民族，也稱為党項族（→請參照p.241「大黃」）。順帶一提，日本
所謂的和羌活，是取五加科食用土當歸的嫩根乾燥而成的，但羌活的香氣比較強烈。

花薑（*Zingiber zerumbet* Smith）是薑科薑屬植物，廣泛可見於熱帶到亞熱帶地區，一般稱為Wild ginger。此外，也有人因其特徵稱之為Bitter ginger（苦薑）、Shampoo ginger（洗髮用薑）。目前已知日本國內在沖繩縣西表島有農家自行栽種，最近則傳出消息，在高知縣也有大量栽種。

花薑從根莖部的形狀來看，幾乎無法與食用的薑區分，不過如其名──苦薑所示，味道相當苦。也是啦，畢竟花薑的精油成分與食用的薑完全不同。然而根據文獻記載，亞洲的鄉土料理中偶爾會使用花薑（*Exotic Tropicals of Hawaii*）。

花薑精油的主要成分稱為**花薑酮(zerumbone)**，占了精油的80～90%。其含有重量會隨著季節改變，不過已知換算成根莖部乾燥重量也有3～4%。

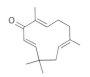

花薑酮的結構式

花薑酮的空間填充模型

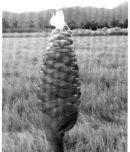

花薑的花（西表島）

花薑酮的發展性與「花薑研究會」

花薑酮的化學反應性高，經由日本近畿大學農學部北山隆研究者，開發出眾多改變成完全相異形狀的方法，改變骨架後的化合物可應用於香料、抗菌劑或抗癌劑等等方面，備受期待。長濱生科大學的河合靖博士使用單結晶X光繞射法，解釋北山合成的各種複雜化合物構造。此外，京都大學醫學部的伊藤美千穗博士從北山開發的花薑酮衍生物中，發現了具有舒緩效果的化合物。而且根據京都大學農學部大東肇博士、村上明博士對花薑酮的生理機能研究，發現花薑酮可抑制與癌症有關的EB病毒、抗發炎、誘導生物體防禦、解毒酵素，由此可知，花薑酮具備的功用將來大有展望。如今多到此處無法一一列舉的研究者，正努力研究花薑，期望能挖掘出深埋其中的精髓。話說回來，為什麼花薑必須要大量產生花薑酮呢？實在頗有深意。

以全面研究豐富且多樣的花薑及花薑酮為發想，於2006年成立了**「花薑研究會」**，由澤田誠二博士（京都教育大學名譽教授）為會長，宮脇英昭先生（大洋香料股份有限公司社長）為副會長，北山為幹事，持續活動至今。本研究會針對花薑的植物機能、含有大量花薑酮成分的各種反應及生理活性進行多方面的研究。此外，地球上也有同樣性質的研究會，著眼於挖掘植物，希冀以眾多植物成分取代逐漸乾涸的石化資源。

本書中，將生藥重點放在從植物取出的物質以及其生理機能。植物為了某種目的產生各式各樣的物質，如果人類能善加利用，是否就能不依賴石化資源，創造與植物共生的美好社會呢？

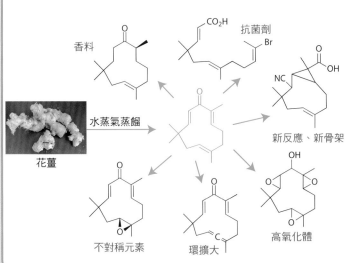

香料　抗菌劑　新反應、新骨架

水蒸氣蒸餾

花薑

不對稱元素　環擴大　高氧化體

2014年度之使用量
約2.5t
●●○○○

基原植物學名：

Nuphar japonicum [njúːfə]

Nuphar japonicum De Candolle

基原植物名稱：

日本萍蓬草

新恩格勒：毛茛目 [拉]Ranunculales

克朗奎斯特：睡蓮目 [拉]Nymphaeales

睡蓮科 [拉]Nymphaeaceae

萍蓬草屬 [拉]*Nuphar*

產地：日本

分布範圍自北海道至九州的睡蓮科多年生水草。日本萍蓬草葉子有分為伸出水面的離水葉（水上葉）跟沉在水面下的沉水葉（水中葉）。離水葉為巨大長卵形，沉水葉則呈細長く字形，與離水葉不同。有種很類似的植物叫做姫萍蓬草（*Nuphar subintegerrimum*），但這種植物沒有離水葉，而是由浮葉或沉水葉形成。

日本萍蓬草有「沉水葉（水中葉）」與「離水葉（水上葉）」，以應對水量增減。

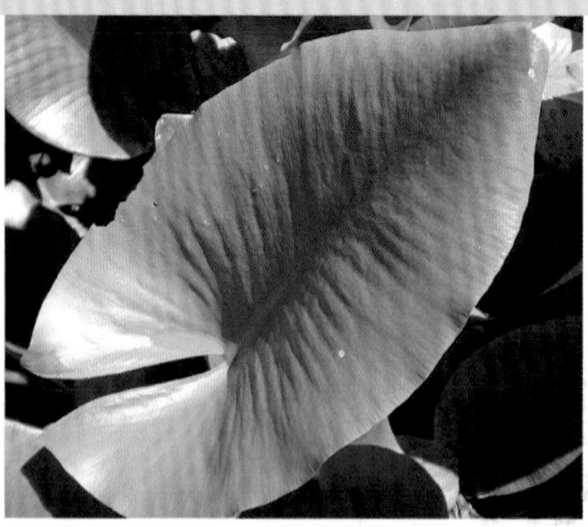

葉為輪生，暗綠色。「離水葉（水上葉）」（上）呈長卵形，基部為箭頭形。「沉水葉（水中葉）」（下）為膜狀，細長，葉緣呈波浪形。

根莖肥厚，往側邊延伸。

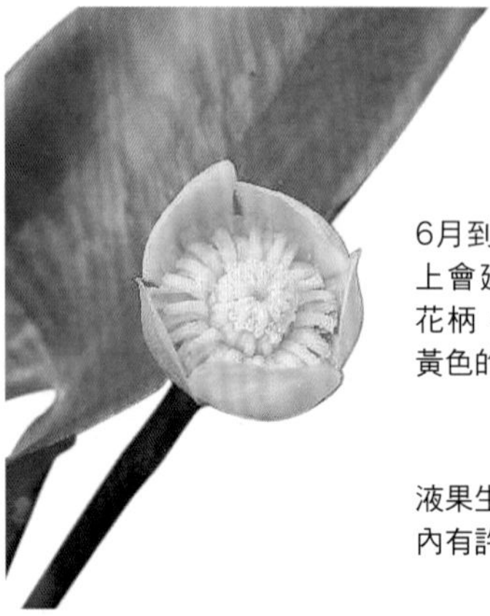

6月到9月時，水面上會延伸出長長的花柄，並逐一開出黃色的花。

液果生長於水中，內有許多種子。

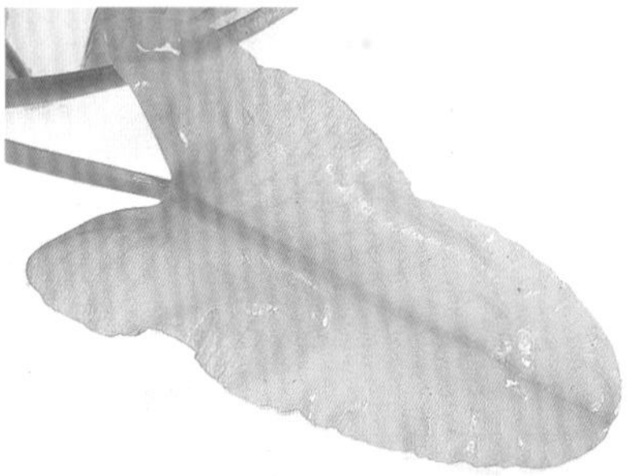

使用部位：**根莖** 生藥名稱

日本萍蓬草根 [拉]Nupharis Rhizoma [英]Nuphar Rhizome

日本萍蓬草根是日本萍蓬草（*Nuphar japonicum* De Candolle [*Nymphaeaceae*]）的根莖縱向切割而成。

生藥性狀 海綿狀；容易折斷，微苦令人不適

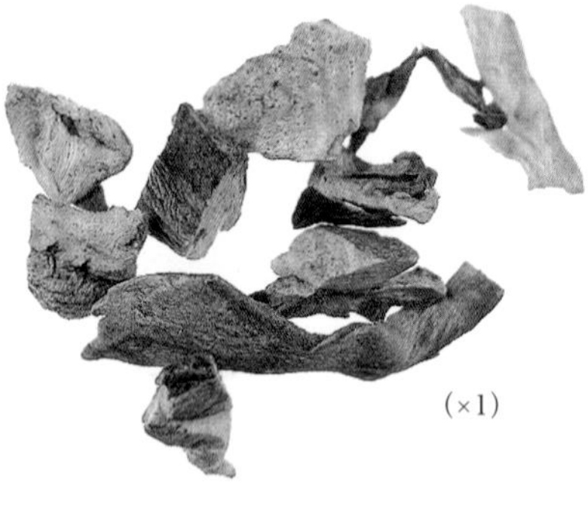

(×1)

不規則圓柱形縱切的片狀，外皮呈暗褐色，斷面為白色～灰白色。質量輕，如海綿般，容易折斷。斷面平整，呈粉質。稍有氣味。味道微苦令人不適。

確認試驗 碘化鉍鉀試液（Dragendorff's reagent）

煮沸本品的甲醇萃取液，冷卻後過濾。將濾液蒸發至乾涸。取殘留物，加入稀硫酸，過濾。噴碘化鉍鉀試液至濾液斑點上，會呈現深橘色。

主要藥效 利尿

50%甲醇萃取液：抑制鬱血性浮腫及利尿作用。

漢方處方 治打撲一方

漢方中以祛瘀、止血、利尿、強身為目的使用。

主要成分 萍蓬草鹼 [英]nupharidine

生物鹼：萍蓬草鹼（nupharidine）、去氧萍蓬草鹼（deoxynupharidine）、萍蓬草胺（nupharamine）等

單寧：沒食子醯基葡萄糖（galloyl glucose）一類等

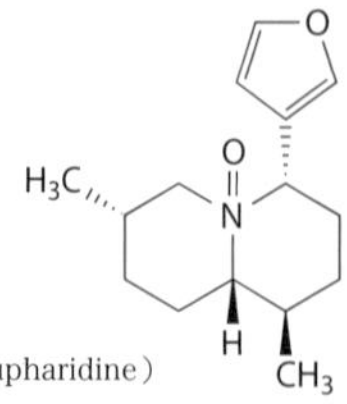

生物鹼：**萍蓬草鹼**（nupharidine）
CAS No. 468-89-3

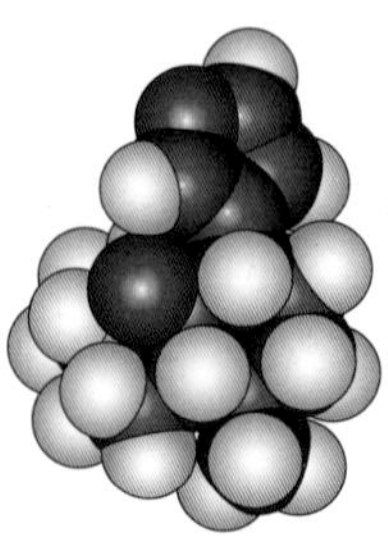

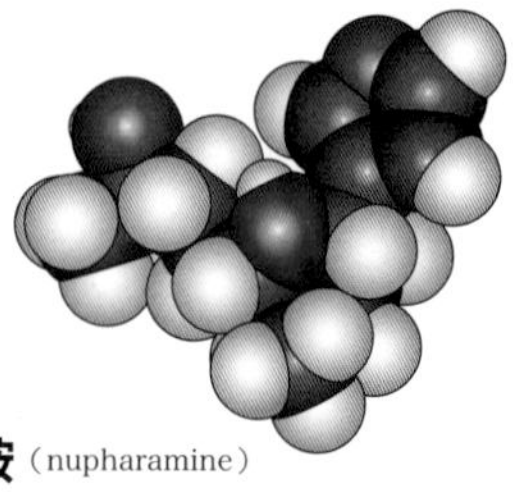

生物鹼：**萍蓬草胺**（nupharamine）
CAS No. 17812-38-3

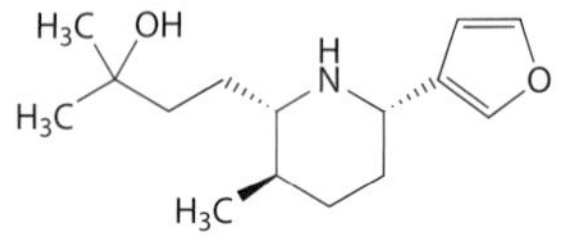

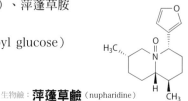

萍蓬草屬*Nuphar*並沒有明確的語源。有一說指從阿拉伯語（再回溯是希伯來語）ninufar「池中百合」縮短來的。另外，有說法指源自阿拉伯語nilufar「水中百合」。而梵語由來說，則是指由nila「青色的」＋utpala「蓮花」＝nilotpala變化而來。梵語的nila與牽牛花（*Philodendron nil*）的種名nil意思相同。

此外，尚有不同的見解，是由希臘語νύμφη「水中妖精、寧芙」的縮小詞νρμφάριον縮短而來。

種名*japonicum*意思是「日本的、日本產的」。

睡蓮科**Nymphaeaceae**是睡蓮屬*Nymphaea*＋表示「科」的字尾-aceae所形成。屬名*Nymphaea*源自前述的希臘語「水中妖精、寧芙」（因為睡蓮是水生植物）。睡蓮屬從前日語名稱為「ヒツジグサ属（未草屬）」。睡蓮是睡蓮屬水生多年生草本植物的總稱，有許多外來種，例如歐洲睡蓮（*Nymphaea alba*）、埃及藍睡蓮（*Nymphaea caerulea*），不過只有睡蓮（*Nymphaea tetragona*）是日本本來就有的原生種。睡蓮科的植物以睡蓮屬（*Nymphaea*）為首，包含萍蓬草屬（*Nuphar*）、芡屬（*Euryale*）、王蓮屬（*Victoria*）等水草。蓮屬（*Nelumbo*）在新恩格勒體系中歸於睡蓮科，不過本屬植物與其他睡蓮科植物差異處多，所以克朗奎斯特體系中分類為蓮科（*Nelumbonaceae*）（→請參照p.188「蓮子」）。

日語稱為川骨，因為泥土中的根莖有如脊椎骨，便由此取名。日語名稱「コウホネ」的唸法也是從「川骨（カワホネ）」變化來的。

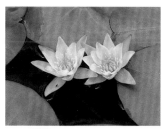
睡蓮*Nymphaea tetragona*
日語名稱「未草（ヒツジグサ）」，指的並非動物的「羊（ひつじ）」，而是時刻的未（ひつじ）時（下午2點左右），因為睡蓮會在此時開花。（攝影：大竹道夫）

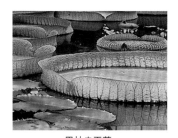
巴拉圭王蓮
這種植物或者亞馬遜王蓮的大型葉子可以載人。

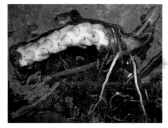
日本萍蓬草（*Nuphar sp.*）的根也不能說看起來不像脊椎。
（攝影：福原 達人）

日本萍蓬草與「葵之御紋」

象徵德川家的三葉葵是以馬兜鈴科的雙葉細辛（二葉葵，*Asarum caulescens*）設計而成，說起來雙葉細辛一般是2片葉子，3片葉子的雙葉細辛是虛構的。雙葉細辛別名賀茂葵，是賀茂氏的象徵，也是賀茂神社的神紋。與賀茂氏關係深厚的三河武士集團廣泛使用葵紋，然而到了德川家治世時，德川家便獨占了「葵之御紋」。

事實上，德川家會隨著將軍不同，使用不同葉脈數量的三葉葵紋，演變大略如下：初代家康、二代秀忠、三代家光為止是33條脈→四代家綱是19條脈→五代綱吉是27條脈→之後23條脈（中略）；八代吉宗21條脈，從九代家重起到十五代慶喜固定為13條脈。然而四代家綱到八代吉宗的紋章並非雙葉細辛，可認為是日本萍蓬草葉子的設計（九代以後又回到葵紋）。

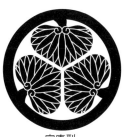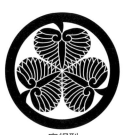
家康型　　家綱型

此外，會津松平家的會津葵並非雙葉細辛，而是使用日本萍蓬草的葉子。因此看時代劇時，數一數葵紋的葉脈數量，或許能知道該節目對考證時代下了多少功夫。

基原植物學名：

Ophiopogon japonicus

Ophiopogon japonicus Ker-Gawler

基原植物名稱：**麥門冬、書帶草**　　基原植物英語名稱：Dwarf Lily Turf Lilyturf [tə:f] / Snake's-beard

百合目　新恩格勒：　Ⓛ Liliflorae
　　　　克朗奎斯特：Ⓛ Liliales

百合科　Ⓛ Liliaceae
背翅芹屬　Ⓛ *Ophiopogon*

產地：中國、韓國、日本

自生或栽種於東亞溫帶的百合科多年生草本植物。很像觀賞用的闊葉麥門冬。麥門冬的英語為「Dwarf Lily Turf」（或寫成「Lilyturf」），turf是指「草皮、草地」，整體的意思是有如種植在草地上的小百合。

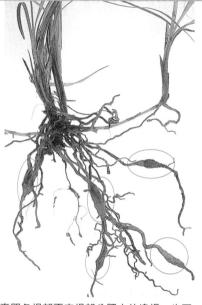

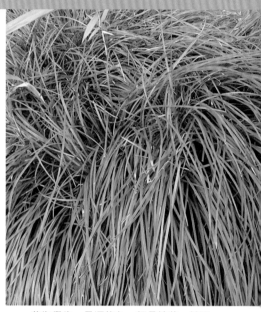

麥門冬根部不定根部分肥大的塊根，也可見於鼠尾草、突節老鸛草，稱為「紡錘根」（spindle root）（圖片中紅圈處）。

葉為叢生，呈深綠色，細長線狀，銳頭。初夏時，葉間會長出短花莖，總狀花序頂生，開白色或淡紫色小花。種子裸露，呈藍紫色，球形有光澤。

使用部位：
根的膨大部位　生藥名稱 **麥門冬**　Ⓛ Ophiopogonis Tuber　英 Ophiopogon Root

麥門冬是麥門冬（*Ophiopogon japonicus* Ker-Gawler [*Liliaceae*]）根的膨大部位。

生藥性狀　略有氣味，微甘、有黏著性

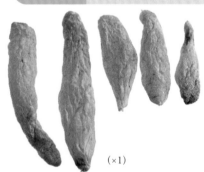

（×1）

7～8月左右挖出根部，只使用膨大的部位（儲藏根）。紡錘形，略有氣味。微甘，有黏著性。淡黃色柔軟、巨大沉重且潤澤為佳。

主要成分　**麥門冬皂苷**　英 ophiopogonin

類固醇醣苷：麥門冬皂苷A～D（ophiopogonin A～D）
異黃酮類：麥冬黃酮A、B（ophiopogonone A、B）、甲基麥冬高異黃酮A、B（methylophiopogonone A、B）、麥冬黃烷酮A（ophiopogonanone A）等
固醇：β-穀固醇（β-sitosterol）、豆固醇（stigmasterol）、β-穀固醇醣苷（β-sitosterol glucoside）

主要藥效　**鎮咳、止渴、祛痰**

水萃液：降血糖、抗菌作用。
甲醇萃取液：抑制浮腫作用。
麥門冬皂苷類：防止感染、抗腫瘤作用。

漢方處方　竹筎溫膽湯、麥門冬湯

漢方中用於止渴、強身、鎮咳、祛痰、鎮靜之目的。

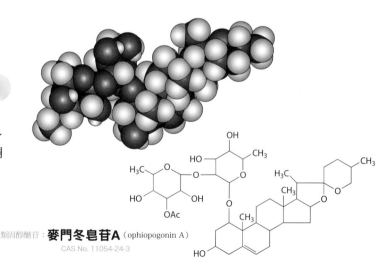

類固醇醣苷：**麥門冬皂苷A**（ophiopogonin A）
CAS No. 11054-24-3

沿階草屬 *Ophiopogon* 源自希臘語 ὄφις「蛇」＋πώγων「鬍鬚」，日語名稱ジャノヒゲ（蛇鬚）直譯自學名，是將葉子的形狀比喻成蛇的鬍鬚而來。

順帶一提，從希臘語 ὄφις 衍生出星座的 Ophiuchus「蛇夫座」、或是 ophite「纖閃輝綠岩（日語：蛇紋岩）」（表面花紋有如蛇皮的岩石）等詞。眼鏡王蛇（*Ophiophagus hannah*）的屬名 *Ophiophagus* 也有「食蛇者」的意思。實際上，眼鏡王蛇是世界上最大的毒蛇，主要以捕食其他蛇類為食而出名。

此外，從希臘語 πώγων 創造出了 *pogonia*「鬚唇蘭屬、朱蘭屬」一詞，鬚唇蘭屬植物的花瓣上，有黃色鬚狀的毛。

種名 *japonicus* 是拉丁語「日本的、日本產的」之意。

根據《本草綱目》，麥門冬的由來是從前麥子的鬚稱為虋（音同門），麥門冬的根部有類似麥子的鬚，葉子到了冬天也不會枯萎，便稱之為「麥虋冬」，後來虋簡寫成「門」。

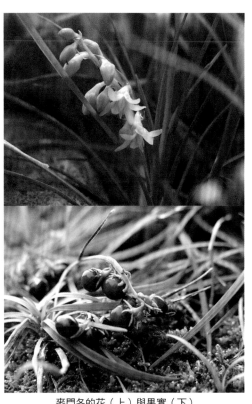

麥門冬的花（上）與果實（下）

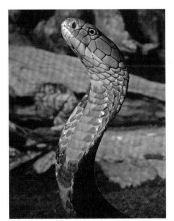

眼鏡王蛇

分辨麥門冬與闊葉麥門冬

伊藤 美千穗

闊葉麥門冬（*Liriope muscari*）與麥門冬雖是不同屬的植物，若在只有茂密的葉子而無花朵或果實的情況下，兩者非常類似，難以區別。其實這兩者的地下部分也很相像，闊葉麥門冬的地下部分也隨處可見膨大處。中國與韓國將闊葉麥門冬同樣視為生藥，隨地方民情不同，似乎也有不區分麥門冬與闊葉麥門冬使用。然而，日本不將闊葉麥門冬地下部分視為生藥，麥門冬中摻有闊葉麥門冬的便不適用日本藥局方。為了確保取麥門冬根部膨大處的生藥品質與安全，必須檢查是否摻混了闊葉麥門冬，然而這兩者的外觀、味道、氣味都很類似，辨別困難。此時試著藉由TLC法檢驗出其成分的差別，但是種內成分變異意外地大，無法確立明白顯示差異的分析系統。結果能區別的方法是利用DNA排序來鑑別。

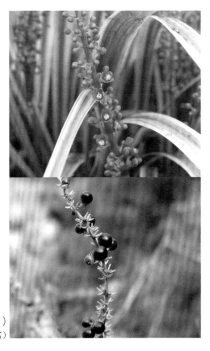

闊葉麥門冬的花（上）與果實（下）
（攝影：日野 幸富）

2014年度之使用量
約94t
●●●○○

基原植物學名：**Oryza sativa**

Oryza sativa L.

基原植物名稱：**稻米** 基原植物英語名稱：rice-plant [ráis plǽ(:)nt ; plá:nt]

禾本目 新恩格勒：[拉]Graminales
克朗奎斯特：[拉]Poales

禾本科 新恩格勒：[拉]Gramineae
克朗奎斯特：[拉]Poaceae

稻屬 [拉]*Oryza*

原產地：中國長江下游區域多處

從亞洲的溫帶、溫熱帶到熱帶地區皆有分布，視為重要農作物大量栽種。世界三大穀物之一。日本的稻米為古代時傳入。

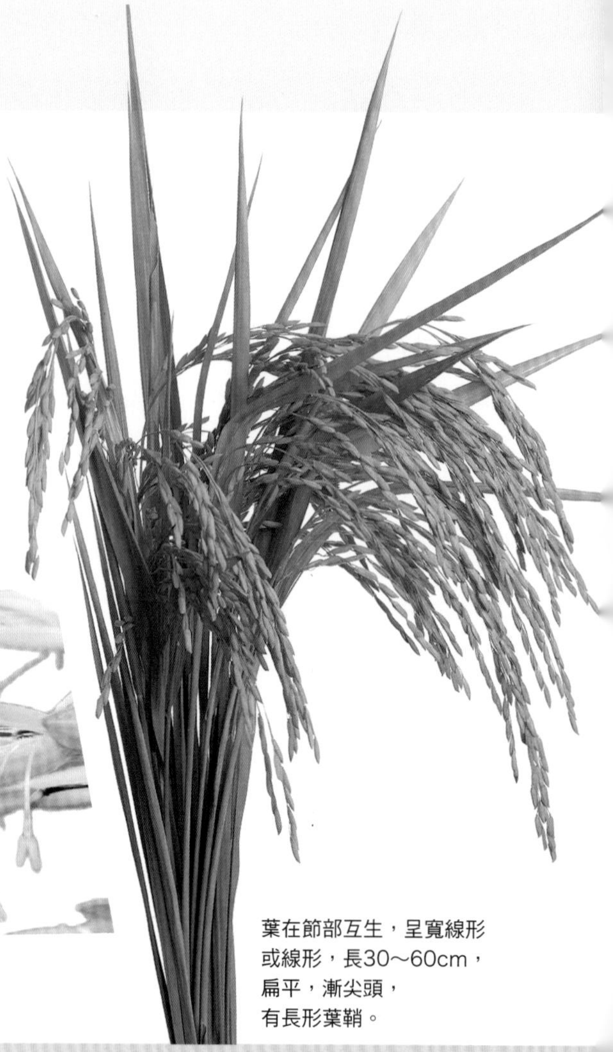

高50～100cm。莖有許多分株且直立，節多，中空。

圓錐花序由眾多小穗構成，小穗呈窄卵形到橢圓形，有一朵以上的小花。包穎細小有2個，外花穎與內花穎則呈舟狀，長約6mm。

葉在節部互生，呈寬線形或線形，長30～60cm，扁平，漸尖頭，有長形葉鞘。

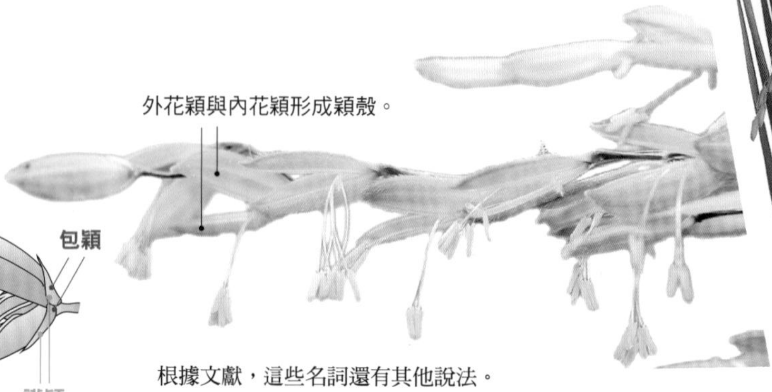
外花穎與內花穎形成穎殼。

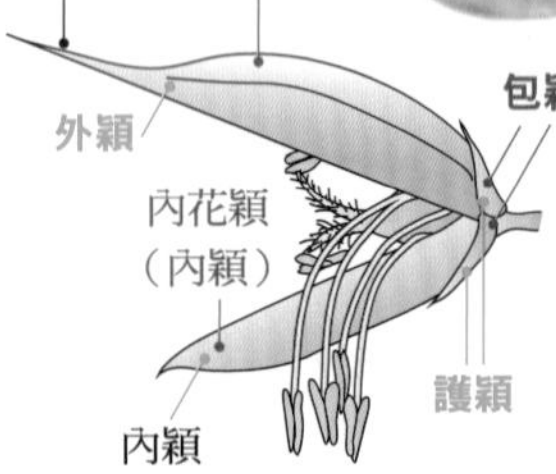
芒刺
外花穎
（護穎）
外穎
包穎
內花穎
（內穎）
護穎
內穎

根據文獻，這些名詞還有其他說法。
紅色是植物學中的稱呼，藍色是農業學中的稱呼。

使用部位：穎果 生藥名稱 粳米 [拉]Oryzae Fructus [英]Brown Rice

粳米是稻子（*Oryza sativa* Linné [*Gramineae*]）的穎果。

生藥性狀 橢圓形；稍有氣味，微甜

本品呈長橢圓形，略扁平，長4～6mm，外皮半透明，為淡黃白色～淡褐色。一端稍稍凹陷，可認出白色的胚。另一端則可見源自花柱的褐色小點。表面有數條順著長軸方向的紋路。本品稍有氣味，味道微甜。

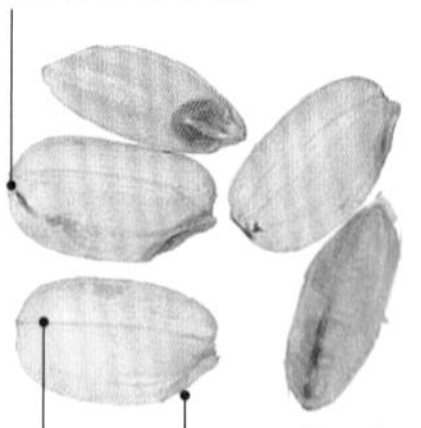
來自花柱的褐色小點
溝槽
(×2)
有胚芽側的凹陷

主要成分 澱粉 [英]starch

澱粉（starch）、糊精（dextrin）、維生素 B（vitamin B）、米糠多醣A-D（oryzabran A-D）。

確認試驗 ①碘液澱粉反應 ②TLC法

①取本品粉末0.1g，加水50mL，隔水加熱5分鐘。冷卻後在此液體中加入1滴碘液搖晃，會呈現藍紫色。
②取乙酸乙酯萃取液進行TLC試驗，以正己烷、丙酮混合液（5：2）展開。在此薄層板上照射UV365nm，可得到一個藍紫色螢光的斑點，色調及Rf值與環波羅蜜烯醇阿魏酸酯（cycloartenyl ferulate）溶於乙酸乙酯的標準溶液相同。

主要藥效 健胃、滋養強身

據說有健胃、滋養強身、止渴作用，視為止渴、止瀉、強身藥，用於腹瀉、腹痛、食慾不振等症狀。

漢方處方 麥門冬湯、白虎加桂枝湯、白虎加人參湯

收錄於《名醫別錄》中，其他漢方還有白虎湯、補肺湯、附子粳米湯。

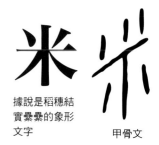

據說是稻穗結實纍纍的象形文字

甲骨文

稻屬*Oryza*源自希臘語ŏρυξα「米」，而這個希臘語往前回溯可得到源自阿拉伯語arruz，再繼續回溯則會得到坦米爾語的arisi。從希臘語衍生出拉丁語oryza，或者代表米飯的歐洲各語言，比方說法語riz、義大利語riso（risot也是相關詞）、德語Reis、俄語рис等等。由於西班牙曾被阿拉伯統治一段時間，因此西班牙語受到阿拉伯語很大的影響，所以arroz「米」很有可能直接源自阿拉伯語arruz。

種名*sativa*是拉丁語動詞sero「播種」的形容詞sativus（經過栽種的）的陰性形（→請參照p.103「番紅花」的專欄）。克朗奎斯特體系分類的禾本目*Poales*、禾本科*Poaceae*源自早熟禾屬（Poa），且再回溯則是源自希臘語πóα「草、牧草、草皮」。另一方面，新恩格勒體系的禾本目*Graminales*、禾本科*Gramineae*則是源自拉丁語gramen「草」。

生藥名稱**粳米**（こうべい）也可唸成「うるち」，用於生藥的是粳米的糙米。稻米可依黏性分為半透明的「粳米」，和乳白色黏性高的「糯米」。

粥（稀飯）

石谷 孝佑

在日本食物與藥物會明確區別，但是在中國，即使判斷為沒有藥效、不能當藥物，中醫依舊會因「醫食同源」，將之視為「食藥」，主食的穀物（米、雜糧、豆類）也記載有藥效。在日本，單純使用白米烹煮的稱為白粥，不會給腸胃帶來負擔，主要用於病中、病後的飲食，但如果是用糙米煮成粥，則可調整消化功能，不僅如此，也有促進血液循環、降暑氣的效果，未來可期。

中國傳統的粥品種類繁複，大多是以稻米為基底，不過除了稻米以外，還有各種用雜糧、豆類等煮成的粥。街坊隨處可見粥品專門店，家庭用的粥品專門書也很豐富。中國的粥有使用薏苡仁的「健節美潤粥」、小米的「小米粥」、高粱的「高粱稀飯」、綠豆的「綠豆稀飯」和「綠豆粥」、各種穀類的「益五臟豆粥」等等，除了加入粥中食材的健康效果，吃下去還能具有降低或升高體溫、止渴、滋養強身等各種功效。近代中國料理不停追求美食，但為了不對腸胃造成負擔，依舊保留

著「早上吃粥」的習慣。中國的米同樣有各個品種，飽滿圓潤的米形狀有如「花朵綻放般美麗」。米類的蛋白質有易膨脹、好消化的穀蛋白（glutelin），和不易膨脹、難消化的醇溶蛋白（prolamin），籼米含有後者較多，所以不容易變形。醇溶蛋白的含量與分布影響了粥品的美麗外觀，同時似乎也與提升血糖值作用有關。

煮粥時若只用粳米，米的形狀馬上就散了，而籼米長時間燉煮依舊能保持外形。1991～93年左右出產了許多罐裝、袋裝的粥品真空包，如果單純用粳米製作粥品，存放時米粒便會溶解。所以會選用不易煮爛的籼米、加入籼米、或是使用農林水產省「新形質米計畫」開發的粳米與籼米交配種來製造真空包粥品。順帶一提，雖然糯米是籼米的一種，但也非常容易溶解，無法炊煮，所以傳統上是用蒸的，且利用其容易溶解的特性來釀酒（紹興酒）或是製造調味料（味醂）。

2014年度之使用量
約1500t
●●●●●

基原植物學名：
Paeonia lactiflora

Paeonia lactiflora Pall.

基原植物名稱：**芍藥**　基原植物英語名稱：chinese peony [pi:əni]

※也稱為white-flowered peony、Common garden peony。

毛茛目　[拉]Ranunculales

牡丹科　[拉]Paeoniaceae

牡丹屬　[拉]*Paeonia*

產地：中國、朝鮮半島、日本（北海道、長野、奈良）

原產於東亞的多年生草本植物。相對於牡丹被稱為花中之王的「花王」，芍藥則被稱為花中宰相「花相」。牡丹為木本植物（樹木），芍藥為草本植物（草），兩者可如此區分。所以牡丹又別名「木芍藥」，芍藥原產於亞洲大陸東北部。

葉為互生，有柄，是一～二回羽狀全裂的三出複葉。小葉呈披針形～窄倒卵形。莖、葉柄、葉脈帶紅綠色。

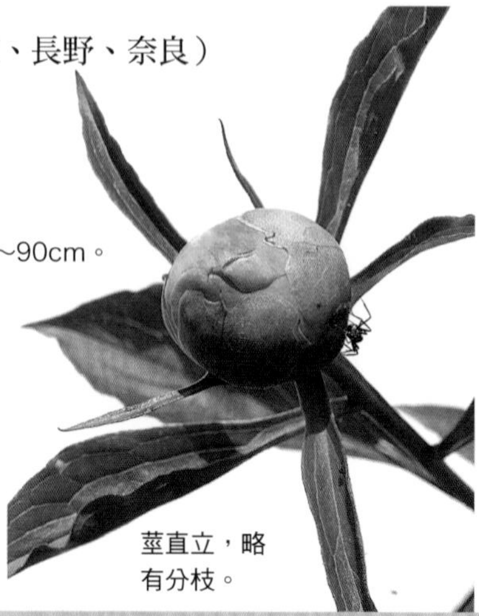

高50～90cm。

莖直立，略有分枝。

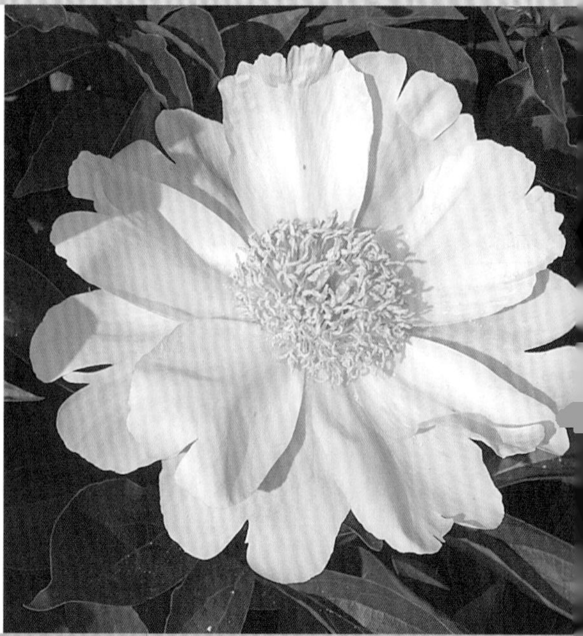

使用部位：根　生藥名稱：芍藥　[拉]Paeoniae Radix　[英]Peony Root

芍藥是芍藥（*Paeonia lactiflora* Pallas [*Paeoniaceae*]）的根。本品定量時換算為生藥的乾燥物，含有芍藥苷（$C_{23}H_{28}O_{11}$：480.46）2.0%以上；**芍藥末**是芍藥的粉末。本品定量時換算為生藥的乾燥物，含有芍藥苷（$C_{23}H_{28}O_{11}$：480.46）2.0%以上。

生藥性狀　氣味獨特，帶點甜味，後會澀且苦

圓柱形。白芍或真芍外皮呈褐色～淡灰褐色，赤芍則是黑褐色。有明顯縱向皺紋、疣狀側板痕跡與側向生長的皮孔。通常會稍微去除表皮，肥大扎實、香味強、外觀呈淡灰褐色、切面白色緻密的成品為佳。切面為暗紅色的則視為劣質品。

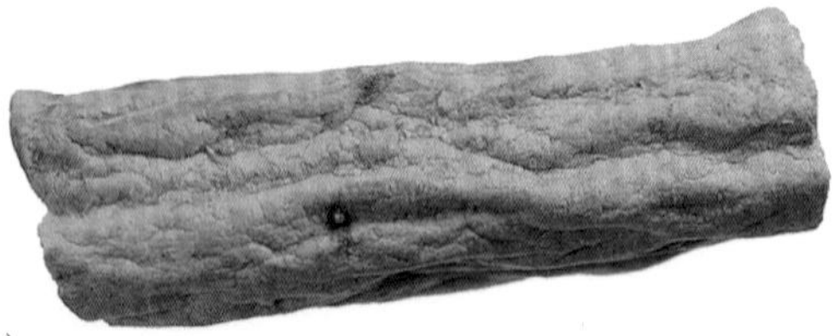

(×1)

主要成分　芍藥苷　[英]paeoniflorin

單萜類醣苷：芍藥苷（paeoniflorin）、芍藥內酯苷（albiflorin）等

單萜：芍藥苷元酮（paeoniflorigenone）等

確認試驗　①氯化鐵（Ⅲ）試液 ②TLC法

①乙醇萃取液中加入氯化鐵（Ⅲ）試液，搖晃混合。該液體會呈藍紫色～藍綠色，之後變成暗藍紫色～暗綠色。

②取甲醇萃取液，以丙酮、乙酸乙酯、醋酸（100）混合液（10：10：1）展開。薄層板均勻噴上4-甲氧基苯甲醛、硫酸試液，以105℃加熱5分鐘時，會得到1個紫色斑點，色調及Rf值與芍藥苷溶於甲醇的標準溶液相同。

主要藥效　收斂、鎮痙、鎮痛

芍藥苷：鎮靜、鎮痛、鎮痙、抗發炎、降血壓、擴張血管、鬆弛平滑肌作用。

芍藥苷元酮：鬆弛肌肉作用。

水萃液：有促進胃部運動、抑制中樞神經、促進紅血球變形能力、抑制血液黏度降低、抑制血小板凝聚、抗發炎、抗過敏、促進黃體機能等作用。

單寧類：明顯顯示出具降低血液中尿素量之作用。

漢方處方　加味逍遙散、桂枝加葛根湯、當歸芍藥散

漢方中以鎮靜、鎮痙、鎮痛作用為主，目的在於抗發炎、鬆弛平滑肌。胃弱、血虛者不適合使用。有肝臟疾病者不適合大量、長期服用。發汗多者服用後據說更容易衰弱。

單萜類醣苷：**芍藥苷**（paeoniflorin）
CAS No. 23180-57-6

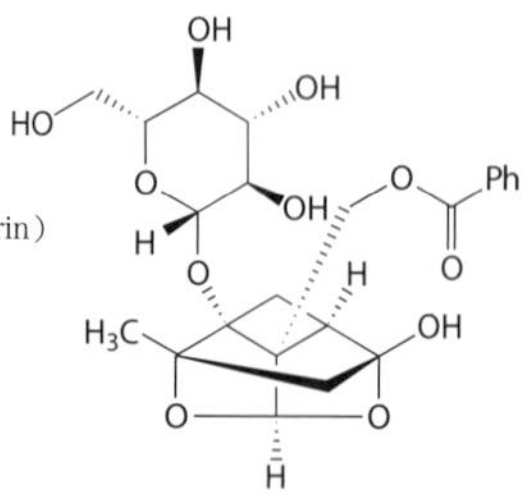

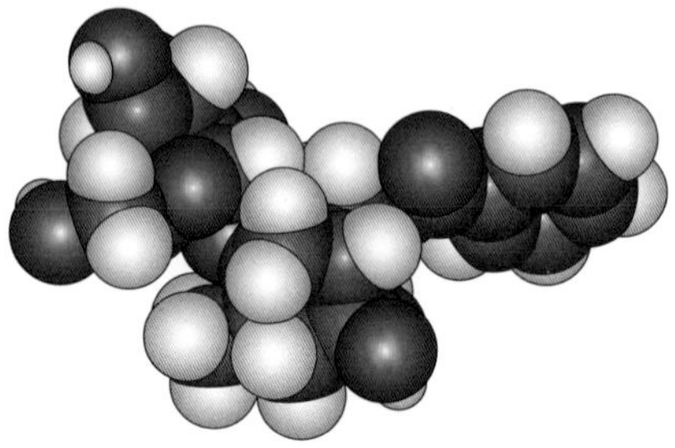

牡丹科**Paeoniaceae**是拉丁語*paeonia*「芍藥」後面加上表示「科」的字尾*-aceae*形成的。這是源自希臘語Παιών，也就是希臘神話中出現的波賽頓（Poseidon）與赫勒（Helle）之子——眾神的醫師「派翁」（Paeon）。根據希臘神話，據說派翁是最早拿芍藥入藥，且用來治好黃泉之國的普魯托的傷。英語peony是拉丁語paeonia的母音ae是e濃縮結合。以前芍藥曾被分在毛茛科，不過現在牡丹、芍藥獨立出來，另立為牡丹科。順帶一提，英語pioneer「開拓者、前鋒、先驅」是後期拉丁語pedonem「步兵」經過古法語peon（現代法語：pion），再變成英語的pioneer，所以語源完全不同。不如說pioneer跟西洋棋的pawn「兵」是同源詞。

種名*lactiflora*是拉丁語lacti-「乳的」＋flora「花」，意思為「乳白色花朵的」。同物異名*paeonia albiflora*的種名*albiflora*也是「白色花朵的」之意。雖說如此，但芍藥花有紅色、粉紅色、白色，並不限於白色而已。

芍藥如名所示，本來是拿來當作藥物，後來才作為觀賞用而推展開來。芍藥的「芍」與灼熱的「灼」偏旁都是勺字，意為「散發光明的、燦爛的」，表示芍藥的花「有如散發光明」。芍藥也有別名顏美草、貌佳草（カオヨグサ），不過這依舊是在描述芍藥花朵的美麗。芍藥還有別名夷草（エビスグサ）、夷藥（エビスグスリ），表示這是從異國來的藥用植物。話雖如此，但另一種完全不同的植物——決明子的基原植物，也稱為夷草。→請參照p.62。

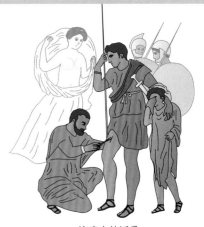
治療中的派翁
出自龐貝遺跡的壁畫，《伊尼亞斯逃亡記》（*The Aeneid*）一景。

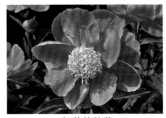
紅花的芍藥
芍藥種名*lactiflora*是意為「乳白色花朵的」，然而實際上芍藥有紅色花朵（赤芍），也有白色花朵（白芍）。關於其優劣，中國經典有眾多論述，但隨文獻不同，見解也大相逕庭。日本藥局方中則沒有區分。

芍藥、乳酸與萵苣／LACTO-「乳的」

芍藥的種名*lactiflora*是意為「乳白色花朵的」的拉丁語，這個詞跟相關詞*lacteus*、*lacticolor*、*lactifer*（-*fer*是「具有～」之意），用於各種乳白色的植物中。

在拉丁語中乳的主格是lac，連接形是lacti-或lacto-，普遍使用於生物、化學方面，例如：lactose「乳糖」、*Lactobacillus*「乳酸桿菌（乳酸菌屬）」等等。

說點小知識，由於切開萵苣的莖會流出乳白色液體，所以古羅馬稱之為Lactuca。其一詞經過法語進入英語再次改變，是為Lettuce「萵苣」。此外，林奈也將這個拉丁語用在萵苣跟其近緣種身上，命名為萵苣屬*Lactuca*。萵苣（*Lactuca sativa*）的日語名稱之所以是「チシャ」，也是從「乳草」發音轉變來的，表示會流出乳白色液體。這種白色液體是因為其中稱為山萵苣苦素（lactucopicrin）的多酚類所形成，西方自古以來相信有「輕微鎮靜、促進睡眠」的效果，拿來用作「鎮靜劑、安眠藥」。山萵苣苦素後半的～picrin意思為「具有苦味的物質」。→請參照p.221。

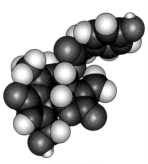
山萵苣苦素

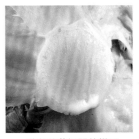
萵苣的莖切開的樣子

Paeonia suffruticosa

基原植物學名：

Paeonia suffruticosa Andrews

基原植物名稱：**牡丹**　　基原植物英語名稱：Moutan Peony / Tree Peony

毛茛目　⒧Ranunculales

牡丹科　⒧Paeoniaceae

牡丹屬　⒧*Paeonia*

產地：中國、朝鮮半島、日本（奈良、長野）

讚譽為百花之王的牡丹，不僅花朵美麗，也是大家熟知的藥物。
日本新年時裝飾用的羽衣甘藍（葉牡丹）是十字花科，雖然葉子形狀像牡丹，但完全是不同種的植物，放著不管一段時間便會開出類似油菜的花朵。此外，夏季開花，植物高約10cm左右的松葉牡丹是馬齒莧科的園藝品種，也跟牡丹完全不同種。

葉為互生，有柄，二回三出或二回羽狀複葉。小葉為卵形～披針形，3～5裂。

莖幹為直立，有分枝。

初夏時，會有大朵美麗花朵頂生。

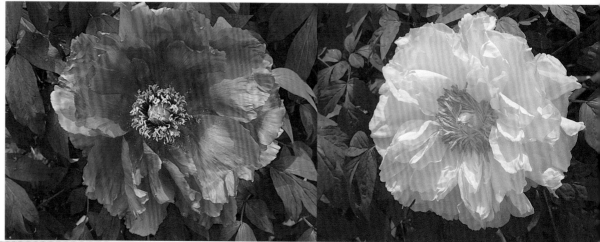

使用部位：**根皮**　生藥名稱：**牡丹皮**　⒧Moutan Cortex　⒠Moutan Bark

牡丹皮是牡丹（*Paeonia suffruticosa* Andrews ［*Paeonia moutan* Sims］［*Paeoniaceae*］）的根皮。本品定量時，含有丹皮酚1.0%以上；在**丹皮末**是牡丹皮的粉末。本品定量時，含有丹皮酚0.7%以上。

確認試驗　TLC法（UV254nm，黑色）

取正己烷萃取液，以乙酸乙酯、正己烷混合液展開。照射ＵＶ（254nm），會得到與丹皮酚一致的黑色斑點。

生藥性狀　半管狀的皮片；略苦辣

挖出的根用木槌輕輕敲打，去除芯後約5cm切段，晒乾。管狀皮薄、肉厚色白、粉質、香氣強為佳；帶紅色的品質較差；有木心的則為劣質品。

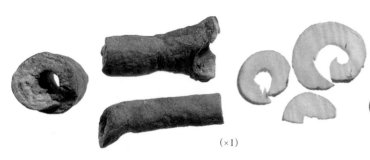

（×1）

主要藥效　抗菌、祛瘀血

丹皮酚（paeonol）：對闌尾炎感染病菌有抗菌作用，具鎮靜、降體溫、解熱、鎮痛、抗痙攣等抑制中樞神經作用；抗發炎、抑制壓力性胃潰瘍、抑制胃酸分泌、抗凝血、抑制血小板凝聚、抗凝血酶、促進網狀內皮系統吞噬作用、抑制子宮運動作用及利尿作用。
芍藥苷：抑制組織胺游離作用。
單寧：抗病毒作用。

漢方處方　大黃牡丹皮湯、溫經湯、加味逍遙散

漢方中以祛瘀血、通經、排膿為目的，用作婦科疾病藥物。

主要成分　丹皮酚　⒠paeonol

酚類：丹皮酚（paeonol）、牡丹酚苷（paeonoside）、丹皮酚原苷（paeonolide）
單萜醣苷：芍藥苷（paeoniflorin）等

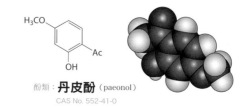

酚類：**丹皮酚**（paeonol）
CAS No. 552-41-0

種名*suffruticosa*是拉丁語sub-「在下方、下一個、亞～、略～」＋frutex「灌木、樹叢」，也就是「略帶灌木的」之意。芍藥為草本植物，但牡丹是木本植物，種名表示有樹木性質。這裡frutex的形容詞形fruticosus經常用於樹木性質植物的種名中，例如黑莓（*Rubus fruticosus*）、希臘鼠尾草（*Salvia fruticosa*）等等。

日語名稱牡丹（ボタン）的「牡」指的是「雄性」，牡丹很難結出種子，所以牡丹被視為雄性的花（事實上是雌蕊隱藏在眾多黃色的雄蕊中）。丹是「紅色」的意思。

「丹」是象形字，由「井」＋「丶」形成，據說是會意字，表示為水井中出現之物，也就是丹砂。丹砂是硫化汞（HgS）的紅色礦石，也稱為「辰砂、丹」。生藥方面，由於「硃砂」為催眠藥、精神安定藥，且外用有抗菌作用，所以也用作防腐劑，加入「硃砂安神丸」之類的漢方處方中。聽到水銀，或許有人會認為是種劇毒，不過像硫化汞(Ⅱ)這種難溶於水的東西毒性很弱，以普通的使用量來說，很難發現有毒性。不過一旦大量使用，就有水銀中毒的危險。

家徽中的「牡丹」與菊、葵紋一樣，是很有權威的，僅限公家的鷹司家、難波家，或大名家的島津家、伊達家、津輕家、鍋島家等可使用。

再來真的算是閒聊了，食物中也經常使用牡丹的名字。「ぼたもち」原本寫作「牡丹餅」，也就是在牡丹盛開的春季彼岸節（春分或秋分前後各3天的期間，日本人會在此時掃墓）時吃的麻糬；「おはぎ（萩餅）」則是在萩（はぎ，胡枝子屬植物）開花的秋季彼岸節時吃的麻糬，理由相同。現在則大多沒有區別，一年到頭都稱為「おはぎ」。「ぼたん鍋（山豬肉鍋）」有人說是因為豬肉擺盤的樣子很像「牡丹」來的（其他還有源自豬肉顏色像牡丹等等，說法眾多）。

將各自稱為百獸之王、百花之王的獅子與牡丹組合起來的「唐獅子牡丹」，是用於工藝品等處的傳統圖樣之一，帶有好兆頭。

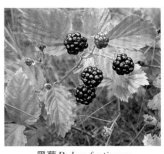

黑莓*Rubus fruticosus*
薔薇科懸鉤子屬（Rubus）含有許多植物，如覆盆莓、木莓、裡白懸鉤子、寒莓等等，其中有草本植物，也有木質化的植物，而黑莓則是木質化，會長出樹叢。

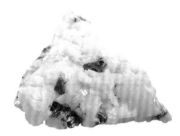

丹砂（HgS）
也稱為辰砂，基於採自辰州（現在的湖南省）便如此稱呼。

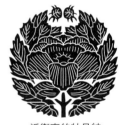

近衛家的牡丹紋

站如芍藥、坐如牡丹、行如百合的花

同樣用於生藥的牡丹屬牡丹（*Paeonia suffruticosa*）與芍藥（*Paeonia lactiflora*），兩者的花長得很類似，英語單純說Peony時，能指牡丹也能指芍藥。這兩者差別在於：芍藥為草本，牡丹為木本（樹木），所以冬天時芍藥會殘留根部其餘枯萎，相對的，牡丹的地上部分還會存活。兩者開花時期也稍微錯開，牡丹是4月底～5月上旬，比芍藥早了點（5月中旬～6月底）。一般來說，牡丹的花比較大朵。

俗話說「站如芍藥、坐如牡丹、行如百合」用來比喻美人，這是因為芍藥會長出筆直的莖，然後在頂端開出花朵；相對的，牡丹則容易分枝，在往側邊長的枝條上開花。那麼百合又怎麼樣呢？據說是將百合迎風搖曳的姿態比喻成美人行走時的身影。

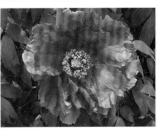

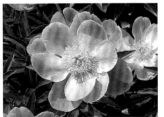

牡丹（上）與芍藥（下）

Panax ginseng

Panax ginseng C.A.Meyer

高麗參

基原植物名稱：高麗參　　基原植物英語名稱：Ginseng

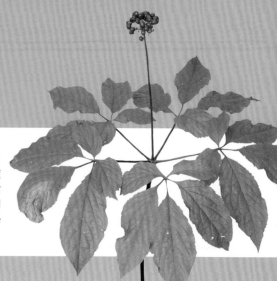

繖形目
新恩格勒：⑱Apiaceae
克朗奎斯特：⑱Umbelliflorae

五加科 ⑱Araliaceae

人參屬 ⑱*Panax*

產地：日本（長野、福島、島根等）、中國、韓國

根為白色多肉的直根，有分枝。莖直立，單一，莖頂有葉子輪生。葉為長柄，五出掌狀複葉。小葉為卵形～倒卵形，銳頭，重鋸齒緣。初夏時，繖形花序頂生，開白色小花。液果為扁球形，成熟時呈紅色，內有兩個種子。

使用部位：根 生藥名稱 **人參** ⑱Ginseng Radix ⑲Ginseng

人參是高麗參（*Panax ginseng* C. A. Meyer [*Panax schinseng* Nees] [*Araliaceae*]）除去細根的根部，或稍微汆燙過之物。本品定量時換算為生藥之乾燥物含有人參皂苷Rg$_1$（C$_{42}$H$_{72}$O$_{14}$：801.01）0.10%以上以及人參皂苷Rb$_1$（C$_{54}$H$_{92}$O$_{23}$：1109.29）0.20%以上。**人參末**是「人參」的粉末。

生藥性狀 氣味特殊；初略甘，後微苦

略帶黃色光澤、粗大質重為佳。細長圓柱形～紡錘形，外皮呈淡黃褐色～淡灰褐色。氣味特殊。味道初略甘，後微苦。

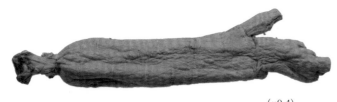

（×0.4）

確認試驗 ①碘液 ②TLC法

①在切面滴下稀碘液會變成深藍色（澱粉）。
②以水及1-丁醇萃取，以乙酸乙酯、甲醇、水混合液（14：5：4）展開。薄層板均勻噴上香草醛、硫酸、乙醇試液，以105℃加熱10分鐘時，其中一個試液斑點的色調及Rf值會與人參皂苷Rg$_1$溶於甲醇的標準溶液一致。

漢方處方 人參湯、白虎加人參湯、補中益氣湯

漢方調配於強精、健胃整腸、止吐、止瀉等許多配方中。
第4～5年的9月左右採收。白參指去除外皮後晒乾的人參，紅參則是指蒸過再晒乾的（請參照下方紅參的部分）。此外，調配於漢方藥中的人參通常是指白參。白參尤其容易長蟲，所以要存放於氣密容器中。

使用部位：根 生藥名稱 **紅參** ⑱Ginseng Radix Rubra ⑲Red Ginseng

紅參是蒸過的高麗參（*Panax ginseng* C.A.Meyer [*Panax schinseng* Nees] [*Araliaceae*]）根部。本品定量時換算為生藥之乾燥物含有人參皂苷Rg$_1$（C$_{42}$H$_{72}$O$_{14}$：801.01）0.10%以上以及人參皂苷Rb$_1$（C$_{54}$H$_{92}$O$_{23}$：1109.29）0.20%以上。

主要成分 人參皂苷 ⑲ginsenoside

皂苷：人參皂苷類（ginsenosides）
精油：β-欖香烯（β-elemene）
聚乙炔化合物：人參炔醇（panaxynol）
紅參與人參成分相同，但可發現有丙二酸酯型皂苷的去丙二醯基及醣部有部分加水分解等情況。

皂苷：**人參皂苷Rg$_1$**
（ginsenoside Rg1）
CAS No. 22427-39-0

確認試驗 ①酸酐-濃硫酸反應 ②TLC法

①在此反應中，交界面為紅褐色（皂苷）。
②與人參的TLC法相同。

主要藥效 補精、強身、鎮靜、抗糖尿病

水萃液：降血糖、減少酮體、促進肝RNA合成作用。
含水乙醇萃取物：增強乙醯膽鹼作用。
皂苷：興奮中樞神經、抗疲勞、抗壓作用。
人參皂苷：Rb群會抑制中樞神經；Rg群則會興奮中樞神經。
含水乙醇萃取物：降血壓、降血糖、增加紅血球數、促進消化蠕動、增強腎上腺皮質機能。

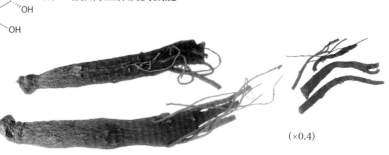

（×0.4）

　　人參屬*Panax*源自希臘語形容詞中性意為「所有」的παν＋ἄκος「治癒、處方」。迪奧斯克理德斯或老普林尼也提過幾種稱為「Panax」的植物，但這不是指人參，而是指繖形科獨活屬的植物。

　　種名*ginseng*來自「人參」的中國語發音，但是話說回來，現代中國語的發音並不是ren shen。ginseng作為英語單字首次出現是在1654年，可認為是源自當時中國語的發音jen shen。

　　五加科*Araliaceae*正確的語源不明（→請參照p.117）。

　　人參的名字據說是來自根部聚集起來像手腳，整體看起來像個人形而取的。日本自古以來便稱之為**「チョウセンニンジン（朝鮮人參）」**（說起來，在韓國前面什麼都沒加，直接稱為「人參」）。也曾稱為**「藥用人參」**，不過這個稱呼與藥事法牴觸，經過行政指導後便不太使用了，而進口的人參全都稱為**「コウライニンジン（高麗參）」**。

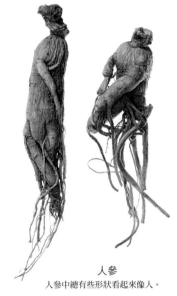

人參

人參中總有些形狀看起來像人。

　　蔬菜的「ニンジン」（胡蘿蔔，*Daucus carota* L.；英語為carrot），是繖形科胡蘿蔔屬的植物，所以植物學上與五加科藥用的高麗參完全不同。十六世紀左右胡蘿蔔從中國傳入日本，不過蔬菜的人參（胡蘿蔔）葉子像芹菜葉，所以當初為了區別，稱為**「芹人參」**。話說回來，高麗參跟蔬菜的胡蘿蔔都是繖形目，但分類學上，蔬菜的胡蘿蔔比較接近繖形科水芹菜屬的水芹菜。不知何時稱呼前頭的「芹」消失了，說到「ニンジン」，蔬菜的胡蘿蔔反而比真正的藥用人參更普遍，而且在如今的日本，西洋種比從中國傳入的東洋種更多人栽種。

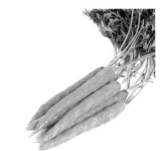

蔬菜的人參（胡蘿蔔）

人參與蔬菜的胡蘿蔔含有共通成分，是據報告指出能有效防癌的鐮葉芹醇（falcarinol，廣泛存在於菊科、繖形科、五加科植物中）。

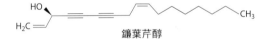

鐮葉芹醇

德川吉宗與人參

　　從前人參全都仰賴對馬藩經手進口。在日本高麗參的栽種從三代將軍德川家光時便開始嘗試，但以失敗結尾。八代將軍**德川吉宗**為了解決當時從朝鮮、中國過度進口藥劑以及貿易赤字，以及提升幕府的威望，意圖將朝鮮人參等藥劑國產化。享保13年（西元1729年）對馬藩向幕府進獻「生根8條，種子60粒」，幕府將其交付給醫師，也是本草學家的**田村藍水**（1718-1776，身為平賀源內與中川淳庵的老師而出名），命令他在國內栽培人參。不停嘗試錯誤的結果，田村用生根栽種成功，得到的種子作為獎勵分發給各藩。這就是人參基原植物名稱**御種人參**的由來。曾經有段時間人參生產量大到反過來出口到中國，然而明治以後需求量減少，現在只有長野縣、福島縣、島根縣、北海道等地有繼續栽種。

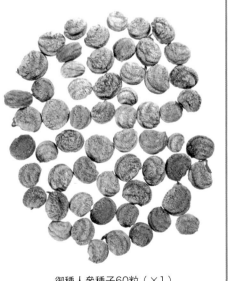

御種人參種子60粒（×1）

Panax japonicus

Panax japonicus C.A.Mey.

基原植物名稱：**東洋參**

繖形目
新恩格勒： ㉑Umbelliflorae
克朗奎斯特： ㉑Apiales

五加科 ㉑Araliaceae
人參屬 ㉑*Panax*
產地：日本（山形、群馬、長野、福井等）

自生於日本各地森林的多年生草本植物。高麗參的根會變得肥大，但東洋參則是根莖變得肥大。東洋參竹節狀的根莖往側邊延伸，而非直根。地上部分很像高麗參。

莖直立，單一。莖頂有葉輪生。

初夏時，繖形花序頂生，開白色小花。

根為白色多肉的直根，有分枝。

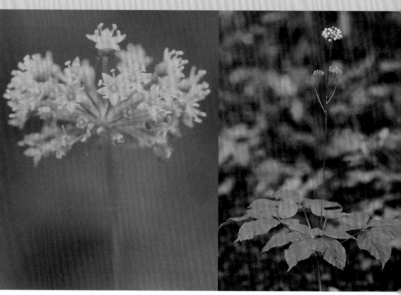

液果為扁球形，成熟色紅，內藏兩個種子。葉為長柄，五出掌狀複葉。小葉為卵形～倒卵形，銳頭，重鋸齒緣。

使用部位：**根莖** 生藥名稱 **竹節參** ㉑Panacis Japonici Rhizoma ㉔Panax Japonicus Rhizome

竹節參是東洋參（*Panax japonicus* C.A.Meyer [*Araliaceae*]）的根莖，一般會汆燙過；**竹節參末**是竹節參的粉末。

生藥性狀 **不規則圓柱狀；角質狀，微苦**

呈不規則圓柱狀，有明顯的節。外皮呈淡黃褐色，有細縱溝。容易折斷，斷面幾乎可說平整，呈淡黃褐色，角質狀。帶有淡淡氣味，味道微苦。

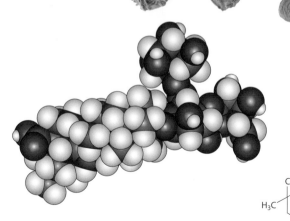

(×0.5)

主要成分 **竹節參皂苷** ㉔chikusetusaponin

皂苷：竹節參皂苷（chikusetsusaponin）類
多醣：竹節參多醣類

確認試驗 **TLC法（稀硫酸，紅紫色）**

取甲醇萃取物以乙酸乙酯、水、蟻酸混合液展開。噴稀硫酸於薄層板上，加熱後會得到與竹節參皂苷IV一致的紅紫色斑點。

主要藥效 **健胃、祛痰、強身**

竹節參皂苷III：弱鎮靜、鎮痙作用。
竹節參皂苷IV：祛痰、促進腸道自動蠕動、抑制壓力性潰瘍作用。
竹節參皂苷V：抗腫瘤、降血糖作用。

漢方處方 溫經湯、黃芩湯、加味歸脾湯、歸脾湯

漢方以強身、解熱、祛痰、健胃為目的，用於胃部發熱及水分停滯感、心窩不適等症狀。

竹節參皂苷 I b（chikusetsusaponin I b）

CAS No. 59252-87-8

五加科**Araliaceae**的語源請參照p.117，人參屬*Panax*的語源請參照p.203。種名*japonicus*是「日本的」之意。

日語名稱トチバニンジン（栃葉人參），因為葉子很像日本七葉樹（トチノキ，*Aesculus turbinata*），便由此取名（五出掌狀複葉）。日本七葉樹（トチノキ，栃、橡）是七葉樹科落葉喬木，樹形凜然且美麗，常種植為行道樹，是栃木縣名由來，也是縣樹。

之所以稱為竹節參，是因為根莖上的節像竹節一樣，這些節每年會逐漸增加一個。漢方中有時也會拿竹節參當「人參」替代品。竹節參苦味強，可用於健胃、祛痰藥；有促進毛根、毛囊母細胞活性的作用，也調配於生髮劑中。有好幾種植物可代替人參使用，例如三七（*Panax notoginseng*），同屬於人參屬的藥用植物。在日本大家可能還不太熟悉，不過在中國或東南亞會用於各種處方中。「田七」是三七的別名，由於主要生產地是中國廣西省的田陽、田東，便如此命名了。之所以稱為「三七」，有因為莖會分為3個葉子有7片的說法，或是成長需要3～7年的說法，眾說紛紜。三七的英語名稱Pseudoginseng，是ginseng前面接了意為「虛假的」字首pseudo-形成的。

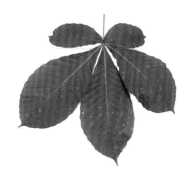

日本七葉樹的葉子

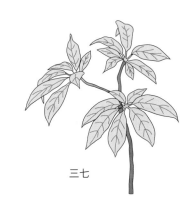

三七

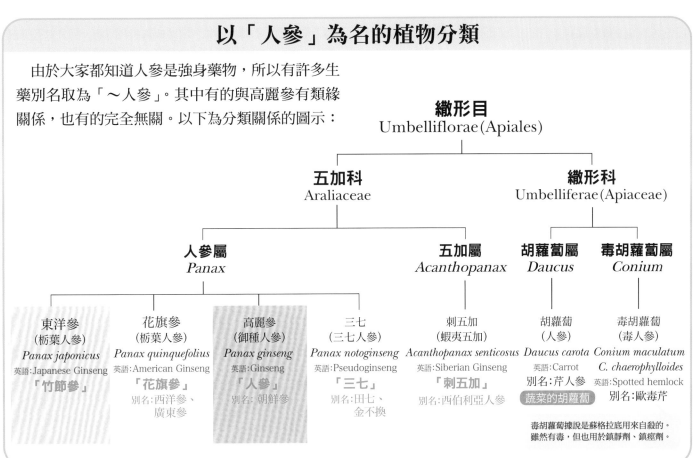

以「人參」為名的植物分類

由於大家都知道人參是強身藥物，所以有許多生藥別名取為「～人參」。其中有的與高麗參有類緣關係，也有的完全無關。以下為分類關係的圖示：

繖形目
Umbelliflorae (Apiales)

五加科
Araliaceae

繖形科
Umbelliferae (Apiaceae)

人參屬
Panax

五加屬
Acanthopanax

胡蘿蔔屬
Daucus

毒胡蘿蔔屬
Conium

東洋參
（栃葉人參）
Panax japonicus
英語:Japanese Ginseng
「竹節參」

花旗參
（栃葉人參）
Panax quinquefolius
英語:American Ginseng
「花旗參」
別名:西洋參、
廣東參

高麗參
（御種人參）
Panax ginseng
英語:Ginseng
「人參」
別名:朝鮮參

三七
（三七人參）
Panax notoginseng
英語:Pseudoginseng
「三七」
別名:田七、
金不換

刺五加
（蝦夷五加）
Acanthopanax senticosus
英語:Siberian Ginseng
「刺五加」
別名:西伯利亞人參

胡蘿蔔
（人參）
Daucus carota
英語:Carrot
別名:芹人參
蔬菜的胡蘿蔔

毒胡蘿蔔
（毒人參）
Conium maculatum
C. chaerophylloides
英語:Spotted hemlock
別名:歐毒芹

毒胡蘿蔔據說是蘇格拉底用來自殺的。
雖然有毒，但也用於鎮靜劑、鎮痙劑。

Papaver somniferum

Papaver somniferum L.

基原植物名稱：**罌粟**　基原植物英語名稱：Opium poppy

罌粟目　㊣Papaverales
※APG植物分類體系中罌粟科是歸在毛茛目。

罌粟科　㊣Papaveraceae

罌粟屬　㊣*Papaver*

產地：印度、土耳其、巴基斯坦

蒴果是大顆橢圓形，內有相當多小顆粒的腎臟形種子。

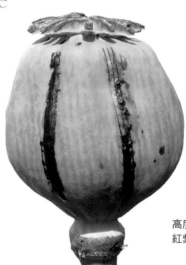

為罌粟科一年生草本植物，是「鴉片」的原料。其中的嗎啡成分拿來當作麻醉藥，嗎啡加工後製成的海洛因則是大家熟知的毒品。原產於西歐或東南歐。罌粟的栽種受到鴉片法的嚴格管制。

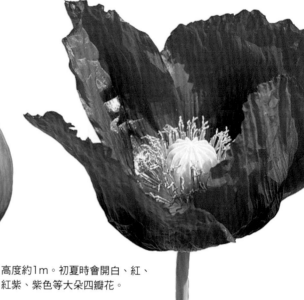

高度約1m。初夏時會開白、紅、紅紫、紫色等大朵四瓣花。

使用部位：**滲出物**　生藥名稱 **鴉片** 危險藥物　㊣Opium　㊛Opium

鴉片末是將從罌粟（*Papaver somniferum* Linné [*Papaveraceae*]）製成的鴉片做成均勻的粉末，或在其中加入澱粉或乳糖水合物的成品。本品定量時含有嗎啡（$C_{17}H_{19}NO_3$：285.34）9.5～10.5%；**鴉片散**是鴉片末100g＋適量澱粉或適當的賦形劑＝總量1000g，根據散劑製法製成的粉末。本品中不添加乳糖水合物。本品定量時含有嗎啡（$C_{17}H_{19}NO_3$：285.34）0.90～1.10%；**鴉片酊劑**是鴉片末100g＋適量35vol%乙醇＝總量1000g，根據酊劑製法製成。不過35vol%乙醇可用適量乙醇及純水或純水（分裝）製成。本品定量時含有嗎啡（$C_{17}H_{19}NO_3$：285.34）0.93～1.07w/v%；**鴉片吐根散**是鴉片末100g＋吐根末100g＋適量澱粉或適當的賦形劑＝總量1000g，根據散劑製法製成。本品中不添加乳糖水合物。本品定量時含有嗎啡（$C_{17}H_{19}NO_3$：285.34）0.90～1.10%。

生藥性狀　**粉末，相當苦**

取自未成熟的果實的乳汁。鴉片通常是在未熟果實上弄出傷痕並收集乳汁再製而成。褐色～暗褐色粉末。若舔到，味道相當苦。存放於可上鎖的金庫。

主要成分　**嗎啡**　㊛morphine

生物鹼：嗎啡（morphine）、可待因（codeine）、罌粟鹼（papaverine）、諾司卡賓（noscapine）

確認試驗　①TLC法 ②氯化鐵（Ⅲ）試液

①本品中加入稀釋過的乙醇（7→10），超音波處理10分鐘後，加入稀釋過的乙醇，過濾，取濾液為試料溶液。另外取嗎啡鹽酸鹽水合物、可待因磷酸鹽水合物、罌粟鹼鹽酸鹽、諾司卡賓鹽酸鹽水合物溶解於稀釋過的乙醇中，作為4種標準溶液。以丙酮、甲苯、乙醇（99.5）、氨水混合液（20：20：3：1）展開。均勻噴上碘化鉍鉀試液時，會各自得到與4種標準溶液相同色調及Rf值的斑點。

②水萃液加入氯化羥銨與氯化鐵（Ⅲ）試液搖晃，會呈現紅褐色。此液體再直接加入乙醚搖晃混合，則乙醚層不會呈現紅紫色（罌粟酸）。

主要藥效　**鎮痛**

嗎啡：強力鎮痛作用。
可待因：鎮咳作用。
罌粟鹼：鬆弛平滑肌作用。
諾司卡賓：鎮咳作用。

主要用途　鎮痛藥、鎮咳藥、鎮痙藥

【劇、麻】鴉片末	【劇、麻】鹽酸嗎啡
【劇、麻】磷酸可待因	【劇】鹽酸罌粟鹼
【劇、麻】鴉片吐根散、諾司卡賓	

生物鹼：**嗎啡**（morphine）
CAS No. 57-27-2
別名：morfine

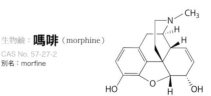

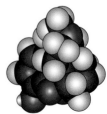

罌粟屬*Papaver*是拉丁語「罌粟」的意思，源自何處眾說紛紜，有①來自拉丁語papa「給幼兒吃的麵包糊（粥）」，這是將未成熟果實傷口流出的乳狀液體比喻成粥；②來自拉丁語papa「給幼兒吃的粥」，不過是將罌粟的乳狀液體加到粥中，讓小孩喜歡吃的緣故。換句話說，①是從乳狀液體外觀取名；②則是從用法取名的。後半部分的-ver，也有說明指papa「粥」＋verum「真實的、真正的」，也就是「真正的粥」。時至今日，英語中也稱「給嬰兒吃的麵包糊」為pap；③源自阿卡德語的papallu或蘇美語的papal「花蕾、發芽」的說法；④源自別的阿卡德語（bir）birru「閃耀、燃燒」的說法；⑤花瓣輕薄，比喻為πάπυρος「紙莎草、紙莎草做成的紙」的說法；⑥源自咬下種子發出的聲音的說法。尚有其他說法，在此就先不提。

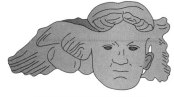

睡眠之神許普諾斯的頭像
希臘神話中的睡眠之神許普諾斯相當於羅馬神話中的松拿士。這個頭像缺少左側的翅膀。不論許普諾斯或松拿士，大多都會畫上翅膀。

種名*somniferum*是拉丁語somnus「睡眠」＋fero「運送、持有」，也就是「讓人沉睡」之意。西元一世紀的植物學家迪奧斯克理德斯也曾講述過，罌粟少量使用可減緩疼痛，引起「睡意」，但若大量攝取，會使人昏睡，甚至死亡。所以希臘神話或羅馬神話中，罌粟出現經常象徵著「睡眠」或「死亡」。故事有各種版本，以下一一介紹：豐饒女神狄蜜特（Demeter）因為女兒波瑟芬妮被冥界之神哈帝斯擄走當妻子，擔心悲痛到晚上無法入眠，變得很沒有精神（所以收成不良、大地荒蕪）。睡眠之神許普諾斯（Hypnos，希臘語「睡眠」之意）考慮之後，拿了罌粟的果實給狄蜜特。據說狄蜜特在夢中見到幸福的波瑟芬妮放下心，恢復了精神。

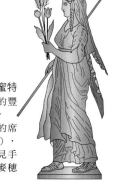

豐饒女神狄蜜特
希臘神話中的豐饒女神相當於羅馬神話中的席瑞絲（Ceres），畫像經常可見手中拿著小麥麥穗與罌粟果實。

此外，鴉片的成分morphine「嗎啡」也是取自羅馬神話中睡眠之神松拿士（Somnus，等於希臘神話的許普諾斯）的兒子——夢神摩爾甫斯（Morpheus）。順帶一提，拉丁語somnus（睡眠）加上拉丁語動詞ambulo「四處走動」，就會變成somnambulist「夢遊症患者」（一般有夢遊者意思的英語是sleepwalker）。

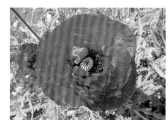

雛罌粟（虞美人） *Papaver rhoeas*
雛罌粟的花比罌粟或鬼罌粟纖細，就如「雛」字所示，是罌粟中較為嬌小可愛的品種。

英語ambulance「救護車」也是衍生自ambulo。英語opium是希臘語ὄπιον「罌粟汁液、鴉片」經過拉丁語opium進入英語的。希臘語可認為是衍生自ὀπός「樹液、蔬菜汁液」。

英語poppy「罌粟」也是拉丁語papaver經過古英語popæg、popig，變成如今的樣子。同樣是罌粟科但無法作為麻藥原料的「**雛罌粟**」、「**鬼罌粟**」則作為園藝種的「罌粟」，廣泛種植。雛罌粟又別名「**虞美人草**」。與劉邦對戰的武將項羽有位漂亮的戀人——虞姬。在劉邦追趕逼迫下，項羽決心一死，最後的宴會中項羽唱完祖國楚國的歌曲後，虞姬自盡。傳說虞姬死後墳墓上開出雛罌粟的花，所以這種花又被稱為「虞美人」。

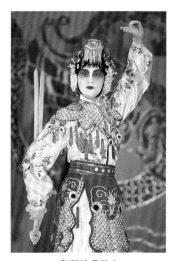

京劇的虞美人
圖片中是描繪項羽與虞姬四面楚歌的名場面——題名《霸王別姬》的京劇一景。（提供：JTB Photo）

Papaver somniferum

基原植物學名：

基原植物名稱：**罌粟**　　基原植物英語名稱：Opium poppy

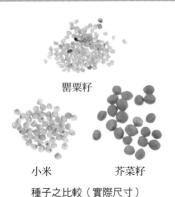

罌粟籽

小米　　　　芥菜籽

種子之比較（實際尺寸）

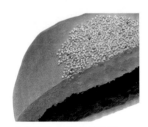

牡丹罌粟的苞葉

牡丹罌粟的花謝了之後，苞葉依舊殘留在上頭。

日語名稱**芥子**（ケシ）原本是指十字花科「芥菜（*Brassica juncea*，別名芥子）」的種子，後來芥菜種子與罌粟種子混淆，罌粟也稱為「芥子」，日文名稱為「カイシ」或「ケシ」。漢字罌粟，因為罌粟果實很像「罌（かめ，腹大口小的罐子）」，種子則像「粟（あわ，小米）」。在日本，江戶時期稱**鴉片**為「阿芙蓉」，據說是因為拉丁語opium經過波斯語افيون（音近「阿夫律」），變成了阿芙蓉。換句話說，鴉片與英語opium發音其實是相當遠的遠親。而阿芙蓉又縮短成「鴉片」，日文為「あへん」。

提到鴉片，或許會想到「**鴉片戰爭**（1840～1842）」。當時英國將四分之一的陸地都納為自家殖名地，英國本國引用紅茶的習慣擴散開來，茶葉進口量暴增。為了消除對中國（當時是「清朝」）的貿易赤字，英國偷偷將印度產的鴉片賣至中國，紡織物則出口至印度，進行所謂的「三角貿易」。然而，中國政府為了防止鴉片流行造成銀兩流向海外，下了鴉片禁令。這種情況下英國招來艦隊，開始了莫名其妙的「鴉片戰爭」。結果大清帝國屈辱地敗給了當初嘲笑對方「如芥子粒般的小國」——英國，被迫簽下南京條約，割讓「香港」給英國（直到近代1997年才歸還中國）。就這樣，小小的罌粟也大大影響了全世界的經濟與歷史。

意外地唾手可得、經常使用的「罌粟籽」

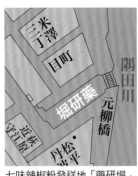

紅豆麵包上的「罌粟籽」

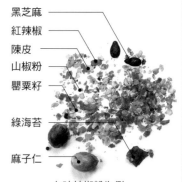

黑芝麻
紅辣椒
陳皮
山椒粉
罌粟籽
綠海苔
麻子仁

七味辣椒粉為例

撒在紅豆麵包或蛋糕上香氣十足的「罌粟籽」，正是這裡提到的鴉片原料——「罌粟」的種子。聽到這，或許你會擔心「吃下去沒關係嗎？」，不過可食用的「**罌粟籽（Poppy seed）**」取自成熟、不含嗎啡的種子，所以沒有問題的（也用虞美人等品種的種子）。

此外，或許還會有人想說：「如果把在紅豆麵包上的罌粟籽拿去種，長得出來嗎？」不過進口的罌粟籽全都加熱處理過，不會發芽，長不出罌粟。

說到日本人更親近的罌粟籽用處，要屬「**七味辣椒粉**」了吧。七味辣椒粉的七種原料雖然會隨製造方法不同而異，不過辣椒、山椒、罌粟籽、麻子仁、陳皮等全都是生藥。也是啦，寬永二年（西元1625年），在江戶兩國橋附近藥研堀的初代辣椒店德右衛門參考漢方藥材，做出了「七色辣椒粉」，所以七味辣椒粉又有「藥研堀」的別稱。

七味辣椒粉發祥地「藥研堀」

藥研是指弄碎生藥的船型器具。這是將壕溝（堀）的形狀比喻成藥研來的。現在藥研堀已經被填起來，變成人行步道。上圖是「日本橋北」地圖的一部分。

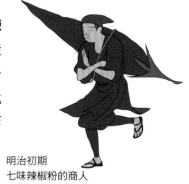

明治初期
七味辣椒粉的商人

以前會背著幾乎等身大的辣椒道具登場，唱作俱佳地表演來促銷。

能栽培與不能栽培的罌粟

能栽培的罌粟

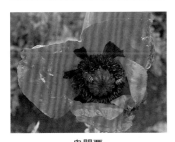

鬼罌粟
Papaver orientale
鬼給人不好的印象，所以園藝中是以英語
Oriental poppy之名販售，多為濃豔的
紅色。跟管制栽種的牡丹罌粟（*Papaver bracteatum*）非常類似。

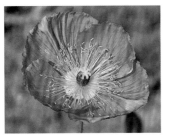

冰島罌粟
Papaver nudicaule
大家熟知的冰島罌粟，單稱poppy時，大
多指這種罌粟。

日本藥局方中收錄的鴉片法管制對象是somniferum種的罌粟（*Papaver somniferum*）和setigerum種的渥美罌粟（*Papaver setigerum*）兩種。由於setigerum種在日本最初是確認自生於愛知縣渥美半島沿岸，所以取名為「渥美罌粟」（西元1964年）。然而setigerum種已在各地雜草化，所以經常可見渥美罌粟在路旁或草叢中恣意生長。somniferum種與setigerum種的共同特徵有：①莖上沒毛、②葉子包住莖（苞葉）、 葉裂淺、③葉子偏白。

還有一種是「麻藥及精神作用藥物取締法」的管制對象，禁止栽種──牡丹罌粟（*Papaver bracteatum*）。牡丹罌粟很類似鬼罌粟，但能從花朵顏色、苞葉形狀來區別。**牡丹罌粟花瓣下方有稱為「袴」的苞葉，但鬼罌粟沒有。**在日本，栽種這些受到管制的罌粟需要有厚生勞動大臣等的許可，即使雜草化了，發現時**也絕對不要碰觸，必須通報警察或衛生所。**

不能栽培的罌粟

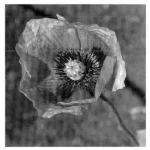

渥美罌粟
Papaver setigerum

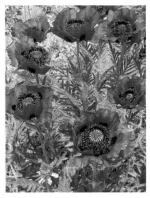

牡丹罌粟
Papaver bracteatum
原產於波斯地區，花朵大（直徑
10cm），花瓣4～6片，特徵是深紅
色且基部有黑紫色斑點。

鴉片吐根散、海盜與魯賓遜漂流記

或許有人會疑惑「為什麼吐根散中，要將同為催吐劑的鴉片與吐根調配在一起呢」，鴉片也有鎮痛劑的效果，但服用超量會抑制呼吸，甚至致死。然而，如果加入吐根，服用過量時會嘔吐出來，比單純服用鴉片還要安全。話說回來，鴉片吐根散的主要藥效是在鴉片的成分。

發明鴉片吐根散（Dover's power）的是英國人**多佛**（Thomas Dover, 1660-1742），拜師於人稱「英國的希波克拉底」的名醫──西登漢（Thomas Sydenham, 1624-1689）門下。西登漢本身也是第一位將鴉片酊劑用於醫療的人。然而後來多佛跑去當海盜，雖說是海盜，卻是「私掠船」，僅以敵國船舶為目標，搶奪到的收穫全部納為己有，也就是國家公認的海盜船。多佛曾率領英國女王陛下授命的伯爵號襲擊西班牙船隻。

這位多佛船長在距離智利海岸約670km、太平洋上的馬沙堤艾拉島（Más a Tierra），救了在無人島上生活了4年的蘇格蘭航海長亞歷山大‧賽爾柯克（Alexander Selkirk, 1676-1721）。小說《魯賓遜漂流記》（1719）便是根據他的真實故事寫成的。順帶一提，當時發現的馬沙堤艾拉島現在稱為魯賓遜克魯索島（Robinson Crusoe island）。

基原植物學名：

Perilla frutescens var. crispa

Perilla frutescens Britton var. *crispa* W. Decaisne

基原植物名稱：**皺葉紫蘇**　　基原植物英語名稱：Purple Common Perilla

新恩格勒：管狀花目　⑳Tubiflorae
克朗奎斯特：唇形目　⑳Lamiales

唇形科

新恩格勒：　⑳Labiatae
克朗奎斯特：⑳Lamiaceae

紫蘇屬　　　⑳Perilla

產地：中國、日本

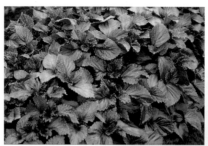

葉為對生，有柄。葉身為寬卵形，
銳頭，鋸齒緣。

原產於中國的一年生草本植物。漢方中主要是用**紅紫蘇**的葉子，稱之為「蘇葉」或「紫蘇葉」。生藥的紫蘇葉不會用青紫蘇、皺葉紫蘇。紫蘇的變種、品種很多。其成熟的果實稱為「紫蘇子」，可用於治療咳嗽、氣喘，或是用於醃梅干時添色、生魚片的配菜、七味辣椒粉或香鬆等。

夏秋時，穗狀花序會頂生、腋生，開滿許多淡紫紅色小花。全株帶紫綠色，有香氣。

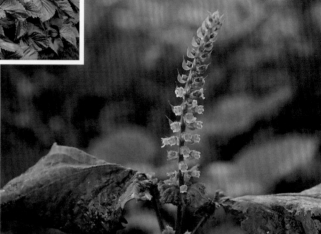

莖為方形，直立，有分枝。

使用部位：
葉子及嫩枝　生藥名稱 **紫蘇葉**　⑳Perillae Herba　㊟Perilla Herb

紫蘇葉是紫蘇（*Perilla frutescens* var. *acuta* Kudo）或皺葉紫蘇（*Perilla frutescens* Britton var. *crispa* Decaisne [*Labiatae*]）的葉子及嫩枝。本品定量時換算成生藥的乾燥物，含有紫蘇醛0.08%以上。

生藥性狀　有特殊氣味，微苦

初夏時摘下葉子陰乾、乾燥。初夏時生產的香氣重，品質好。

葉子兩面呈紫色、芳香濃郁的紫蘇，或葉面有皺紋的新鮮皺葉紫蘇為佳。

※愈新鮮愈好的八新之一。

主要成分　**紫蘇醛**　㊟perillaldehyde

單　類：左旋紫蘇醛（(-)-perillaldehyde）
花青苷：紫蘇素（shisonin）等
類黃酮：芹菜素（apigenin）、葉黃酮（luteolin）
其他：迷迭香酸（rosmarinate）等

確認試驗　TLC法（4-甲氧基苯甲醛、硫酸、醋酸、乙醇試液，紅紫色）

取乙醚萃取液，以正己烷、乙酸乙酯混合液（3：1）展開。在薄層板均勻噴上4-甲氧基苯甲醛、硫酸、醋酸、乙醇試液，以105℃加熱時，會得到紅紫色斑點，色調及Rf值與紫蘇醛相同。

主要藥效　**抗菌**

水萃液及紫蘇醛：小鼠經口投予六巴比妥鹽誘發睡眠時間延長（甲醇萃取液也有使六巴比妥鹽誘發睡眠之時間延長作用，但此種情況下是紫蘇醛與豆固醇的交互作用所造成）。

紫蘇醛：抗白癬菌作用、殺線蟲作用。

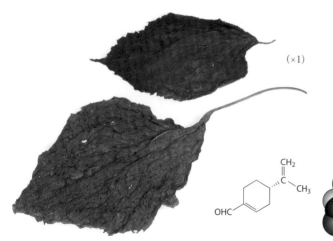

（×1）

漢方處方　香蘇散、茯苓飲合半夏厚朴湯

漢方中調配於鎮咳祛痰藥、感冒藥等的處方。

單萜類：**左旋紫蘇醛**（(-)-perillaldehyde）
CAS No. 18031-40-8

　　紫蘇屬*Perilla*源自東印度意為紫蘇的印地語，另一個說法則是源自拉丁語pera「袋子」的指小詞。以後者而言，是從紫蘇結果時其袋狀萼取的。種名*frutescens*是拉丁語frutex「灌木、樹叢」的形容詞形態，意為「矮樹的、灌木的」。

　　皺葉紫蘇種名*crispa*是拉丁語意為「皺縮的、有皺紋的」的crispus其陰性形。從這個拉丁語衍生出的英語有crepe「可麗餅、縐綢」、crisp「捲毛、漣漪」；或形容詞crispy「烤得酥脆的（邊邊會碎裂的程度）、爽脆的」等詞。紅紫蘇跟皺葉紫蘇的葉子正反面都是紅紫色，不過常見於料理中的大葉（オオバ）是青紫蘇（*Perilla frutescens* Britton var. *crispa* f. *viridis*）的葉子，用作生魚片的配菜或辛香料。品種名*viridis*是拉丁語，意為「綠色的」。顏料的深綠色Viridian也是同源詞。

　　紫蘇葉的「紫」指的是葉子顏色。五世紀左右在陶弘景的《名醫別錄》中，紫蘇寫成單字「蘇」。十六世紀的《本草綱目》則記載，紫蘇的「蘇」意為「行氣和血之物」。有關紫蘇的其他由來請參照下方專欄。

　　紫蘇成熟的果實稱為「紫蘇子」，用於治療咳嗽、氣喘等症狀，也用作生魚片的配菜、七味辣椒粉、香鬆等。

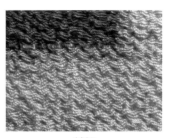

皺綢
製造於京都丹後或滋賀長濱，表面皺縮的布料。

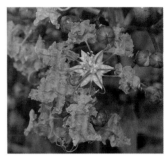

紫薇的一種（crepe myrtle）
英語名稱crepe，取自紫薇的花像可麗餅一樣皺縮。

華佗、麻沸散與紫蘇

　　中國後漢到三國時代有位傳說的名醫——華佗（？～西元208年）。華佗精通內、外科，《三國志》記載了華佗是第一位使用所謂「麻沸散」的麻藥，進行切開腹部手術之人（從麻沸散這名稱可認為其中含有大麻，然而現今並無麻沸散的具體成分記錄）。話說回來，最早留下確切記錄的麻醉手術是華岡青洲（1760-1835）執行的，他使用曼陀羅與烏頭等自行開發的「通仙散」，於1804年進行全身麻醉，動乳癌手術。

　　據說華佗還發明了「屠蘇」的處方（→請參照p.43頁首處）。

　　關於紫蘇，有個跟華佗有關的軼事：洛陽的年輕人們比賽吃螃蟹，看誰能吃得多，結果吃太多食物中毒，差點就要一命嗚呼。此時華佗用紫蘇煮出紫色的藥給年輕人們服下，他們隨即甦醒過來，自此之後便稱這種藥草為「紫蘇」。也有人說原本一開始華佗取的名字是「紫舒」（「舒」是感覺變舒服的意思），後來用發音類似的「蘇」取代了「舒」字。

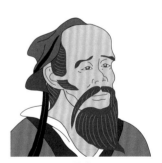

華佗

　　後來世間流傳著各種華佗的傳說，紫蘇的故事也不知道有多少真實性。另外，《三國演義》中關羽身中毒箭，一邊下棋一邊讓華佗動手術的故事也可認為是杜撰的。順帶一提，有種稱為華佗膏的中國產香港腳藥膏，可認為是借用傳說名醫的威名，與華佗沒有直接關係。

Peucedanum praeruptorum

Peucedanum praeruptorum Dunn

基原植物名稱：**前胡**　　基原植物英語名稱：whiteflower hogfennel

其他基原植物：⑩*Angelica decursiva* Franchet et Savatier (*P. decursivum* Maxim.) 紫花前胡　　⑩commom hogfennel

| 繖形目 | 新恩格勒：⑫Umbelliflorae |
| | 克朗奎斯特：⑫Apiales |

繖形科 | 新恩格勒：⑫Umbelliferae |
| 克朗奎斯特：⑫Apiaceae |

前胡屬　　　　⑫*Peucedanum*

（紫花前胡：當歸屬　⑫*Angelica*）

產地：中國、日本（關東～九州）

成長至開花需要數年的時間，開花後會枯萎，是一次性開花的多年生草本植物。自生於原野或明亮的雜木林。
繖形科植物的花大多為白色，但是紫花前胡的花則是深紫色。

紫花前胡（日本產）
高80～150cm。根部肥厚有分枝，深入土中。莖直立，上方分枝，有明顯的線條，通常帶點紫色。

紫花前胡的花期為9～10月，暗紫色小花密生於繖形花序上。

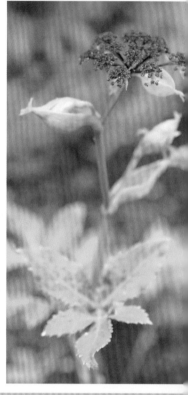

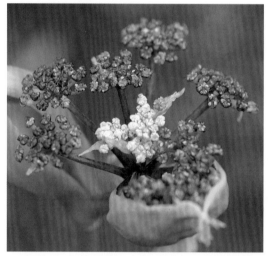

中國產的「白花前胡（Peucedanum）」，別名為「水前胡」，高70～140cm，根為直立，圓錐形；莖為直立，圓柱形，上方有分枝。根生葉為三出二～三回羽狀深裂，最終裂片呈菱狀卵形，長3～6cm，基部為楔形。莖葉略小。花期為7～9月，莖頂與葉腋會長出複繖形花序，開白色小花。

使用部位　根　　生藥名稱　**前胡**　⑫Peucedani Radix　⑭Peucedanum Root

前胡是白花前湖（*Peucedanum praeruptorum* Dunn）或紫花前胡（*Angelica decursiva* Franchet et Savatier [*Peucedanum decursivum* Maximowicz] [*Umbelliferae*]）的根。

生藥性狀　圓錐形～圓柱形，氣味特殊，味道微苦

①白花前胡
本品呈細長倒圓錐形～圓柱形，下方偶爾會一分為二。長3～15cm，根頭部直徑有0.8～1.8cm，外皮呈淡褐色～暗褐色，根頭部有許多輪節狀皺紋，有的會留有毛狀的葉柄殘基。根部有略深的縱向紋路及切除側根後的痕跡。橫切面為淡褐色～類白色，肉質脆弱易碎。有特殊氣味，味道微苦。

②紫花前胡
本品很類似白花前胡，但根頭部沒有毛狀的葉柄殘基。

主要成分　紫花前胡苷　⑭nodakenin

香豆素（coumarin）：紫花前胡苷（nodakenin）、白花前胡甲～戊素（praeruptorin A～E）、白花前胡苷 I～V（praeroside I～V）、紫花前胡種苷 I～V（decuroside I～V）
花椒內酯（xanthyletin）：紫花前胡素（decursin）、紫花前胡次素（decursidin）

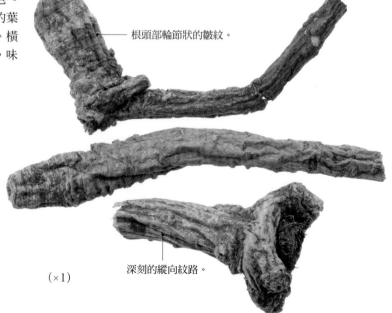

　——　根頭部輪節狀的皺紋。

深刻的縱向紋路。

（×1）

確認試驗 TLC法（UV365nm）

①白花前胡

取甲醇萃取液進行TLC試驗。將白花前胡甲素（(±)-praeruptorin A，左右旋皆可）1mg溶解於甲醇1mL中，作為標準溶液。以乙醚、正己烷混合液（3：1）展開。薄層板照射UV365nm時，可發現放出藍紫色螢光的斑點，其色調及Rf值與標準溶液相同。

②紫花前胡

取甲醇萃取液進行TLC試驗。將紫花前胡苷（nodakenin）1mg溶解於甲醇1mL中，作為標準溶液。以乙酸乙酯、甲醇、水混合液（12：2：1）展開。薄層板照射UV365nm時，可發現放出紫色螢光的斑點，其色調及Rf值與標準溶液相同。

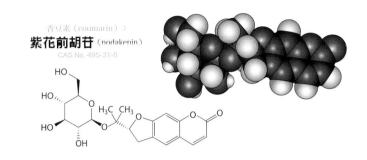

香豆素（coumarin）：
紫花前胡苷（nodakenin）
CAS No. 495-31-8

主要藥效 解熱、祛痰、鎮咳、發汗、鎮痛

抗發炎、抗浮腫、增加腸道血流量、鈣離子拮抗作用、抑制血小板凝聚作用。

漢方處方 荊防敗毒散、參蘇飲、蘇子降氣湯、祛風敗毒散

收錄於《名醫別錄》中。

前胡屬*Peucedanum*源自希臘語πευκέδανον「前胡類的植物」。由於這類植物會放出香氣，所以也有見解認為源自πεύκη「松樹，或是松脂」。這種植物拉丁語稱為Pinus「松」的指小詞pinastellus，意思與希臘語相同。根據別的說法，πευκέδανον的後半部有δάνοσ「乾燥的、燒烤過的」之意，πυκέδανον直接的意思為「乾燥的松脂」，後來轉變為「苦的」意思。不管前胡的香氣或味道跟松樹有無關係，都對現今英語pungent「苦的、對舌頭或鼻子有刺激性的」一詞留下了影響。

日語基原植物名稱為ノダケ（野竹），因為前胡的莖不太會分枝，莖上長的葉子少，再加上有節，感覺就像小型的「原野之竹」，便如此稱呼了。

佩吾塞達努？佩吾可達努？——「C」的發音

這樣生藥標題的發音近「佩吾塞達努」，古典拉丁語的發音卻是近「佩吾可達努」，但並非誤植，之所以會如此跟C這個文字的歷史有關。原本C是源自腓尼基文字（gᴧmel）後來轉變而成的希臘字母Γ（gamma），當時的發音是[g]。居住於義大利半島中部的伊特魯里亞人使用這個字母時，字形變得圓潤，成了C，發音為[k]。而這個字進入初期拉丁語時，發音同時代表了伊特魯里亞語的[k]，跟希臘語的[g]。羅馬人創造出「G」這個文字，C則用來表示[k]的發音。然而ci與ce的音隨著時代變遷，出現了所謂「顎音

化（palatalization）」的現象，發音變化如下：[k]→[tʃ]→[ts]→[s]，換句話說，ca、ci、cu、ce、co的發音從咖、ㄎㄧ、枯、ㄎㄟ、摳→咖、七、枯、切、摳（義大利語式的發音）→咖、粗、枯、催、摳→咖、希、枯、切、摳。因此發音「佩吾塞達努」便帶有[s]的音，法語或大量使用該詞彙英語學名中出現的ci、ce，發音則近似「促以、切」。就這樣，Peucedanum若以英語式發音便近似「佩吾塞達努」或「披淤塞達努」；若以古典拉丁語為準，則近似「佩吾可達努」。

※因為顎音化等情況產生的發音不同，或是為了區別外來語，每種語言皆有各自獨特的區別方式，開始使用CH這種寫法，所以CH的發音相當複雜（→請參照p.263）。

「生藥學」研究涵蓋的領域

伊藤 美千穗

接觸到本書的讀者中，說不定有將來或是最近立志之後成為研究者的人。藉此機會，來替即將成為研究者或還沒踏入這世界的人稍微介紹一下「生藥學」的研究領域吧。當從事研究的人被問到「請問您的專業領域是」時，應該都會回答某某領域吧，這時候從普通名稱就能大略想像到的研究內容一定很典型，也經常能猜到研究領域，但是提到「生藥學」，其研究內容卻很難用這3個字表現。

傳統來說，處理生藥的學問稱為**「本草學」**，發源自分辨藥草與毒草，甚至進一步到鑽研辨別既不是藥也不是毒的植物。而本草學的發展超越了藥物的領域，可說等同於如今理科領域的**植物分類學**。因此，與生藥為伍的研究者身處以化學為基礎、所謂**藥學**的範疇，同時也與充斥著土壤氣味的植物分類世界，有著想斷也斷不了的關係。話說回來，近年的植物分類技術也大幅採用基因多型性或核酸序列方法，在苗場栽種、進行交配

實驗，再種下如此得到的後代種子……背後有這麼些努力表面上是看不出來的。

另一方面，一提到「生藥」，**「漢方藥」**一詞總是如影隨形。雖然有人將這兩個詞視為同義詞，但實際上卻不相同。所謂生藥，指的是所有取自自然、生鮮未處理的藥物，占了絕大多數；而所謂漢方藥，則是指眾多生藥中，尤其用於漢方這醫療體系的。所以漢方藥以外的生藥，還包含了民間藥物或是漢方以外，用於傳統醫療的藥物。

漢方是日本特有的，雖然基礎的藥物及藥效是學習自中國，但不管植物生態或人類的飲食生活，日本都異於中國。所以配合日本的風土人情與日本人的體質後，重新編寫從中國學習到的知識，磨練日本獨有的醫術，最後便成就了漢方醫療體系。那麼，在中國使用生藥的醫療該稱為什麼好呢？應該稱為**「中醫學」**，英語表示法為「**TCM**（Tranditional Chinese Medicine）」。相對的，日本漢方的英語寫法應為「**Kampo**」。

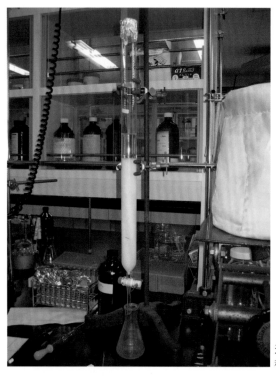

天然產物化學的基礎「開放式管柱」
利用樹脂與溶媒的親和性不同來分離化合物。

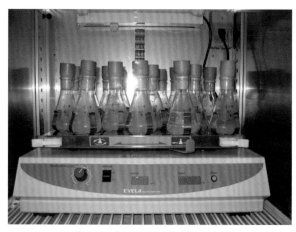

震盪器上裝有液態培養細胞的燒瓶
三角形燒瓶中的淡黃色物體是植物的培養細胞（照片中的是沉香細胞），左右震盪供給氧氣，使細胞在未分化的狀態下增殖，此方法會用於成分的生化合成研究等處。

那麼，講到現今眾多大學與研究所進行的生藥研究究竟是什麼呢？當然不僅會鑽研前述本草學或漢方中生藥的使用方法、解析研究生藥中的藥效成分，更有如何讓該藥效成分在體內發揮藥理作用的研究。然而生藥與工業製造出的醫藥品錠劑或粉劑不同，生藥中有好幾百種、甚至更多的化合物同時存在，為了研究其藥理作用，方法沒那麼單純。這種情況適用於「多成分系統」一詞，生藥中有相當多種類的成分同時存在，透過這些成分在體內協調運作，才能表現出單一成分構成的工業製造醫藥品身上見不到的、獨特的作用。不僅發現基因或探討酵素活性變化的研究可見到此種複雜的情況，使用人工製造疾病實驗動物的探討研究也是。

除此之外，生藥學還涵蓋了生藥中藥效成分在植物體內是如何合成的研究領域。相對於常用極端溫度或壓力進行的有機化學合成，這種合成是在植物此種生物體內、常溫常壓環境下進行的，所以稱為**「生化合成」**，其中進行的有與生化合成相關的酵素基因選殖（克隆）、關於酵素蛋白結構與活性等等研究。

前述提到許多種生藥相關的研究，實際上不只如此，更有這些領域同類型，或是說生藥學範疇，與生藥學之外領域融合在一起的複合研究，研究方法也琳瑯滿目。叨叨絮絮了這麼一大落，或許有人會認為「還是很難掌握生藥學的樣貌呢」，不不不沒這回事，生藥學的世界中永遠存在著所謂「生藥」的實物，所以是確實扎根在藥學這塊田地上的學問。

想更具體瞭解的你、看了生藥單後不知不覺感受到生藥魅力的你，來，要不要拿起生藥，試著體驗一下香氣跟氣味呢？

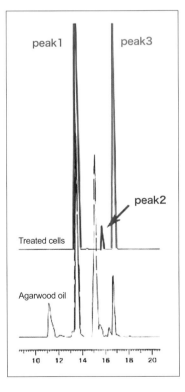

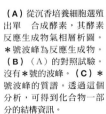

沉香培養細胞產生的化合物（Treated cells）與天然沉香油（Agarwood oil）所含化合物透過氣相層析法比較之結果。
雙方都檢測出波峰1（peak 1）與波峰3（peak 3），相同的化合物的預測可成立。

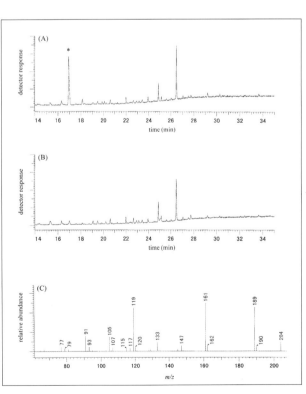

（A）從沉香培養細胞選殖出單一合成酵素，其酵素反應生成物氣相層析圖。＊號波峰為反應生成物。（B）（A）的對照試驗。沒有＊號的波峰。（C）＊號波峰的質譜。透過這個分析，可得到化合物一部分的結構資訊。

Pharbitis nil

Pharbitis nil Choisy

基原植物名稱：**牽牛花**　　基原植物英語名稱：morning grory

新恩格勒：中央子目　㊑Centrospermae
克朗奎斯特：茄目　㊑Solanales

旋花科　　㊑Convolvulaceae

牽牛花屬　　㊑*Pharbitis*

產地：中國、韓國、日本

原產於熱帶亞洲，藤蔓性一年生草本植物，為大家熟悉的觀賞用植物，也是傳統的園藝植物之一。奈良時代末期遣唐使把牽牛花種子當作藥物帶回日本，被認為是最早的起源。然而也有說法指牽牛花不是在奈良時代末期傳入日本，而是在平安時代傳入。

葉為互生，有柄。葉身大，分為3中裂。

夏季時，葉腋會開出大朵漏斗狀的花。蒴果呈球形，3室，各室內藏2個種子。整株植物密生細毛。

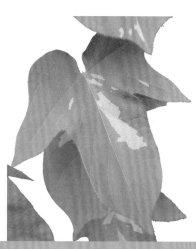

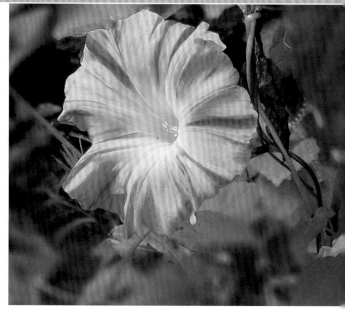

江戶時代時品種改良大有進步，牽牛花成為觀賞用植物，也出版了許多木版的圖譜類。這時代誕生了重瓣、花瓣裂片細小或反摺等品種，花型出現各種變化。

使用部位：
種子　生藥名稱　牽牛子　㊑Pharbitidis Semen　㊍Pharbitis Seed

牽牛子是牽牛花（*Pharbitis nil* Choisy [*Convolvulaceae*]）種子。

生藥性狀　略有氣味；油質帶點刺激性

外皮呈黑色～灰紅褐色或灰白色，橫切面接近扇形，為淡黃褐色～淡灰褐色。種皮薄，外層灰色，內層淡灰色。葉子切面有暗灰色的分泌物孔。

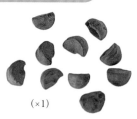

（×1）

主要成分　牽牛子苷　㊍pharbitin

樹脂醣苷（resin glycoside）：牽牛子苷（pharbitin）
醣類：葡萄糖（glucose）、蔗糖（sucrose）等
脂肪酸：油酸（oleic acid）、硬脂酸（stearic acid）

主要藥效　溫和腹瀉

少量的牽牛子有溫和腹瀉的作用，若大量服用效用更強，有排出寄生蟲的作用。
牽牛子苷（pharbitin）：溫和腹瀉作用。
甲醇萃取液：抑制實驗性的肝臟疾病。

主要用途　緩瀉劑、強力瀉藥

在中國也用作利尿劑、驅蟲劑。

所謂曼陀羅

不同於旋花科的牽牛花，名為某某曼陀羅植物是茄科的，屬於*Datura*屬，或是*Brugmansia*屬（曼陀羅木屬）。曼陀羅跟同為茄科的顛茄、莨菪等植物同樣含有生物鹼，所以經常引起中毒意外。

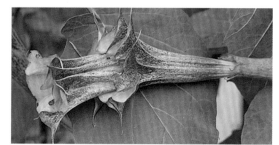

重瓣曼陀羅　*Datura fastuosa*

學名解說 牽牛花在日本圖鑑中學名是*Pharbitis nil*，但在國外文獻中主要是寫成*Ipomoea nil*。牽牛屬*Ipomoea*是包含了數百種植物的大屬。然而，瑞士的植物學家舒瓦西（Jacques Denys Choisy, 1799-1859）基於牽牛花是三心皮性雌蕊（3-lobed gynoecia）的觀點，1833年將牽牛花屬*Pharbitis*從牽牛屬*Ipomoea*中獨立出來。日本普遍認同這個觀點，但海外則沒採用，所以現在分類學上牽牛花依舊使用*Ipomoea nil*這個學名，不過園藝方面則習慣使用*Pharbitis nil*。

牽牛花屬*Pharbitis*的由來莫衷一是，有個說法是源自德語Farbe「顏色」（因為牽牛花有各種顏色）。同物異名的屬名牽牛屬*Ipomoea*源自希臘語ἴψ「小蠹蟲的同類」＋形容詞ὅμοιος「類似於～、同樣的」，表示牽牛屬的藤蔓簡直有如小蠹蟲般攀爬在其他物體上。

種名*nil*是阿拉伯語「藍色的」之意。在nil前面接阿拉伯語的定冠詞al-，alnil→annil，取出靛青原料的植物之名「木藍（anil）」便誕生了，再從anil創造出藍色色素aniline「苯胺」這個名詞。

日語名稱アサガオ（朝顏），意思為「早上盛開的花朵」。從前不只牽牛花稱為朝顏，桔梗或木槿也稱為「アサガオ（アサカホ）」。

旋花科Convolvulaceae是旋花屬*Convolvulus*後接表示「科」的字尾-aceae形成的，源自拉丁語convolvo「捲起、纏繞、旋轉」，指牽牛花的藤蔓會「纏繞」上其他物體。

牽牛子是指「牽牛花」的種子，日語為「けんごし或けにごし」。在古代中國有牽牛花種子是種高貴的藥材，甚至能換頭牛的說法；也有傳說源自牽頭牛來當謝禮；還有將牽牛花堆在牛車上邊走邊賣等等，各式各樣都有。另外還有七夕夜空出現牽牛星（牛郎星，天鷹座的河鼓二）時，牽牛花便會綻放的見解。順帶一提，東京台東區的「入谷朝顏市集」以七夕為中點，於7月6～8日舉辦。此外，織女星（天琴座的織女一）也有「朝顏姬」的別名。

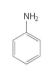
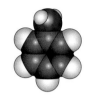

藍色色素苯胺

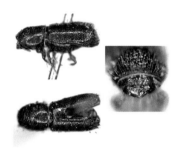

國吉小蠹蟲（*Ips kuniyoshii*）
小蠹蟲有很多同類，每種都是約1mm左右的小甲蟲。小蠹蟲會啃木頭、在木頭上挖掘細長的巢穴，是種害蟲。
（提供：農業環境技術研究所）

牽牛花與轉位子（會移動的基因）

牽牛花的顏色、模樣、形狀變種種類相當豐富，之所以如此容易突然發生變異，可認為與轉位子（transposon）有關。

轉位子是指能在基因上**轉移**位置（transpose）的基因序列，也稱為「會動的基因、跳躍基因」，廣泛存在於細菌到人類中。轉位子是1940年時，由美國生物學家**芭芭拉·麥克林托克**（Barbara McClintock, 1902-1992）透過研究玉米種子上可見的斑點發現的（遠遠早於證實DNA是「遺傳物質」的1944年）。

然而她的學說很晚才受到認可，等到獲頒諾貝爾生理醫學獎時，她已經81歲。

假設轉位子會自律地游離，嵌入正常基因中，那麼該基因就會失去原有機能，發現新的性狀。但是如果之後世代該位置的轉位子跳離，那麼基因又會恢復原狀、返祖。

奈良時代時牽牛花傳入日本，當初只有藍花、白花，但是到了江戶時代，就出現了許多奇特的牽牛花並交配培育下去，這些變異可認為是轉位子造成的。

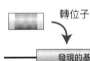

轉位子

發現的基因

轉位子兩端有反覆排列的DNA鹽基序列。有的轉位子移動頻繁，也有的很少移動。

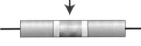

轉位子偶然插入正常基因中，有的會使該基因失去活性。

再次活化的基因

一旦轉位子離開，該基因原本的機能又會出現。

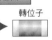

轉位子

轉位子運作其中一例的概念圖

Phellodendron amurense

Phellodendron amurense Ruprecht

基原植物名稱：**黃蘗、黃柏**　基原植物英語名稱：Amur cork tree

其他基原植物：㊥*Phellodendron chinense* Schneider　黃皮樹

新恩格勒：芸香目　㊥Rutales
克朗奎斯特：無患子目　㊥Sapindales

芸香科　㊥Rutaceae

黃蘗屬　㊥*Phellodendron*

產地：日本、中國、韓國

自生於亞洲東北部山地的芸香科落葉喬木，**也是染出黃蘗色這種鮮豔黃色的染料**。流傳已久的健胃整腸劑「陀羅尼助（だらにすけ）」，其中也含有黃蘗萃取物。

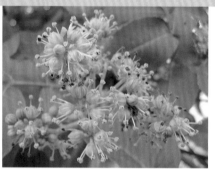

5月底到7月初左右，圓錐花序會開出黃色小花。

果實為球形，未成熟時是綠色，成熟後變成黑色。

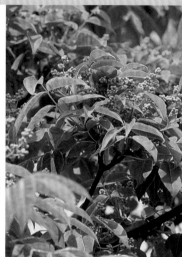

高10～20m。葉為對生，奇數羽狀複葉。小葉6～7枚，長約10cm，呈長橢圓形。

使用部位：**樹皮**　生藥名稱：**黃蘗**　㊥Phellodendri Cortex　㊤Phellodendron Bark

黃蘗是黃蘗、黃柏（*Phellodendron amurense* Ruprecht）或*Phellodendron chinense* Schneider［*Rutaceae*］）去除周皮後的樹皮。本品定量時換算為生藥的乾燥物含有小蘗鹼〔氯化小蘗鹼（$C_{20}H_{18}ClNO_4$：371.81）〕1.2%以上；**黃蘗末**是黃蘗的粉末。**膏藥用複方黃蘗散**是黃蘗末660g＋梔子末325g＋右旋或左右旋樟腦10g＋左右旋或左旋薄荷醇5g＝總量1000g，依散劑製法製成；**黃蘗鞣酸蛋白次硝酸鉍散**（Phellodendron, Albumin Tannate and Bismuth Subnitrate Powder）是黃蘗末300g＋鞣酸蛋白300g＋次硝酸鉍200g＋莨菪萃取物10g＋適量澱粉、乳糖水合物或此兩者混合物＝總量1000g，依散劑製法製成。不過可以用「莨菪萃取物散」取代「莨菪萃取物」來製作。定量時換算含有鉍（Bi：208.98）12.9～16.3%。

生藥性狀　苦到極點；會將唾液染成黃色

梅雨季時剝下樹皮，去除木栓層後晒乾。有厚度易折、斷面呈鮮豔濃郁的黃色、苦味強、啃咬感覺有黏性為佳。

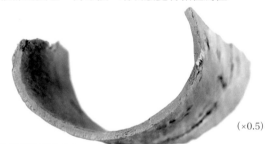

（×0.5）

斷面為鮮艷濃郁的黃色

主要成分　**小蘗鹼**　㊤berberine

生物鹼：小蘗鹼（berberine）、掌葉防己鹼（palmatine）、藥根鹼（jatrorrhizine）、黃蘗鹼（phellodendrine）等
　　三萜類：黃蘗酮（obacunone）、檸檬苦素（limonin）
　　植物固醇類：β-穀固醇（β-sitosterol）、菜油固醇（campesterol）等

確認試驗　①鹽酸、過氧化氫溶液 ②TLC法 ③加水

①加入乙醚，過濾。收集濾紙上的粉末，加乙醇，過濾。濾液加入鹽酸、過氧化氫溶液時，會呈現紅紫色。
②取①的濾液為試液，以1-丁醇、水、醋酸（100）混合液（7：2：1）展開，在薄層板照射UV365nm時，會得到1個斑點發出黃色～黃綠色螢光，色調及Rf值與氯化小蘗鹼或氯化小蘗鹼水合物相同。③粉末加水混合會變膠狀。

主要藥效　**健胃、消炎**

小蘗鹼：顯示對各種格蘭氏陽性菌、陰性菌有廣泛的抗菌作用，其他還具降血壓、抑制中樞神經、鎮痙、利膽等作用。此外，透過大鼠皮下注射給藥，有明顯抑制胃液分泌作用，可抑制壓力引起之胃出血、胃潰瘍。

漢方處方　黃連解毒湯、加味解毒湯

漢方中用作苦味健胃整腸劑。此外，也會調配於止瀉藥中。

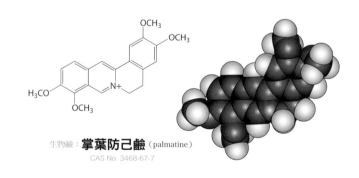

生物鹼：**掌葉防己鹼**（palmatine）
CAS No. 3468-67-7

黃蘗屬*Phellodendron*源自希臘語 φελλός「西班牙栓皮櫟、軟木、木栓」＋δένδρον「樹木」，因為黃蘗的樹皮為軟木質。語源的殼斗科麻櫟屬西班牙栓皮櫟（*Quercus suber*）是常綠喬木，樹皮柔軟又輕、富有彈性，所以活用於軟木塞或建築材料等各方面。

種名*amurense*是拉丁語，意為「黑龍江的、黑龍江產的」。Amur在拉丁語中指的是西伯利亞東部的黑龍江地區，而黃蘗則是產於這個地區，所以種名取為amurense。黃蘗的英語也稱為Amur cork tree。

因為樹皮內側是黃色的，所以日語稱為キハダ，漢字也寫作「黃檗、黃肌、黃柏」。所謂黃柏，指的是黃色櫟樹（カシワ，柏）。

膏藥用複方黃蘗散（Compound Phellodendron Powder for Cataplasm）是用於撲打或挫傷局部收斂劑。日語「パップ」指的是將糊狀（泥狀）藥劑塗貼在布上的藥布（pap是英語「麵包糊」之意。→請參照p.207「鴉片」）。英語cataplasm是「糊劑、藥布」之意。**黃蘗鞣酸蛋白次硝酸鉍散**（Phellodendron, Albumin Tannate and Bismuth Subnitrate Powder）為止瀉、整腸用的處方。「鞣酸蛋白（albumin tannate）」是常用於兒童身上的止瀉藥，具有收斂腸黏膜的作用，可保護腸黏膜，鎮定發炎。由於白蛋白（albumin）取自牛乳蛋白等，若對牛奶過敏者不適用。「次硝酸鉍（bismuth subnitrate）」也有止瀉作用。

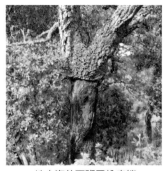

地中海的西班牙栓皮櫟
樹木下半部的樹皮已被剝下。軟木的生產地主要在葡萄牙、西班牙、義大利、摩洛哥等地中海沿岸。

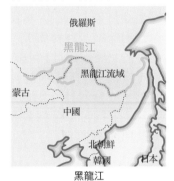

黑龍江

小蘗鹼的生化合成途徑

小蘗鹼（berberine）是黃蘗、黃連（→p.94）或小蘗（*Berberis thunbergii*）等植物含有的四環性生物鹼。從植物初級代謝產物到次級代謝產物的生物鹼生化合成途徑及合成酵素，都跟一開始屬於同一類的，就屬小蘗鹼的生化合成了。

小蘗鹼是源自胺基酸——酪胺酸（tyrosine）的生物鹼，但要形成小蘗鹼，需要好幾種受質專一性高的酵素作用（以下只提概略的酵素名稱）。從酪胺酸經過幾個階段變成**(S)-烏藥鹼**，接下來藉由甲基轉移酶（methyltransferase）變成**甲基烏藥鹼**（methylcoclaurine）；藉由羥化酶（hydroxylase）變成**(S)-3'-羥基-N-甲基烏藥鹼**（(S)-3'-Hydroxy-N-methylcoclaurine）；再藉由別的甲基轉移酶變成**(S)-牛心果鹼**（(S)-reticuline）；藉由小蘗鹼橋酶（berberine bridge enzyme）變成**(S)-斯氏堇紫鹼**（(S)-scoulerine）；藉由別的甲基轉移酶變成**(S)-四氫非洲防己鹼**（(S)-tet-rahydrocolumbamine）；藉由四氫小蘗鹼合成酶（canadine synthase）變成**(S)-四氫小蘗鹼**（(S)-canadine）；最後藉由氧化酶（oxidase）變成**小蘗鹼**（berberine）。就這樣，解開了生化合成——也就是生命體製造出構成生物成分分子的途徑——使發明藥物或藥品量產化化為可能。

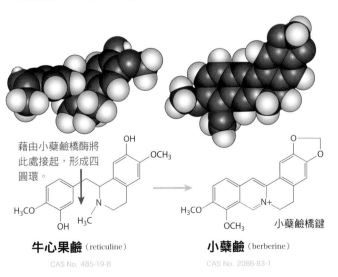

藉由小蘗鹼橋酶將此處接起，形成四圓環。

牛心果鹼（reticuline）
CAS No. 485-19-8

小蘗鹼（berberine）
小蘗鹼橋鍵
CAS No. 2086-83-1

基原植物學名：

Picrasma quassioides

Picrasma quassioides (Hamilt.) Benn.

基原植物名稱：**苦樹**　基原植物英語名稱：quassia wood [kwásia/ʃə]

新恩格勒：芸香目　　ⓃRutales
克朗奎斯特：無患子目　ⓃSapindales

苦木科　　ⓁSimaroubaceae

苦樹屬　　　ⓃPicrasma

產地：日本

自生於日本各地山野的苦木科落葉喬木。雌雄異株。也作為有機栽培的殺蟲劑。苦樹屬中自生於日本的只有苦樹。心材染上黃色，木紋相當清楚。重量輕但堅韌，容易加工，可用製作小工藝品的材料。由於材質的緣故廣泛使用也不奇怪，但若做成湯碗等餐具，其中的苦味成分會融入食物，所以不能作成餐具，又因苦木帶點微弱氣味，限制了其使用範圍。

花期4～6月，葉腋會長出柄，上有聚繖花序，開不起眼的黃綠色小花。秋季時雌株會結橢圓形果實，成熟時呈黃綠色。

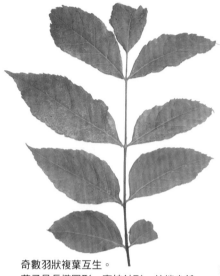
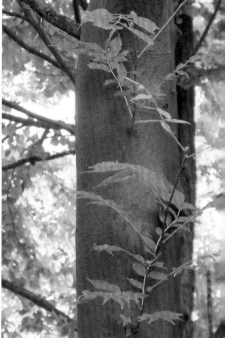

奇數羽狀複葉互生。
葉子呈長橢圓形、寬披針形，前端尖銳。葉緣有淺而細小的鋸齒。

嫩芽包覆著褐色的毛。
嫩枝上有紅褐色斑點。
樹皮為褐色，光滑。

高約10m。（偶爾也會長到20m）

使用部位：**木頭部分**　生藥名稱：**苦木** ⓁPicrasmae Lignum　ⒺPicrasma wood

苦木是苦樹（*Picrasma quassioides* Bennet [*Simaroubaceae*]）的木頭部分；苦木末是苦木的粉末。

生藥性狀　無氣味，苦到極點，有殘留性

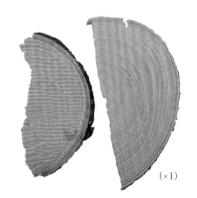

淡黃色切片、削片或短木片。橫切面有明顯年輪及細小的放射狀線條。質地細密。沒有氣味，苦到極點，有殘留性。

(×1)

主要藥效　健胃、殺蟲

甲醇萃取物：抗潰瘍作用。
苦木酮鹼、甲基苦木酮鹼：抑制胃液分泌作用。
苦木素：殺蟲作用。
總生物鹼：降血壓作用。

主要用途　苦味健胃藥

也可用作殺蟲藥、疥癬治療藥物。

主要成分　苦木素　Ⓔquassin

苦味物質：苦木內酯A、B、C、D（nigakilactone A、B、C、D。D＝苦木素，quassin）、G（＝苦樹素，picrasin A）等
生物鹼：苦木酮鹼（nigakinone）、甲基苦木酮鹼（methyl nigakinone）等

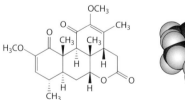
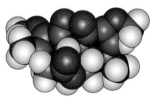

苦味物質：**苦木素**（quassin）
CAS No. 76-78-8

苦樹屬*Picrasma*源自希臘語πικρός「苦的、酸的」，如字面所示，不僅樹皮，葉子與枝條也都非常苦。

種名*quassioides*意為「類似美洲苦木（quassia）的」，是拉丁語形容詞。美洲苦木（*Quassia amara*）原產於熱帶美洲，是同為苦木科的常綠灌木。就如英語bitter wood所示，美洲苦木跟苦樹一樣都非常苦。雖然容易混淆，但這跟肉桂的「cassia」（p.72）並不同。仔細看看拼法，除了第一個字母一個是C、一個是Q兩者不同，發音上cassia[kǽsɪə]（音近「咖西亞」）和quassia[kwáʃə]（音近「夸西亞」）微妙地不同。若寫成カシア會無法判別，所以本書中，後者取クアッシア的寫法。美洲苦木取自十八世紀時，將這種植物用於治療的是蘇利南人**夸西**（Graman Quassi）。

苦木科Simaroubaceae是*Simarouba*「苦樗屬」＋表示「科」的字尾形成的。苦樗（*Simarouba amara*）又有maruba、marupa、caixeta、cedro等別名，生長於中南美洲。順帶一提，美洲苦木（*Quassia amara*）與苦樗（*Simarouba amara*）共同的種名*amara*是拉丁語形容詞amarus「苦的」的陰性形。苦木科植物的共同點是都含有苦味物質——苦木素（quassin）。

如**苦木**之名，不僅樹皮苦，葉子跟枝條也非常苦。

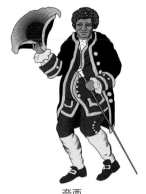
夸西
他拿美洲苦木入藥，治療當地有傳染性的熱病，博得好名聲。之後美洲苦木傳入歐洲，西方也開始用起美洲苦木當解熱劑。

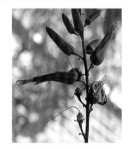
美洲苦木
（提供：日本新藥公司）

苦樹屬、龍膽苦苷與苦味酸／PICR-「苦的」

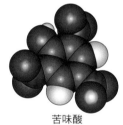
苦味酸
非常苦、強酸性的危險藥物，以前曾用將苦味酸酒精溶液（苦味醇）當作消毒藥物。梅子裡含有非常微量的苦味酸，被認為有整腸、提升肝臟功能的效果。

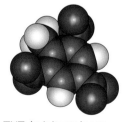
TNT（trinitrotoluene，三硝基甲苯）
結構跟苦味酸很類似。

苦樹屬*Picrasma*的語源——希臘語πικρός「苦的、酸的」，化學用詞中常用於命名各種苦味物質，例如：黃龍膽或龍膽含有的龍膽苦苷（gentiopicroside，→p.140）、爆發性可燃物picric acid「苦味酸」（別名2,4,6-三硝基苯酚[2,4,6-trinitrophenol]；以前曾用作火藥，如今則用作試劑或組織標本的固定劑）、有毒的倍半萜picrotoxin「苦毒素、印度防己毒素」、土壤殺菌劑的農藥chlorpicrin「氯化苦、三氯硝基甲烷」都是。

苦味健胃藥（bitter stomachic）的stomachic，是stomach「胃」的形容詞，但當名詞時為「健胃藥」，也就是「增進食慾、促進消化的藥物」。其中的苦味會刺激味覺，進而促進唾液與胃液分泌。因此若要服用苦味健胃藥，最好不要用糯米紙等物包起來。俗話說「良藥苦口」，以苦味健胃藥的情況來看，「苦味」本身正是藥物（以芳香性健胃藥而言，其「香氣」則是藥物）。

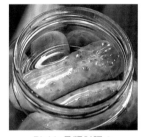
Pickle是類似詞？
西洋料理中用小黃瓜等去醋漬的「pickle」，也就是西方的醃漬物。Pickle乍看之下很類似希臘語πικρός「苦的、酸的」，但語源上完全無關。英語pickles（大多用複數）源自荷蘭語pekel「（醃漬物用的）醃漬液」的見解頗為有力（另外還有其他說法）。

2014年度之使用量
約810t
●●●●○

基原植物學名：

Pinellia ternata [piníːliə tɔːrnéitə]

Pinellia ternata Breitenbach

基原植物名稱：**半夏**　基原植物英語名稱：crowdipper [kroudippə]

新恩格勒：佛焰苞目　[拉]Spathiflorae
克朗奎斯特：天南星目　[拉]Arales

天南星科　[拉]Araceae

半夏屬　[拉]*Pinellia*

產地：中國、韓國、日本

自生於東亞各地的天南星科多年生草本植物。田地或山野路旁普遍可見，被當成雜草。半夏會長出像浦島天南星（*Arisaema urashima*）或細齒天南星（*Arisaema serratum*）般的佛焰苞。

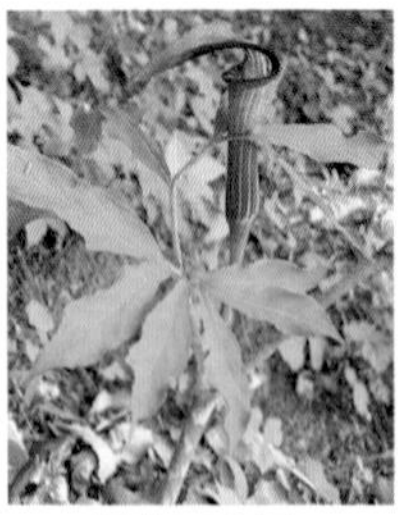

細齒天南星

半夏又有別名「**私房錢**」，據說是因早年農家的老人或主婦會收集半夏的塊莖拿去賣，將所得當成私房錢而來。

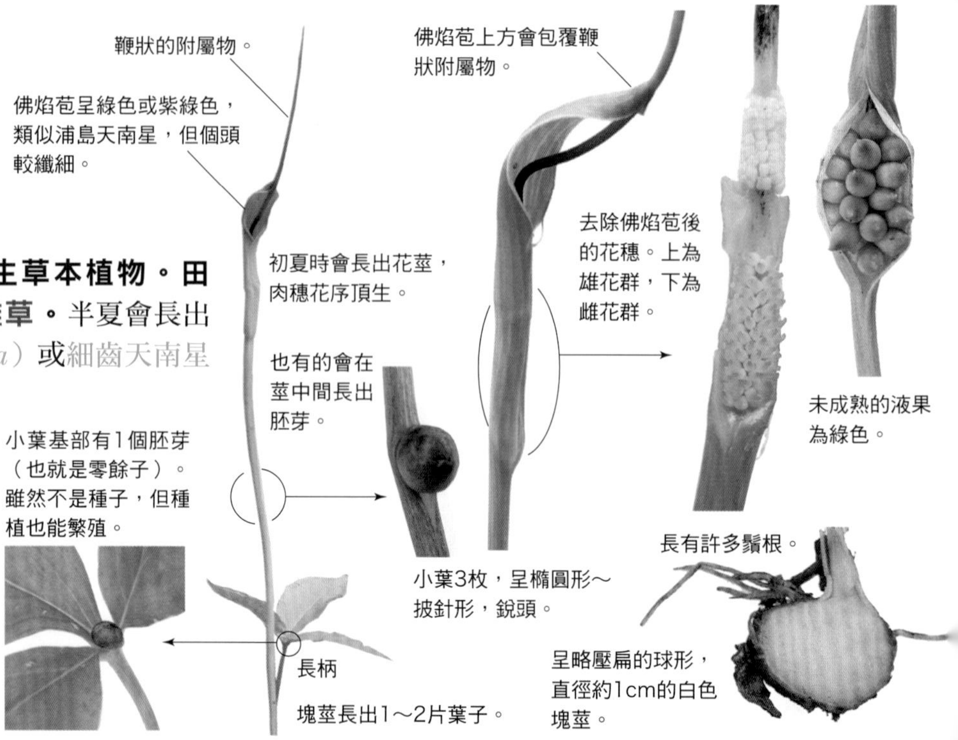
鞭狀的附屬物。
佛焰苞呈綠色或紫綠色，類似浦島天南星，但個頭較纖細。
佛焰苞上方會包覆鞭狀附屬物。
去除佛焰苞後的花穗。上為雄花群，下為雌花群。
初夏時會長出花莖，肉穗花序頂生。
也有的會在莖中間長出胚芽。
未成熟的液果為綠色。
小葉基部有1個胚芽（也就是零餘子）。雖然不是種子，但種植也能繁殖。
長有許多鬚根。
小葉3枚，呈橢圓形～披針形，銳頭。
長柄
呈略壓扁的球形，直徑約1cm的白色塊莖。
塊莖長出1～2片葉子。

使用部位：塊莖　生藥名稱 半夏　[拉]Pinelliae Tuber　[英]Pinellia Tuber

半夏是半夏（*Pinellia ternata* Breitenbach [*Araceae*]）除去木栓層後的塊莖。

生藥性狀　白色球形；**澀味極強**

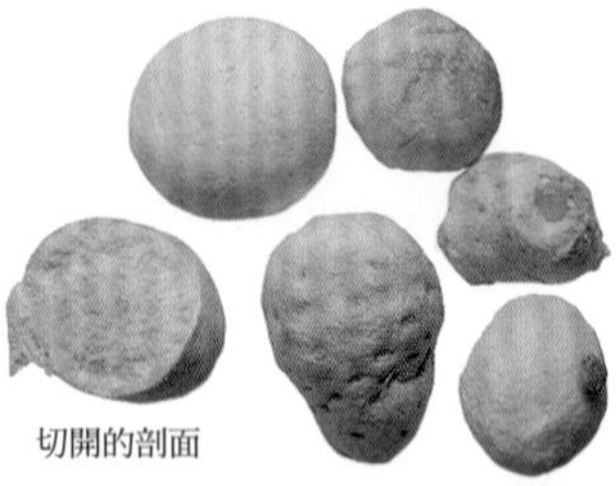

切開的剖面

（×1）

地上部分枯萎時期挖出並收集塊莖，去除外皮，泡在水中一晚後，充分晒乾。為了去除澀味，也有人用加了薑的水炮製。保存於氣密容器中。直徑0.7～2.5cm，高0.7～1.5cm，略呈扁球形。有莖的坑洞痕跡以及根部的小點痕跡。切面色白，粉質。沒有氣味，咬下去一開始沒味道，後來會有澀味。

主要成分　**尿黑酸** [英]homogentisic acid

酚類：尿黑酸（homogentisic acid，竹筍的澀味來源）、3,4-二羥苯甲醛二葡萄糖苷（3,4-dihydroxybenzaldehyde-diglucoside，澀味成分）
多醣類：阿拉伯半乳糖醛酸聚醣（arabinogalacturonan）
生物鹼：麻黃素（ephedrine）

主要藥效　**鎮靜、鎮吐、鎮咳、祛痰**

煎液：鎮咳、祛痰、唾液分泌亢進作用。
水萃液：鎮靜、抗過敏作用。
煎液、水萃液：鎮吐作用，對人類的孕吐也有用。

漢方處方　小青龍湯、半夏厚朴湯、六君子湯

漢方中多以鎮吐、鎮咳、祛痰為目的使用，此外也調配於健胃消化藥中。除了上述藥方，大柴胡湯、柴胡桂枝湯、小半夏加茯苓湯、煉製薑人參半夏湯、堅中湯、半夏瀉心湯、甘草瀉心湯等許多處方也含有半夏。

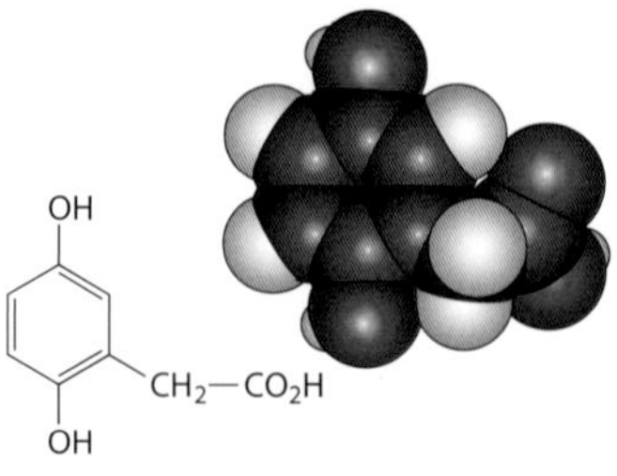
OH
CH_2-CO_2H
OH

酚類：**尿黑酸**（homogentisic acid）
CAS No. 451-13-8
別名：alcapton

順帶一提，先天缺乏尿黑酸氧化酵素的遺傳疾病稱為「黑尿病（alkaptonuria）」。

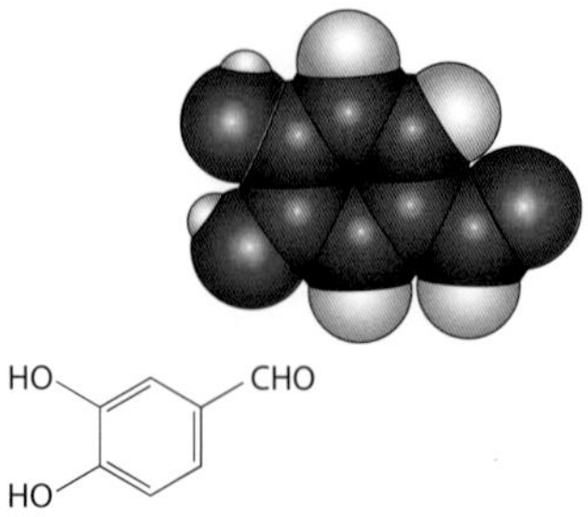
HO
CHO
HO

酚類：**3,4-二羥苯甲醛**
（3,4-dihydroxybenzaldehyde）
CAS No. 139-85-5
別名：原兒茶醛
（protocatechuic aldehyde）

半夏屬*Pinellia*取自身為義大利人的植物學家**皮內利**（Giovanni Vincenzo Pinelli, 1535-1601）。皮內利蒐集了包含數百本古希臘語與拉丁語、阿拉伯語手抄本的大量文書，十六世紀義大利國內最大的圖書館為他私人所有。他不僅蒐集書，也蒐集各種植物，設立了那不勒斯植物園。不僅如此，他還蒐集了從古代到當時各式各樣的科學發明。受到那些光學相關收藏品、無印刷的古代手抄本啟發，之後伽利略·伽利萊（Galileo Galilei）甚至發明了望遠鏡。

種名*ternata*源自拉丁語ternus「3個的、3個1組的」，因為小葉有3枚。英語ternary「三元的、三相的」、ternal「3個1組的」再繼續回溯，則是與three「3」、trio「三重奏（唱）」源自相同的原始印歐語。

日語名稱カラスビシャク（烏柄杓）是將佛焰苞（請參照下方專欄）看作長柄杓（ひしゃく）來的，意為有如烏鴉拿的小長柄杓。英語的crowdipper便是直譯而來（crow「烏鴉」＋dipper「有柄的杓子」）。

半夏是曆法的日本雜節之一，有人說由於從夏至起11日間（7月2日左右）的「半夏（半夏生）」這段時間是烏柄杓的生長期，所以稱之「半夏」；也有說法相反，指烏柄杓被稱為「半夏」在先，因為是「半夏生長」的時節，才有了「半夏」這個雜節名稱。此外還有說法指三白草科的三白草（*Saururus chinensis*）也是在「半夏」時節開花，所以又稱為「半夏生」。

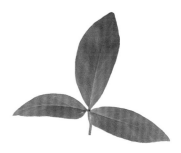

小葉有3枚的半夏葉子

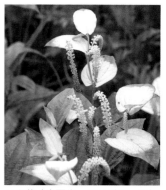

三白草（半夏生，ハンゲショウ）
Saururus chinensis
另外還有說法取自葉子有一半變白的「半化妝（ハンゲショウ·ゲショウ的中文是化妝之意）」。（攝影：大竹 道夫）

天南星目、刮刀與佛焰苞

天南星目在克朗奎斯特分類體系，是刺楤屬*Aralia*後接意為「目」的字尾-ales變成的**Arales**，但日語的天南星目（サトイモ目）從前在新恩格勒分類體系用的是**Spathiflorae**（直接從拉丁語學名翻譯為佛焰苞目）。Spathiflorae是拉丁語spatha「（木頭或金屬的）扁平輕薄的工具總稱」（再往前回溯，源自希臘語σπάθη「扁平輕薄的工具總稱」）＋-florus「～的花」，意為「扁平的花」，指的是天南星目包覆住花序的獨特總苞**「佛焰苞」**。以水芭蕉（*Lysichiton*

camtschatcense）而言，指的是看起來像花的白色部分，雖然像花瓣，但其實是葉子變化而來的。佛焰是指佛像後方火焰狀之物。真正的花是在佛焰苞中棒狀的部分，上面聚集了數十到數百朵小花，形成「肉穗花序」。佛焰苞英語為spathe，還是源自spatha。順帶一提，英語spatula「（料理用的）鍋鏟、（工作用、繪畫用的）刮刀、（醫療用的）壓舌板」，是拉丁語spatha後面接上指小詞-ula形成的。

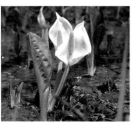

水芭蕉 別名：觀音蓮
Lysichiton camtschatcense
（攝影：大竹 道夫）

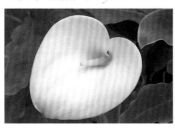

海芋
別名：馬蹄蓮、水芋、野芋、荷蘭海芋
Zantedeschia aethiopica

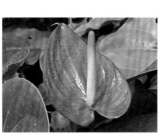

火鶴花
別名：尾花芋、紅包芋、安世蓮、花燭紅掌、大團扇、安德花燭
Anthurium andreanum

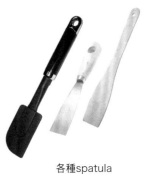

各種spatula

2014年度之使用量
車錢約88t
●●○○○
車錢約1.8t
●●○○○

基原植物學名：

Plantago asiatica [pləntéigə]

Plantago asiatica L.

基原植物名稱：**車前草**　　基原植物英語名稱：plantain [plǽntein/plǽntin]

車前目　　⑱Plantaginales

車前科　⑱Plantaginaceae

※新恩格勒與克朗奎斯特分類體系中，車前科下只有車前屬（Plantago）、南美車前屬（*Bougueria*）、水車前屬（*Littorella*）3個小分類，但因基因上的相似性，APG分類體系中含括了毛地黃屬（Digitalis）、金魚草屬（Antirrhinum）等，編制成高達約90屬的大科。

車前屬　　⑱*Plantago*　　產地：中國、韓國

包含日本全國，分布於全亞洲的車前科多年生草本植物，為路旁雜草的代表。同屬中原產於歐洲的長葉車前草也是歸化植物之一。

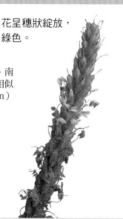

花呈穗狀綻放，綠色。

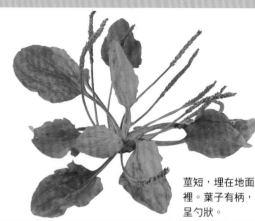

莖短，埋在地面裡。葉子有柄，呈勺狀。

使用部位：**種子**　生藥名稱 **車前子**　⑱Plantaginis Semen　㊤Plantago Seed

車前子是車前草（*Plantago asiatica* Linné [*Plantaginaceae*]）的種子。

生藥性狀　**有光澤；微苦，帶黏液**

秋季果穗成熟時割下地上部分，晒乾後用手搓揉、吹風選別、收集種子。若要用作生藥，以黑褐色、飽滿、混入砂土少較好。黑褐色、飽滿有光澤為佳。扁橢圓形，外皮呈褐色～黃褐色，有光澤，沒氣味。

主要成分　**桃葉珊瑚苷**　㊤aucubin

黏性物質：車前草黏質A（Plantago Mucilage A）
環烯醚萜苷：桃葉珊瑚苷（aucubin）、梔子苷酸（geniposidic acid）等
其他：毛蕊花苷（acteoside）、紫丁香苷（syringin）等

環烯醚萜苷：**桃葉珊瑚苷**（aucubin）
CAS No. 479-98-1

確認試驗　①膨潤　②TLC法

①加入溫熱的水靜置10分鐘，種皮會膨脹、釋出黏液。
②取本品甲醇萃取液為試料溶液，以薄層色相分析用車前子甲醇萃取液為標準溶液。以丙酮、乙酸乙酯、水、醋酸（100）混合液（10：10：3：1）展開。在薄層板均勻噴上4-甲氧基苯甲醛、硫酸試液，加熱。試料溶液、標準溶液都會在Rf值0.25附近得到深藍色斑點。

主要藥效　**祛痰、鎮咳、降血糖**

車前草黏質A及其去乙醯物：降血糖及明顯的活化免疫作用。車前草苷：作用於呼吸中樞，有明顯的鎮咳作用與增加氣管、支氣管分泌作用。

漢方處方　清心蓮子湯、龍膽瀉肝湯

漢方中用於祛痰、消炎、利尿、止瀉、鎮咳。

使用部位：**全草**　生藥名稱 **車前草**　⑱Plantaginis Herba　㊤Plantago Herb

車前草是車前草（*Plantago asiatica* Linné [*Plantaginaceae*]）的花期全草。

生藥性狀　**略有氣味，無味道**

花期時拔取全草，將砂土洗乾淨後乾燥。皺縮的葉子及花莖呈灰綠色～暗黃綠色。

無毛或幾乎無毛的小花密集綻開。略有氣味，無味道。

主要成分　**車前苷**　㊤plantaginin

環烯醚萜苷：桃葉珊瑚苷（aucubin）
類黃酮：車前苷（plantaginin）、高車前苷（homoplantaginin）等
　　其他：大車前苷（plantamajoside）、β-穀固醇（β-sitosterol）、熊果酸（ursolic acid）等

確認試驗　TLC法（氯化鐵（Ⅲ）試液，深藍色）

取甲醇萃取液，以正丁醇、水、冰醋酸混合液展開。噴氯化鐵（Ⅲ）試液在薄層板上，會得到與大車前苷一致的深藍色斑點。

主要藥效　**祛痰、鎮咳、利尿**

車前苷：作用於呼吸中樞，緩和呼吸運動，有明顯的鎮咳作用。由於會興奮分泌神經，可發現促進氣管、支氣管的分泌作用。
鉀鹽：利尿作用。

主要用途　**利尿藥、鎮咳藥**

用於利尿、鎮咳、祛痰、止瀉、消炎的民間藥物中。

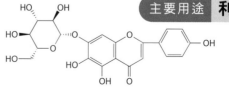

類黃酮醣苷：**車前苷**（plantaginin）
CAS No. 26046-94-6

車前屬*Plantago*源自古拉丁語plantago「車前草」，這個詞的語源大概也是planta「腳掌、足跡」，是將車前草的大片葉子比喻成足跡來的。字尾的-ago也有人說是來自拉丁語ago「行走、運輸」。英語plantain「車前草」是拉丁語經由法語時字尾的子音消失形成。英語plantain也指芭蕉科料理用的香蕉（*Musa spp.*），或澤瀉科的東方澤瀉（water plantain→p.8「澤瀉」），雖然完全不同科，但共通點是葉子都很寬大。順帶一提，解剖學中提到plantar，便意為「腳底、底側的」（例如：plantar interrossei「骨間蹠側肌」）。

車前科**Plantaginaceae**為車前屬*Plantago*＋表示「科」的字尾-aceae形成的。發音類似的英國Plantagenet「金雀花王朝」（百年戰爭時英格蘭的王朝）源自將金雀花的古拉丁語名字planta genesta（這個時代還不存在二名法學名）用於家徽中，由此取名來的，語源上跟車前草並無關係。

種名*asiatica*是「亞洲的、亞洲產的」之意。

日語名稱オオバコ（大葉子），取自車前草的「葉子很寬大」。由於車前草是日本各地司空見慣的雜草，所以有相當多各地的俗名（オンバコ、オバコ、カエロッパ、ゲエロッパ、ギャーロッパ、マルコバ等等）。跟青蛙（カエル）有關的名稱也很多，有因為葉子顏色或形狀很像青蛙背部的說法；將車前草蓋在瀕死的青蛙身上牠會活過來的說法；或是用火烤過車前草葉子再輕輕搓揉，會像青蛙圓滾滾的肚子般膨起來等，說法眾說紛紜。

車前草常見於牛車或馬車往來的道路旁，因此也稱為「轍草」。

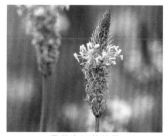

長葉車前草的花
長葉車前草（*Plantago lanceolata*）的葉子為細長扁平狀，是種原產於歐洲，後來歸化的植物。日本藥局方中只收錄了車前草，但歐洲各國藥局方有收錄長葉車前草。

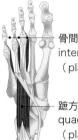

骨間蹠側肌
interossei plantares
（plantar interrossei）

蹠方肌
quadratus plantae
（plantar quadratus）

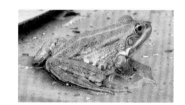

青蛙的背
有某些青蛙的確很像車前草葉子的顏色及形狀。

車前草與外附傳播 ── 散播種子的策略

車前草如其名，鄉野道路常見到整片的車前草。再往山裡走一點也能見到車前草，成了人們通道的路標，或是看到車前草就知道離有人的聚落不遠。其實，在有人來往的地方常見到車前草是有理由的。

車前草的果實像個裝了種子的膠囊，打開蓋子，裡面小小黑色的種子就會出現（這種果實稱為「蓋果」）。種子一旦碰到水，會因為外表皮上的成分產生黏液，附著在人的腳或是車輪上，也就能散播到遠處。接著，種子乾了便掉在路旁，開始生長蔓延。種子像這樣附著在人類、鳥類或哺乳動物身上散播，稱為「外附傳播（epizoochory）」。

另外，有種印度原產的車前草（*Plantago ovata*），別名洋車前子（英語：Psyllium），正是利用種子吸了水會膨脹的作用，用來減重或改善排便情況。話說回來，若攝取過量，會造成胃部膨脹感或拉肚子。

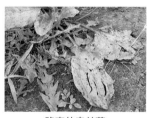

路旁的車前草
雖說屬名*Plantago*源自腳掌形狀，但車前草的葉子常被走在路上的「腳掌」踩得破破爛爛的。

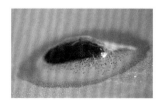

吸了水的車前草種子

基原植物學名：

Platycodon grandiflorum [platikóudən]

Platycodon grandiflorum DC.

基原植物名稱：**桔梗**　基原植物英語名稱：ballon flower / chinese bellflower
※也翻譯為japanese bellflower

桔梗目　　㊣Campanulales
桔梗科　㊣Campanulaceae
桔梗屬　　㊣*Platycodon*
產地：中國、朝鮮、日本（北海道、長野、新潟）

桔梗的種子

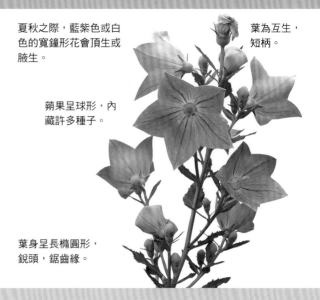

夏秋之際，藍紫色或白色的寬鐘形花會頂生或腋生。

葉為互生，短柄。

蒴果呈球形，內藏許多種子。

葉身呈長橢圓形，銳頭，鋸齒緣。

自生於東亞各地的多年生草本植物。秋季七草之一，是日本人熟悉的野草，很多人會栽種在庭院中觀賞。品種眾多，已知有白花、八重瓣、渦、紋、錦、二重瓣等品種。日本古時候便稱桔梗為「あさがほ（朝貌、朝顏、安佐我保、桔梗）」，比方在《萬葉集》中，山上憶良吟詠秋季七草的詩歌：「在秋季原野上的盛開之花屈指一數，其數有七。萩之花、尾花葛花、撫子之花、女郎花、藤袴之花及桔梗」。

使用部位：
根　生藥名稱 **桔梗根** ㊣Platycodi Radix ㊤Platycodon root

桔梗根是桔梗（*Platycodon grandiflorum* A. De Candolle [*Campanulaceae*]）的根；**桔梗根末**是桔梗根的粉末。**桔梗根流浸膏劑**是取桔梗根的粗末，用25vol%酒精以流浸膏劑的製法製成，其中25vol%酒精可用適量乙醇及純水或純水（分裝）製作取代。

確認試驗　**起泡試驗**

熱水萃取物冷卻後用力搖晃，會產生持續性的細微泡沫（皂苷的起泡試驗）。

其他試驗：在醋酐-濃硫酸反應，交界面為紅～紅褐色，上層呈藍綠色～綠色。

生藥性狀　**略有氣味，起初無味，後苦澀**

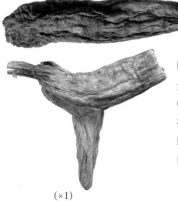

日語名稱「生干桔梗」是連皮乾燥的桔梗根；「晒桔梗」則是去除周皮再乾燥的桔梗根。6～7月或秋季地上部分枯萎後挖出根部，水洗、去皮然後晒乾。由於容易長蟲，要存放於乾燥、通風良好的地方。

（×1）

主要藥效　**鎮咳、祛痰**

總皂苷：抑制中樞神經、預防感染、溶血、局部刺激、鎮靜、鎮痛、鎮咳、祛痰、抗發炎、抗過敏、抑制胃液分泌、抗潰瘍、擴張末梢血管作用。

漢方處方　**桔梗湯、荊芥連翹湯、十味敗毒湯**

漢方中用於強身、排膿、祛痰之目的。若大量服用，會使人噁心、嘔吐。

主要成分　**桔梗皂苷** ㊤platycodin

皂苷類：桔梗皂苷A、C、D（platycodin A、C、D）、遠志皂苷D（polygalacin D）

其他：樺木醇（betulin）、菊糖（inulin）

皂苷：**桔梗皂苷A**（platycodin A）
CAS No. 66779-34-8

學名解說 像桔梗跟細辛，拉丁語名稱Platyco**di** Radix、Asiasa**ri** Radix字尾都是屬格（相當於英語的所有格），以i結尾。拉丁語中如Asiasarum這樣，單數主格字尾是-um，第二變化的中性名詞很多，其屬格會變成-i（例如Natrium、Helium，元素名稱很多是這種形式）。而像Platycodon這種單數主格為-on的，是保留希臘語變化影響的第二變化中性名詞，屬格還是會變成-i。

桔梗屬*Platycodon*是希臘語πλατύς「寬廣的」＋κώδων「吊鐘」（音近co-don），取自其稍寬的吊鐘形花朵。順帶一提，分了生物學的codon「密碼子」指的是轉譯（code）製造胺基酸的DNA（或RNA）上，3個1組的鹽基序列，跟「吊鐘」完全沒有關係。

桔梗目**Campanulales**及桔梗科**Campanulaceae**都是源自桔梗屬*Campanula*，後面各自接上表示「目」的字尾-ales，跟表示「科」的字尾-aceae形成的。桔梗屬是拉丁語campana「吊鐘」＋指小詞-ula＝「小吊鐘」之意。英語campanula「風鈴草」也是源自拉丁語的外來語。桔梗屬的植物例如風鈴草（*Campanula medium*，別名：彩鐘花）、紫斑風鈴草（*Campanula punctata*），有吊鐘狀的花。

順帶一提，李斯特（Franz Liszt, 1811-1886）編曲的《鐘》（*La Campanella*），也是義大利語「小小的鐘」之意，這首曲子是以帕格尼尼作曲的第2號小提琴協奏曲第3樂章「鐘的輪旋曲」為根本寫成。

桔梗目的花英語統稱為bellflower，將吊鐘形的花比喻成bell「鐘、鈴」。桔梗是chinese bellflower，「龍膽」是autumn bellflower，「紫斑風鈴草」則是spotted bellflower。

英語別名balloon flower取自氣球形的花蕾。桔梗的種名*grandiflora*是拉丁語grandis「大的、偉大的」＋florus「花」＝「大花的」之意的形容詞陰性形。桔梗的莖很細，個頭又矮，卻會開出大朵的花。

對了，觀賞用的洋桔梗（*Eustoma grandiflorum*，トルコキキョウ）是龍膽目龍膽科洋桔梗屬的植物，與其說是桔梗，不如說更接近龍膽。而且原產地不是在土耳其（トルコ），而是在美國德州。由於開始綻放的花朵很像土耳其人的頭巾，便如此取名。換句話說，不管「土耳其」或「桔梗」都沒有正確描述這種植物。

桔梗根有根部「結實且耿直」的意思。

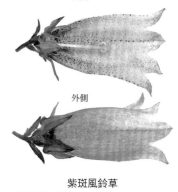

紫斑風鈴草

紫斑風鈴草（*Campanula punctata*）的punctata意為「有小點的」，花冠內側有許多小點。

內側

外側

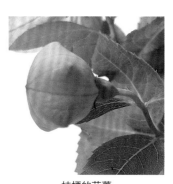

桔梗的花蕾

桔梗的花蕾是由5片花瓣緊密接合，形成氣球狀。

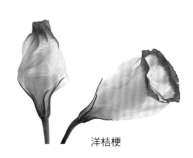

洋桔梗

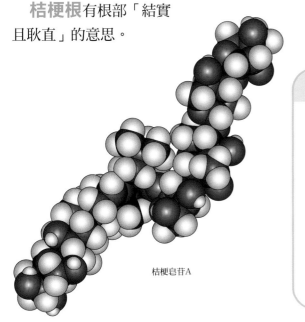

桔梗皂苷A

植物家徽系列②：桔梗與桔梗紋

桔梗的日文「ききょう」據說是「きちこう」轉變來的，也有人指稱桔梗的花會用來占卜吉凶（キチキョウ），所以キチキョウ與桔梗有關。此外，去掉木字邊的「吉更」，換句話說就是「更加吉利」，所以受人喜愛。用桔梗當家徽的武將有美濃土岐一族、明智光秀、柴田勝家、太田道灌、加藤清正。

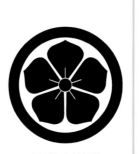

圓形加上桔梗紋

Pogostemon cablin

Pogostemon cablin Bentham (*Labiatae*)

基原植物名稱：**廣藿香**　基原植物英語名稱：patchouli / pachouli / patchouly [plætʃuli/pətʃtʃ;li]

新恩格勒：管狀花目　⑭Tubiflorae
克朗奎斯特：唇形目　⑭Lamiales

唇形科
新恩格勒：　　⑭Labiatae
克朗奎斯特：　⑭Lamiaceae

刺蕊草屬　　⑭*Pogostemon*

產地：印度

作為取出精油的原料植物，主要栽種於東南亞與印度，為多年生草本植物。自古以來便用於薰香或香水，印度一帶會拿來替衣服或枕頭等物增添香氣，或是加入浴池做成藥浴。據說除了增加香氣，還有除蟲、解熱、鎮痛的效果。

高30～80cm。莖從下方分枝，葉為寬橢圓形，葉緣呈波狀、不規則的重鋸齒，長8～10cm，生有細毛。枝條前端長有5～15cm的花穗，苞葉排列緊密，會從中間長出淡紫色雙唇形的花朵。

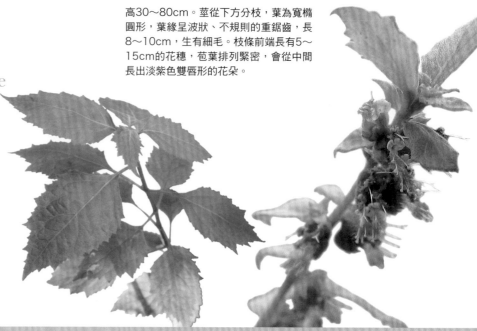

使用部位：**地上部分**　生藥名稱：**廣藿香**　⑭Pogostemoni Herba　㊤Pogostemon Herb

廣藿香是*Pogostemon cablin* Bentham (*Labiatae*) 的地上部分。

生藥性狀　卵形、有特殊香氣、微苦。

本品由莖及對生的葉子構成。葉子縮水形成皺紋，泡水後會伸展開來，呈卵形～卵狀長橢圓形，長2.5～10cm，寬2.5～7cm，邊緣有鈍狀鋸齒，基部為寬楔形，上有葉柄。葉子上方為暗褐色，下方為灰褐色，兩面皆有細密的毛。莖為方柱形，中間實心，表面呈灰綠色，有灰白色～黃白色的毛，髓部大，呈類似白色的海綿狀。用放大鏡看能發現毛、腺毛、腺鱗。本品有特殊香氣，味道微苦。

確認試驗　TLC法（4-甲氧基苯甲醛、硫酸試液，藍紫色）

取本品0.5g加入甲醇5mL，搖晃3分鐘混合後過濾，濾液為試料溶液，以此溶液進行TLC試驗。取試料溶液5μL，輕點在TLC用矽膠製成的薄層板上，接著用正己烷、丙酮混合液（9：1）為溶劑展開約7cm，風乾薄層板。均勻噴上4-甲氧基苯甲醛、硫酸試液，以105℃加熱，在Rf值0.4附近可發現藍紫色斑點。

主要藥效　解熱、鎮吐、健胃

主要用途　藿香正氣散、香砂平胃散、香砂六君子湯

其他漢方處方還有錢氏白朮散、丁香柿蒂湯、不換金正氣散。此外也用於香水的定香劑中。

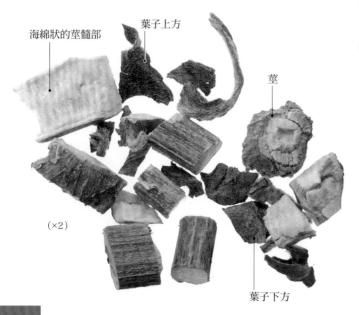

海綿狀的莖髓部

葉子上方

莖

葉子下方

(×2)

刺蕊草屬*Pogostemon*源自希臘語πώγων「鬍鬚」＋στήμων「絲線」，絲線指的是雄蕊（オシベ），表示雄蕊是有如鬍鬚（ヒゲ）般的細絲，數量眾多。Pogostemon從希臘語直譯為日語是「ヒゲオシベ属」，也有根據ミズトラノオ（刺蕊草，*Pogostemon yatabeanus*）譯為「ミズトラノオ属（刺蕊草屬）」。

英語stamen「雄蕊」也是源自希臘語στήμων，此外英語stamina「毅力、精力、耐力」的語源也是「絲線」。這與在顛茄部分介紹過的希臘神話「命運三女神」（→p.47），他們手中所拿著的「絲線」有關，長女紡織絲線，次女決定長度，三女則是剪斷絲線，決定人類壽命，所以絲線便衍生出「生命力、精力」的意思。

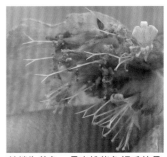

前端為黃色，長出桃紫色細毛的是雄蕊。白色、突出兩股的是雌蕊的柱頭。

主要成分 **丁香酚** 英eugenol

精油：丁香酚（eugenol）、桂皮醛（cinnamaldehyde）、甲基胡椒酚（methyl chavicol）、廣藿香醇（patchouli alcohol）

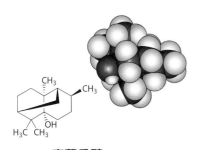

精油：**廣藿香醇**（patchouli alcohol）
CAS No. 5986-55-0

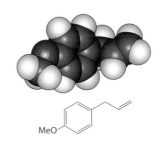

精油：**甲基胡椒酚**（methyl chavicol）
CAS No. 140-67-0

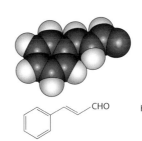

精油：**桂皮醛**（cinnamaldehyde）
CAS No. 104-55-2

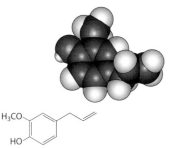

精油：**丁香酚**（eugenol）
CAS No. 97-53-0

獨特的廣藿香

伊藤 美千穗

俗稱「香草」的植物有許多都是唇形科的。薄荷、羅勒、薰衣草、百里香……都會使用香氣重的葉子或嫩枝，而這些香氣的來源，則是儲存在香草地上部分表面腺鱗中的精油（→請參照p.23「紫蘇」的專欄）。廣藿香也是分類為唇形科的香草，但精油主要蓄積的場所與其說是腺鱗，不如說是在葉肉中。因此，廣藿香身上幾乎見不到輕輕觸摸其他香草類，或是灑水時便會散發其香氣的情況。精油儲存在葉肉中的植物可舉出山椒（芸香科）與檸檬香茅（禾本科）等等，廣藿香便是屬於這類型的。

廣藿香香氣的主角是廣藿香醇（patchouli alcohol），這個化合物是倍半萜（sesquiterpene，基本骨架由15個碳連接而成的），同時也含有苯丙烯（phenylpropene，具有6個碳連成環狀的結構）。唇形科的香草大多以單萜（monoterpene，基本骨架由10個碳連接而成）或苯丙烯為主要成分，同時會儲存萜類與苯丙烯的則是少數，以這點來看，廣藿香也可說是相當獨特。

順帶一提，廣藿香醇的香味是相當多男性用香粧品類的基礎香調，說不定各位比想像中熟悉。

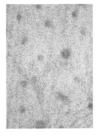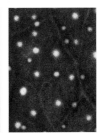

精油儲存在葉肉中的例子（甘夏柑）
左為反射光，右為透射光。由於儲存精油的油細胞沒有葉綠體，所以透射光下的油細胞會發亮。

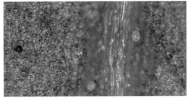

精油儲存於腺鱗中的例子（薄荷）
反射照明下的圖。腺鱗呈袋狀，位於葉子表面。

2014年度之使用量
約7.5t
●●○○○

基原植物學名：

Polygala senega

[seníːɡə] / [sénəɡə]

Polygala senega L.

基原植物名稱：**北美遠志** 基原植物英語名稱：Senega

其他基原植物：[拉]*Polygala senega* var. *latifolia* Torrey et Gray 闊葉遠志

牻牛兒苗目 [拉]Geraniales

遠志科 [拉]Polygalaceae

遠志屬 [拉]*Polygala*

產地：加拿大、美國、日本（北海道、兵庫）

自生於北美中部森林中的多年生草本植物。天竺葵為近緣種。自從十八世紀前半，美國的蘇格蘭裔醫師約翰・鄧南特在歐洲發表了有關北美遠志的報告後，本植物便廣泛用作祛痰鎮咳藥、利尿劑，收錄於各個國家的藥局方。「日本藥局方」也從初版就開始收錄。

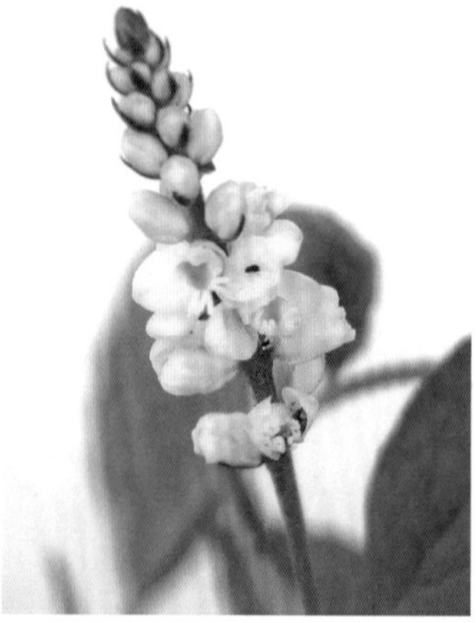

葉為互生，無柄。葉身為線狀披針形。葉緣有細微的毛狀齒。

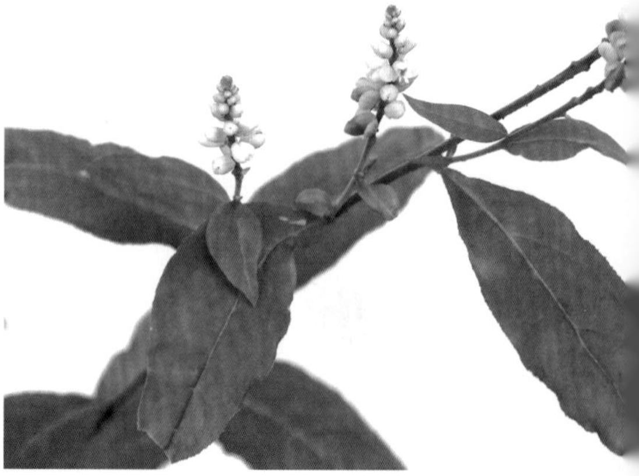

直立莖自短根莖部叢生。初夏時，穗狀花序會頂生或腋生，開白色蝶形花。蒴果為2室，各自內藏1個黑色種子。

使用部位：根 生藥名稱 北美遠志 [拉]Senegae Radix [英]Senega

北美遠志是北美遠志（*Polygala senega* Linné）或闊葉遠志（*Polygala senega Linné* var. *latifol* Torrey et Gray [*Polygalaceae*]）的根；**北美遠志末**是北美遠志的粉末；**北美遠志糖漿**是在北美遠志（中切40g）加入10vol%乙醇400mL，浸漬1～2天後濾出浸液，再緩緩加入10vol%乙醇清洗殘留物，濾出洗液，加入前面的濾液，總量約500mL。此時加入白糖（780g），務必要加熱溶解，再加入純水或純水（分裝），製成1000mL。不過10vol%乙醇可用乙醇及適量純水或純水（分裝）製成代替。

生藥性狀 細長圓錐形；側根扭轉彎曲

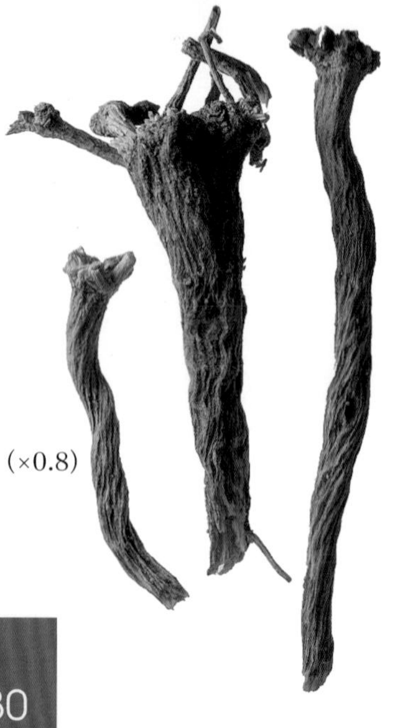

(×0.8)

於第2年秋季收成，或者若是生長情況好，可於第一年秋季結束時收成。從前會栽種2～4年，但現今日本中部以南地區幾乎都是栽種1年。收成後的根部用水清洗，去除砂土，晒乾。外皮呈淡灰褐色～灰褐色，分枝的側根會扭轉彎曲。

主要成分 遠志精 [英]senegin

皂苷：遠志精Ⅱ、Ⅲ（senegin Ⅱ、Ⅲ，Ⅲ＝遠志皂苷B，onjisaponin B）

確認試驗 ①起泡試驗 ②吸光度測定

①粉末加水，劇烈搖晃時會產生持續性的微細泡沫。

②水萃液加水稀釋，根據吸光度測定法測定吸收光譜時，顯示波長317nm附近出現吸收極大值。

主要藥效 祛痰

乙醇萃取物：推測藉由刺激咽頭等黏膜影響舌咽神經，增加反射性氣管液體分泌，且分泌的黏液也能促進排出機能，產生祛痰作用。

皂苷：顯示有預防壓力性胃潰瘍發生之效果。

主要用途 祛痰藥

沒有漢方處方。

皂苷：**遠志精Ⅱ**（senegin Ⅱ）
CAS No. 34366-31-9

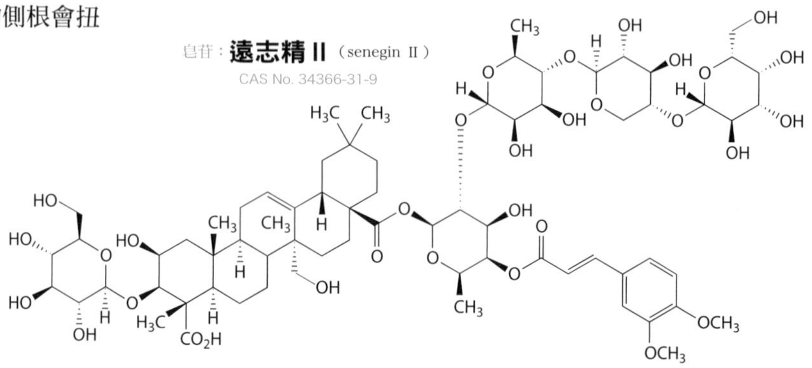

　　遠志屬*Polygala*是希臘語字首πολυ-「眾多的」＋γάλα「乳、乳汁」，取自傳說牛如果吃了這種植物乳汁會變多（或是人類吃了母乳會變多）。英語中遠志屬（或大戟屬）的牧草稱為milkwort，後半的wort為表示「草、蔬菜」的古英語。屬名語源的瓜子金（*Polygara japonica*），是常綠多年生草本植物，會開出類似胡枝子屬植物「萩」的紫色小花。順帶一提，有許多使用源自希臘語的字首poly-「眾多的、許多的」的英語，例如聚乙烯（polyethylene）、聚酯（polyester）、聚合物（polymer）、多酚（polyphenol）等，化學用詞中很常見。

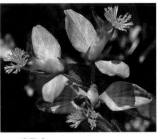

瓜子金*Polygara japonica*
（攝影：福原 達人）

　　此外，從希臘語γάλα衍生出galaxy「銀河、天川」。根據希臘神話，還是嬰兒的海力克斯吸允宙斯之妻赫拉的乳房時，飛散出的乳汁便形成了銀河galaxy或the milky way。從「銀河」一詞之後，galaxy也用於銀河系外的銀河。乳糖（galactoce）也是希臘語γάλα後接表示「糖」的字尾-ose形成的。不過，或許會有人疑惑gala「乳汁」＋-ct＋-ose「糖」中間的-ct是什麼？其實到galact-都是表示「乳汁」的詞幹，希臘語γάλα則是單數主格省略了-ct這個子音來的（galacts→gala）。不過屬格或與其他字詞結合時，原本的-ct子音就會出現。

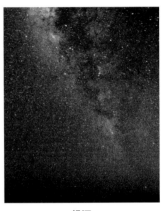

銀河

　　日語名稱セネガ，或是基原植物種名*senaga*可認為來自北美東北部的印第安部落之一──塞內卡族（請參照下方專欄）。

　　有關牻牛兒苗目Geraniales→請參照p.145「牻牛兒苗」的專欄。

北美遠志與印第安的塞內卡族

　　塞內卡族的印第安人會將北美遠志，用作被響尾蛇咬到的應急解毒劑。之後住在維吉尼亞州的蘇格蘭裔醫師約翰・鄧南特（John Tennent）注意到被蛇咬傷的症狀與胸膜炎（肋膜炎）或肺炎的症狀有許多類似之處，在治療這些疾病時嘗試使用印第安人的藥草，發現了北美遠志有祛痰作用。他將這種藥效介紹至西方，沒多久歐洲國家便廣泛用作祛痰藥。

　　順帶一提，塞內卡族（Seneca）西元1590年左右與奧農達加族（Onondaga）、奧奈達族（Oneida）、卡尤加族（Cayuga）、莫霍克族（Mohawk）、後來還有塔斯卡洛拉族（Tuscarora）組成易洛魁聯盟（Iroquois）。易落魁聯盟是印第安人中從較早期便開始接觸白人，與白人進行毛皮交易者。塞內卡族的Seneca在他們的語言中是Assiniki，表「石頭的地方、石頭多的場所」之意。所以生藥北美遠志（Senega）與古羅馬哲學家、政治家盧修斯・塞內卡（Lucius Seneca, B.C.4？－A.D.65）完全無關。

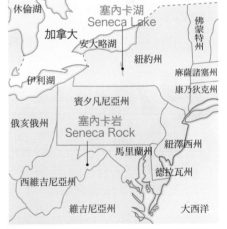

保有塞內卡族名字的「塞內卡湖」以及「塞內卡岩」
塞內卡族居住於現今紐約州全域與周圍各州，以及五大湖周邊區域。

塞內卡岩（Seneca Rocks）
高274m。位於莫農加希拉國家森林公園（Monongahela National Forest）一角，是攀岩者嚮往的地方。

2014年度之使用量
約22t
●●●○○

基原植物學名：

Polygala tenuifolia [pɔlígələ]

Polygala tenuifolia Willd.

基原植物名稱：**遠志** 基原植物英語名稱：Chinese senega

牻牛兒苗目 [拉]Geraniales

遠志科 [拉]Polygalaceae

遠志屬 [拉]*Polygala*

產地：中國（北部）

分布於中國北部、西伯利亞、朝鮮半島北部的遠志科多年生草本植物。日本沒有自生。與北美遠志為近緣種。

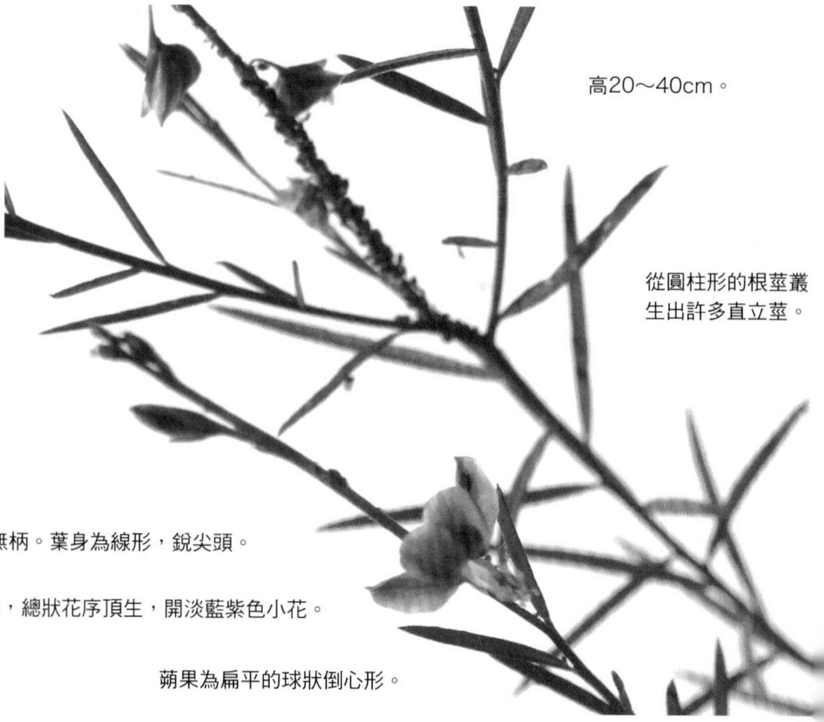

高20～40cm。
從圓柱形的根莖叢生出許多直立莖。
葉為互生，無柄。葉身為線形，銳尖頭。
初夏時，總狀花序頂生，開淡藍紫色小花。
蒴果為扁平的球狀倒心形。

使用部位：**根** 生藥名稱 **遠志** [拉]Polygalae Radix [英]Polygala Root

遠志是遠志（*Polygala tenuifolia* Willdenow [*Polygalaceae*]）的根；**遠志末**是遠志的粉末。

生藥性狀 彎曲的圓柱形；略帶澀味

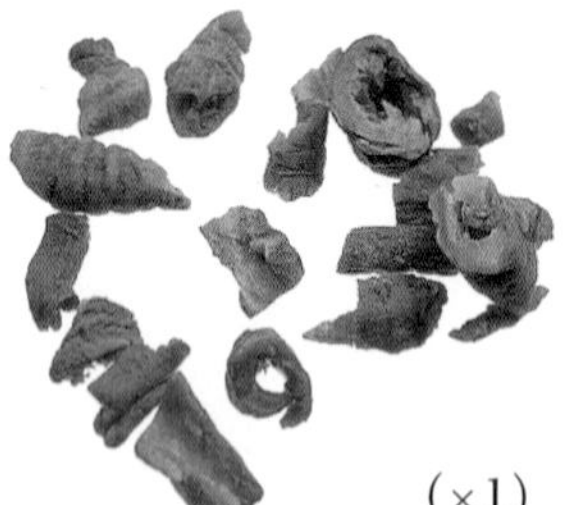
(×1)

用手搓揉取下木芯的遠志呈筒狀，稱為「遠志筒」；用棒子搥打摘除木芯的則呈扁平，並非筒狀，所以稱為「遠志肉」。也有不除去木芯直接加工的，稱為「遠志棍」。呈彎曲細長的圓柱形或筒狀。稍有氣味。味道略帶澀味。

主要成分 遠志皂苷 [英]onjisaponin

皂苷：遠志皂苷A～G（onjisaponin A～G）

確認試驗 起泡試驗

加水用力搖晃時，會產生持續性的細微泡沫。
其他試驗：在醋酐-濃硫酸反應中，交界面為紅褐色，上層為淡青綠色～褐色）。

主要藥效 祛痰、抑制中樞神經作用、改善健忘

溫熱浸液：促進氣管分泌作用。
遠志皂苷：妨礙cAMP磷酸二酯酶作用。延長六巴比妥鹽誘發的睡眠作用。

漢方處方 歸脾湯、加味歸脾湯、人參養宋湯

漢方中用於強身、鎮靜之目的，此外也用作祛痰藥。藥效上有安定精神之效果，可用於治療健忘症等疾病。

皂苷：**遠志皂苷F**（onjisaponin F）
CAS No. 79103-90-5

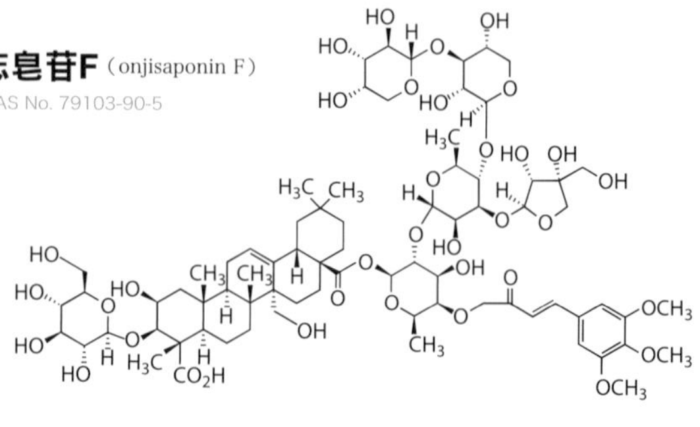

牻牛兒苗目**Geraniales**是老鸛草屬（*Geranium*）後接表示「目」的字尾-ales形成的，詳情請參照p.145牻牛兒苗的專欄。遠志屬*Polygala*則請參照p.231「北美遠志」。

種名*tenuifolia*是拉丁語tenuis「細的、薄的」＋folium「葉子」，意思為「細瘦的葉子」。順帶一提，由於種名要配合屬名的形態，而*Polygala*為陰性形，所以「～folium（中性形）」字尾要變成「～folia（陰性形）」。如果是陽性形，則應該變為「～folius」（→p.264「荊芥穗」）。

前述tenui的合成詞有tenui-＋caulis「莖」＝*tenuicaulis*「莖部細瘦的」（例如*Bistorta tenuicaulis*「春虎尾」）、tenui-＋pes「腳」＝*tenuipes*「腳部細瘦的」（例如*Sepia tenuipes*「細腕烏賊」）等等。拉丁語tenuis「細的、薄的」源自希臘語τείνω「拉開、伸長」，也就是因為拉開、拉長所以變得又薄又細。順帶一提，英語tenuity是「細的、薄的、稀薄、貧弱」之意。英語中有tensor「張肌」、tendon「肌腱」、tension「緊張」等衍生詞。

日語名稱**イトヒメハギ**（糸姬萩）指的是類似「姬萩（ヒメハギ）（中文名稱：瓜子金）」，葉子如胡枝子（ハギ，萩）、線一般細瘦的植物。

遠志據說取自「志向遠大」一詞。遠志也能用於失眠、健忘等精神、神經疾病。

皂苷、肥皂與祛痰作用

所謂皂苷（saponin），是類固醇或三萜的醣苷，溶於水後會發泡物質的總稱，源自拉丁語sapo「肥皂」。英語soap「肥皂」回溯後也是同源詞。日文的「シャボン玉（中文：肥皂泡泡；日文羅馬拼音Shabontama）也可認為是源自拉丁語sapo衍生出的西班牙語jabón（以前寫作xabón）。西班牙語j的子音變化從[j]（ya）→[ʃ]（shi）→[x]（ha）。所以從前jabón發音近「沙蹦」，現在音則近「哈蹦」。順帶一提，西班牙語中Japón「日本」的音近「哈澎」。

所謂**醣苷**，是醣類與**醣苷配基**（醣類以外的部分，Aglycone＝a「否定」＋glyco-「醣類」）結合的化合物。皂苷的醣苷配基尤其稱為「皂苷元（sapogenin）」，類固醇或三萜占大部分，總體呈疏水性。而醣類羥基（-OH）多，為親水性。由於同個分子包含親水部分與疏水部分，所以有類似肥皂的界面活性作用（但因為是非離子性、中性，所以界面活性作用比肥皂弱）。無患子（*Sapindus mukorossi*，屬名是「印度肥皂」之意）的果皮，或皂莢（*Gleditsia japonica*）的果實含有皂苷，所以古早以前會用來當成洗髮劑。許多含有皂苷的生藥會用作「祛痰藥」，其中一個理由在於這種安定的界面活性作用。當然了，每種皂苷除了祛痰，還有各自的作用。皂苷不是用熱水萃取出的，且大多用於散劑（粉末），是因為皂苷加熱容易分解之緣故。

含有三萜皂苷的生藥有：
- 遠志（遠志皂苷 onjisaponin）
- 北美遠志（遠志精 senegin）
- 桔梗根（桔梗皂苷 platycodin）
- 柴胡（柴胡皂苷 saikosaponin）
- 甘草（甘草酸 glycyrrhizin）
- 人參（人參皂苷 ginsenoside）
- 竹節參（竹節參皂苷 chikusetsusaponin）

醣苷配基是齊墩果烷（oleanane）系的三萜。

醣苷配基是大馬樹烷（dammarane）系的三萜。

※竹節參不僅有大馬樹烷系的皂苷，也有齊墩果烷系的。

含有類固醇皂苷的生藥有：
- 知母（知母皂苷，timosaponin）
- 山藥（薯蕷皂苷，dioscin）
- 麥門冬（麥門冬皂苷，ophiopogonin）

更適切地說，百合科、薯蕷科的單子葉植物多有界面活性作用。

親水性

疏水性

甘草酸
（glycyrrhizin）
三萜皂苷

知母皂苷
（timosaponin）
類固醇皂苷

肥皂成分之一
硬脂酸鈉
（sodium stearate）

具有界面活性的分子例子

Polygonatum falcatum

[pɔligɔnéitəm]

Polygonatum falcatum A. Gray

基原植物名稱：**鳴子百合**　基原植物英語名稱：Japanese Solomon's seal

其他基原植物：㊄*Polygonatum sibiricum* Redoute　黃精、雞頭黃精　㊅siberian Solomon's seal
㊄*Polygonatum kingianum* Collett et Hemsley　滇黃精
㊄*Polygonatum cyrtonema* Hua　多花黃精

百合目　新恩格勒：㊄Liliflorae
　　　　克朗奎斯特：㊄Liliales

百合科　㊅Liliaceae

※APG植物分類體系中歸為假葉樹科（Ruscaceae）。

黃精屬　　　㊄*Polygonatum*

產地：日本、中國

鳴子百合是原產於日本的百合科多年生草本植物。黃精本來指的是中國產黃精（*Polygonatum sibiricum*）的根莖，不過在日本則是用近緣種的鳴子百合（Polygonatum falcatum）替代。江戶時代時，盛行用黃精當成滋養強身的民間藥物，也能見到販售「砂糖醃漬黃精」的行走商人。據說俳句詩人小林一茶也喜歡飲用黃精。即使在現代，黃精也調配於各種強身飲料中。

圖為（黃精、雞頭黃精）。

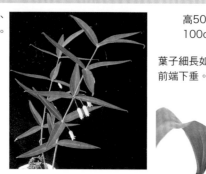

初夏時，會分枝長出3～5朵如鈴鐺般連在一起小花。

高50cm～100cm。

葉子細長如竹葉，前端下垂。

跟鳴子百合相像的萎蕤則沒有凸起。

花與花柄的接點有凸起。

使用部位：**根莖**　生藥名稱：**黃精**　㊄*Polygonati Rhizoma*　㊅*Polygonatum Rhizome*

黃精是鳴子百合（*P. falcatum* A. Gray）、黃精（*P. sibiricum* Redouté）、滇黃精（*P. kingianum* Collett et Hemsley）或多花黃精（*P. cyrtonema* Hua [*Liliaceae*]）的根莖，一般會蒸過。

生藥性狀　切面平滑，角質狀；味道微甘

呈不規則圓柱狀，或不規則的結節塊狀。外皮呈黃褐色～黑褐色。上有許多鱗節及細小縱溝。切面平滑，角質狀。略有氣味。味道微甘。

（×0.7）

主要成分　**西伯利亞蔘苷**　㊅sibiricoside

西伯利亞蔘苷A、B（sibiricoside A、B）、黏液多醣、羧酸（carboxylic acid）、天門冬胺酸（aspartic acid）、菸鹼酸（nicotinic acid）等

確認試驗　醋酐—酸硫酸反應

在醋酐-酸硫酸反應中，交界面為紅褐色。其他試驗：添加斐林試液，產生紅色沉澱。

主要藥效　滋養、強身

煎液：降血糖、降低血液中膽固醇、抑制傷寒沙門桿菌、金黃葡萄球菌繁殖作用。

三萜：**西伯利亞蔘苷A**（sibiricoside A）
CAS No. A128820-35-9

漢方處方　黃精湯

漢方中用於滋養強身之目的。可用於癒後恢復體力或產後調養，此外也被認為有降血壓、增加精力的功效。

學名解說 黃精（*Polygonatum sibiricum*）的種名sibiricum是Siberia（西伯利亞）的形容詞形，意為「西伯利亞的、西伯利亞產的」，因為黃精分布於西伯利亞（中國、蒙古也有）。成分名稱sibiricoside西伯利亞蓼苷也是源自這個種名。

黃精屬*Polygonatum*源自希臘語字首πολυ「眾多的」＋γόνυ「膝、關節、節」。這是因為黃精屬植物的根莖上有無數的節，這些節每年會增加一個。英語polygon也跟polygonatum來自相同語源，在數學中是「多角形」的意思。3DCG的世界會將立體形狀分割成微小的多角形，然後數據化，這些多角形（大多是三角形）便稱為「polygon」。（黃精屬植物的英語是Solomon's seal「所羅門的印章（封印）」。）

黃精根莖上的節每年都會增加一個，長出新的莖，老的莖掉了之後，便會在根莖上留下痕跡。據說黃精屬植物這個痕跡很像「所羅門的印章」。所羅門的印章也稱為「大衛之星、大衛之盾」，這個記號自古以來便使用於裝飾、印章或象徵性的圖樣等各方面，與猶太教或以色列牽扯上關係可認為是近代的事，所以與古代以色列的大衛或所羅門並無直接關係。

黃精屬的日語名稱アマドコロ（甘野老）是取自類似鳴子百合的植物「萎蕤（*Polygonatum odoratum* var. *pluriflorum*）」，因為長得像薯蕷科的萆薢（トコロ，*Dioscorea tokoro*）的根莖，又與有苦味的萆薢不同，萎蕤有甜味，所以取名為「アマドコロ（甘野老）」。

種名*falcatum*是拉丁語falx「鐮刀」的形容詞形（中性形），取自葉子為鐮刀狀。

此外，意為「隼」的英語falcon據說也是衍生自拉丁語falx「鐮刀」（也有源自其他語源的說法）。解剖學中指稱鐮狀構造也常用falci-「鐮狀的」，例如cerebral falx「大腦鐮」、inguinal falx「腹股溝鐮」、falciform ligament of liver「肝鐮狀韌帶」等等。

百合科Liliaceae是百合屬*Lilium*後接表示「科」的字尾-aceae形成的。屬名語源的拉丁語Lirium「百合」來自希臘語λείριον「百合」，但再往前回溯，其來由說法眾多沒有定論。據說因為這種植物是根莖黃色的強精藥，便取名為**黃精**。此外，也有說明指出，精力使用過度，眼前所見皆為黃色時，使用這種祕藥便能恢復。

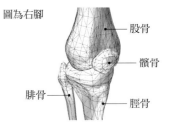

圖為右腳

股骨
髕骨
腓骨
脛骨

以多角形表現的膝蓋部分骨頭
若多角形愈多，愈能顯示正確的形狀，但需要更長的演算時間（圖像取自《骨單MAP&3D》）。

所羅門的印章
（大衛之星）

別名六芒星（hexagram），也描繪在現今的以色列國旗上。類似日本的「籠目紋」。

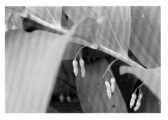

萎蕤
鳴子百合1個花莖上會開5～6朵花，而萎蕤只有2～3朵。萎蕤的根莖也用於滋養強身。鳴子百合的莖圓潤，萎蕤的則有2、3個稜角。

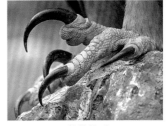

隼的鉤爪

鳴子百合與鳴子

日語名稱ナルコユリ（鳴子百合）取自這種植物開花的樣子很像「鳴子」——驅逐來啄食稻穀雀鳥用的道具。鳴子本來是將掛著數根竹筒的板子用繩子吊起（或是綁在竹竿前頭），一拉繩子（或是有風吹過）就會發出聲音，驅趕雀鳥的裝置。不過到了現代，這種驅逐雀鳥的道具經過改良，成了高知「夜來祭」舞蹈或甲子園棒球中聲援用的道具，或許大家更熟悉。

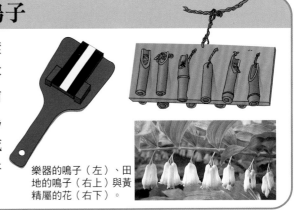

樂器的鳴子（左）、田地的鳴子（右上）與黃精屬的花（右下）。

2014年度之使用量
約7.0t
●●○○○

基原植物學名：**Polygonum multiflorum** [pəlígənəm]

Polygonum multiflorum Thunb.

基原植物名稱：**何首烏**　基原植物英語名稱：Chinese knotweed [nɔ́twi:d/nát-]

蓼目　[拉]Polygonales

蓼科　[拉]Polygonaceae

蓼屬　[拉]*Polygonum*

產地：中國、日本

廣泛自生於日本全國山野的蓼科藤蔓性多年生草本植物。雖然何首烏是中國原產的植物，但在致力讓生藥國產化的八代將軍德川吉宗的一聲令下，便從中國取得何首烏後，開始藥用栽種。由於適應了日本的水土，最終成了自生於山野的歸化植物。

葉為互生，有柄，呈長3～6cm的心形。

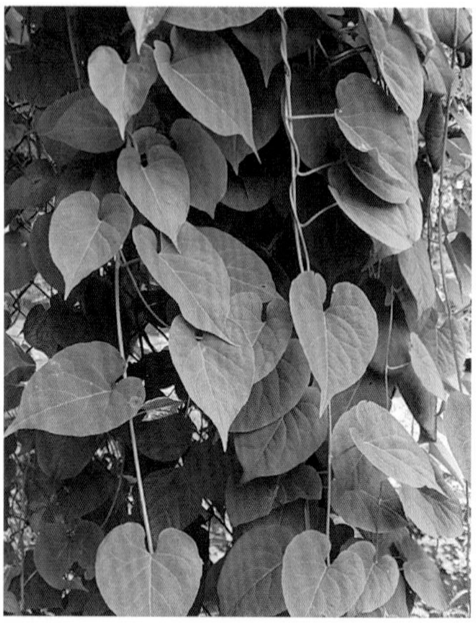

根莖長，綿延於土中，長有大塊塊根。

會開許多長形白色小花，沒有花瓣。雄蕊8個，花絲粗大且非直立，會往右或左彎曲。

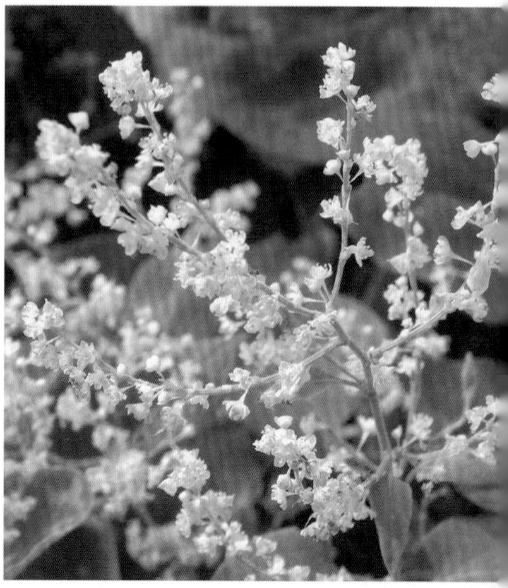

使用部位：塊根　生藥名稱　何首烏　[拉]Polygoni Multiflori Radix　[英]Polygonum Root

何首烏是何首烏（*Polygonum multiflorum* Thunberg [*Polygonaceae*]）的塊根，經常切成圓片。

生藥性狀　略帶特殊氣味；味道澀，微苦

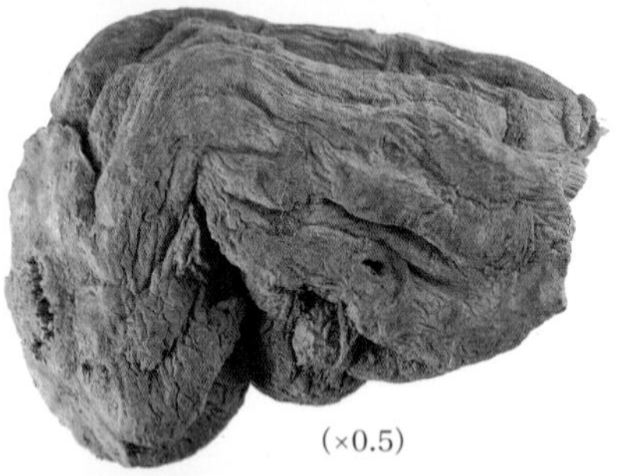

(×0.5)

肥大、表面凹凸不平為佳。接近紡錘形，外皮呈紅褐色～暗褐色，橫切面為淡紅褐色或淡灰褐色。沉重堅硬。

主要成分　大黃酚　[英]chrysophanol

蒽醌（anthraquinone）類：大黃酚（chrysophanol）、大黃素（emodin）等

其他：卵磷脂（lecithin）、二苯乙烯苷（stilbene glycoside）等

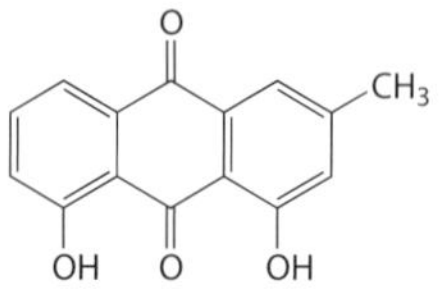

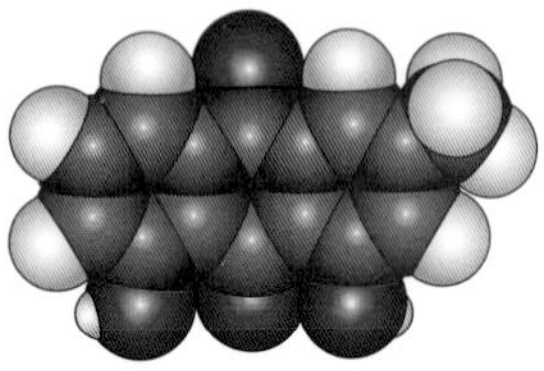

蒽醌（anthraquinone）類：**大黃酚**（chrysophanol）

CAS No. 481-74-3

確認試驗　TLC法（UV365nm，藍白色螢光）

取甲醇萃取液以乙酸乙酯、水、甲醇、醋酸混合液展開。在薄層板照射UV（365nm）時，Rf值0.3附近可發現藍白色螢光。

主要藥效　強身、解毒

煎液：強心、降血糖、抗菌作用。

甲醇萃取液：抗高血脂症作用。

50%乙醇萃取液：生髮作用。

大黃酚：促進腸道蠕動作用。

二苯乙烯苷：抑制肝臟疾病作用。

漢方處方　當歸飲子

漢方中用於強身、補血、解毒、溫和腹瀉之目的，也可用於高血脂症、精神病、失眠、外傷引起的神經斷傷。此外，還有作為生髮劑外用。收錄於《開寶本草》中。

英語解說 英語knotweed「蓼草」跟學名一樣，取自蓼草的「節（knot）」。對了，船的速度單位有所謂的knot「節」，以前測定船隻速度時，會將上面打結（knot）的繩子流放至海中，過一定時間再計算節的數目來推算速度，由此而來。順帶一提，1節＝1小時前進1海浬（1,852m）的速度。

蓼屬*Polygonum*源自希臘語πολύγονον「長得像扁蓄（*Polygonum aviculare*）的蓼科植物（*Polygonum*屬於蓼科）」，由希臘語字首πολυ-「眾多的」＋γόνυ「膝蓋、關節、節」形成，也因為蓼草的莖很多結節，像關節一樣突出，便由此取名。話雖如此，但其古希臘語也用來指完全不同於蓼科植物、卻同樣很多結節的杉葉藻（*Hippuris vulgaris*）。πολύγονον的語源也有源自πολυ-「眾多的」＋γόνος「子孫、種子」，也就是「很多種子」的不同說法。另外，蓼屬（*Polygonum*）跟黃精屬（*Polygonatum*；鳴子百合的屬名）很類似，實際上意思也相同，不過蓼草是指「莖上的」結節多，相對的，鳴子百合則表示「根莖上的」結節多（→請參照p.235「黃精」）。

種名*multiflorum*是拉丁語multi-意為「許多的」字首與-florum意為「～的花」字尾（中性形）兩者的合成詞，意思是「許多花的」。何首烏會長出聚集許多小花的圓錐花序。

之所以稱為 **何首烏**，是因為中國有個傳說。唐朝時有位住在泰山姓「何」的老人，他吃了這種植物的塊根後，白頭髮和白鬍子慢慢變得像烏鴉一樣黑了，由此而來。其他還有明朝時的文豪「何延秀」，他的兒子叫「何首烏」，吃了這種植物的塊根後，壽命甚至長至百歲（也有活更久的記述），且頭髮烏黑的傳說。時至今日，更有調配了何首烏的生髮劑。由於何首烏跟「長生不老藥」扯上關係，所以八代將軍德川吉宗時從中國引入，這段時間諸國大名爭相栽培，但退流行後何首烏最終成了野草。

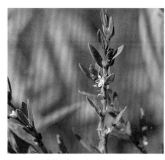

扁蓄（ミチヤナギ）
蓼科的扁蓄，廣泛分布於包含日本在內的北半球溫帶地區，在路旁、空地或荒地很常見。短間隔有節，竹節狀之處會膨大，帶點紫色。如名所示，葉子長得像柳樹（ヤナギ）。將開花期全草乾燥後，稱為「扁竹」，用作民間藥物的利尿藥。（攝影：日野 幸富）

似是而非系列① 何首烏與魚腥草

何首烏日語名稱ツルドクダミ，取自其葉子很像魚腥草且都是心形的。話雖如此，但何首烏是蓼科藤蔓植物，相對的，魚腥草則是三白草科，沒有親緣關係。

此外如開頭「ツル」（藤蔓）兩字，何首烏是藤蔓植物，跟魚腥草不同。再者，魚腥草有特殊氣味，何首烏則沒有，花朵形狀也完全相異。

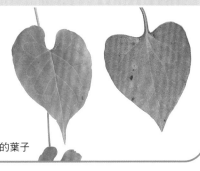

何首烏（左）與魚腥草（右）的葉子

似是而非系列② 何首烏與腰果

聽到 **カシュウ（何首烏）**，或許有人會想到カシューナッツ（cashew nuts，腰果），不過腰果是漆樹科常綠喬木腰果樹（*Anacardium occidentale*）的種子，跟何首烏完全沒有關係。葡萄牙語Caju是其語源（應該是來自發現這棵樹的南美地名）。花柄肥大，看起來像紅色果實的假果稱為cashew apple，可以榨出果汁。

順帶一提，cashew nuts在中國稱為「腰果」，據說是因為形狀像豬腎（腰子）來的。

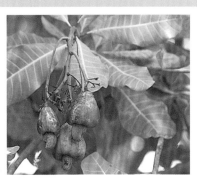

腰果樹的果實

2014年度之使用量
約2.5t
●●○○○

基原植物學名：

Prunella vulgaris var. *lilacina*

Prunella vulgaris L. var. *lilacina* Nakai

基原植物名稱：**夏枯草** 基原植物英語名稱：Self-heal

新恩格勒：管狀花目 [拉]Tubiflorae

克朗奎斯特：唇形目 [拉]Lamiales

唇形科 新恩格勒：[拉]Labiatae

克朗奎斯特：[拉]Lamiaceae

夏枯草屬 [拉]*Prunella*

產地：中國、韓國、日本

自生於高原的唇形科多年生草本植物。生長於日晒充足的原野、丘陵。夏枯草的同類有深山夏枯草（P. vulgaris var. aleutica）、立山夏枯草（P. prunelliformis）。

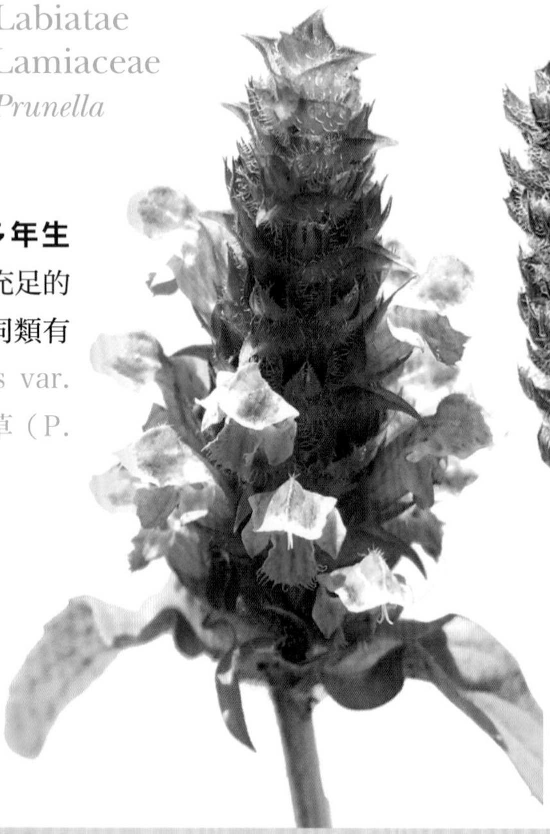

6～7月時，花莖頂上會開出紫色穗狀唇形的花朵。

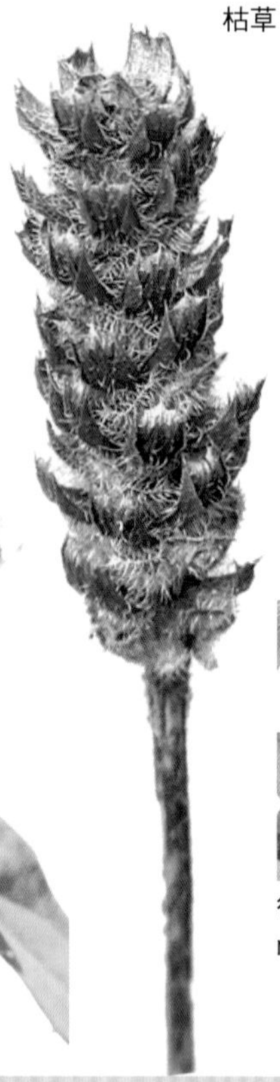

開花後隨即變成褐色（→「夏枯草」一名的由來）。

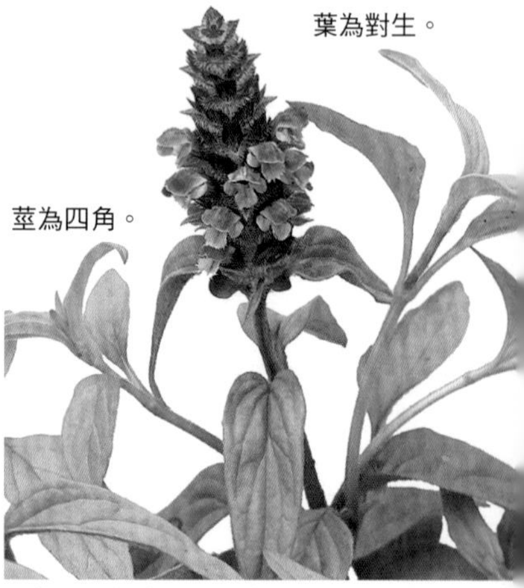

高約30cm。
整株有白色粗毛密生。

葉為對生。

莖為四角。

從莖的基部會長出許多匍匐莖（走莖，runner），形成大群落。

使用部位：花穗 生藥名稱 夏枯草 [拉]Prunellae Spica [英]Prunella Spike

夏枯草是夏枯草（*Prunella vulgaris* Linné var. *lilacina* Nakai [*Labiatae*]）的花穗。

生藥性狀 麥穗狀；質量輕；幾乎無臭、無味

呈麥穗狀。花穗上附著許多苞葉及萼筒，上方經常可見花冠殘存。質量輕。幾乎無臭、無味。

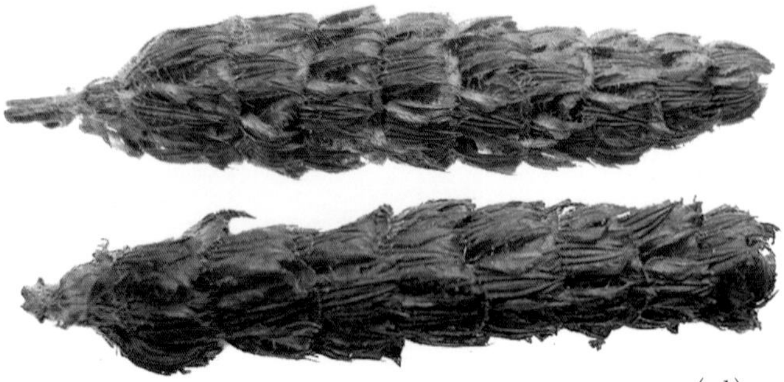

(×1)

主要成分 夏枯草皂苷 [英]prunellin

另外還含有許多鉀鹽。夏枯草皂苷的醣苷配基為三萜類的熊果酸（ursolic acid）。

主要藥效 利尿、消炎

煎液：對格蘭氏陽性、陰性菌有抗菌作用。對各種皮膚真菌也有阻止生長作用。

熊果酸：對人類肺癌細胞有妨礙作用、強心作用。

漢方處方 夏枯草散、止淚補肝散

民間療法中主要取煎液，用於膀胱炎、淋病、腎結石等病。漢方中則調配於夜間眼球痛惡化用的夏枯草散，以及治療淚囊炎的止淚補肝散中。

學名解說 夏枯草屬種名的拉丁語*vulgaris*「一般的、常見的、普通的」，頻繁地使用於動植物的學名中。種名詞性跟隨屬名，變化為*vulgaris*（陽性、陰性形）、*vulgare*（中性形）。以*vulgaris*為學名的生物數量眾多，例如：野薄荷（*Origanum vulgare*）、四季豆（*Phaseolus vulgaris*）、真蛸（*Octopus vulgaris*）等等。

夏枯草屬*Prunella*的由來眾說紛紜，有一說是源自德語Bräune「扁桃腺炎」（以前夏枯草曾用來治療扁桃腺炎）。另一個說法則指源自德語Braun「咖啡色」，表示夏枯草枯萎的花穗。話說回來，前述的「扁桃腺炎」是取自因為扁桃腺炎使黏膜變成咖啡色的詞，不管以哪個詞回溯，都會得到起源於Braun。英語brown「咖啡色」或bear「熊」也跟Braun是同源詞（因為熊的顏色是咖啡色→請參照p.333）。從德語之外的歐洲語言中，可舉出夏枯草寫法是Brunella，便是支持源自德語的證據（說起來雖然Prunella的寫法是少數，但自古以來便存在）。有趣的是，林奈的《自然系統》（*Systema Naturae*，西元1735年）中記載夏枯草屬為*Brunella*，但之後出版的《植物種誌》（*Species Plantarum*，西元1753年）夏枯草屬卻是*Prunella*。為何林奈要改變寫法？眾人臆測紛紛。也有可能是因為夏枯草用於李子色的染料中，或者夏枯草紫色的花會讓人聯想到李子色，所以將寫法變更為拉丁語prunum「李子」＋指小詞-ella（→請參照p.240「杏仁」）。順帶一提，成分之一的夏枯草皂苷（prunellin）名稱是取自其屬名。

種名*vulgaris*是拉丁語「一般的」之意。

日語名稱ウツボグサ的「ウツボ」，是武士用的、掛在肩膀或腰部的粗重箭筒「靭（うつぼ）」，因為乾燥的花穗很像箭筒的穗（保護箭羽的毛皮）。

夏枯草的英語為selfheal，如字面所示是「自我療癒、自己痊癒」，顯示古早之前西方便已用於民間藥物中。

稱為夏枯草，是因為花穗會在盛夏時迅速變成咖啡色，就像枯萎了一樣。
生藥學名的spica為拉丁語「穗」的意思。

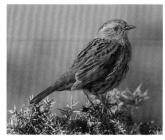

林岩鷚
Prunella modularis
雀科岩鷚屬*Prunella*的鳥，是高山地區代表性的野鳥，林岩鷚也是其中之一。岩鷚屬的鳥都是樸素的咖啡色。

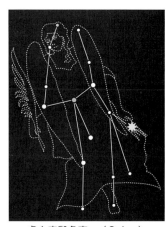

處女座與角宿一（Spica）
處女座的α星角宿一（Spica），正好位於少女左手的「麥穗」。Spica源自原始印歐語*spei-「銳利的」，因為穗的前端尖銳。英語spike是「輪胎或鞋子上的尖刺」，也指「穗狀花序」。

穗
腰帶
箭筒蓋
箭筒

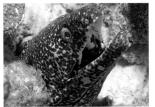

鱔科

花類的夏枯草／海中的鱔科／箭筒的靭

所謂「靭（うつぼ）」，指的是武士用的箭筒，除了夏枯草（ウツボグサ）名字中，也可在其他各種動植物的名字裡見到。有名的食蟲植物——豬籠草（ウツボカズラ），具有「靭（うつぼ）」狀的捕蟲器，這種捕蟲器是陷阱，以裡面的消化液捕捉、消化昆蟲。捕蟲器由葉子變化而來，所以葉子上能見到連著葉柄的籠翼。順帶一提，豬籠草英語為pitcher plant，也就是「水罐草」，細長的葉柄看起來就像把手，可說相當貼切。

棲息於海中的鱔科（ウツボ）也有取自形狀像箭筒的說法，其他還有源自「空壺（うつぼ）」，也就是空的水壺的說法。

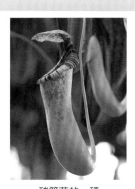

豬籠草的一種
提到豬籠草，一般是指豬籠草屬食蟲植物的總稱。圖中是豬籠草屬的寶特瓶豬籠草（*Nepenthes truncata*）。

2014年度之使用量
約95t
●●●○○

基原植物學名：

Prunus armeniaca var. *ansu*

Prunus armeniaca L. var. *ansu* Maximowicz

基原植物名稱：**山杏** 基原植物英語名稱：Apricot [ǽprikɔt/épikat/ǽpikat/éipikat]

其他基原植物：[拉]*Prunus armeniaca* L. 杏樹

薔薇目 [拉]Rosales

薔薇科 [拉]Rosaceae

梅屬 [拉]*Prunus*

產地：中國、北韓、日本

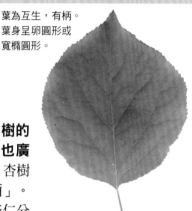

原產於中國的薔薇科落葉樹，梅樹的近緣種，其英文名「apricot」也廣為人知。杏仁豆腐的原料。此外，杏樹的水果酒便是大家知道的「杏露酒」。在日本，長野縣的產量尤其多。杏仁分為氰苷含量多、味苦的「苦杏」；氰苷含量少、不太有苦味的「甜杏」兩種。作為生藥的是苦杏，甜杏則可用於製菓材料等（增添杏仁豆腐風味之類）。

葉為互生，有柄。葉身呈卵圓形或寬橢圓形。

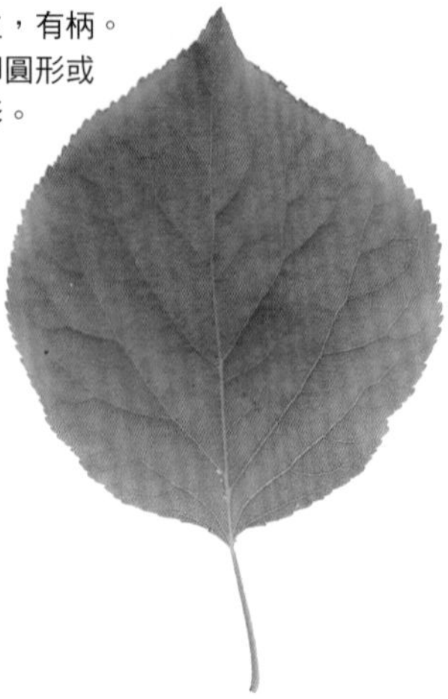

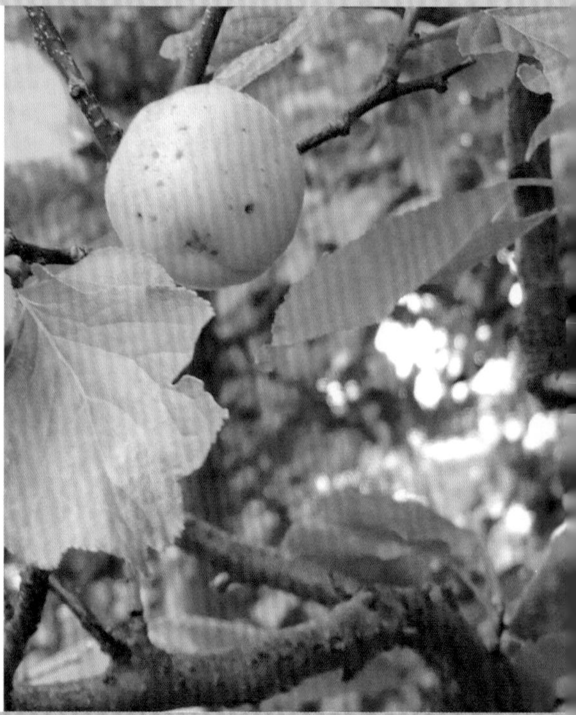

果實為球形，成熟後色黃，有毛。果核堅硬扁平，表面有網眼狀凹凸，內藏一個種子。

春季時，會先開淡紅色或白色五瓣花，再長葉子。

使用部位：種子 生藥名稱 杏仁 [拉]Armeniacae Semen [英]Apricot Kernel

杏仁是杏樹（*Prunus armeniaca* Linné）或山杏（*Prunus armeniaca* Linné var. *ansu* Maximowicz [*Rosaceae*]）的種子；**杏仁水**定量時，含有氰化氫（HCN：27.03）0.09～0.11w/v%。依照下列方法製造： 碾碎壓榨杏仁，充分去除脂肪油後加入適量一般水、純水或純水（分裝），以水蒸氣蒸餾。一定量法測定蒸餾液體中氰化氫含量，約到達0.14w/v%時，停止蒸餾，加入約蒸餾液體三分之一容量的乙醇，接著加入純水或純水（分裝）、乙醇混合液（3：1），依規定的含量調整所製成。新製成的苯乙醇腈（mandelonitrile）7.5mL中加入純水或純水（分裝）、乙醇混合液（3：1）1000mL，充分搖晃溶解，過濾。根據定量法測定此液體的氰化氫含量，若超過則加入前面所提的混合液稀釋，依規定調節製成。

生藥性狀 壓扁的卵形；無氣味，味苦、油狀

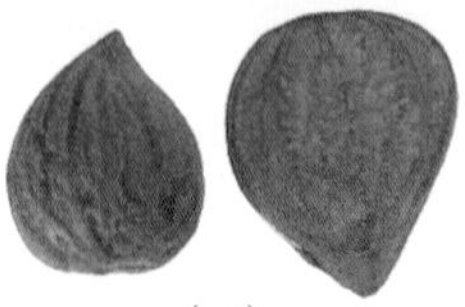

（×1）

9～10月左右果實成熟後剖開果核，取出種子，至於通風處陰乾（這時期取出的種子會膨脹，體型大）。皮薄褐色深重、肉質不偏紅、有光澤為佳。碾碎後苯甲醛氣味愈強愈好。

主要成分 苦杏仁苷 [英]amygdalin

生氰苷（cyanogenic glycoside）：苦杏仁苷（amygdalin）

類固醇：雌酮（estrone）、α-雌二醇（estradiol-β-17-ol＝α-estradiol）

酵素：苦杏仁酶（emulsin＝β-葡萄糖苷酶，β-glucosidase）

確認試驗 TLC法（瑞香酚、硫酸、甲醇試液，紅褐色）

取甲醇萃取液以乙酸乙酯、甲醇、水混合液（20：5：4）展開。照射UV（365nm）時，Rf值0.7附近可見散發藍白色螢光的斑點。此外，在薄層板均勻噴上瑞香酚（thymol）、硫酸、甲醇試液加熱時，會得到1個紅褐色斑點，色調及Rf值與苦杏仁苷相等。

其他試驗：杏仁加水搗碎時，會散發苯甲醛（benzaldehyde）的氣味。

主要藥效 鎮咳

苦杏仁苷：鎮咳作用。

水萃液：增加消化道輸送能力、興奮副交感神經、鬆弛支氣管平滑肌、鎮咳、鎮痛、抗發炎作用。

漢方處方 潤腸湯、神祕湯、麻杏甘石湯

漢方中用於鎮咳、祛痰之目的。

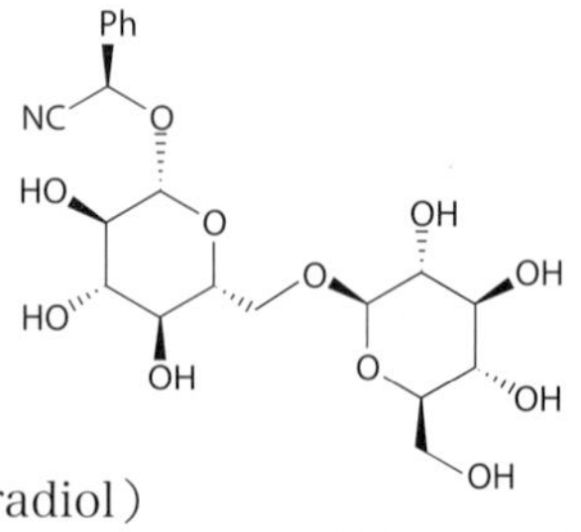

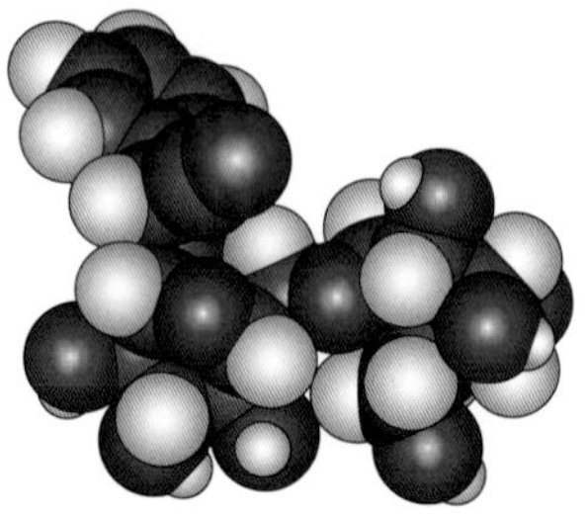

氰苷（Cyanogenic glycoside）：**苦杏仁苷**（amygdalin）
CAS No. 29883-15-6

梅屬*Prunus*拉丁語意思為「李樹」，這個拉丁語源自希臘語προύμνη「李樹」。後來衍生出英語prune與plum，兩者指的都是**「歐洲李」**，不過prune指的是果乾，而plum指的則是樹木本身。兩者的子音一個r、一個l，不過本來是r。順帶一提，法語是prune、荷語是pruim、德語是Pflaume、古英語是emūlp。荷語的寫法大致算介於德語跟古英語中間，不知是什麼理由讓德語跟英語的子音r變成了l。

學名方面，李樹是這個梅屬的基準種，但日語名稱取為「サクラ属（櫻屬）」，或許是因為這樣日本人更熟悉吧。順帶一提，「櫻樹（サクラ）」是梅屬中櫻亞屬（或是「櫻桃亞屬」，Subgen. *Cerasus*）植物的總稱。櫻亞屬中有山櫻（*Prunus jamasakura*）、染井吉野櫻（*Prunus yedoensis*）等約10種，及許多品種存在，但並沒有種名為「櫻樹」的植物。梅屬中可發現梅樹（*Prunus mume*）、李子（*Prunus salicina*）、歐洲李（*Prunus domestica*）等好幾種實用的果樹。

種名*armeniaca*取自高加索地區南部、位於土耳其東方的亞美尼亞共和國。林奈認為杏樹原產地為亞美尼亞，便如此取名。雖然杏樹原產地在中國，但從紀元前的時代起，杏樹便由中國傳至亞美尼亞，即使亞美尼亞不是杏樹原產地，也是大家熟知的產地。

英語apricot是拉丁語*praecox*「杏」（表「迅速結果」的意思）經過希臘語傳入阿拉伯語，加了定冠詞al-，變成al-barquq，再經過葡萄牙語及西班牙語，變成了apricot。

杏仁的**杏**是杏樹的意思。杏這個字本來的意思是「杏子」，也就是指杏樹的果實，上木下口，表示「這是棵結出好吃果子的樹」。日本自古以來稱為「カラモモ（唐桃）」。

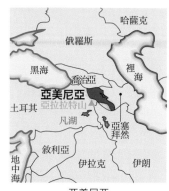

亞美尼亞

高加索地方的亞美尼亞共和國，於西元1991年12月蘇維埃聯邦解體後獨立。亞美尼亞是山脈與高原遍布的山岳國家，與土耳其的國境附近有座亞拉拉特山（5,165m）。

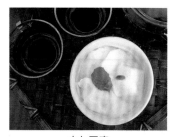

杏仁豆腐

日語生藥名稱「キョウニン」，但這道用杏仁製成的甜點日文為「アンニン」。

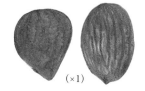

（×1）

杏仁（左）與桃仁（右）之比較

兩者類似，但杏仁較小較圓，除此之外，杏仁反而較有厚度。

董奉與杏林

根據《神仙傳》，這部西晉時代寫成的古文經典（內容如字面所示，是仙人列傳），中國三國時代的吳國有位稱為**董奉**的醫師，住在揚子江附近的廬山。貧窮的患者來找他，他會要求患者種植杏樹樹苗來取代治療費用，最後樹苗長成整片杏樹林。基於這個故事，往後醫師或名醫便被稱為「杏林」。

根據這個故事，日本**杏林大學**或製藥公司的**杏林製藥**（杏林製藥股份有限公司）都用了杏林這名字。順帶一提，杏林大學的校園種植了許多杏樹，每年的花朵與果實，都撫慰了許多造訪的人們。

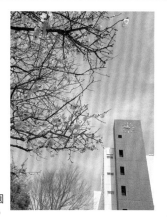

開著杏花的杏林大學校園
（提供：杏林大學）

基原植物學名：

Prunus jamasakura

Prunus jamasakura Siebold ex Koidzumi

基原植物名稱：**山櫻**　基原植物英語名稱：Japanese cherry、hill cherry、East Asian cherry　別名：白山櫻

薔薇目　　⊛Rosales
薔薇科　⊛Rosaceae
梅屬　　　⊛*Prunus*

產地：日本（主要於本州關東以南、四國、九州）、朝鮮半島

櫻樹代表性的種類之一。 為喬木的薔薇科落葉闊葉樹。如山櫻之名，可在許多低山地看到，但也能在平地看到。自古以來便有詩歌歌詠，為人所熟知。山櫻別名白山櫻。霞櫻很類似山櫻，但花柄上有許多短毛，又別名毛山櫻。

繖房花序，花軸短。花軸長約2cm，基部有鱗片。

葉有柄，呈倒卵形。葉緣鋸齒狀，葉長約10cm。嫩葉表面帶點毛，一旦成熟後兩面皆無毛。葉柄上方有兩個腺點。

嫩葉為紅褐色，成熟葉子表面綠色，背面則是偏白的淡綠色。

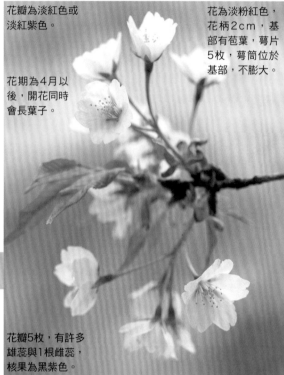

花瓣為淡紅色或淡紅紫色。

花期為4月以後，開花同時會長葉子。

花為淡粉紅色，花柄2cm，基部有苞葉，萼片5枚，萼筒位於基部，不膨大。

花瓣5枚，有許多雄蕊與1根雌蕊，核果為黑紫色。

使用部位：**樹皮**　生藥名稱 **野櫻皮**　⊛Pruni Cortex　㊟Cherry Bark

野櫻皮 是山櫻（*Prunus jamasakura* Siebold ex Koidzumi）或霞櫻（*Prunus verecunda* Koehne [Rosaceae]）的樹皮。

生藥性狀　**略帶特殊氣味；微苦，收斂性**

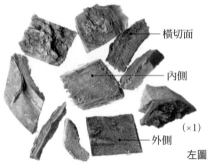

板狀或半管狀的皮片。周皮外表粗糙，可見皮孔，內側有許多縱向細紋。橫切面為纖維性。

横切面
內側
外側
（×1）
左圖為生藥野櫻皮的切片。

確認試驗　**TLC法（香草醛、硫酸、乙醇試液，紅色）**

本品粉末加入稀鹽酸搖晃混合，在沸騰水浴中加熱10分鐘。冷卻後加入乙醚搖晃混合10分鐘後離心分離，取乙醚層作為試料溶液，以乙酸乙酯、正己烷、醋酸（100）混合液（20：20：1）展開。薄層板均勻噴上香草醛、硫酸、乙醇試液，以105℃加熱5分鐘時，Rf值0.5附近會出現紅色斑點。

主要藥效　**鎮咳、祛痰**

漢方處方　**十味敗毒散**

作為解毒、鎮咳藥，用於咳嗽、濕疹、蕁麻疹等病症。

樹幹直立，分枝，樹皮為灰色或暗灰色，側面有長形皮孔。

中國沒有野櫻皮這種生藥，是只有日本在使用的「和藥」。

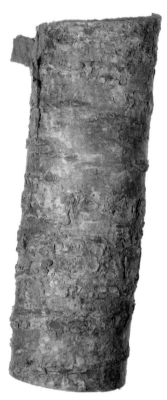
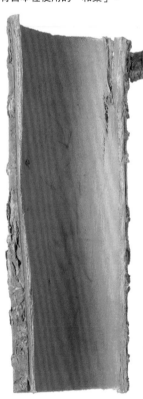

野櫻皮（岩手產）

種名 *jamasakura* 是用拉丁語表記日語名稱「ヤマザクラ」。以拉丁語表記日語ヤ（ya）行音時會用y或是j，全憑命名者，例如馬蘭（ヨメナ）的種名 *Kalimeris yomena*，便是用y。

學名的發音並無硬性規定，所以唸法會受到使用者語言規則而定（源自原住民語言的拉丁語名稱大多會以該語言的唸法為準，但若不懂該語言便無法期待正確唸法）。如果拉丁語將ヤ（ya）行音開頭寫為y，大部分的語言都會發「ヤ（ya）」的音，但如果寫為j，各語言的發音便會不同。種名 *jamasakura* 若以古典拉丁語的唸法，j為ヤ（ya）行音，s在母音前也是發[s]的音，所以音近「雅嗎撒枯拉（yamasakura）」；若換作德語，母音前的s是濁音，音近「雅嗎砸枯拉（yamazakura）」；不過如果是不懂日語的美國人，則很有可能唸成「假嗎砸枯拉（jyamazakura）」；如果是講西班牙語的人，或許會唸成音近「哈嗎撒枯拉（hamasakura）」也說不定。

日語桜的舊字是櫻。櫻的由來眾說紛紜，一說是指繞在女性頸部的貝類首飾，含有包圍、環繞的意思。櫻花開的時候會把整棵樹都包起來。別的說法中，嬰是「微小的」之意（就如嬰兒），指櫻樹是「會結出小果實的樹」。

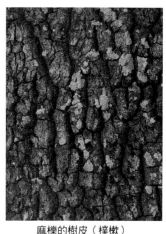

麻櫟的樹皮（樸樕）
Quercus acutissima
（maffin／PIXTA）

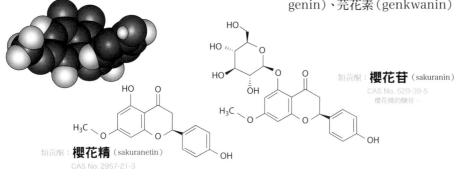

主要成分 櫻花精 英sakuranetin

類黃酮：櫻花精（sakuranetin）、櫻花苷（sakuranin）、柚苷配基（naringenin）、芫花素（genkwanin）

類黃酮：**櫻花苷**（sakuranin）
CAS No. 529-39-5
櫻花精的醣苷。

類黃酮：**櫻花精**（sakuranetin）
CAS No. 2957-21-3

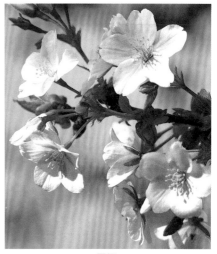

霞櫻
Prunus verecunda

山櫻、染井吉野櫻與吉野山

說到櫻樹，果然會想到賞花。現今日本種植的櫻樹大多是江戶彼岸櫻系與大島櫻系間交配產出的歷史性新品種——「染井吉野櫻」。染井吉野櫻的花朵大，數量又多，很適合賞花，但在明治時代以前，提到櫻花想到的都是山櫻（染井吉野櫻開花後會長出葉子，但山櫻是開花同時長出葉子）。染井吉野櫻的名字是江戶染井村的園藝店，取自櫻花名景點——奈良吉野山，將新品種的櫻花命名為「吉野櫻」，打造成名牌銷售的。之後名稱太過混亂，所以一律稱為染井吉野櫻。而真正吉野山的櫻花主要是山櫻。

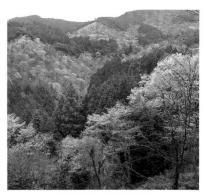

吉野山的一目千本櫻

2014年度之使用量
約220t
●●●●○

基原植物學名：

Prunus persica [prú:nəs pə:sikə]

Prunus persica Batsch

基原植物名稱：**桃樹**　基原植物英語名稱：Peach [pí:tʃ]

其他基原植物：[拉]*Prunus persica* Batsch var. *davidiana* Maximowicz 山桃

薔薇目　[拉]Rosales

薔薇科　[拉]Rosaceae

梅屬　[拉]*Prunus*

產地：中國

原產於中國的薔薇科落葉小喬木。春季會開淡紅色～白色的花，夏季時結出甘甜的果實「桃子」。世界各地皆有栽種，拿來食用、觀賞。果實大，外皮上長有軟毛，內部有一個種子。

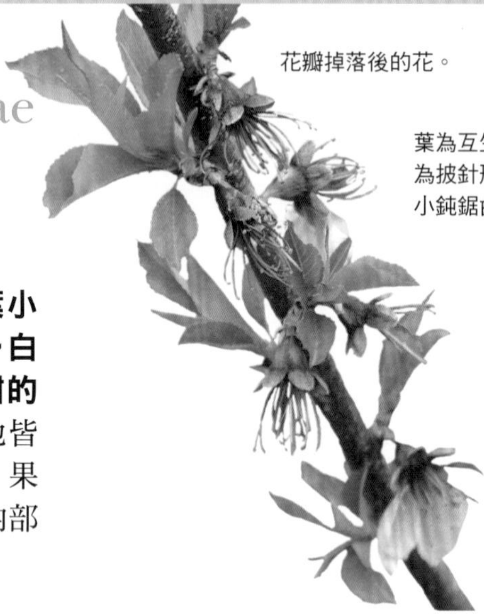

花瓣掉落後的花。

葉為互生，有柄。葉身為披針形，漸銳頭，有小鈍鋸齒緣。

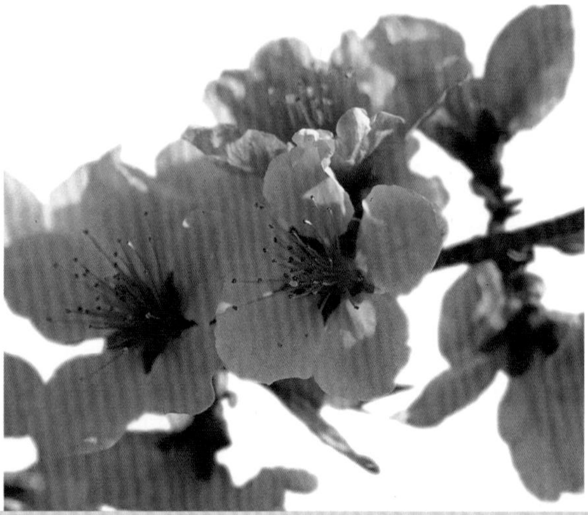

春季時，會開白色～桃紅色五瓣花。

使用部位：種子　生藥名稱 桃仁　[拉]Persicae Semen　[英]Peach Kernel

桃仁是桃樹（*Prunus persica* Batsch）或山桃（*Prunus persica* Batsch var. *davidiana* Maximowicz [*Rosaceae*]）的種子。本品定量時換算成生藥的乾燥物含有苦杏仁苷1.2%以上；**桃仁末**是桃仁的粉末。

生藥性狀　不均勻的卵圓形；微苦、油狀

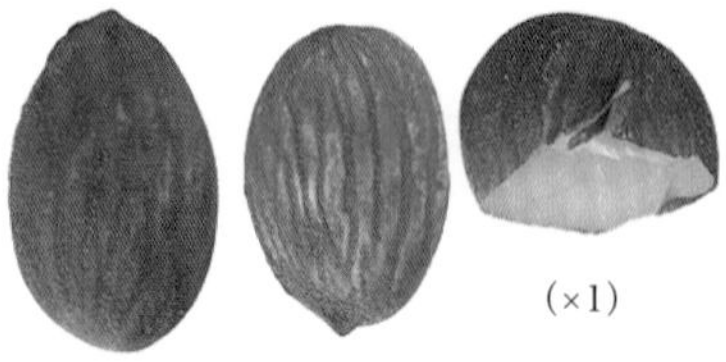

(×1)

7月左右時，從成熟的果實中取出種子，洗乾淨後晒乾。肥大、油質多為佳。壓扁的不均勻卵圓形。無氣味。味道微苦，帶油狀。

主要成分　苦杏仁苷　[英]amygdalin

氰苷（Cyanogenic glycoside）：苦杏仁苷（amygdalin）、野黑櫻醣苷（prunasin）

三萜類：24-亞甲基環波羅蜜烷醇（24-methylene cycloartanol）

類固醇：7-燕麥固醇（7-avenasterol）、檸檬二烯醇（citrostadienol）、β-穀固醇（β- sitosterol）、菜油固醇（campesterol）

酵素：苦杏仁酶（emulsin＝β-葡萄糖苷酶，β-glucosidase）

確認試驗　TLC法（瑞香酚、硫酸、甲醇試液，紅褐色）

取甲醇萃取液以乙酸乙酯、甲醇、水混合液展開。均勻噴上瑞香酚、硫酸、甲醇試液，加熱時會出現與苦杏仁苷一致的紅褐色斑點。

主要藥效　消炎、抗菌

發現有抗菌、抗過敏、抗發炎、鎮痛、去除活性氧等作用。

漢方處方　甲字湯、大黃牡丹皮湯、腸癰湯

漢方中用於消炎性祛瘀血、排膿、通經、溫和腹瀉之目的。

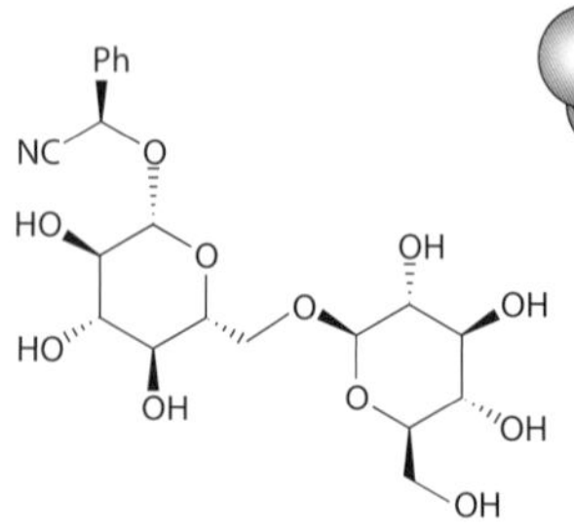

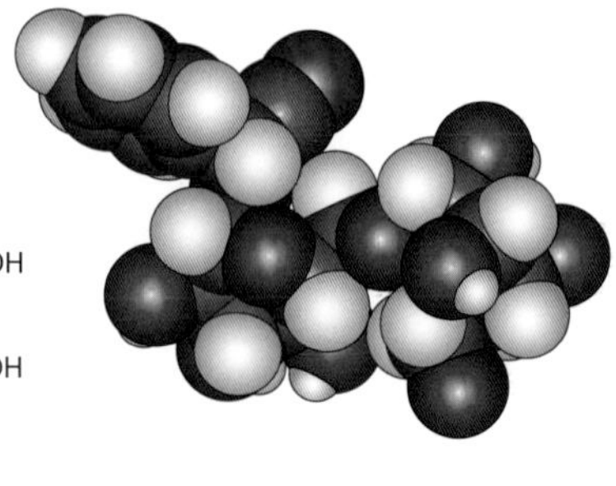

氰苷（Cyanogenic glycoside）：**苦杏仁苷**（amygdalin）
CAS No. 29883-15-6

梅屬*Prunus*是拉丁語「李子樹」之意，詳情請見→p.241「杏仁」。也有將梅屬細分為櫻屬（*Cerasus*）、李屬（*Prunus*）、桃屬（*Amygdulus*）的見解，

種名*persica*是拉丁語Persia「波斯」的形容詞陰性形，意為「波斯的、波斯產的」（因為屬名*Prunus*是陰性形）。就如前項的「杏仁」，明明原產於中國，種名卻取為「亞美尼亞產」。當初命名時，歐洲對桃樹原產地的認識只有桃樹是從波斯傳入這點，便如此取名了。即使後來知道真正的原產地是中國，要變更學名也不能說句「之前搞錯了」就改。順帶一提，英語peach「桃子」也是源自拉丁語Persia。

所謂**桃仁**，意思是桃子的果仁。「桃」字的「兆」偏旁表示「果實分為左右兩半的樣子」。也有說法指其果實數量有「兆」，換句話說，就是結實纍纍的樹。日語名稱モモ，根據日本詩人新井白石的說法，是因為有果實上「百（もも）」那麼多其他還有果實成熟後變紅「燃實（もえみ）」；「実（み）的疊字詞」；「諸多（もろもろ）」；「真實（まみ）」等，尚有十多種說法。以拉丁語、希臘語來說，單詞中一個音節有可能包含數個子音，音節數也相對地多，單詞容易變得很長，不過幸好相較之下容易追尋語源。另一方面，日語一個音節大多是一個子音＋母音構成，而且單詞音節數較少，所以同音異義詞相當多，追尋語源就變得困難，難以證明說法的情況也就變多。光從發音類似來推測，便能想到好幾種可能的新說法。

桃子果實放大圖

日語名稱「モモ」（音為momo）的語源說中，有個說法是因為果實上的細毛多，所以從「毛毛」變成了モモ。雖說如此，但也不是所有的桃子都有很多毛，黃桃的毛就很少。

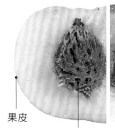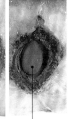

果皮　　　　　　果核　　果仁

什麼是果仁？

桃子的內果皮木質化了，非常堅硬，稱為「果核」。切開果核，裡面有「果仁（じん）」。植物學上，這個果仁相當於種子。梅屬許多植物的果實屬於這種類型，稱為「核果」。順帶一提，可以食用的部分相當於「中果皮」。生藥名稱上，杏仁或桃仁的「仁」日語則是「にん」。

波斯、桃子、酪梨、番茄、仙客來

植物學名中，會在出乎意料的地方見到「波斯（Persia，也就是現在的伊朗）」一詞，而且也有許多原產地不在波斯的植物取了波斯的名字。酪梨（*Persea americana*）的屬名*Persea*（鱷梨屬）在希臘語中是波斯的意思，且源自泰奧弗拉托斯或希波克拉底所使用、生長於埃及或波斯的某種樹木（應該是毛葉破布木[*Cordia myxa*]，英語：Assyrian plum）。話說回來，酪梨原產地在中南美洲，學名*Persea americana*如字面所示，意為**「美洲的波斯樹木」**。

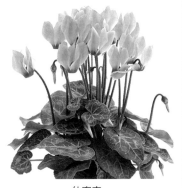

仙客來

Cyclamen persicum

仙客來的種名*persicum*也意味著「波斯」，但其實原產地在地中海東部沿岸或西亞。番茄的種名（lycopersicum）裡面也有波斯，意為「狼的桃子」。說點小知識，菠菜（日語：ホウレンソウ，*Spinacia oleracea*）的「ホウレン（菠薐）」，中文指的是波斯。

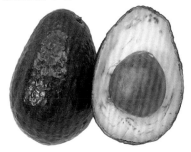

「森林的奶油」酪梨

Persea americana

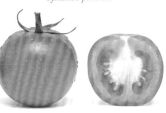

番茄

Solanum lycopersicum

Pueraria lobata

[pjuərɛ́iriə]

Pueraria lobata Ohwi

基原植物名稱：**葛藤**　　基原植物英語名稱：Japanese kudzu vine

新恩格勒：薔薇目　⑩Rosales
克朗奎斯特：豆目　⑩Fabales

豆科

新恩格勒：　⑩Leguminosae
克朗奎斯特：⑩Fabaceae

葛藤屬　⑩*Pueraria*

產地：中國、韓國、日本（長野、奈良、群馬等）

自生於東亞溫帶各地的落葉藤本植物（藤蔓性木本）。取自其根部的澱粉稱為葛根澱粉，除了當滋養劑，特色還有容易凝聚與崩解，是優質的錠劑賦形劑。只不過市面上販售的葛根澱粉大多是馬鈴薯澱粉。

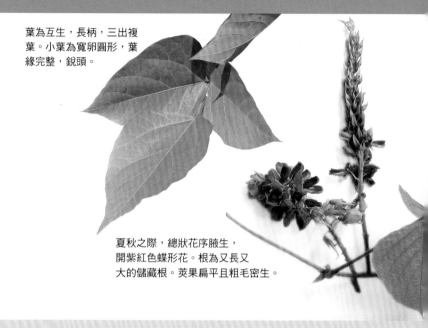

葉為互生，長柄，三出複葉。小葉為寬卵圓形，葉緣完整，銳頭。

夏秋之際，總狀花序腋生，開紫紅色蝶形花。根為又長又大的儲藏根。莢果扁平且粗毛密生。

使用部位：

根　生藥名稱 **葛根**　⑩Puerariae Radix　㊻Pueraria Root

葛根是葛藤（*Pueraria lobata* Ohwi　[*Leguminosae*]）除去周皮的根。本品定量時換算成生藥的乾燥物含有葛根素（$C_{21}H_{20}O_9$：416.38）2.0%以上。

生藥性狀　纖維性、無氣味；味道微甘

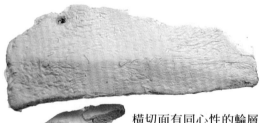

（×1）

橫切面有同心性的輪層，容易縱向裂開。斷面相當有纖維性。根（已去除周皮）。秋到冬季時挖出洗淨，切成立方體「角葛根」或板狀「板葛根」、「圓片狀」後乾燥。

主要成分　**葛根素**　㊻puerarin

異黃酮類：大豆苷元（daidzein）、大豆苷（daidzin）、葛根素（puerarin）、金雀異黃酮（genistein）、刺芒柄花素（formononetin）等
皂苷類：大豆皂醇醣苷（soyasapogenol glycoside）、葛根皂醇醣苷（kudzusapogenol glycoside）
其他：澱粉、葛根苷A、B、D（pueroside A、B、D）、甘露醇（mannitol）等

確認試驗　TLC法（UV365nm，藍白色）

取甲醇萃取液以乙酸乙酯、甲醇、水混合液展開，在薄層板照射UV（365nm），會有1個斑點與葛根素一致。

主要藥效　鎮痙、解熱

葛根素：降血糖作用。
異黃酮類：抑制乳癌效果。
大豆苷元：鎮痛作用。顯示抗乙醯膽鹼作用與大豆苷元的量成比例。
水浸液：解熱、鎮痙、增加血液量、收縮骨骼肌。
皂苷類：改善肝臟疾病。

漢方處方　**葛根**湯、**葛根**加朮附湯、桂枝加**葛根**湯

漢方中用於解熱、鎮痙之目的。葛藤的花稱為葛花，用於預防及治療宿醉。

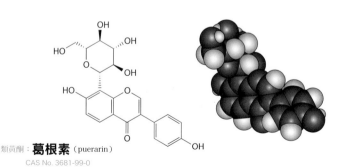

類黃酮：**葛根素**（puerarin）
CAS No. 3681-99-0

葛藤屬*Pueraria*取自哥本哈根大學的植物學教授，植物學家**普耶拉利**（Marc Nicolas Puerari, 766或1765～1845）。

種名*lobata*是拉丁語「葉裂淺顯」之意，描寫的是有3淺裂的葉子，跟日文「爐邊（ろばた，音為lobata）」沒有關係。拉丁語名詞lobus「葉片」（希臘語λοβός）在解剖學中指的是「（臟器的）葉」。

葛根指的是**葛**（くず）藤的根。據說奈良縣吉野町的國栖（くず）人會從根部取出澱粉，到鄉里販售，這東西便成了「葛粉（クズ）」，植物名稱也成了「葛藤（クズ）」。比起藥用，如今葛藤大多用於製作點心。尤其以用吉野町**葛粉**製成的**吉野葛**最為有名。然而因為產量少、價格高，所以市面上販售流通的葛粉有加入小麥或馬鈴薯的澱粉，真正只使用葛藤根製成的稱為**「本葛」**。葛粉以水溶解，加糖後緩緩加熱，不停攪拌直到變透明製成的是**葛湯**，製成麵條狀的稱為**葛切**。

葛根湯是加了**葛根**、麻黃、大棗、桂皮、芍藥、甘草、乾生薑的漢方處方，適應症有頭痛、發燒、感冒、扁桃腺炎、咽頭炎、肩膀僵硬、五十肩、關節炎、乳腺炎、淋巴腺炎、花粉症、蓄膿症、結膜炎、腸炎、牙周病、齒槽膿漏、濕疹等多到數不清（還有其他適應症）。

日本落語有個**「葛根湯醫者」**的段子。患者主訴「頭痛」，醫師說「那用葛根湯吧」；換別的患者說「肚子痛」，醫師還是開葛根湯，結果連陪同來看病的人也被勸說「請服用葛根湯」。本來是在諷刺庸醫無論哪種患者都用葛根湯蒙混過去，沒想到所有患者都痊癒了，可說是對症下藥，這也表示葛根湯的適用範圍之廣泛。

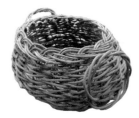

葛籠（つづら）

「葛（クズ）」這個字的日文讀音也可以是「つづら」、「かずら」。提到つづら，會想到用藤蔓編的籠子「葛籠（つづら）」，這是用葛藤或防己等植物編成。葛是對地錦類（爬牆虎）植物的統稱。

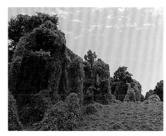

美國某處葛藤繁盛的風景

在日本可食用、藥用，視為珍寶的葛藤，如今在美國卻被視為麻煩。1870年代由日本引進美國，當初是用於飼料、園藝、防止土壤流失，但由於美國南部的風土適合葛藤生長，所以不停繁殖到有覆蓋整座森林的趨勢，最後被指定為有害雜草。

大豆、異黃酮與女性荷爾蒙／葛根與野葛根

葛根成分之一的大豆苷元（daidzein），是從「大豆」中發現而命名的異黃酮醣苷，具有微弱、類似動情素（女性荷爾蒙）的作用，總稱為「植物性雌激素Phytoestrogen」（phyto-是意為「植物的」的字首）。藉由該成分的作用，大豆製的豆腐或納豆有預防更年期障礙、骨質疏鬆的效果。亞洲人骨質疏鬆發生率也比歐美人低，顯示與攝取大量大豆的飲食習慣有關聯。

此外，葛藤屬植物特有的異黃酮醣苷——葛根素（puerarin）也有類似動情素的作用。

近年來以「豐胸」、「重拾年輕光采」為口號販售的保健品、健康食品**「野葛根」**（＝白高顆），如其名所示，基原植物為泰國產葛根屬（*Pueraria*）的*Pueraria mirifica*，是葛藤的近緣種。除了有大豆苷元和葛根素，還有所謂的葛雌素（miroestrol），含有作用較強的植物性雌激素。

若因為使用高濃度異黃酮的營養補給品，或長期服用葛根素，攝取過多植物性雌激素，會使擾亂內分泌系統的作用變強，造成抑制女性荷爾蒙分泌的後果，所以必須小心別攝取過度了（有關野葛根對人體的有效性、安全性研究，目前依舊不夠充分）。此外，要服用會影響荷爾蒙的藥物時，尤其應該向醫師諮詢。懷孕中也嚴禁使用。至於這方面的疑慮，只有包含大豆的普通飲食，過度攝取異黃酮的可能性較少。

Quercus acutissima

Quercus acutissima Carruthers

基原植物名稱：**麻櫟**　基原植物英語名稱：sawtooth oak [óuk]

其他基原植物：㊥*Quercus serrata Murray* 枹櫟　㊍konara oak
㊥*Quercus mongolica* Fischer ex Ledebour var. *crispula* Ohashi 水楢　㊍mongolian oak
㊥*Quercus variabilis* Blume 栓皮櫟　㊍chinese cork oak

殼斗目　㊥Fagales

殼斗科　㊥Fagaceae
麻櫟屬　㊥*Quercus*

產地：日本、朝鮮、中國

分布於日本、朝鮮半島、中國，生長於山林的落葉喬木。

水楢：
樹高30m，樹幹直立，樹皮厚，灰褐色。葉為互生，倒卵形或倒卵狀長橢圓形，葉片大，且有銳頭鋸齒，柄非常短。花期為5月，雌雄同株。雄花花序會從新枝基部長出數條下垂，呈黃褐色。雌花花序長在新枝上方葉腋，開1～3朵雌花。堅果為卵狀橢圓形，殼斗呈深碗狀。

枹櫟：
樹高15～17m，樹幹直立，樹皮平滑呈灰白色。葉為互生，有柄，呈倒卵形或倒卵狀橢圓形。花期在6月。雌雄同株，長新葉同時開花。

栓皮櫟：
樹高17m，樹幹直立，有分枝。枝幹被增厚的軟木皮包覆。葉子背面有星狀毛密生，呈灰白色。花期為春～初夏。雌花自葉腋長出，堅果為球形。

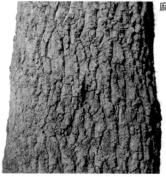
麻櫟樹幹

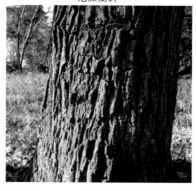
枹櫟樹幹

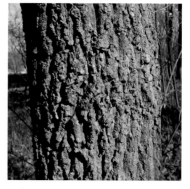
栓皮櫟樹幹

麻櫟：
樹高17m，樹幹直立，樹皮有深刻的裂痕。葉為互生，鋸齒狀。花期在春天。雌雄同株。堅果直徑2cm，於翌年秋季成熟。

使用部位：**樹皮**　生藥名稱 **樸樕**　㊥Quercus Cortex　㊍Quercus Bark

樸樕是麻櫟（*Quercus acutissima* Carruthers）、枹櫟（*Quercus serrata* Murray）、水楢（*Quercus mongolica* Fischer ex Ledebour var. *crispula* Ohashi）或栓皮櫟（*Quercus variabilis* Blume [*Fagaceae*]）的樹皮。

主要成分 **槲皮素** ㊍quercetin

類黃酮：槲皮素（quercetin）
此外還含有單寧、澱粉、醣類、脂肪等等。

生藥性狀 **外層有厚實的周皮，幾乎無臭無味**

本品為板狀或半管狀的皮片，厚5～15mm，外皮呈灰褐色～暗褐色，內皮為褐色～淡褐色。外層有厚實的周皮，上有縱向且明顯的裂痕，內層則有縱向的隆起線。橫切面呈褐色～淡褐色，到處都可見到石細胞群形成的白色小點。幾乎無臭無味。

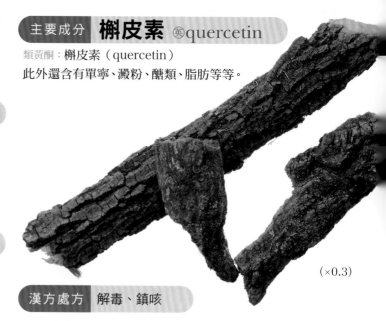
(×0.3)

確認試驗 **TLC法（UV365nm，螢光斑點）**

取本品的乙酸乙酯與丙酮的萃取液進行TLC試驗，以乙酸乙酯、甲醇、水混合液（7：2：1）展開。在薄層板照射UV365nm時，於Rf值0.4附近可發現連續2個不同螢光的斑點。再均勻噴上稀硫酸，以105℃加熱後，照射UV365nm，這些斑點中其中1個會放出螢光。

漢方處方 **解毒、鎮咳**

單寧：收斂作用。

麻櫟屬 *Quercus* 源自凱爾特語quer「美麗的、優質的」＋cuez「樹木」＝「櫟樹」。再繼續回溯與日本冷杉的英語fir，據說可追溯到原始印歐語*perkos「櫟樹」。

麻櫟的種名 *acutissima* 是拉丁語形容詞acutus「尖銳的」的最高級「最尖銳的」陰性形（quercus為-us結尾，但是是陰性形）。麻櫟的葉子上有排列著尖銳的鋸齒。枹櫟的種名 *serrata* 也是拉丁語形容詞serratus「凹凸不平的、鋸齒狀的、鋸齒的」的陰性形。枹櫟的葉緣也是凹凸不平的鋸齒狀。栓皮櫟的種名 *variabilis* 是拉丁語形容詞variabile「可變的、不固定的」的陰性形。

基原植物日語名稱**クヌギ**（麻櫟），有代表國家樹木之意，所以稱為「國木（クニキ）」的說法；橡實能食用，所以稱為「食木（クノキ）」的說法；拿來當柴薪、炭火原料，所以稱為「薪木（クノキ）」的說法等等，來源並不明確。日語漢字有櫟、椚、橡等各種寫法，但中國則是稱為麻櫟。

日語名稱**ナラ**（楢樹）也是眾說紛紜沒有定論，不過有一說是指風吹過楢樹的葉子會「響（たらす）」所以如此取名。講點小知識，百人一首中的「風そよぐ**なら**の小川の夕暮れはみそぎぞ夏のしるしなりける」（風吹楢動，夕暮如秋，賀茂祓禊，猶點夏餘），這是歌詠京都上賀茂神社的俳句，但為何會講到「奈良（なら）」小川？其實這跟奈良縣是兩回事，「奈良小川」是另個專有名詞，位於上賀茂神社裡面，跟河川旁種了「楢樹（なら）」也有關係。這首詩歌是在歌詠傍晚時吹起微風，讓楢樹「發出聲響（鳴らす）」的樣子。

生藥名稱**樸樕**確實的起源不明。

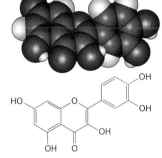

類黃酮：**槲皮素**（quercetin）
CAS No. 117-39-5

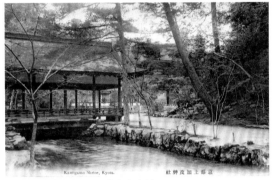

上賀茂神社的「奈良小川」（戰前的明信片）

主要用途 十味敗毒湯、治打撲一方

收錄於《新修本草》中，用於血液停滯、循環不良、皮膚的化膿性疾病、摔撞傷瘀血等方面。至於「十味敗毒湯」，依據其構成生藥的解釋法，也有的不是用樸樕，改用野櫻皮。

橡實比身高（半斤八兩）

所謂的「**橡實**」，是殼斗科麻櫟、楢樹、槲樹等果實的統稱。而日文的「**どんぐりの背比べ（橡實比身高）**」則是諺語，意思是「平凡、一成不變，也說不出有什麼優越之處」，但殼斗科的果實究竟是不是真的「一成不變」？老實說，隨著種類不同，殼斗科果實有球形、橢圓形、砲彈形等，各式各樣的形狀（話說回來要分辨也有困難）。此外，即使是同種植物，隨著每棵樹木個體差異或是果實生長階段不同，大小粗細長短都會不一樣。

橡實的共通點在其圓圓的形狀，很適合滾動、散布種子。在橡實頂端插入牙籤，做成「陀螺」時，其容易滾動的特性很有幫助。

橡實被稱為「帽子」、「小碗」、「器皿」的東西，是所謂的「殼斗」，而殼斗和附在上面的尖刺或鱗片（總苞片），隨著樹種不同，大小形狀都會有差別。以栗子來說，殼斗相當於「毬殼」。

栓皮櫟或麻櫟殼斗上的刺（總苞片、鱗片）則是細長伸展開的。

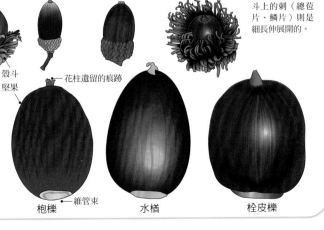

殼斗
堅果

花柱遺留的痕跡

維管束

麻櫟　　枹櫟　　水楢　　栓皮櫟

基原植物學名：

Rehmannia glutinosa var. purpurea

Rehmannia glutinosa Libosch. ex Fisch. et C.A.Mey. var. *purpurea* Makino

基原植物名稱：**地黃**　　基原植物英語名稱：Glutinous rehmannia [glú:tinəs]

其他基原植物：⑬*Rehmannia glutinosa* Liboschitz 懷慶地黃

管狀花目　　⑬Tubiflorae

玄參科　⑬Scrophulariaceae

地黃屬　　⑬*Rehmannia*

產地：中國、朝鮮半島、日本（北海道、長野、奈良）

原產於中國多年生草本植物，開的花很像淺紫色的毛地黃。與地黃相比，懷慶地黃略大，葉子也很大，根部肥厚。日語名稱為「さおひめ」，但在日本見不到野生的地黃。武田藥品栽種日本產地黃，致力於安定供給、合理化，使日本產地黃與懷慶地黃交配，產生的新品種稱為福知山地黃。

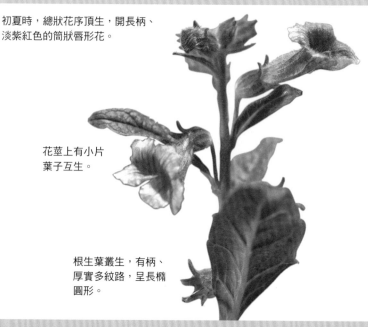

初夏時，總狀花序頂生，開長柄、淡紫紅色的筒狀唇形花。

花莖上有小片葉子互生。

根生葉叢生，有柄、厚實多紋路，呈長橢圓形。

使用部位：

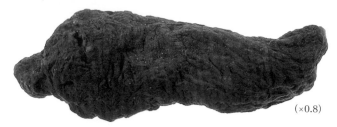

根　生藥名稱 **地黃**　⑬Rehmanniae Radix　㊤Rehmannia Root

地黃是地黃（*Rehmannia glutinosa* Liboschitz ex Fisch. et C.A.Mey. var. *purpurea* Makino）或懷慶地黃（*Rehmannia glutinosa* Liboschitz [*Scrophulariaceae*]）的根或其蒸過之物。

生藥性狀　味道微甘，後略苦

（×0.8）

漢方藥中的地黃隨製法不同，有下列名稱：
生地黃：陰乾的根部。
乾地黃：生地黃晒乾後的產物。
熟地黃：生地黃加酒蒸過後的產物。
新鮮的地黃一般稱為「鮮地黃」。比起單獨使用，地黃更多情況是視作調劑生藥，調配於漢方處方中。

主要成分　梓醇　㊤catalpol

環烯醚萜苷：梓醇（catalpol）、地黃苷A～D（rhemannioside A～D）
苯乙醇（phenethyl alcohol）醣苷：毛蕊花苷（acteoside）
紫羅蘭酮（ionone）
醣苷：地黃紫羅蘭苷A、B（rehmaionoside A、B）
寡糖：水蘇糖（stachyose）、甘露醇（mannitol）等

環烯醚萜苷：**梓醇**（catalpol）
CAS No. 2415-24-9

確認試驗　TLC法（與標準品比較，甘露三糖）

試驗法：取水、甲醇萃取液，以2-丙醇、水、甲醇混合液（3：2：2）展開。在薄層板均勻噴上1,3-萘二酚，加熱。
①若是乾地黃：會從試料溶液得到1個斑點，其色調及Rf值等於水蘇糖的斑點。此外，再繼續加熱5分鐘以上，會看不見緊鄰前述斑點下方的藍色斑點，即使能看出來也很模糊。
②若是熟地黃：從試料溶液得到的主要斑點色調及Rf值等於果糖的斑點。此外，會從試料溶液得到1個藍色斑點，其色調及Rf值等於甘露三糖的斑點。

主要藥效　**止瀉、溫和腹瀉、利尿**

水萃液及乙醇萃取物：降血糖、抑制血液凝固作用。
梓醇：利尿作用及溫和腹瀉作用。
地黃紫羅蘭苷A、B：抑制膀胱及尿道平滑肌收縮。大量服用生地黃會妨礙消化機能。

漢方處方　八味地黃丸、四物湯

《神農本草經》上品中，以「乾地黃」的名稱收錄。**漢方中用於補血、強身、解熱、止渴、溫和腹瀉之目的。**調配於保健強身藥、尿路疾病用藥、皮膚疾病用藥、婦科藥物的處方內。

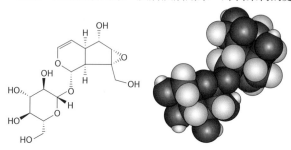

地黃屬 *Rehmannia* 取自曾當過俄國皇帝侍醫的德國人**雷曼**（Joseph Rehmann, 1779?-1831）。類似地黃的園藝種 *Rehmannia elata*（＝ *R. angulata*）稱為高地黃，可在花店看到。高地黃的英語為Chinese foxglove，也就是中國的毛地黃，確實跟毛地黃的花很像。

種名 *glutinosa* 是拉丁語，意思為「膠質的、黏著性的、黏乎乎的」的形容詞陰性形。地黃的根有黏性。英語glutinous「黏乎乎的」、glue「膠水」或gluten「麩質」也是同源詞。

玄參科 Scrophulariaceae 是 *Scrophularia*（玄參屬）＋表示「科」的字尾 -aceae 形成的，源自拉丁語 scrofula「瘰癧」，也就是「頸部結核菌淋巴腺炎」，因為以前北玄參（*Scrophularia buergeriana*）的塊根被認為能治療瘰癧。再繼續回溯，其語源是拉丁語 scrofa「母豬」（那麼，大概因為希臘語 γρόμφαια「年紀大的母豬」被認為是語源，所以植物學名中不是寫f，而是寫成ph）。這是因為豬隻容易得到瘰癧，或是將腫起來的凸起比喻成「仔豬」，又或者瘰癧無數的小腫包很像豬的脊椎骨棘突隆起等等，說法眾多。此外，科名語源的北玄參（ゴマノハグサ）據說葉子形狀很像胡麻葉（ゴマ），又或是摩擦葉子後會有胡麻的香味，便如此取名。

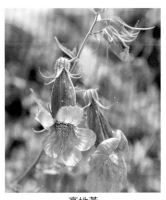

高地黃
Rehmannia elata

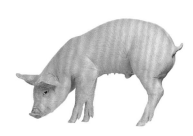

豬與瘰癧有何關係？
像山豬這種又粗又短的脖子稱為「豬首」，肉豬的脖子跟山豬一樣也很粗。所以也有說法指，將因為瘰癧使脖子腫脹的情況比喻為豬脖子。

梓醇、黏膜炎與淨化／下痢與流體力學

聽到地黃成分之一的梓醇（catalpol），或許會想到黏膜發炎引起的鼻黏膜炎或腸黏膜炎的「黏膜炎」。疾病黏膜炎（catarrh）源自希臘語字首κατα-「往下、在下方」＋ῥέω「流動」，也就是「往下流」。古希臘時認為腦中滯留著黏液，過剩時便會從鼻、眼、耳、肺、腹部等處流出。

但是話說回來，梓醇是源自跟黏膜炎完全無關的梓樹屬 *Catalpa*（取自美洲印第安人的稱呼）→請參考p.65「梓樹」。

本來以為表示瀉藥的cathartic也跟黏膜炎語源相同，但英語寫法的第二個子音並不是t，反而是th，源自不同的希臘語——καθαρός「潔淨、清淨的」。其名詞形態衍生出的英語katharsis，指主角見到悲劇情感轉移，結果心理上受到淨化。此外也指心理治療中，藉由**「訴說」**過往懷抱的痛苦、恐懼、罪惡感經驗，「宣洩」積壓在心中之物，舒緩心理的緊繃。古希臘醫學中，katharsis指的是排泄或放血，而這種宣洩的意義則留存在如今的cathartic「瀉藥」內。

另一方面，英語diarrhea「腹瀉」這個詞，則是前述黏膜炎中使用的ῥέω「流動」，加上字首δια「通過～、完全地」所形成，意為「完全流出」。而止住腹瀉的止瀉劑，前方則又再加上字首anti-「相對於～、對抗～」，變成antidiarrheal。

順帶一提，希臘語ωέῥ「流動」後接λόγος「語詞、學問」，便成了rheology「流體力學」。

2014年度之使用量
約340t
●●●●○

基原植物學名：

Rheum palmatum

Rheum palmatum L.

基原植物名稱：**掌葉大黃**　基原植物英語名稱：（Chinese）Rhubarb [rú:ba:b]

其他基原植物：[拉]*Rheum tanguticum* Maximowicz 甘肅大黃、唐古特大黃
其他基原植物：[拉]*Rheum officinale* Baillon 藥用大黃（南大黃）
其他基原植物：[拉]*Rheum coreanum* Nakai 朝鮮大黃

蓼目 [拉]Polygonales
蓼科 [拉]Polygonaceae
大黃屬 [拉]*Rheum*
產地：中國、日本

自生於中國西部高山的蓼科多年生草本植物。同類中也有大家熟悉的蔬菜——食用大黃（rhubarb）。在日本，則是栽種日本用、同屬異種雜交改良過的品種。以前曾用藥效類似藥用大黃的生藥替代。

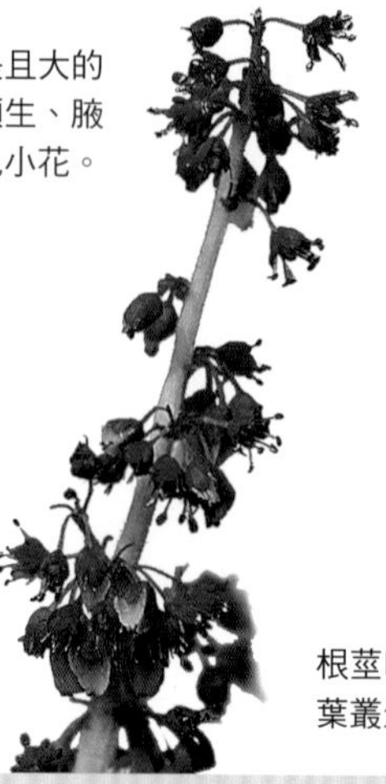

初夏時，會生出長且大的花莖，圓錐花序頂生、腋生，開許多淡黃色小花。

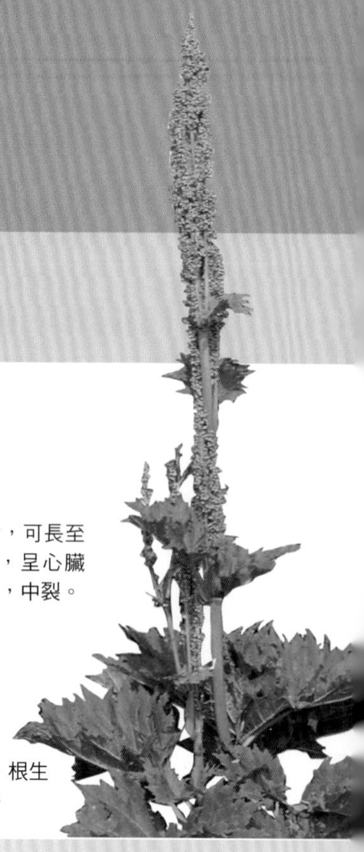

葉子大片，可長至1m以上，呈心臟形～圓形，中裂。

根莖明顯肥大，根生葉叢生，長柄。

使用部位：根莖　生藥名稱 大黃 [拉]Rhei Rhizoma [英]Rhubarb

大黃一般來說是掌葉大黃（*Rheum palmatum* Linné）、甘肅大黃（*Rheum tanguticum* Maximowicz）、藥用大黃（*Rheum officinale* Baillon）、朝鮮大黃（*Rheum coreanum* Nakai）或同屬異種雜交品種（*Polygonaceae*）的根莖。本品定量時換算為生藥的乾燥物含有番瀉苷A（$C_{42}H_{38}O_{20}$：862.74）0.25%以上；**大黃末**是大黃的粉末。本品含有番瀉苷A 0.25%以上；**複方大黃番瀉葉散**是取番瀉葉末110g＋大黃末110g＋硫磺555g＋氧化鎂225g＝總量1000g，依散劑製法製成；**大黃甘草湯萃取物**是大黃與甘草的生藥以萃取劑製法製成的乾燥萃取物。

生藥性狀　氣味特殊，味道微帶苦澀

質地緻密且堅硬，氣味特殊，且味道微帶苦澀。咬下有咀嚼砂土般的口感，唾液會變成黃色。

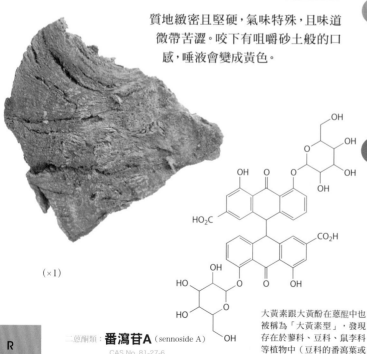

（×1）

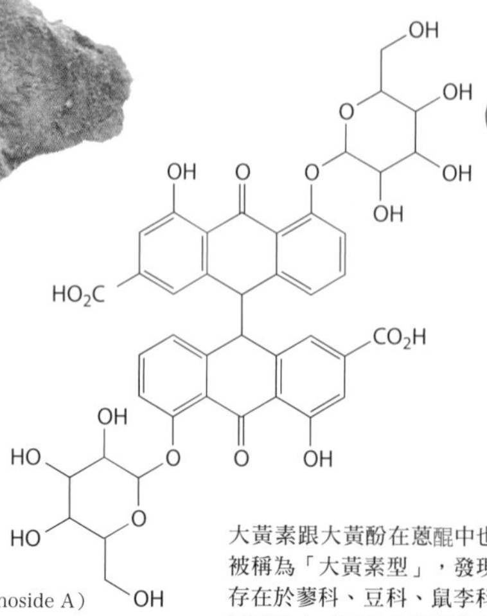

二蒽酮類：**番瀉苷A**（sennoside A）
CAS No. 81-27-6

大黃素跟大黃酚在蒽醌中也被稱為「大黃素型」，發現存在於蓼科、豆科、鼠李科等植物中（豆科的番瀉葉或決明子也有）。

主要成分　番瀉苷 [英]sennoside

蒽醌（anthraquinone）：大黃酚（chrysophanol）、蘆薈大黃素（aloe-emodin）、大黃酸（rhein）、大黃素（emodin）等
聯蒽酮（bianthrone）：番瀉苷A～F（sennoside A～F）

確認試驗　TLC法（UV365nm，紅色螢光）

取水與乙醚的萃取液，以乙酸乙酯、甲醇、水混合液（20：3：2）展開。試料溶液會得到1個黃色斑點，色調及Rf值與大黃酸斑點相同。此外，這斑點噴上碳酸鈉溶液時，會呈紅色。

主要藥效　溫和腹瀉、祛瘀血劑

番瀉苷A、B（sennoside A、B）：腸內細菌產生大黃蒽酮（rhein anthrone）引起之緩和腹瀉作用。
大黃酸、大黃素：抗菌作用。
蓮花掌苷（lindleyin）：抗發炎作用。
水萃液：鎮靜作用及降低血中尿素氮（BUN）作用。

漢方處方　大承氣湯、桂枝加芍藥大黃湯、大黃甘草湯

漢方中用於溫和腹瀉或祛瘀血劑。

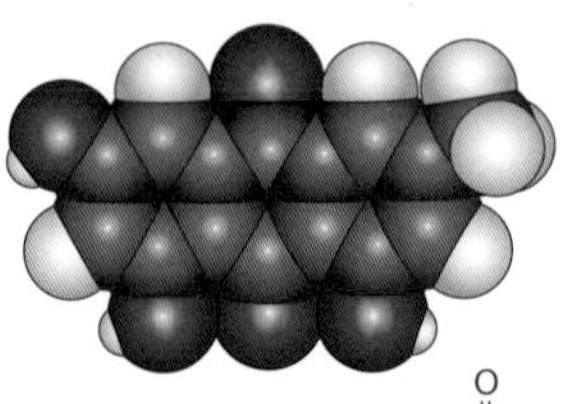

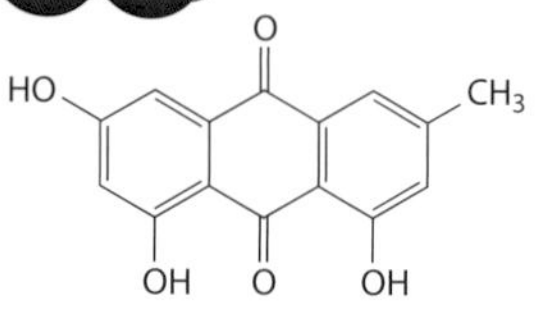

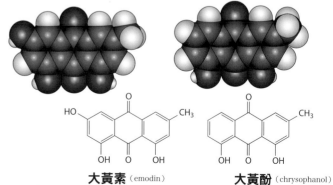

大黃素（emodin）
CAS No. 518-82-1

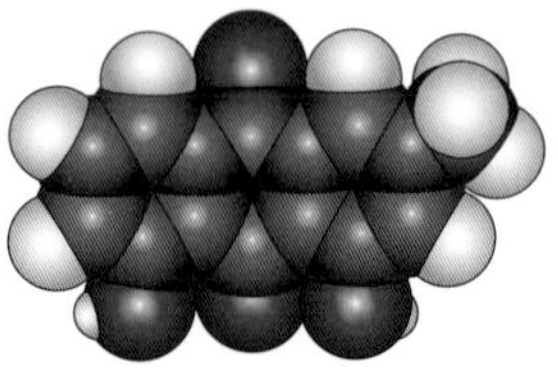

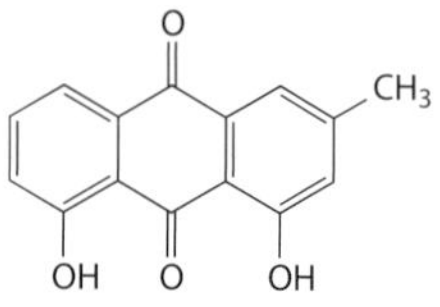

大黃酚（chrysophanol）
CAS No. 481-74-3

學名解說 從有可能是大黃屬語源的希臘語ρεῦμα「流動」，創造出了因為感染化膿性鏈球菌，產生全身性發炎的rheumatic fever「風濕熱」一詞，因為當時認為體液從腦部往下「流動」，停滯於關節附近，使關節發紅腫脹，或是身體中有某種毒素「流動」，引起全身性發炎，便由此取名。而且後來更有種類似（-oid是「類似～的」）風濕熱，原因不明的自體免疫性關節炎，被命名為rheumatoid arthritis「風濕性關節炎」。

　　大黃屬*Rheum*源自希臘語ρῆον「大黃」。其希臘語可認為取自斯基泰人用的窩瓦河占名Rha，據說河畔能見到許多大黃；或者認為取自希臘語ρεῦμα「流動」，也就是提及其瀉藥的作用，由林奈命名；另外還有源自波斯語等等各種說法。

　　大黃屬食用大黃（*Rheum rhabarbarum*，英語Rhubarb）這種蔬菜，前半的-rhu跟大黃屬*Rheum*相同語源，後半是希臘語βάρβαρος「異邦人、野蠻人」，希臘人認為這是種生長在「蠻族」之地的植物。

　　種名*palmatum*是拉丁語palma「掌心」的形容詞形（中性形），意為「有如掌心的」。*palmatum*（中性形）、*palmatus*（陽性形）、*palmata*（陰性形）這組詞經常用在葉子有如手掌的植物學名中，例如日本紅楓（*Acer palmatum*）、白根葵（*Glaucidium palmatum*）、掌葉懸鉤子（*Rubus palmatus* var. *palmatus*）、掌狀破傘菊（*Syneilesis palmata*）等等。

　　種名*tanguticum*是拉丁語「党項（羌）族、西夏產的」之意。所謂党項（Tangut），是指十一世紀建立了「西夏」這個國家的藏系民族——党項（羌）族。植物學中，也用於描述「西藏的、西藏產的」的植物。中國名稱「唐古特大黃」的「唐古特」，也是Tangut中文音譯的寫法。

　　大黃可認為意思是大型、具有黃色根莖的植物（根部含有蒽醌前驅物，看起來是黃色）。

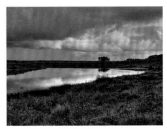
窩瓦河
流經俄羅斯西部，是歐洲最長的河川。

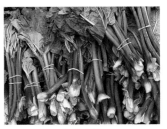
食用大黃
大黃的近緣種，原產於西伯利亞南部的蔬菜。食用大黃也含有微量番瀉苷，所以腸胃敏感的人吃了會拉肚子。話說回來，有人將大黃做成沙拉食用，便有「自然順暢」的效果，頗受歡迎。

別稱「將軍」的大黃

　　從唸法讓人聯想到「大王」的生藥——大黃，調配於漢方許多處方中，是相當重要的生藥，所以又別稱「將軍」，例如大黃為單一藥方的漢方處方稱為「**將軍湯**」。

　　含有大黃的處方群稱為「大黃劑」，有大黃甘草湯、大柴胡湯、三黃瀉心湯、大承氣湯、核桃承氣湯、通導散、潤腸湯、乙字湯、桂枝加芍藥大黃湯等等。

　　大黃成分之一的番瀉苷（sennoside），是番瀉葉（senna）＋表示「醣苷」的字尾-oside形成的（其作用請參照p.61）。除了番瀉苷此外，大黃還含有還有類似蘆薈成分的大黃苷（rheinoside）或如左頁所示的大黃素（emodin）等等。

　　大黃含有單寧之一的大黃單寧（rhatannin），所以大黃末有澀味。大量投予下會出現大黃單寧的止瀉作用，所以可調整腹瀉的情況。為了替末期癌症患者止痛，會給予患者大量嗎啡，而其副作用則是嚴重便祕。此時要大量投予的並非有止瀉作用的大黃，而是大量的番瀉葉末。不僅如此，大黃不像番瀉葉單純作為瀉藥，還有顯著的祛瘀血劑作用，所以不給癌症末期患者使用。

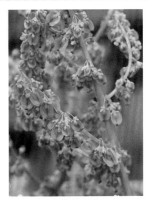
大黃的果實

2014年度之使用量
約3.7t
●●○○○

基原植物學名：

Rosa multiflora [róuzə]

Rosa multiflora Thunberg

基原植物名稱：**野薔薇**　基原植物英語名稱：Multiflora Rose [mʌ́ltiflɔːrə]

薔薇目　[拉]Rosales

薔薇科　[拉]Rosaceae

薔薇屬　[拉]*Rosa*

產地：中國、朝鮮半島、日本

自生於日本山野的薔薇科落葉灌木。日本代表性的植物為野薔薇。常出現在路邊，刺很多，是種惹人厭的雜草。即使割除，還是會從根部萌芽，很難根除。

葉為互生，奇數羽狀複葉。小葉為5～9枚，橢圓形或寬卵形，銳頭，鋸齒緣，背面有毛。

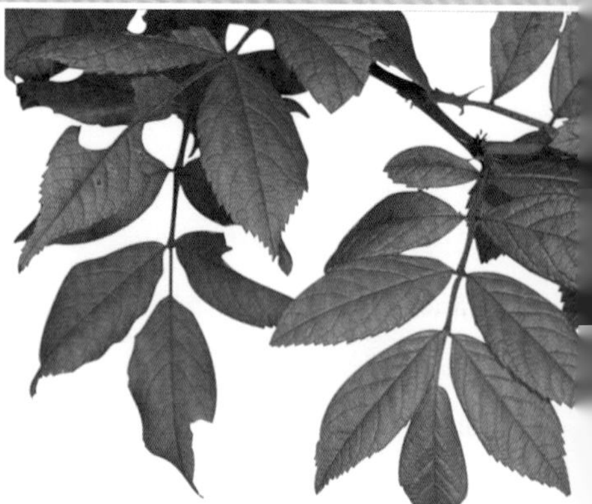

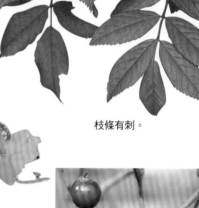

初夏時，圓錐花序頂生，會開白色或淡紅色的五瓣花。

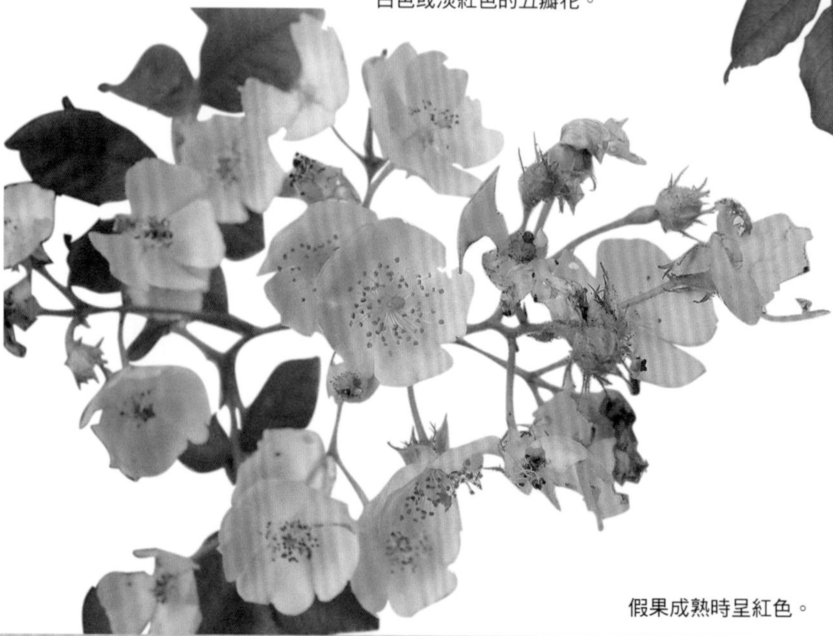

枝條有刺。

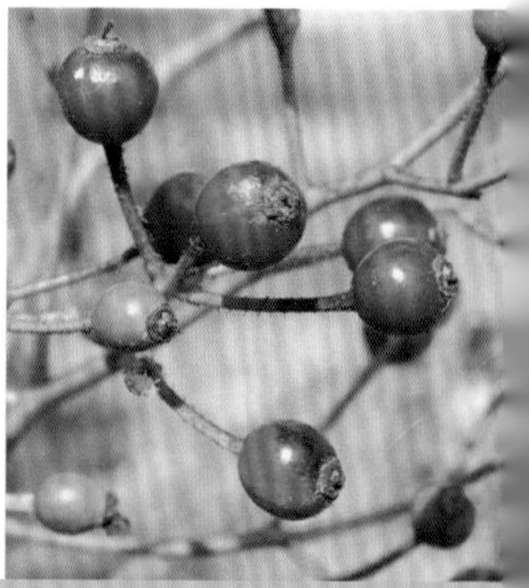

假果成熟時呈紅色。

使用部位：果實　生藥名稱 營實、薔薇子、玫瑰果　[拉]Rosae Fructus　[英]Rose Fruit

營實、薔薇子、玫瑰果是野薔薇（*Rosa multiflora* Thunberg [*Rosaceae*]）的假果或果實；**營實末**是營實、薔薇子、玫瑰果的粉末。

生藥性狀　有些許氣味；花托與堅果味道不同

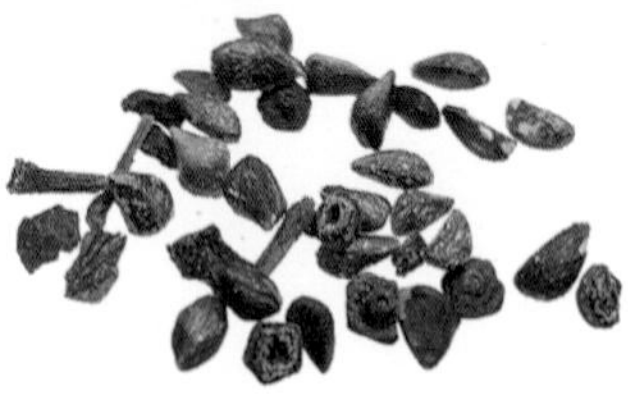

(×1)

本品的假果為球形、橢圓球形、或扁球形，內有5～10個成熟的堅果。有些許氣味。花托甘甜有酸味，堅果一開始為黏液狀，後來味道又澀又苦，具刺激性。

確認試驗　Mg+HCl

甲醇萃取液+條狀金屬鎂及鹽酸→淡紅色～紅色（類黃酮）。

主要藥效　**腹瀉**

野薔薇苷A：具腹瀉作用。

漢方處方　溫和腹瀉藥

用作溫和腹瀉藥，或是調配於溫和腹瀉藥中。

主要成分　**野薔薇苷A**　[英]multinoside A

類黃酮：多花羽扇豆鹼A、B（multiflorine A、B）、野薔薇苷A、B（multinoside A、B）、槲皮苷（quercitrin）、阿福豆苷（afzelin）

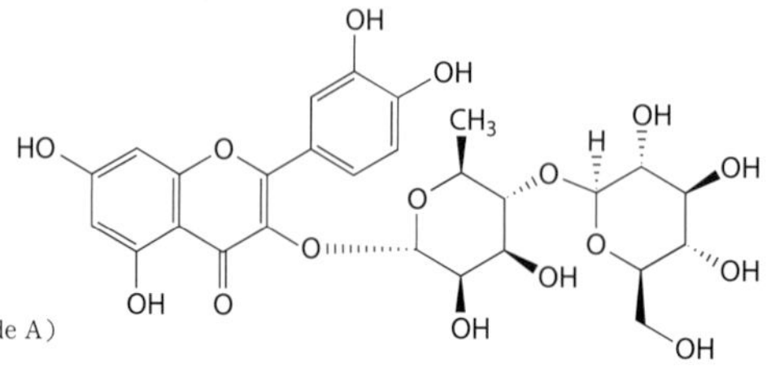

類黃酮：**野薔薇苷A**（multinoside A）
CAS No. 59262-54-3

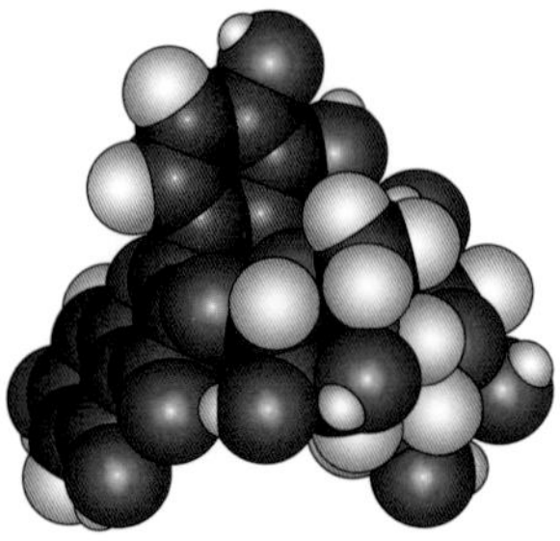

薔薇屬*Rosa*源自拉丁語Rosa「薔薇」，而這個詞起源為何，有許多說法。其中一說是借用希臘語ρόδον「薔薇」；而另一說則指來自凱爾特語rhod「紅色」。將希臘語繼續回溯，有源自阿卡德語russu「紅色的」的說法；源自古波斯語*varda-或亞美尼亞語等各種說法。然而再往前回溯，也有見解認為是源自原始印歐語*wrdho-「有刺的植物、野薔薇」。

種名*multiflora*是拉丁語意為「眾多的」字首multi-＋意為「～的花」的字尾-flora（陰性形）＝「許多花朵的」意思。另外，還有其他開許多小花的植物用這個種名（→p.237「何首烏」）。

日語名稱ノイバラ是指「野薔薇」。**イバラ**（「茨」、「荊」、「棘」）為**有刺灌木**的統稱。此外，可認為將イバラ簡稱變成「バラ（薔薇）」（還有許多其他說法）。原本自生於日本的野薔薇中，沒有像現代園藝種薔薇開這麼大朵花的，園藝種薔薇傳入日本時，稱為「花バラ」。在古代日本，ノイバラ寫成**墻靡**，日文為「そうび」或「しょうび」。墻指的是「細長延伸的牆、圍欄」，墻靡可理解為野薔薇「緊靠著牆（墻、垣）搖曳（靡，日文表輕柔地搖曳）」之意。如今バラ寫作**薔薇**，薔是墻的簡字（雖說是簡字，但也沒省幾筆畫）。換句話說，薔薇也唸作「そうび、しょうび」。「薔」字本身也意為「細長延伸的藤蔓」，正好形容野薔薇的樣子。

營實據說是將成熟果實的顏色比喻成「營星」來的。營星在古代中國用來指稱「火星」的詞之一（現在日語、中文都用「火星」一詞）。

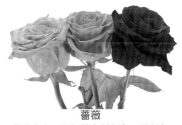
薔薇
薔薇有白～深紅等各種顏色。雖說如此，但提到薔薇色時，大多是指「粉紅色」。話說回來，野薔薇的花是白色的。

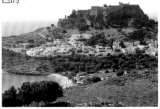
羅德斯島（Rhodos）
位於愛琴海的希臘領地，意為「薔薇之島」。圖中要塞是十四～十六世紀時，占領這個島的聖約翰騎士團（現今稱為馬爾他騎士團）建造的。

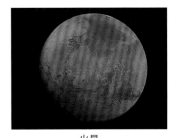
火星
表示火星的英語是Mars，取自希臘神話中的戰神馬爾斯（Mars）。

紅色果實與內攜傳播

到了秋天，各種植物紛紛結果，許多植物的果實也如營實般豔紅醒目。鳥類或哺乳類吃了果實或種子但無法消化，之後排泄出來四處散布，稱為「**內攜傳播**（endozoochory）」。內攜傳播型的果實或種子有以下特徵：

①**果實顏色**大多為紅、黃、紫、黑等，很顯眼。果實熟了就變色，也代表「可以吃了」。不僅如此，以女貞樹（*Ligustrum lucidum*）來說，花序上掛有黑色果實的枝條會變成紅色，對比鮮明。此外，海州常山的花萼是紅紫色，而果實是藍色或黑色，相襯之下非常明顯。這些都稱為**雙色效果**。

②**果肉**（pulp）適合當動物的食物，富含糖分與脂肪，例如子房會變成果肉的枇杷、子房周圍組織變成果肉的野薔薇、花托變成果肉的草莓、花被變成果肉的桑椹、種衣變成果肉的木通等各種類型。即使動物吃下果實，種子也完全不會被消化掉。為了不讓**種子**被消化，外層包著堅硬的殼。不僅如此，後來還知道通過鳥類體內，發芽率會變高。

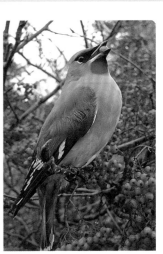
吃著歐洲花楸果實的黃連雀

2014年度之使用量
約8.7t
●●○○○

基原植物學名：**Salvia miltiorrhiza** [sælviə]

Salvia miltiorrhiza Bunge

基原植物名稱：**丹參** 基原植物英語名稱：Chinese red sage

新恩格勒：管狀花目 [拉]Tubiflorae

克朗奎斯特：唇形目 [拉]Lamiales

唇形科 新恩格勒：[拉]Labiatae

克朗奎斯特：[拉]Lamiaceae

葛藤屬 [拉]*Salvia*

產地：中國

自生日照充足山地的唇形科多年生草本植物。

草高30～100cm。

葉為對生，長柄。單羽狀複葉，小葉3～7枚，葉身呈卵形，長為2～7cm。

急銳尖頭，鈍鋸齒緣。

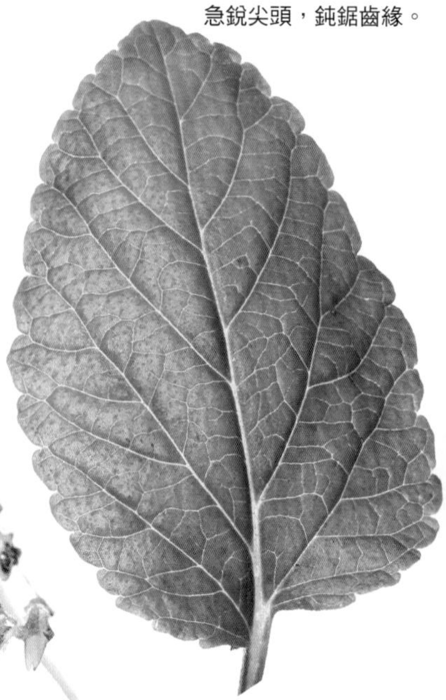

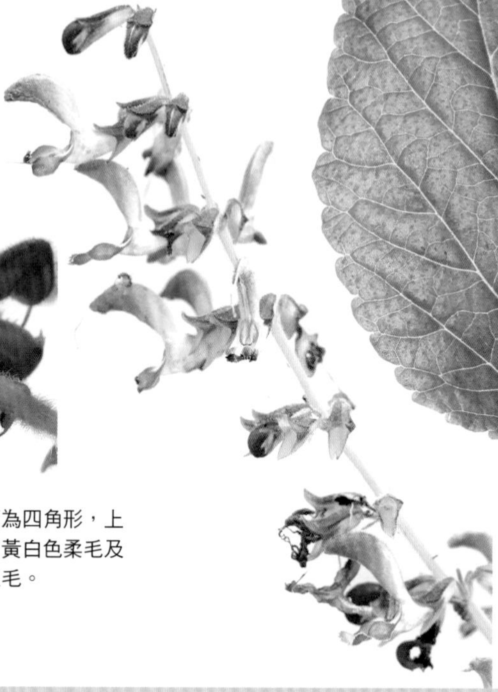

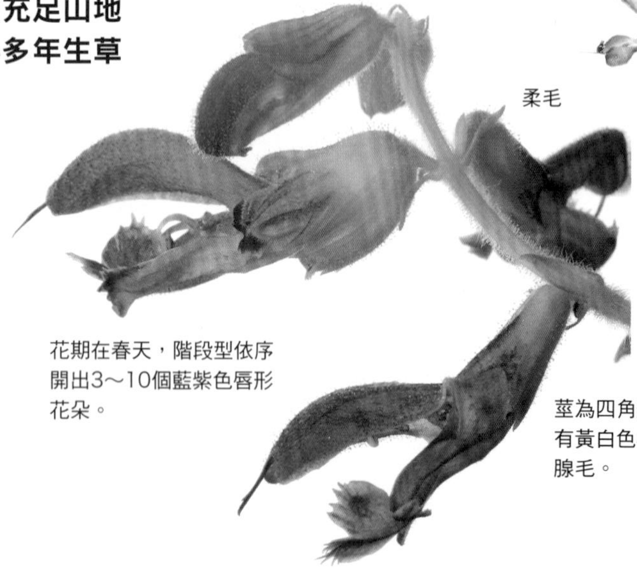

柔毛

花期在春天，階段型依序開出3～10個藍紫色唇形花朵。

莖為四角形，上有黃白色柔毛及腺毛。

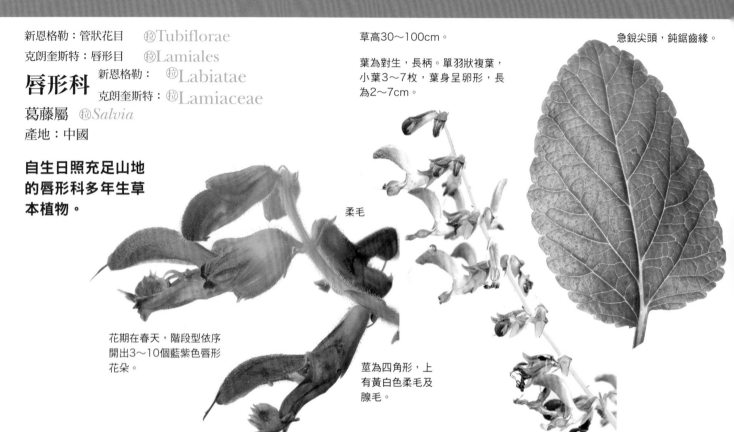

使用部位：**根** 生藥名稱 **丹參** [拉]Salviae Miltiorrhizae Radix [英]Salvia Miltiorrhiza Root

丹參是丹參（*Salvia miltiorrhiza* Bunge [Labiatae]）的根。

生藥性狀 初嚐微甘，後略苦澀

不規則圓柱形。有不規則的縱向紋路。質地堅硬，但容易折斷。氣味些微。

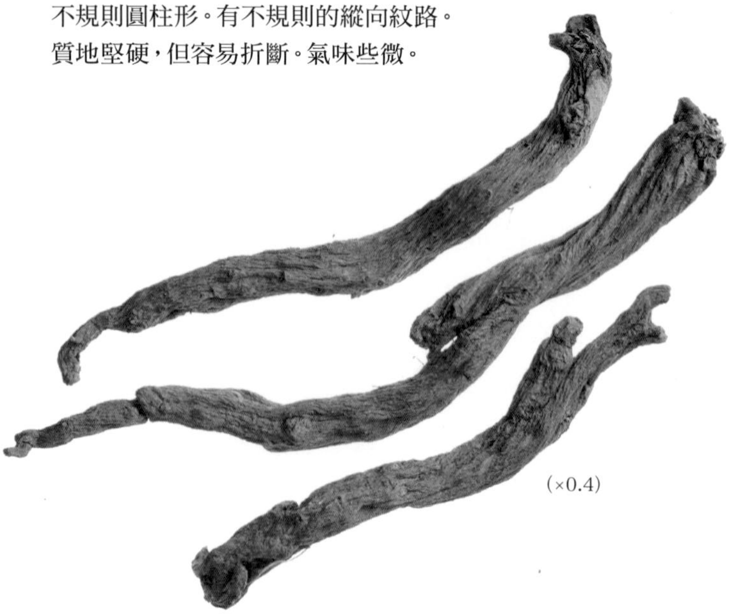

(×0.4)

確認試驗 TLC法（紅褐色）

本品粉末加入乙醚，搖晃混合，靜置10分鐘後過濾，取濾液在水浴上蒸發到乾涸。殘留物加入乙酸乙酯作為試料溶液，以正己烷、乙酸乙酯混合液（3：1）展開，Rf值0.4附近可看到紅褐色斑點。

主要藥效 祛瘀血

甲醇萃取物：抑制ADP引起的血小板聚集。

水萃液：降低血中尿素氮、肌酸酐作用。

丹參酮（tanshinone）類：抑制心肌缺血時心肌收縮力降低。

漢方處方 丹參湯、丹參飲

收錄於《神農本草經》中品。以抗菌、消腫、祛瘀血、活血、強身、鎮靜、鎮痛為目的，可用於月經不順、停經、腹痛、頭痛、風濕性關節炎、失眠等症狀。沒有瘀血者最好慎重使用，此外，不適用於孕婦身上。

鼠尾草屬*Salvia*源自拉丁語意為鼠尾草（*Salvia officinalis*）的salvia，而salvia又是來自拉丁語形容詞salvus「安全的、健康的」，或是動詞salwo「拯救、治癒」，這是因為在古羅馬，鼠尾草調配於各種藥物中，便由此取名。鼠尾草被視為神聖的植物，所以經常用於宗教儀式。如今提到英文名sage，狹義的是指藥用鼠尾草（*Salvia officinalis*），廣義的則是指所有以sage為名的鼠尾草屬植物（偶爾會指像是濱藜葉分藥花*Perovskia atriplicifolia*，英文：Russian Sage這種其他屬的植物）。另一方面，salvia指的是所有鼠尾草屬的植物，所以廣義來說sage與salvia指的是相同之物。然而就一般的用法來說，也有人分別將觀賞用的稱為salvia，藥用或香草稱為sage。

種名*miltiorrhiza*為希臘語μίλτος「紅土」＋ρίξα「根」，從丹參的紅紫色根部命名。

所謂丹參，意為如丹、也就是辰砂（硫化汞［HgS］→p.201）一般紅色的人參。不論學名的種名或中文名稱，都是取其根部的紅色。

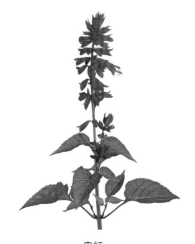

一串紅
（英語：scarlet sage）
Salvia splendens
一般稱「salvia」指的是這種。標準日語名稱取自其顏色，稱為「緋衣草（ヒゴロモソウ）」。

主要成分 丹參酮 英tanshinone

啡啉呋喃類色素：丹參酮I、IIA、IIB（tanshinone I、II A、II B）
水溶性成分：紫草酸B（lithospermic acid B）等

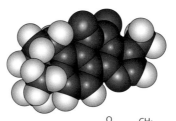

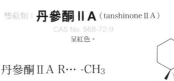

雙萜類：**丹參酮 I**（tanshinone I）
CAS No. 568-73-0
呈紫褐色。

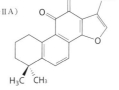

雙萜類：**丹參酮 II A**（tanshinone II A）
CAS No. 568-72-9
呈紅色。

丹參酮II A R… -CH₃
丹參酮II B R… -CH₂OH

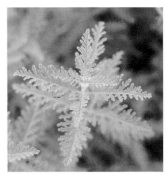

濱藜葉分藥花的葉子
Perovskia atriplicifolia
（圖片：jay_a／PIXTA）

Salvia與Sage，Safe與Salvage

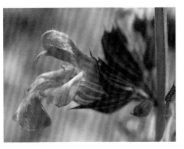

藥用鼠尾草的花
（英語：common sage）
Salvia officinalis

前面也提過廣義的sage與salvia指的是相同之物，而這兩個詞則是源自相同的拉丁語salvia。拉丁語salvia失去子音，變成古法語sauge，再進入英語也就成了sage「鼠尾草」。另一方面，拉丁語salvia經過古法語sauf「被守護的、保證會拯救的」，進入英語變成safe「安全的」。另外，還有save「拯救」或salvage「海難救助、拉起沉船」也是同源詞。換句話說，不論是sage、salvia，棒球out、safe的「safe」、「salvage」船的語源都一樣。順帶一提，鼠尾草屬的日語「秋桐（アキギリ）」，意為開的花很像桐花，但是在秋天開的。

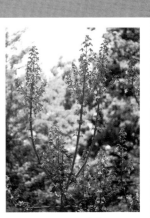

日本泡桐的花
Paulownia tomentosa

2014年度之使用量
約150t
●●●●○

基原植物學名：

Saposhnikovia divaricata

Saposhnikovia divaricata Schischkin

基原植物名稱：**防風**　基原植物英語名稱：（divaricate）saposhnikovia

繖形目　新恩格勒：[拉]Umbelliflorae
克朗奎斯特：[拉]Apiales

繖形科　新恩格勒：[拉]Umbelliferae
克朗奎斯特：[拉]Apiaceae

防風屬　[拉]*Saposhnikovia*

產地：中國（北部）

自生於中國北部、西伯利亞的繖形科多年生草本植物。據說在日本也能輕易栽種，但實際上更常見到拿濱防風來當替代品。

莖直立，上方分枝。

根生葉為長柄，二～三回羽狀複葉，葉片為三角狀卵形。莖葉互生，比根生葉小。

夏季時，複繖形花序頂生，開許多淡黃白色的小花。

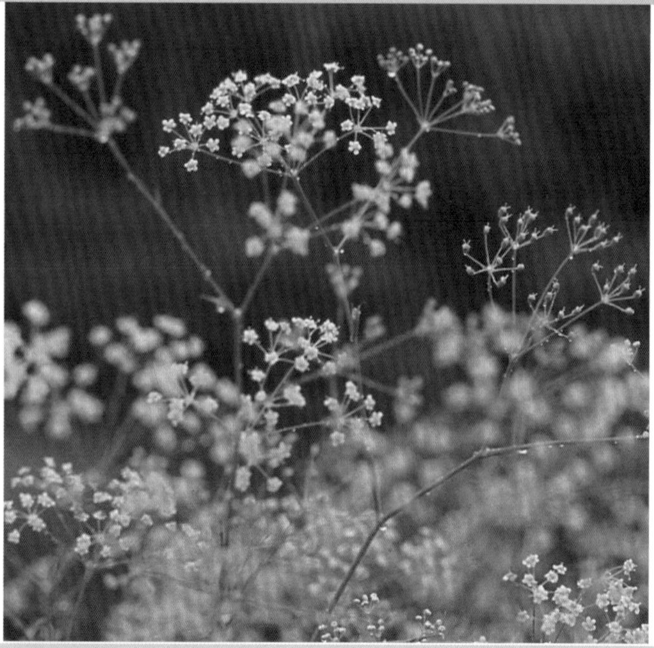

使用部位：根　生藥名稱：防風　[拉]Saposhnikoviae Radix　[英]Saposhnikovia Root

防風是*Saposhnikovia divaricata* Schischkin（*Umbelliferae*）的根及根莖。

生藥性狀　細長圓錐形；略有氣味，味道微甘

細長圓錐形，外皮呈淡褐色。橫切面的皮質部為灰褐色，空隙多。木質部為黃色。略有氣味。味道微甘。

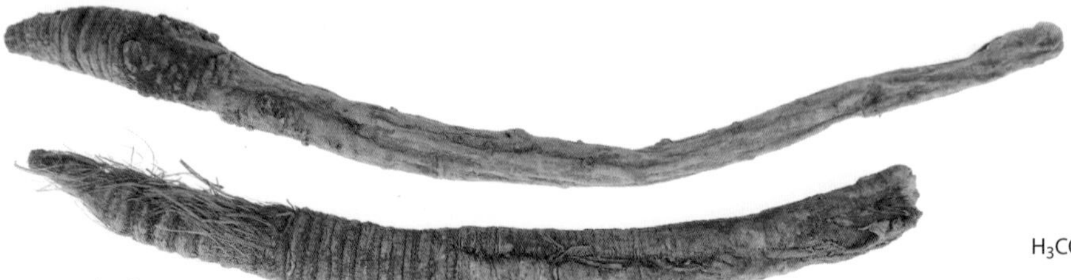

(×1)

春、秋季皆可採收。仔細清洗過根部後弄乾，晒到八分乾時捆成束，再晒到完全乾燥。保存於乾燥陰涼處，避免陽光直射。根頭有毛狀殘莖、肉質飽滿、潤澤、香氣重、新鮮為佳。

確認試驗　TLC法（UV254nm，藍色）

取甲醇萃取液，以乙酸乙酯、甲醇、水混合液（10：2：1）展開，在薄層板照射UV（254nm）時，試料溶液會得到1個藍色斑點，其色調及Rf值與5-O-甲基維斯阿米醇苷相同。

漢方處方　十味敗毒湯、防風通聖散

漢方中用於發汗、解熱、鎮痙之目的。也調配於皮膚疾病用藥、消炎排膿藥、鎮痛藥之處方中。

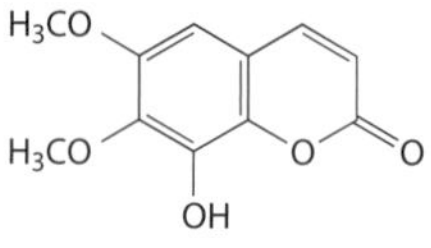

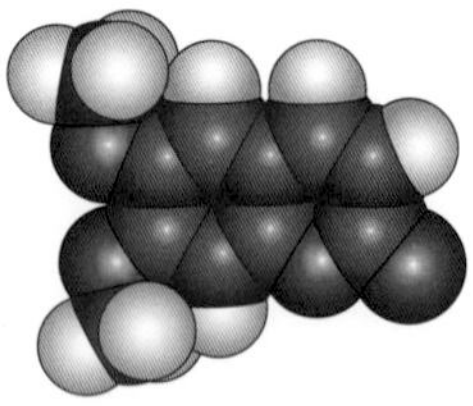

香豆素（coumarin）：**秦皮啶**（fraxidin）
CAS No. 525-21-3

主要成分　秦皮啶　[英]fraxidin

香豆素（coumarin）：秦皮啶（fraxidin）、異秦皮啶（isofraxidin）、莨菪素（scopoletin）、補骨脂素（psoralen）、香柑內酯（bergapten）、德爾妥因（deltoin）　色酮前驅物：5-O-甲基維斯阿米醇苷（5-O-methylvisamminol glucoside）、升麻素（cimifugin）、亥茅酚（hamaudol）、亥茅酚苷（sec-o-glucosylhamaudol）　多醣：防風酸性多醣A～C（saposhnikovan A～C）

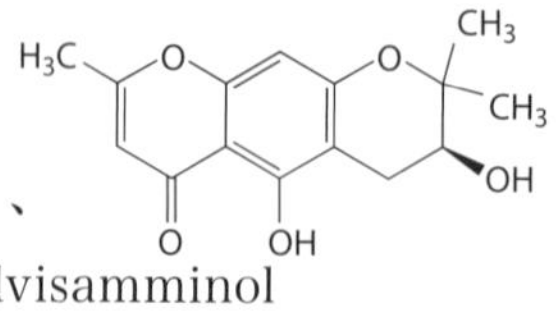

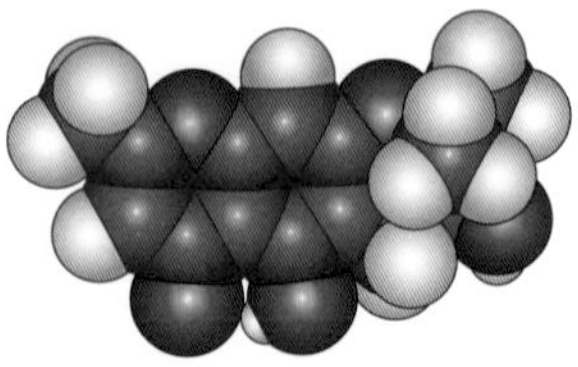

色酮（chromone）：**亥茅酚**（hamaudol）
CAS No. 735-46-6

主要藥效　解熱、鎮痛

煎液：解熱作用。　50%乙醇萃取物：鎮痛作用。
色酮類：降血壓作用。
防風酸性多醣類：活化網狀內皮系統作用。

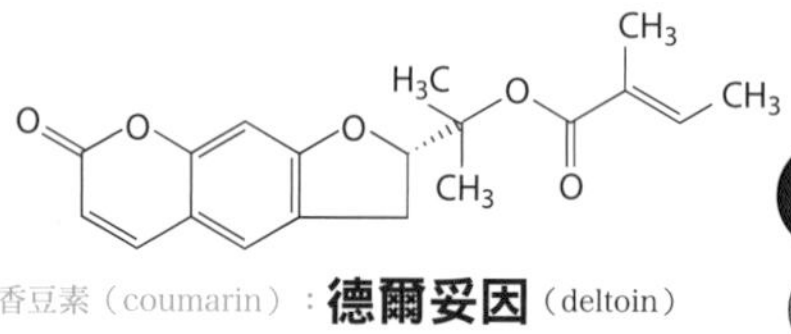

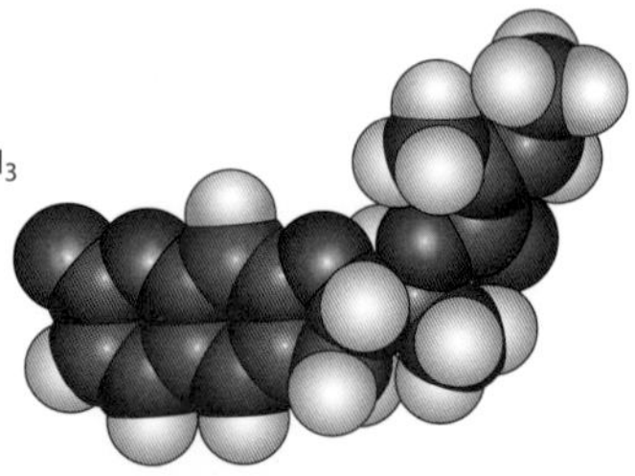

香豆素（coumarin）：**德爾妥因**（deltoin）
CAS No. 19662-71-6

學名解說 防風有個同物異名——*Ledebouriella seseloides*，屬名*Ledebouriella*是取自德國／愛沙尼亞人、愛沙尼亞塔爾圖的大學教授雷德堡（Carl Friedrich von Ledebour, 1785-1851）。他到俄羅斯帝國旅行，寫下了第一本有關阿爾泰山脈植物整合性的書籍——《阿爾泰植物誌（*Flora Altaica*）》。防風不僅分布在中國，蒙古與西伯利亞也有。

關於防風的分類見解分歧，屬名有好幾種。

種名*divaricata*是「分歧的、分為兩股的」之意，英語divaricate「分歧的」也是衍生詞。防風的莖會一分為二好幾次，屬名也就是在描寫「二叉分歧」的樣子。

防風一名取自「預防風邪（感冒）」，用於感冒的治療、預防藥物中。別名「屏風」，據說也是因為能像「屏風」般阻擋風邪。在中國用作預防SARS藥物的「玉屏風散」，其中的屏風也是指防風。很類似防風的「濱防風」，在日本是防風的替代生藥，所以為了區別，防風也有人稱為「真防風、唐防風」。

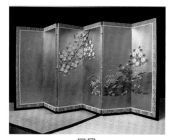

屏風
（提供：片岡屏風店）

葡萄柚汁與醫藥品一起服用

服用降血壓藥、抗狹心症藥的二氫吡啶類（dihydropyridine）的鈣離子拮抗劑（非洛地平[Felodipine] 與尼索地平 [Nisoldipine]）、抗焦慮藥物的三唑侖（triazolam）、免疫抑制劑的環孢素（cyclosporine）與塔克洛莫司（tacrolimus hydrate）、抗高脂血症藥物的阿托伐他汀（atorvastatin）等類藥物時，都會衛教「請勿跟葡萄柚汁一起服用」，這是為什麼呢？實際上，這些進入人體內的藥物，最終會在肝臟內被稱為**細胞色素P450**的酵素群中的**CYP 3A4**這種藥物代謝酵素氧化代謝掉；細胞色素P450跟植物的次級代謝也有關係。藥物對人體而言是種異物，身體會盡快代謝、分解、排泄。CYP 3A4不僅存在於肝臟，小腸黏膜細胞中也有，這種時候便能發揮作用，迅速分解進入體內的藥物。

然而，葡萄柚汁中的呋喃香豆素類成分（佛手柑素 [bergamottin] 與二羥佛手柑素 [dihydroxy-bergamottin] 會妨礙CYP 3A4，使進入消化道的藥物無法如常分解，便大量吸收，結果使身體中藥劑濃度提高，藥物就有可能無法發揮作用。另一方面，靜脈注射時會因為葡萄柚，使血中濃度無法提高。

話說回來，雖然提到葡萄柚汁，但其他柑橘類果實也含有呋喃香豆素類成分，如文旦、蜜柚、

苦橙也會出現影響。但是某種橙類、溫州蜜柑、檸檬卻幾乎不含相關成分。說起來葡萄柚與醫藥品的交互作用會受到生藥基原植物品種、產地、生產時期、果實個別差異的影響，

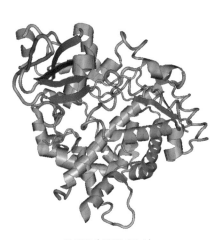

P450（CYP 3A4）
意為會吸收波長450nm的色素。

並沒有絕對，此外，服用者也有個體差異。這種情況下，據說處方藥物約有六成會經由CYP 3A4代謝，反過來說，也會有四成不受影響。當然與醫藥品間的交互作用強度會隨該醫藥品種類改變。

另外，生藥中當歸、白芷、濱防風、防風（這些是繖形科）、還有橙皮、枳實（柑橘屬）也含有呋喃香豆素類成分。含有以上生藥的漢方處方，會妨礙其他藥效成分在腸道的分解，結果扮演了增強其藥理作用的角色，可認為是反過來利用同時服用的效果。

2014年度之使用量
約13t
●●●○○

基原植物學名：
Saussurea lappa [sɑːʃuːriə]

Saussurea lappa Clarke

基原植物名稱：**雲木香** 基原植物英語名稱：Costus [kɔ́stəs]

桔梗目 [拉]Campanulales

菊科 新恩格勒：[拉]Compositae
克朗奎斯特：[拉]Asteraceae

青木香屬 [拉]*Saussurea*

產地：原產於印度喀什米爾地區的多年生草本植物；
中國（雲南省）、日本（於北海道名寄市試種中）

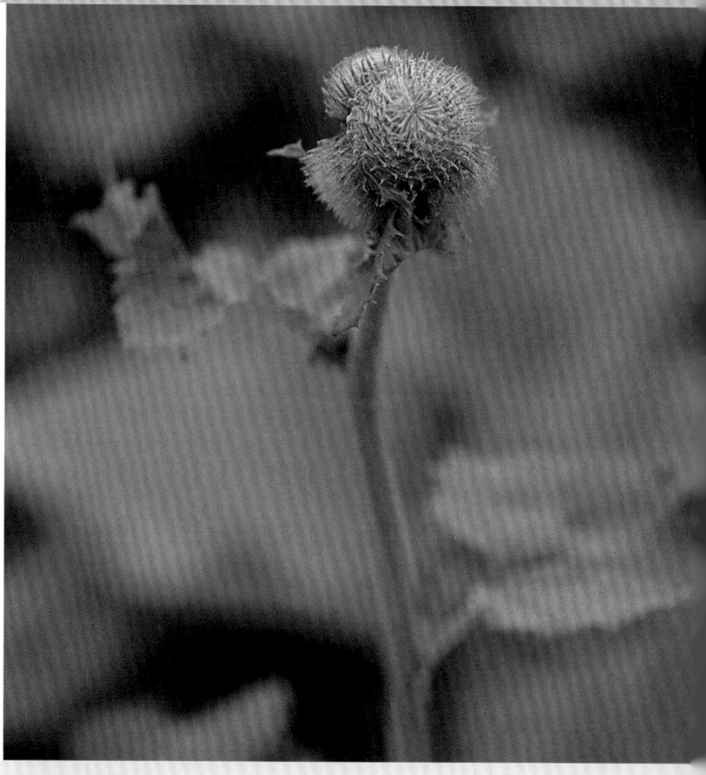

高1m，會長出如薊花的花。

菊科多年生草本植物。根部有甘甜香氣，也用於薰香料中。雲木香自生於印度或尼泊爾的山地，自古以來在阿拉伯和印度便拿來入藥或當成芳香劑。如今野生的雲木香瀕臨絕種危機，已受到華盛頓條約保護。目前於雲南、廣西、四川栽種的*Saussurea lappa*稱為「雲木香」；以菊科川木香屬*Vladimiria*為基原植物的稱為「越西木香、川木香」，以此來做區別，但不包含在日本藥局方的規定內。

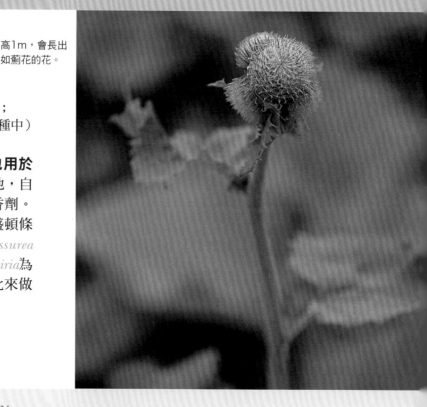

使用部位：**根** 生藥名稱 **木香** [拉]Saussureae Radix [英]Saussurea Root / Kut root

木香是*Saussurea lappa* Clarke (*Compositae*) 的根。

生藥性狀 近乎圓柱狀；有特殊氣味，味苦

初冬時採收乾燥的根部帶有香氣，但舔了會有苦味。秋到冬季挖出根部，去除上面的莖、細根，晒乾後剝除外皮。川木香、土木香、青木香、土青木香等類似的生藥可從氣味來區別。近乎圓柱狀，外皮呈黃褐色～灰褐色。有特殊氣味。味苦。

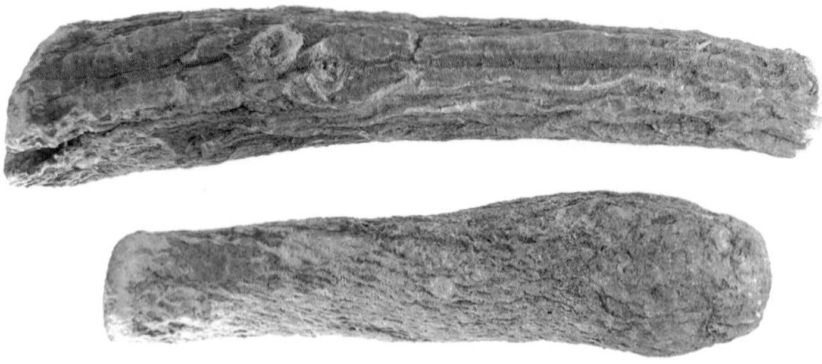

(×1)

主要成分 單紫杉烯 [英]aplotaxene

精油：黃麴毒素（aplotaxene）、木香烴內酯（costunolide）、去氫木香內酯（dehydrocostus lactone）等

確認試驗 TLC法（稀硫酸，灰青色～灰褐色）

取甲醇萃取液，以正己烷、丙酮混合液（7：3）展開。在薄層板噴上稀硫酸後加熱，冷卻時Rf值0.5附近可看到紅紫色斑點，其正下方則有灰青色～灰褐色斑點。

主要藥效 健胃

木香烴內酯、去氫木香內酯：抑制酒精吸收作用、抑制鹽酸、乙醇誘發之胃黏膜疾病作用、抑制巨噬細胞產生過多一氧化氮作用、抑制胃排空作用、抑制兔子大動脈因氯化鉀及正腎上腺素誘發之收縮作用，以及促進膽汁分泌作用。

漢方處方 歸脾湯、參蘇飲、女神散

漢方中調配於婦科藥物、精神神經用藥等處方中。也視為芳香性健胃藥用於食慾不振、視為胃腸藥用於消化不良。收錄於《神農本草經》的上品。

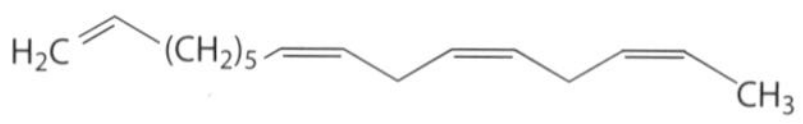

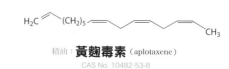

精油：**黃麴毒素**（aplotaxene）
CAS No. 10482-53-8

青木香屬*Saussurea*是向瑞士哲學家，同時也是植物學家、地質學家、氣象學家的**奧拉斯·索緒爾**（Horace Saussure, 1740-1799）致敬而取的。種名*lappa*是拉丁語「有如（牛蒡般的）毬果」之意。雲木香（*Saussurea lappa*）的種名和牛蒡（*Arctium lappa*）一樣，而實際上，雲木香的種子也很像牛蒡種子。義大利語中牛蒡也稱為lappola→請參照p.27「牛蒡」。

屬名語源的トウヒレン漢字寫作「唐飛廉（或塔飛廉）」。飛廉在中國是種幻想中的鳥，據說頭部像雀類但上面有角，身體像鹿且有豹紋，尾巴則像蛇一般。而實際上，飛廉在中國則是指「薊花」，薊屬很像青木香屬，頭花上會開兩性的筒狀花。在日本，自生於高山的青木香屬植物有日勇鳳毛菊（*Saussurea nipponica*）、高株鳳毛菊（*Saussurea tanakae*）、黑苞鳳毛菊（*Saussurea nikoensis* var. *sessiliflora*）等。

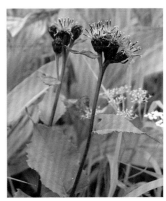

黑苞鳳毛菊的花
（攝影：大竹 道夫）

英語名稱costus取自希臘語這類植物的名稱κόστος。再繼續回溯，會得到阿拉伯語的kuth（coost）。迪奧斯克理德斯所著的《藥物論》也有記載，寫著「阿拉伯產的最佳，印度產的次之」。

木香如名所示，取自其根部有很強的香氣。順帶一提，所謂「吾木香（ワレモコウ，地榆）」的根部香味類似木香，所以也有人說由此取名意為吾國（日本）的木香（雖說如此，但地榆是薔薇科的植物，跟木香絕非近緣種）。此外，木香花（木香茨、木香薔薇，*Rosa banksiae*）雖稱為薔薇，但沒有刺也沒有毛，跟薔薇科的植物完全不同。

其他取木香為名的植物還有土木香（*Inula helenium*），可替代木香使用，但日本藥局方中不將其視為木香。此外，日語ウマノスズクサ稱為「青木香（或土青木香，即馬兜鈴根）」，也不會使用這種植物（→請參照p.37）。

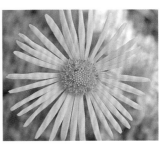

土木香
菊科土木香（*Inula helenium*）的根稱為土木香，歐洲的民間藥物用於利尿、祛痰。從它的屬名替所含成分取了菊糖（inulin）這個名字。菊糖加水分解會產生果糖，所以菊糖是果糖的製造原料。

青木香屬與索緒爾

青木香屬*Saussurea*取自索緒爾，一位有名的登山家。他想在白朗峰頂（標高4808m）設置觀測站，為初次登頂者設立獎金，募集挑戰者。巴爾瑪與帕卡爾成功首次攻頂隔年，索緒爾親自第二次攻頂成功，進行觀測調查。青木香屬的植物自生於北極等寒冷地方、阿爾卑斯山與喜馬拉雅山等高山，相當適合登山家索緒爾的名字。順帶一提，他的家族也有好幾位著名的學者輩出，稱為近代語言學家之父的弗迪南·德·索緒爾（Ferdinand de Saussure, 1857-1913）也是其中一人。德語稱開在阿爾卑峰的雲木香為Alpenscharte（scharte是嵌入山稜的意思）。

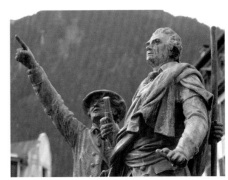

指向白朗峰的索緒爾（左）
與首位攻頂者巴爾瑪（右）
（法國勃朗峰山麓城鎮霞慕尼的巴爾瑪廣場）

261

Schisandra chinensis

Schisandra chinensis Baillon

基原植物名稱：**五味子**　基原植物英語名稱：Chinese Magnolia Vine

新恩格勒：木蘭目　㊣Magnoliales
克朗奎斯特：八角茴香目　㊣Illiciales

五味子科　㊣Schisandraceae
五味子屬　㊣*Schisandra*
產地：中國、朝鮮、日本

自生於東亞溫帶的藤蔓性落葉木本植物。雌雄異株。
加入五味子的茶飲——五味子茶，是韓國的傳統茶飲，茶湯為紅色。

葉為互生，有柄。葉身為膜質，呈淡綠色倒卵形，鋸齒緣。

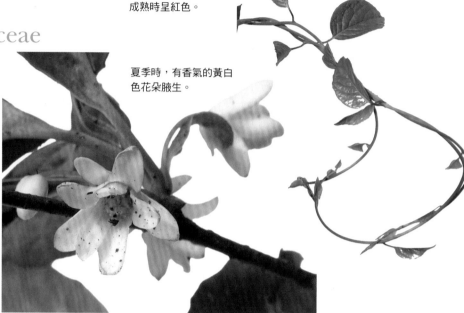

串狀小球形液果下垂，成熟時呈紅色。

夏季時，有香氣的黃白色花朵腋生。

使用部位：**果實**　生藥名稱：**五味子**　㊣Schisandrae Fructus　㊤Schisandra Fruit

五味子是五味子（*Schisandra chinensis* Baillon [*Schisandraceae*]）的果實。

生藥性狀　有酸味，後苦澀

果實成熟紅透時採收並晒乾。新鮮的果實為紅色，但乾燥儲存後會逐漸變成深黑色，產生白霜（析出酸味成分的有機酸結晶）。紫黑色、大顆有光澤、有酸味為佳。
不規則球形～扁球形，外皮呈暗紅色～黑褐色。種子為腎臟形，外皮呈黃褐色～深紅褐色，有光澤，背面明顯有縫。

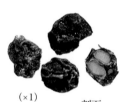

（×1）　　剖面

主要成分　**五味子素**　㊤schizandrin

木酚素（lignan）：五味子素（schizandrin）、五味子酯A～H（gomisin A～H）等
精油：*α*-、*β*-花柏烯（*α*-、*β*-chamigrene，果肉）、檸檬醛（citral，種子）
有機酸：檸檬酸（citric acid）、蘋果酸（malic acid）

確認試驗　TLC法（UV254nm，藍紫色）

取甲醇萃取液，以乙酸乙酯、正己烷、醋酸混合液展開。在薄層板照射UV（254nm），會得到與五味子素一致的藍紫色斑點。

主要藥效　抗潰瘍、鎮痛

五味子酯A：抑制中樞神經、鎮咳、預防壓力性胃潰瘍、抗發炎、抗過敏、利尿作用。
五味子素：抑制中樞神經、鎮痛、抑制胃液分泌、預防壓力性胃潰瘍、利膽作用。

漢方處方　小青龍湯、補肺湯、人參養榮湯

漢方中用於鎮咳、祛痰、強身、強精、治療肝臟疾病之目的。

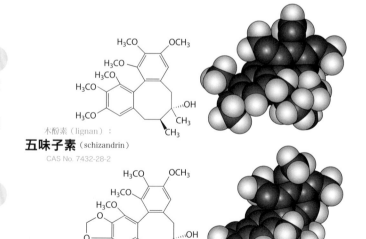

木酚素（lignan）：
五味子素（schizandrin）
CAS No. 7432-28-2

木酚素（lignan）：
五味子酯A（gomisin A）
CAS No. 58546-54-6

　　五味子屬 *Schisandra* 取自希臘語 σχίξω「撕裂、分割」＋ἀνήρ「男性」（屬格是 ἀνδρός），這是在描寫呈兩縱列的雄蕊花藥。屬名語源的黑果五味子（ *Schisandra nigra* ）果實形狀很類似五味子，但成熟後不是變紅，而是變黑（種名 *nigra* 是「黑色的」之意）。削下黑果五味子的樹皮會有松脂般的味道。再加上黑果五味子結的果實像葡萄一樣是整串（日語：房）的，所以有「松房（マツブサ）」之稱。

　　種名 *chinensis* 是拉丁語「中國的、中國產的」之意。

　　五味子科 Schisandraceae 是五味子屬 *Schisandra* ＋表示「科」的字尾-aceae 形成的，本科的植物有南五味子（ *Kadsura japonica* ）。

　　八角茴香目 Illiciales 是八角茴香屬 *Illicium* ＋表示「目」的字尾-ales

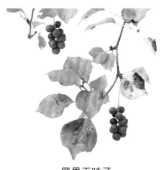

黑果五味子
黑果五味子結的果實像葡萄一樣成串。
（攝影：大作 晃一）

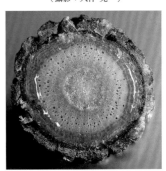

南五味子枝條的斷面
由於樹液會被拿來整理髮型，所以又有「美男葛（ビナンカズラ）」的別名。
（攝影：福原 達人）

形成的。而八角茴香屬的屬名則是來自拉丁語 illicium「誘惑」，因為這屬的植物有誘人的香氣。八角茴香屬中有克流感原料的八角（ *Illicium verum*→ p.131「茴香」）。

　　五味子取自其嚐起來有甜、酸、辣、鹹、苦五種味道，加了五味子茶的韓文寫成「오미자차」。

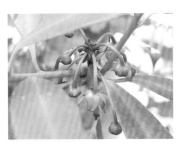

八角

種名*chinensis*怎麼唸？—— 惱人的ch發音

　　學名中若出現ch的拼法該如何發音？挺令人煩惱的。無論學名的語源是希臘語、日語、中文、阿拉伯語等等都無所謂，但需要用拉丁語的字母來表示。※拉丁語沒有w這個字母，但可用於外國語言拼法。

　　雖說如此，若遇到拉丁語沒有的發音，便必須創造某種替代用的文字。比方說拉丁語中沒有相當於古典希臘語Χ、χ（音近「開」或是「ㄎㄧ」）的發音，所以學名（拉丁語）用ch來表示。χ是無聲的送氣音（帶氣音），發音時氣的感覺可參考像是中文的送氣音。χ不同於英語的x，希臘語的 χ 延伸到了基準線下。然而現代希臘語中，χ是清硬摩擦音，也就是使用喉嚨深處、聽起來像日文ハ（ha）行的音。因此原本希臘語中最先出現χ的Christ「基督」（古希臘語χριστός音近「窟哩斯托斯」）在希臘正教音則近為「哈哩斯托斯」。

　　對了，含有中文當學名時，也會變成ch。例如

遇到chinensis「中國的」，要怎麼唸各有見解。

●ㄎㄧ蕘西斯 跟源自希臘語χ的拉丁語ch一樣，ch發[k]的音。

●起蕘西斯 學名源自專有名詞或方言時，遵從該語言的發音，ch發[tʃ]的音。

●踹蕘西斯 基於英語China（音近「踹那」）的發音。

●喜蕘西斯 基於最早統一中國的王朝——「秦」，或者可認為是衍生自秦的「支那」；又或者基於法語Chine（音近「希努」）的發音。

●ㄏㄧ蕘西斯 基於德語China（音近「ㄏㄧ那」）的發音

　　學名並沒有對發音硬性規定，在歐美由於各國有各自習慣的發音，會出現各種唸法，哪種都沒有錯。

基原植物學名：

Schizonepeta tenuifolia

Schizonepeta tenuifolia Briq.

基原植物名稱：**裂葉荊芥**　　基原植物英語名稱：Japanese Catnip [kǽtnip]

新恩格勒：管狀花目　㊑Tubiflorae
克朗奎斯特：唇形目　㊑Lamiales

唇形科
新恩格勒：　　㊑Labiatae
克朗奎斯特：　㊑Lamiaceae

裂葉荊芥屬　㊑*Schizonepeta*

產地：中國、朝鮮、日本

原產於中國北部，中國廣泛栽種的唇形科一年生草本植物。唇形科草本植物，全草與紫蘇一樣有獨特的香氣。花穗會入藥，寫作「荊芥穗」，一般日語唸法為「ケイガイスイ」，不過大多單純稱為「ケイガイ」。

莖直立，方形。全株有短柔毛。

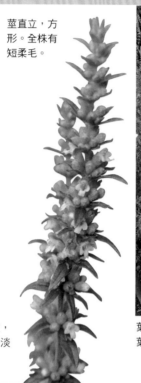

初夏時輪繖花序頂生，會密集開出淡紫色～淡紫紅色的小唇形花。

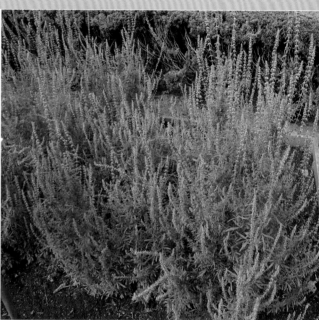

葉為對生，無柄或有柄。葉身3～5深裂，葉片為線狀或細披針形。

使用部位：**花穗**　生藥名稱：**荊芥穗**　㊑Schizonepetae Spica　㊀Schizonepeta Spike

荊芥穗是裂葉荊芥（*Schizonepeta tenuifolia* Briquet [*Labiatae*]）的花穗。

生藥性狀　有特殊香氣；帶點清涼感

到了8月，花穗開始依序由下往上開花，開花過半時便可採收。8月下旬～9月中旬最適合收割，收割後立即晒乾，採下花穗。摻雜莖葉少，香氣重，沒有草腥味為佳。細長穗狀，帶紫綠褐色～綠褐色。花穗上開的是細小的唇形花，經常會有包含果實的萼筒。花穗下方偶爾帶有葉片，葉子呈線狀或狹披針形。花軸為方柱形，紫褐色。有特殊香氣，含在口中帶點清涼感。

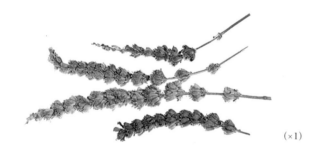

（×1）

主要成分　**薄荷酮**　㊀menthone

精油：右旋薄荷酮（(+)-menthone）、右旋檸檬烯（(+)-limonene）、左旋蒲勒酮（(-)-pulegone）等

單萜醣苷：荊芥苷A～E（schizonepetoside A～E）等

類黃酮醣苷：芹菜素-7-O-β-葡萄糖苷（apigenin-7-O-β-glucoside）、葉黃酮-1-O-β-葡萄糖苷（luteolin-1-O-β-glucoside）、橙皮苷（hesperidin）

確認試驗　TLC法（UV365nm，黃色螢光）

取乙酸乙酯萃取液，以正己烷、乙酸乙酯混合液（3：1）展開。在薄層板均勻噴上4-甲氧基苯甲醛、硫酸試液，加熱後冷卻。照射UV（365nm）時，Rf值0.5附近會出現藍色螢光的斑點，Rf值0.1附近會出現黃色螢光的斑點。

主要藥效　鎮痛、抗菌

50%甲醇萃取液：鎮痛、抗發炎作用。

煎液：抗結核菌作用。

漢方處方　荊芥連翹湯、十味敗毒湯

漢方中用於發汗、解熱、鎮痙、解毒之目的。

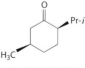

精油：**右旋薄荷酮**
（(+)-menthone）
CAS No. 1196-31-2

裂葉荊芥屬*Schizonepeta*取自希臘語σχίξω「撕裂、分割」＋荊芥屬*Nepeta*。雖然裂葉荊芥屬的植物長得類似荊芥屬的植物，但葉子是「裂開的」。就如裂葉荊芥有同物異名荊芥（*Nepeta japonica*），也有見解認為裂葉荊芥包含在荊芥屬*Nepeta*之內。順帶一提，貓薄荷（*Nepeta cataria*）的英語是catnip，因為貓咪喜歡這種植物的味道，便由此取名了。catnip的nip是「夾住、啃咬」的意思（用來剪斷鐵絲或電線的工具英語也是nipper「鑷子、電線剪鉗」）。在中國也將貓薄荷全草入藥，稱為「假荊芥」。對了，荊芥屬（*Nepeta*）可認為是取自希臘羅馬文明進入義大利前，伊特魯里亞人的城市涅沛特（Nepete，也寫成Nepita、Nepet、Nepis），因為荊芥屬植物最早是從這裡發現的。

種名*tenuifolia*是拉丁語tenuis「細的、薄的」＋folium「葉子」，意為「葉子尖細的」（→請參照p.233「遠志」）。

荊芥的日語以前曾被稱為「仮蘇（日語舊字為假蘇）」，因為味道很像紫蘇。後來也稱為薑芥、薑荊，取自其味道像生「薑」，或是像「芥」子一樣辣。順帶一提，據說「荊」字是從「薑」轉變來的。

是說前述的「仮蘇」也有見解認為是指羅勒（*Ocimum bacilicum*）。對了，由於羅勒種子加水會產生黏液，而這種黏液會拿來當作清除眼垢的「眼藥」，所以日語名稱也稱為「メボウキ（目箒）」。

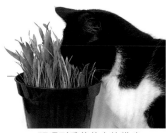
頭埋到香草苗中的貓咪

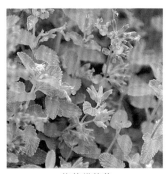
紫花貓薄荷

紫花貓薄荷（*Nepeta mussini*，cat mint）的日語名稱也有人稱為「イヌハッカ」（イヌ的中文是狗，ハッカ的中文是薄荷），真容易搞混呢。紫花貓薄荷的花是藍紫色，但貓薄荷的花是白色的（帶有紅紫色斑點）。

使貓咪爆衝的荊芥內酯、奇異果酵素

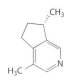

荊芥內脂（nepetalactone）
CAS No. 490-10-8

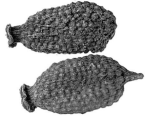
木天蓼

長出蟲癭的木天蓼果實正是用於手腳冰冷、鎮痛等的生藥。疲累的旅人吃了木天蓼的果實後，又能繼續旅程，所以木天蓼別名「又旅」。

裂葉荊芥的英語是Japanese Catnip，雖然沒聽說過貓咪喜歡裂葉荊芥，不過如前面所述，Catnip，也就是貓薄荷（*Nepeta cataria*），別名「西洋木天蓼」，會讓貓迷沉醉不已。而這種讓貓咪著迷的成分可認為是環烯醚萜之一的荊芥內脂（nepetalactone）。其他含有荊芥內脂的植物有木天蓼（*Actinidia polygama*）。一旦給貓咪木天蓼，貓咪會很興奮或是像喝醉般陶醉，表現出相當獨特的反應（跳木天蓼舞）。木天蓼除了含有荊芥內脂，還含有稱為獼猴桃鹼（Actinidin）、會引誘貓咪的成分（Actinidin取自木天蓼的屬名*Actinidia*），不僅對貓咪有作用，對貓科動物——如老虎、獅子也都有效。

左旋獼猴桃鹼
（(-)-actinidin）
CAS No. 524-03-8

與木天蓼同屬的軟棗獼猴桃（*Actinidia arguta*），或纈草根也含有左旋獼猴桃鹼。

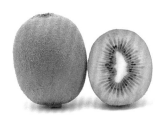
奇異果

獼猴桃科的奇異果（*Actinidia polygama*）。

基原植物學名：

Scopolia japonica

Scopolia japonica Maxim.

基原植物名稱：**日本莨菪**

其他基原植物：㊣*Scopolia carniolica* Jacquin 歐洲莨菪
㊣*Scopolia parviflora* Nakai 小花莨菪

新恩格勒：管狀花目 ㊣Tubiflorae
克朗奎斯特：唇形目 ㊣Lamiales

茄科 ㊣Solanaceae
莨菪屬 ㊣Scopolia
產地：中國、韓國、歐洲、日本

自生於日本山林陰涼處的多年生草本植物。日語別名為「キチガイイモ」、「オニヒルグサヤ」。

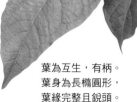

葉為互生，有柄。葉身為長橢圓形，葉緣完整且銳頭。

莖部分枝稀疏。春季時，葉腋會開帶紫褐色的鐘狀花，花朵下垂。很少結果，蒴果為球形。

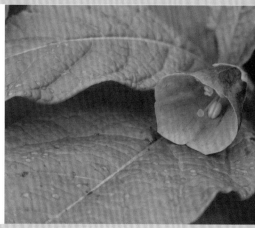

使用部位：**根莖及根** 生藥名稱 **日本莨菪根** ㊣Scopoliae Rhizoma ㊤Scopolia Rhizome

日本莨菪根是日本莨菪（*Scopolia japonica* Maximowicz、*Scopolia carniolica* Jacquin）或小花莨菪（*Scopolia parviflora* Nakai [*Solanaceae*]）的根莖及根。本品定量時換算成乾燥之物含有總生物鹼（莨菪鹼（$C_{17}H_{23}NO_3$：289.37）及東莨菪鹼[$C_{17}H_{21}NO_4$：303.35]）0.29%以上。

莨菪萃取物是取日本莨菪根粗末，以35vol%乙醇、一般水、純水或是純水（分裝）為浸出劑，根據萃取物製法製成的黏性萃取物。定量時，含有總生物鹼0.09～1.09%以上。

莨菪萃取散劑取莨菪萃取物（100g），加入100mL純水或純水（分裝），邊加熱邊攪拌軟化，冷卻後，緩緩加入澱粉、乳糖水合物或其混合物800g，充分混合，盡量低溫乾燥，再適量追加（總量1000g），使其均勻，製成粉末。定量時，含有總生物鹼0.085～0.110%以上。

莨菪萃取物 胺苯甲酸乙酯散劑是取莨菪萃取物10g＋胺苯甲酸乙酯250g＋氧化鎂150g＋碳酸氫鈉500g＋澱粉、乳糖水合物或其混合物適量＝總量1000g，依照散劑製法所製成。不過其中「莨菪萃取物」可用對應量的莨菪萃取散劑製成取代。定量時，含有胺苯甲酸乙酯（$C_9H_{11}NO_2$：165.19）22.5～27.5%以上。

莨菪萃取物 碳粉散劑是莨菪萃取物5g＋藥用碳粉550g＋天然矽酸鋁345g＋適量澱粉、乳糖水合物或其混合物＝總量1000g，依散劑製法製造。不過，莨菪萃取物可用相對應的莨菪萃取散劑取代。

複方莨菪萃取物 澱粉酶散劑是莨菪萃取物8g＋澱粉酶200g＋輕質碳酸鈣300g＋氫氧化鈉250g＋氧化鎂100g＋黃龍膽根末50g＋適量澱粉、乳糖水合物或其混合物＝總量1000g，依散劑製法製造。不過，莨菪萃取物可用相對應的莨菪萃取散劑取代。

莨菪萃取物 單寧栓劑是莨菪萃取物0.5g＋單寧酸1g＋適量可可脂或基劑，依栓劑製法製成，此為10個的分量。

莨菪萃取物 罌粟鹼 胺苯甲酸乙酯散劑是取莨菪萃取物15g＋罌粟鹼鹽酸鹽15g＋胺苯甲酸乙酯120g＋適量澱粉、乳糖水合物或其混合物＝總量1000g，依散劑製法製造。不過，莨菪萃取物可用相對應的莨菪萃取散劑取代。定量時，含有胺苯甲酸乙酯（$C_9H_{11}NO_2$：165.19）10.8～13.2%以上。

生藥性狀 有特殊氣味；味道甘甜，後微苦

初夏時，莖葉枯死前挖出根莖及根，去除鬚根水洗乾淨，晒乾。乾燥後小心不要混入異物，存放於密閉容器中。注意濕氣及昆蟲啃食。

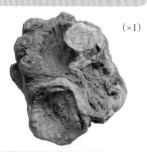

（×1）

主要成分 阿托品 ㊤atropine

生物鹼類：莨菪鹼（hyoscyamine）、阿托品（atropine）、東莨菪鹼（scopolamine）、變阿托品（apoatropine）等
香豆素類：莨菪素（scopoletin）、東莨菪苷（scopolin）等

確認試驗 Vitali反應

萃取物添加發煙硝酸後蒸發至乾涸。將殘留物質加入N,N-二甲基甲醯胺（N,N-dimethylformamide）中溶解，再加入氫氧化四乙銨（tetraethylammonium hydroxide）→紅紫～紫色。其他試驗：TLC法、碘化鉍鉀試液→2個深橘色斑點。

主要藥效 鎮痛、鎮痙

莨菪萃取物：有抑制消化液分泌、鎮痙作用，用於胃酸過多、胃痛、胃、十二指腸潰瘍等病症。
阿托品：有散瞳作用，用於眼科治療。
氫溴酸東莨菪鹼（scopolamine hydrobromide）：有鎮靜催眠作用，用於嗎啡引起之嘔吐、暈船、無痛分娩。

漢方處方 鎮痛、鎮痙藥

莨菪萃取物用作鎮痛、鎮靜藥，成分中的阿托品東莨菪鹼，則用於副交感神經阻斷藥物的製造原料中。

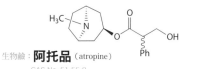

生物鹼：**阿托品**（atropine）
CAS No. 51-55-8

莨菪屬*Scopolia*取自生於義大利、在奧地利求學的醫師、博物學家且為礦物學家的**史科波利**（Giovanni Antonio Scopoli, 1723-1788）。史科波利執行醫療的同時，也研究阿爾卑斯地區的植物與昆蟲。之後在斯洛維尼亞的礦山都市伊德里亞（雖然目前已封山，但當時是世界第二大的水銀礦山）當了礦工醫師16年，針對礦工身上發現水銀中毒症狀及對精神的影響，留下詳盡的描述。這段時間他也收集了許多礦物。順帶一提，莨菪屬植物所含的東莨菪鹼（scopolamine）也是取自史科波利的名字。

日語名稱**ハシリドコロ**（走野老），據說吃了之後會精神錯亂「到處亂跑（走り回る）」，再加上根莖長得像山萆薢（オニドコロ[鬼野老]，*Dioscorea tokoro*），所以如此取名。早春從土裡冒出的新芽很像蜂斗菜（*Petasites japonicus*），葉子翠綠，所以曾有人誤食引起食物中毒。嚴重時會嘔吐、痙攣後昏迷，甚至死亡。根部東莨菪鹼含量大，但不只根部，整株植物都含有東莨菪鹼，所以吃了葉子也會中毒，必須多加小心。

ロート（音為rou-to）是「莨菪」的日語發音。在中國莨菪原本是指茄科的莨菪（*Hyoscyamus niger*）的變種天仙子（*Hyoscyamus niger* var. *chinensis*）。而在日本，因為日本莨菪的中毒症狀很像莨菪，便拿莨菪這名詞來用了。

順帶一提，樂敦製藥股份有限公司的「ロート（ROHTO）」，則是取自當時調配出眼藥處方的眼科權威井上豐太郎醫師，在德國留學時代的恩師——羅斯蒙（August von Rothmund）博士的名字。

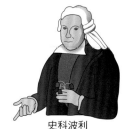

史科波利

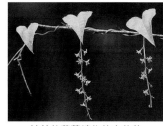

被其他藤蔓纏住的山萆薢

山萆薢也稱為「トコロ」。話雖如此，但這個日文也可用於薯蕷屬植物的總稱。漢字「野老」是將鬚根比喻為老人的鬍鬚。（攝影：日野 幸富）

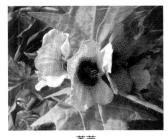

莨菪

所含成分的莨菪鹼（hyoscyamine）便是取自莨菪。以前葉子曾用作鎮痛、鎮痙藥。

莨菪根與西博德事件

據稱江戶時代四大眼科醫師之一，德川將軍御醫的眼科醫師——**土生玄碩**（Habu Genseki，1762-1848），造訪了當時遊歷日本，長崎出島的蘭館醫師——西博德（Philipp Franz von Siebold），拜託他分一些擴大瞳孔用藥的顛茄，一開始西博德很爽快地答應了。然而，這些顛茄很快便用盡，再次請西博德分一些時，他卻拒絕了。至於為何會拒絕，有好幾種說法。可能是西博德自己手邊的也用完了，還有其他說法則指西博德似乎期待著某種回報。所以土生將德川將軍御賜的葵紋服送給西博德，再次請託，結果西博德告訴土生：「日本有日本莨菪能代替顛茄。」後來土生便使用日本莨菪，成功地進行了當時劃時代的白內障手術，對日本眼科發展大有貢獻。

然而1828年，西博德即將回國之際，他的船遇上暴風雨，在長崎灣內觸礁。檢查行李時在其中發現禁止攜帶出國的日本地圖，將地圖送給西博德的幕府天文方書物奉行——高橋景保被逮捕後死於獄中。西博德也在1829年受到流放國外、禁止再入境處分。這就是所謂的**西博德事件**。同時，葵紋服跟著曝光，土生玄碩晚年也受到刑罰。土生玄碩身為堂堂幕府御醫享有榮華富貴，卻為了想得到藥物大膽觸犯國家禁忌，他對醫學的熱情實在值得敬佩。就這樣，莨菪根很不幸地成了擴大西博德事件的要因。

Scutellaria baicalensis

Scutellaria baicalensis Georgi

基原植物名稱：**黃芩**　基原植物英語名稱：Chinese Skullcap

新恩格勒：管狀花目　㊥Tubiflorae
克朗奎斯特：唇形目　㊥Lamiales

唇形科
新恩格勒：　㊥Labiatae
克朗奎斯特：　㊥Lamiaceae

黃芩屬　㊥*Scutellaria*
產地：中國（山西）、蒙古、韓國

開藍花的唇形科多年生草本植物，也是大家熟知的草木染染料。德川吉宗時從朝鮮引入種子，栽種於小石川養生所（現今的東京大學小石川植物園），為日本栽種之始。

夏季時，穗狀花序腋生，淡紫色～紫色長唇形花對生，筒部朝上。

葉為對生，幾乎無柄。葉身為披針形，銳頭，葉緣完整，有毛。

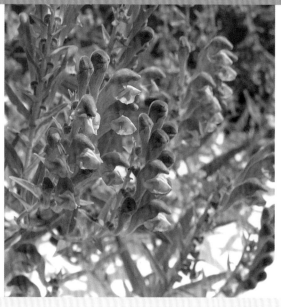

莖叢生，基部往側向延伸，上方直立分枝，整體有稀疏的毛。

使用部位：
根　生藥名稱 **黃芩**　㊥Scutellariae Radix　㊣Scutellaria Root

黃芩是黃芩（*Scutellaria baicalensis* Georgi [*Labiatae*]）去除周皮的根。本品定量時換算成生藥的乾燥物，含有黃芩苷（$C_{21}H_{18}O_{11}$：446.36）10.0%以上；**黃芩末**是黃芩的粉末。本品定量時換算成生藥的乾燥物，含有黃芩苷（$C_{21}H_{18}O_{11}$：446.36）10.0%以上。

生藥性狀　斷面也是黃色；味道微苦

栽種第2～3年秋季時挖出根部，去除周皮後晒乾，存放於通風、陰涼的場所或氣密容器中。色黃、長度長、質地堅硬、味苦為佳。外皮呈黃褐色，堅硬易折斷，斷面也呈黃色。幾乎沒有氣味，味道微苦。

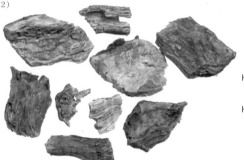

（×1）

根部整體為黃色～黃褐色、長10～20cm的圓錐形，質地略硬。

生藥切片放大圖（×2）
切面隨處可見帶點藍色，這是成分中類黃酮變色形成的，並不是發霉。

主要成分　**黃芩苷**　㊣baicalin

類黃酮：黃芩苷（baicalin）、黃芩素（baicalein）、漢黃芩苷（wogonoside）、漢黃芩素（wogonin）

確認試驗　①氯化鐵（Ⅲ）試液 ②TLC法

①取乙醚萃取物溶解於乙醇中，加入稀氯化鐵（Ⅲ）試液1～2滴，會呈灰綠色，然後變成紫褐色（漢黃芩素）
②取甲醇萃取物，以丁醇、水、醋酸混合液展開。均勻噴上氯化鐵（Ⅲ）甲醇溶液，會得到與黃芩苷一致的深綠色斑點。

主要藥效　**溫和腹瀉、利尿**

黃芩苷（baicalin）：緩和腹瀉、利尿、抗發炎、抗過敏作用等等。
萃取物：解熱、促進膽汁分泌、抑制胃液分泌、防止粥狀動脈硬化。

漢方處方　溫清飲、黃芩湯、黃連解毒湯、乙字湯

漢方中以消炎、解熱為目的，用於充血、胃部不適、腹瀉、腹痛等症狀。收錄於《神農本草經》中品。頻繁調配於漢方方劑中，常與柴胡等搭配使用。

類黃酮：**黃芩苷**（baicalin）
CAS No. 21967-41-9

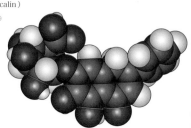

　　黃芩屬*Scutellaria*是拉丁語*Scutella*「小盾、小盤子」，將萼的形狀比喻成盤子來的。屬名由來的日語名稱タツナミソウ（印度黃芩、立浪草，*Scutellaria indica*），描寫其花的形狀「有如捲起的波浪」。

　　種名*baicalensis*則是取自黃芩原產地——位於俄羅斯的貝加爾地區（Baikal）。日本沒有自生的黃芩，但能在亞洲極東地區見到。根部所含成分黃芩苷（baicalin）也是取自貝加爾這個地名。順帶一

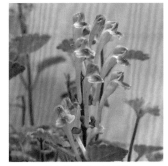

印度黃芩（立浪草）

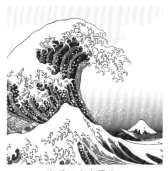

富岳三十六景之一
葛飾北齋作

提，貝加爾是突厥語系薩哈語（雅庫特語）中，bai「豐饒的」+kul「海洋、湖泊」（其他還有眾多說法）。貝加爾湖的生態系相當豐富，而且是世界上最深的湖泊，面積約有琵琶湖的五十倍之多，是個水量龐大的湖泊（據說保有了地表所有淡水的五分之一或二十分之一）。

　　英語baikal skullcap的skullcap「瓜皮帽」，是指整個貼合頭部的圓形帽子（skull是「頭蓋、顱骨」之意）。屬名*Scutellaria*的發想一樣，印度黃芩類植物的萼都很像頂小帽子。

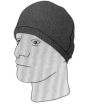

瓜皮帽的例子

　　從日語名稱「黃金花（コガネバナ）」會讓人想像花朵是黃色的，但其實黃芩的花是深藍色的。「黃金」指的是其根部，尤其是內部的顏色。說不定會有人認為，叫「黃金草（コガネグサ）」比較好吧？然而，黃金花這名字已經拿去給開黃色花朵的酢漿草（*Oxalis corniculata*）當別名了。

　　黃芩的「芩」指的正是黃金花，上面草字頭「艹」加上「今」形成的。而豬苓、茯苓（p.306）則是上面草字頭「艹」加上「令」，請小心別搞混了。黃芩再更細分，有新鮮、內部飽滿的子芩（或條芩、枝芩）；老根，內部空洞的枯芩（或宿芩）；切成片狀的片芩。

從貝加爾湖到博斯普魯斯海峽——土耳其民族大遷徙

伊藤 美千穗

　　看到前面解說所謂「貝加爾」是突厥語系薩哈語（雅庫特語）中「豐饒的海洋、湖泊」之意，或許會有人好奇，蒙古以北的湖泊名稱為什麼是突厥（土耳其）語系的呢？這種特別的原因在於土耳其語系民族遷移的歷史。土耳其這個國家如今位於亞洲與歐洲的交界處，然而，就民族上來說，本來是在貝加爾湖周邊地帶，花了數世紀的時間才遷徙到現在這個位置。事實上，土耳其語系民族跟日本人一樣，蒙古人種血緣濃厚，日本人許多嬰兒屁股上會出現藍色斑紋，也就是所謂的蒙古斑，似乎土耳其人嬰兒身上也很常見。那條民族大遷徙的通道上，也就是從中國橫跨到中亞的廣大範圍，到處都有土耳其語系人民的村

落，有如車輪輾過的痕跡殘留至今。他們沒有被政治的分界束縛，繼承著獨特的傳統，藥草方面的知識也富有土耳其語系的特色。所以實際上，土耳其鄉村中使用的藥草稱呼，與位於遙遠東方的烏茲別克東部山中村落完全相同。有關生藥的田野調查上，時常出現這類頗有深意的事實。

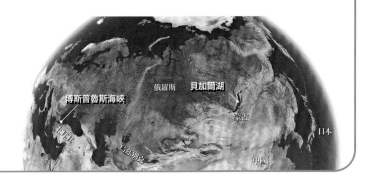

2014年度之使用量
約3.9t
●●○○○

基原植物學名：

Sesamum indicum

Sesamum indicum L.

基原植物名稱：**胡麻、芝麻**　基原植物英語名稱：benne [béni]、sesame [sésəmi]

新恩格勒：管狀花目　㊦Tubiflorae
克朗奎斯特：玄參目　㊦Scrophulariales

胡麻科　㊦Pedaliaceae

胡麻屬　㊦*Sesamum*
產地：非洲、印度、埃及

世界各地皆有栽種的一年生草本植物。黑芝麻、白芝麻、金芝麻成分上沒有差別，不過用於生藥的主要是黑芝麻。油脂比例最高的是白芝麻，所以麻油一般會用白芝麻製作。金芝麻最香，不太會出現在市面上，被視為珍寶。

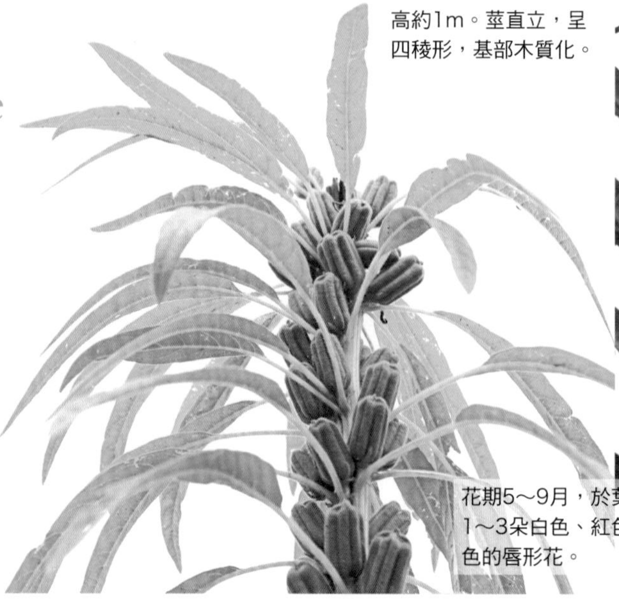

高約1m。莖直立，呈四稜形，基部木質化。

花期5～9月，於葉腋開1～3朵白色、紅色、紫色的唇形花。

葉為對生，上方偶有互生，通常為橢圓形或披針形，長5～15cm，尖頭，葉緣還算完整。

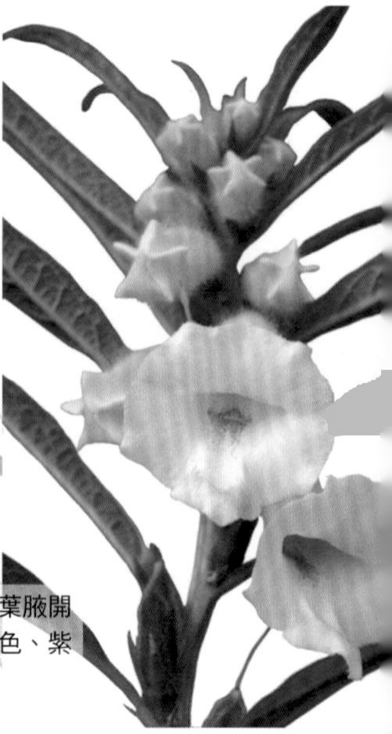

使用部位：種子　生藥名稱 胡麻、芝麻　㊦Sesami Semen　㊥Sesame

胡麻、芝麻是胡麻、芝麻（*Sesamum indicum* Linné [*Pedaliaceae*]）的種子。

生藥性狀　暗褐色～黑色，略為甘甜，油質狀

本品為卵形～扁錐形，長3～4mm，寬約2mm，厚約1mm。外皮呈暗褐色～黑色，很少見到淡褐色～褐色之物。用放大鏡看時，可見到邊緣有細小稜狀凸起。本品100粒質量為0.2～0.3g，沒有氣味，味道略為甘甜，帶點油質狀。

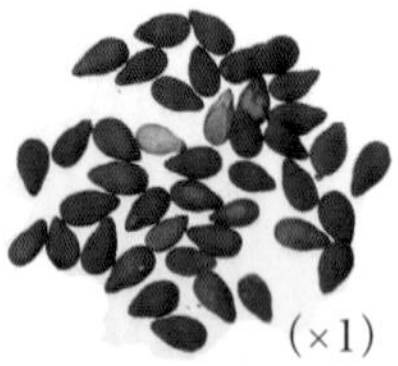

(×1)

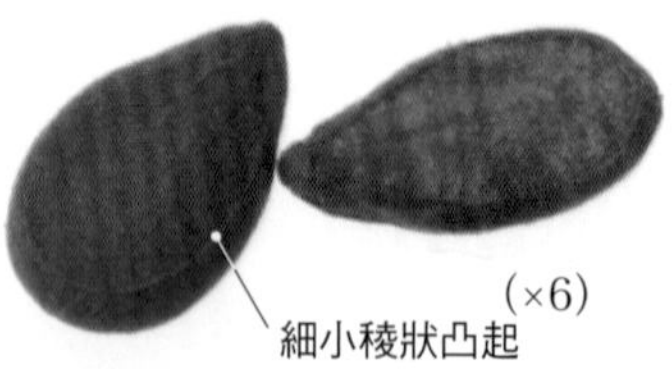

(×6)

主要成分　芝麻素　㊥sesamin

木酚素：芝麻素（sesamin）、芝麻木酚素（sesaminol）、芝麻林素（sesamolin）
脂肪酸：亞麻油酸（linoleic acid）、油酸（oleic acid）、棕櫚酸（palmitic acid）、硬脂酸（stearic acid）

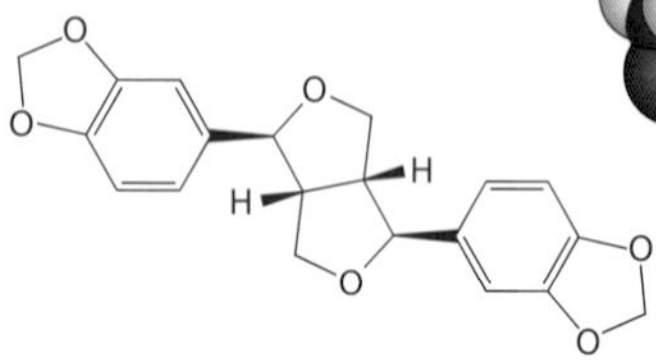

木酚素：**芝麻素**（sesamin）
CAS No. 607-80-7

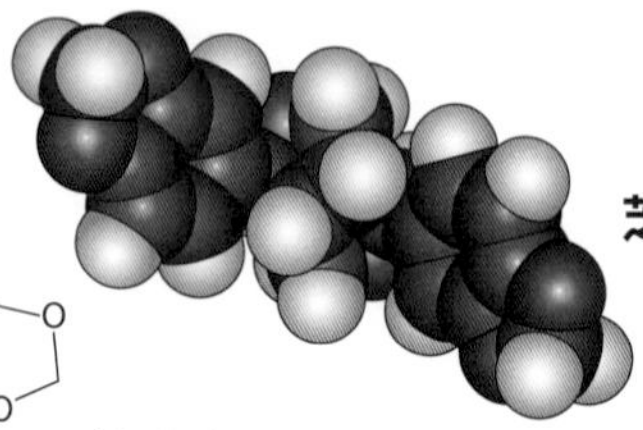

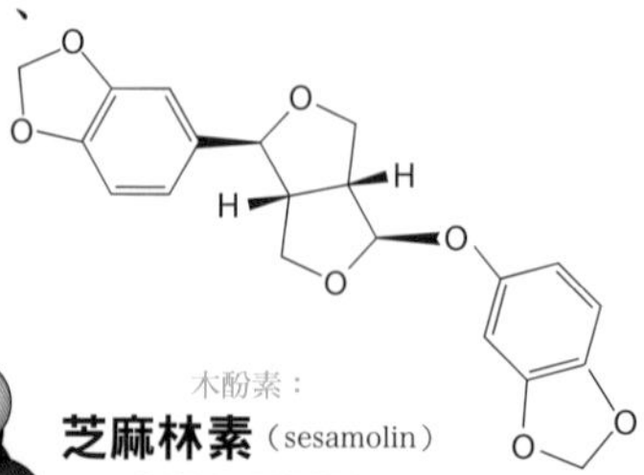

木酚素：**芝麻林素**（sesamolin）
CAS No. 526-07-8

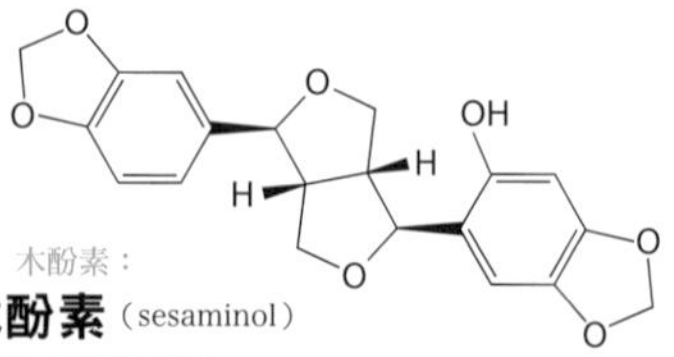

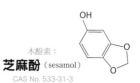

木酚素：**芝麻木酚素**（sesaminol）
CAS No. 74061-79-3

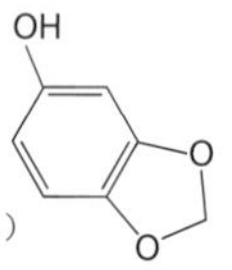

木酚素：**芝麻酚**（sesamol）
CAS No. 533-31-3

確認試驗　TLC法（稀硫酸，褐色）

取甲醇萃取液進行TLC法試驗。將1mg芝麻素溶解於甲醇5mL中，作為標準溶液。以正己烷、乙酸乙酯、醋酸（100）混合液（10：5：1）展開。在此薄層板均勻噴上稀硫酸，以105℃加熱5分鐘，可得到與標準溶液相同色調及Rf值之褐色斑點。

主要藥效　**滋養強身、解毒**

種子萃取物：降血糖作用。
木酚素：抗氧化、改善脂質代謝作用。

漢方處方　消風散

用於體質虛弱、病後、便祕、腰痛、挫傷、切割傷、美肌、預防落髮。收錄於《神農本草經集注》上品中。

成分解說 麻油與其他油類相比較不容易氧化。麻油有焙煎種子後再過濾的茶褐色「焙煎麻油」，和去除游離脂肪酸、脫色、脫臭，顏色淺的「胡麻沙拉油」。後者胡麻沙拉油含有較多賦予氧化安定性的芝麻木酚素（sesaminol），這是因為脫色的加熱製程中，部分芝麻林素（sesamolin）轉換成了芝麻木酚。雖說如此，但不含芝麻木酚的焙煎麻油氧化安定性也很高，可認為是用麻油油炸時，因為高溫使芝麻林素分解，產生了抗氧化物質芝麻酚。順帶一提，「麻油」也是藥局方收錄品項之一，等同於胡麻沙拉油。

　　胡麻屬*Sesamum*是希臘語σήσαμον「胡麻、芝麻」拉丁語化形成的。英語sesame也是衍生自此。

　　基原植物種名*indicum*是「印度的、印度產的」之意。話說回來，如今認為胡麻、芝麻是非洲原產，而印度則被認為是二次傳播的中心地。

　　胡麻科*Pedaliaceae*是取自胡麻科中的一屬——pedalium梯葉麻屬（pedalium意思為「梯子」，梯葉麻屬的植物上有鋸齒狀葉緣）。

　　生藥名稱**胡麻**的「胡」，表示站在中國的立場來看，這種麻是從西域傳入的。一般認為是經由絲路傳入中國。其他由西方傳入中國，名字取「胡」字的植物、生藥有「胡瓜（小黃瓜）」（p.49）、「柴胡」（p.51）、「延胡索」（p.99）、「胡椒」等等，數量眾多。

　　胡麻、芝麻自古以來便是我們唾手可得的食物，所以也衍生出不少日文諺語。煎烤過的芝麻倒進研缽研磨，會沾得到處都是，表「竭盡所能攀關係」，日語為**「胡麻を摺る」**。江戶時代中期有種流行的小點心，是在麵粉中加入芝麻，再讓點心膨脹起來，稱為「胡麻胴乱」，看起來大，裡面卻是中空的，所以有**「胡麻化す（誤魔化す，表虛有其表、蒙混之意）」**的說法。胡麻胴乱的「胴乱」，是用皮或布做成四角形、掛在腰部的容器，可以裝印章、藥物、子彈等等，既然是容器，當然裡面要中空的才行（「誤魔化す」的由來還有別的說法）。

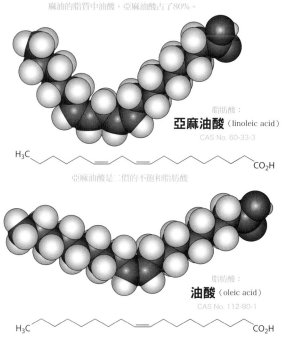

麻油的脂質中油酸、亞麻油酸占了80%。

脂肪酸：
亞麻油酸（linoleic acid）
CAS No. 60-33-3

亞麻油酸是三價的不飽和脂肪酸

脂肪酸：
油酸（oleic acid）
CAS No. 112-80-1

油酸是一價的不飽和脂肪酸

「芝麻開門！」為什麼選「芝麻」一詞？

　　《一千零一夜》中有個「阿里巴巴與四十大盜」的故事，要打開祕密洞窟的門扉，必須唸出有名的咒語「芝麻開門」。不過，為什麼選「芝麻」一詞？有說法指**因為芝麻的果實飽滿成熟時，會像鳳仙花的果實一樣彈射開來**，或許因此當作打開塞滿寶藏洞窟時的咒語了吧。阿拉伯語的原文中，芝麻是simsim。實際上，再繼續回溯英語sesame與希臘語σίσαμον，可認為是起源自塞姆語（相關詞語有古敘利亞語「shamash-shamu」、後期巴比倫語「shawash-shammu」、希伯來語「shumshum」）。果然塞姆語系之一的阿拉伯語simsim也是同源詞（希伯來語的sh子音有許多對應到阿拉伯語s的例子，阿拉伯語的「芝麻開門」是 افتح يا سمسم **Iftah ya simsim**其音近「伊府塔（打開！命令形） 呀—（呼聲） 西姆西姆（芝麻）」，也有可能單純音調唸起來適合才選了「simsim」這詞。

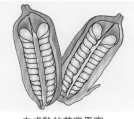

未成熟的芝麻果實
成熟後最終果皮會裂開，裡面的種子便會四處飛散。

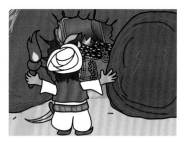

說點小知識，像阿拉伯語和希伯來語這種塞姆語中，有三個子音構成的動詞「字根」，接上母音、字首或字尾，便形成了名詞、形容詞、動詞的活用形。「Iftah ya simsim」中simsim的字根是由Sh、M、N三個子音構成，具有「油、脂肪、肥胖」的概念。此外，Iftah是由P、T、H這3個子音形成，具有「打開」的意思。可見於聖經中諾亞的兒子雅弗（Japheth，在開拓的寬廣土地上開枝散葉）、耶弗他（Jephthah、Jephtha、Jephte，「（神）為其開闢」之意）、「以法大！」（耶穌對著聾子的耳朵說「開了吧！」的詞，〈馬可福音〉7:34）。

2014年度之使用量
約130t
●●●●○

基原植物學名：

Sinomenium acutum

Sinomenium acutum Rehder et Wilson

基原植物名稱：**漢防己** 基原植物英語名稱：Orient Vine [kɔ́stəs]

毛茛目 [拉]Ranunculales

防己科 [拉]Menispermaceae

漢防己屬 [拉]*Sinomenium*

產地：日本

生長於樹林中的防己科藤蔓性落葉樹。基本上是雌雄異株，但偶爾會有雌雄同株。在中國會拿防己科近緣的廣防己（*Aristolochia fangchi*）來當防己，而非漢防己。廣防己含有馬兜鈴酸，會引起嚴重的腎臟疾病（關於馬兜鈴酸請參考p.37）。

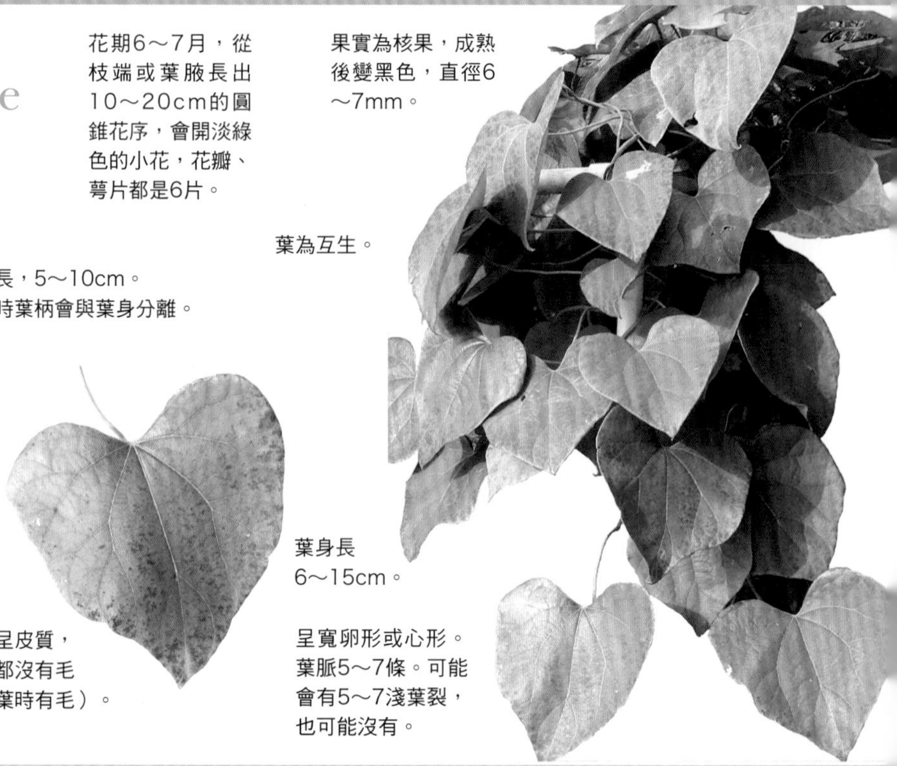
花期6～7月，從枝端或葉腋長出10～20cm的圓錐花序，會開淡綠色的小花，花瓣、萼片都是6片。
果實為核果，成熟後變黑色，直徑6～7mm。
葉為互生。
葉柄長，5～10cm。
落葉時葉柄會與葉身分離。
葉身長
6～15cm。
薄且呈皮質，
兩面都沒有毛
（嫩葉時有毛）。
呈寬卵形或心形。
葉脈5～7條。可能
會有5～7淺葉裂，
也可能沒有。

使用部位：莖 生藥名稱 防己 [拉]Sinomeni Caulis et Rhizoma [英]Sinomenium Stem and Rhizome

防己是漢防己（*Sinomenium acutum* Rehder et Wilson [*Menispermaceae*]）的藤蔓性莖及根莖，一般會橫切。

生藥性狀 圓形～橢圓形；無氣味，味苦

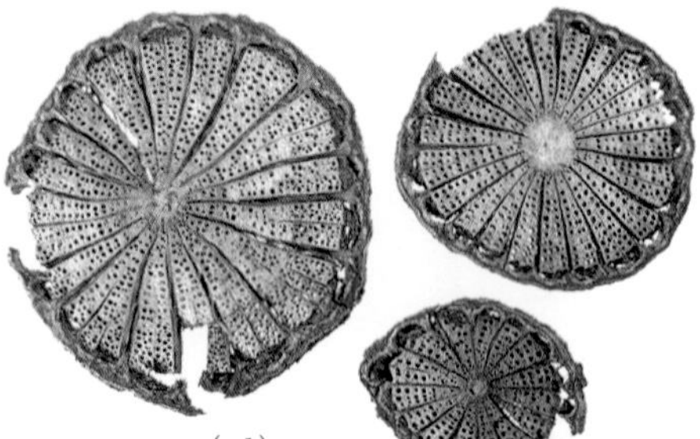

(×1)

圓形～橢圓形。橫切面的皮質部為褐色，側面有暗灰色縱溝與疣狀凸起。幾乎沒有氣味。味苦。採收粗大的藤蔓，切成圓片晒乾。小心別混入異物，裝入密閉容器，存放於乾燥的場所。
橫切面呈暗褐色有菊花紋理，也就是明顯導管的為佳。

主要成分 青藤鹼 [英]sinomenine

生物鹼：青藤鹼（sinomenine）、雙青藤鹼（disinomenine）、異青藤鹼（isosinomenine）、四氫表小檗鹼（sinactine）、土藤鹼（tuduranine）、木蘭花鹼（magnoflorine）等

確認試驗 碘化鉍鉀試液，橙黃色

熱稀醋酸萃取物中加入碘化鉍鉀試液，馬上產生橙黃色沉澱（青藤鹼）。

主要藥效 鎮痛

青藤鹼：抑制中樞神經、降血壓、鎮痛、抗發炎作用。
熱水萃取物：增加白血球作用及抗過敏作用。

漢方處方 疏經活血湯、防己黃耆湯

漢方中針對下半身浮腫、關節水腫、腹水，以利尿為目的；針對關節痛、風濕性關節炎，是以鎮痛為目的使用。

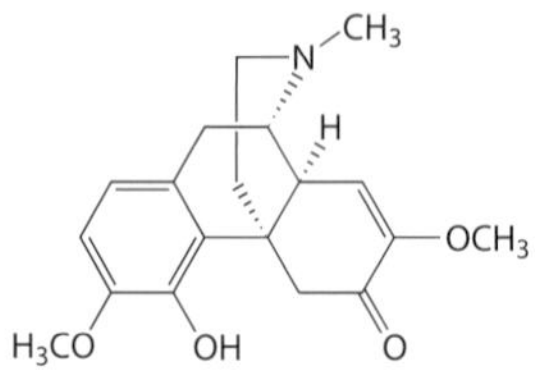
N
CH3
H
OCH3
H3CO
OH
O

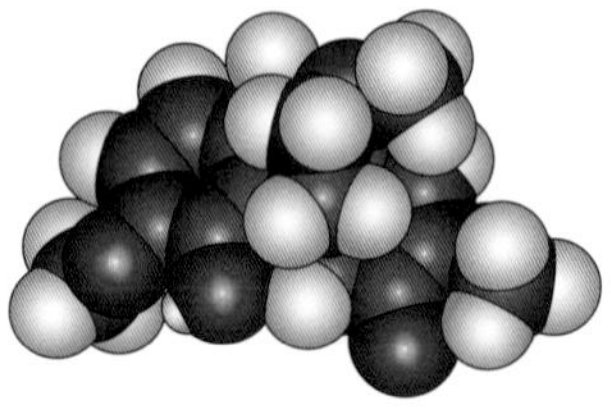

生物鹼：**青藤鹼**（sinomenine）
CAS No. 115-53-7

成分解說 日本藥局方修正第15版為止防己的英語名稱是Sinomenium Stem，不過從修正第16版之後便改為Sinomenium Stem and Rhizome，加上了Rhizome根莖（從修正第15版之前的拉丁語是就是SINOMENI CAULIS ET RHIZOMA）。防己的有效成分是青藤鹼，不僅長好的漢防己莖有，根莖含量也很多。

漢防己屬**Sinomenium**是拉丁語字首sin(o)-「中國的」，接上希臘語μήν「月亮」形成的。後半來自科名Menispermaceae「防己科」。

防己科**Menispermaceae**是蝙蝠葛屬（*Menispermum*）後接表示「科」的字尾-aceae形成的。蝙蝠葛屬是希臘語μήν「月亮」＋σπέρμα「種子」，也就是「半月狀種子」之意，因為果實的核為馬蹄形（半月形）。蝙蝠葛（*Menispermum dauricum*）在中國同樣也有人認為屬於「漢防己」。

種名*acutum*是拉丁語形容詞acutus「尖銳的」的中性形，因為葉尖尖銳。英語acute「急性的」也是衍生詞。

日語名稱**オオツヅラフジ**也簡稱ツヅラフジ。就如ツヅラ（葛籠）之名，自古以來便會拿漢防己的藤蔓來編成籠子或葛籠。ツヅラ跟「フジ（藤）」原本同樣都是指「つる（藤蔓）」性的植物。漢防己另外還有アオカズラ、アオツヅラ、ツタノハカズラ等別名。

順帶一提，同為防己科的木防己（*Cocculus trilobus*，別名：カミエビ）跟漢防己相當類似。不同的點在於漢防己的藤蔓跟葉子沒有毛，而木防己的有，且葉柄比漢防己短了1～3cm。木防己的根稱為**「木防己」**或**「土木香」**，以前還是會用於民間藥物中。木防己的種名*trilobus*是「3片小葉的、葉子有3淺裂的」之意，但葉子形狀有3淺裂的植物很多，而且就如藤蔓植物常見的情況，葉形有各種變異，沒有切痕的卵形葉也不少。

日語名稱**防已**，有個「已（停止、制止）」字，意為防止、制止敵人；若以中文來說，寫為「防己」，則可認為是保護「自己」的意思。

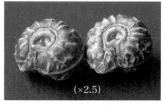

（×2.5）

木防己的種子

防己科的蝙蝠葛種子是半月形，而木防己的種子，則會讓人聯想到卷貝、菊石化石，或捲起來的毛蟲，形狀獨特。（攝影：大岩 千穗子）

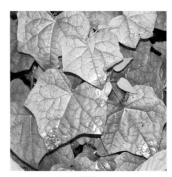

蝙蝠葛的葉子

蝙蝠葛取自其葉子會讓人聯想到張開翅膀的蝙蝠。（攝影：青木 繁伸）

防已與防己

日本傳統醫學的漢方根源起於古代中國，所以日本與中國傳統醫學中使用的生藥類彼此很類似，也有很多名稱完全相同或雷同的。然而，名稱相似性高的生藥並不一定是相同基原，很多生藥都是同名異物。比方說日本的**防已**，相同的生藥在中國稱為「青風藤」，根據《中國藥典2015》，名字雷同的**防己**則是以不同植物（*Stephania tetrandra*，粉防己）為基原的生藥。

此外，漢字「已己巳」長相類似，也偶爾會混合使用，以下是一些整理：

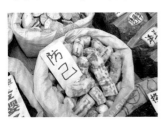

在中國販售的防己

已　吳音、漢音「イ」，訓讀「すでに、やむ、やめる」。
　　象形字，指用於鋤頭的彎曲木頭。
　　跟「以」起源相同。
　　例：「已然形（いぜんけい）」

己　吳音「コ」，漢音「キ」，訓讀「おのれ」。
　　例：「自己（じこ）」、「知己（ちき）」、「克己（こっき）心」。
　　此外「つちのと」也指十天干的第6個。

巳　吳音「ジ」，漢音「シ」，訓讀「み」。
　　據說是蛇或胎兒的象形字。
　　例：巳年（みどし），巳＝十二地支的第6個「蛇」。

2014年度之使用量
約15t
●●●○○

基原植物學名：

Smilax glabra [smáilæks]

Smilax glabra Roxburgh

基原植物名稱：**光葉菝葜** 基原植物英語名稱：China Root

百合目 新恩格勒：[拉]Liliflorae
克朗奎斯特：[拉]Liliales

新恩格勒：**百合科** [拉]Liliaceae

克朗奎斯特：**菝葜科** [拉]Smilacaceae

※菝葜科日語為「シオデ科」，也稱為「サルトリイバラ科」。

菝葜屬 [拉]*Smilax*

產地：中國（廣東）

原產於中國的菝葜屬藤蔓植物。雌雄異株。別名土茯苓。從中國進口的山歸來是光葉菝葜，別名「唐山歸來」，以「土茯苓」之名進口。雖然山歸來外觀跟茯苓有點類似，但茯苓是真菌類，在植物學上是完全不同的分類。

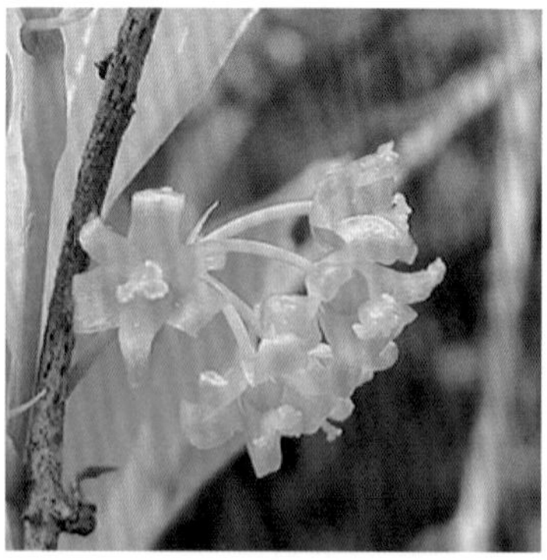

夏季時，繖形花序腋生，開許多白色小花。液果為球形。

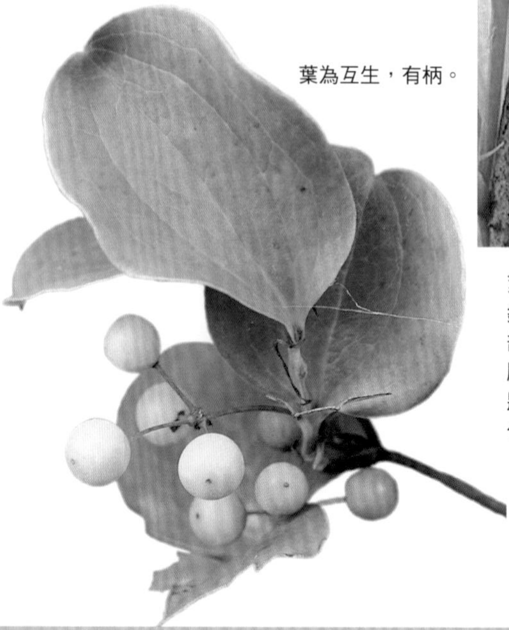

葉為互生，有柄。

葉身厚實，呈長圓形～長圓披針形，葉緣完整，漸銳頭，基部為圓角。有3～5條縱走葉脈，小脈為網狀。葉柄略呈翼狀，從側面長出卷鬚（托葉變化而來）。

本頁的圖是菝葜。

使用部位：塊莖 生藥名稱：土茯苓、山歸來 [拉]Smilacis Rhizoma [英]Smilax Rhizome

土茯苓、山歸來是*Smilax glabra* Roxb.（*Liliaceae*）的塊莖；**土茯苓末、山歸來末**是土茯苓、山歸來的粉末。

生藥性狀 到處皆有疣狀；略有氣味，幾乎無味

隨時都可採收。去除塊莖上的鬚根，洗淨泥沙後晒乾，或氽燙後用小火烤乾。

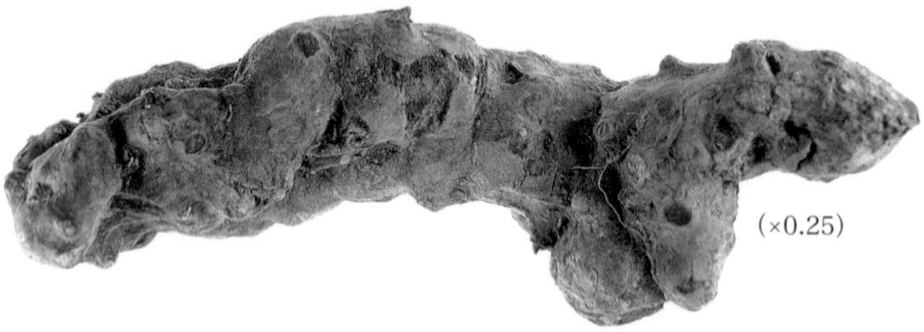

(×0.25)

壓扁的不規則圓柱形。外皮呈帶灰黃褐色～黃褐色，上頭四處有疣狀的莖部殘基。略有氣味，幾乎無味道。

主要成分 落新婦苷 [英]astilbin

類黃酮：落新婦苷（astilbin）

皂苷類：菝葜皂苷A、B（smilax saponin A、B，薯蕷皂素的醣苷）

主要藥效 解毒

水萃液：大鼠經口投予中促進乙醇消失。

主要用途 解毒藥

用於慢性皮膚病的排膿解毒、改善體質或解毒藥物。

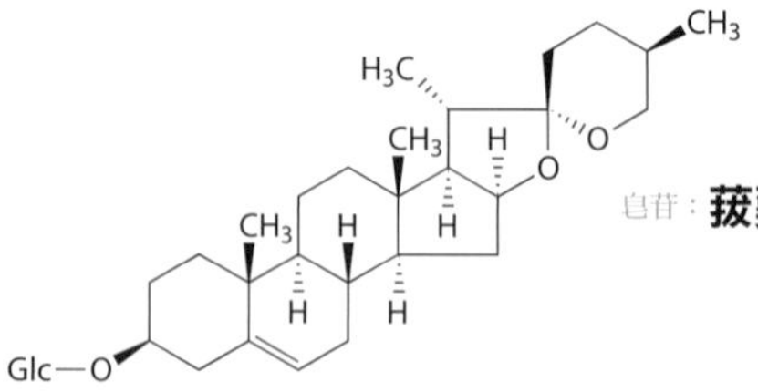

皂苷：**菝葜皂苷**（smilax saponin）
CAS No. 512-04-9

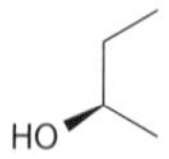

※若結構如左所示，則變成菝葜皂苷的醣苷配基——薯蕷皂素。

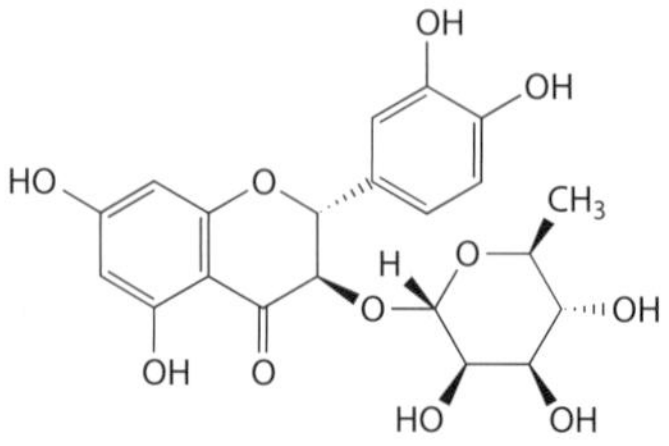

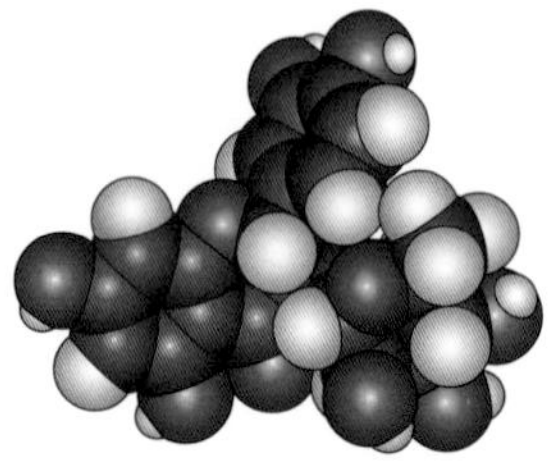

類黃酮：**落新婦苷**（astilbin）
CAS No. 29838-67-3

　　菝葜屬*Smilax*源自古希臘語σμîλαξ，而關於這指的是何種植物，會隨文獻不同解釋各異：

（1）同為菝葜屬的穗菝葜（*Smilax aspera*），或旋花科旋花屬的田旋花（*Convolvulus arvensis*），英語bind weed，兩者都是藤蔓植物。

（2）紅豆杉科紅豆杉屬的東北紅豆杉（*Taxus cuspidata*），英語yew tree。

（3）殼斗科麻櫟屬的冬青櫟（*Quercus ilex*），英語holm oak。

　　屬名有可能源自梵語mah「成長」，或阿卡德語melu「高的、爬升」，說不定是表示穗菝葜或菝葜的藤蔓會「爬」到「高處」。此外在別的說法中，也有指源自希臘語σμίλη「刀子、雕刻用的鑿子」（因為多刺，經過菝葜叢時會割傷身體）。屬名語源的烏蘇里山馬薯（牛尾菜，*Smilax riparia* var. *ussuriensis*）為自生於日本山野的藤蔓植物。順帶一提，園藝中若提到Smilax（smilax asparagus），則是指闊葉武竹（*Asparagus asparagoides*）這種百合科天門冬屬的藤蔓植物。天門冬屬的植物大多有刺，由莖變化而成的擬葉有如細針且繁盛，不過闊葉武竹是普通的圓形葉，沒有刺，經常用於婚禮捧花中。

　　種名*glabra*是拉丁語「沒有凹凸不平、光滑的」之意的形容詞（陰性形）。光葉菝葜沒有菝葜那種刺。

　　日語名稱ケナシサルトリイバラ意思是沒有毛（ニケナシ）的菝葜（*Smilax china*）。菝葜會靠著卷鬚攀上其他樹木的枝條，裏上帶刺的莖，所以取名為「連猴子（サル）都會被勾住（トリ）的荊棘（イバラ）」。日本的菝葜葉子以前曾用來包裹麻糬或糰子，所以也有マンジュウシバ的別名。

　　菝葜在新恩格勒分類體系屬於百合科Liliaceae（有關語源請參考→p.235「黃精」），但是克朗奎斯特分類體系下，則因為菝葜跟其他百合科植物的葉子形狀差異太大，所以從百合科獨立出來，另屬菝葜科Smilacaceae。

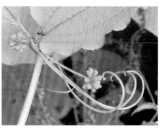

烏蘇里山馬薯
生長於山野的藤蔓植物。藤蔓是托葉變形的卷鬚，會纏上其他樹木。
（攝影：野津 貴章）

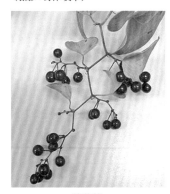

穗菝葜
菝葜屬的*Smilax aspera*。秋季時會長出紅色液果。

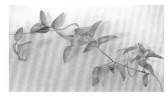

闊葉武竹（Smilax）
闊葉武竹（クサナギカズラ）的名字跟天門冬、武竹（クサスギカズラ）很像，容易搞混。為什麼明明不是菝葜屬Smilax的植物，卻要叫*Smilax*呢？因為以前闊葉武竹是分在菝葜屬之下。

從山中歸來的是誰？——「山歸來（土茯苓）」的由來

　　山歸來的由來有幾個版本：

①很久以前，有個生了重病的**老婆婆**被丟在山上（也就是姥捨山？），吃了菝葜根部恢復健康，自己從山中歸來了。

②很久以前，有個得到淋病（或梅毒）的**年輕人**被丟在山上，靠著菝葜根部痊癒，從山中歸來。據說古早時候，認為得到這種性命的人無法治癒，會將其拋棄。

③很久以前，有個**在山上生了病的人**，靠著菝葜根部痊癒，平安從山中歸來。

　　無論哪種說法，都取其健康地**從山中歸來**為名。

　　在日本可用菝葜代替光葉菝葜使用，也多稱菝葜為「山歸來」。話雖如此，但日本藥局方中「山歸來」的基原植物是取自中國產光葉菝葜（*Smilax glabra*）的**土茯苓**。

基原植物學名： **Sophora flavescens**

Sophora flavescens Aiton

基原植物名稱： **苦參**　　基原植物英語名稱：Lightyellow sophora

新恩格勒：薔薇目　　🄛Rosales

唇形科　新恩格勒：　🄛Leguminosae
　　　　　克朗奎斯特：🄛Fabaceae

苦參屬　　　🄛Sophora

產地：中國、韓國、日本（長野）

高80～150cm。

花期為6月，總狀花序，淡黃色蝶形花會開在穗上。

自生於草原的豆科多年生草本植物。 苦參的自生地逐漸減少，以苦參為食的蝴蝶——大琉璃欣灰蝶九州亞種（*Shijimiaeoides divinus asonis*）也逐漸減少，被指定為瀕危物種。

會長出許多莢果，呈凹凸有頸的圓柱形。前端長且尖。

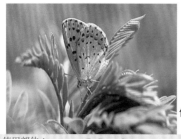

多年生草本植物。莖叢生，全株有細毛。葉為互生，有柄，奇數羽狀複葉，小葉13～21枚，呈卵形～披針形，銳頭。

停在苦參上的大琉璃欣灰蝶九州亞種。
（攝影：柳田 恆一郎）

使用部位： **根**　生藥名稱 **苦參**　🄛Sophorae Radix　🄔Sophora Root

苦參是苦參（*Sophora flavescens* Aiton ［*Leguminosae*]）的根，通常會去除周皮；苦參末是苦參的粉末。

生藥性狀　一咬很硬，有殘留性苦味

圓柱狀，外皮呈暗褐色～黃褐色，有明顯縱向紋路與短橫紋狀的皮孔。去除周皮的苦參為淡褐色，表面微帶纖維性。僅有些許氣味，咬下碎片很硬，有殘留性苦味。7～9月時挖出根部，水洗乾淨後晒乾，去除鬚根及外皮。切小塊晒乾，充分乾燥後，放入密閉容器保存。內部扎實、極苦為佳。

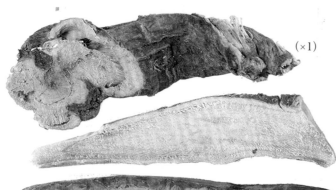

（×1）

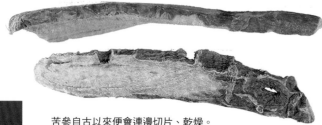

苦參自古以來便會連邊切片、乾燥。

主要成分　**苦參鹼**　🄔matrine

生物鹼：苦參鹼（matrine）、氧化苦參鹼（oxymatrine）、槐醇（sophoranol）、臭豆鹼（anagyrine）等

類黃酮：苦參醇（kurarinol）、苦參啶醇（kuraridinol）、苦參酮（kurarinone）等

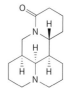

生物鹼：**苦參鹼**（matrine）

CAS No. 519-02-8

確認試驗　**碘化鉍鉀試液**

取熱稀醋酸萃取液，加入碘化鉍鉀試液時，會立即產生橙黃色沉澱。

主要藥效　**抗發炎、抗潰瘍**

苦參鹼：藉由解熱及抑制血管舒縮中樞神經，表現出具降血壓作用。此外也有抗壓力性潰瘍之作用。

氧化苦參鹼：抗損傷作用、抑制胃液分泌作用、抑制中樞神經作用。

漢方處方　消風散、苦參湯

漢方中用於解熱、利尿、驅蟲之目的。作為苦味健胃藥、消炎止瀉藥。有劇烈搔癢的皮膚病（頑癬、足癬、糜爛）患者則取煎液外用。若煎煮後當胃藥服用，服用過量會中毒。

苦參毒性強，所以應避免作為民間用藥。

苦參屬*Sophora*最初是林奈替豆科植物——苦豆子（*Sophora alopecuroides*）取的屬名，轉用了該植物的阿拉伯語名稱sophera（sufayra），所以有「如蝴蝶般的」之意（從花的形狀來看）。苦參屬的植物中有槐樹（*Sophora japonica*），經常可見於行道樹的喬木樹種，將其花蕾乾燥後，便是稱為「槐花」的生藥（不在日本藥局方內）。槐花有止血作用。相對於槐樹是木本植物，苦參是草本植物，所以苦參也有「クサエンジュ（草槐）」的別名。此外，以前會將苦參乾燥的葉子放入便壺趕走蛆（ウジ虫），所以也有「ウジゴロシ（殺蛆）」的別名。不僅如此，苦參也用於驅蟲藥中（驅除蛔蟲的內服藥）。

種名*flavescens*是拉丁語「類似黃色的」之意，因為苦參開淡黃色的花。*flavescens*衍生自拉丁語flavus「黃色的」，英語名稱Lightyellow sophora也是此意。

有關薔薇目Rosales的語源請參照p.254「營實」。

成分之一的苦參鹼（matrine）便是取名自苦參的別名「マトリグサ」。苦參的舊名「末比里久佐（まいりぐさ）」，也就是苦到讓人服輸的「參り草（まいりぐさ）」；也有人說是マイリグサ誤傳成マトリグサ來的。因此，即使苦參鹼很類似英語的matrix「行列、矩陣、母體」，語源上也是毫無關係。

基原植物日語名稱クララ，乍看之下或許有人會認為是外來語（音樂家舒曼的妻子也叫Clara（クララ），不過這是取自這種草味道苦到會讓人頭暈目眩，所以稱為眩草（くららぐさ），完全是來自日語。

之所以稱為苦參，是因為根部有苦味。此外，其根部也有人說很像（藥用的）人參（然而就植物學來說，繖形目的人參與薔薇目的苦參並非近緣種）。此外，另有說法指古代「參」字寫作苦參、苦浸，取其「藥效逐漸浸滲」，也就是逐漸滲入之意。不僅如此，還有取其根部成長緩慢的說法。

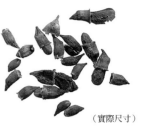

（實際尺寸）

槐花（槐樹的花蕾）
Sophorae Flos

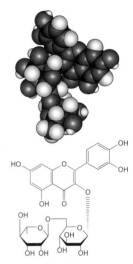

芸香苷

槐花、木犀科連翹（p.132）或蕎麥中也含有的類黃酮醣苷。芸香苷有收縮毛細血管的作用，用作止血藥。其配糖苷基原為槲皮素（quercetin），跟芸香苷同為大家熟知的黃色色素。因為從芸香（*Ruta graveolens*）中發現這種化合物，便取了芸香苷（rutin）這名稱（請參照p.127）。

豆科花朵的特徵

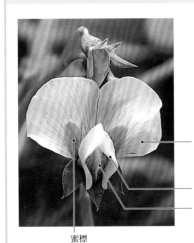

蜜標

豆科花朵的構造

苦參屬*Sophora*是取自其花朵形狀像蝴蝶。豆科豆亞科植物花朵最大的特徵正是這種花的形狀，稱為**蝶形花**（butterfly-like flower）。蝶形花由5枚花瓣組成。

旗瓣（1枚）
英語：vexillum、standard、flag

翼瓣（2枚）英語：ala、wing

舟瓣（龍骨瓣）（2枚）
英語：carina、keel
分類為離瓣、左右對稱的花冠。

蝶形花的旗瓣與翼瓣根部有蜜腺。翼瓣與龍骨瓣的基部很細，來吸蜜的昆蟲若停在翼瓣上，便會呈受不了重量下垂，露出花藥與柱頭，花粉就沾上昆蟲腹部，設計精巧。大片醒目的旗瓣上，則有引領昆蟲到花蜜處的**蜜標**（nector guide）圖樣，附著於基部。

Strychnos nux-vomica

Strychnos nux-vomica L.

基原植物名稱：**馬錢、番木鱉**　基原植物英語名稱：Nux Vomica、Strychnine tree

龍膽目　　⑱Gentianales

馬錢科　⑱Loganiaceae

馬錢屬　　⑱*Strychnos*

產地：印度、東南亞

自生於印度到澳洲北部熱帶地區的常綠喬木。運動競技中，馬錢子所含的「番木鱉鹼」（strychnine）是禁藥，根據禁藥規定不准使用。

液果為球形，成熟果實的外皮呈黃褐色，硬且脆，果肉柔軟呈白色，內藏圓板狀種子3～8個。

葉為對生，有柄。葉身為寬橢圓形，葉緣完整。有明顯的三行脈（葉身基部分出3條主脈）。

聚繖花序頂生，開帶綠白色的小朵管狀花。

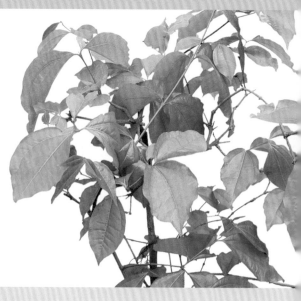

使用部位：

種子　生藥名稱 馬錢子　⑱Strychni Semen　㊤Nux Vomica

馬錢子是*Strychnos nux-vomica* Linné（*Loganiaceae*）的種子。本品換算為乾燥之物定量時，含有番木鱉鹼（$C_{21}H_{22}N_2O_2$：334.41）1.07%以上；**馬錢子萃取物**是取馬錢子粗末1000g，用正己烷脫脂後，加入作為第一浸出劑的乙醇750mL、醋酸10mL、以及純水或純水（分裝）240mL混合液，另外以70vol%乙醇為第二浸出劑，根據濾過法浸泡，混合所有浸出液，按照以下萃取製劑製法製成乾燥萃取物。不過，70vol%乙醇可用適量乙醇、純水或純水（分裝）製成替代。定量時含有番木鱉鹼6.15～6.81%；**馬錢子萃取物散劑**是取馬錢子萃取物100g，加入純水或純水（分裝）100mL，邊加熱邊軟化，冷卻後緩緩加入澱粉、乳糖水合物或其混合物800g攪拌，盡量以低溫乾燥，適量追加使其均勻，製成粉末。定量時含有番木鱉鹼0.61～0.68%；**馬錢子酊劑**是取馬錢子粗末1000g＋適量70vol%乙醇＝總量1000mL以上，根據酊劑製法製成。不過70vol%乙醇可用適量乙醇、純水或純水（分裝）製成替代。定量時含有番木鱉鹼0.097～0.116w/v%。

生藥性狀　極硬；苦味重，有殘留性

將採收成熟的果實泡在水中，使種子分離出來，晒乾。圓盤狀，外皮呈淡灰黃綠色～淡灰褐色。從中心部分到周圍密集覆蓋著有光澤的伏毛。兩面的周圍與中央微微隆起，周圍某處有個點狀的珠孔。極度地硬。苦味重，有殘留性。

主要成分 番木鱉鹼 ㊤strychnine

吲哚生物鹼（indole alkaloid）：番木鱉鹼（strychnine）、馬錢子鹼（brucine）、番木鱉次鹼（vomicine）

環烯醚萜（iridoid）：馬錢苷（loganin）

確認試驗 ①硝酸②重鉻酸鉀（potassium dichromate）溶液

①用氨水及氯仿萃取，萃取液加熱去除大部分氯仿，加入稀釋過的硫酸，在水浴上加熱，直到氯仿的氣味消失。冷卻後過濾，加入硝酸時，液體會呈紅色（馬錢子鹼）。
②殘餘的液體＋重鉻酸鉀溶液靜置1小時→橘色沉澱。將此沉澱液溶解於水中＋硫酸5滴→硫酸層為紫色，馬上變成紅色～紅褐色（番木鱉鹼）。

主要藥效 興奮中樞神經

番木鱉鹼、馬錢子鹼：興奮中樞神經、促進腸胃機能，也有人當作食慾增進劑服用，但馬錢子一個種子便含有接近致死量的番木鱉鹼、馬錢子鹼，中毒時會引起全身肌肉僵直性痙攣。

漢方處方 苦味健胃藥、番木鱉鹼硝酸鹽製造原料

促進腸胃機能、食慾增進劑。作為番木鱉鹼硝酸鹽（中樞神經興奮藥）的製造原料。

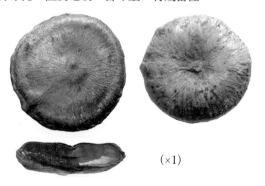

（×1）

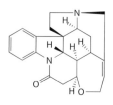
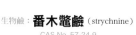

生物鹼：**番木鱉鹼**（strychnine）
CAS No. 57-24-9

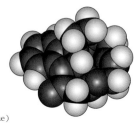

　　馬錢屬*Strychnos*源自希臘語σρύχνος，這個詞跟στρύχνον在古希臘語中是指好幾種茄科的植物：

① 酸漿、燈籠草（*Physalis alkekengi*）

② 龍葵（*Solanum nigrum*）

③ 曼陀羅、番曼陀羅（*Datura stramonium*）

④ 印度人參、南非醉茄、睡茄（*Withania somnifera*）

　　然而，以上植物皆不屬於馬錢屬，共通點卻是都含有生物鹼，是眾所周知的毒草或藥草。林奈不用這些植物，而是用了希臘語當作馬錢的名稱。從屬名衍生出成分之一——Strychnine「番木虌鹼」的名稱。

　　種名*nux-vomica*是拉丁語nux「核桃、堅果」＋vomica「嘔吐」，據說意為「會引起嘔吐的堅果」。vomica可認為是源自拉丁語動詞vomo「嘔吐」，英語vomit「嘔吐」也是衍生詞（→請參照p.66「吐根」）。馬錢傳入歐洲時是由林奈命名，時至今日，則認為馬錢既沒有催吐作用，也沒有鎮吐作用。日本的江戶時代則用作殺鼠劑。

　　日語名稱マチン（馬錢），據說是取自種子很像馬的「連錢」，也就是馬鈴的模樣；或者很像錢幣中央開了洞並列的「連錢馬」圖樣。順帶一提，金錢薄荷（*Glechoma hederacea* var. *grandis*）的葉子形狀類似圓圓的錢幣，一個接一個像要把莖蓋住，所以別名也稱為「レンセンソウ（連錢草）」。

　　日語ホミカ源自vomica的德語發音近「佛米卡」。歐洲語言中v的發音變化很多，若是古典拉丁語會變成音近「窩米卡」，英語的話音近「V喔米卡」，西班牙語則是音近「波米卡」。

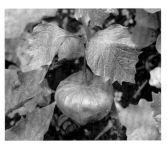

酸漿、燈籠草的果實
果實是花萼連接起來形的袋狀，成熟後變紅色。英語也稱為「Chinese Lantern（中國燈籠）」。

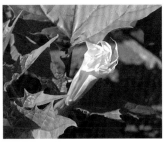

曼陀羅的果實

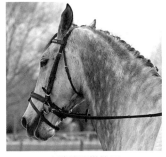

有連錢圖樣的馬

番木虌鹼、奎寧與伍德沃德

　　馬錢子成分的番木虌鹼（strychnine）與**奎寧**（quinine）同樣既是毒也是藥，且相當苦，容易讓人混淆，但是其基原植物以及藥理都不一樣，是兩種完全不同的化學物質。

　　奎寧是茜草科金雞納樹屬中，被稱為**金雞納**（quina）的好幾種樹皮所含的生物鹼，也是通寧水的苦味成分、瘧疾的特效藥，也是大家熟知的解熱劑。不僅如此，如今在生理學中，奎寧也是用於調查苦味的標準物質。

　　順帶一提，奎寧的英語是quinine [kwini:n]；番木虌鹼是strychnine [striknin]。

　　首次全合成奎寧成功的是美國的有機化學家**伍德沃德**（R.B. Woodward, 1917-1979）及共同研究者W.E.多林。只不過伍德沃德他們進行的是到中間物質的合成？或者完整的全合成？現在依舊見解分歧。其實伍德沃德不僅首次全合成奎寧成功，他也首次成功全合成番木虌鹼、可體松（cortisone）、葉綠素（chlorophyll）、蛇根鹼（reserpine）、維生素B12等眾多天然物質，是二十世紀代表性的有機化學家之一，這點無庸置疑。

奎寧

Swertia japonica [swé:ʃə]

Swertia japonica Makino

基原植物名稱：**當藥**

龍膽目 ㊤Gentianales
龍膽科 ㊤Gentianaceae
當藥屬 ㊤*Swertia*
產地：日本（長野、岩手、山形、秋田）

自生或栽種於日本山野的二年生草本植物。第一年是小型的叢葉植物。也用於民間藥物中。當藥與牻牛兒苗、魚腥草同為以前廣泛使用的民間藥物。

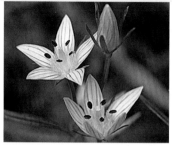

秋季時，圓錐花序頂生，會開帶紫白色的五瓣花。

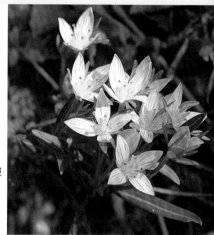

第2年春天時，莖會從葉間長出。根生葉為倒卵形。

葉為對生，無柄。葉身呈線形～窄披針形，葉緣完整。根生葉為倒卵形。

使用部位：**全草** 生藥名稱 **當藥** ㊤Swertiae Herba ㊤Swertia Herb

當藥是當藥（*Swertia japonica* Makino [*Gentianaceae*]）開花期的全草。本品定量時換算成生藥的乾燥物含有當藥苦苷（$C_{16}H_{22}O_{10}$：374.34）2.0%以上；**當藥末**是當藥的粉末。本品定量時換算成生藥的乾燥物含有當藥苦苷（$C_{16}H_{22}O_{10}$：374.34）2.0%以上；**當藥小蘇打粉**是當藥末30g＋碳酸氫鈉700g＋澱粉、乳糖水合物或這些混合物適量＝總量1000g，依散劑製法製成。

生藥性狀 特殊氣味弱；味道極苦，有殘留性

於開花期採收，充分乾燥後放在通風良好的場所遮光保存。一般由葉子、莖及短木質根部組成。莖為方柱形。葉及莖呈暗綠色～暗紫色。花為白色，根為黃褐色。特殊氣味弱。味道極度苦，有殘留性。

確認試驗 TLC法（廣域UV，紅色）

取乙醇萃取物，以乙酸乙酯、丙醇、水的混合液展開。照射UV（廣域波長），會得到與當藥苦苷一致的紅色斑點。

主要藥效 苦味健胃

煎液：促進胃液分泌、降低胃蛋白酶作用。
當藥苦苷：增加唾液、膽汁、胰液分泌作用。
酒精萃取物：降血糖作用，活性成分為雛菊葉龍膽酮（bellidifolin）。

主要用途 苦味健胃藥

民間藥物中用作苦味健胃藥、整腸藥，也調配於生髮劑中。
大家熟悉的民間藥物有當藥、魚腥草、牻牛兒苗、梓樹、金錢薄荷、遼東楤木、白背櫟，這些是一般民眾在使用的，所以最重要的是安全且無副作用。

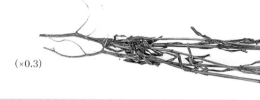
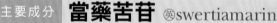

（×0.3）

主要成分 **當藥苦苷** ㊤swertiamarin

苦味醣苷：當藥苦苷（swertiamarin）、獐牙菜苷（sweroside）、苦龍膽酯苷（amarogentin）、龍膽苦苷（gentiopicroside）
黃嘌呤酮（xanthone）：雛菊葉龍膽酮（bellidifolin）

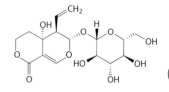

苦味醣苷：**當藥苦苷**（swertiamarin）
CAS No. 17388-39-5

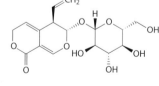
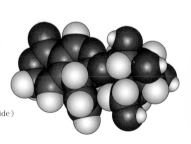

苦味醣苷：**龍膽苦苷**（gentiopicroside）
CAS No. 20831-76-9
別名：gentiopicrin

當藥屬*Swertia*取自荷蘭的園藝家、植物學家**史威爾特**（Emanuel Sweert, 1552-1612），很少人會拼成Swert，不過就取為當藥屬的屬名了（荷蘭語中e的長母音寫成ee）。史威爾特是神聖羅馬帝國皇帝魯道夫二世（Rudolf II）的植物園總監。魯道夫二世建議他製作植物畫像的目錄，據說這是歐洲最早期的植物圖譜《**Florilegium**》（西元1612年）。其上色的版畫在法蘭克福舉辦的市集中，用來表示種子或球根會開出怎樣的花。這本植物圖譜在歐洲沉浸於鬱金香熱潮時，也用來展示球根會開出何種花朵。所謂鬱金香熱潮，指的是十七世紀的鬱金香投機風潮：當時世界各地的買家蜂擁至荷蘭，將稀有品種捧上高價，但最終卻如泡沫般崩壞了。順帶一提，當藥屬中有獐芽菜（*Swertia bimaculata*）、日本獐牙菜（*Swertia diluta* var. *tosaensis*）、瘤毛獐牙菜（*Swertia pseudochinensis*）等植物。

種名*japonica*是「日本的、日本產的」之意。

日語名稱**千振**（センブリ）取自這種植物味道極度之苦，苦到就算泡進熱水「晃動幾千遍」溶出成分，還是會有苦味殘留。據說當藥的苦味比龍膽（簡直像「龍的膽」一樣苦）還要苦上十倍。其中成分當藥苦苷（swertiamarin）是*Swertia*（當藥屬）＋拉丁語形容詞amarus「苦的」所形成。苦味酊劑的拉丁語名稱為Tinctura Amara，amara是amarus的陰性形。

日語別名**當藥**，意為「正中紅心的藥」，也就是相當有效的藥。

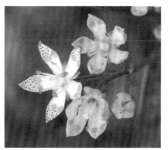

獐芽菜（曙草）
花的形狀類似當藥，但獐芽菜上有看起來像綠色大斑點的蜜腺，相當醒目。
（攝影：大竹 道夫）

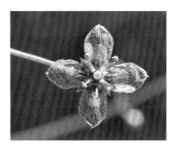

當藥屬的一種
Swertia utahensis
國外當藥屬植物中，也可見到開著鮮豔藍、紫、黃色花朵的品種。

苦味酊劑 ㊤Tinctura Amara ㊨bitter tincture 使用橙皮、當藥、山椒

所謂苦味酊劑，是用橙皮、當藥、山椒三種生藥製造出來的酊劑，為黃褐色液體，有香氣，味道苦，會放入氣密容器中保存。

酊劑可用作苦味健胃藥，能促進唾液、胃液分泌，也能加速消化道蠕動。此外，為了矯味、矯臭，換句話說，為了藥物更容易服用，會與其他藥劑一起調配。

拉丁語tinctura或其衍生出的英語tincture原本指的是「色素」。以染料聞名的植物，比方說紅花（*Carthamus tinctoria*）或歐茜草（*Rubia tinctorum*），其種名都用了tinctura的類似詞。然而之後在藥學中，則是指以乙醇，或乙醇與水的混合液萃取生藥的液劑「酊劑」，因為乙醇會將色素溶出，將液體染上顏色之故。碘酊（碘酒，將碘溶解在乙醇中之物）雖然有用乙醇，但並非從生藥中萃取出的，並非原意所指的酊劑。

順帶一提，用來賦予苦味酊劑香氣的原料，一開始日本藥局方用的是菖蒲根，但之後取小豆蔻或莪朮代替，修正第6版之後便成了現在的橙皮、山椒。此外，苦味原料最早也是用龍膽，但後來改為當藥。換言之，苦味酊劑的成分會隨著時代或是國家而改變。

2014年度之使用量
約20t
●●●○○

基原植物學名：**Syzygium aromaticum** [sɪzɪdʒəm]

Syzygium aromaticum Merr. et Perry

基原植物名稱：**丁香** 基原植物英語名稱：Clove / Clove Tree / Zanzibar red head [zǽnzibɑ́ː]

桃金孃目 新恩格勒：[拉]Myrtiflorae
克朗奎斯特：[拉]Myrtales

桃金孃科 [拉]Myrtaceae

赤楠屬 [拉]*Syzygium*

產地：東非、馬達加斯加、印尼

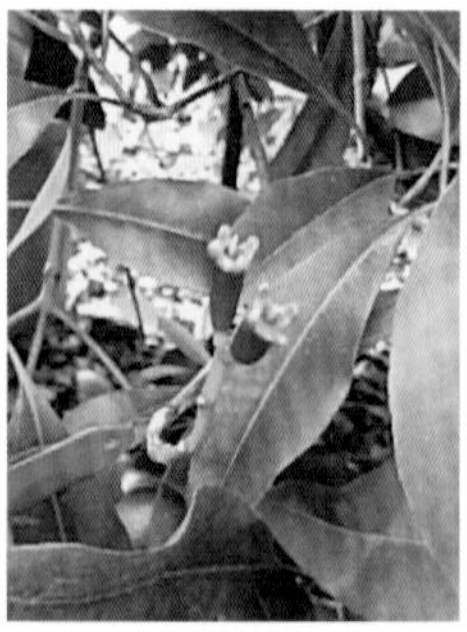

聚繖花序頂生，花為筒狀，呈白色～淡紅色。四瓣花，雄蕊多。

核果為長橢圓球形，成熟時呈暗紅色。

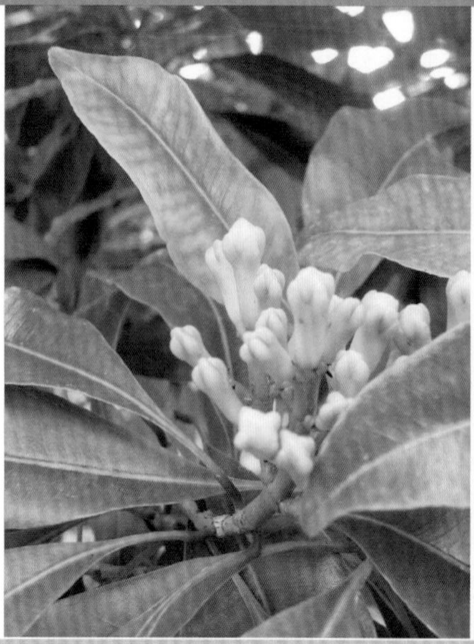

葉為對生，有柄。葉身為皮質，呈長橢圓形～披針形，上有許多油點。

原產於印尼摩鹿加群島的常綠小喬木，是大家熟知的辛香料。丁香不僅藥用，也會加在香水、防蟲劑、香菸中。如今以坦尚尼亞的尚吉巴島為首，也在斯里蘭卡、模里西斯、馬達加斯加等熱帶地區栽種。丁香古早之前便已傳入日本，正倉院的御物中也有此物。由於香味重，所以又別名「百里香（ヒャクリカ）」。

使用部位：花蕾 生藥名稱 丁香、丁子香 [拉]Caryophylli Flos [英]Clove

丁香、丁子香是丁香（*Syzygium aromaticum* Merrill et Perry [*Eugenia cary ophyllata* Thunberg] [*Myrtaceae*]）的花蕾；**丁香末**是丁香、丁子香的粉末。**丁香油**是以丁香的花蕾或葉子用水蒸氣蒸餾得到的精油。本品定量時，含有總丁香酚80.0%vol%以上。

生藥性狀 香菇狀的外形；氣味特殊，有燒灼般的味道

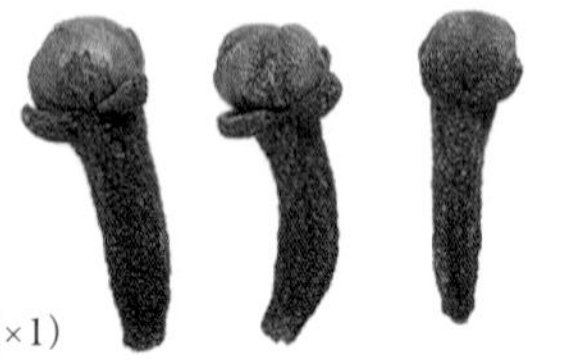

(×1)

暗褐色～暗紅色，花床凹稜柱狀，上端有4枚厚實萼片及4枚膜質花瓣近乎球狀重疊。氣味特殊。有燒灼般的味道，之後舌頭會帶點麻痺感。肥大、香氣重為佳。9月～隔年3月左右，花蕾會從青綠色轉變成鮮紅色，趁此時採收。採收後去除花柄，晒乾，存放於陰暗處。丁香末存放於氣密容器，丁香油則存放於遮光的氣密容器中。

主要成分 丁香酚 [英]eugenol

精油：丁香酚（eugenol）、乙酸丁香酚酯（eugenol acetate）、胡椒酚（chavicol）、香草醛（vanillin）、β-石竹烯（β-caryophyllene）、蛇麻烯（humulene）等

單寧：丁香鞣質（eugeniin）、1-缺沒食子醯基丁香鞣質（1-desgalloyleugeniin）、2-缺沒食子醯基丁香鞣質（2-desgalloyleugeniin）

其他：脂肪油、蠟等

確認試驗 氯化鐵（Ⅲ）試液

藉由精油定量得到的精油與二甲苯混合，裡面再加入乙醇、氯化鐵（Ⅲ）試液，會呈現綠色～藍色（丁香酚）。

主要藥效 局部麻醉、鎮痛、抗病毒

乙醇及水浸液：收縮子宮作用。

水浸液：抑制取出體外的心臟活動、擴張後肢血管作用，與腎上腺素拮抗。此外，會增加取出體外腸道的張力，抑制家兔摘出腸道的運動。

丁香酚：抗胃潰瘍作用、分泌膽汁作用、促進腸胃蠕動作用、局部麻醉、鎮痛、殺菌、抗病毒作用。

漢方處方 治打撲一方、女神散、柿蒂湯

芳香性健胃藥，也用作辛香料。丁香油的製造原料。

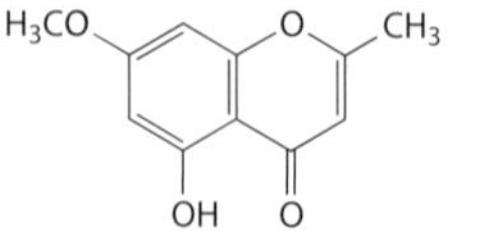

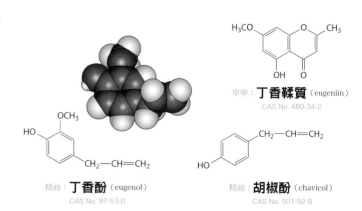

單寧：**丁香鞣質**（eugeniin）
CAS No. 480-34-2

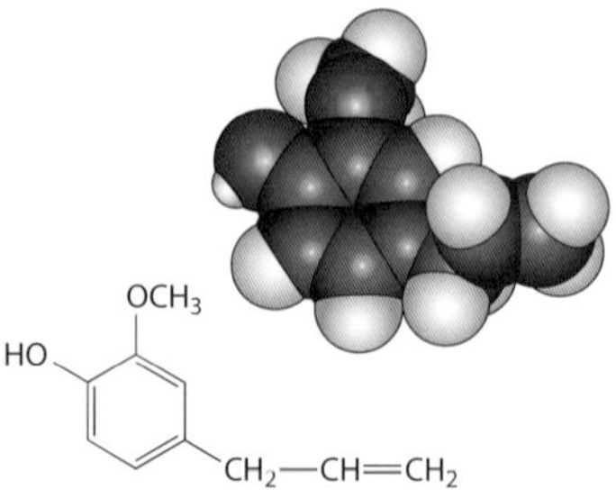

精油：**丁香酚**（eugenol）
CAS No. 97-53-0

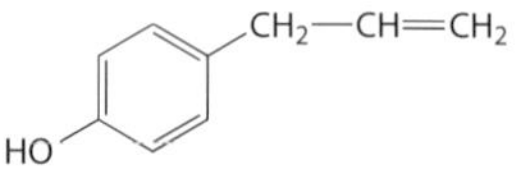

精油：**胡椒酚**（chavicol）
CAS No. 501-92-8

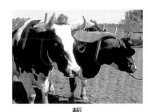

軛

所謂的軛，是為了將兩頭動物連接在一起，跨在頸部的橫木，用來拖動鋤頭或貨車。

赤楠屬 *Syzygium* 源自希臘語 συζυγιός「綁在一起、成為一對」，這個詞則源自希臘語 ζυγυ「軛」。有一說指因為赤楠屬的枝條或葉子「成雙成對」，所以如此取名；根據別的說法，則是源自赤楠屬的4枚花瓣「合而為一」，隨即凋落，之後會留下花萼跟許多雄蕊形成球狀而來。順帶一提，天文用詞中會將三個天體「地球、太陽、行星或衛星」連成一線時稱為 syzygy，比方說地球、太陽、月亮形成一直線時（in syzygy），便會產生「月蝕」或「日蝕」。也有人將其翻譯成月亮圓缺的「朔望」，但嚴格來說，新月（朔）或滿月（望）時，地球、太陽、月亮並非在一直線上。

以前丁香樹的屬名 *Caryophyllus*，源自古希臘語指稱丁香的 καρυόφυλλον。順帶一提，康乃馨的學名之所以為 *Dianthus caryophyllus*，是因為香味很像丁香的緣故（康乃馨的別名是 clove pink）。後來丁香樹分類為蒲桃屬（*Eugenia*），但蒲桃屬範圍太大，所以後來將起源於新大陸的歸為蒲桃屬，起源於舊大陸的歸為 *Syzygium*，如此分別。

日語屬名語源的フトモモ（蒲桃，*Syzygium jambos*），意思並不是「太い桃，ふといもも（大桃子）」或「ふともも太腿（大腿）」，而是中文的「プータオ（蒲桃）」發音變成「プートー」，再變成「フト」來的。

種名 *aromaticum* 源自希臘語 ἄρωμα「香料、辛香料」。

桃金孃目 **Myrtales**（新恩格勒）與桃金孃科 **Myrtaceae** 取自香桃木（銀梅花，*Myrtus communis*），英語 Myrtle。

丁香，由於花蕾長得像釘子，所以中國取表示釘子的「丁」字為名。法語也稱之為意為釘子的 clou，傳入英語則變成 clove

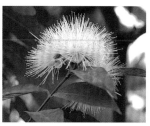

蒲桃的花
（攝影：青木 繁伸）

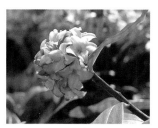

瑞香

所謂「瑞香（*Daphne odora*，日語：沉丁花）」，意為其花朵香味融合了沉香與丁香；或者香味是沉香，花朵（或葉子）則像丁香。瑞香是瑞香科的植物，所以在分類學上，比起桃金孃科的丁香，更接近瑞香科的沉香（*Aquilaria agallocha*）。
（攝影：日野 幸富）

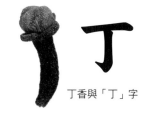

丁香與「丁」字

丁香與摩鹿加群島（香料群島）

　　散布在印尼蘇拉威西島與新幾內亞島間的群島，稱為**摩鹿加（馬魯古）群島（Maluku Islands）**，自古以來便是著名的香料產地，所以又有**香料群島**的別名。丁香也只生存在摩鹿加群島中的幾個島上。大航海時代，丁香貿易跟胡椒、肉豆蔻同樣繁盛，最初是葡萄牙，接著是荷蘭支配了產地摩鹿加群島。後來荷蘭的東印度公司企圖壟斷貿易、穩定價格，將摩鹿加群島中班達群島除外的丁香樹全部砍除，也禁止在其他地方栽種。之後有人偷渡丁香到非洲各國栽種，才破壞了壟斷的情況。時至今日，可於印尼加上非洲的坦尚尼亞與尚吉巴、斯里蘭卡、法屬圭亞那等赤道周邊國家採收丁香，便是當時帶出之物擴散到世界各地之故。

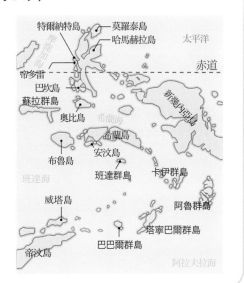

Tribulus terrestris

Tribulus terrestris L.

基原植物名稱：**蒺藜**　基原植物英語名稱：snall caltrop / Devil's thorn / Burnut / Maltese Cross [mɔ́:lti:z]

牻牛兒苗目　⑩Geraniales
蒺藜科　⑩Zygophyllaceae
蒺藜屬　⑩*Tribulus*
產地：日本

從亞熱帶北部到溫帶廣泛分布，生長於海邊沙地的一～二年生草本植物，也是大家熟知的香草。

由於近年來日本全國分布大幅減少，根據日本環境省瀕危物種分類已指定為瀕臨絕跡ⅠB類。

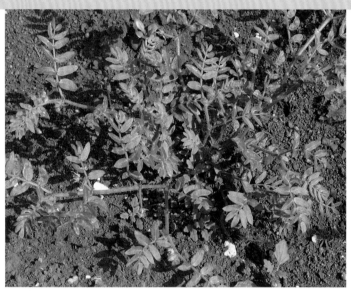

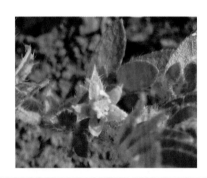

莖分支且匍匐。葉為對生，4～8對偶數羽狀複葉。夏季時，黃色小花會單生於葉腋。

使用部位：**果實**　生藥名稱**蒺藜子**　⑩Tribuli Fructus　㊍Tribulus Fruit

蒺藜子是蒺藜（*Tribulus terrestris* Linné [*Zygophyllaceae*]）的果實。

生藥性狀　**五角星狀；味道最初柔和，後轉苦**

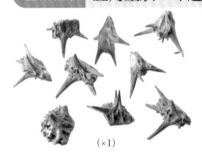

（×1）

為五角星狀，外皮呈灰綠色～灰褐色。各分果外面有長短兩對尖刺，肋線上有許多小凸起。果皮堅硬，切面呈淡黃色。分果含有1～3個種子。本品幾乎沒有氣味，味道最初柔和，後轉苦。充實飽滿為佳。

確認試驗　**TLC法（UV365nm，藍白色螢光）**

取甲醇萃取物，以乙酸乙酯、水的混合液展開。均勻噴稀硫酸在薄層板上，以105℃加熱5分鐘後，照射UV（365nm），會得到藍白色螢光的斑點。

主要藥效　**祛瘀血**

水萃液、生物鹼部分：鎮痙作用。

水萃液：收縮肌肉作用、抑制血管通透性作用、增加臟器血流作用、降體溫作用。

水浸液、乙醇水浸液、30%乙醇溶出液：降血壓作用。

漢方處方　當歸飲子

漢方中用於祛瘀血、強身之目的。

主要成分　**山奈酚**　㊍kaempferol

生物鹼：野芸香鹼（harmine）、哈爾滿鹼（harmane）等
類黃酮：山奈酚（kaempferol）、紫雲英苷（astragalin）等
其他：單寧、脂肪油等

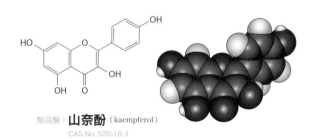

類黃酮：**山奈酚**（kaempferol）
CAS No. 520-18-3

蒺藜屬*Tribulus*源自拉丁語tribulus「撒菱、鐵蒺」，指中世紀歐洲的戰鬥中，為了防止騎兵入侵用的鐵製撒菱（英語：caltrop），因為蒺藜的果實形狀像撒菱。另外，屬名則是源自希臘語τρεῖς「3」＋βάλλω「投擲、突出」。話雖如此，但撒菱大多是4根刺，而不是「3」根。不如說整體算是正四面體（請參照右圖），所以「3」是指尖刺前端連接起來形成的「3」角形。

日語名稱ハマビシ（浜菱），指的是海濱性的菱角。所謂日本菱（*Trapa japonica*），是生長在水池或沼澤中的菱科水生植物。

種名*terrestris*是拉丁語形容詞「陸生的」的陽性、陰性形，中性形為terrestre，源自名詞terra「地、陸地、地球」。英語terrestrial「陸生的、地球上的」也是衍生自此。雖然菱角是水生的，但蒺藜（浜菱）並非水生，而是陸生的。

蒺藜科Zygophyllaceae是霸王屬*Zygophyllum*＋表示「科」的字尾-aceae形成的。這個屬名源自希臘語ζυγόν「軛、對」＋φύλλον「葉子」，也就是「一對葉子」，表示霸王屬的葉子是對生的。

日語名稱**疾黎子**的黎是「犁」的簡寫，可認為從這衍生出「如鐵製農具般的淺黑色、黑色、昏暗」之意。一個時代剛開始的時候稱為「黎明期」，此處的黎明也指「天剛亮時的昏暗」。藥局方中則寫為「蒺藜子」。

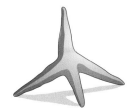
中世紀歐洲的鐵製撒菱

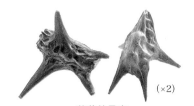
（×2）
蒺藜的果實
蒺藜的種子就有如四腳動物的身體縮小版。

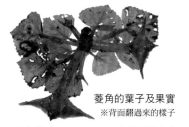
菱角的葉子及果實
※背面翻過來的樣子

日本菱（*Trapa japonica*）的果實未成熟時是紅色的，成熟後會變成黑紫色，可煮來食用。由於味道像栗子，所以英語稱菱角類的植物為water chestnut。

黃酮醇、山奈酚與坎佩爾

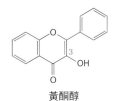
黃酮醇
黃酮第三位與氫氧基結合的化合物分類為類黃酮。類黃酮有許多種醣苷，以山奈酚為醣苷配基的醣苷甚至有數百種。

山奈酚（kaempferol）存在於蒺藜子、營實或以桃花為基原的白桃花等物中，是種廣泛存在於植物身上的類黃酮之一。營實中，則是以山奈酚醣苷——多花苷A（multiflorin A）的形式存在。山奈酚有強烈的腹瀉作用及利尿作用。

銀杏（*Ginkgo biloba*）的葉子中也含有山奈酚。最早提出有關銀杏植物方面的記述，且將銀杏介紹給歐洲植物學家的人，是德籍醫師，同時也是博物學家的**坎佩爾**（Engelbert Kaempfer, 1651-1716），所以將該種成分命名為kaempferol。順帶一提，坎佩爾是荷蘭語發音，德語發音的話則是坎普法。

坎佩爾在1690年時，以荷蘭商館附屬醫師的身分，滯留於長崎的出島大約2年，1691年與隔年1692年前往江戶拜見幕府，謁見將軍德川綱吉。在此之前，他甚至吟詠了和歌。坎佩爾的《日本誌》是首次將日本實際面貌介紹給西方的著作，以各式各樣的形式影響了歐洲的思想與科學界，他也介紹了許多科學知識給日本。林奈藉由坎佩爾《迴國奇觀》（西元1712年）的記述，替前述的銀杏、日本山茶（*Cammellia japonica*）及其他日本植物命名。

坎佩爾直到1688年都以東印度公司醫師的身分滯留在波斯，之後記述了他認為留存於當地遺跡的楔形文字跟日語一樣，都是由表意文字與表音文字組成的。這可說替難以解讀的楔形文字找到了一絲突破口。對坎佩爾這個身為只用表音文字的西方人而言，非常有可能因為接觸到日本漢字假名混用的文章，從中獲得了靈感。

基原植物學名：**Trichosanthes kirilowii var. *japonicum***

Trichosanthes kirilowii Maximowicz var. *japonicum* Kitamura

基原植物名稱：**日本栝樓**　　基原植物英語名稱：Japanese snake gourd [ɡrəd]

其他基原植物：⑲*Trichosanthes kirilowii* Maximowicz　栝樓
　　　　　　　⑲*Trichosanthes bracteata* Voigt　槭葉栝樓

新恩格勒：葫蘆目　　⑲Cucurbitales
克朗奎斯特：菫菜目　⑲Violales

葫蘆科　　　⑲**Cucurbitaceae**

栝樓屬　　　⑲*Trichosanthes*

產地：中國、韓國、日本（對馬部分地區）

夏季時，葉腋會開出萼筒長的白花。葉為互生，有柄，無毛。葉身為寬心形，有淺裂。莖細長，上有卷鬚。

日本栝樓是自生於日本的藤蔓性多年生草本植物。雌雄異株。大家熟知的天花粉原料。栝樓是日本栝樓的原種，日本栝樓很類似栝樓，但日本栝樓整體毛很少，葉子呈黃綠色有光澤，且卷鬚會分枝；栝樓則有許多細毛，葉子呈深綠色且沒有光澤。

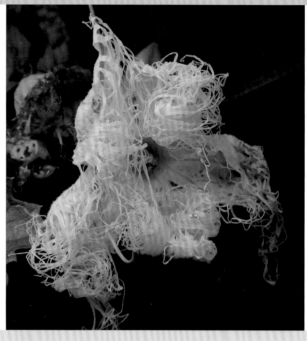

使用部位：**根**　生藥名稱 **栝樓根、天花粉** ⑲Trichosanthis Radix　㊍Trichosanthes Root

栝樓根、天花粉是（*Trichosanthes kirilowii* Maximowicz）、日本栝樓（*Trichosanthes kirilowii* Maximowicz var. *japonicum* Kitamura），或槭葉栝樓（*Trichosanthes bracteata* Voigt [*Cucurbitaceae*]）去除皮層的根。

生藥性狀 不規則的圓柱狀；無氣味，味道微苦

秋季到初冬時採收，存放於通風良好處。肥大、色白、苦味少、粉質細緻為佳。不規則圓柱狀，常有縱向裂痕。無氣味，味道微苦。

（×1）

主要成分 **二十三酸** ㊍tricosanoic acid

脂肪酸：二十三酸（tricosanoic acid）
多醣體：二十三烷A～E（tricosane A～E）
蛋白質：天花粉蛋白（trichosanthin）、王瓜蛋白A、B、C（karasurin A、B、C）
其他：澱粉、γ-胺基丁酸（γ-aminobutanoic acid）

主要藥效 **降血糖**

二十三烷A～E：降血糖、抗消化性潰瘍、促進酒精代謝作用。
王瓜蛋白B、C：在兔子網狀紅血球系統中抑制溶酶體非活性化。

漢方處方 柴陷湯、柴胡清肝湯

漢方中用於止渴、解熱、鎮咳、排膿、催乳之目的。天花粉的製造原料。

$$NH_2-(CH_2)_3-CO_2H$$

胺基酸類：
γ-胺基丁酸（γ-aminobutanoic acid）
CAS No. 56-12-2
別名：GABA

$$CH_3-(CH_2)_{21}-CO_2H$$

脂肪酸類：
二十三酸（tricosanoic acid）
CAS No. 2433-96-7

學名解說 葫蘆科Cucurbitaceae是由南瓜屬Cucurbita＋表示科的結尾-aceae所形成。南瓜屬Cucurbita原本是拉丁語，主要意為「葫蘆、瓠瓜」。然而，日語名稱中也有人將Cucurbita歸到「黃瓜屬」（拉丁語的小黃瓜是cucumis）。同樣的，英語中葫蘆科一般稱為Gourd family，用的是groud「葫蘆」。像這樣，明明表示葫蘆科卻又是「瓜類」、「南瓜」又是「葫蘆」的，隨著語言不同也有許多變化，實在很有趣。

栝樓屬*Trichosanthes*是希臘語θρίξ「毛」＋ἄνθος「花」形成的，因為花冠的前端有如絲線般的細裂。順帶一提，「毛」後面接上希臘語λόγος「語詞、學問」後，便成了trichology「毛髮學」。此外，「毛」＋μόνος「單一的」，便指*Trichomonas*（鞭毛滴蟲屬），鞭毛滴蟲是寄生鞭毛蟲，會在人類或鳥類身上引起鞭毛滴蟲病。

種名*kirilowii*取自俄羅斯植物學家**基里洛夫**（Ivan Petrovic Kirilow／Ivan Petrovich Kirilov）。

葫蘆目**Cucurbitales**及表示葫蘆科的**Cucurbitaceae**，則是南瓜屬（*Cucurbita*）後面各自接上表示目與科的字尾所形成。新恩格勒體系下的日本栝樓是在獨立出來的葫蘆目（Cucurbitales），不過克朗奎斯特體系下則屬於堇菜目（Violales），然而APG分類體系又回到了葫蘆目（Cucurbitales）（APG體系沒有堇菜目）。

栝樓根成分之一的瓜胺酸（citrulline）是取自拉丁語citrullus「西瓜」，因為是從西瓜（*Citrullus vulgaris*）中發現的。citrullus是citrus「柑橘類」的指小詞，或許會有人好奇「為什麼西瓜要用檸檬那種柑橘類的指小詞，反過來的話，搞不好還能理解」，有人說是因為西瓜屬中有檸檬色（柳橙色）的品種，或是因為形狀很像來的。

栝樓根是日本栝樓（キカラスウリ）的根部。雖然不列在藥局方內，但栝樓的種子稱為「栝樓仁」（解熱、止渴）。此外，其果實稱為「栝樓實」（解熱、止渴），皮稱為「栝樓皮」。

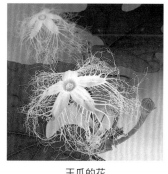

王瓜的花

中國及日本產的王瓜（*Trichosanthes cucumeroides*）日語別名稱為カラスノマクラ或タマズサ（玉章）。所謂玉章，是指「打了結的信件」，取自種子的形狀。根部是種稱為王瓜根或土瓜根的生藥。

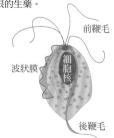

前鞭毛

波狀膜　細胞核

後鞭毛

鞭毛滴蟲

鞭毛滴蟲目的動物具有一個毛基體，前方有3～5條鞭毛，後方則是「單一的」後鞭毛。順帶一提，雙鞭蟲目的後方有兩條鞭毛。

王瓜日語名稱的由來？

日本栝樓（キカラスウリ）會結出黃色果實，但王瓜（カラスウリ）結的是紅色果實，提到王瓜日文名稱由來時，經常會如此說明：「因為烏鴉（カラス）很喜歡吃這種紅色果實」。此一說法記載於新井白石（1657-1725）所著的《東雅》書籍中。

然而對於此說法，也有「我沒見過烏鴉吃王瓜果實」如此異議之人。此時也有見解將王瓜的紅色果實一直留在樹上當作是烏鴉吃剩的（根據日本植物學之父牧野富太郎的說法）。不過，至今依舊欠缺一個有力的說法。

另一方面，植物名稱中出現「烏鴉（カラス）」或「犬（イヌ）」時，有許多不過意指「不適合人類食用」，而王瓜同樣也有這種說法。的確，田麻（カラスノゴマ，*Corchoropsis tomentosa*）不能食用；喜歡吃食茱萸（カラスザンショウ，*Fagara ailanthoides*）的只有鳳蝶。然而，野燕麥（カラスムギ，*Avena fatua*）別名燕麥（英語：Oat），做成燕麥片人類也能吃。不僅如此，如果是王瓜未成熟的果實，據說還能當成味噌湯的配料。

此外，還有果實有如中國朱墨般紅艷，所以取名為「唐朱瓜」的說法。日語名稱的語源偶爾也會有眾說紛紜的情況。

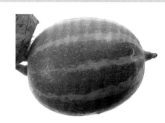

王瓜的果實

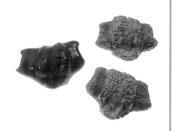

王瓜的種子

牧野富太郎描述這種子「有如螳螂的頭」。

Uncaria gambir

[ʌŋk(ei)æriə]

Uncaria gambir Roxburgh

基原植物名稱：**兒茶鉤藤**　　基原植物英語名稱：Pale Catechu [kædeʃuː]

茜草目　　⑬Rubiales
茜草科　　⑬Rubiaceae
鉤藤屬　　⑬*Uncaria*
產地：馬來西亞、印尼

自生於印度、東南亞的藤蔓性灌木。用於草木染的染料、鞣製皮革。也有人加在美白、美肌用的化妝水中。同類生藥有豆科兒茶膏（*Acacia catechu*，兒茶）。

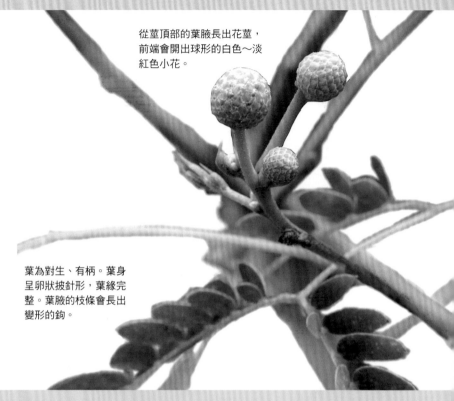

從莖頂部的葉腋長出花莖，前端會開出球形的白色～淡紅色小花。

葉為對生、有柄。葉身呈卵狀披針形，葉緣完整。葉腋的枝條會長出變形的鉤。

使用部位：**萃取物**　生藥名稱 **方兒茶**　⑬Gambir　⑲Gambir

方兒茶是從*Uncaria gambir* Roxburgh（*Rubiaceae*）的葉子及嫩枝得到的水製乾燥萃取物；**方兒茶末**是茜草科方兒茶的粉末。

生藥性狀　略有氣味，味道極澀且苦

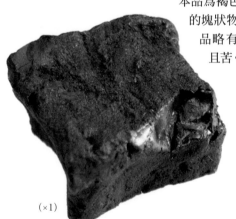

本品為褐色～暗褐色容易粉碎的塊狀物，內部呈淡褐色。本品略有氣味，味道極度澀且苦。

（×1）

主要成分　**右旋兒茶素**　⑲(+)-catechin

單寧：右旋兒茶素（(+)-catechin）、右旋表兒茶素（(+)-epi-catechin）、　黑兒茶素（gambiriin）
生物鹼：方兒茶單寧（gambirtannine）、恩卡林鹼（uncarine）
其他：槲皮素（quercetin）、樹脂、黏液等

確認試驗　①明膠試液 ②香草醛、鹽酸試液

①水加熱萃取濾液，冷卻後＋明膠試液→液體會白濁～白色沉澱（兒茶單寧酸）。
②稀乙醇萃取物＋香草醛、鹽酸試液→淡紅色～紅褐色（兒茶素類）。

主要藥效　**止瀉**

抑制小腸蠕動，促進盲腸的逆向蠕動，具止瀉作用。對大腸幾乎沒有作用。

漢方處方　響聲破笛丸

茜草科方兒茶用於整腸藥、收斂性止瀉藥、口腔清涼劑等。如今漢方則不太使用。在日本，反而許多使用情況是為了調配「仁丹」、「正露丸」。

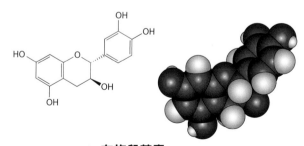

單寧：**右旋兒茶素**　((+)-catechin)
CAS No. 154-23-4

鉤藤屬*Uncaria*源自拉丁語uncus「鉤子」，描述鉤藤屬植物的莖上有鉤子狀的（莖刺）。

順帶一提，英語uncinaria「鉤蟲」也是同源詞。拉丁語uncus來自原始印歐語*ank-「彎曲」，衍生自同個原始印歐語的，還有英語angle「魚鉤、角度」或anchor「錨、壓軸選手」，也算是遠親類詞。

種名*gambir*取自馬來語的植物名稱。在熱帶亞洲，會拿兒茶鉤藤加水揉碎，塗在檳榔樹（Areca catechu）的果實上，再加上石灰，一起用胡椒科藤蔓性多年生草本植物荖藤（Piper betle）的葉子包起來，放入口中咀嚼。這種習慣自古以來便有了，是個用來享受的嗜好品（→請參照p.31「檳榔子」）。

日語名稱阿仙藥是日本創造出的詞，起源不詳，中國不用這個詞。生藥的阿仙藥指的是「茜草科方兒茶」；相對地，豆科的兒茶（Acacia catechu）也稱為「阿仙藥」，為了區別，稱呼其為**「ペグ阿仙藥（豆科兒茶膏）」**。豆科兒茶膏用於染料、鞣皮中。

日語的阿仙藥在中國的本草書中記載為**孩兒茶、方兒茶、兒茶、百藥煎**，至於意義為何眾說紛紜。百藥煎主要成分是五倍子，製造出來替代茜草科方兒茶用。

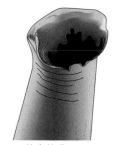

鉤蟲的嘴巴

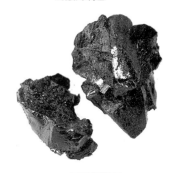

豆科兒茶膏

日語「ペグ（音近（pegu），其名取自緬甸南部的地名佩固（英國殖民時代稱為Pegu，現今的勃固 [Bag]）。產地為印度或中南半島。

單寧、鞣革與澀柿子

茜草科方兒茶澀味極強，來源是單寧。所謂單寧，是植物多酚的總稱，會與蛋白質、生物鹼、金屬離子強力結合，產生難以溶解的鹽基沉澱物。含有單寧的生藥，自古以來便用作止瀉藥、止血藥或治療燒燙傷。

動物的皮革若直接乾燥會變硬，容易發霉，但若經過單寧液處理，便成了柔軟又不易發霉的「鞣皮」。英語tan（鞣製）、德語中意為「鞣製樹木」的Tannenbaum（冷杉類樹木）也跟單寧有語源上的關聯。

單寧從結構上的不同可分為加水分解性單寧（沒食子酸或其二聚體等）與縮合性單寧。縮合性單寧由兒茶素或表兒茶素一一縮合產生，大黃所含的大黃單寧（rhatannin）或澀柿子的單寧便相當於此種。順帶一提，據說切開柿子後，斷面出現的黑色斑點（也就是所謂的「芝麻粒」）愈多，柿子愈甜，是因為這澀味中所含的水溶性單寧氧化，變成不會澀、不會溶於水的物質析出，而澀味減少，相對地也就感覺到甜味了。

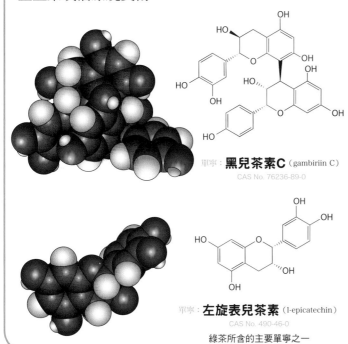

單寧：**黑兒茶素C**（gambiriin C）
CAS No. 76236-89-0

單寧：**左旋表兒茶素**（l-epicatechin）
CAS No. 490-46-0

綠茶所含的主要單寧之一

柿子切面放大圖

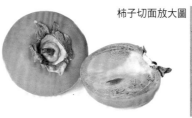

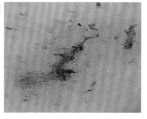

基原植物學名：
Uncaria rhynchophylla

Uncaria rhynchophylla Miquel

基原植物名稱：**鉤藤**

茜草目　⑱Rubiales
茜草科　⑱Rubiaceae
鉤藤屬　⑱*Uncaria*
產地：日本、中國

自生於日本本州房總半島以南山林的茜草科常綠藤蔓植物。

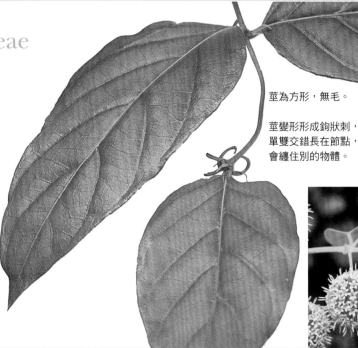

葉為對生，葉身橢圓形，紙質狀，兩面無毛，有柄。托葉為2深裂，裂片呈寬線形。

莖為方形，無毛。

莖變形形成鉤狀刺，單雙交錯長在節點，會纏住別的物體。

花序為球形，直徑約2cm，附著於長2～3cm的柄前端。萼裂片幾乎呈三角形，花冠為白綠色。花柱往外延伸。

蒴果長約5mm，種子長約0.5mm，兩端附有長翼。

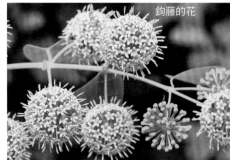

鉤藤的花

使用部位：**鉤刺**　生藥名稱 **鉤藤鉤**　⑱Uncariae Uncis cum Ramulus　⑱Uncaria Hook

鉤藤鉤一般而言是鉤藤（*Uncaria rhynchophylla* Miquel）、華鉤藤（*Uncaria sinensis* Haviland）、大葉鉤藤（*Uncaria macrophylla* Wallich [*Rubiaceae*]）的鉤刺，偶爾會杂燙過或蒸過。本品換算成生藥乾燥物時含有總生物鹼（鉤藤鹼及硬毛鉤藤鹼）0.03%以上。

生藥性狀　鉤狀尖刺；堅硬；幾乎無味、無臭

春與秋季時連莖採收鉤刺，晒乾。肥大、混入莖部少為佳。鉤狀刺由對生或單生的短莖構成。幾乎無味、無臭。

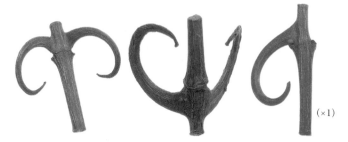

(×1)

主要成分　**鉤藤鹼**　⑱rhynchophylline

吲哚生物鹼（indole alkaloid）：鉤藤鹼（rhynchophylline）、異鉤藤鹼（isorhynchophylline）、硬毛鉤藤鹼（hirsutine）、去氫硬毛鉤藤鹼（hirsuteine）、柯楠因鹼（corynantheine）、二氫柯楠因鹼（dihydrocorynantheine）、縫籽嗪甲醚（geissoschizine methyl ether）

確認試驗　**碘化鉍鉀試液**

取甲醇萃取液蒸發到乾燥凝固，殘留物加進稀醋酸中，加熱，冷卻，過濾。濾液滴在濾紙上，噴碘化鉍鉀試液時，會出現橘色。

主要藥效　**改善高血壓**

鉤藤鹼：擴張血管改善高血壓。

漢方處方　鉤藤散、抑肝散、抑肝散加陳皮半夏

漢方中以頭痛、上火、血氣衝腦、精神性興奮症狀、心悸等症狀使用。這些症狀與高血壓引起的症狀很類似。

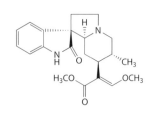

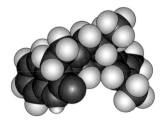

生物鹼：**鉤藤鹼**（rhynchophylline）
CAS No. 76-66-4

　　鉤藤屬*Uncaria*源自拉丁語uncus「鉤子」（→請參照p.289「方兒茶」）。uncus的衍生詞（*uncatus*、*uncinatus*、*unciformis*等等）常用於動植物的學名中，例如蠟花（*Chamelaucium uncinatum*）、鉤葉青毛蘚（*Dicranodontium uncinatum*）等等。

　　順帶一提，英語inch「英寸」雖然源自拉丁語uncia，不過跟uncus「鉤子」無關，拉丁語uncia意為「十二分之一」。1英寸是1 feet「英尺」（30.48cm）的十二分之一，約為2.54cm。重量單位ounce「盎司」也是源自拉丁語uncia。1金衡盎司＝1/12金衡磅（有關重量的盎司請參照右邊）。

　　對了，見到雪豹（*Uncia uncia*）的學名，大概會覺得是因為「鉤爪」很銳利才如此取名的吧，不過實際上，雪豹的英語ounce因為跟重量單位ounce「盎司」很類似，所以誤用了盎司語源的拉丁語uncia。而雪豹的ounce，其實是別的拉丁語——lynx「山貓」在古法語中變成lonce，接著傳進英語時拿掉l，le ounce＝l'ounce，經過如此誤析得到的結果。接著中世紀英語once→變成現代英語ounce。

　　種名*rhynchophylla*源自希臘語ρύγχος「嘴、鳥喙」＋φύλλον「葉子」。用希臘語ρύγχος創造出的學名有鴨嘴獸（*Ornithorhynchus anatinus*），屬名取自希臘語ὄρνις「鳥」＋ρύγχος「嘴、鳥喙」，意為嘴巴像鳥一般的生物。

　　鉤藤鉤的**鉤**字也寫作鈎，指「鉤狀的刺」，不過鈎是鉤的簡字。日語名稱カギカズラ寫為鉤藤，代表是有「鉤狀刺」的藤蔓。

常用盎司（oz／oz av）
avoirdupois ounce
1oz＝28.3495g＝1/16磅

金衡盎司（toz／oz tr）
troy ounce → 貴金屬或寶石用
1toz＝31.1035g＝1/12金衡磅

藥用盎司（ℨ/oz ap）
apothecaries' ounce→藥品用
1toz（金衡盎司）＝1ℨ（藥用盎司）

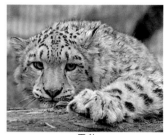
雪豹

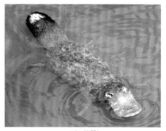
鴨嘴獸

鉤藤、貓爪、烏鴉的爪子

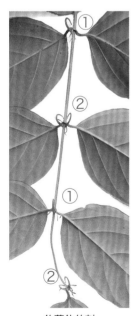
鉤藤鉤的刺
圓圈裡的數字是刺的數量。

　　就如鉤藤的屬名*Uncaria*取自拉丁語uncus（鉤子），日語名稱カギカズラ也是在描述鉤狀的刺。這種刺是葉腋的小枝條頂端分生組織（apical meristem）枯死、木化後形成鉤狀的。此類莖變形而成的刺稱為**莖刺**、**莖針**，英語為stem spine、stem thorn。

　　有趣的是，鉤藤上一個莖刺的節點與二個莖刺的節點會交互出現。這些莖刺會鉤住其他樹木，延伸枝條。已知莖刺中所含生物鹼比其他部位（葉子或莖）更多。

　　鉤藤有別的日語名稱「ネコヅメカズラ」，是將這些刺比喻成貓爪；以及「カラスノカギズル」，則是比喻成烏鴉的鳥爪。

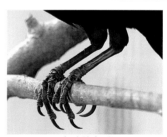
烏鴉的鳥爪

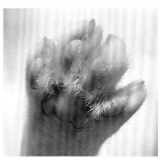
貓爪

2014年度之使用量
約21t
●●●○○

基原植物學名：
Valeriana fauriei

Valeriana fauriei Briq.

基原植物名稱：**纈草**　基原植物英語名稱：Japanese valerian [vəlíːriən]

其他基原植物：[拉] *Valeriana officinalis* L. 歐纈草

茜草目　[拉] Rubiales

敗醬科　[拉] Valerianaceae

纈草屬　[拉] *Valeriana*

產地：日本（北海道）、韓國、中國

自生於東亞溫帶產地的多年生草本植物。日語名稱「鹿子草（カノコソウ）」的「鹿子」指的是絞染圖案中的白星斑點，而絞染在中國稱為「纈」（音同協），所以這種植物在中國有「纈草」的名稱。歐纈草的葉裂比纈草深，別名「garden heliotrope」。

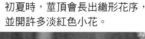

初夏時，莖頂會長出繖形花序，並開許多淡紅色小花。

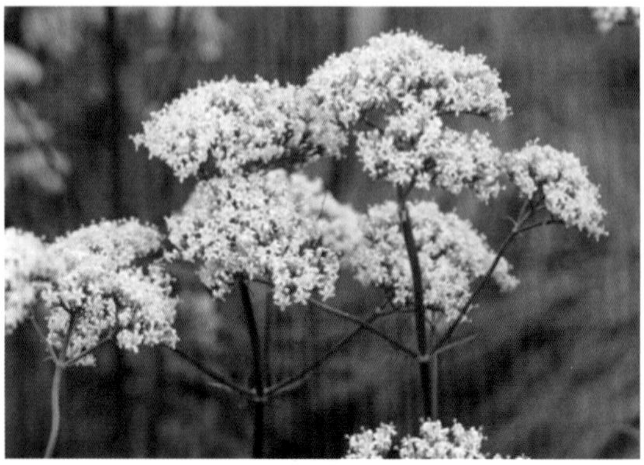

從短根莖長出許多根，根有很重的特殊氣味。

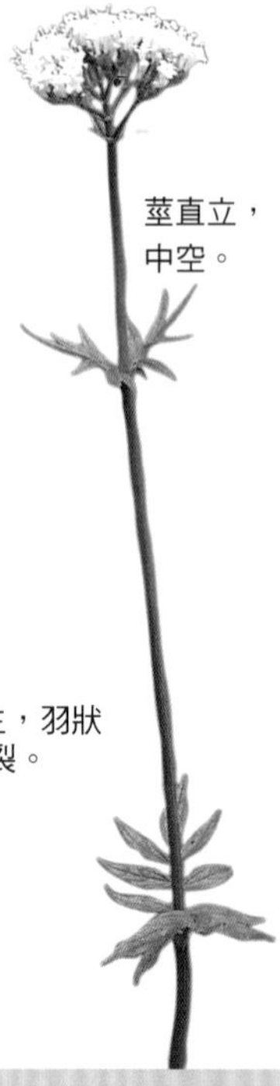

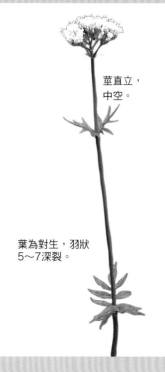

莖直立，中空。

葉為對生，羽狀5～7深裂。

使用部位：根及根莖　生藥名稱：纈草根　[拉] Valerianae Fauriei Radix　[英] Japanese valerian

纈草根是纈草（*Valeriana fauriei* Briquet [*Valerianaceae*]）的根及根莖；**纈草根末**是纈草根的粉末。

生藥性狀　特殊氣味重，味道微苦

秋季時挖出根部，切斷地上部分，將附著在根部的砂土用水洗淨。本品為倒卵圓形的短根莖，周圍附著許多細長的根。外皮呈暗褐色～灰褐色。根的外皮有細小縱向紋路，容易折斷。根莖上端有芽與莖的殘基，質地堅硬不易折斷，其側面有的會長匍匐莖。特殊氣味重，味道微苦。

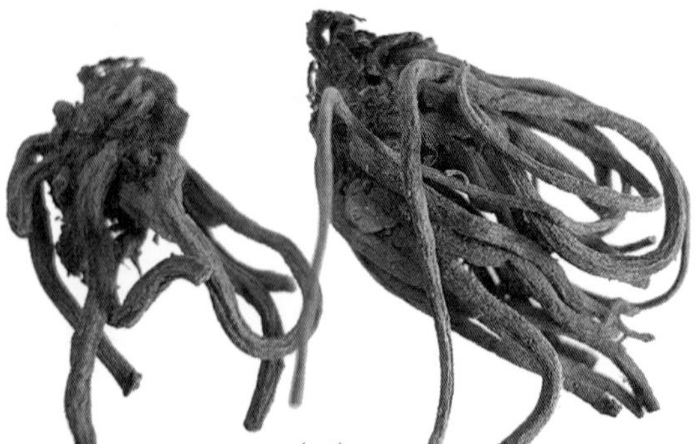

(×1)

主要成分　異戊酸龍腦酯　[英] bornylisovalerate

精油：乙酸龍腦酯（bornyl acetate）、異戊酸龍腦酯（bornyl isovalerate）、α-、β-蒎烯（α-、β-pinene）、卡諾可醇（kanokonol）、檸檬烯（limonene）等

環烯醚萜苷：纈草苷A、B、C、D（kanokoside A、B、C、D）等等。

主要藥效　鎮靜

浸劑或酊劑用作鎮靜藥。此外，粉末則用作歇斯底里症的鎮靜劑，調配於婦科等藥物中。

主要用途　鎮靜藥

將生藥調配於藥劑中，目的在於用作鎮靜藥或婦科藥物。纈草根有鎮靜效果，所以不應與巴比妥酸鹽類（barbiturate）、苯二氮平類（benzodiazepine）及酒精同時服用。

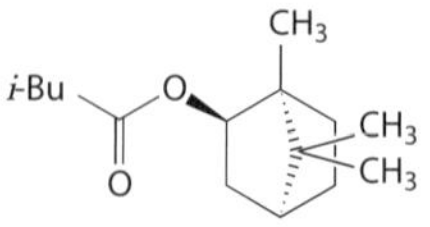

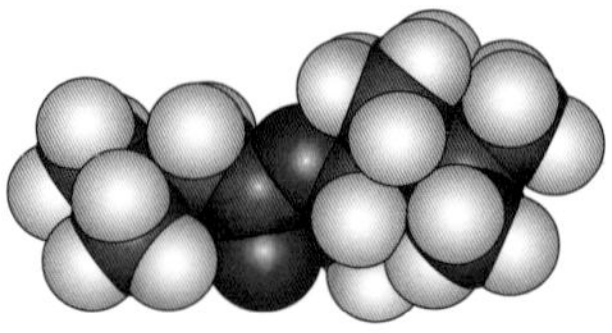

精油：**乙酸龍腦酯**（bornyl acetate）
CAS No. 76-50-6

學名解說 纈草種名冠上其名的傅利，造訪明治時代的日本或其他亞洲諸國時，都很積極地採集植物標本，然後做出好幾個重複的標本，送到世界各地各種植物標本館（herbarium）。用這些標本進行研究的植物學家，為了向傅利表示敬意，許多學名都是以傅利命名。生藥中而言除了纈草，其他還有牛膝的基原植物──傅氏牛膝（*Achyranthes fauriei*）（→請參照p.2「牛膝」）。

有關纈草屬*Valeriana*的語源眾說紛紜，源自拉丁語valeo「有精神的、穩固可靠的、效力強的」的說法中，推測是因為有提到這種植物的藥效「卓越」，或是用作「強身劑」之故。順帶一提，英語valiant「強韌的、勇敢的」或valid「法律上有效的、妥當的」也都是衍生自這個拉丁語。

另一個說法則指，這個名字是林奈獻給羅馬皇帝**瓦雷利亞努斯**（Valerianus，256-260在位）（當時軍人皇帝眾多，難得有元老院出身者）。其他不同的說法則指，這是另一位羅馬共和國時期的政治家──瓦雷利亞努斯家族的普布里可拉（Publius Valerius Publicola, ?-西元前503年），最早拿歐纈草入藥者，便以他的名字取名。

其他還有取自羅馬帝國時代地名，相當於現在匈牙利與塞爾維亞霍克羅埃西亞北部瓦雷利亞（Varelia）的說法。

種名*fauriei*是取自法籍的神父及植物學家──傅利（Urbain Faurie，1846-1915）。順帶一提，歐纈草被稱為「十九世紀的精神安定劑」，用於鎮靜、鎮痙。而現代安眠藥出現之前，在美國也頻繁地使用。

日語名稱稱為**鹿子草**，因為纈草的花很像鹿子絞染的斑點而取的。鹿子絞染是絞染的一種，染色後放鬆絲線，布上面便會出現有如幼鹿背部的斑點。鹿子草在中國稱為「纈草」，據說因為絞染中文稱為「纈」，便如此取名。生藥名稱「吉草根」的「吉」是「纈」的簡字。

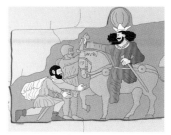

羅馬皇帝瓦雷利亞努斯
壁畫中畫的是向羅馬宿敵──薩珊王朝的波斯王沙普爾一世下跪的瓦雷利亞努斯皇帝。這是第一位羅馬皇帝屈辱地被敵人俘虜，在敵軍陣地結束性命。

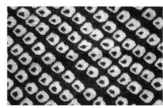

鹿子絞染

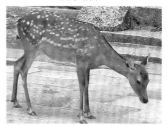

鹿的模樣

黃花龍芽草與毛敗醬／腳部惡臭與哈梅爾的吹笛手

敗醬科（オミナエシ科）*Valerianaceae*取自纈草屬（*Valeriana*），但對日本人而言，看到日語名稱「オミナエシ」，一般會想到的是黃花龍芽草（オミナエシ，*Patrinia scabiosaefolia*）吧。秋季七草之一的黃花龍芽草，漢字寫作「女郎花」，據說此名稱也有「花朵為可愛的黃花，味道卻如女郎化妝後強烈」的含意。相對的，「毛敗醬（オトコエシ，*Patrinia villosa*）」是白花，比黃花龍芽草稍大，細毛多，莖也很強韌。

將黃花龍芽草（或毛敗醬）全草乾燥後，煎煮而成的生藥稱為「敗醬」，用於解毒、利尿。之所以稱為敗醬，是因為其氣味很臭，有如腐敗的醬油。有說法指其日文名稱來自「ハイショウ」→「ヘシ」→オミナエシ的「エシ」這種發音的轉變；或是也有將其小花視作メシ（中文：飯），オミナメシ→オミナエシ的說法。

纈草與黃花龍芽草的共通點在於臭味，由廣泛存在於敗醬科植物中的異戊酸（isovaleric acid）跟龍腦（borneol）所造成。腳臭的味道起因正是異戊酸。然而，貓咪或老鼠會被這種味道吸引，所以西方會將歐纈草與毒藥混合，製成殺鼠劑。德國童話「哈梅爾的吹笛手」中也提到，吹笛手將纈草放在口袋中，所以老鼠都跟著他跑。

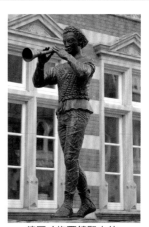

德國哈梅爾鎮豎立的「哈梅爾的吹笛手」銅像

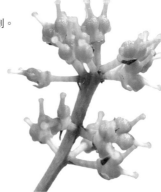

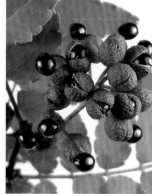

Zanthoxylum piperitum

Zanthoxylum piperitum DC.

基原植物名稱：**山椒**　基原植物英語名稱：Japanese pepper

新恩格勒：芸香目　㊜Rutales
克朗奎斯特：無患子目　㊜Sapindales

芸香科　㊜Rutaceae
花椒屬　㊜*Zanthoxylum*

產地：日本、中國

雌雄異株。高3～5m。

枝條會逐一長出2根銳利的刺。

雄花會視作花山椒食用；雌花則會取未成熟或熟透的果實使用。

包含日本，分布於東亞，當作**辛香料**廣泛使用。嫩葉日語稱為「木の芽」，會加在湯品中，或點綴日式料理。山椒以前也會作為「研杵」的原料。中國稱為花椒的，是同屬但不同種的「*Zanthoxylum bungeanum*」（日語稱為「華北山椒」），只用其果實的果皮。漢方中的花椒也稱為蜀椒，有健胃、鎮痛、驅蟲作用，用於大建中湯、烏梅丸。

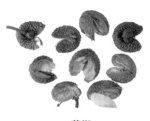

花椒

蒴果呈小球形，成熟後呈深黃色，內藏1個黑色種子。

春季時，複聚繖花序頂生，開黃綠色小花。

葉為互生，奇數羽狀複葉，小葉5～9枚，呈卵形～橢圓形，銳頭，鈍鋸齒緣，有香氣。

使用部位： **果皮**　生藥名稱 **山椒**　㊜Zanthoxyli Piperiti Fructus　㊜Japanese Zanthoxylum Peel

山椒是山椒（*Zanthoxylum piperitum* De Candolle [*Rutaceae*]）成熟的果皮且盡可能除去種子之物；**山椒末**是山椒的粉末。

生藥性狀 有特殊香氣，味道辛辣，會麻痺舌頭

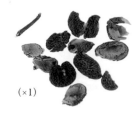

（×1）

由2～3分果構成的蒴果，各分果為扁球形，呈兩瓣開裂。有特殊香氣。味道辛辣，會麻痺舌頭。夏到秋季採收，將果皮與種子分開。熟透的果實果皮會裂開，顆粒呈紅褐色且飽滿，味道辛辣，會讓舌頭麻痺，香氣強且新鮮為佳。保存期間長會使辣味成分減少，必須多注意。

主要成分 **山椒素** ㊜sanshool

精油：檸檬烯（limonene）、香茅醛（citronellal）、β-水芹烯（β-phellandrene）、香葉醇（geraniol）等
辣味物質：α-山椒素（α-sanshool）等
類黃酮醣苷：槲皮苷（quercitrin）、阿福豆苷（afzelin）、橙皮苷（hesperidin）

確認試驗 **TLC法（UV254nm）**

用水及乙醚萃取。萃取液以乙酸乙酯、正己烷、甲醇、醋酸（100）混合液（20：20：1：1）展開。照射UV（254nm），會在Rf值0.3附近出現斑點。

主要藥效 **驅蟲、鎮痛、抗菌**

α-山椒素及山椒醯胺：殺蟲、毒魚作用。
精油：驅蟲、抗菌作用。

漢方處方 **大建中湯、當歸湯**

漢方中用於鎮痛、鎮痙、驅蟲。芳香性健胃藥、驅蟲藥、苦味酊劑（芳香性苦味健胃藥）的製造原料。

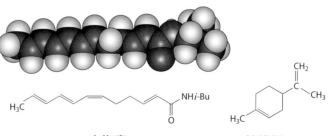

辣味物質：**α-山椒素**（α-sanshool）
CAS No. 504-97-2

精油：**檸檬烯**（limonene）
CAS No. 138-86-3

學名解說 比方說Xantho-，這種字首X的拉丁語原本是來自希臘字母的Ξ、ξ（音近「苦賽」）。古典希臘語跟古典拉丁語的發音是[ks]，但字首為X時，英語等語言中會發音成[z]。Xantho-之所以寫成Zantho-，很明顯是受到現代發音的影響。

花椒屬*Zanthoxylum*的Zantho-等於Xantho-，前半部分源自希臘語形容詞ξανθός「黃色的」；後半部則是源自希臘語ξύλον「木、木材」，意為「黃色的木頭」，取自花椒屬有好幾種植物的根都可用作「黃色染料」之故。順帶一提，從希臘語ξύλον衍生出英語xylene「二甲苯（從木材中取得的）」、xylophone「木琴」。此外，xylitol「木糖醇」是還原xylose「木糖」得到的替代性甘味劑，木糖醇最初發現自樺樹。

種名*piperitum*是拉丁語piper「胡椒」的形容詞形piperitus「宛如胡椒的」的中性形。薄荷*Mentha arvensis* var. *piperascens*的*piperascens*也有「宛如胡椒的」之意。芸香科**Rutaceae**是*Ruta*「芸香屬」＋表示「科」的字尾-aceae所形成。→請參照p.79。

同為花椒屬的還有翼柄花椒（*Zanthoxylum schinifolium*），但翼柄花椒沒有香氣，且尖刺互生（請參考右圖）。翼柄花椒的果實日語稱為「**セイショウ（青椒）**」，是用於鎮咳、鎮痛的民間藥物。不過「青椒肉絲」的「青椒」中文是指英語的green pepper，跟翼柄花椒是完全不同的植物。

山椒的**椒**表示樹木上會結小果實（叔）。「椒」的日語假名為「ハジカミ」，代表各種辛辣之物，例如山椒跟薑。不過為了跟薑區別，所以山裡的ハジカミ變成了「山椒」。順帶一提，「ハジカミ」的由來有山椒會辣到讓人整張臉「皺起來（しかめる）」的說法；也有山椒的莖或刺是紅色的「端赤み（はしあかみ）」的說法。此外以薑而言，則有根莖前端是紅色的「端赤み」說法（也有「害羞（はにかんで）」到末端染上紅色的說法），或是有如烤魚旁配菜的「紅芽薑（はじかみ生姜）」只會吃末端→「端み（はじかみ）」的說法。

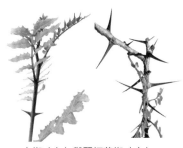

山椒（左）與翼柄花椒（右）
山椒的刺是對生，而翼柄花椒的刺是互生。

不僅如此，從西方來的山椒稱為「胡椒」，從南蠻來的山椒稱為「蕃椒（辣椒）」，「椒」也如此用來命名。順帶一提，「叔」字意為類似紅豆或蕎麥的小果實，不過也從此處衍生出排行小的兄弟之意。兄弟排行從上到下為「伯、仲、叔、季」（叔是第三位），經常用於字（本名以外另取的別號）。

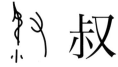

源自用手撿起藤蔓捲住的小豆子，衍生出排行小的兄弟之意。「淑女」的「淑」也是細緻優雅的意思。

胡椒、山椒、山椒魚

兩生類的山椒魚為什麼要取「山椒」兩字？由來有許多種說法：
①若是刺激日本大鯢（大山椒魚，Andrias japonicus）後，會從背部的疣出現乳狀分泌物，而這種分泌物有山椒的氣味（並非所有山椒魚都會分泌）。然而實際上，據說這種液體確實有獨特的味道，但絕對不像山椒。原本藝術家、料理家北大路魯山人（1883-1959）曾經描述宰殺山椒魚來吃時，會散發山椒的香氣，不過現在很難實驗了。
②山椒魚的皮膚很像山椒的樹皮。
③山椒魚其實是生長於山中的「山生魚」（日語與山椒魚同音）。

如今已有好幾種山椒魚瀕臨絕種。不僅日本，放眼全世界，適合兩生類生長的環境也逐年減少。

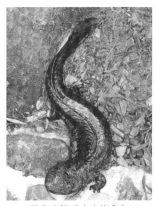

日本大鯢（大山椒魚）
日本是有很多種山椒魚的國家，日本大鯢為國家特別天然紀念物，也被稱為世界上最大的兩生類。
（提供：熊本縣あさぎり町公所）

2014年度之使用量
煉製薑約270t
●●○○○
乾生薑約390t
●●●○○

基原植物學名：

Zingiber officinale

Zingiber officinale Roscoe

基原植物名稱：**薑**　基原植物英語名稱：Ginger [dʒindʒə]

薑目　㊑Zingiberales
薑科　㊑Zingiberaceae
薑屬　㊑*Zingiber*
產地：中國、印度、東南亞、日本（高知、靜岡等）

原產於熱帶亞洲，世界各地皆有栽種的薑科多年生草本植物，可食用、入藥，應用範疇廣泛。

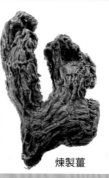

（×0.3）

煉製薑　新鮮根莖

葉為互生。

根莖為淡黃色，多肉，有分枝。

葉為長披針形，銳頭。

莖直立。

夏季時會開黃綠色小花，不過在日本很少見。

使用部位：**根莖**　生藥名稱 **煉製薑**　㊑Zingiberis Rhizoma Processum　㊨Processed Ginger

煉製薑是薑（*Zingiber officinale* Roscoe [*Zingiberaceae*]）的根莖，汆燙過或蒸過之物。

生藥性狀　**灰黃色～灰黃褐色；極辛辣**

有獨特的**薑臭**，外皮有皺紋及輪節。澱粉糊化，斷面有透明感，呈角質狀，**褐色～暗褐色**。肥大、辣味強、斷面呈琥珀色為佳。

主要成分　**薑酚**　㊨gingerol

辣味成分：[6]、[8]、[10]-薑酚（[6]、[8]、[10]-gingerol）、薑烯酚（shogaol）　倍半萜：α-薑萜（α-zingiberene）
雙萜：高良薑萜內酯（galanolactone）。

確認試驗　TLC法（6-薑烯酚）

主要藥效　**解熱、鎮痛、鎮咳、抗發炎**

辣味成分：抗潰瘍、促進小腸內運輸、抗血清素、降低血清素誘發性體溫、腹瀉、抗過敏、強心、妨礙前列腺素合成、抑制血小板凝聚、擴張或增強血管、鎮靜及鎮吐作用。
倍半萜類：抗潰瘍作用。

漢方處方　小青龍湯、參蘇飲、大建中湯、當歸湯

漢方中溫熱作用強於乾生薑，用作熱性藥、補藥。

使用部位：**根莖**　生藥名稱 **乾生薑**　㊑Zingiberis Rhizoma　㊨Ginger（或dried ginger）

乾生薑是薑（*Zingiber officinale* Roscoe [*Zingiberaceae*]）的根莖，偶有去除周皮。**乾生薑末**是乾生薑的粉末。

生藥性狀　**灰白色～淡灰褐色**

跟煉製薑一樣有獨特的**薑臭**。**極度辛辣**。不規則的塊狀，偶爾會有白色粉末。斷面呈**淡黃褐色**，且**為粉質**。

（×1）

確認試驗　TLC法（6-薑酚）

主要藥效　**健胃、矯味劑**

漢方處方　胃苓湯、溫經湯、越婢加朮湯、黃耆建中湯 等

漢方中當作芳香健胃、矯味劑使用。

精油 **薑萜**（zingiberene）
CAS No. 495-60-3

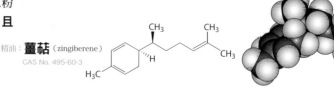

日本與中國所指的ショウガ（生姜，生薑）與カンキョウ（乾姜，乾薑）有差異。

日本	生薑……乾燥根莖（別名乾生薑）	乾薑（煉製薑）……汆燙過或蒸過後再乾燥的根莖（日本特有生藥）
中國	生薑（鮮薑）……新鮮根莖	乾薑……乾燥根莖（相當於日本的生薑）

換句話說，日本稱乾燥根莖為「生薑（乾生薑）」，中國則稱為「乾薑」。也又說法指「乾薑」便包含了日本的生薑、乾薑。

只能用鮮薑的處方：茯苓澤瀉湯；只能用煉製薑的處方：人參湯。鮮薑、煉製薑皆可用的處方：乾生薑瀉心湯、半夏白朮天麻湯
除此之外的處方可用乾生薑取代。

z
296

薑屬 *Zingiber* 是梵語 sṛṅg（sring）「角」＋ vera「根」＝ sṛṅgvera，換句話說，就是指薑的根莖像角一般突出。

種名 *officinale* 是拉丁語意為「藥用的」的形容詞 *officinalis* 的中性形，可見於具有藥效的植物種名中。順帶一提，高良薑（*Alpinia officinarum*）的種名 *officinarum* 意思跟 *officinalis* 一樣，拼法也非常類似，但兩者是不同的拉丁語詞（陽性形：*officinarum*，陰性形：*officinara*，中性形：*officinarus*）。

薑目 *Zingiberales* 是薑屬 *Zingiber* ＋表示「目」的字尾 -ales 形成的。而薑科 *Zingiberaceae* 則是薑屬 *Zingiber* ＋表示「科」的字尾 -aceae 形成的。

日語**生姜**、**乾姜**的姜是**薑**的俗字，良姜、高良薑的姜也是。而薑（きょう）字有「強烈的」之意，表示同為辣味強的薑類植物。因此，以前乾姜、生姜、良姜寫成乾薑、生薑、良薑。

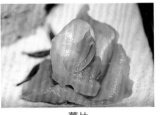

薑片
由於薑有健胃、殺菌作用，據說吃醃得酸酸甜甜的薑片可以預防吃魚貝類時食物中毒。

古早以前薑的日語稱為「はじかみ」。雖說如此，但是山椒也同樣稱為「はじかみ」，所以為了區別，薑便稱為「ふさはじかみ或くれのはじかみ」。葉薑中有個品種——谷中薑，這是取自東京都台東區的谷中地區。

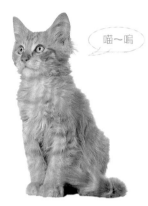

橘貓（Ginger cat）
提到橘貓，指的是顏色像薑一般的茶色虎斑貓。像薑一般的顏色（紅褐色、黃褐色）稱為ginger color，比方說ginger hair，指的是「紅髮」。

喵～嗚

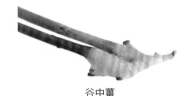

谷中薑

薑酚與薑酮、薑烯酚

辣味成分：**[6]-薑酚**（[6]-gingerol）
CAS No. 23513-14-6
英語：gingerol

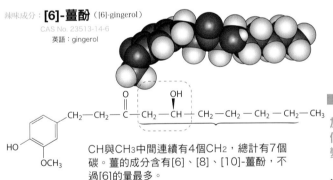

CH與CH₃中間連續有4個CH₂，總計有7個碳。薑的成分含有[6]、[8]、[10]-薑酚，不過[6]的量最多。

加熱、儲存中變化

辣味成分：**[6]-薑烯酚**（[6]-shogaol）
CAS No. 555-66-8
英語：shogaol
別名：dehydroparadol

加熱處理、鹼性分解下的變化

辣味成分：**薑酮**（zingerone）
CAS No. 122-48-5
英語：zingerone
別名：vanillylacetone

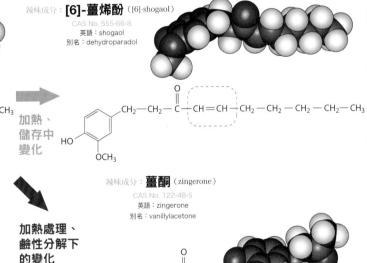

薑酚（gingerol）是薑的辣味成分，加熱處理或儲存中會產生稱為薑烯酚（shogaol）與薑酮（zingerone）的次級產物。薑酚加鹼也會分解成薑酮與醛類（aldehyde）。一般而言，薑烯酚類的解熱、鎮痛、鎮咳作用比薑酚類還要強，且已知薑酮有健胃作用。

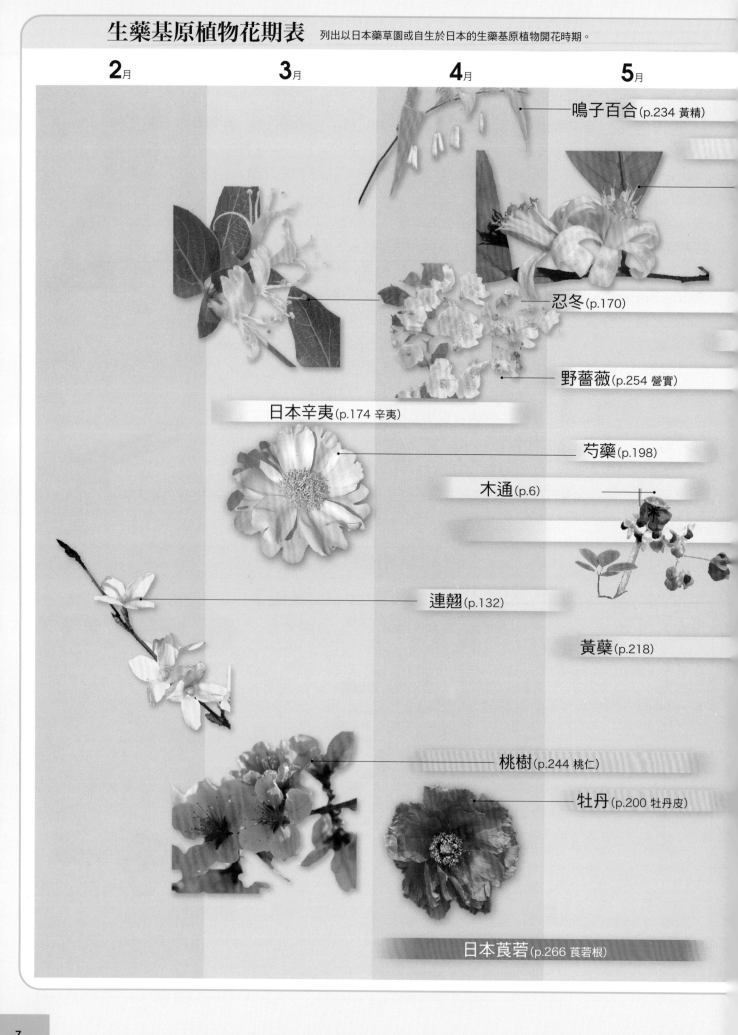

生藥基原植物花期表　列出以日本藥草園或自生於日本的生藥基原植物開花時期。

2月　　**3**月　　**4**月　　**5**月

鳴子百合(p.234 黃精)

忍冬(p.170)

野薔薇(p.254 營實)

日本辛夷(p.174 辛夷)

芍藥(p.198)

木通(p.6)

連翹(p.132)

黃蘗(p.218)

桃樹(p.244 桃仁)

牡丹(p.200 牡丹皮)

日本莨菪(p.266 莨菪根)

※開花時期會有品種及個體差異，再加上有可能受到國家、地區、氣候變動的影響，此處僅供參考。

6月　7月　8月　9月

甘茶(p.156)

纈草(p.292)

苦橙(p.77 枳實)

山黃梔(p.136 梔子、山梔子)

梓樹(p.64 梓實)

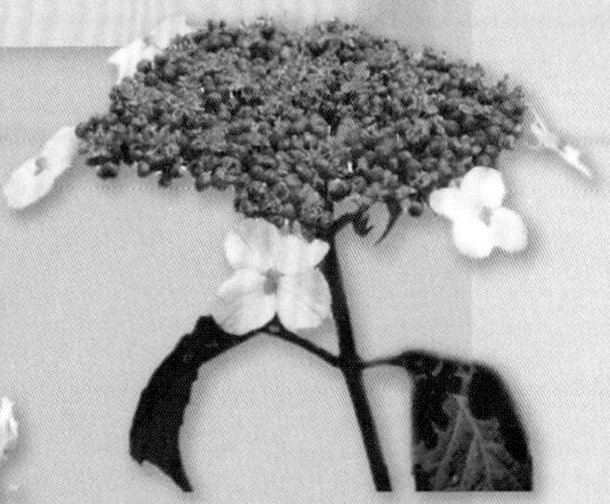

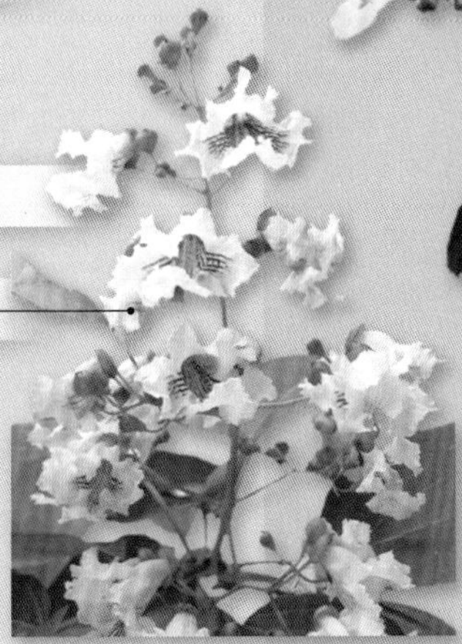

日本厚朴(p.176 厚朴)

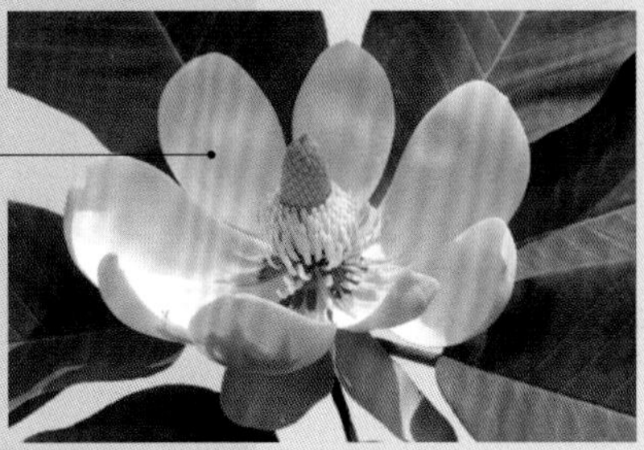

紫草(p.168 紫草根)

辣椒(p.56)

野桐(p.178)

車前草(p. 224 車前子、車前草)

蕺菜、魚腥草(p.154 魚腥草)

日本萍蓬草(p.192 日本萍蓬草根)

決明(p.62 決明子)

茴香(p.130)

冬瓜(p.48 冬瓜子)

菊(p.68 菊花)

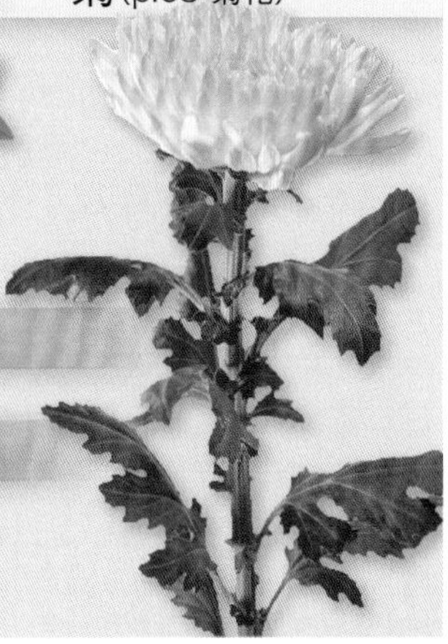

夏枯草(p.238)

紅花 (p.58 紅花)

葛藤(p.246 葛根)

桔梗(p.226 桔梗根)

牽牛花(p.216 牽牛子)

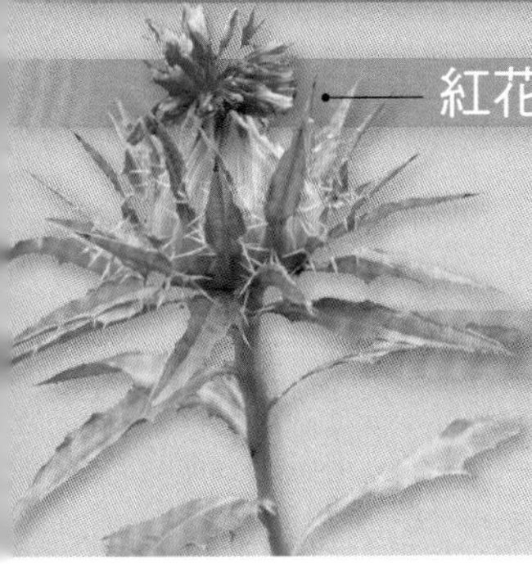

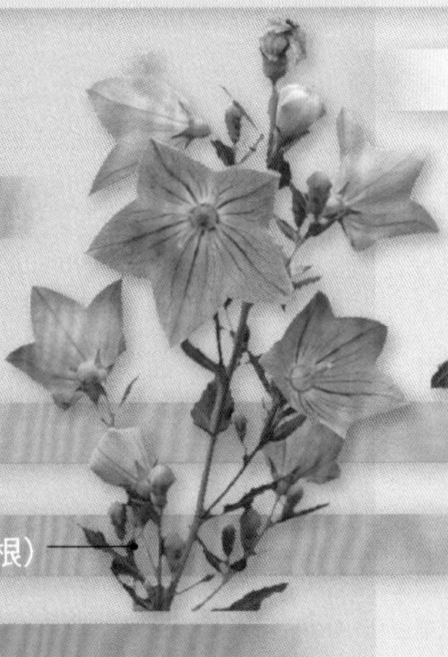

Ziziphus jujuba var. *inermis*

Ziziphus jujuba Miller var. *inermis* Rehder

基原植物名稱：**無刺棗**　　基原植物英語名稱：Common Jujube [dʒúːdʒuːb]／Chinese jujube

鼠李目　　⑳Rhamnales
※APG分類體系中，鼠李科歸在薔薇目。

鼠李科　⑳Rhamnaceae

棗屬　　⑳*Ziziphus*

產地：中國、日本、朝鮮半島

為鼠李科落葉喬木。 果實乾燥後（棗乾）可當成點心或水果食用，也用於漢方藥中。在韓國，會加入日本也熟知的藥膳料理——參雞湯，也會加砂糖、蜂蜜一起煮成所謂的「棗子茶」飲用。

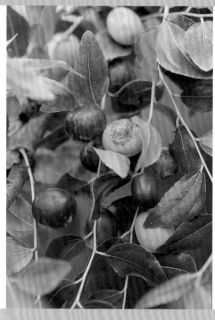

果實為長橢圓球形，成熟時為紅褐色。

葉為互生，短柄。葉身卵圓形，表面光亮，有明顯葉脈縱走，細鋸齒緣。

初夏時，聚繖花序上淡綠色小花密生。

使用部位：**果實**　生藥名稱：**大棗**　⑳Ziziphi Fructus　⑨Jujube

大棗是無刺棗（*Ziziphus jujuba* Miller var. *inermis* Rehder [*Rhamnaceae*]）的果實。

生藥性狀　氣味酸甜特殊，味道甘甜

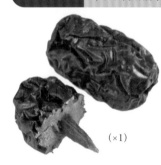

（×1）

秋季時採收成熟紅透的果實，略為燙過後晒乾。易有蟲害，且極度乾燥後品質會下降，難以長期保存。皺紋少、紅色大顆有彈性、果核小果肉厚實有黏著性且甘甜者為佳。外皮呈有光澤的紅褐色，皺紋粗。內部海綿狀肉質有彈力及黏著性，呈淡黃色～淡黃褐色。氣味酸甜特殊，味道甘甜。

主要成分　⑨zizyphus saponin　**大棗皂苷**

環磷酸腺苷（cyclic adenosine monophosphate，cAMP）
皂苷：大棗皂苷Ⅰ～Ⅲ（zizyphus saponinⅠ～Ⅲ）
三萜類：麥珠子酸-3-O-反式-對-香豆醯酯及麥珠子酸-3-O-順式-對-香豆醯酯（3-O-trans-p-coumaroyl alphitolic acid and 3-O-cis-p-coumaroyl alphitolic acid）、齊墩果酸（oleanolic acid）、樺木酸（betulinic acid）
醣類：果糖（fructose）、葡萄糖（glucose）、蔗糖（sucrose）
多醣體：大棗聚阿拉伯醣（zizyphus arabinan）

主要藥效　**抗補體作用**

大棗皂苷：促進因培養雞隻胚胎脊髓後根神經節與交感神經的神經成長因子（NGF）刺激之神經纖維成長。
大棗聚阿拉伯醣：抗補體活性。
乙醇萃取物：強大的抗過敏作用。
甲醇萃取物：抗潰瘍、降血壓作用。

漢方處方　甘麥大棗湯、桂枝湯、小建中湯、補中益氣湯

漢方中以通經、利尿、關節炎、腰痛為標的使用。 與乾生薑組合，則是以緩和副作用等為目的，調配於許多漢方方劑中。

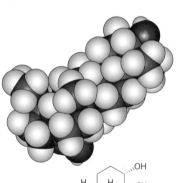

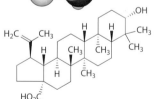

三萜類：**樺木酸**（betulinic acid）
CAS No. 472-15-1

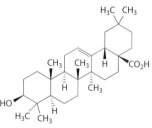

三萜類：**齊墩果酸**（oleanolic acid）
CAS No. 508-02-1

棗屬*Ziziphus*源自希臘語ζίζυφος「棗子」。

種名*inermis*是拉丁語「沒有武裝的、無武器的」之意，表示「沒有刺針、沒有尖刺」，經常用於植物或是動物的學名中，比方說刺五加中有沒帶刺的品種無刺五加（*Acanthopanax senticosus* f. *inermis*）；長得像石狗公但頭部刺較少的魚無備平鮋（*Sebastes inermis*）學名中都有用。拉丁語*inermis*是拉丁語否定的字首in-，後面接arma「武器、兵器」形成的。跟*inermis*相同，法語或西班牙語的enerme「沒有尖刺」這種普通的形容詞母音也是從a變成e。順帶一提，從拉丁語arma衍生出英語arms「武器」、armor「武器、鎧甲」、army「陸軍」、arm「手臂」、armadillo「犰狳」。

基原植物日語名稱**ナツメ**，來源有「夏に芽（なつにめ，意為夏季時發芽）」的說法；也有源自「夏梅（ナツウメ→ナツメ）」，或是「夏実（ナツミ→ナツメ）」的說法。順帶一提，棕櫚科喬木的椰棗（ナツメヤシ，*Poenix dactylifera*）是取自這種椰子結果有如棗樹。

所謂**大棗**，意思是果實比酸棗還要大。離題一下，裝抹茶的茶道道具「茶棗」，據說因為形狀像棗子，便如此取名了。茶棗根據大小，分為「大棗、中棗、小棗」。

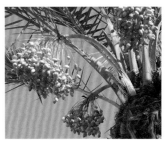

椰棗串

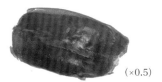

（×0.5）

椰棗果實

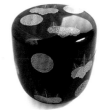

裝抹茶的「茶棗」

棗葉、武靴藤、神祕果、闊葉仙茅──味覺修飾物質

咀嚼棗葉1～2分鐘後，即使吃了含有砂糖、果糖、葡萄糖等的食物，也不太會感受到甜味。吃了甜菊苷（甜菊葉的甜味物質）或阿斯巴甜等甜味劑情況也相同。另一方面，對其他味覺卻沒什麼影響。這是因為棗葉中所含的**棗葉苷**（*ziziphin*），選擇性地妨礙了味蕾的甜味受器（並非對甜味物質本身作用）。像這樣與味覺受器結合，改變味覺的物質，統稱為**「味覺修飾物質」**（taste modifier）。

印度或是東南亞的蘿藦科藤蔓植物武靴藤（*Gymnema sylvetste*）中，也含有妨礙甜味的味覺修飾物質**武靴葉酸**，所以喝了武靴葉茶後，會感覺不到甜味。因此對甜味食品而言，有降低食慾的效果，大約需要花一小時恢復。此外，目前也已知武靴葉酸有抑制醣分吸收作用，用於肥胖或糖尿病可見其效果（但若合併服用降血糖藥，恐有造成低血糖的危險。）

原產於西非的山欖科神祕果（*Synsepalum dulcificum*）含有由191個胺基酸殘基組成的蛋白質**神祕果素**（miraculin），能讓酸味嚐起來變甜的。

自生於馬來西亞等處，仙茅科闊葉仙茅（*Curculigo latifolia*）的果實中含有由114個胺基酸殘基組成的蛋白質**仙茅甜蛋白**（curculin），不僅能讓酸味變甜，連光喝水也能感到甜味。

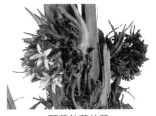

闊葉仙茅的花

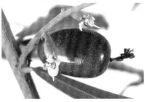

神祕果的果實

神祕果果實本身沒有特別的味道（稍微有點甜味而已），但吃了神祕果後，再吃有酸味的食物感覺會變甜，效果大約持續30分～1小時，像葡萄柚或檸檬酸味這麼強的也會感到甘甜。目前給糖尿病患者使用的人工甜味劑研究也持續進行。如同時食用神祕果跟棗葉，會發生什麼事？筆者親自嘗試，結果吃了檸檬也幾乎感覺不到酸味，但也沒有感覺到強烈的甜味。

2014年度之使用量
約54t
●●●○○

基原植物學名：**Ziziphus jujuba var. spinosa**

Ziziphus jujuba Miller var. *spinosa* (Bunge) Hu ex H. F. Chou [zízifəs dʒú:dʒu:bə]

基原植物名稱：**酸棗** 基原植物英語名稱：Jujube / Chinese Date

鼠李目 [拉]Rhamnales
※APG分類體系中，鼠李科歸在薔薇目。

鼠李科 [拉]Rhamnaceae

棗屬 [拉]*Ziziphus*
產地：中國、日本

歐洲到中國皆有分布的鼠李科落葉小喬木。為棗樹的原生種。棗樹使用的是果實，而酸棗則是拿種子作為生藥。

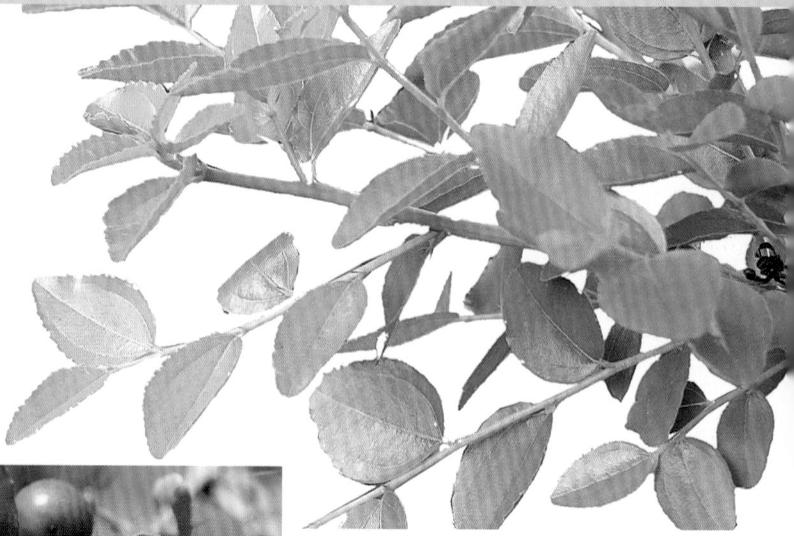

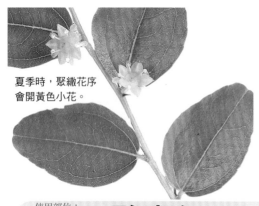

枝條呈暗褐色，節點膨大，從節點長出2～3根新枝條。有托葉變成的刺。近緣的棗樹沒有刺。

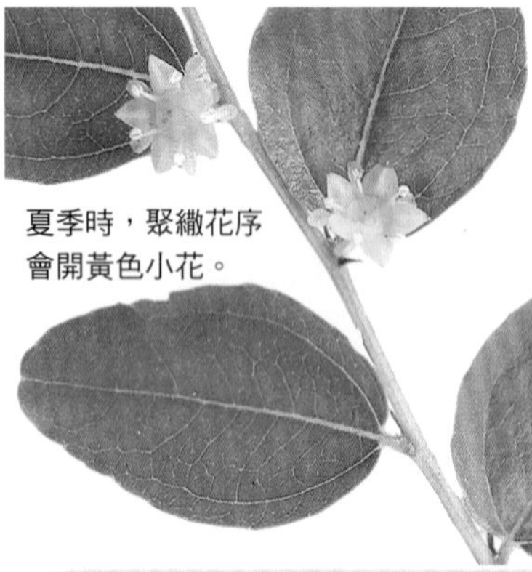

夏季時，聚繖花序會開黃色小花。

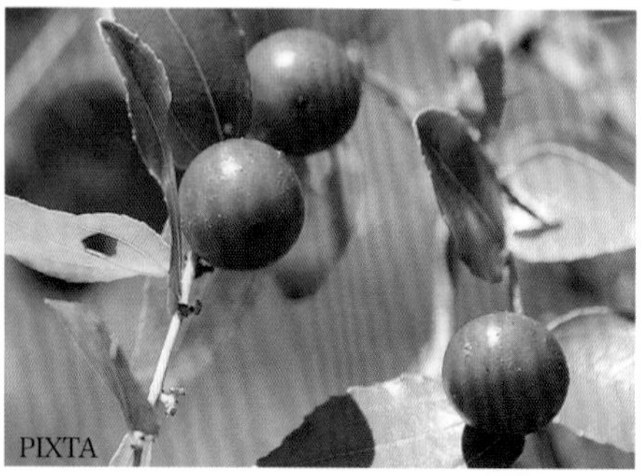

核果比棗樹的小，種子很大。

使用部位：種子 生藥名稱 酸棗仁 [拉]Ziziphi Semen [英]Jujube Seed

酸棗仁是酸棗（*Ziziphus jujuba* Miller var. *spinosa* [Bunge]) Hu ex H. F. Chou [*Rhamnaceae*]）的種子。

生藥性狀 帶點油臭味，味道微帶油味

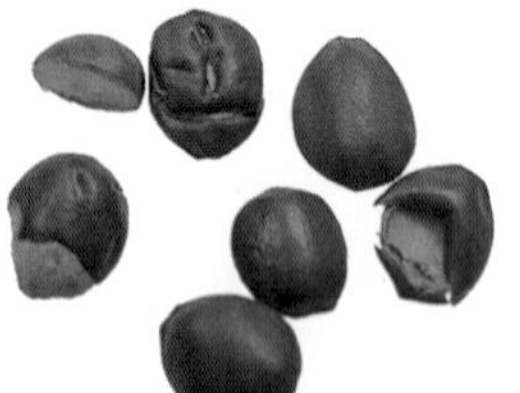

(×1)

秋季時採收紅透的果實，取出果核後水洗乾淨，稍微燙過再晒乾。種皮外包覆著很厚的角質層，使用時需要碾碎再用。易有蟲害，且極度乾燥後品質會下降，難以長期保存。顆粒大、飽滿、新鮮為佳。

主要成分 大棗苄苷 [英]zizybeoside

苯甲醇醣苷：大棗苄苷 I 、II（zizybeoside I 、II）
皂苷：酸棗仁皂苷A、B（jujuboside A、B）
類黃酮醣苷：棘苷（spinosin）等
環狀胜肽：酸棗仁鹼類（sanjoinine）

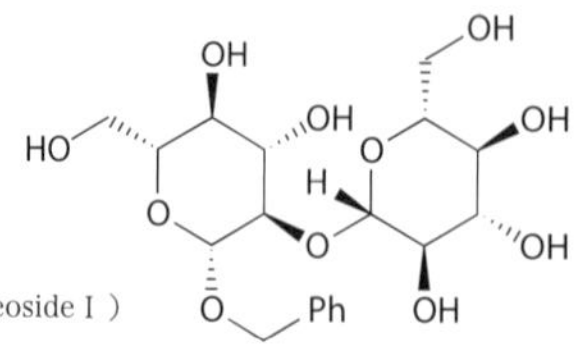

苯甲醇醣苷：**大棗苄苷 I**（zizybeoside I）
CAS No. 176819-28-8

確認試驗 TLC法（UV254nm，紫色）

取甲醇萃取液，以丙酮、乙酸乙酯、水、醋酸混合液展開。照射UV（254nm），Rf值0.3及0.4附近出現2個斑點。均勻噴上稀硫酸，加熱後照射UV（365nm）時，會發出螢光。

主要藥效 鎮靜

萃取物：延長六巴比妥鹽誘發之睡眠時間與抑制醋酸扭體測試的反應。
類黃酮醣苷、皂苷：鬆弛神經藥物活性。
胜肽（酸棗仁鹼）、類黃酮醣苷（棘苷）：鎮靜作用。

漢方處方 酸棗仁湯、加味歸脾湯、加味溫膽湯、補肝湯

漢方中用於失眠、精神官能症、治療神經衰弱。

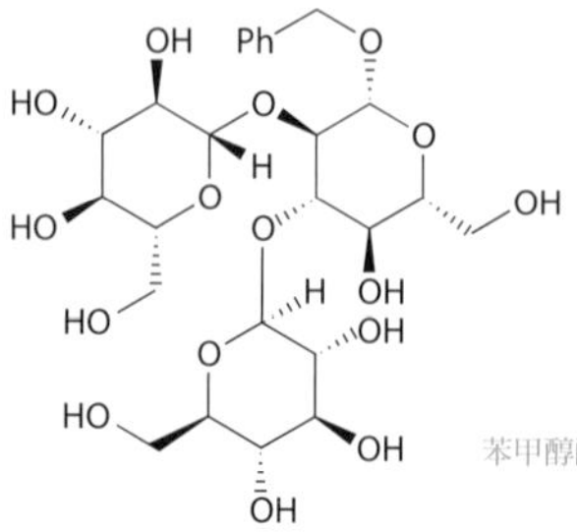

苯甲醇醣苷：**大棗苄苷 II**（zizybeoside II）
CAS No.II 81417-79-0

學名解說 棗樹（酸棗是棗樹變種）的拉丁語名稱經過了很有趣的變化。1753年，林奈一開始幫棗樹取的學名是*Rhamnus zizyphus*，zizyphus是種名（*Rhamnus*是鼠李屬）。1768年，蘇格蘭植物學家菲利浦·米勒（Philip Miller）把棗樹從鼠李屬分離出來，新設了*Ziziphus*棗屬，記載棗樹學名為*Ziziphus jujuba*。這時從y變i應該單純是筆誤吧。之前日本藥局方曾記載棗樹屬名為*zizyphus*，不過日本藥局方第17修訂版第1追訂中便修正為*Ziziphus*。

　　棗屬*Ziziphus*源自希臘語ξίξυφος「棗子」。繼續回溯，據說是源自表示棗子的波斯語zizfum或zizafun（可認為是從波斯傳至西方的）。

　　種名*jujuba*寫法雖然跟屬名*Ziziphus*和英語Jujube不同，但為同個語源。

　　鼠李目**Rhamnales**及鼠李科**Rhamnaceae**，是*Rhamnus*「鼠李屬」後面各自接上表示「目」的字尾-ales，跟表示「科」的字尾-aceae所形成，源自希臘語ράμος「日本鼠李」。此種日本鼠李（*Rhamnus japonica* var. *decipiens*）是可見於山地的落葉灌木，秋季會結出黑色果實。日本鼠李的果實在中國稱為「鼠李子」，用作溫和腹瀉藥。

　　酸棗仁因為果實比棗子酸，所以稱為酸棗。

　　基原植物日語名稱**サネブトナツメ（核太棗）**，因為果核比棗子（ナツメ）大取的。酸棗跟棗子相比果實較小，而且果肉也少。

　　酸棗成分中環狀三萜的樺木酸（betulinic acid）是取自*Betula*「樺木屬」，本屬*Betula alba*毛樺這種植物的樹皮含有許多樺木酸，便如此取名。提到樺木屬，日本則有代表性的日本白樺（*Betula platyphylla* var. *japonica*，日語：シラカンバ），如其名所示，樹皮很白，據說カンバ是來自愛奴語中的名稱。而日語的シラカバ（白樺）則是シラカンバ的簡稱。樺木屬*Betula*，可認為是凱爾特語指稱樺樹的詞betu，進入拉丁語變成betula「白樺」來的。

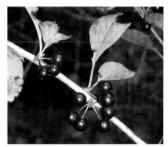

日本鼠李（クロウメモドキ）
果實是黑色，不過日語名稱是在結紅色果實的冬青科落霜（*Ilex serrata*，ウメモドキ）前面，加上「クロ（黑）」形成的。
（攝影：青木 繁伸）

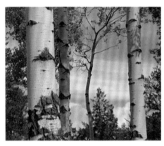

樺木屬的一種
白樺同種的樹液也用來取代砂糖。

酸棗仁、棘、對策與策士

　　酸棗仁的**棗**字，是兩個束（音同刺，尖刺、有刺的樹木）上下重疊形成的。而將束左右並列，便成了**棘**（刺、荊棘）。束加上表示「刀或刀刃」的刀字旁，便形成了**刺**（刺激性的味道會刮舌頭）。

　　束加上竹字頭，便成了末端凹凸不平、可使用的短籤──**策**。「策」字指的是在沒有紙的時代，書寫文字用的竹片，衍生出意為「寫在短竹籤上的重要文書」，後來更變成具有「天子的命令」的意思。此外，回答天子提問的文書稱

為**「對策」**，「考試趨勢與對策」中的「對策」或許微妙地接近原本的意義也說不定。

　　天子提出問題，根據其答案，也就是「對策」的內容，錄用官職者稱為**「策士」**。再從此處變成「巧妙運用策略之人、謀略策劃之人」之意，中國典籍中稱人策士並非都帶有負面意義。不過話說回來，就如現今的日語諺語「策士、策に溺れる（聰明反被聰明誤）」所說，策士一詞沒什麼正面意義。

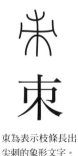

束為表示枝條長出尖刺的象形文字。

2014年度之使用量
約0.003t
●○○○○

基原藻類學名：

Digenea simplex

Digenea simplex C. Agardh

基原藻類名稱：**海人草**

仙菜目 [拉]Centrospermae

松節藻科 [拉]Rodomelaceae

海人草屬 [拉]*Digenea*

產地：世界各地

松節藻科的紅藻之一，是有名的驅蟲藥。

海生的紅藻。

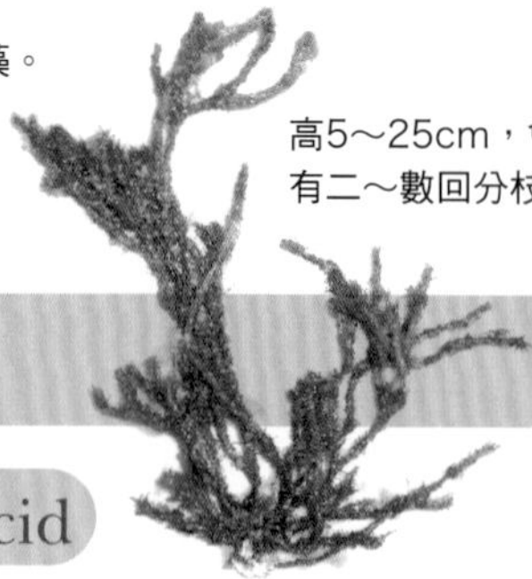

高5～25cm，會有二～數回分枝

使用部位：**全藻** 生藥名稱 **海人草** [拉]Digenea [英]Digenea

海人草是海人草（*Digenea simplex* C. Agardh [*Rhodomelaceae*]）的全藻。**用作驅蟲藥。**

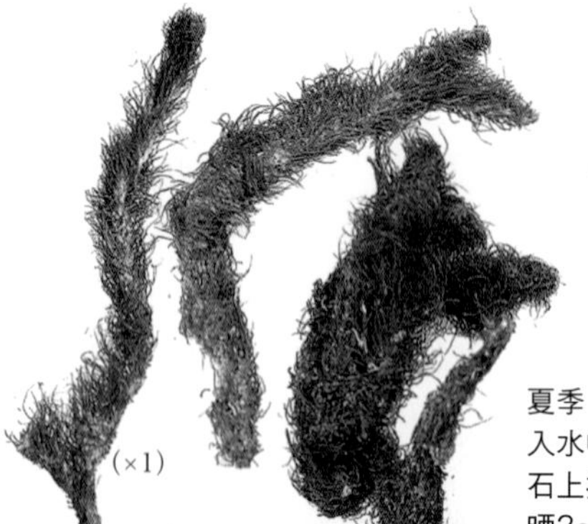

(×1)

黑褐色繩狀，剛毛狀小枝密生。

夏季（6～10月）潛入水中，從附著的岩石上採收，在海濱日晒2～3日。

主要成分 **紅藻胺酸** [英]kainic acid

胺基酸類：α-紅藻胺酸（α-kainic acid）、α-別紅藻胺酸（α-allokainic acid）、精胺酸（arginine）、天門冬胺酸（aspartic acid）、甘胺酸（glycine）、麩胺酸（glutamic acid）等

確認試驗 TLC法（紅藻胺酸）

漢方處方 鷓鴣菜湯、清肌安蛔湯（這些是驅蟲藥）

海人草作為製造紅藻胺酸的原料，戰後需求高漲，不過隨著衛生條件逐漸改善，身上有蛔蟲者減少，需求也跟著降低。話雖如此，但如今海人草也調配於某些經常使用的動物用醫藥品內。

2014年度之使用量
約0.14t
●○○○○

基原植物學名：

Gelidium amansii

Gelidium amansii Lamouroux

基原藻類名稱：**安曼司石花菜** 基原植物藻類名稱：Agar [éiga:]

石花菜目 [拉]Gelidiales

石花菜科 [拉]Gelidiaceae

石花菜屬 [拉]*Gelidium*

其他洋菜的原藻有：
太平洋石花菜（*Gelidium pacificum*）、
日本石花菜（*Gelidium japonicum*）、
真江蘺（*Gracilaria vermiculophylla*等

活體呈深紅紫色。

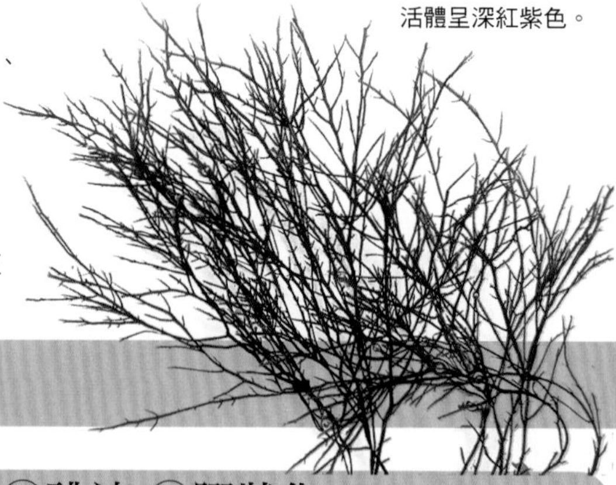

海生的紅藻，長於淺岩岸。扁平且細，枝條為對生或互生，較為細密的羽狀分枝。

石花菜屬統稱為「石花菜」，
沒有單獨稱為「石花菜」物種。

使用部位：**黏液** 生藥名稱 **洋菜** [拉]Agar [英]Agar

洋菜是從安曼司石花菜（石花菜）（*Gelidium amansii* Lmx.）、其他同屬植物（*Gelidiaceae*）或各種紅藻類（*Rhodophyta*）採集到的黏液凍結脫水所得之物；**洋菜末**是洋菜的粉末。

主要成分 **瓊酯醣** [英]agarose

半乳糖（galactose）與脫水半乳糖（anhydrogalactose）交互連接成的長直鏈中性多醣，不易分解，分類於膳食纖維。具有吸水膨脹的性質。

確認試驗 ①碘液 ②膠狀化

漢方處方 鷓鴣菜湯、清肌安蛔湯（這些是驅蟲藥）

洋菜有食品、工業、培養基等各式各樣的用途。生藥中則作為黏滑藥、包覆藥物、及膨脹性瀉藥。所謂膨脹性瀉藥（濕潤性瀉藥），吸收水分後會膨脹、濕潤，使糞便變柔軟。此外腸道內變膨潤，伸展了腸壁，也就促進腸子蠕動了。

海人草屬 *Digenea* 是由希臘語意為「兩個」的字首δι- ＋ γενεά「屬」形成，表示海人草屬的海藻葉體上經常會附著其他藻類，看起來宛如「兩種屬」構成的植物。雖說如此，不過反過來海人草屬的海藻也滿多附著在其他海藻葉子上的。

種名 *simplex* 意思為「單一的」。順帶一提，海人草是一屬一種的紅藻。

松節藻科 *Rhodomelaceae* 是希臘語 ρόδον「薔薇、薔薇色的」 ＋ μῆλον「哈密瓜」＋表示「科」的字尾 -aceae 所形成，因為松節藻科的葉狀體為紅色，孢子囊或孢子像哈密瓜一樣呈圓形而來。

日語名稱**マクリ（こまくり）**，根據《大言海》記載能「毒掠（どくまくり）」，驅逐寄生蟲的意思。

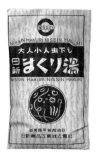

調配海人草的驅蟲藥
在以前，含有海人草紅藻胺酸或山道年蒿、海濱絹蒿等山道年（santonin）成分的驅蟲劑，被視為珍寶。
（提供：平井 有／日新藥品工業公司）

石花菜屬 *Gelidium* 源自拉丁語 gelidus「冰的、像冰一般冷的、結冰的、凝固的」，而gelidus則是源自拉丁語gelu「霜、凍結」，英語gel「凝膠、膠體化」也是同源詞。這是取自將石花菜黏液「凍結」、乾燥後製成洋菜的緣故。其他還有gelatin(e)「明膠、吉利丁」（取自動物的膠質等）、jelly「果凍」等，此外還有義大利語意為「冰淇淋」的gelato「義式冰淇淋」，也是衍生其自拉丁語。

種名 *amansii* 取自法國大革命時期的歷史家、化學家、自然科學家，同時也是植物學家的**聖亞蒙**（Boudon de Saint-Amans, 1748-1831）。

英語名稱agar是從馬來語指稱石花菜等海藻的詞所引用的借入詞。

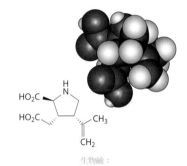

生物鹼：
α-紅藻胺酸（α-kainic acid）
CAS No. 487-79-6

紅藻胺酸是1953年竹本常松等人從海人草的水浸萃取物中分離出的胺基酸之一，由於是取自海人草（カイニンソウ），所以命名為「カイニン酸」。紅藻胺酸會與神經細胞的麩胺酸受器強力結合，所以攝取後，會讓腸道內蚊蟲或蟯蟲的中樞神經過度興奮，也就是所謂的「神經興奮性毒性」發作。

偶然發現的「洋菜」

十七世紀中旬左右，位於京都伏見的旅館**美濃屋太左衛門**，將提供給至江戶拜見主君的薩摩藩藩主吃剩的涼粉料理丟在寒冷的屋外，置之不理。幾天後涼粉乾燥了，帶著嘗試的心態加水煮，變成白淨沒有腥臭味的涼粉。改良的結果，製造出用於料理的洋菜，隱元禪師（1592-1673）將此命名為「寒天」，因為是擺在寒冷的天空下晾乾的涼粉，可認為由此命名。

「近代細菌學始祖」羅伯特‧柯霍（Robert Koch, 1843-1910）將洋菜做成培養基，利用細菌培養法發現了結核菌等菌種，自此之後，洋菜培養基便廣泛應用於醫學、生物學界。如此一來，江戶時代旅館主人不經意的發現，最後大大推動了醫學發展。

偶然間發現、發明的故事很多，但光靠偶然還不夠，依舊需要能找出新事物的銳利觀察力及想像力，也就是所謂的**意外發現、機緣**（serendipity，藉由偶然及聰慧發現意想不到的事物的能力）。

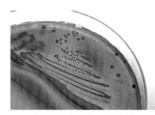

在洋菜培養基上繁殖的
大腸菌菌落
在柯霍門下學習細菌學的偉特‧赫賽（Walther Hesse）在研究中用的是動物性的明膠，但因為細菌的關係培養基會溶解，實驗一直無法順利進行。此時他的夫人法妮提議利用做水果凍的洋菜，這是洋菜首次用來當作培養基的固化劑。

2014年度之使用量
約130t
●●●●○

基原真菌學名：

Polyporus umbellatus

Polyporus umbellatus Fries

基原真菌名稱：**豬苓**　　基原真菌英語名稱：Chuling

無褶菌目　⒧Basidiomycetes
多孔菌科　⒧Polyporaceae
多孔菌屬　⒧*Polyporus*
產地：日本（福島、福井等）、中國

沿著櫸木、水楢的根製造菌核的一種菇類。

子實體會從地下的菌核中生長，菌柄為白色圓柱狀，基部連結在一起。傘部呈圓形，直徑1～4cm。

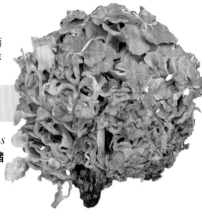

使用部位：
菌核　生藥名稱 **豬苓**　⒧Polyporus　⒠Polyporus Sclerotium / Chuling

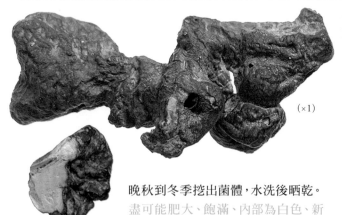

(×1)

豬苓是豬苓（*Polyporus umbellatus* Fries [*Polyporaceae*]）的菌核；**豬苓末**是豬苓的粉末。

晚秋到冬季挖出菌體，水洗後晒乾。
盡可能肥大、飽滿、內部為白色、新鮮為佳（內部偶爾會帶褐色）。

主要成分　**麥角固醇**　⒠ergosterol

含有麥角固醇（ergosterol）、多醣類、生物素（biotin）、2-羥基二十四烷酸（2-hydroxytetracosanoic acid）等物質。

漢方處方　胃苓湯、茵陳五苓散、四苓湯、豬苓湯

用於消炎、解熱、止渴、利尿藥、抗腫瘤。

2014年度之使用量
約1500t
●●●●●

基原真菌學名：

Wolfiporia cocos

Poria cocos Wolf
同物異名：*Wolfiporia cocoa* Ryvarden et Gilbertson　舊寫法：*Pachyma coco*

基原真菌名稱：**茯苓**　　基原植物藻類名稱：Poria / tuckahoe mushroom

無褶菌目　⒧Basidiomycetes
多孔菌科　⒧Polyporaceae
臥孔菌屬　⒧*Wolfiporia*

產地：日本、中國、朝鮮半島
寄生於松屬植物的根部（赤松或黑松）。

使用部位：
菌核　生藥名稱 **茯苓**　⒧Poria　⒠Poria Sclerotium

茯苓是茯苓（*Poria cocos* Wolf [*Polyporaceae*]）的菌核，通常外層近乎完全清除；**茯苓末**是茯苓的粉末。

菌核為不規則塊狀，大的甚至可達直徑30cm、重2kg。

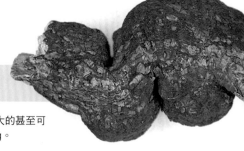

環抱宿主根部的「茯神」。

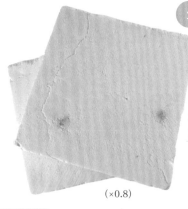

(×0.8)

生藥性狀　**帶紅色的白**

秋～翌年春天時，會用「尋苓棒」戳進土中探尋、挖掘菌核。去除褐色外皮後切斷、陰乾。潤澤有黏性（咬下去會黏在牙齒上）、質量重、斷面細緻且純白為佳。

主要成分　**齒孔酸**　⒠eburicoic acid

萜類：齒孔酸（eburicoic acid）、茯苓酸（pachymic acid）
多醣：茯苓聚醣（pachyman，葡萄糖1-3結合的重合型聚醣）
固醇：麥角固醇（ergosterol）

漢方處方　四苓湯、茯苓飲、苓薑朮甘湯

漢方中以利尿、健胃為目的使用，也用於浮腫、暈眩、胃內滯水、精神安定等方面。

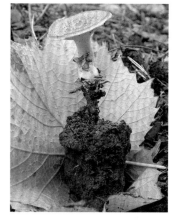

多孔菌屬*Polyporus*是希臘語字首πολυ-「很多的」＋πόρος「孔、通道」形成的。如字面所示，「多孔菌屬」的特徵是子實層體（菌傘內側）呈管孔狀。拿來當日語屬名的タマチョレイタケ（菌核多孔菌，*Polyporus tuberaster*）的「タマ」指的就是「菌核」。若是生長於土中，其菌核會在土地裡。

種名*umbellatus*是拉丁語umbra「陰影」接上指小詞的名詞umbella「陽傘、雨傘」的形容詞，意為「如陽傘般的」。若是描寫花朵，umbellatus為「繖形花序的」之意。

多孔菌科**Polyporaceae**是多孔菌屬（*Polyporus*）後接表示「科」的字尾所形成。

之所以稱為**豬苓**，在《本草集注》中陶弘景記述，因為其菌核長得像豬糞之故。其他說明中，則指豬苓是豬的陰囊或睪丸。順帶一提，中文的「豬」是日語的「豚」。那麼日語「イノシシ」的中文怎麼寫？答案是「野豬」。既然如此，若中文寫「豚」又代表什麼意思？代表「小豬仔」。

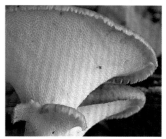

菌核多孔菌的菌核（上）
與子實層體（下）
（攝影：白山 弘子）

臥孔菌屬*Wolfiporia*跟上述的*Polyporus*「多孔菌屬」語源同樣是πόρος「孔、通道」。臥孔菌屬日語名稱語源的「アナタケ（臥孔菌）」，很少寄生在白樺的樹幹上，看起來就像貼了塊藥膏。如其名所示，臥孔菌表面存在許多孔洞，然而現在Poria分化得更細，臥孔菌學名為*Schizopora paradoxa*，茯苓學名為*Wolfiporia extensa*。臥孔菌的屬名schizo-是「分裂的、分割的」之意的字首*Wolfip*。

種名*cocos*為拉丁語「椰子（*Cocos nucifera*）」，或表示「椰屬」的詞（→請參照P.316），因為茯苓菌核很像椰子乾燥後的固態胚乳。英語tuckahoe源自印第安人歐岡昆族指稱「圓形之物」的語詞。日語名稱マツホド，意為「松樹的睪丸或陰囊」。

茯苓指的是「茯靈」，取自松樹神靈的氣沉伏聚結之故。形成環抱住宿主赤松根部模樣者稱為「茯神」（請參考左頁圖片）。

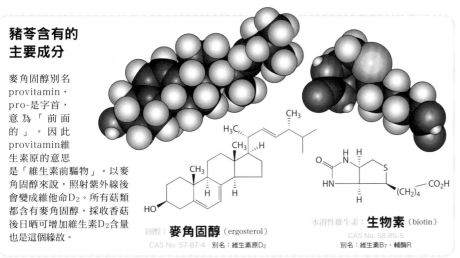

豬苓含有的主要成分

麥角固醇別名provitamin，pro-是字首，意為「前面的」。因此provitamin維生素原的意思是「維生素前驅物」。以麥角固醇來說，照射紫外線後會變成維他命D₂。所有菇類都含有麥角固醇，採收香菇後日晒可增加維生素D₂含量也是這個緣故。

固醇：**麥角固醇**（ergosterol）
CAS No. 57-87-4 別名：維生素原D₂

水溶性維生素：**生物素**（biotin）
CAS No. 58-85-5
別名：維生素B₇、輔酶R

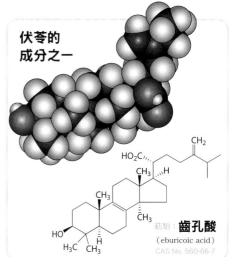

伏苓的成分之一

萜類：**齒孔酸**（eburicoic acid）
CAS No. 560-66-7

2014年度之使用量
約850t
●●●●○

基原植物學名：

Maltose（麥芽糖）以此為主成分的 麥芽糖、飴糖、膠飴

麥芽糖、飴糖、膠飴原料的植物如下，為含有許多澱粉的塊根或地下莖。

基原植物學名：

Zea mays *Zea mays* L.

基原植物名稱：**玉蜀黍、玉米** 基原植物英語名稱：maize [méiz]、Indian corn

新恩格勒：禾本目 [拉]lumiflorae
克朗奎斯特：莎草目 [拉]Cyperales
禾本科 新恩格勒：[拉]Gramineae
克朗奎斯特：[拉]Poaceae
玉蜀黍屬 [拉]*Zea*
產地：南美

高1～3m，莖直立，單一且呈圓柱形，有節。

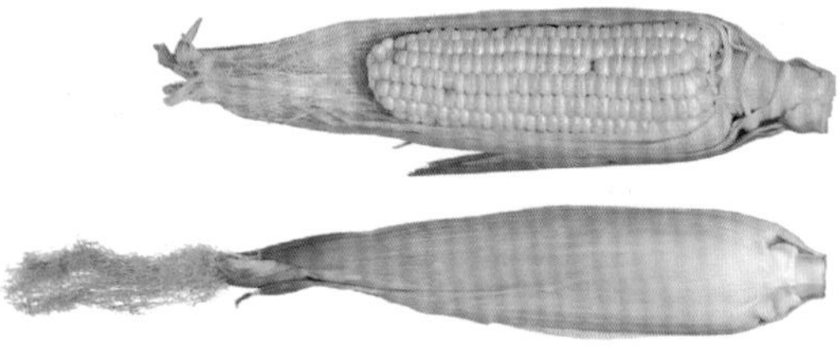

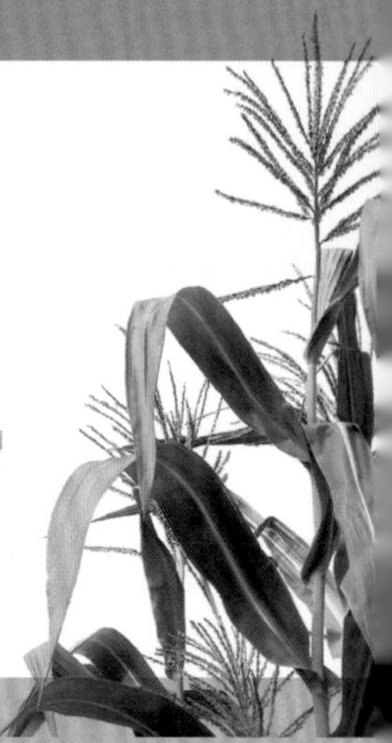

※有關玉蜀黍、玉米請參照p.328。

基原植物學名：

Manihot esculenta *Manihot esculenta* Crantz

基原植物名稱：**樹薯** 基原植物英語名稱：cassava [kəsá:bə]

新恩格勒：牻牛兒苗目 [拉]Garaniales
克朗奎斯特：大戟目 [拉]Euphorbiales
大戟科 [拉]Euphorbiace
樹薯屬 [拉]*Manihot*
產地：巴西

肥大的根莖可拿來食用。

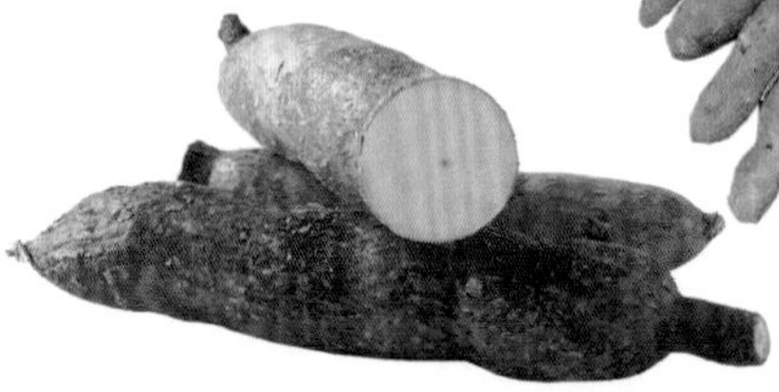

原產於中南美的熱帶灌木。
高2～3m。

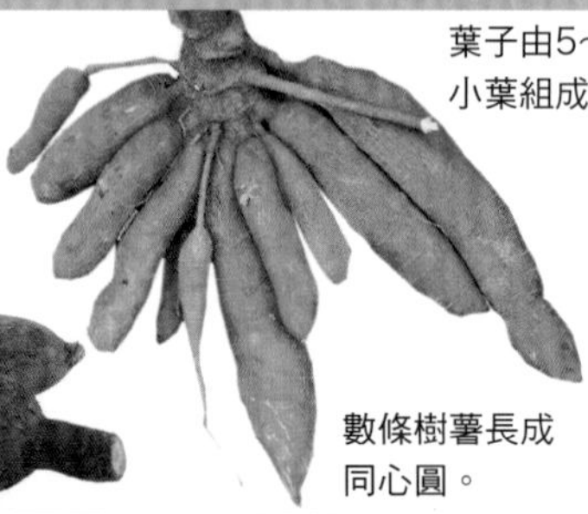

數條樹薯長成
同心圓。

葉子由5～10枚
小葉組成。

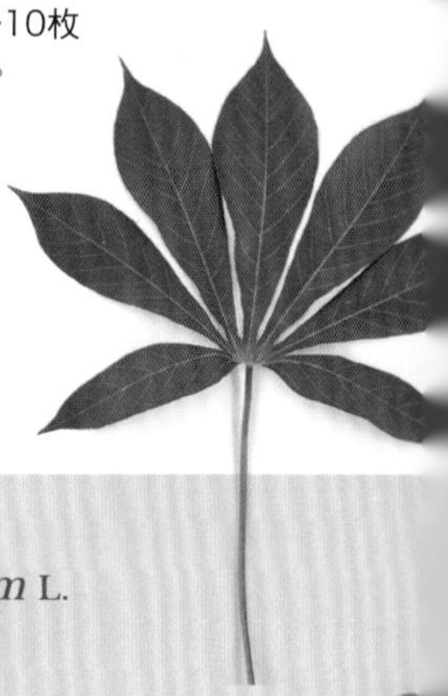

基原植物學名：

Solanum tuberosum *Solanum tuberosum* L.

基原植物名稱：**馬鈴薯** 基原植物英語名稱：patato [pətéitou；təu]

新恩格勒：管狀花目 [拉]Tubiflorae
克朗奎斯特：唇形目 [拉]Solanales
茄科 [拉]Solanaceae
茄屬 [拉]*Solanum*
產地：南美（祕魯與玻利維亞
國境的的喀喀湖一帶）

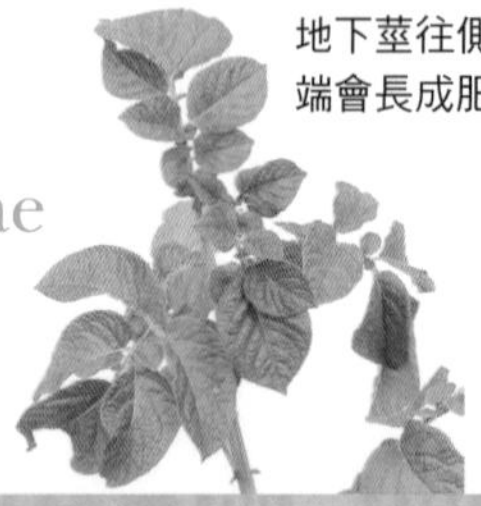

地下莖往側邊延伸，前
端會長成肥厚的塊莖。

葉為互生，奇
數羽狀複葉，
鈍尖頭，葉緣
完整。

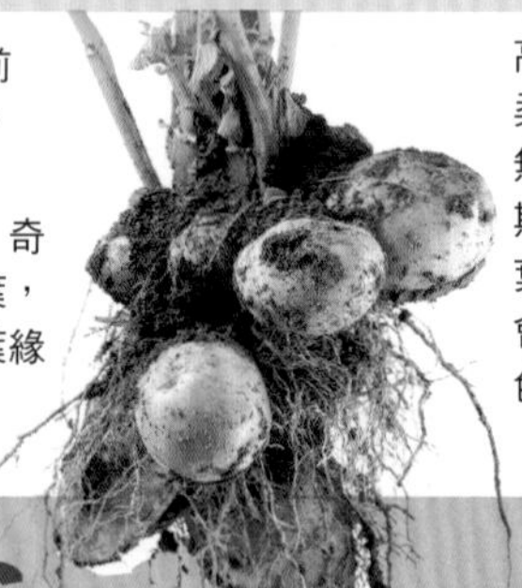

高60～100cm。莖
柔弱且有許多分枝，
無毛或長有柔毛。花
期為6月，於莖頂或
葉腋長出聚繖花序，
會開數朵白色或淡紫
色的花。

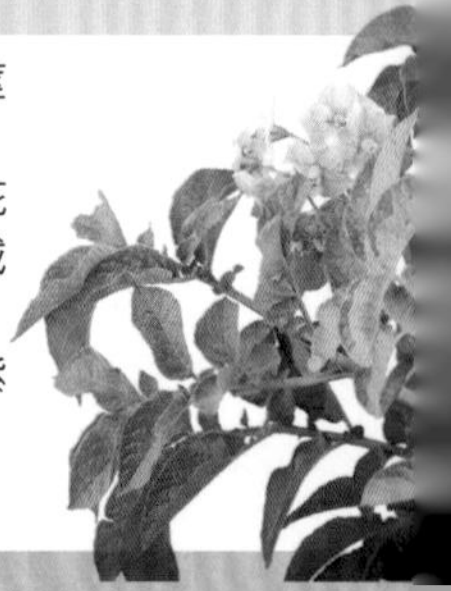

基原植物學名：

Ipomoea batatas *Ipomoea batatas* Poiret

基原植物名稱：**甘藷、地瓜** 基原植物英語名稱：sweet [swi:t] patato

新恩格勒：管狀花目 [拉]Tubiflorae
克朗奎斯特：唇形目 [拉]Solanaales
旋花科 [拉]Convolvulaceae
牽牛屬 [拉]*Ipomoea*
產地：南美

塊根肥厚，呈白色、
黃色或紅紫色。

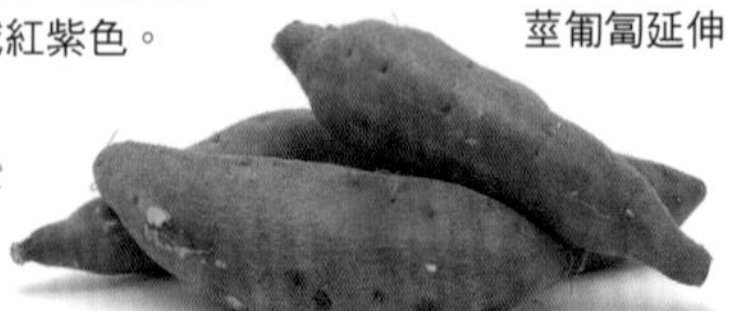

莖匍匐延伸。

高2m。葉呈卵形～
卵狀心形，跟莖一樣
帶紫色，漸尖頭，葉
緣幾乎完整，偶有凹
痕。花期在夏季，葉
腋長出聚繖花序，會
開5～6朵紅紫色花。

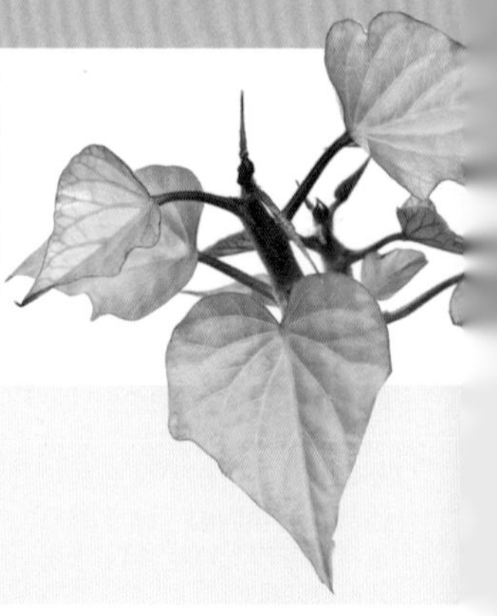

基原植物學名：

Oryza sativa *Oryza sativa* L.

基原植物名稱：**稻米** 基原植物英語名稱：rice-plant [ráıs plǽ(:)nt；plá:nt]

※有關稻米請參照p.196。

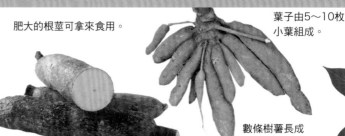

使用部位： 飴糖　生藥名稱 麥芽糖、飴糖、膠飴 ⓛKoi ⓔKoi

麥芽糖、飴糖、膠飴是玉蜀黍、玉米（*Zea mays* Linné [*Gramineae*]）、樹薯（*Manihot esculenta* Crantz [*Euphorbiaceae*]）、馬鈴薯（*Solanum tuberosum* Linné [*Solanaceae*]）、甘藷、地瓜（*Ipomoea batatas* Poiret [*Convolvulaceae*]）或稻子（*Oryza sativa* Linné [*Gramineae*]）的澱粉，或除去種皮的稻米種子加水分解、糖化得到之物。

本品以1或2的加工法製成，主要成分為麥芽糖，另外也可能含有葡萄糖、麥芽三糖等物質。

1澱粉加入鹽酸、草酸、澱粉酶或麥芽汁等糖化，濃縮乾燥後，加工成粉末。

2將澱粉或澱粉加水加熱糊化，再加入鹽酸、草酸、澱粉酶或麥芽汁等糖化，再乾燥加工或濃縮加工。

以1或2的加工法製作出的產品各自稱為「膠飴1」與「膠飴2」，本品列出其加工法。

主要成分 麥芽糖 ⓔmaltose

醣類：麥芽糖（maltose）、糊精（dextrin）、葡萄糖（glucose）、麥芽三糖（maltotriose）等

確認試驗 TLC法（2,3,5-氯化三苯四唑、甲醇試液，橙色）

取水、甲醇萃取物進行TLC試驗。另外，正確量取麥芽糖水合物20.0mg，溶解於水、甲醇（1：1）混合液中，作為標準溶液。以2-丁酮、水、醋酸(100)混合液（3：1：1）展開。薄層板均勻噴上噴霧用2,3,5-氯化三苯四唑（2,3,5-triphenyl-2H-tetrazolium chloride, TTC）、甲醇試液，以105℃加熱5分鐘，會得到數個斑點，其中1個斑點會與標準溶液所得斑點的橙色色調及Rf值相等，該斑點會比標準溶液所得之斑點大且色濃。

生藥性狀 粉末狀或液狀；無氣味，味道甘甜

膠飴1：本品為白色結晶性粉末。無氣味，味道甘甜。
膠飴2：本品為無色～褐色、透明～半透明的塊狀或有黏性的液體。無氣味，味道甘甜。

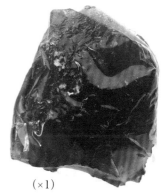

硬的飴糖是繼續攪拌麥芽糖狀的膠飴，混合空氣變硬來的。

（×1）

主要藥效 滋養、緩和、止痛、止咳

漢方處方 黃耆建中湯、小建中湯、大建中湯

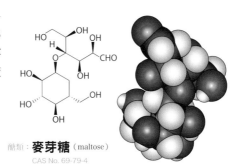

漢方中用於調整腸胃狀態之目的。收錄於《名醫別錄》上品中。其他漢方處方還有歸耆建中湯、當歸建中湯。

醣類：**麥芽糖**（maltose）
CAS No. 69-79-4

樹薯屬名*Manihot*（樹薯屬）源自巴西語名稱的manioc。種名*esculenta*是意為「適合食用的」的拉丁語形容詞陰性形。

牽牛屬*Ipomoea*請參照p.217。甘藷、地瓜屬名*batatas*源自古巴或伊斯帕尼奧拉島（現今屬於海地與多明尼加）說的泰諾語（Taino）中，指稱甘藷、地瓜的batata。旋花科的甘藷、地瓜sweet potato與茄科的馬鈴薯potato都是從新大陸帶進歐洲的植物（甘藷、地瓜先進到歐洲），但兩者植物學上有很大的差別。馬鈴薯英語的由來據說是南美說的克丘亞語中，指稱馬鈴薯的papa與剛才甘藷、地瓜的batata兩者混在一起，形成了potato。

膠飴的膠是「膠質、動物性的糨糊」。飴是指「水飴（水麥芽）」。「台」字偏旁是「用道具工作」之意，飴則有「加工穀物，使其變成甘甜柔軟的食物」的意涵。

2014年度之使用量
約0.39t
●○○○○

基原植物學名：# *Acacia senegal* [əkéiʃə sénigə:]

Acacia senegal Willd.

基原植物名稱：## 阿拉伯膠樹

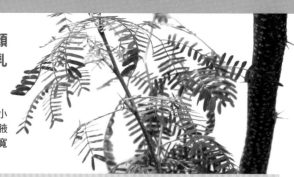

新恩格勒：薔薇目　⑳Rosales
克朗奎斯特：豆目　⑳Fabales

豆科
新恩格勒：　　⑳Leguminosae
克朗奎斯特：⑳Fabaceae

相思樹屬　　⑳Acacia
產地：非洲西海岸、尼羅河流域

大家熟知的透明水彩顏料的結合劑、化妝品乳化劑、糨糊的原料。

葉為對生，2回偶數羽狀複葉，小葉16～28片，長橢圓形。花莖腋生，穗狀花序。花為黃色，莢果寬且扁平，內藏5～6個種子。

使用部位：
分泌物　生藥名稱 **阿拉伯膠** ⑳Gummi Arabicum ㊖Acacia／Gum arabic

阿拉伯膠是從*Acacia senegal* Willdenow或其他同屬植物（*Leguminosae*）的樹幹或枝條取得汁分泌物；**阿拉伯膠末**是阿拉伯膠的粉末。**醫療方面則是用於乳化劑或錠劑、丸劑的結合劑。**

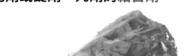

(×1)

生藥性狀 **斷面呈玻璃狀；無臭無味，黏滑性**

無色～淡黃褐色，透明或多少帶點混濁的球狀塊或碎片。粉末溶於水後，液體呈酸性。幾乎無法溶於乙醇中。

確認試驗 TLC法（1-萘酚、硫酸試液）

主要成分 **阿拉伯酸** ㊖arabic acid

基原植物學名：# *Astragalus gummifer* [əstrǽgələs]

Astragalus gummifer Labillardiére

基原植物名稱：## 黃蓍膠樹

新恩格勒：薔薇目　⑳Rosales
克朗奎斯特：豆目　⑳Fabales

豆科
新恩格勒：　　⑳Leguminosae
克朗奎斯特：⑳Fabaceae

紫雲英屬　　⑳Astragalus
產地：土耳其、伊朗、敘利亞

野生於希臘、小亞細亞的灌木。也用於製菓用糊類、昆蟲標本用接著劑。

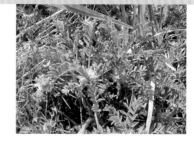

自生於西亞到歐洲東南部高地的灌木，葉為互生，偶數羽狀複葉，中軸前端呈棘狀伸出（圖片為Astragalus sp.）。

使用部位：
分泌物　生藥名稱 **黃蓍膠** ⑳Tragacantha ㊖Tragacanth

黃蓍膠是從*Astragalus gummifer* Labillardiére或其他同屬植物（*Leguminosae*）樹幹取得之分泌物；**黃蓍膠末**是黃蓍膠的粉末。

生藥性狀 **容易折斷；在水中膨脹，無臭、無味**

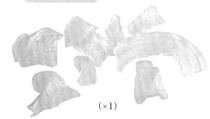

(×1)

本品為白色～淡黃色半透明角質狀的彎曲平板或薄片。容易折斷，在水中會膨脹。無臭、無味，但有黏滑性。

確認試驗 **①加水（黏性）　②碘液**

①粉末1g加入50ml水→變成近乎均勻、略帶混濁有黏性的液體。②粉末中滴入稀碘液→顯微鏡檢視→可發現少許藍色澱粉顆粒。

主要成分 **黃蓍膠酸** ㊖tragacanthic acid

用於擦劑的懸浮劑，丸劑、錠劑的結合劑、崩散劑。有些化妝品也會用。

相思樹屬*Acacia*源自希臘語ἀκακία「相思樹」，而其希臘語則是源自ἀκή「刺、尖端、點」，因為阿拉伯膠樹的樹幹上有尖銳的刺。

種名*senegal*，因為根據最早的記載，這種植物是在塞內加爾發現、採集而取的。然而放眼全世界，如今以蘇丹的阿拉伯膠產量最大，查德、奈及利亞次之，塞內加爾的生產量相較之下非常少。

雖然稱為**阿拉伯膠**，但是非洲出產的。在歐洲由於主要是經由阿拉伯諸國進口，所以稱之為「阿拉伯膠」。「阿拉伯糊」的原料以前用的是阿拉伯膠，但現在則是用聚乙烯醇（PVA）。

阿拉伯膠樹一般在採用新恩格勒分類體系的圖鑑中歸為豆科，不過相思樹屬（Acacia）、含羞草屬（Mimosa）、合歡屬（Albizia）在克朗奎斯特體系中則是獨立出來，成為含羞草科（Mimosaceae）。然而，近來在克朗奎斯特體系中，也有將其視為豆科的（這種情況下便歸為含羞草亞科 [Mimosoideae]）。

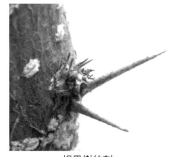

相思樹的刺
許多相思樹屬的樹幹上都有刺。

種名*gummifer*是拉丁語gummi「橡膠、樹脂」＋-fer意為「擁有～、誕生、生產」的字尾所形成，而gummi源自希臘語κόμμι「橡膠、樹脂」。點心的小熊軟糖（Gummy candy）也是從語源拉丁語gummi的德語Gummi創造出的詞，所以軟糖、口香糖、橡膠的語源都相同。

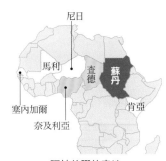

尼日
馬利
查德
蘇丹
塞內加爾
奈及利亞
肯亞

阿拉伯膠的產地
生產國很明顯不在阿拉伯，而在非洲。

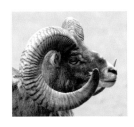

日語名稱**トラガント**（黃蓍膠，英語：tragacanth）日語也寫作タラカントゴム、トラガカントゴム，源自希臘語τράγος「山羊」＋ἄκανθα「棘、針」（→請參照p.117「刺五加」），是將有如緞帶般捲曲的黃蓍膠比喻成山羊的角來的。

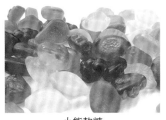

小熊軟糖

各式各樣的「橡膠樹」

所謂橡膠樹（rubber tree），是好幾種能採收「橡膠」的植物總稱，沒有單純稱為「橡膠樹」的物種。除了前述的阿拉伯膠樹，以下介紹幾種大家也很熟悉的樹種：

●**印度橡膠樹**（*Ficus elastica*）

桑科榕屬的常綠喬木（自生的甚至可高達30m）。葉子大片、深綠色且有光澤，廣泛栽種作為觀葉植物。園藝界有時會直接簡稱為橡膠樹。橡膠品質不佳，所以現在工業上已不再使用。

●**巴西橡膠樹**（パラゴムノキ，*Hevea brasiliensis*）

大戟科橡膠樹屬的闊葉樹，「天然橡膠」的原料。產業上如果提到「橡膠樹」，通常是指這種巴西橡膠樹。日語名稱「パラ」取自原產地，位於巴西北部的帕拉州（Para）。巴西橡膠樹原本只生長在亞馬遜河流域，但因為橡膠需求逐漸攀升，後來便在亞洲的熱帶區域大規模種植。如今天然橡膠在以馬來西亞、印尼、泰國為中心的東南亞生產。

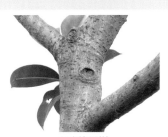

印度橡膠樹

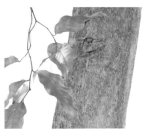

巴西橡膠樹

（攝影協助：東京都立夢之島熱帶植物園）

基原植物學名：**Styrax benzoin**

Styrax benzoin Dryander

基原植物名稱：**安息香樹** 基原植物英語名稱：Benjamin Tree

柿樹目 [拉]Sympetalae

安息香科 [拉]Styracaceae

安息香屬 [拉]*Styrax*

產地：印尼。 **自生於東南亞的常綠喬木。**

葉為互生，有柄。葉身呈長橢圓形，葉緣完整，銳頭，背面有白毛（圖為背面）。

複聚繖花序腋生，會開許多白色～淡紅色的花。

果實為球形。

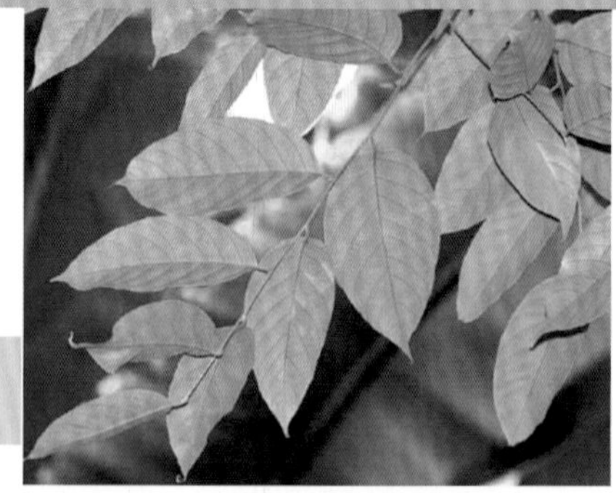

使用部位：**分泌物** 生藥名稱 **安息香** [拉]Benzoinum [英]Benzoin

安息香是從*Styrax benzoin* Dryander或其他同屬植物（*Styracaceae*）得到的樹脂。

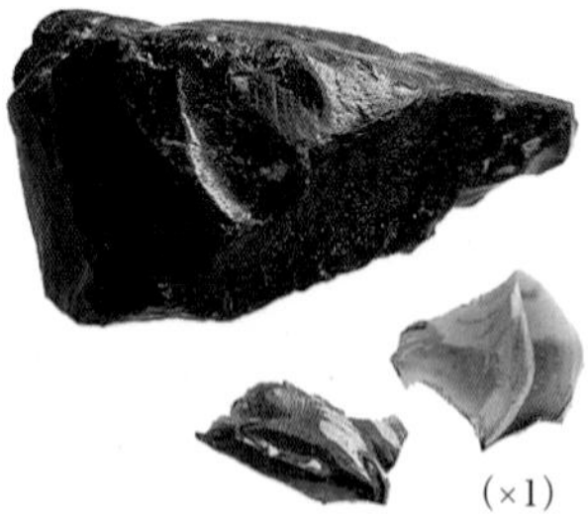

(×1)

性　狀 加熱會軟化

灰褐色～暗紅褐色的不規則塊狀。常溫下堅硬易碎，加熱會軟化。有特殊香氣，味道微辣及澀。

主要成分 **安息香酸** [英]benzoic acid

樹脂：松柏醇（coniferyl alcohol）、安息香酸（benzoic acid）、桂皮酸（cinnamic acid）等

安息香酸（benzoic acid）
CAS No. 65-85-0
有抗菌作用，安息香酸鈉等物質用作飲料的防腐劑。

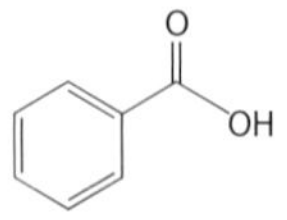

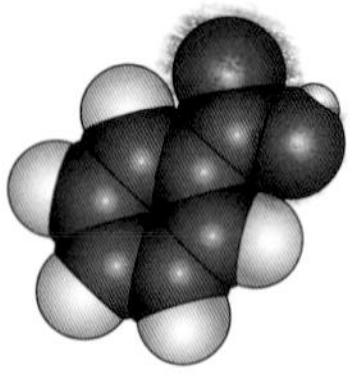

確認試驗 ①試管內乾餾 ②添加硫酸

①取小塊在試管內加熱→產生刺激性蒸氣、結晶性昇華物質。
②乙醚冷浸溶液＋硫酸（蒸發皿上）→深紅赤色～深紅紫色。

漢方處方 防腐劑、刺激物、薰香料

安息香屬**Styrax**源自希臘語στύραξ「安息香、安息香樹」。種名**benzoin**源自阿拉伯語 لبان جوي（luban jawi）「爪哇的乳香」，再從這個詞衍生出benzene「苯」、benzine「石油醚」。**安息香**的說法有「來自安息帝國的樹脂」；或源自《本草綱目》記載有「安息諸邪之功效」；也有此香之去痰作用使「氣息安穩」的說法。

阿拉伯語定冠詞al-與後設分析

阿拉伯語有個定冠詞 ال（al-）。源自阿拉伯語的英語有後設分alcohol「酒精」、alkali「鹼」，皆可見al-字首。此外，alchemy「錬金術」的al-也是定冠詞，所以後來除去定冠詞，衍生出chemistry「化學」一詞。

苯（benzene）的語源阿拉伯語 اللبان（al-luban）的luban意為「乳香」，如果加上定冠詞就變成al-luban。之後本來只打算拿掉定冠詞，卻誤將整個「lu」的音節都除掉，產生了義大利語benzoi、法語benjoin。像這樣帶有誤解進行的分析，語言學上稱為「後設分析（metanalysis）」。本來是napron的，誤以為是an＋apron，變成了apron「圍裙」，也是誤析的一例。

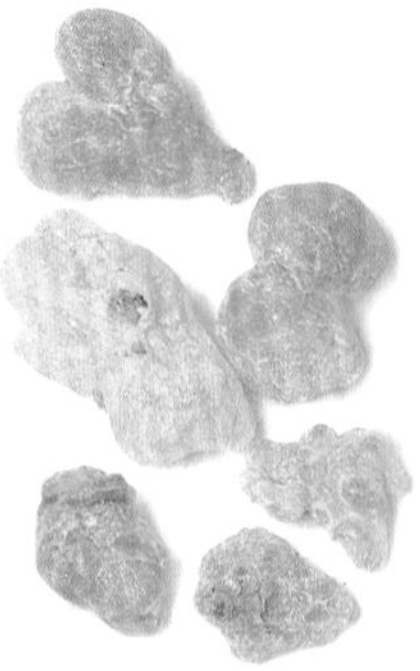

乳香
（英語：Frankincense）

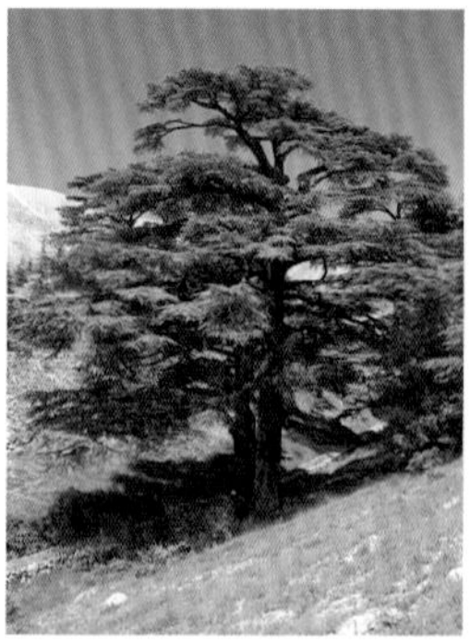

黎巴嫩雪松

所謂乳香，是橄欖科乳香屬植物分泌的乳白色樹脂。阿拉伯語luban是從意為乳汁的laban衍生出來的。而這個laban則是源自塞姆語的字根LBN「變白、白色的」。冬天覆滿白雪，夏天露出石灰岩，整年都呈現白色的「黎巴嫩山」也是相同語源。

學名解說 意為「安息香」的希臘語στύραξ styrax的寫法有變化，例如英語storax，這是很類似安息香的樹脂，指從刺五加科西洋安息香樹（*Styrax officinal*）採集到的樹脂「蘇合香」。不過，有時候蘇合香也寫作styrax。蘇合香用於香料與生藥，目前的話，市面上有許多種類似、但較便宜的楓香屬（*Liquidamber*）植物樹脂拿來當作蘇合香販售。從蘇合香中發現的芳香族碳氫化合物命名為苯乙烯（styrene）。

基原植物學名：**Arachis hypogaea**

Arachis hypogaea Linné (Leguminosae)

基原植物名稱：**花生** 基原植物英語名稱：peanut

新恩格勒：薔薇目 [拉]Rosales

克朗奎斯特：豆目 [拉]Fabales

豆科 新恩格勒： [拉]Leguminosae

克朗奎斯特：[拉]Fabaceae

花生屬 [拉]*Arachis*

產地：各國、日本

英語為「Peanut」，別名南京豆、地豆、唐人豆等的豆科一年生草本植物。原產於南美，據說是江戶時代傳入日本。

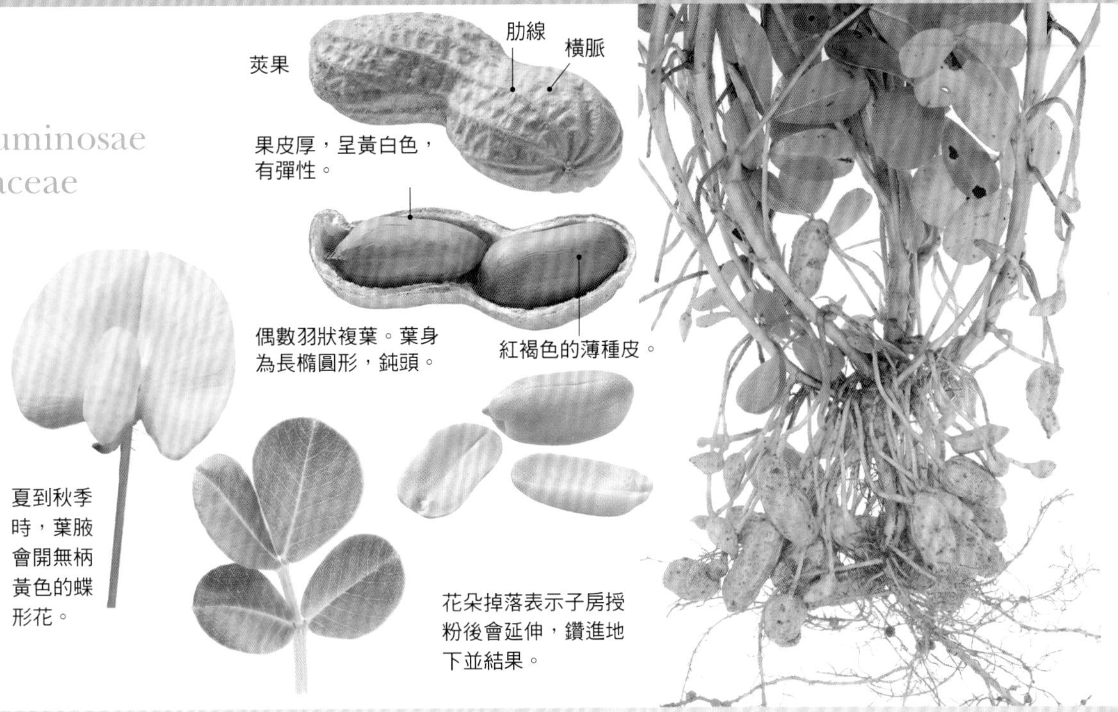
莢果
肋線
橫脈
果皮厚，呈黃白色，有彈性。
偶數羽狀複葉。葉身為長橢圓形，鈍頭。
紅褐色的薄種皮。
夏到秋季時，葉腋會開無柄黃色的蝶形花。
花朵掉落表示子房授粉後會延伸，鑽進地下並結果。

使用部位：
脂肪油 生藥名稱 花生油 [拉]Oleum Arachidis [英]Peanut Oil

花生油是從花生、落花生（*Arachis hypogaea* Linné [Leguminosae]）種子中取得的脂肪油。

性狀 微微黃色，透明的油

無氣味或稍微有氣味。味道和緩。會與乙醚或石油醚混合。

主要成分 油酸 [英]oleic acid

脂肪酸：油酸（oleic acid）、亞麻油酸（linoleic acid）、棕櫚酸（palmitic acid）、硬脂酸（stearic acid）、花生酸（arachidic acid）

使用用途 溶劑、肥皂的材料

可用於軟膏、擦劑、注射劑的溶劑、食用、肥皂的材料。

成分解說 種皮含有多酚類之一的白藜蘆醇（resveratrol），已知有止血作用。血友病、血小板減少症、手術後出血等情況會用種皮的萃取液。

確認試驗 脂肪酸的熔點

本品中加入氫氧化鈉溶液及乙醇，煮沸熔化後，加入過量的稀鹽酸，游離脂肪酸。之後，使游離的脂肪酸析出。乾燥後，其熔點為73～76℃。

花生屬***Arachis***是用希臘語ἄρακος「豆科植物（應該是指鷺豆屬的某種植物）」來命名的。花生、落花生原產於南美，於大航海時代傳至歐洲，所以本來ἄρακος指的並不是花生、落花生。不飽和脂肪酸arachidonic acid「花生四烯酸」，或是其氫化的飽和脂肪酸Arachidic Acid「花生酸」都是來自ἄρακος（或是類似詞ἀρακίς，屬格ἀρακίδος）。

種名***hypogaea***是希臘語中υπο-「在下面」＋γαῖα「地面、陸地」，意為土地中。

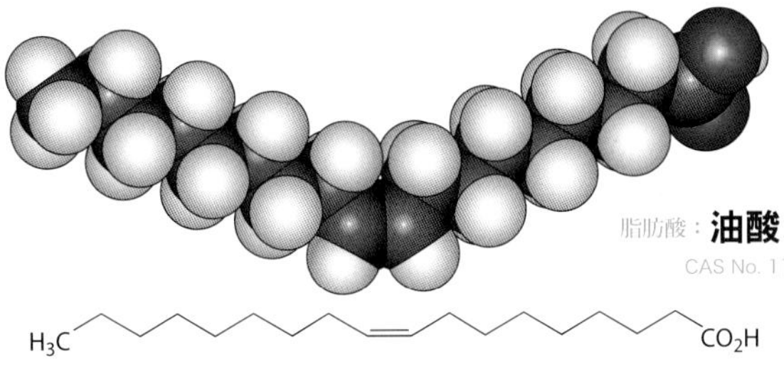
H_3C
CO_2H

脂肪酸：**油酸**（oleic acid）

CAS No. 112-80-1

油酸為一價不飽和脂肪酸

油脂

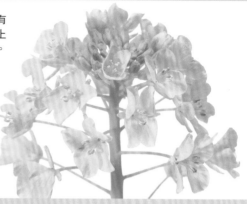

基原植物學名：**Brassica campestris**

Brassica campestris Linné subsp.*napus* Hooker filius et Anderson var. *nippo-oleifera* Makino

基原植物名稱：**油菜**　基原植物英語名稱：rape、rapeseed

白花菜目　㊣Brassicales
十字花科　㊣Brassicaceae
蕓薹屬　㊣*Brassica*
產地：中國、印度、加拿大、德國、法國、日本

莖直立，分枝。根生葉有柄，莖葉無柄，互生，上方綠色，下方帶白綠色。

象徵春天，開黃色花朵的十字花科一年生草本植物。油菜日語「ナタネナ」也稱為「アブラナ」。此外，油菜花是蕓薹屬花朵的總稱。

春季時總狀花序頂生，開黃色四瓣花。長角果為長圓柱形，內藏眾多種子。

使用部位：**脂肪油**　生藥名稱 **菜籽油**　㊣Oleum Rapae　㊤Rape Seed Oil

菜籽油是從油菜（*Brassica campestris* Linné subsp. *napus* Hooker filius et Anderson var. *nippo-oleifera* Makino [*Cruciferae*]）的種子取得的脂肪油。

性　狀　微黃色、透明、帶點黏性的油

無氣味或帶些許氣味。味道柔和。會與乙醚或石油醚混合。

使用用途　基劑、溶劑

可用於軟膏、擦劑的基劑、油性注射劑的溶劑。

蕓薹屬用的 *Brassica* 一詞，源自古拉丁語表示「高麗菜」的詞。

意為油菜的英語 rape，是從拉丁語意為「蕪菁」的陰性名詞 rapa（一般會用中性名詞 rapum）衍生出來的。這些拉丁語則是源自希臘語 ῥάφη「白蘿蔔」。同樣十字花科的 Raphanus「萊菔屬」也是同源詞。順帶一提，相同拼法的 rape「掠奪、強姦」則是源自別的拉丁語 rapio「抓住、奪取」，跟油菜的 rape 沒有語源關係。

主要成分　**芥酸**　㊤erucic acid

脂肪酸：芥酸（erucic acid）、油酸（oleic acid）、亞麻油酸（linoleic acid）、次亞麻油酸（linolenic acid）

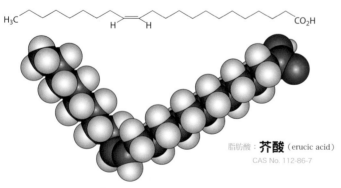

脂肪酸：**芥酸**（erucic acid）
CAS No. 112-86-7

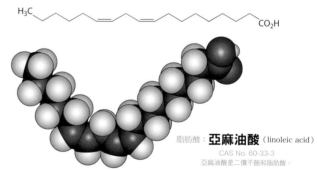

脂肪酸：**亞麻油酸**（linoleic acid）
CAS No. 60-33-3
亞麻油酸是二價不飽和脂肪酸。

成分解說　1950年代的動物實驗結果發現，若攝取過量菜籽油中所含的芥酸，有可能因為異常的脂肪蓄積引起心臟疾病，所以油品消耗量大的美國便禁止食用菜籽油了。此外，榨菜籽油後剩餘的殘渣中含有水溶性、油中沒有，但會引起非反芻動物類家畜甲狀腺腫的硫醣苷（glucosinolate），所以殘渣也不太能拿來當成家畜飼料。前述兩種成分含量低的品種在加拿大培育，稱為「Canola（芥菜籽）」，從該品種取得的油稱為芥菜籽油（Canola的can-取自Canada加拿大）。如此一來，1985年後美國也認可使用菜籽油了。在日本販售的食用「菜籽油」，取自經國內品種改良的無芥酸品種，所以原料也與芥菜籽油不同。

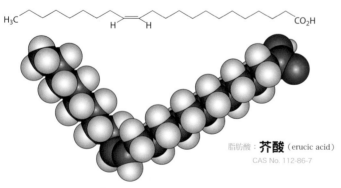

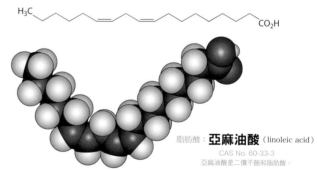

油脂
314

油脂

基原植物學名：***Camellia japonica***

Camellia japonica Linné

基原植物名稱：**野生日本山茶**　基原植物英語名稱：camellia

杜鵑花目　[拉]Ericales

茶科　[拉]Theaceae

山茶屬　[拉]*Camellia*

產地：日本（本州、四國、九州）、朝鮮半島

生長在海岸附近山地，為廣泛栽培的茶科常綠喬木。自古以來在日本便會使用苦茶油（ツバキ油）當作髮油或燈油。

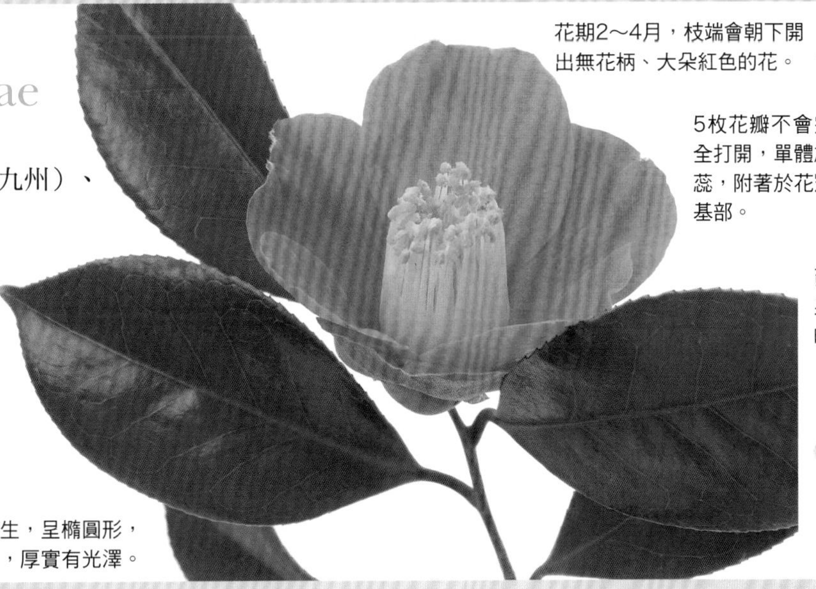

花期2～4月，枝端會朝下開出無花柄、大朵紅色的花。
5枚花瓣不會完全打開，單體雄蕊，附著於花冠基部。
葉為互生，呈橢圓形，短尖頭，厚實有光澤。

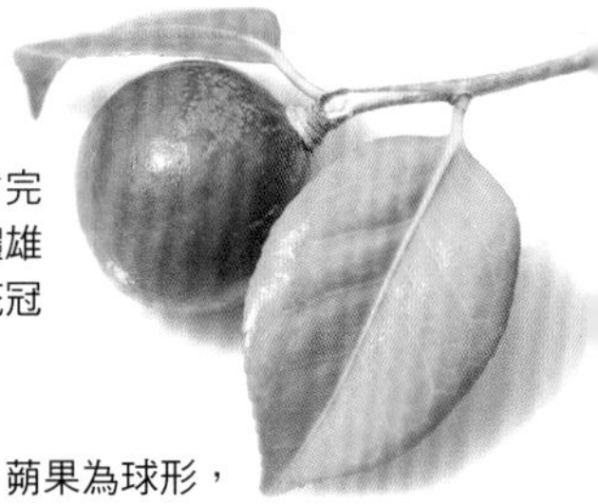

蒴果為球形，果皮厚，會長出2～3個暗褐色種子。

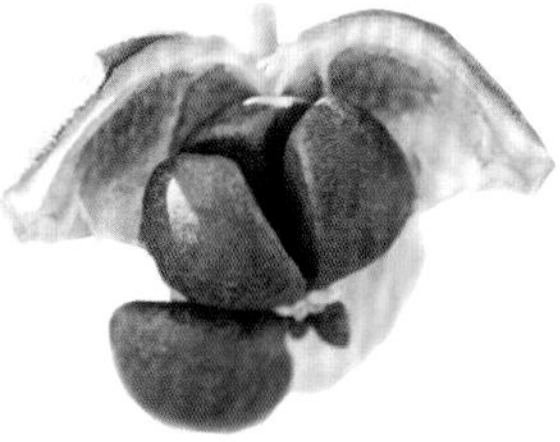

使用部位：脂肪油　生藥名稱 苦茶油　[拉]Oleum Camelliae　[英]Camellia Oil

苦茶油是從野生日本山茶（日本山茶）（*Camellia japonica* Linné [Theaceae]）去除種皮的種子中取得的脂肪油。

性狀　無色～微黃的澄清油

幾乎無臭、無味。會與乙醚或石油醚混合。不易溶於乙醇。凝固點-10～15℃。

主要成分　油酸　[英]oleic acid

脂肪酸：油酸（oleic acid）、棕櫚酸（palmitic acid）、硬脂酸（stearic acid）、亞麻油酸（linoleic acid）。硬脂酸比橄欖油少，所以不容易凝固。非乾性油。

三萜皂苷：山茶皂苷（camelliasaponin）

確認試驗　發煙硝酸、硫酸、水混合液（帶藍綠色）

將重新冷卻到室溫的發煙硝酸、硫酸、水混合液（1:1:1）緩緩加入本品時，交界面會呈帶藍綠色。

使用用途　基劑、髮油

可用於軟膏基劑、糊劑原料、髮油。

山茶屬*Camellia*這個名字，是林奈獻給生於哈布斯堡帝國（現今的捷克）耶穌會傳教士，同時也是植物學家——**蓋爾格．約瑟夫．卡梅爾**（Georg Joseph Kamel, 1661-1706）的名字。卡梅爾在菲律賓得到日本山茶的種子，是第一位將日本山茶學術性傳入歐洲的人。十九世紀的歐洲產生了山茶風潮，社交界的女士們都會在胸前裝飾山茶花，也誕生了如法國作家小仲馬（Alexandre Dumas fils, 1824-1895）所寫《茶花女》（*La dame aux camélies*, 1848）此類的小說。

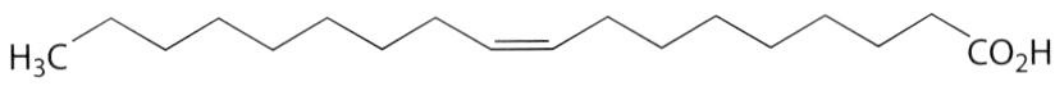

H_3C
CO_2H

油酸是一價不飽和脂肪酸

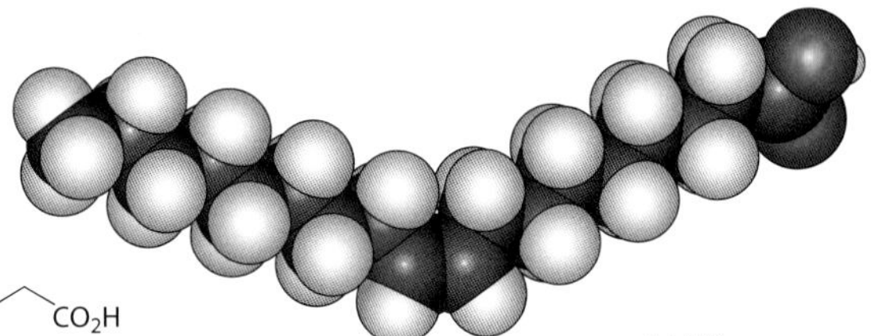

脂肪酸：**油酸**（oleic acid）
CAS No. 112-80-1

油脂

基原植物學名：***Cocos nucifera***

Cocos nucifera Linné (Palmae)

基原植物名稱：**椰子**　基原植物英語名稱：coconut

棕櫚目　新恩格勒：[拉]Principes
　　　　克朗奎斯特：[拉]Arecales

棕櫚科　新恩格勒：[拉]Palmae
　　　　　克朗奎斯特：[拉]Arecaceae

椰屬　[拉]*Cocos*

產地：熱帶各地

分布於熱帶各地的棕櫚科代表性常綠喬木。種子會拿來食用，或作為油品原料。可生長於海岸沙地、河岸、河口附近或濕潤的平地。

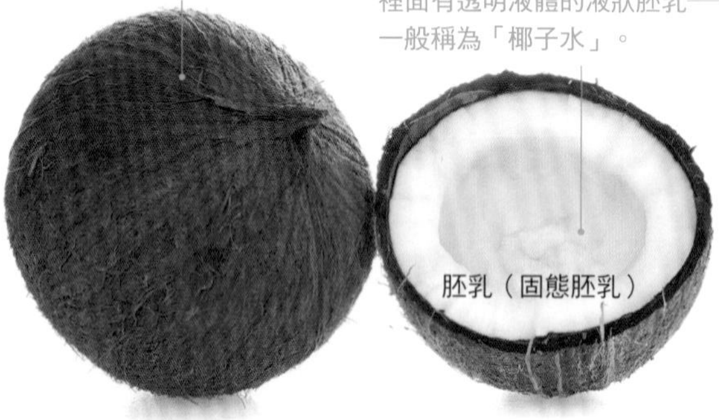

中果皮
裡面有透明液體的液狀胚乳──「椰漿」，一般稱為「椰子水」。
胚乳（固態胚乳）

果實在開花後1年成熟。

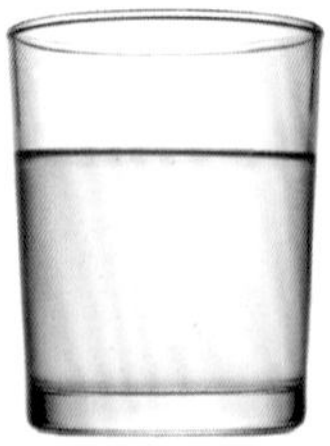

椰子水

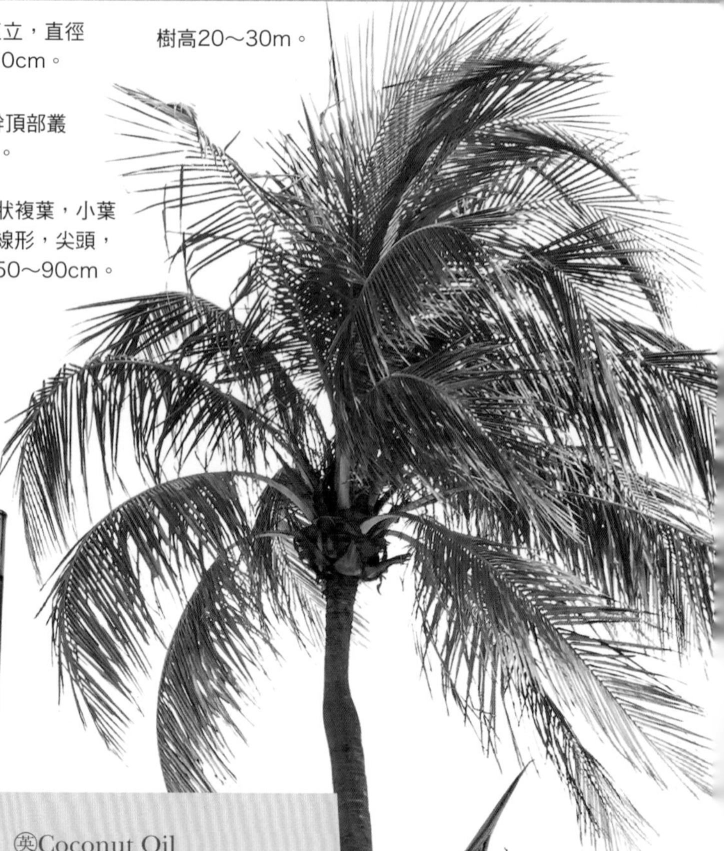

樹幹直立，直徑30～70cm。
樹高20～30m。
葉子會在樹幹頂部叢生25～35枚。
羽狀複葉，小葉為線形，尖頭，長50～90cm。

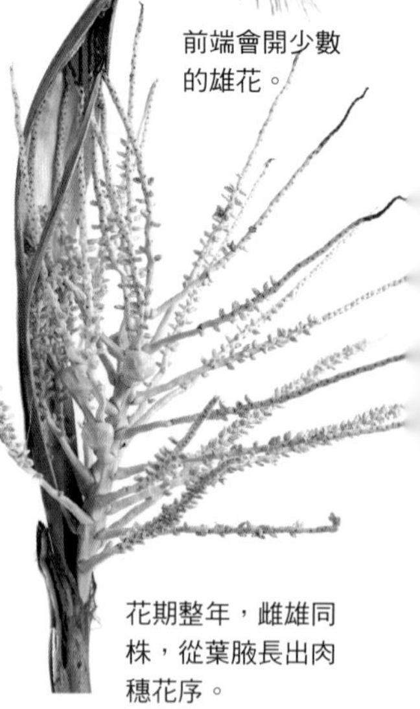

前端會開少數的雄花。

花期整年，雌雄同株，從葉腋長出肉穗花序。

使用部位：脂肪油　生藥名稱 **椰子油**　[拉]Oleum Cocois　[英]Coconut Oil

椰子油是從椰子（*Cocos nucifera* Linné [Palmae]）種子取得的脂肪油。

使用用途　基劑、肥皂原料

可用作軟膏基劑、肥皂原料等。

性　狀　氣味些微，味道和緩

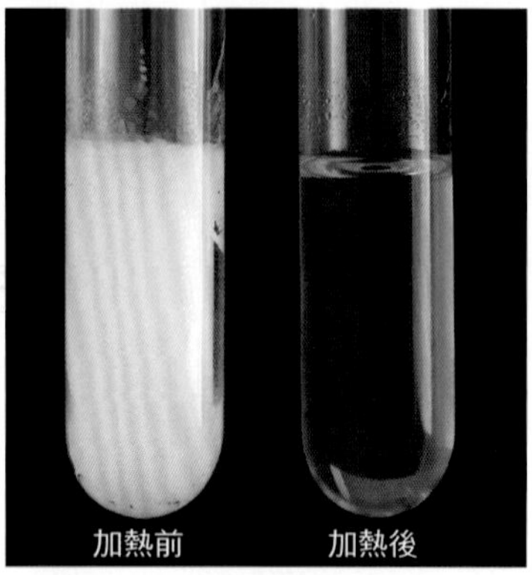

加熱前
加熱後

白色～淡黃色塊狀或無色～淡黃色澄清的油品。容易溶於乙醚或石油醚，幾乎不溶於水。15℃以下會凝固，變成硬卻易碎的固體。

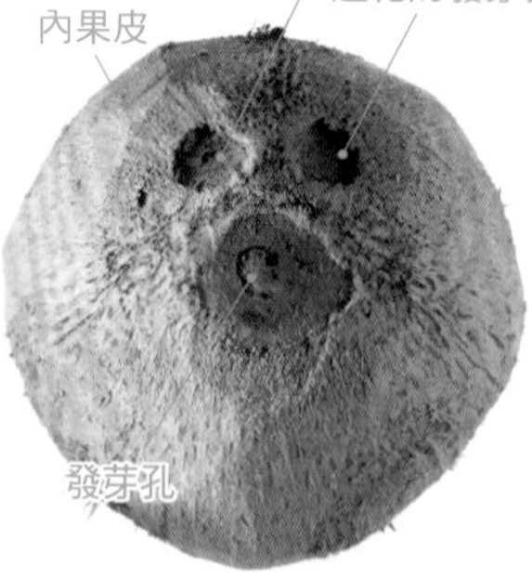

內果皮
退化的發芽孔
發芽孔

除掉外果皮及中果皮的果實。

主要成分　**月桂酸**　[英]lauric acid

脂肪酸：月桂酸（lauric acid）、肉豆蔻酸（myristic acid）、棕櫚酸（palmitic acid）、辛酸（caprylic acid）、癸酸（capric acid）、油酸（oleic acid）

脂肪酸：
月桂酸（lauric acid）
CAS No. 143-07-7

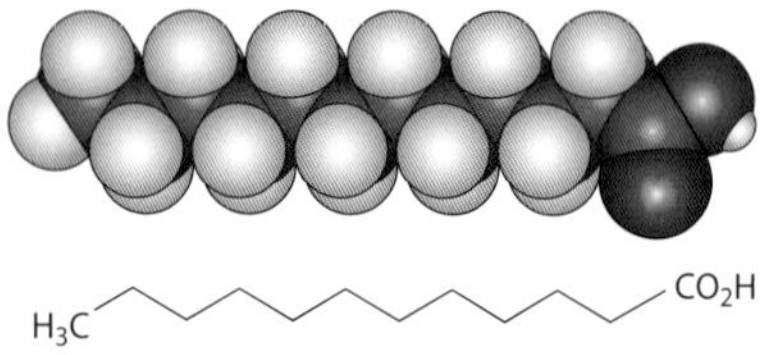

H_3C
CO_2H

$CH_3-(CH_2)_{10}-CO_2H$

椰屬***Cocos***取自西班牙、葡萄牙的怪物、妖魔，父母親會說「不睡覺的小孩會被Coco吃掉喔」來哄小孩睡覺。椰子內果皮有一個發芽孔與兩個退化的發芽孔，看起來就像副臉孔。

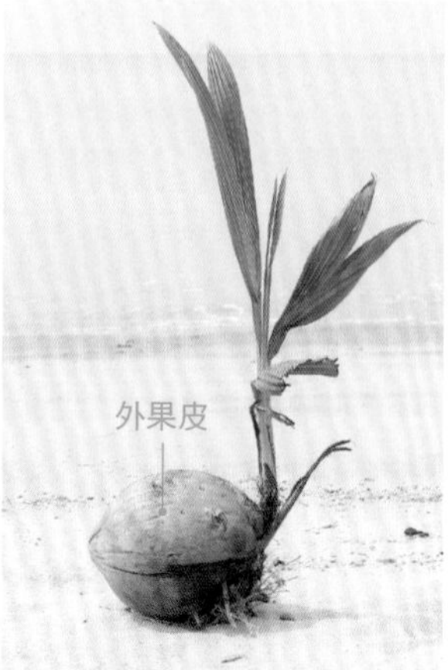

外果皮

海邊發芽的椰子果實。

※種名「*nucifera*」意思→請參考p.188「蓮子」。

Copernicia cerifera

基原植物學名：*Copernicia cerifera* Mart.

基原植物名稱：**巴西棕櫚樹**

基原植物英語名稱：carnauba [ka:rnɔ́:bə/ka:rnáubə]

棕櫚目　新恩格勒：⑲Principes
　　　　克朗奎斯特：⑲Arecales

棕櫚科
新恩格勒：⑲Palmae
克朗奎斯特：⑲Arecaceae

蠟棕屬 ⑲*Copernicia*

產地：巴西

自生、栽種於南美，尤其是巴西的常綠喬木。

高約10m的喬木。

葉為互生，羽狀或掌狀裂。

所謂**蠟（wax）**，是長鏈脂肪酸與一價或二價高級醇形成的酯類統稱，一般常溫下為固體。另一方面，所謂**脂肪**是三價醇的甘油與脂肪酸形成的酯類統稱。

葉面尤其是背面會分泌很多蠟。

莖為木質沒有分枝，有些表面會覆蓋葉柄基部。

使用部位：**蠟**　生藥名稱：**棕櫚蠟**

⑲Cera Carnauba　㊛Carnauba Wax

棕櫚蠟是從巴西棕櫚樹（*Copernicia cerifera* Mart. [Palmae]）葉子取得的蠟。

性　狀	些微特殊氣味，幾乎沒有味道

採下葉子，花數天晒乾。從葉面敲落蠟，溶於熱水中，之後再冷卻凝固。棕櫚蠟在植物性蠟中具有高熔點（80～86℃）。幾乎不溶於水、乙醇、乙醚或二甲苯。

使用用途	使物體有光澤、基劑

可包覆錠劑防潮、使物體有光澤、用作軟膏、硬膏基劑或美容方面的脫毛劑。

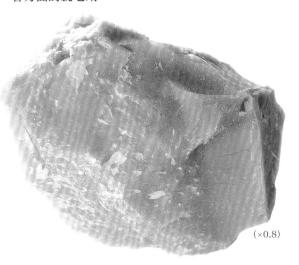

（×0.8）

主要成分　**蠟酸蜜蠟酯**　㊛myricyl cerotate

脂肪族酯類（蠟酯類）：蠟酸蜜蠟酯（myricyl cerotate）
脂肪酸：二十八酸（montanic acid）、（蟲）蠟酸（cerotic acid）、蟲漆蠟酸（lacceric acid）
醇類：蜜蠟醇（myricyl alcohol）

$CH_3-(CH_2)_{24}-CO_2H$

脂肪酸：
（蟲）蠟酸、二十六酸
（cerotic acid、hexacosanoic acid）
CAS No. 506-46-7

$HO-(CH_2)_{29}-CH_3$

醇類：**蜜蠟醇、三十醇**
（myricyl alcohol）
CAS No. 593-50-0

$CH_3-(CH_2)_{24}-C\overset{O-(CH_2)_{29}-CH_3}{\underset{O}{}}$

蠟酸蜜蠟酯是（蟲）蠟酸與蜜蠟醇形成的酯類。

脂肪酸：**蠟酸蜜蠟酯**（myricyl cerotate）
CAS No. 14206-01-0

　蠟棕屬 *Copernicia* 是獻給波蘭出身、提倡地動說的天文學家、祭司——**哥白尼**（Nicolaus Copernicus）的名字。

　種名*cerifera*是拉丁語 cera「蜜蠟」＋fero「搬運、持有」＝「會生蠟之物」之意，同樣是冬瓜的種名（→請參照p.48）。

成分解說　棕櫚蠟會用來當汽車蠟，讓物體光亮（又稱carnauba wax），橘子或蘋果等水果也會用。

油脂

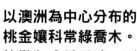

基原植物學名：**_Eucalyptus globulus_**

Eucalyptus globulus Labillardière

基原植物名稱：**桉樹、尤加利樹**　基原植物英語名稱：blue gum

※也稱為Tasmanian bluegum、southern bluegum

桃金孃目　[拉]Myrtales

桃金孃科　[拉]Myrtaceae

桉屬　[拉]*Eucalyptus*

產地：世界各地皆有栽種；澳洲原產

以澳洲為中心分布的桃金孃科常綠喬木。
特徵為成長迅速，可用作木材或路樹。

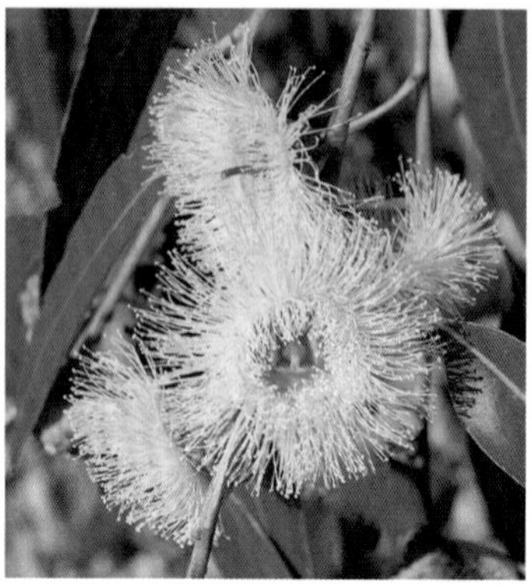

夏季時，葉腋會開1～3個直徑約4cm的白色花朵。

蒴果呈杯狀，堅硬。

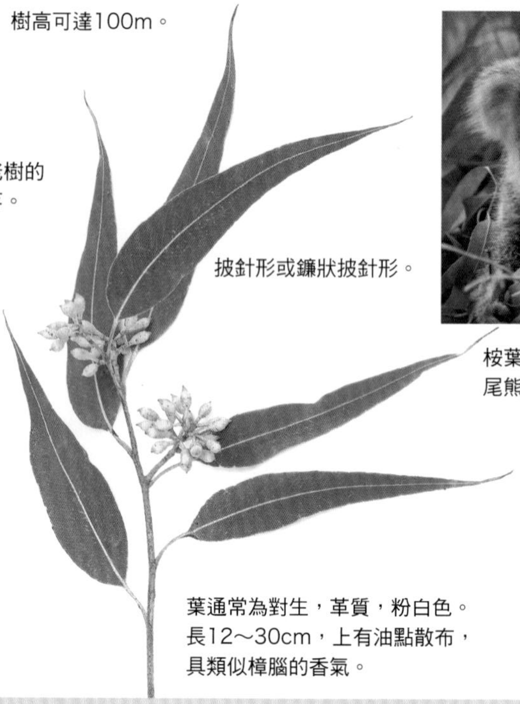

樹高可達100m。
樹幹平滑，老樹的樹皮容易剝落。
披針形或鐮狀披針形。
葉通常為對生，革質，粉白色。長12～30cm，上有油點散布，具類似樟腦的香氣。

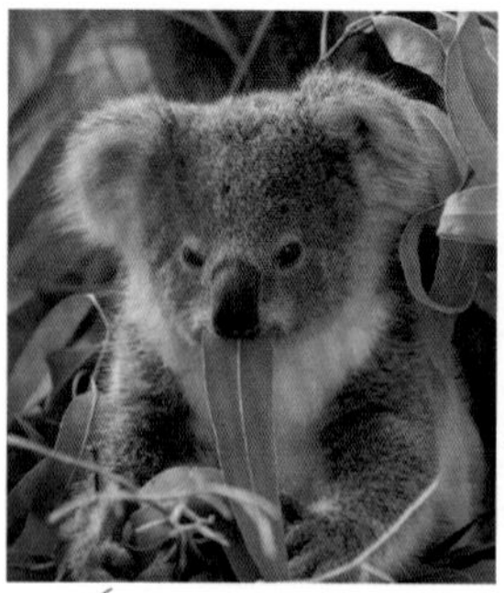

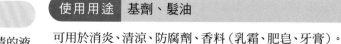

桉葉（尤加利葉）是無尾熊的主食。

使用部位：精油　生藥名稱　桉油　[拉]Oleum Eucalypti　[英]Eucalyptus Oil

桉油是取桉樹、尤加利樹（*Eucalyptus globulus* Labillardière）或其他近緣植物（*Myrtaceae*）葉子用水蒸氣蒸餾得到的精油。定量時含有桉油醇（$C_{10}H_{18}O$：154.25）70.0%以上。

確認試驗　固化（磷酸）

加入磷酸用力搖晃混合，靜置30分鐘內會凝固。

性　狀　香味特殊，味道刺激

無色～微黃且澄清的液體。本品為中性。

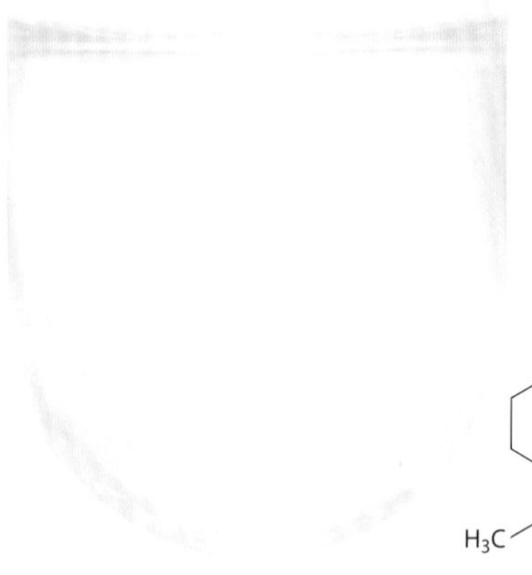

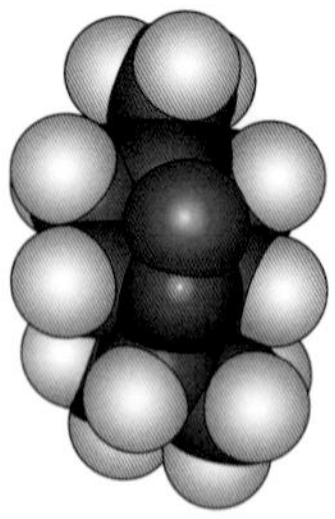

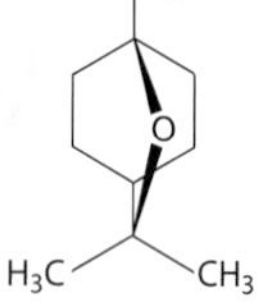

CH3
O
H3C
CH3

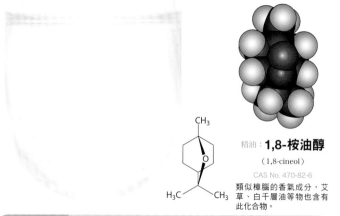

精油：**1,8-桉油醇**

（1,8-cineol）

CAS No. 470-82-6

類似樟腦的香氣成分，艾草、白千層油等物也含有此化合物。

使用用途　基劑、髮油

可用於消炎、清涼、防腐劑、香料（乳霜、肥皂、牙膏）。

主要成分　桉油醇　[英]cineol

1,8-桉油醇（1,8-cineol＝eucalyptol）、對異丙基甲苯（p-cymene）、松油醇（terpineol）、茴香甲醛（cuminal）、蒎烯（pinene）、水芹烯（phellandrene）、水芹醛（phellandral）、倍半萜類化合物（sesquiterpenoid）等等。

桉屬***Eucalyptus***是希臘語字首εὐ-「良好的」＋καλυπός「被覆蓋的、被隱藏起來的」，取自桉樹花朵上有花瓣及萼片形成如帽子般的蓋子，開花時一脫落許多雄蕊便會散開。

另有說法指因為桉樹的綠葉生長茂密，遮住了樹木，或是也有人說這些綠葉覆蓋了澳洲大地而來。

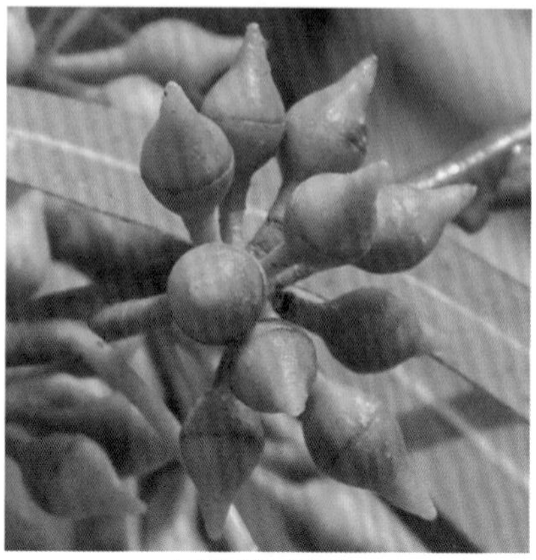

如帽子般的花芽

油脂

基原植物學名： ***Glycine max***
Glycine max Merrill (Leguminosae)

基原植物名稱： **大豆、黃豆**　**基原植物英語名稱：**Soybean

新恩格勒：薔薇目　㊣Rosales
克朗奎斯特：豆目　㊣Fabales

豆科　新恩格勒：　　㊣Leguminosae
克朗奎斯特：㊣Fabaceae

大豆屬　　㊣*Glycine*
產地：中國、美國、加拿大、巴西、
泰國、印尼、北韓、日本等

稱為「田裡的肉」，於全世界栽種的豆科一年生草本植物。中國原產。

大豆的種子。

草高約60cm。

莖直立，不過頂部略呈藤蔓狀。整體有淡褐色的粗毛。

葉為互生，三出複葉。小葉為長橢圓形或卵形，有小托葉。

夏季時，會從葉腋長出短花穗，開白色或紫紅色蝶形花，雄蕊有10根，成二體雄蕊。

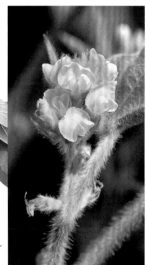

莢果扁平。

裡面生成1～5個種子。

使用部位： 脂肪油　**生藥名稱** **大豆油** ㊣Oleum Sojae　㊙Soybean Oil

大豆油是從大豆、黃豆（*Glycine max* Merrill [Leguminosae]）種子取得的脂肪油。

性　狀　　**微黃的澄清油**

無氣味或帶些許氣味。會與乙醚或石油醚混合。難溶於乙醇，幾乎不溶於水。凝固點為-10～-17℃。脂肪酸凝固點22～27℃。

使用用途　基劑、髮油

可用於軟膏、擦劑的原料或食用。

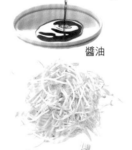

毛豆
（未成熟的莢果）

醬油

豆芽菜（長出的新芽）
※另外用綠豆也可發出豆芽菜。

納豆

大豆屬*Glycine*源自希臘語γλυκύς「甘甜的」（→請參照p.149「甘草」）。至於關於何者是甜的，有人說取自某種大豆屬植物的葉與根，有人說取自果實，也有人說取自大豆可以食用等等，眾說紛紜。另外，構成蛋白質的胺基酸之一「甘胺酸」寫法根大豆屬一樣是Glycine，不過如此取名是因為甘胺酸是甜的，並非一開始從大豆分離出的緣故（甘胺酸最早是從明膠、吉利丁中分離出來）。日本人的飲食生活離不開大豆。不僅有毛豆、醬油、豆芽菜、納豆，甚至還有味噌、豆漿、腐皮等等，以各種形態豐富餐桌。

主要成分　**亞麻油酸** ㊙linoleic acid

脂肪酸：亞麻油酸（linoleic acid）、油酸（oleic acid）、棕櫚酸（palmitic acid）、次亞麻油酸（linolenic acid）、硬脂酸（stearic acid）

脂肪酸：**亞麻油酸**（linoleic acid）
CAS No. 60-33-3

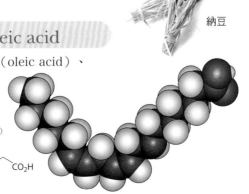

319

基原植物學名：**Olea europaea**
Olea europaea Linné (Oleaceae)

基原植物名稱：**橄欖**　　基原植物英語名稱：Olive [áliv;óliv]

新恩格勒：木犀目　　⑫Oleals
克朗奎斯特：玄參目　⑫Scrophulariales

※APG分類體系中將克朗奎斯特的玄參目再細分，木犀科歸為唇形目Lamiales。

木犀科　⑫Oleaceae
齊墩果屬　⑫Olea

產地：美國、義大利、希臘、日本

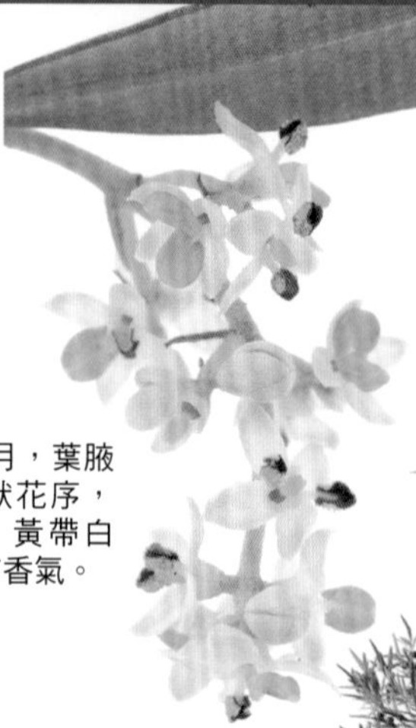

木犀科常綠喬木。為原產於地中海地區。自古以來橄欖油便用於食用、燃料、醫療、化妝品中。

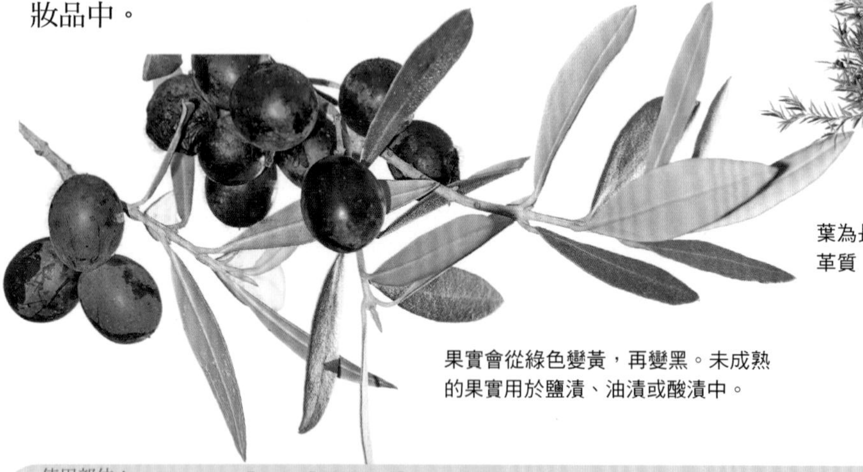

樹高2～18m。

花期5～6月，葉腋會長出總狀花序，開4深裂、黃帶白色的花，有香氣。

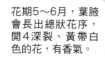

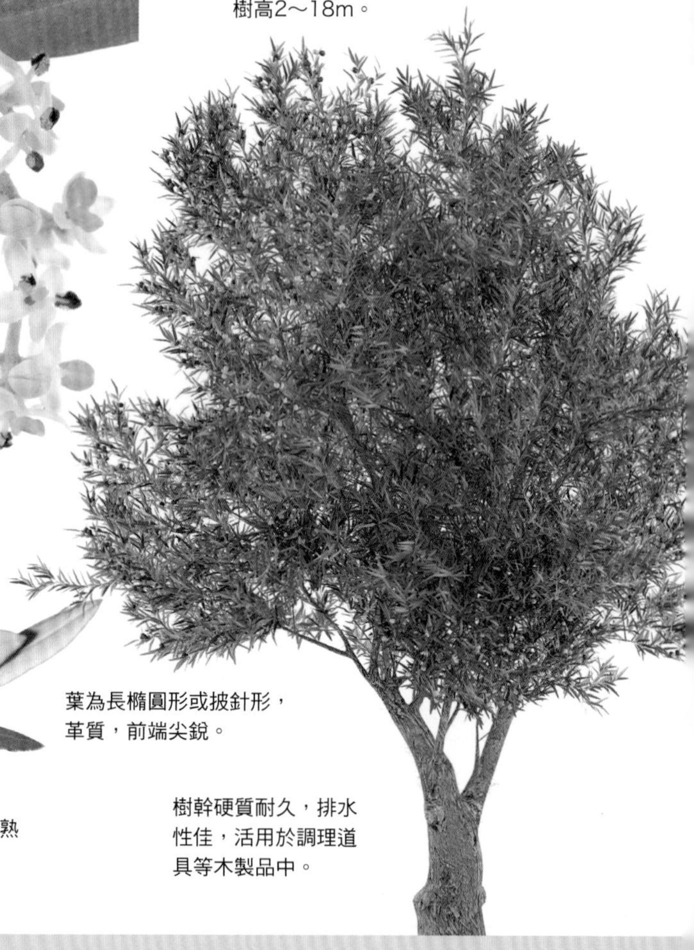

葉為長橢圓形或披針形，革質，前端尖銳。

果實會從綠色變黃，再變黑。未成熟的果實用於鹽漬、油漬或酸漬中。

樹幹硬質耐久，排水性佳，活用於調理道具等木製品中。

使用部位：**脂肪油**　生藥名稱：**橄欖油**　⑫Oleum Olivae　⑲Olive Oil

橄欖油是壓榨橄欖（*Olea europaea* Linné [Oleaceae]）果實取得的脂肪油。

| 漢方處方 | 乳劑、軟膏、化妝品 |

可用作乳劑、注射藥溶劑、灌腸料、軟膏基劑、塗擦劑、化妝品（香油、髮油）、肥皂原料、食用油。

| 性　狀 | 淡黃色的油，帶些許氣味 |

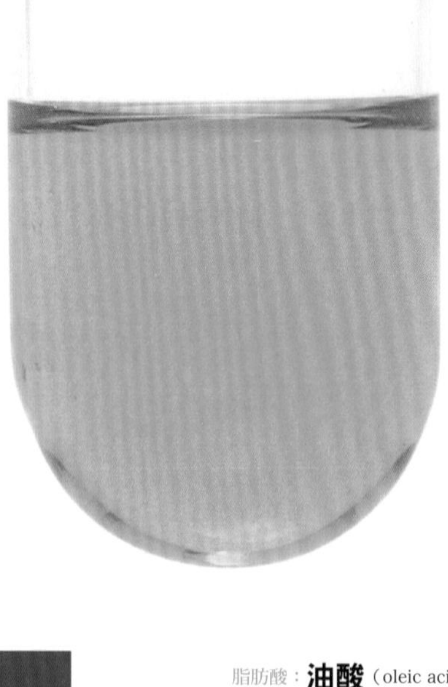

味道溫和。會與乙醚或石油醚混合。難溶於乙醇。凝固點為0～6℃。脂肪酸凝固點為17～26℃。

| 主要成分 | **油酸**　⑲oleic acid |

脂肪酸：油酸（oleic acid）、棕櫚酸（palmitic acid）、亞麻油酸（linoleic acid）、硬脂酸（stearic acid）、肉豆蔻酸（myristic acid）
固醇：β-穀固醇（β-sitosterol）、菜油固醇（campesterol）、豆固醇（stigmasterol）

脂肪酸：**油酸**（oleic acid）
CAS No. 112-80-1

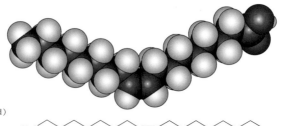

H_3C ——————————— CO_2H

齊墩果屬*Olea*來自拉丁語oliva「橄欖」，再繼續回溯，則是來自希臘語ἐλαία「橄欖」。英語的olive或oil「油」也是衍生自此。

木餾油
為基原之物

2014年度的使用量
約60t
●●●○○

基原植物學名：

松屬、柳杉屬、水青岡屬等

松屬（*Pinus*）諸種植物（松科，*Pinaceae*）常綠針葉樹

柳杉屬（*Cryptomeria*）諸種植物（杉科，*Taxodiaceae*）常綠針葉樹

水青岡屬（*Fagus*）諸種植物（殼斗科，*Fagaceae*）落葉闊葉樹

緬茄屬（*Afzelia*）植物（豆科，*Leguminosae*）落葉喬木

印茄屬（*Intsia*）植物（豆科，*Leguminosae*）闊葉樹

柳桉屬（*Shorea*）植物（龍腦香科，*Dipterocarpaceae*）柳桉木、娑羅雙樹等常綠喬木

柚木屬（*Tectona*）植物（馬鞭草科，*Verbenaceae*）落葉闊葉樹

木餾油是將櫸木或松木等乾餾，取得黑褐色的油狀木餾油，再蒸餾精製後得到有氣味、淡黃色透明的液體。日局也稱之為「雜酚油（creosote）」。用作正露丸®主要成分。

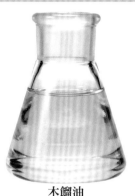

木餾油　　　　煤焦雜酚油

圖片提供：大幸藥品（股）

一般稱「雜酚油」的有兩種，一種是醫藥用，為日本藥局方的木餾油（取自植物）；另一種則是乾餾石炭得到的煤焦油，煤焦油再蒸餾便可得到煤焦雜酚油，這兩種的原料、成分、用途都不同。為了避免混淆，醫藥品成分的表記為「木餾油」。

使用部位：蒸餾液　生藥名稱：木餾油　㊣Creosotum Ligni　㊤Wood Creosote

木餾油是將松屬諸種植物、柳杉屬諸種植物、水青岡屬諸種植物、緬茄屬植物（印茄屬植物）、柳桉屬植物或柚木屬植物的莖幹及枝條乾餾，得到木餾油的原料，再以180～230℃蒸餾，收集蒸餾出的物質，更進一步精製、再蒸餾，所得到的酚類混合物。本品定量時，含有癒創木酚（$C_7H_8O_2$：124.14）23～35%。

性狀　無色～微黃的澄清液體，氣味特殊

主要成分　癒創木酚　㊤guaiacol

酚類：癒創木酚（guaiacol）、4-甲基癒創木酚（creosol）、酚（phenol）、對甲酚（p-cresol）、4-乙基癒創木酚（4-ethylguaiacol）、鄰甲酚（o-cresol），上述成分約占了整體80%。

確認試驗　HPLC法

精密量取本品0.1g，準確加入甲醇至整體50mL。精確量取本液體10mL，準確加入甲醇至整體50mL，以此為試料溶液。另外各自取酚、對甲酚、癒創木酚及2-甲氧基-4-甲基苯酚（2-methoxy-4-methylphenol）0.1g，溶解至甲醇中，使整體為100mL。取這些液體10mL，加入甲醇至整體50mL，各為標準溶液⑴～⑷。依序取10μL試料溶液及標準溶液⑴～⑷進行液相層析法時，試料溶液所得的主峰保持時間會與標準溶液⑴～⑷一致。

主要藥效　止瀉

抑制腸道內水分異常分泌、使異常蠕動的大腸正常化。

英語creosote「雜酚油」是源自希臘語κρέας「肉」＋σωτήρ「拯救者、保存物」＝「保存肉之物」的人造詞。1832年德國化學家、地質學家卡爾·馮·萊茵巴赫（Carl Reichenbach）首次精製了雜酚油，不過當初是用作食用肉品保存用的殺菌劑，之後才用於醫療方面。

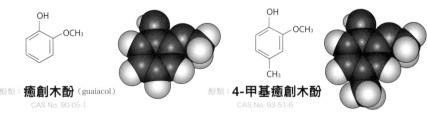

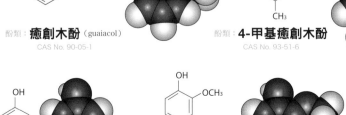

酚類：**癒創木酚**（guaiacol）
CAS No. 90-05-1

酚類：**4-甲基癒創木酚**
CAS No. 93-51-6

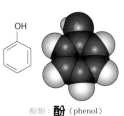

酚類：**酚**（phenol）
CAS No. 108-95-2

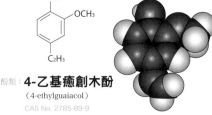

酚類：**4-乙基癒創木酚**
（4-ethylguaiacol）
CAS No. 2785-89-9

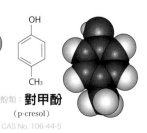

酚類：**對甲酚**
（p-cresol）
CAS No. 106-44-5

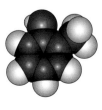

酚類：**鄰甲酚**
（o-cresol）
CAS No. 95-48-7

油脂

基原植物學名：**Pinus**

Pinus

基原植物名稱：**松屬**　基原植物英語名稱：pine

松科　[拉]Coniferopsida

松屬　[拉]Pinus

齊墩果屬　[拉]*Pinus*

產地：北半球溫帶～寒帶地區

松科是針葉樹中最大的群體，可用於柴火、建築用材、木漿等，用途極廣。

在日本廣泛分布的赤松，樹皮是紅色。相對於樹幹較黑、葉子較大，稱為「雄松」的黑松，也有人稱葉子較小的赤松為「雌松」。

松科的樹木大部分為大喬木。

葉為針狀。多為雌雄同株，不過也有雌雄異株的赤松等物種。

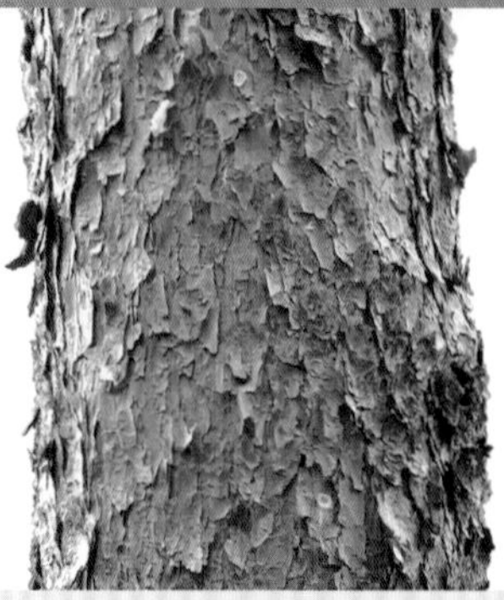

圖為赤松。

使用部位：**精油**　生藥名稱　**松節油**　[拉]Oleum Terebinthinae　[英]Turpentine Oil

松節油是將松屬諸種植物或香樹脂用水蒸氣蒸餾所得之精油。

性　狀　有特殊氣味，味苦，有刺激性

無色～微黃的澄清液體。會與乙醇混合，呈中性。保存於遮光的氣密容器中。

使用用途　刺激皮膚、發紅藥

作為刺激皮膚、發紅藥外用，用於風濕性關節炎、神經痛、疥癬等，或是亮光漆、油漆的溶劑。

松屬***Pinus***來自拉丁語pinus「松樹」，據說這詞又來自拉丁語pix「焦油」（pix是英語pitch「瀝青、搭、投擲、場地」的語源），也就是將松樹樹脂比喻成焦油或瀝青。另有說法是來自凱爾特語pin「山」。順帶一提，從拉丁語衍生出英語pine「松樹」，後來更稱呼長得像松果、原產於熱帶美洲的果實為pineapple「鳳梨」（本來pineapple意指「松果」）。

松節油日語**テレビン油**，有時發音不是「ビ」（bi）而是「ピ」（pi），也可唸成**テレピン油**。英語turpentine「松節油」源自希臘語τερέβινθος「篤耨香樹」。中古英語時代（十四世紀）寫成terebentyne（或terbentyn），發b的音，不過到了後期，變成了turpentine，從b變成p。松節油本來只有指產自地中海產篤耨香樹的，不過到了十七世紀左右，變成也指稱從其他松屬樹木採收之物了。

烯（terpene）現在是以為異戊二烯（isoprene）單位的碳水化合物總稱，不過最初德國科學家克庫雷命名時，指的是松節油中的碳水化合物。

主要成分　**蒎烯**　[英]pinene

α-蒎烯（(-)-α-pinene）、β-蒎烯（(-)-β-pinene）

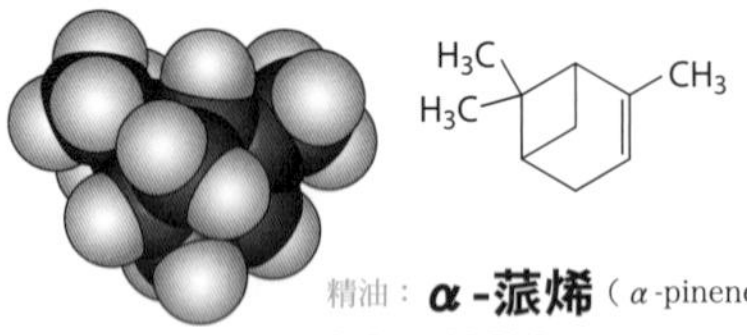

精油：**α-蒎烯**（α-pinene）

CAS No. 80-56-8

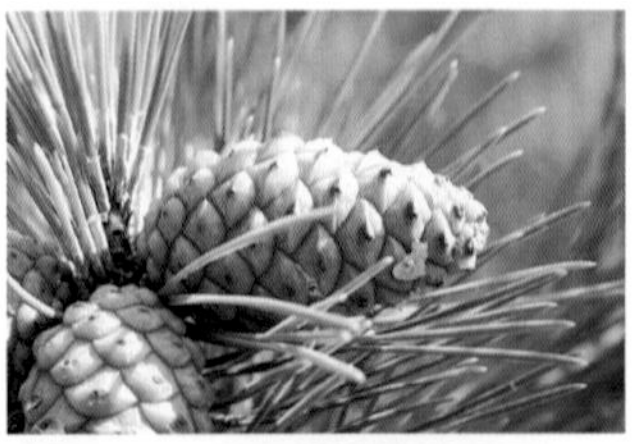

松樹的鮮嫩毬果

未成熟的毬果比成熟的褐色毬果更像鳳梨果實。

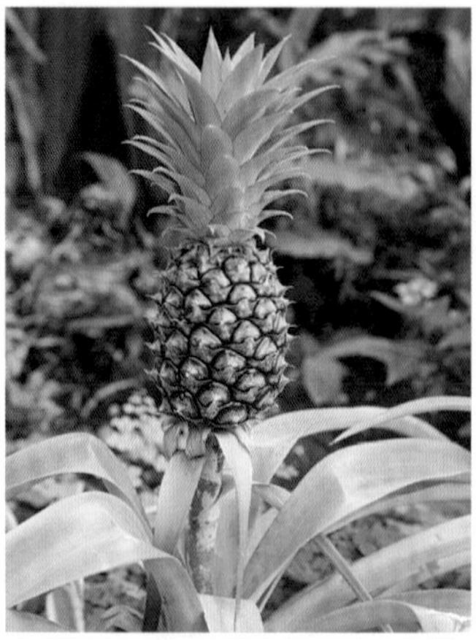

鳳梨 *Ananas comosus*

鳳梨會在莖頂長出肉穗花序。果實成熟後，其上方會再長出莖。

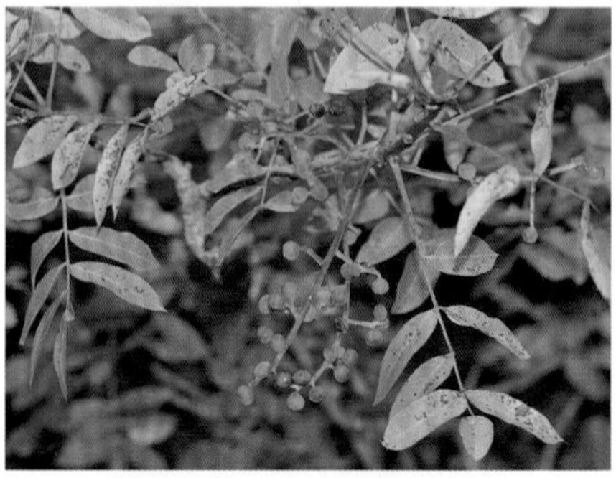

篤耨香樹 *Pistacia terebinthus*

篤耨香樹是漆樹科的落葉小喬木。現今愛琴海東部基歐斯島產的松節油，是從這種篤耨香樹採收的。

分泌物
為基原的生藥

基原植物學名：**Pinus**
Pinus

基原植物名稱：**松屬**　基原植物英語名稱：pine

蒸餾松脂，去除低沸點成分松節油後的樹脂就是「松香」。松脂是樹皮受傷時，針對昆蟲所產生的防禦物質，也是含有白色粉末、投手在投手丘用來止滑的「松香袋（rosin bag）」原料。

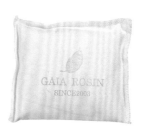

松香袋
松香袋是運動中用於手部止滑的。如果單純用松香會黏性太強，為了讓觸感更清爽，裡面還加了碳酸鎂等物。圖中的產品則是添加了蛋殼的碳酸鈣。（提供：GreenTechno21）

使用部位：
分泌物　生藥名稱 **松香** 拉Resina Pini 英Rosin、colophony

松香是松屬諸種植物的分泌物，除去精油後所得的樹脂。

使用用途	用於OK繃的基劑、肥皂、蠟、印刷油墨等處

性狀　**燃燒會出現黃褐色火炎**

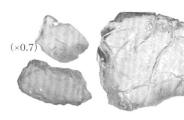

（×0.7）

淡黃色～淡褐色玻璃質塊狀物，透明易碎。破碎面呈貝殼狀，有光澤。稍有氣味，容易融解。易溶於乙醇、醋酸、乙醚中。

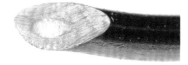

直徑0.8mm樹脂心錫絲的斜切面。中央是樹脂，也就是松香。

樹脂心錫絲
電路工作焊錫中使用的樹脂心錫絲日語「やに入りハンダ」，「やに」指的就是松香。這種樹脂有「助焊劑」的功用，松香遇熱熔解，會洗淨薄薄附著在接合金屬表面的氧化物或油分，幫助金屬接合。

主要成分　**松脂酸** 英abietic acid

脂肪酸：松脂酸（abietic acid）、新松脂酸（neoabietic acid）、長葉松酸（palustric acid）、去氫松脂酸（dehydroabietic acid）、海松酸（pimaric acid）

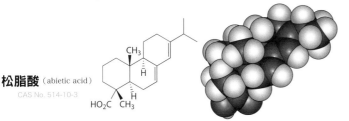

松脂酸（abietic acid）
CAS No. 514-10-3
HO₂C　CH₃

所謂**松香**，指的是松脂，源自拉丁語resina「樹脂」，英語rosin也跟resin「樹脂」是同語源。松香別名colophonium（英語colophony），源自小亞細亞利底亞（Lydia）地區，以松香為特產的希臘殖民城市Κολοφών「科洛封（Colophon）」。

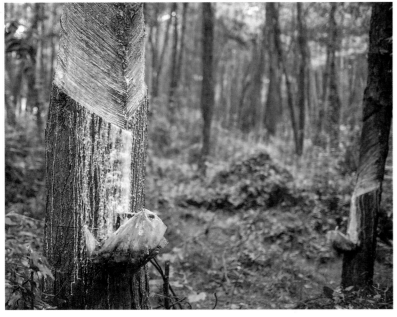

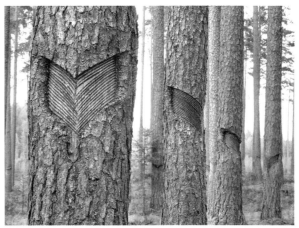

採集生松脂
生松脂是天然樹脂的一種。劃傷松樹樹幹，採收分泌出的琥珀色樹脂（gum），過濾樹脂去除雜質，蒸餾，分離低沸點的松節油，便可得到松香（此種製法取得的松香稱為松香樹脂 [gum rosin]）。如今松香樹脂的最大生產國是中國。

油脂

基原植物學名：**Ricinus communis**
Ricinus communis Linné (Euphorbiaceae)

基原植物名稱：**蓖麻**　　基原植物英語名稱：Castor

牻牛兒苗目　⓪Geraniales
大戟科　⓪Euphorbiaceae
蓖麻屬　⓪*Ricinus*
產地：印度、印尼、中國、墨西哥、巴西

世界各地廣泛栽種的油脂用大型木質草本植物。在溫帶為一年生，在熱帶或亞熱帶則是多年生。北非原產。蓖麻日語名稱唐胡麻（トウゴマ），別名蓖麻（ヒマ），種子為蓖麻籽。蓖麻籽取得的油稱為蓖麻油，用於肥皂、潤滑油、塗料、印刷用墨、蠟、化妝品、瀉藥等，用途廣泛。

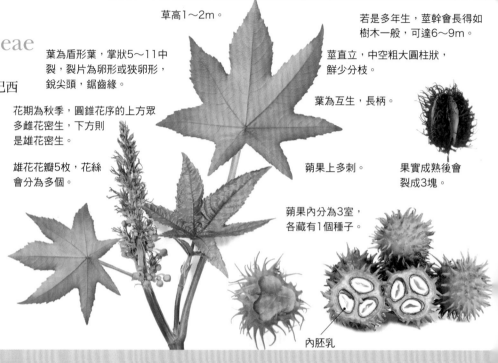

草高1～2m。

葉為盾形葉，掌狀5～11中裂，裂片為卵形或狹卵形，銳尖頭，鋸齒緣。

花期為秋季，圓錐花序的上方眾多雌花密生，下方則是雄花密生。

雄花花瓣5枚，花絲會分為多個。

若是多年生，莖幹會長得如樹木一般，可達6～9m。

莖直立，中空粗大圓柱狀，鮮少分枝。

葉為互生，長柄。

蒴果上多刺。

果實成熟後會裂成3塊。

蒴果內分為3室，各藏有1個種子。

內胚乳

使用部位：**脂肪油**　生藥名稱：**蓖麻油**　⓪Oleum Ricini　英Castor Oil

蓖麻油是壓榨蓖麻（*Ricinus communis* Linné [*Euphorbiaceae*]）種子所得的脂肪油；**芳香蓖麻油**是取蓖麻油990mL、橘皮油5mL、薄荷油5mL（總量1000mL）混合製成。

性　狀　無色～微黃澄清、有黏性的油

略有特殊氣味。最初味道溫和，之後為帶澀味。會與乙醇或乙醚混合。易溶於乙醇，幾乎不溶於水。冷卻到0℃時，黏性會增加，逐漸變混濁。

確認試驗　白色結晶

本品3g中加入1g氫氧化鉀，小心加熱溶解時，會散發特殊氣味。此溶解物加入30mL的水溶解，再加入過量的氧化鎂，過濾，濾液加入鹽酸變成酸性時，會析出白色結晶。

主要藥效　腹瀉

蓖麻油酸：蓖麻油酸的甘油酯在消化道內加水分解、吸收後，會促進蠕動。

漢方處方　瀉藥

作為瀉藥，用於慣性便祕、食物中毒、急性腸胃炎等情況，也用作印泥油、潤滑油。

主要成分　蓖麻油酸　英ricinoleic acid

脂肪酸：蓖麻油酸（ricinoleic acid）、油酸（oleic acid）、次亞麻油酸（linolenic acid）、亞麻油酸（linoleic acid）、棕櫚酸（palmitic acid）、硬脂酸（stearic acid）

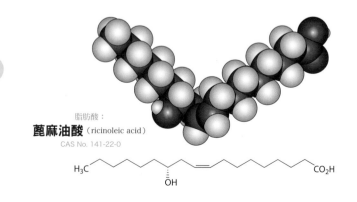

脂肪酸：
蓖麻油酸（ricinoleic acid）
CAS No. 141-22-0

H_3C　　　　　　　CO_2H
　　　　OH

成分解說 不是取自石油，而是取自生物資源的塑膠，稱為生質塑膠（bioplastic），其中之一，以蓖麻油作為原料的生質塑膠近年備受矚目。從蓖麻油的蓖麻油酸可製造出癸二酸（sebacic acid）、11-胺基十一酸（11-aminoundecanoic acid）等物，聚合後可生產聚醯胺（polyamide，尼龍）樹脂，而目前正在開發耐熱性、耐溶劑性、強度都優於以往的尼龍樹脂。不僅如此，這些生質塑膠也具有生物分解性，作為有助於環境保護的素材也很令人期待。

　　蓖麻屬*Ricinus*是拉丁語「蜱蟎」之意，因為某種蜱蟎整體形狀或模樣，甚至加上頭部的樣子，都很像蓖麻籽，由此取名的。從ricinus一詞創造出蓖麻所含脂肪酸蓖麻油酸（ricinoleic acid）、猛毒性蛋白質蓖麻毒蛋白（ricin）等詞。蓖麻全草有毒，尤其是種子毒性特別高，皆因為蓖麻毒蛋白的緣故。壓榨蓖麻種子，取得蓖麻油後蓖麻毒蛋白會殘留在殘渣中，幾乎不會跑至蓖麻油（因為蓖麻毒蛋白是親水性，無法溶進蓖麻油）。提到蓖麻毒蛋白日語「リシン」，與必需胺基酸一樣，很容易混淆，不過蓖麻毒蛋白的英語為ricin，必需胺基酸的英語為lysine（離胺酸），完全是不同的東西。

　　種名*communis*在拉丁語中是「普通的、一般的」之意。

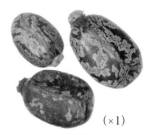

(×1)

蓖麻籽
橢圓形，上有暗褐色斑點。

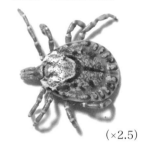

(×2.5)

龜形花蜱
Amblyomma testudinarium
長得很像蓖麻籽的例子。

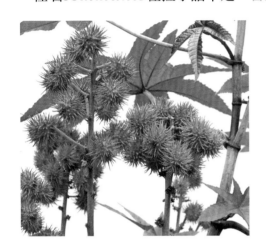

日語**トウゴマ**意為唐朝的胡麻，源自其經由中國傳入日本的緣故。以前中國也曾經是蓖麻的主要生產國，不過現在則大部分來自印度。蓖麻的果實呈綠色，偶爾會出現鮮豔的紅色，紅色的品種日語稱為アカトウゴマ（赤唐胡麻）或ベニヒマ（紅蓖麻），當作觀葉植物或是用於插花。

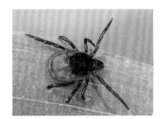

蓖子硬蜱（castor bean tick）
Ixodes ricinus

蓖麻、河狸與雙子座的卡斯托爾

　　蓖麻的英語為castor，蓖麻籽為castor bean，蓖麻油為castor oil，這個castor很類似拉丁語的castor「河狸」。有說法指拉丁語castor源自梵語kustūrī「麝香」。河狸肛門附近有一對腺體，其分泌物稱為Castoreum**「海狸香」**。在古希臘，海狸香是婦科疾病的治療藥物。

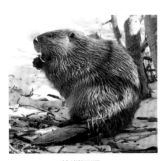

美洲河狸
Castor canadensis

　　提到castor，會讓人想到雙子座。希臘神話中，化為天鵝的宙斯與斯巴達王妃烈妲（Leda）生了一對雙胞胎，哥哥卡斯托爾（Castor），弟弟波呂克斯（Pollux）。古希臘的婦女將卡斯托爾視為治癒婦科疾病之神崇拜。

　　英語castor oil的由來有很多說法，有源自前面所提Castoreum的說法（也有因為味道或藥效很類似所以如此取名的說法，但筆者不覺得類似……）；或是與Castoreum無關，而是有位英國商人，將牙買加稱為agnocasto「純潔小羊」的穗花牡荊（*Vitex agnus-castus*）的油，誤以為是蓖麻油，所以稱之為castor oil的說法。

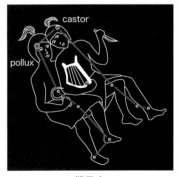

雙子座

基原植物學名：Theobroma cacao

Theobroma cacao Linné (Sterculiaceae)

基原植物名稱：**可可樹**　　基原植物英語名稱：Cacao

牻牛兒苗目　⑩Geraniales
錦葵科　⑩Malvaceae
可可屬　⑩*Theobroma*
產地：巴西、中美洲、西非、斯里蘭卡

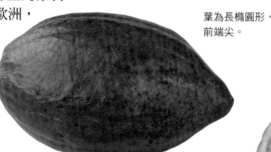

開帶黃白色
小朵花。

未成熟的果實。

樹高4～12m。

原產於熱帶美洲、中美洲，栽培於熱帶各地的常綠小喬木，是巧克力、可可亞的原料。
十六世紀以後由西班牙人傳入歐洲，
之後便在熱帶地區普遍栽種。

葉為長橢圓形，
前端尖。

果實長15～25cm，是橄欖球形的
長橢圓體。分為5室，內含40～60
個長2～3cm、寬1.5cm的種子。

果實為幹
生果。

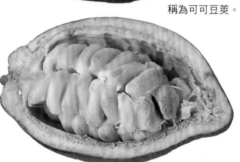

稱為可可豆莢。

樹皮厚，呈暗褐色。

使用部位：
脂肪　生藥名稱 **可可脂** ⑩Oleum Cacao　英Cacao Butter

可可脂是從可可樹（*Theobroma cacao* Linné [Sterculiaceae]）
的種子取得的脂肪。

主要藥效　**基劑**

可用於塞劑的基劑、化妝品基劑、食用。

生藥性狀　微微帶有巧克力的氣味

主要成分　**油酸** 英oleic acid

脂肪酸：油酸（oleic acid）、硬脂酸（stearic acid）、棕櫚酸
（palmitic acid）、亞麻油酸（linoleic acid）

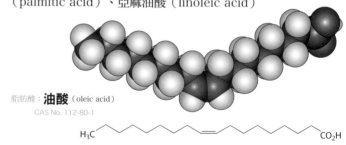

脂肪酸：**油酸**（oleic acid）
CAS No. 112-80-1

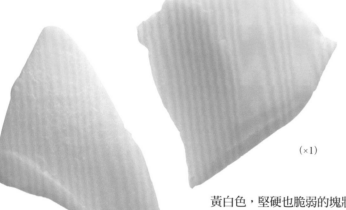

（×1）

H_3C　　　　　　　　　　　　　　　CO_2H

黃白色，堅硬也脆弱的塊狀。易溶於乙醚或石油醚，略溶於沸騰的乙醇，極度難溶於
乙醇。熔點為31～35℃。由於容易因體溫融化，適合當塞劑或化妝品基劑。

成分解說　所謂可可脂，是可可樹種子（可可豆）的脂肪，也稱為Cocoa butter或Cacao butter。可可種子中含有40～50%可可脂，可可塊的含量則約55%。1828年荷蘭人卡斯帕爾斯・凡・浩頓（Casparus van Houten，凡霍頓（VAN HOUTEN）公司創始者）開發出能從可可塊分離可可脂與可可粉的油壓式壓榨機。1847年，英國人約瑟夫・弗萊（Joseph Fry）在可可塊中加入更多可可脂，製作出世界上第一塊「可以吃的」固形巧克力塊。

可可屬*Theobroma*為希臘語θεός「神明」＋βρῶμα「食物」，也就是「神明的食物」之意。在古阿茲提克，可可是貴族們愛喝的「神聖飲料」，也是奉獻給神明的飲料。

種名*cacao*源自古阿茲提克的納瓦特爾語（nahuatl）中所稱的cacahuatl「可可，也就是可可果實」。1502年，哥倫布一群人在宏都拉斯的小島上見到的「奇妙的杏仁」，就是可可。不過就算帶回自己的國家，也不知道利用方法，所以並沒有吸引到人們的注意。1519年，阿茲提克帝國的皇帝——蒙特蘇馬二世，在首都特諾奇提特蘭（Tenochtitlan，現在的墨西哥市）用裝在黃金杯中的可可飲料招待征服者——西班牙人埃爾南・科爾特斯（Hernán Cortés）。之後，可可飲料的做法傳進了歐洲。苦味重的可可混合了砂糖、與新發現的香草，變得容易入口，成為歐洲上流階級間的嗜好品或是醫藥品而流行了起來。當初可可並非固態，而是以熱巧克力的形態飲用（熱巧克力與可可亞並沒有明確的區別，不過習慣上會將含有較多可可粉的稱為熱巧克力）。

英語cocoa「可可亞」是cacao看不出原形之物。同時期發現的椰子雖然是完全不同的植物，不過十七世紀卻可見文獻有coco、cocao、cocoa等好幾種寫法，相當混亂。不僅如此，英國更將椰子與可可亞混為一談，cocoa變成指稱可可產物的「喝的可可亞」。英語coco「椰子」發音跟可可亞相同，至今依舊是一片混亂。

這種混淆是在英語出現的情況，英語除外的歐洲諸語言中，並沒有cacao跟cocoa這種區別。

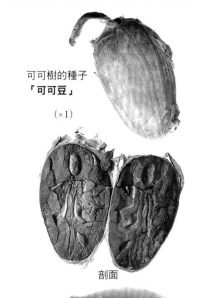

可可樹的種子
「可可豆」
（×1）

剖面

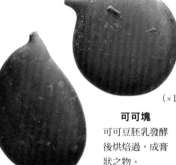

（×1）

可可塊
可可豆胚乳發酵後烘焙過，成膏狀之物。

存活在現代的古阿茲提克語言／cacahuatl、xocolatl、axolotl

源自古阿茲提克納瓦特爾語（Nahuatl）、中南美產的植物、動物、食物名稱意外地多。

納瓦特爾語的cacahuatl變成cacao「可可」；納瓦特爾語中表示可可飲料的xocolatl則成了chocolate「巧克力」的語源。這兩個納瓦特爾語字尾以-tl結束，因為納瓦特爾語的單數名詞獨立形（絕對格）一定會以-tl結束。tl※的發音聽起來近「te」、「chu」、「ki」，不過西班牙語中沒有相對應的發音，所以寫成tl，最後-tl進到西班牙語，變成-te。

chocolatl→chocolate

tomatl→tomate「番茄」
coyótl→coyote「郊狼」

近年來，在歐洲傳播開來的納瓦特爾語詞彙會直接在字尾加上-tl，比方說姿態為「有羽毛的蛇」的阿茲提克神Quetzalcōatl，英語變為Quetzal-coatl「羽蛇神」。此外，大家熟知的六角恐龍墨西哥鈍口螈的幼態延續āxōlōtl，英語為axolotl。大航海時代西班牙語中，「x」發音為[ʃ]，所以寫作axolote，不過到了十八世紀有聲化變成[ʒ]，字母x替換成了j（ajolote）。接著，j的發音變成[x]（ajolote）。

※tl的發音在語言學中為[tɬ]（清齒齦邊塞擦音），就如發[l]一般抵住上齒齦，同時發音部位為舌頭兩側，如發出[t]一般的塞擦音。因此tl不是雙子音，而是單子音。

基原植物學名：**Zea mays**

Zea mays Linné

基原植物名稱：**玉蜀黍、玉米** 基原植物英語名稱：maize [méiz]、 Indian corn

新恩格勒：禾本目 [拉]Gluniflorae
克朗奎斯特：莎草目 [拉]Cyperales

禾本科 新恩格勒： [拉]Gramineae
克朗奎斯特： [拉]Poaceae

玉蜀黍屬 [拉]*Zea*

產地：南美

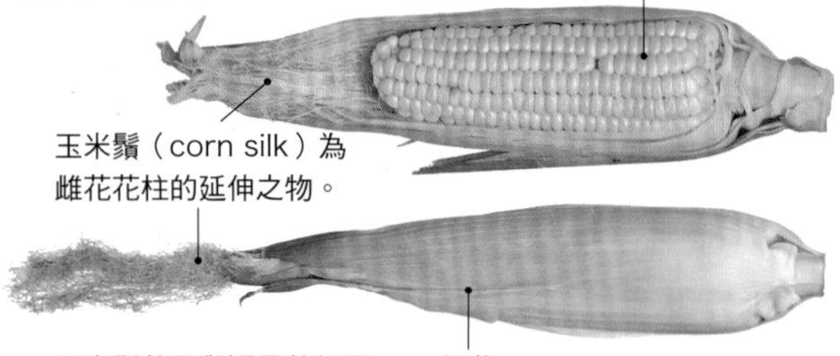

穎果約有600個。
玉米鬚（corn silk）為雌花花柱的延伸之物。
玉米鬚數量與穎果數相同。
包葉

原產於南美，世界各地皆有栽培的一年生草本植物。可用於食用、飼料、工業原料等。由哥倫布在十五世紀末傳入歐洲，據說在十六世紀末傳入日本，明治以後在日本普遍栽培。

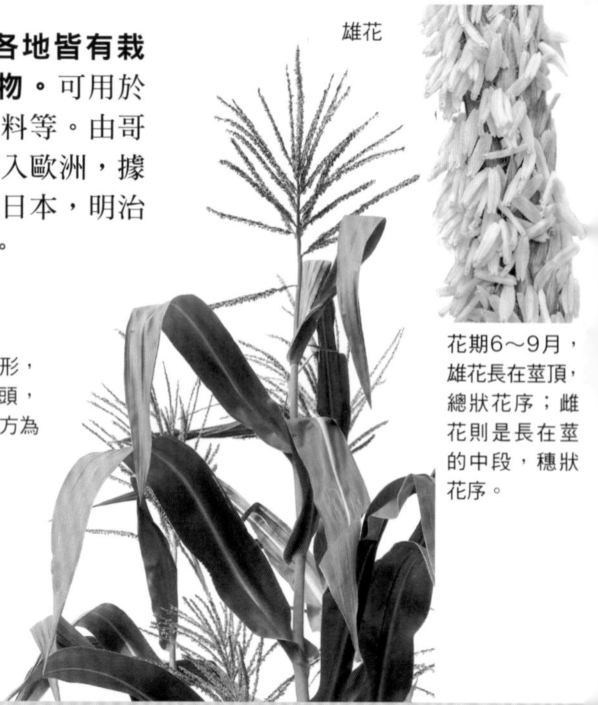

雄花
葉為互生，呈狹長披針形，長50～60cm，漸尖頭，前端反摺，洋紙質。下方為鞘狀抱莖。
花期6～9月，雄花長在莖頂，總狀花序；雌花則是長在莖的中段，穗狀花序。

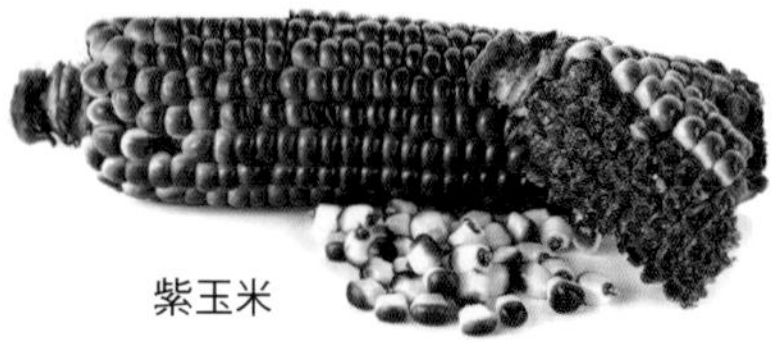

種子顏色不只有黃色，還有白、紅褐、紅紫、橘、黑紫色等。
紫玉米

使用部位：**脂肪油** 生藥名稱 **玉米油** [拉]Oleum Maydis [英]Corn Oil

玉米油是從玉蜀黍、玉米（*Zea mays* Linné [Gramineae]）胚芽取得的脂肪油。

性　狀　淡黃色澄清的油

無氣味或微有氣味，味道溫和。會與乙醚或石油醚混合，難溶於乙醇，幾乎不溶解於水中。−7℃時會凝固成軟膏狀。

主要成分　亞麻油酸 [英]linoleic acid

脂肪酸：亞麻油酸（linoleic acid）、油酸（oleic acid）、棕櫚酸（palmitic acid）、硬脂酸（stearic acid）

固醇：β-穀固醇（β-sitosterol）、菜油固醇（campesterol）、豆固醇（stigmasterol）。

使用用途　基劑、溶劑

可用於軟膏基劑、注射劑、溶劑、食用。

玉米的屬名*Zea*（玉蜀黍屬）源自希臘語ζηα，是ξάω「活著的」的變化形，為「食用植物」之意，應該是指「斯卑爾脫小麥」，林奈拿來作為玉蜀黍屬的屬名。種名*mays*則是源自西班牙語maíz，再繼續回溯，則源自泰諾語（Taino）※中表示玉米的mahiz。

※為古巴或伊斯帕尼奧拉島（現今屬於海地與多明尼加）所使用的語言中，原住民泰諾族的語言。泰諾族因為歐洲人帶來的疾病，或是歐洲人在農場上的虐待而滅絕。

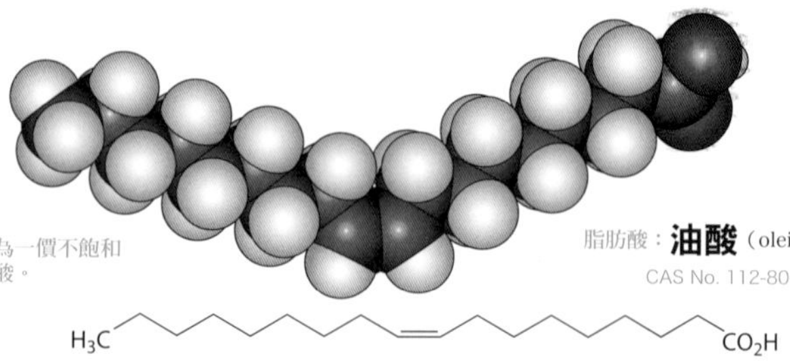

H_3C
CO_2H

油酸為一價不飽和脂肪酸。

脂肪酸：**油酸**（oleic acid）
CAS No. 112-80-1

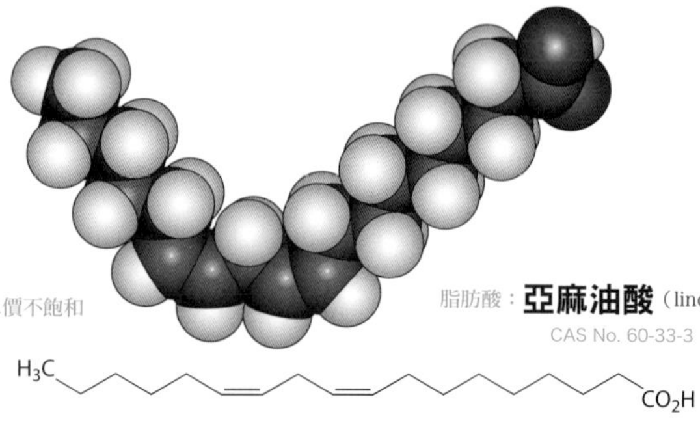

H_3C
CO_2H

亞麻油酸為二價不飽和脂肪酸。

脂肪酸：**亞麻油酸**（linoleic acid）
CAS No. 60-33-3

基原動物學名：**Bos taurus** var. **domesticus**

Bos taurus Linné var. *domesticus* Gmelin

基原動物名稱：**牛**　　基原動物英語名稱：Bull「公牛」、Ox「閹牛」、Cow「母牛」

偶蹄目　⑥Artiodactyla
牛科　⑥Bovidae
牛屬　　⑥*Bos*

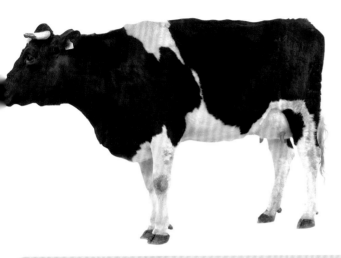

牛屬 *Bos* 是拉丁語「牛」的意思。單數主格是 bos，生藥名稱 Bovis Bezoar「牛黃」（p.332）的 bovis 是 bos 的屬格。牛脂 Bovinum 是拉丁語形容詞 bovinus「牛的、有關牛的」的中性形。柴胡屬 *Bupleurum* 的 Bu- 部分語源希臘語 βοῦς「公牛」、英語 beef「牛肉」、bovine「牛科動物」，甚至 cow「母牛」，全都可認為是源自原始印歐語 *gʷōus「牛」。英語 beef tallow 的 tallow 是「（用來製作蠟燭或肥皂的）動物脂肪」的總稱。牛脂日語稱為「ヘット」，是德語 Fett 或荷蘭語 vet 以訛傳訛來的，不僅是牛，其實可指所有脂肪（英語 fat 也是同源詞）。

使用部位：
脂肪　生藥名稱 **牛脂**　⑥Sevum Bovinum　⑧Beef Tallow

牛脂是取牛（*Bos taurus* L. var. *domesticus* Gmelin [*Bovidae*]）的新鮮脂肪組織，加水加熱後溶出、精製所得的脂肪。

性　狀　**白色均勻塊狀**

帶些微氣味。味道溫和。易溶於乙醚或石油醚，極度難溶於乙醇，幾乎不溶於水。低溫下可弄碎，30℃以上則會軟化。熔點為42～50℃。

主要成分　**棕櫚酸**　⑧palmitic acid

脂肪酸：油酸（oleic acid）、棕櫚酸（palmitic acid）、硬脂酸（stearic acid）、肉豆蔻酸（myristic acid）、亞麻油酸（linoleic acid）

使用用途　**基劑、軟化劑**

軟膏基劑、軟化劑、食用（咖哩塊原料、油炸用油）、肥皂原料。

脂（あぶら）與油（あぶら）

油脂中，常溫下為固體的寫作「**脂肪**」或「**脂（あぶら）**」；常溫下為液體的寫為「**脂肪油**」或「**油（あぶら）**」，這兩者合起來即為「**油脂（ゆし）**」，含有許多如下圖棕櫚酸或硬脂酸般直線構造的**飽和脂肪酸**。飽和脂肪酸分子間容易整齊緊密排列，分子間作用力強，所以常溫下為固體。脂肪油則含有許多如左頁油酸或亞麻油酸般雙鍵、彎曲的**不飽和脂肪酸**，彎曲的分子間不容易並列，分子間作用力較弱，所以常溫下易為液體。

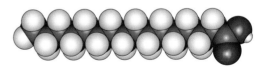

脂肪酸：**棕櫚酸**（palmitic acid）　$CH_3-(CH_2)_{14}-CO_2H$
CAS No. 57-10-3

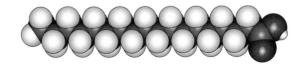

脂肪酸：**硬脂酸**（stearic acid）　$CH_3-(CH_2)_{16}-CO_2H$
CAS No. 57-11-4

2014年度之使用量
約0.2t
●●●○○

基原動物學名：

Sus scrofa
Sus scrofa L.

基原動物名稱：**豬**　基原動物英語名稱：swine、hog、sow、pig

鯨偶蹄目　㊑Cetartiodactyla
豬科　㊑Suidae
野豬屬　㊑*Sus*

產地：中國、印度、尼泊爾、其他

豬隻是山豬經過家畜化的品種。

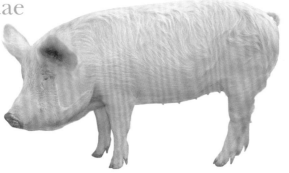

野豬屬*Sus*在拉丁語中意為「豬」。英語sow「成熟的母豬」或swine「（總稱）豬」也是衍生自相同的原始印歐語*su-「豬」。種名*scrofa*在拉丁語中也是指「繁殖用的母豬」。有說法指英語screw「螺旋塞拔、螺旋槳、螺絲釘」因為很像豬隻螺旋狀的尾巴，所以是源自拉丁語scrofa（另外還有許多說法）。

使用部位：**脂肪**　生藥名稱 **豬油**　㊑Adeps Suillus　㊍Lard

豬油是豬隻（*Sus scrofa* Linné var. *domesticus* Gray [*Suidae*]）的脂肪。

性狀　柔軟滑順的塊狀

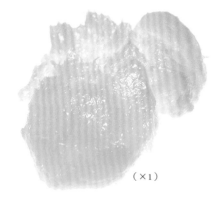

（×1）

白色柔軟滑順的塊狀物。微微有特殊氣味。容易溶解於乙醚或石油醚，極度難溶於乙醇，幾乎不溶於水。熔點36～42℃，要保存於30℃以下。

使用用途　基劑、軟化劑

軟膏基劑、軟化劑、食用（豬油）、肥皂原料。

英語lard「豬油」源自拉丁語lardum「豬肉、培根、豬油」。豬油Adeps Suillus的拉丁語adeps「脂肪」源自希臘語ἄλειφαρ「脂肪、油、軟膏」，希臘語的l變成了拉丁語的d。ἄλειφαρ是希臘語λίπος「脂肪」的類似詞，從λίπος創造出英語lipid「脂質」、lipase「脂肪分解酶」、lipoprotein「脂蛋白」等詞。

Suillus是意為「豬隻的」拉丁語形容詞形。順帶一提，Suillus為菇類的一種——乳牛肝菌屬，其日語ヌメリイグチ属，イグチ（豬口）指的是小杯或小碗，這種菇的蕈傘形狀會讓人聯想到豬或山豬的鼻子。

主要成分　**油酸**　㊍oleic acid

脂肪酸：油酸（oleic acid）、棕櫚酸（palmitic acid）、硬脂酸（stearic acid）、亞麻油酸（linoleic acid）、次亞麻油酸（linolenic acid）、棕櫚油酸（palmitoleic acid）、花生四烯酸（arachidonic acid）

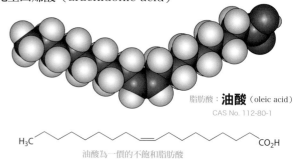

脂肪酸：**油酸**（oleic acid）
CAS No. 112-80-1

油酸為一價的不飽和脂肪酸

牛脂與豬油

牛脂與豬油的脂肪酸組成很類似，不同之處在於豬油的**油酸**多了一些、**硬脂酸**少了一點。

由於不飽和脂肪酸的油酸較多，所以豬油的熔點低。牛之類反芻動物的體脂肪比起豬油，熔點較高，也較硬。

各種動物性油脂為：羊脂44～50℃、牛脂42～50℃、豬油36～42℃、馬油30～43℃、雞油30～32℃。相對的，植物油的玉米油則是－18～－10℃。豬油及馬油熔點接近人類體溫，即使冷卻也能藉著舌頭的溫度熔化脂肪，所以豬肉及生馬肉（比豬油含有更多不飽和脂肪酸，所以更加柔軟）可以冷食。用豬肉製成的火腿或香腸，即使冷卻了也有滑順的口感便是此緣故。

基原動物學名：**Ovis aries**

Ovis aries Linné (Bovidae)

基原動物名稱：**綿羊**　基原動物英語名稱：Sheep（綿羊）、Ram（公羊）、Ewe（母羊）、Lamb（羔羊）

偶蹄目　[拉]Artiodactyla
牛科　[拉]Bovidae
羊屬　[拉]*Ovis*

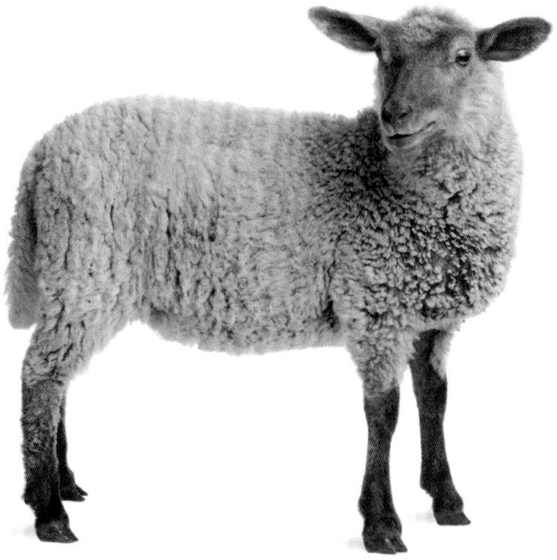

牛脂或豬油是身體內部的脂肪，不過**羊毛脂**是由皮脂腺分泌、蒐集附著在羊毛上的脂肪狀物質，取自體外。羊毛脂不含甘油，並非「脂肪」字面所示，所以以**「脂肪狀物質」**表示。

羊屬*Ovis*在拉丁語中意為「綿羊、羊毛」。英語ewe「母羊」也是同源詞。

種名*aries*在拉丁語中意為「公羊」。英語aries則是指「牡羊座」。

英語lanolin「羊毛脂」是在拉丁語lana「羊毛」後面接上oleum「油」形成的。

使用部位：脂肪狀物質　生藥名稱：純化羊毛脂　[拉]Adeps Lanae Purificatus　[英]Purified Lanolin

純化羊毛脂是從綿羊（*Ovis aries* Linné [Bovidae]）的毛取得脂肪狀物質並純化過的物質；**含水羊毛脂**是純化羊毛脂加水，含有純化羊毛脂70～75%（根據蒸發殘餘物算出）。

性　狀　軟膏狀物質；略有特殊氣味

淡黃色～帶黃褐色的高黏性脂肪狀物質。略有特殊氣味。黏性強。熔點為37～43℃。

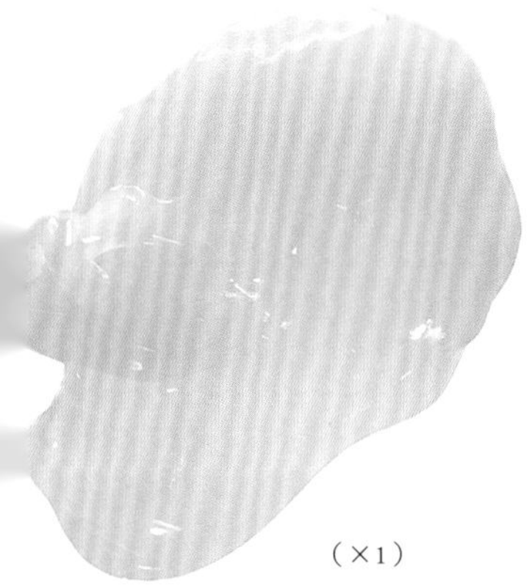

（×1）

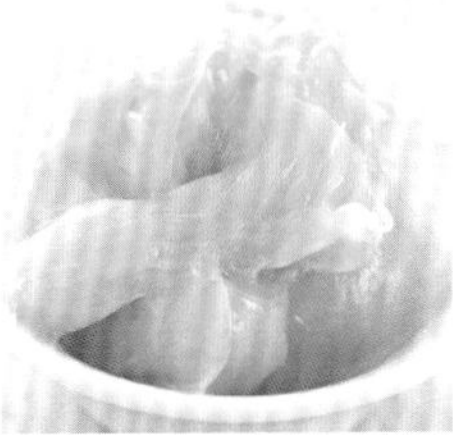

帶黃褐色的羊毛脂。

確認試驗　環己烷溶液

取本品的環己烷溶液（1→50）1mL，小心層積於硫酸2mL上方，交界面會呈現紅褐色，硫酸層會發出綠色螢光。

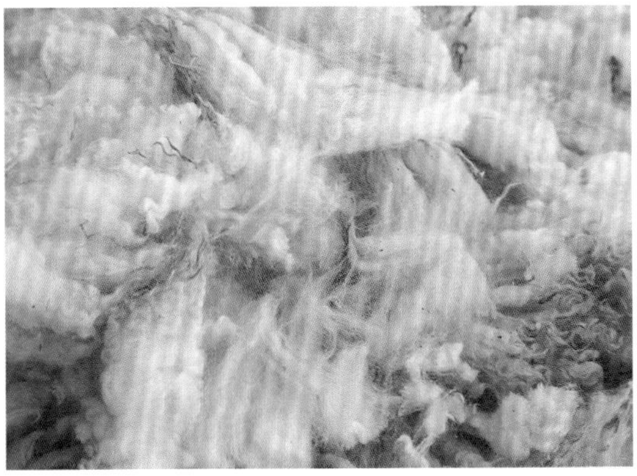

剛剃下來的羊毛覆蓋著皮脂腺的分泌物，沉重、黏膩且氣味重。清洗羊毛會生成副產物──**粗羊毛脂**（換算成重量約有剃下來羊毛的5～25%）。

主要成分　α-羥基酸酯類

C10～C30的脂肪酸、C9～C29的同分異構酸、C8～C30的反異構酸、C13～C30的α-羥基脂肪酸與直鏈脂肪族醇、固醇或三萜醇形成的酯類。其中含有游離脂肪酸、固醇。超過200種的脂肪酸與超過100種的醇類結合，形成各式各樣的酯類，羊毛脂的成分極為複雜。

使用用途　軟膏基劑、乳劑性基劑

軟膏基劑、乳劑性基劑（油中水型，W/O型）、化妝品原料、潤滑油、除鏽劑。由於成分中含有膽固醇，所以不用加乳化劑也能與水乳化。含水性佳，即使與自身重量2～3倍的水混合也能維持軟膏狀。

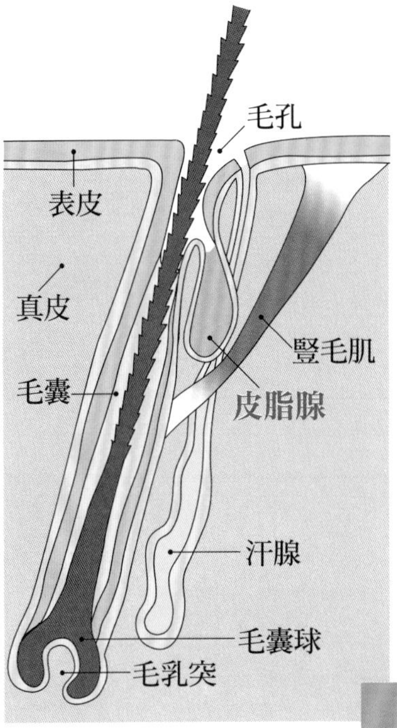
毛孔
表皮
真皮
豎毛肌
毛囊
皮脂腺
汗腺
毛囊球
毛乳突

脂肪酸組成（％）	碳數：雙鍵數	熔點、凝固點（℃）	花生油	菜籽油 低芥酸	菜籽油 高芥酸	苦茶油	椰子油	大豆油	橄欖油	蓖麻油	可可脂	玉米油	牛脂	豬油
辛酸（caprylic acid）	8:0	17	-	-	-		8.3	-	-	-		-	0	-
癸酸（capric acid）	10:0	32	0	-	-		6.1	0	0	-		0	0	0.1
月桂酸（lauric acid）	12:0	43	0	-	-		46.8	0	0	-		0	0.1	0.2
肉豆蔻酸（myristic acid）	14:0	54	Tr	0	-		17.3	0.1	0	-		0	2.5	1.7
棕櫚酸（palmitic acid）	16:0	63	11.7	4.1	2.8	7.9	9.3	10.6	10.4	1	26.4	11.3	26.1	25.1
棕櫚油酸（palmitoleic acid）	16:1	-0.1	0.1	0.2	0.2		0	0.1	0.7	-	0.2	0.1	3.0	2.5
硬脂酸（stearic acid）	18:0	70	3.3	1.8	1	2.5	2.9	4.3	3.1	1	33.9	2.0	15.7	14.4
油酸（oleic acid）	18:1	13	45.5	64	16	85	7.1	23.5	77.3	4	35.9	29.8	45.5	43.2
蓖麻油酸（ricinoleic acid）	18:1 OH酸	5.5	31.2							89				
亞麻油酸（linoleic acid）	18:2	-5	0.2	18.7	12	3.8	1.7	53.5	7.0	4	3	54.9	3.7	9.6
次亞麻油酸（linolenic acid）	18:3	-11	1.5	8.8	8.8		0	6.6	0.6	1		0.8	0.2	0.5
花生酸（arachidic acid）	20:0	76	1.3	0.6	0.8		0.1	0.4	0.4		0.6	0.4	0.1	0.2
二十烯酸（icosenoic acid）	20:1	23	3.4	1.1	6.6		Tr	0.2	0.3			0.3	0.4	0.7
二十二酸（behenic acid）	22:0	76	0.1	0.3	0.6		0	0.4	0.1			0.1	0	0
芥酸（erucic acid）	22:1	34	1.7	0.2	47.7		0	0	0			0	0	0
二十四酸（lignoceric acid）	24:0	84		0.2	0.2		0	0.1	0			0.2	0	0
碘價			84～103	95～127		78～83	7～11	126～140	79～88	80～90	35～43	103～130	33～50	46～70
皂化價			188～196	169～195		188～194	246～264	188～194	186～187	176～187	188～195	187～195	193～200	195～203
比重 d_{25}^{25}			0.909～0.916	0.906～0.920		0.910～0.914		0.916～0.922	0.908～0.914	0.953～0.965	0.895～0.904	0.915～0.921		
熔點、凝固點（℃）			22～33			-10～-15	20～28	-10～-17	0～6		31～35	-7	42～50	36～42

飽和脂肪酸

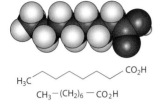

H_3C $\diagup\diagdown\diagup\diagdown$ CO_2H

$CH_3-(CH_2)_6-CO_2H$

脂肪酸：**辛酸**（caprylic acid）
CAS No. 124-07-2
分子式：$C_8H_{16}O_2$

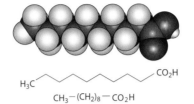

H_3C $\diagup\diagdown\diagup\diagdown$ CO_2H

$CH_3-(CH_2)_8-CO_2H$

脂肪酸：**癸酸**（capric acid）
CAS No. 334-48-5
分子式：$C_{10}H_{20}O_2$

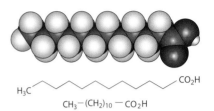

H_3C $\diagup\diagdown\diagup\diagdown$ CO_2H

$CH_3-(CH_2)_{10}-CO_2H$

脂肪酸：**月桂酸**（lauric acid）
CAS No. 143-07-7
分子式：$C_{12}H_{24}O_2$

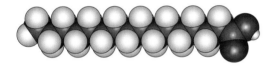

脂肪酸：**棕櫚酸**（palmitic acid） $CH_3-(CH_2)_{14}-CO_2H$
CAS No. 57-10-3
分子式：$C_{16}H_{32}O_2$

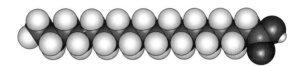

脂肪酸：**硬脂酸**（stearic acid） $CH_3-(CH_2)_{16}-CO_2H$
CAS No. 57-11-4
分子式：$C_{18}H_{36}O_2$

不飽和脂肪酸

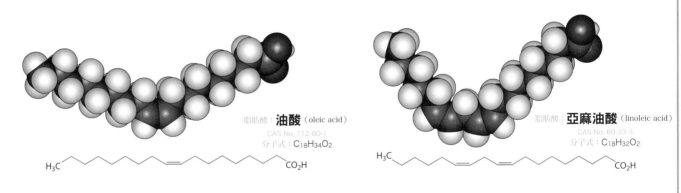

脂肪酸：**油酸**（oleic acid）
CAS No. 112-80-1
分子式：$C_{18}H_{34}O_2$

H_3C $\diagup\diagdown\diagup\diagdown\diagup\diagdown$ CO_2H

脂肪酸：**亞麻油酸**（linoleic acid）
CAS No. 60-33-3
分子式：$C_{18}H_{32}O_2$

H_3C $\diagup\diagdown\diagup\diagdown\diagup\diagdown$ CO_2H

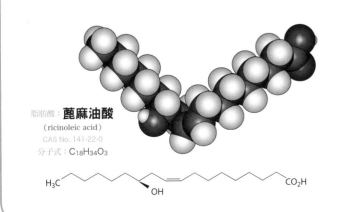

脂肪酸：**蓖麻油酸**
（ricinoleic acid）
CAS No. 141-22-0
分子式：$C_{18}H_{34}O_3$

H_3C $\diagup\diagdown\diagup\diagdown$ OH $\diagup\diagdown\diagup\diagdown$ CO_2H

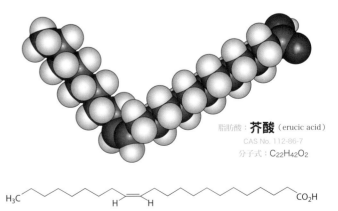

脂肪酸：**芥酸**（erucic acid）
CAS No. 112-86-7
分子式：$C_{22}H_{42}O_2$

H_3C $\diagup\diagdown\diagup\diagdown$ H $=$ H $\diagup\diagdown\diagup\diagdown$ CO_2H

以**動物**為基原的生藥

2014年度之使用量
約0.35t
●○○○○

基原動物學名：**Bos taurus var. domesticus**

Bos taurus Linné var. *domesticus* Gmelin

基原動物名稱：**牛**　　基原動物英語名稱：Bull（公牛）、Ox（閹牛）、Cow（母牛）

偶蹄目　⓵Artiodactyla
牛科　⓵Bovidae
牛屬　⓵*Bos*

牛黃是從得了膽結石的牛膽囊中取出，據說約一千頭才有一頭，相當稀少。

使用部位：**結石**　生藥名稱 **牛黃**　⓵Bezoar Bovis　ⓔOriental Bezoar

牛黃是牛（*Bos taurus* Linné var. *domesticus* Gmelin [*Bovidae*]）膽囊中產生的結石。

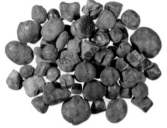

約1～4cm球形、塊狀或沒有稜角的骰子狀。

產地：中國、澳洲、南北美

生藥性狀 **極苦**

黃褐色～紅褐色。略有氣味。需用遮光、密閉容器，防濕、防壓，並存放於陰暗處。

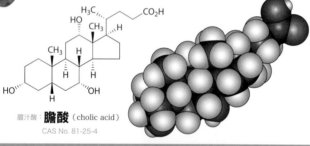

膽汁酸：**膽酸**（cholic acid）
CAS No. 81-25-4

生藥性狀 **膽汁酸**

膽汁酸：膽酸（cholic acid）、去氧膽酸（deoxycholic acid）
色素：膽紅素（bilirubin）、膽綠素（biliverdin）
固醇：膽固醇（cholesterol）

確認試驗 ①呈色反應 ②沉澱（黃褐色）

生藥性狀 **利膽、鎮靜、鎮痙、強心、解熱**

漢方處方 **牛黃丸、牛黃散、至寶丹、六神丸**

漢方中用於強心、解熱、鎮靜之目的。

基原動物學名：**Ursus arctos**

Ursus arctos L.

基原動物名稱：**棕熊**　基原動物英語名稱：Brown Bear

食肉目　⓵Carnivora
熊科　⓵Ursidae
熊屬　⓵*Ursus*
產地：中國、印度、尼泊爾

根據《華盛頓條約》（瀕臨絕種危機野生動植物的國際貿易相關條約），不准進口熊膽（熊的膽囊）或成分含有熊膽的醫藥品。

使用部位：**膽汁**　生藥名稱 **熊膽**　⓵Fel Ursi　ⓔBear Bile

熊膽是*Ursus arctos* Linné或其近緣動物（*Ursidae*）的膽汁乾燥之物。

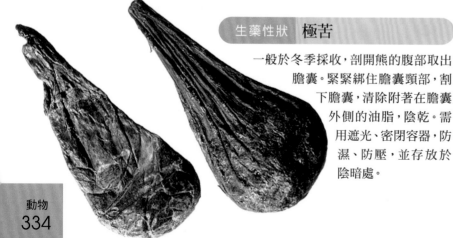

生藥性狀 **極苦**

一般於冬季採收，剖開熊的腹部取出膽囊。緊緊綁住膽囊頸部，割下膽囊，清除附著在膽囊外側的油脂，陰乾。需用遮光、密閉容器，防濕、防壓，並存放於陰暗處。

主要成分 **膽汁酸**

膽汁酸：牛磺熊去氧膽酸（tauroursodeoxy-cholic acid，TUDCA）、膽酸（cholic acid）

確認試驗 **TLC法（稀硫酸）**

主要藥效 **利膽、鎮痙、解熱**

漢方處方 **奇應丸、救命丸**

漢方中用於利膽、消炎、解熱、鎮痙與苦味健胃。

關於屬名*Bos*請參照p.329「牛脂」。種名*taurus*是拉丁語指稱「公牛」的詞，英語taurus也意為「金牛座」。牛膽汁中首次發現的taurine「牛磺酸」也是以這個詞為根本。同個語源的詞還有希臘語ταῦρος，這是希臘神話中出場米諾斯王王后帕西斐所生的兒子——米諾陶洛斯（Minotaur），由米諾斯後面接上希臘語ταῦρος形成的名字。米諾陶洛斯是住在克里特島上的**牛頭人身**怪物，後來被雅典的英雄特修斯（Theseus）打倒。

生藥英語名稱中使用的bezoar「主要指反芻動物的結石」源自波斯語پادزهر pādzahr，可認為是pād「保護不受～侵害」＋zahr「石頭」＝「解毒劑」之意。在日本自古以來便知道牛黃，甚至《續日本紀》中已有於698年由土佐及下總之國進貢牛黃給天皇的記述。之後荷蘭人或葡萄牙人將「牛黃」當作南蠻的藥物傳入日本時，當時日本的本草學家沒發現這跟牛黃是相同之物。他們聽說葡萄牙語稱為pedra bezoar（pedra是「石頭」的意思），便將牛黃稱為**「ヘイサラバサラ」**。

牛黃如字面所示，呈帶紅色的黃色。這是因為含有很多黃色色素——膽紅素（bilirubin）的緣故。

熊屬*Ursus*源自拉丁語ursus「熊」。

種名*arctos*源自希臘語ἄρκτος「熊」，換句話說，屬名是拉丁語的「熊」，而種名是希臘語的「熊」。事實上，拉丁語ursus「熊」是縮短自urcsus，與希臘語ἄρκτος「熊」衍生自相同的原始印歐語。無論是拉丁語，還是希臘語，都用於熊果葉的基原植物熊果（*Arctostaphylos uva-ursi*）學名中（請參考p.28）。

英語bear可認為是源自原始印歐語*bher-「茶色的」，英語brown「茶色的」也視為相同語源。熊膽的基原動物**棕熊**，毛皮是「茶色的」。此外，bile源自拉丁語bilis「膽汁」，後面接上拉丁語ruber「紅色的」，便形成了bilirubin「膽紅素」。話雖如此，但膽紅素不如其名，反而是種黃色色素。

熊膽的學名fel是拉丁語，意為「膽汁、膽囊」。

熊膽如字面所示，是「熊的膽囊」。由於日本藥局方中規定為熊的「膽汁乾燥之物」，便有人將含有膽汁的膽囊直接乾燥，也有人以特殊方法採取膽汁再乾燥成粉末。熊的膽囊日語自古以來便稱為「クマノイ（熊の胆，以前寫作熊膽）」，使用於民間藥物中。如今則必須有政府許可，才能販售、讓渡、加工（取出後直接視為原料，能販售給有許可的製造業者）。順帶一提，「熊」的日語讀音為「ゆう」，所以來熊本稱為「熊（らいゆう）」，回去則稱為「熊（きゆう）」。連結熊本～延岡的鐵路則稱為「熊延（ゆうえん）鉄道」。

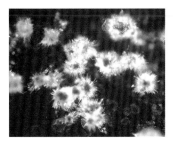

魷魚的白色粉末＝牛磺酸結晶
軟體動物如章魚、烏賊、貝類，含有許多牛磺酸。魷魚表面的白色粉末在顯微鏡下可見到許多結晶，這些是牛磺酸的結晶。牛磺酸與膽汁主要成分的膽汁酸結合，便成了牛膽酸（taurocholic acid）。

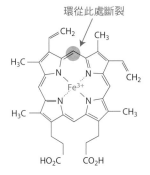

環從此處斷裂

血基質（heme）

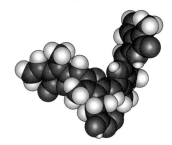

膽汁色素：**膽紅素**（bilirubin）
CAS No. 635-65-4

老化的紅血球主要在脾臟破壞，其中所含的血紅素分解為血基質（heme）與球蛋白（globin）。切斷血基質的卟啉環後，便會放出鐵離子，形成「膽紅素」。

335

2014年度之使用量
約0.2t
●○○○○

基原動物學名：

Bufo bufo gargarizans

Bufo bufo gargarizans Cantor

基原動物名稱：**中華大蟾蜍**　　基原動物英語名稱：Zhoushan Toad、Asiatic Toad

其他基原動物：⑬*Bufo melanostictus* Schneider 黑眶蟾蜍

無尾目　　⑬Anura
蟾蜍科　⑬Bufonidae
蟾蜍屬　⑬*Bufo*
產地：中國

中國產的蟾蜍。日語的「ヒキガエル」在中國稱為「蟾蜍」。

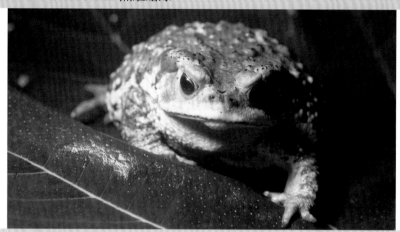

體長約11cm的蟾蜍。

使用部位：
分泌物　生藥名稱 **蟾酥**　危險藥物　⑬Bufonis Crustum　英Toad Cake

蟾酥是將中華大蟾蜍（*Bufo bufo gargarizans* Cantor）或黑眶蟾蜍*Bufo melanostictus* Schneider [*Bufonidae*]）毒腺分泌物蒐集起來之物。本品乾燥物含有蟾蜍類固醇5.8%以上。用鑷子狀器具夾住耳朵上方隆起處，採收該處耳腺（毒腺）的乳狀分泌物。

生藥性狀　**有光澤的紅褐色～黑褐色；堅硬**

一開始是有刺激性的苦味，後來變成持續性的麻痺感（蟾蜍類固醇引起的）。中國產的蟾酥有三種，下圖是圓盤狀的「東酥」，另外還有「杜酥」、「棋子酥」，後者為小圓盤狀。

上方微微凸起。

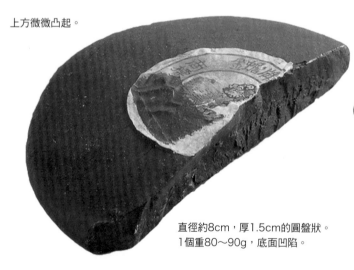

直徑約8cm，厚1.5cm的圓盤狀。
1個重80～90g，底面凹陷。

主要成分　**華蟾精**　英cinobufagin

強心性類固醇成分：華蟾精（cinobufagin）、酯蟾毒配基（resibufogenin）、蟾蜍靈（bufalin）、蟾蜍皂素（bufotalin）、華蟾毒素（cinobufatalin）等（統稱為蟾蜍類固醇）

確認試驗　## TLC法（稀硫酸，藍綠色）

取丙酮萃取液，以環己烷、丙酮混合液展開。薄層板噴上稀硫酸時，會得到與酯蟾毒配基一致的藍綠色斑點。

主要藥效　**強心、止血、鎮痛**

對心臟衰竭有持續性增強心肌收縮作用。降血壓、抑制胃液分泌作用。也有報告指出具備增強心室收縮及擴張、擴張冠狀動脈、抗發炎、抗過敏、抗血管內凝固作用。蟾酥中蟾蜍強心苷約有100種，含量由多至少為：華蟾精（cinobufagin）、酯蟾毒配基（resibufogenin，除了強心作用，同時還可促進呼吸）、蟾蜍靈（bufalin，強大強心作用、局部麻醉作用）、華蟾毒素（cinobufatalin）等等。強心作用最強的是蟾蜍靈跟日本蟾毒它靈（gamabufotalin），酯蟾毒配基、華蟾精次之。

漢方處方　**六神丸**

漢方中用於消炎性利尿、通經。也用作救心、六神丸、奇應丸藥方之一。

強心性類固醇：
華蟾精（cinobufagin）
CAS No. 470-37-1

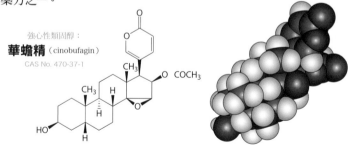

學名解說　日本藥局方修正第16版蟾酥的拉丁語名稱為BUFONIS VENENUM，英語Toad venom，但在修正第17版則改為拉丁語BUFONIS CRUSTUM，英語Toad Cake。CRUSTUM在拉丁語中意為「蛋糕、派、烘焙點心」，用來表現蟾酥的圓盤狀。Crustum則是源自拉丁語名詞crusta「硬皮、水果外皮、樹皮、貝殼、傷痂」，因為烘焙點心表面會變硬，由此而來。順帶一提，甲殼類的英語crustacean也是同源詞。

學名解說 以植物來說，若要表示亞種，會用屬名＋種名＋ssp.（或subsp.）＋亞種名，不過動物的話，一般會省略ssp.，變成屬名＋種名＋亞種名。換句話說，以中華大蟾蜍為例就是*Bufo*（屬名）＋*bufo*（種名）＋*gargagrizans*（亞種名）。若動物學名由三個詞組成，最後一個詞是斜體且以小寫開頭，那便是亞種名，若以大寫開頭，代表是命名者的名字。此外，動物命名規則中，屬名與種名可以完全相同，這稱為「種屬同名（tautonym）」，非常多動物都如此命名；植物命名規則中則禁止屬名與種名相同。

蟾蜍屬*Bufo*是拉丁語「蟾蜍」之意。

亞種名*gargarizans*源自希臘語γαργαρίξω「漱口」，跟日語的擬聲詞「ガラガラ」（音為gargoyle）唸起來非常類似，很有趣。這個詞經由拉丁語，衍生出法語的「喉嚨」gargouille，再更進一步從傳統建築屋外排水道的排水方式，演變成自雕刻怪物的喉嚨中流水出來的機關——英語gargoyle「雨漏、滴水嘴」。之後漸漸脫離排水的用途，大多只用作如巴黎聖母院般的裝飾。英語gargle「漱口」也是相關詞。

蟾蜍日語名稱ヒキガエル，有ガマガエル、ガマ、イボガエル等別名，漢字也有蟇蛙、蟾蜍、蟇、蟆各種寫法。中華大蟾蜍別名「アジアヒキガエル（大蟾蜍中華亞種）」。英語toad「蟾蜍」語源不詳，toad表蟾蜍「皮膚乾燥凹凸不平的茶色蛙類」（也就是蟾蜍科的蛙類）；frog表青蛙「皮膚濕潤滑溜的綠色青蛙」（其他科的青蛙），然而這些特徵並無法明顯區分兩者（綠蟾蜍等）。frog也用於統稱無尾目全體。

蟾酥是蒐集、乾燥後的蟾蜍耳腺分泌物。蟾中文指的是「蟾蜍（日語為センジョ）」，古早以前寫作「蟾諸」。偏旁的詹表示「閉起嘴唸唸有詞的樣子」，「譫妄」（因為高熱等出現幻覺）的「譫」也有使用。酥則是指乳類燉煮到凝固的乳製品。隨著文獻、時代或場所不同，酥也代表了奶醬、奶油、煉乳、起司等各種不同之物。之所以稱為蟾酥，是因為形狀很類似「酥」而取的，而此處的酥，或許指的不是煉乳那種液體，而是起司等固態的乳製品。

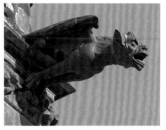

聖母院的滴水嘴
後來gargoyle也拿來當作怪物本身的名字。

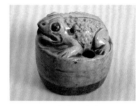

青蛙的水滴瓶
所謂水滴瓶，是在書道中，加水至硯台中的容器，許多水滴瓶都是以蟾蜍為發想製成的。（提供：水滴瓶美術館）

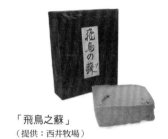

「飛鳥之蘇」
（提供：西井牧場）
圖中是將飛鳥時代的「蘇（酥）」依照古文獻重現的製品。蟾酥的「酥」字是「蘇」的簡字。「飛鳥之蘇」現為奈良縣橿原市有在販售的觀光名產。

蛤蟆油膏、香蒲花穗與四六蟾蜍

民間傷藥「蛤蟆油膏」是筑波山的名產，據說來自筑波山中禪寺的光譽上人給大坂夏之陣受傷者使用的「陣中藥」。然而，卻據說因為光譽上人長得像「蟾蜍」，才取這個名字。除此之外，也有源自其中成分含有對外傷有效的香蒲花穗的說法。

古早以前所販售的蛤蟆油膏成分含有蟾酥，不過如今的「蛤蟆油膏」已經不含蟾酥了。販售蛤蟆油膏總有一段說詞：「這裡拿出來的是筑波山名產——蛤蟆油膏，不過裡面用的可不是一般的蛤蟆……是所謂的四六蟾蜍，四六五六怎麼分辨？前腳趾4根，後腳趾6根，合起來就稱為四六蟾蜍……」。然而，基本上兩棲類前肢的第1趾只算個痕跡，標準是前4趾、後5趾（當然也有例外）。話說回來，雄性蟾蜍的後肢有**內蹠隆起**的凸起，看起來像6根趾頭。所謂的四六蟾蜍不過是販售時的一種說詞，前4趾、後6趾的蟾蜍其實沒那麼稀有。

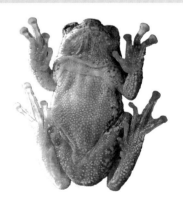

青蛙的腳
圖中並非蟾蜍，但可見到前肢4趾、後肢5趾。話說回來，所有的青蛙並非前肢都是4趾，也有例外。

2014年度之使用量
蜂蜜約14t
●●●○○
蜂王乳約13t
●●●○○

基原動物學名：

Apis mellifera

[ćipis mellifərə]

Apis mellifera Linné

基原動物名稱：**蜜蜂**　　基原動物英語名稱：Honeybee

其他基原動物：㊕*Apis cerana* Fabricius 東洋蜜蜂

膜翅目　　㊕Hymenoptera
蜜蜂科　㊕Apidae
蜜蜂屬　　㊕*Apis*
產地：世界各地

自古便拿來食用。漢方中用於藥丸的結合劑，與使藥物容易入口的矯味劑。味道、顏色、成分會隨著蜜源植物（油菜花、相思樹、酢漿草等）的不同有很大的差異。

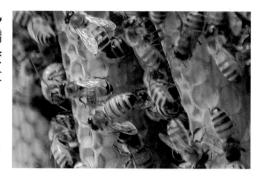

使用部位：**甜味物質**　生藥名稱：**蜂蜜**　㊕Mel　㊍Honey

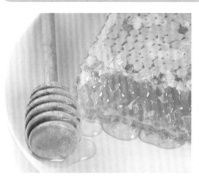

蜂蜜是西洋蜜蜂（*Apis mellifera* Linné）或東洋蜜蜂（*Apis cerana* Fabricius [*Apidae*]）採集至巢中的甜味物質。

漢方處方　大半夏湯

蜂蜜多用作藥丸結合劑、調配藥物的甜味料（矯味劑）、局部保護藥物。漢方處方中以鎮吐為目的，調配於大半夏湯中。此外，也用作滋養強身劑或加在外用的美容乳霜中。

主要成分　**轉化糖**　㊍invert sugar

轉化糖（65～85%）、蔗糖（2～10%）、胺基酸、有機酸等等。

使用部位：**分泌物**　生藥名稱：**蜂王乳**　㊕Apilac　㊍Royal Jelly

蜂王乳是西洋蜜蜂（*Apis mellifera* Linné）或東洋蜜蜂（*Apis cerana* Fabricius [*Apidae*]）頭部分泌腺分泌出的黏稠液體或其乾燥之物。

生藥性狀　乳白色～淡黃色，有特殊氣味，味道酸

本品為乳白色～淡黃色，有點黏稠的液體或粉末，有特殊氣味及收斂性的酸味。

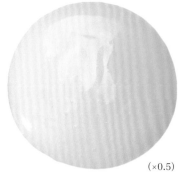
（×0.5）
液態的蜂王乳

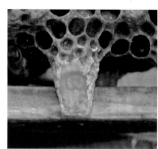
王台中的蜂王乳
（圖片提供：春日養蜂場股份有限公司）

從工蜂頭部分泌腺分泌的蜂王乳，是女王蜂幼蟲或成蟲唯一的食物，稱為Royal Jelly。
右上圖片的場所稱為「王台」，產於其中的是女王蜂的幼蟲，浸泡在蜂王乳裡。

確認試驗　TLC法（UV254nm，深紫色）

本品乾燥物中加入水、稀鹽酸、乙醚後，離心分離。取乙醚層，減壓蒸餾去除溶劑。殘留物加入甲醇溶解，作為試料溶液。取10-羥基-2-(E)-癸烯酸溶解於甲醇中，作為標準溶液。以1-丙醇、氨水混合液展開。在薄層板照射UV254nm時，會得到與標準溶液相同色調及Rf值的深紫色斑點。

主要成分　含有眾多滋養成分

礦物質：鐵、銅、鋅、鎂、鈣
胺基酸：天門冬胺酸（aspartic acid）、麩胺酸（glutamic acid）、絲胺酸（serine）、精胺酸（arginine）、脯胺酸（proline）、酪胺酸（tyrosine）、甘胺酸（glycine）、丙胺酸（alanine）、半胱胺酸（cysteine）、牛磺酸（taurine）、β-丙胺酸（β-alanine）、γ-胺基丁酸（γ-aminobutanoic acid）、羥脯胺酸（hydroxyproline）
必需胺基酸：白胺酸（leucine）、異白胺酸（isoleucine）、苯丙胺酸（phenylalanine）、離胺酸（lysine）、纈胺酸（valine）、蘇胺酸（threonine）、組胺酸（histidine）
維生素類：維生素B_1、維生素B_2、維生素B_6、維生素B_{12}
其他：生物素（biotin）、泛酸（pantothenic acid）、菸鹼酸（niacin）、葉酸（folic acid）、乙醯膽鹼（acetylcholine）、肌醇（inositol）

英語解說 拉丁語mel「**蜂蜜**」，在英語各種單字中留下了痕跡，比方說英語mellifluous「（曲子、聲音、言詞）如蜜一般流瀉、甜美的」，便是創造自mel的詞之一。**Melissa**經常可見於歐美的女性名字中，也是mel的衍生詞，意為「蜜蜂」。說點小知識，源自希伯來語的**Deborah**，也是取自「蜜蜂」一詞。以前如「蜜蜂」一般的女性很受歡迎吧。

蜜蜂屬*Apis*是拉丁語「蜜蜂」的意思。由於蜜蜂常採集繖形科植物的花蜜，所以克朗奎斯特分類體系的*Apiaceae*「繖形科」很有可能衍生自此。

種名*mellifera*源自拉丁語mel「蜂蜜」（屬格為Mellis）＋fero「運送、持有、生產」。生藥「蜂蜜」的拉丁語名稱Mel也是用這個字。其拉丁語再繼續回溯，會得到希臘語μέλι「蜂蜜」。順帶一提，蜜蜂喜歡的植物香蜂草（別名：檸檬香水薄荷、蜜蜂花等，學名：*Melissa officinalis*），屬名*Melissa*「山薄荷屬」也是mel的同源詞。

膜翅目**Hymenoptera**是希臘語ὑμήν「膜」（hymen「處女膜」的語源）＋πτερόν「翼、羽毛」所形成的。

香蜂草

蜂王乳的拉丁語**Apilac**是前述的Apis「蜜蜂」＋lac「乳汁」（→請參照p.199的專欄），意思為「**蜂乳**」。

蜜蠟與蜂膠

伊藤 美千穗

蜜蠟與蜂膠都是與蜜蜂有關的天然產物，但兩者卻差異甚大。蜜蠟是蜜蜂在**體內合成的蠟，用來築巢的材料**。藥局方中也有記載，蜜蠟是從蜂巢精製而成的。蜜蠟可用於**軟膏的基材、蠟燭原料、化妝品材料**等方面。另一方面，蜂膠是**植物為了保護新芽或修復傷口的分泌物，再由蜜蜂蒐集起來之物，用於補強蜂巢**。蜂膠可從剝落的蜂巢精製而成，由於基原為植物，所以成分會隨產地不同而改變，主要用作健康食品的材料。

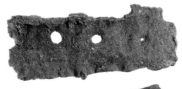

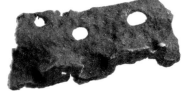

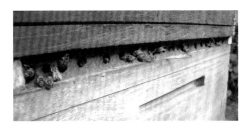

▲為了採集蜂膠，從蜂巢入口附近剝下的塊狀。

◀巢箱出入口只留下蜜蜂通過的洞，其餘都堵起來。

蜂蜜與轉化糖

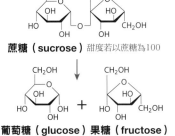

蔗糖（sucrose） 甜度若以蔗糖為100

↓

葡萄糖（glucose）果糖（fructose）
甜度65～80　　甜度120～170

※高溫時蔗糖會比果糖甜，約40℃時甜度相等，40℃以下則是果糖較甜。

蜂蜜是蜜蜂儲存在蜂巢的花蜜，要說是以動物為基原，更應該說是以植物為基原的生藥吧？

其實蜜蜂不單純只有蒐集花的蜜腺分泌物而已。工蜂吸取花蜜，其大部分蔗糖（砂糖）在工蜂的前胃中藉由酵素，加水分解成為轉化糖（果糖＋葡萄糖），經過轉化，甚至比蔗糖還要甜。順帶一提，果糖的甜度高溫時會降低，低溫時會變高，所以轉化糖的甜度會被溫度左右。

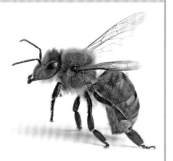

蜜蜂

蜜蜂後肢脛節外側邊緣長滿了長毛，稱為「花粉籃」。

2014年度之使用量
約90t
●●●○○

基原動物學名：
Ostrea gigas
[ɔ́striə dʒáigæs]

Ostrea gigas Thunberg

基原動物名稱：**長牡蠣**　基原動物英語名稱：Japanese oyster / Giant pacific oyster

鶯蛤目　㊐Pterioida
牡蠣科　㊐Ostreidae
牡蠣屬　㊐Ostrea

牡蠣是牡蠣科雙殼貝類的統稱。

上殼平坦，下殼有凹陷。

使用部位：
貝殼　生藥名稱 **牡蠣**　㊣Ostreae Testa　㊤Oyster Shell

牡蠣是牡蠣（*Ostrea gigas* Thunberg [*Ostreidae*]）的貝殼；**牡蠣末**是牡蠣的粉末。

外表呈淡綠灰褐色，內面為乳白色。

生藥性狀　小片的碎貝殼；無臭、無味

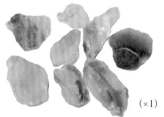

整年都可採收，去除貝肉，將殼清洗乾淨，晒乾。避免日光直射，存放於防潮、陰涼的場所。陳舊、表面越接近藍白色越佳。

（×1）

主要藥效　**鎮靜、利尿、制酸**

碳酸鈣：已知有制酸作用。針對火燒心、胃部不適、空腹時胃痛，牡蠣殼、碳酸鈣、碳酸鎂、小蘇打（碳酸氫鈉）等鹼性物質可作為制酸劑，中和過多胃酸。
中性多醣類：增強免疫作用已獲得認可。

主要成分　**碳酸鈣**（$CaCO_3$）

無機鹽類：碳酸鈣$CaCO_3$、磷酸鈣$Ca_3(PO_4)_2$、胺基酸類、肝醣（glycogen）等

漢方處方　安中散、桂枝加龍骨牡蠣湯、柴胡加龍骨牡蠣湯

漢方中用於焦慮、失眠、盜汗。

確認試驗　鈣鹽的定性反應等

牡蠣屬*Ostrea*源自希臘語ŏστρεον「牡蠣」，而這個詞則是源自希臘語ὀστ´εον「骨頭」，而ὄστρακον「陶器、貝殼」是同源詞，英語ostracism「排斥、陶片流放」也是同源詞。拉丁語ostrea經由中世紀英語oistre，變成現代英語的oyster「牡蠣」。然後再從牡蠣創造出**蠔油**（oyster sauce）。

牡蠣的蠣單字即可表示「牡蠣」。日語名稱「カキ」，據說因為牡蠣要從岩石底「摳（かき）下來」，之後演變而成。前面加上牡（雄性）字，可認為是因為牡蠣屬的「牡蠣」為雌雄同體，生殖腺呈白色，看上去都一樣的緣故（雌雄異體的雙殼貝例如帆立貝、貽貝，生殖腺紅色或綠色→雌性，白色→雄性）。以長牡蠣來說，雖然是雌雄異體，但成長途中有可能性別轉換。

牡蠣的拉丁語名稱Ostreae Testa源自testa「貝類、貝殼、磚瓦」，且這又是源自動詞torreo「燒烤、燒焦、乾燥」的名詞形態。從這動詞衍生出testa「坩堝、冶金用灰皿」之意，再衍生出英語test「試驗、測試」。

學名解說　近年來，牡蠣屬Ostrea一部分獨立出來成為Crassostrea「巨牡蠣屬」，長牡蠣的學名則被認為是Crassostrea gigas（Thunberg, 1793）。長牡蠣並非殼圓且平的Ostrea，而是包含在殼有深度且長長延伸的Crassostrea「巨牡蠣屬」之下。

在古希臘，會用陶片匿名投票，若超過一定數量則驅逐出境10年，這是用來防止有能者成為暴君的方法。

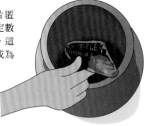

陶片流放制（ostracism）

意味著「骨頭」的希臘語ὀστέον，如今解剖學中指的是骨頭的代謝單位——骨元（osteon）。骨元中心有血管通過的哈氏管（Haversian canal），周圍由年輪般、水與脂質交錯的薄層包覆住。

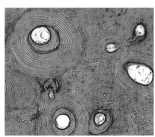

骨元（osteon）

2014年度之使用量
約210t
●●●●○
生藥拉丁語名稱：**Kasseki**

生藥名稱：**滑石**　　生藥英語名稱：Aluminum Silicate Hydrate with Silicon Dioxide

滑石是礦物，主要由矽酸鋁水合物及二氧化矽構成。本品與礦物學中所稱的滑石不同。

生藥性狀　結晶塊、有特殊氣味、無味道

本品為白色～淡紅色粉末性結晶塊，弄碎容易產生細微粉末。粉末略粗糙，容易黏在皮膚上。本品的粉末加水潤濕後，略呈暗色，有可塑性。本品有特殊氣味，幾乎沒味道。咬下去會感覺像咬到細沙一般。

（×1）

確認試驗　鋁鹽的定性反應

在本品粉末0.5g中加入稀釋過的硫酸（1→3）3mL，加熱到產生白煙為止，冷卻，加水20mL，過濾。濾液加氨水變弱酸性，會呈現鋁鹽的定性反應(1)、(2)及(4)之結果。

主要成分　水合禾樂石、高嶺石

水合禾樂石 hydrated halloysite
（水合矽酸鋁）

$Al_2O_3 \cdot 2SiO_2 \cdot 4H_2O(2H_2O \cdot 2H_2O)$

所謂水合禾樂石，是黏土礦物的一種，也稱為「禾樂石」。英語halloysite取自最初記錄此礦物的比利時地理學家奧瑪流士・達洛伊（Omalius d'Halloy, 1783-1875）。

高嶺石 kaolinite
（氧化鋁、二氧化矽）

$Al_2O_3 \cdot 2SiO_2 \cdot 2H_2O$

高嶺石日語漢字也寫作「高陵石」，源自位於中國中部江西省的「高嶺」（Kaoling）。高嶺石的成分——黏土稱為kaolin，很容易搞混。江西省這種黏土以作為「景德鎮瓷器」材料出名。

主要藥效　利尿

利尿、止瀉、抗菌、抗腫瘤作用。

漢方處方　五淋散、豬苓湯、防風通聖散、豬苓湯合四物湯

收錄於《神農本草經》上品。

滑石、蠟石、Talc、四條天皇

　　礦物世界提到「滑石」，便是英語的Talc，但生藥的「滑石」英文卻是Kasseiki或Aluminum Silicate Hydrate with Silicon Dioxide，為什麼？這是因為生藥的「滑石」和礦物學上的滑石是有差別的。

●礦物學中所謂的「滑石（Talc）」

　　礦物的滑石是以**矽酸鎂**為主體，相對的，生藥的滑石則是以**矽酸鋁**為主成分。礦物的滑石是礦物中最為柔軟的，所以用作莫氏硬度指標（所謂莫氏硬度，指的是摩擦後留下傷痕的困難度）。滑石為莫氏硬度1，鑽石則是10）。基本上為白色，但因為雜質會呈現淡綠色、綠色、淡黃色、淡紅色、褐色等顏色。表面光滑，也稱為「蠟石」。製成粉末後可用於粉筆或化妝品中。此外，也混於高檔西洋紙中當作填料，增加紙的白色度、平滑度以及不透明度。像百科辭典那麼重的書，也有一部分重量是因為滑石的緣故。

●生藥的「滑石」

　　生藥的滑石是「黏土礦物」，也就是有微細礦物粒子摻混其中。吸水性高，加水後能自由塑形，若高溫加熱就會變硬，製成「陶瓷」。這種滑石也能用於製紙及化妝品中。中國的景德鎮與愛知縣瀨戶市等高嶺石產地，也是大家熟知的陶瓷產地。

●四條天皇與滑石

　　第八十七代的四條天皇（1231-1242）2歲時即於鎌倉時代初期即位。在他還年輕、愛惡作劇的12歲時，為了讓身旁的人或侍女們摔倒出醜，在御所木板走廊塗上滑石粉，卻一不小心自己跌倒，因此撞成重傷去世。給人惡作劇有時也會帶來悲劇的教訓。

2014年度之使用量
約320t
●●●●○
生藥拉丁語名稱：

Gypsum Fibrosum

[dʒɪpsəm]

生藥名稱：**石膏**　　生藥英語名稱：Gypsum

石膏是天然的水合硫酸鈣，組成幾乎都是$CaSO_4 \cdot 2H_2O$。

生藥性狀　纖維狀結晶塊；難溶於水

有光澤的白色，容易碎裂為佳。有光澤的白色沉重纖維狀結晶塊，容易碎裂成針狀～纖維狀結晶性粉末。無臭無味。難溶於水。

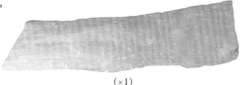

(×1)

確認試驗　檢測出無機離子

加水，不停搖晃混合，放置30分鐘後過濾。濾液會呈現鈣鹽的定性反應及硫酸鹽的定性反應。

主要成分　水合硫酸鈣

水合硫酸鈣、無水硫酸鈣、二氧化矽、氧化鎂、氧化鋁、氧化鐵。

$CaSO_4 \cdot 2H_2O$
水合硫酸鈣
CAS No. 10101-41-4

主要藥效　解熱、鎮靜、消炎

漢方處方　越婢加朮湯、白虎加人參湯、麻杏甘石湯

漢方中用於解熱、止渴、鎮靜，會與其他藥物調配使用。主要是中國產（廣東省、山東省等）的在市面流通。調配於漢方中的只有天然石膏，也就是生石膏。

生藥
名稱　**熟石膏**　⊛Exsiccated Gypsum

熟石膏的組成幾乎是$CaSO_4 \cdot 1/2H_2O$。

生藥性狀　吸收水分、加熱後會失去固結性

白色～灰白色粉末。無臭無味。難溶於水，幾乎不溶於乙醇中。本品置於空氣中時，會緩緩吸收水分，失去固結性。本品加熱到200℃以上成為無水物時，會失去固結性。

用　途　熟石膏僅外用

2014年度之使用量
約34t
●●●○○
生藥拉丁語名稱：

Fossilia Ossis Mastodi

生藥名稱：**龍骨**　　生藥英語名稱：Longgu

龍骨為大型哺乳類動物化石化的骨頭，主要由碳酸鈣組成。

生藥性狀　舔的時候會強力吸附舌頭

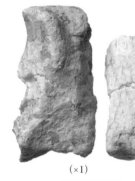

不規則塊狀或碎片。外面呈淡灰白色。沉重堅硬，略易碎，破碎時會變成小片或粉末。無臭、無味。舔的時候會強力吸附舌頭。白色、易碎、會吸附舌尖為佳。

(×1)

主要成分　碳酸鈣、磷酸鈣

確認試驗　鹽酸＋氫氧化鈣溶液

①溶解於稀鹽酸中時，會產生氣體，液體變成微微褐色或混濁。此氣體通過氫氧化鈣溶液時，會產生沉澱。
②由①取得的混濁液體會散發特殊氣味。過濾此液體，加入氨水中和後的液體會呈現鈣鹽的定性反應。
③粉末中加入硝酸，加熱溶解，再加入鉬酸銨溶液，會產生黃色沉澱。

主要藥效　抑制中樞神經作用

水萃液：在小鼠身上有降體溫、抗痙攣，在大鼠身上有抑制自發運動等抑制中樞神經之作用。

漢方處方　桂枝加龍骨牡蠣湯

漢方中用於異常興奮、失眠、心悸亢奮等情況。

所謂**石膏**，指的是**硫酸鈣**（Calcium sulfate）的二水合物（$CaSO_4 \cdot 2H_2O$），也稱為「二水石膏」、「軟石膏」。所謂的「膏」，本來指的是「白肉、附有脂肪的肉」，從這裡衍生出黏呼呼的糊狀物、「糊狀藥」之意（軟膏、紫雲膏）。再者，也可認為是從熟石膏的糊狀狀態衍生出「石膏」之名。

順帶一提，「病入膏肓」這句成語的「膏」指的是有「白色脂肪」的「心臟下方」；肓則是指橫膈膜的上方，所以「病入膏肓」指疾病嚴重到沒救了，甚至也意味著生活太過墮落沒辦法救了。

石膏拉丁語名稱Gypsum Fibrosum的Gypsum源自希臘語γύπσος「白堊、石膏」。順帶一提，英語gypsophila「縷絲花」則是希臘語γύπσος＋形容詞φίλος「喜愛～、喜好～」形成的，由於縷絲花喜歡石灰質的土壤便如此取名（絕對不是喜歡石膏的草）。後半的Fibrosum則是取自拉丁語名詞fibra「纖維」的形容詞形態fibrosus「纖維的」（中性形），這是因為生藥中會使用「纖維石膏」的緣故。天然的石膏不僅有纖維狀的，還有**透明石膏**（別名：透石膏、selenite），或細顆粒狀的**雪花石膏**（Alabaster）。此外，所謂desert rose「沙漠玫瑰」，則是聚集成花瓣狀的石膏結晶。

熟石膏的英語exsiccated gypsum，其中形容用的動詞exsiccate是「使乾燥、使乾涸」之意。熟石膏是硫酸鈣的1/2水合物（$CaSO_4 \cdot 1/2H_2O$），所以又有「半水石膏」的稱呼。熟石膏遇水反應會發熱硬化，變成石膏（$CaSO_4 \cdot 2H_2O$）。利用這個反應，可以取得各式各樣的模型。

所謂**龍骨**，取自以前曾認為是「恐龍」的化石，而中國的戈壁沙漠的確挖出許多大型恐龍的化石。話雖如此，但作為生藥在市面流通的龍骨基原，則是鹿、象、牛、馬、豬、犀牛等哺乳動物的化石。

龍骨學名Fossilia Ossis Mastodi的Fossilia是拉丁語「化石」的意思。從這個詞衍生出英語fossil「化石」。

Ossis是拉丁語os「骨頭」的屬格。如果將os拉長音則是指「嘴巴」之意，請多加注意。順帶一提，嘴巴的屬格是oris。

Mastodi是拉丁語Mastodon「乳齒象（屬）」的屬格。所謂**乳齒象**，是比猛瑪象大一圈，已經絕跡的一種象類，新生代中～更新世曾繁榮一陣子，可認為是因為人類狩獵使其滅亡。龍骨的拉丁語名稱Fossilia Ossis Mastodi直譯為「乳齒象的骨頭化石」，但龍骨並不局限於乳齒象。

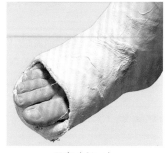

石膏（Gips）
骨科用來固定、保護的繃帶石膏是從德語Gips傳入日語，英語稱為cast。近年來取代石膏，使用聚胺甲酸酯（polyurethane）的「樹脂石膏繃帶」為主流。

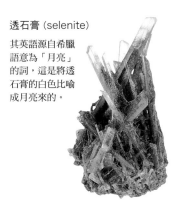

透石膏（selenite）
其英語源自希臘語意為「月亮」的詞，這是將透石膏的白色比喻成月亮來的。

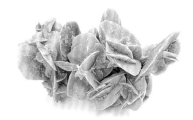

沙漠玫瑰（Desert Rose）
沙漠玫瑰是以石膏（硫酸鈣）為基礎，由重晶石（硫酸鋇，$BaSO_4$）構成的。

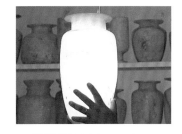

雪花石膏（alabaster）
其英語的語源可認為是「（古埃及女神）芭絲特的器具」。雪花石膏自古以來使用於製造水壺杯子等器皿。由於雪花石膏是半透明的，像圖中一樣放入光源的話，會透出光芒。

Sal Mirabilis

生藥名稱：**芒硝**　成分名稱：**水合硫酸鈉**（Na₂SO₄·10H₂O）　㊤Sodium Sulfate Hydrate

芒硝主要是水合硫酸鈉（Na2SO4）。**無水芒硝**主要是不含結晶水的硫酸鈉（Na2SO4）。無水硫酸鈉乾燥物定量時，含有硫酸鈉（Na2SO4）99.0%以上。

芒硝

性　狀	無氣味，味道有清涼感且鹹

無水芒硝

性　狀	無氣味，味道鹹，微苦

芒硝：無色～白色結晶或結晶性粉末。
無水芒硝：白色結晶或粉末。

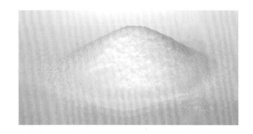

主要成分	**硫酸鈉**（Sodium Sulfate）

確認試驗	定性反應

①芒硝的水溶液會呈現鈉鹽的定性反應。
②芒硝的水溶液會呈現硫酸鹽的定性反應。

主要藥效	**解熱、滲透壓性溫和腹瀉藥**

芒硝藉由提高腸道內容物滲透壓，減少水分吸收，讓大量水分停留在腸道內，使人排出水便。

漢方處方	防風通聖散、大承氣湯、桃核承氣湯、通導散

*Sodium*在英語中意指「鈉」。英國化學家漢弗里·戴維（Humphry Davy）是第一個電解「苛性蘇打（氫氧化鈉，caustic soda）」，分離出鈉的人，他將新元素命名為sodium。鈉的日語「ナトリウム」則是源自德語。

*Sulfate*意指「硫酸鹽」。英語sulfur「硫磺」或sulfate同樣都是源自拉丁語sulphur「硫磺」。英式英語是按照原本拉丁語，寫成sulphur、sulphate。

*Hydrate*是「水合物」之意。芒硝的拉丁語名稱是拉丁語名詞sal「鹽」加上形容詞mirabilis「驚奇的、了不起的」組合而成的。十七世紀德國化學家**約翰·魯道夫·格勞勃**（Johann Rudolf Glauber）想出了新的芒硝製法，首次記述了芒硝結晶。格勞勃認為芒硝對各種疾病有療效，稱之為sal mirabilis，後來芒硝則被賦予了與他名字相關的別名**Glauber's salt**。

「令人讚嘆的（Mirabilis）」生物們

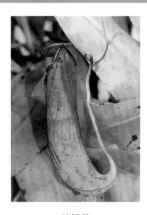

豬籠草
Nepenthes mirabilis
豬籠草類植物之一，可藉著壺狀捕蟲器，以「驚人的」方法捕捉昆蟲。

用作芒硝拉丁語名稱的mirabilis是動詞miro（驚奇、讚嘆），加上字尾-abilis（能～、有關～、值得～）所形成的。英語miracle「奇蹟」也是miro的衍生詞。

事實上，mirabilis（陽性形或陰性形）或mirabile（中性形）會用於各種「驚人」生物的學名中。

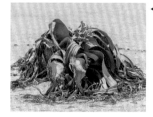

奇異油柑 ▶
Phyllanthus mirabilis
有著夜晚闔上葉子、白天張開的「驚奇」習性。

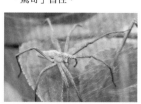

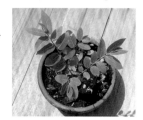

◀ **千歲蘭**
Welwitschia mirabilis
生存於非洲的納米比沙漠，日語名稱為「キソウテンガイ（奇想天外）」，據說壽命超過千年。有人發現其近緣種為白堊紀前期化石，千歲蘭也被稱為「活化石」。

◀ **奇異跑蛛**
Pisaura mirabilis
繁殖時期，雄蛛會有種「令人讚嘆」的舉動：將蒼蠅等食餌用絲線一圈圈網起來，送給雌蛛當禮物。

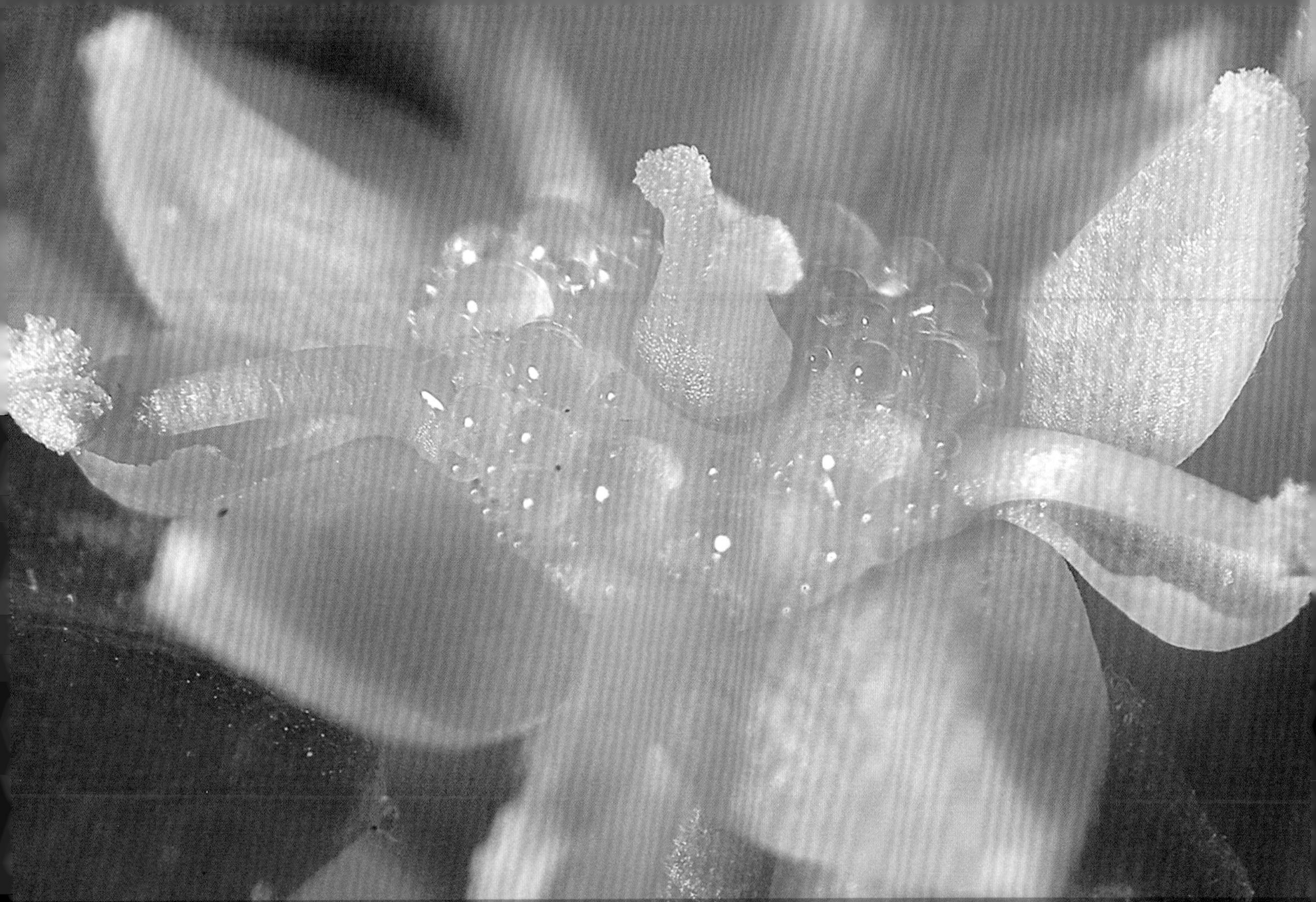

APPENDIX 附錄

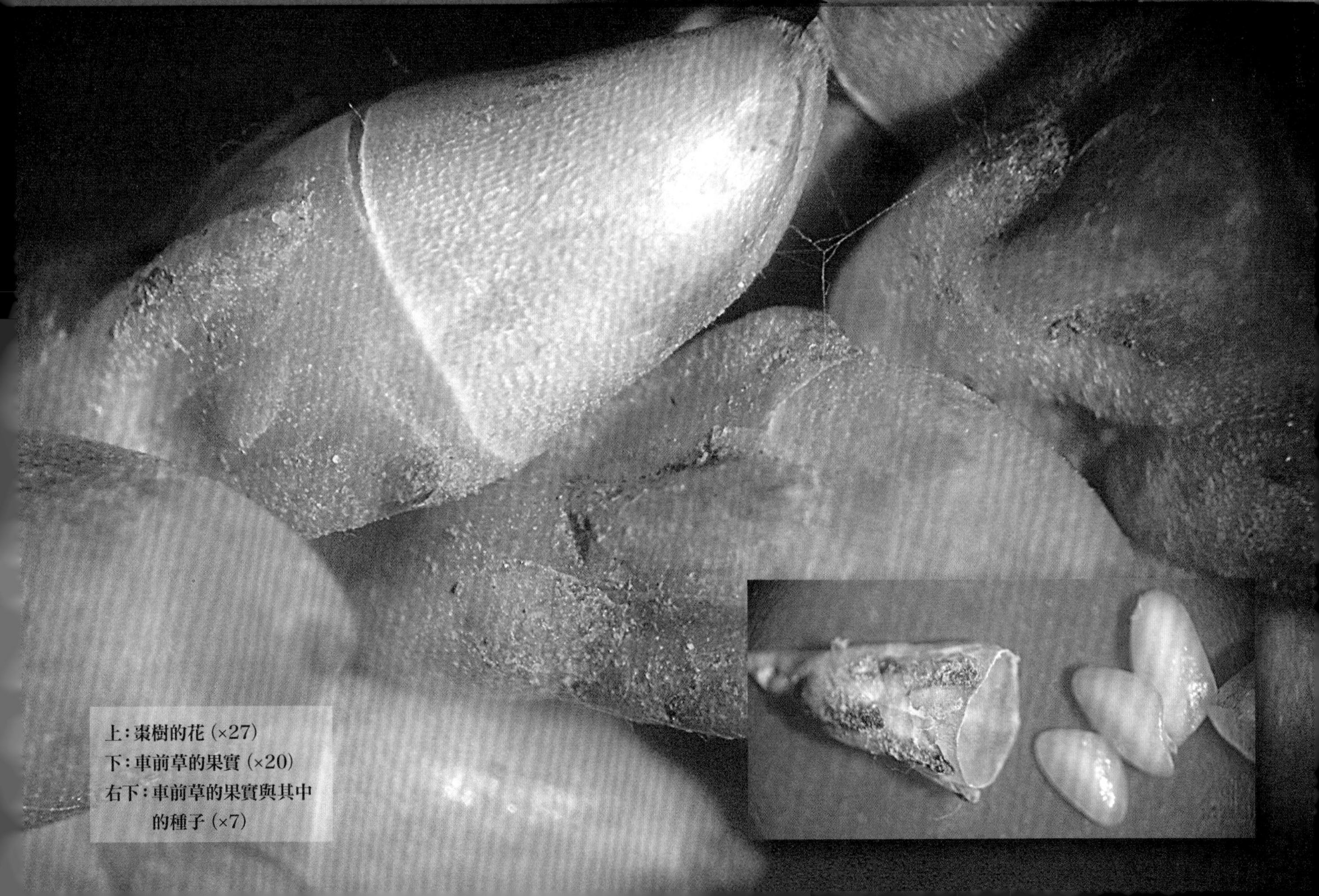

上：棗樹的花（×27）
下：車前草的果實（×20）
右下：車前草的果實與其中
　　的種子（×7）

此處列出重要的漢方處方，日本藥局方收錄的漢方處方以紅字表示。有關具體的處方適應症等請參照專門書籍。

安中散	桂皮3-5、延胡索3-4、牡蠣殼3-4、茴香1.5-2、縮砂1-2、甘草1-2、高良薑0.5-1
安中散加茯苓	桂皮3-5、延胡索3-4、牡蠣殼3-4、茴香1.5-2、縮砂1-2、甘草1-2、高良薑0.5-1、茯苓5

> 所謂安中散，是安定東洋醫學裡三焦（上焦、中焦、下焦）的中焦（尤其相當於消化系統）之意。

胃風湯	當歸2.5-3、芍藥3、川芎2.5-3、人參3、白朮3、茯苓3-4、桂皮2-3、粟米2-4
胃苓湯	蒼朮2.5-3、厚朴2.5-3、陳皮2.5-3、豬苓2.5-3、澤瀉2.5-3、芍藥2.5-3、白朮2.5-3、茯苓2.5-3、桂皮2-2.5、大棗1-3、乾生薑1-2、甘草1-2、縮砂2、黃連2（沒有芍藥、縮砂、黃連也可）
茵陳蒿湯	茵陳蒿4-14、山梔子1.4-5、大黃1-3
烏藥順氣散	麻黃2.5-3、陳皮2.5-5、烏藥2.5-5、川芎2-3、白殭蠶1.5-2.5、枳殼1.5-3、白芷1.5-3、甘草1-1.5、桔梗根2-3、煉製薑1-2.5、乾生薑1、大棗1-3（不加乾生薑、大棗也可）
烏苓通氣散	烏藥2-3.5、當歸2-3.5、芍藥2-3.5、香附子2-3.5、山楂2-3.5、陳皮2-3.5、茯苓1-3、白朮1-3、檳榔子1-2、延胡索1-2.5、澤瀉1-2、木香0.6-1、甘草0.6-1、乾生薑1（或是鮮薑2）
溫經湯	半夏3-5、麥門冬3-10、當歸2-3、川芎2、芍藥2、人參2、桂皮2、阿膠2、牡丹皮2、甘草2、乾生薑1、吳茱萸1-3
溫清飲	當歸3-4、地黃3-4、芍藥3-4、川芎3-4、黃連1-2、黃芩1.5-3、山梔子1.5-2、黃蘗1-1.5
溫膽湯	半夏4-6、茯苓4-6、乾生薑1-2（或鮮薑3）、陳皮2-3、竹茹2-3、枳實1-2、甘草1-2、黃連1、酸棗仁1-3、大棗2（沒有黃連以後也可）
加味溫膽湯	半夏3.5-6、茯苓3-6、陳皮2-3、竹茹2-3、乾生薑1-2、枳實1-3、甘草1-2、遠志2-3、玄參2（或五味子3）、人參2-3、地黃2-3、酸棗仁1-5、大棗2、黃連1-2（也有人不用黃連、遠志、玄參、人參、地黃、大棗）
竹茹溫膽湯	柴胡3-6、竹茹3、茯苓3、麥門冬3-4、陳皮2-3、枳實1-3、黃連1-4.5、甘草1、半夏3-5、香附子2-2.5、乾生薑1、桔梗根2-3、人參1-2
越婢加朮湯	麻黃4-6、石膏8-10、乾生薑1（或鮮薑3）、大棗3-5、甘草1.5-2、白朮（或蒼朮）3-4

> 越婢湯中加了健胃利水的「白朮」。越婢湯名稱的由來有取自漢方醫療始祖的張仲景，從越國得到對脾有效的處方的說法；指這處方能發散脾氣（消化作用）的說法。

越婢加朮附湯	麻黃4-6、石膏8-10、白朮（或蒼朮）3-4、加工附子0.3-1、乾生薑1（或鮮薑3）、甘草1.5-2、大棗3-4
桂枝越婢湯	桂皮4、芍藥4、甘草2、麻黃5、乾生薑1（或鮮薑2）、大棗3、石膏8、蒼朮4、加工附子1
桂枝二越婢一湯	桂皮2.5-3.5、芍藥2.5-3.5、麻黃2.5-3.5、甘草2.5-3.5、大棗3-4、石膏3-8、乾生薑1（或鮮薑3.5）
桂枝二越婢一湯加朮附	桂皮2.5、芍藥2.5、甘草2.5、麻黃2.5、乾生薑1（或鮮薑3.5）、大棗3、石膏3、白朮（或蒼朮）3、加工附子0.5-1
延年半夏湯	半夏3-5、柴胡2-5、鱉甲2-5、桔梗根2-4、檳榔子2-4、人參0.8-2、乾生薑1-2、枳實0.5-2、吳茱萸0.5-2
黃芩湯	黃芩4-9、芍藥2-8、甘草2-6、大棗4-9
應鐘散（芎黃散）	大黃1、川芎2
黃連阿膠湯	黃連3-4、芍藥2-2.5、黃芩1-2、阿膠3、蛋黃1個
黃連解毒湯	黃連1.5-2、黃芩3、黃蘗1.5-3、山梔子2-3　　　　　　　　　　　回黃連解毒湯萃取物
黃連湯	黃連3、甘草3、煉製薑1、人參2-3、桂皮3、大棗3、半夏5-8
乙字湯	當歸4-6、柴胡4-6、黃芩3-4、甘草1.5-3、升麻1-2、大黃0.5-3　　　　回乙字湯萃取物
乙字湯去大黃	當歸4-6、柴胡4-6、黃芩3-4、甘草1.5-3、升麻1-2

> 江戶時代有位叫做原南陽的漢方醫師，他替常用的漢方處方標上了甲乙丙丁的編號。換句話說，乙字湯是「第2號處方」。
> 據說乙字湯也有軟便順暢的作用，不過名字並非取自「排便（おつじ，音同乙字湯[おつじとう]）」順暢。

解急蜀椒湯	蜀椒1-2、加工附子0.3-1、粳米7-8、煉製薑1.5-4、半夏4-8、大棗3、甘草1-2、人參2-3、膠飴20（無膠飴也可）
加減涼膈散（淺田）	連翹3、黃芩3、山梔子3、桔梗根3、薄荷2、甘草1、大黃1、石膏10
加減涼膈散（龔廷賢）	連翹2-3、黃芩2-3、山梔子1.5-3、桔梗根2-3、黃連1-2、薄荷1-2、當歸2-4、地黃2-4、枳實1-3、芍藥2-4、甘草1-1.5
藿香正氣散	白朮3、茯苓3-4、陳皮2-3、白芷1-4、藿香1-4、大棗1-3、甘草1-1.5、半夏3、厚朴2-3、桔梗根1.5-3、紫蘇葉1-4、大腹皮1-4、乾生薑1
葛根黃連黃芩湯	葛根5-6、黃連3、黃芩3、甘草2
葛根紅花湯	葛根3、芍藥3、地黃3、黃連1.5、山梔子1.5、紅花1.5、大黃1、甘草1
葛根湯	葛根4-8、麻黃3-4、大棗3-4、桂皮2-3、芍藥2-3、甘草2、乾生薑1-1.5　　回葛根湯萃取物
葛根湯加川芎辛夷	葛根4-8、麻黃3-4、大棗3-4、桂皮2-3、芍藥2-3、甘草2、乾生薑1-1.5、川芎2-3、辛夷2-3　回葛根湯加川芎辛夷萃取物
獨活葛根湯	葛根5、桂皮3、芍藥3、麻黃2、獨活2、乾生薑0.5-1（或鮮薑1-2）、地黃4、大棗1-2、甘草1-2
加味解毒湯	黃連2、黃芩2、黃蘗2、山梔子2、柴胡2、茵陳蒿2、龍膽2、木通2、滑石3、升麻1.5、甘草1.5、燈心草1.5、大黃1.5（無大黃也可）
栝樓薤白白酒湯	栝樓實2-5（也可用栝樓仁）、薤白4-9.6、白酒140-700（也可用日本酒）
栝樓薤白湯	栝樓仁2、薤白10、魚腥草6、甘草2、桂皮4、防己4
煉製薑人參半夏丸	煉製薑3、人參3、半夏6
甘草煉製薑湯	甘草4-8、煉製薑2-4

醫療用藥與一般、常備藥物的生產金額比在1999年時醫療用78.2%，一般、常備藥21.8%，最近大約是8：2。而醫藥品生產額中漢方製劑的比例於1992年3.1%達到巔峰，1999年則為1.6%。適應症為更年期障礙、急性上呼吸道炎、便祕、慢性肝炎、咳嗽、有痰、改善食慾不振及營養狀態、小腿抽筋、急性、慢性支氣管炎、過敏性鼻炎等。主要的漢方藥為葛根湯、補中益氣湯、小柴胡湯、小青龍湯、加味逍遙散、當歸芍藥飲、芍藥甘草湯等等。

甘草湯	甘草2-8
甘草附子湯	甘草2-3、加工附子0.5-2、白朮2-6、桂皮3-4
甘麥大棗湯	甘草3-5、大棗2.5-6、小麥14-20
甘露飲	熟地黃2-3、乾地黃2-2.5、麥門冬2-3、枳實1-2.5、甘草2-2.5、茵陳蒿2-2.5、枇杷葉2-2.5、石斛2-2.5、黃芩2-3、天門冬2 3
桔梗湯	桔梗根1-4、甘草2-8
歸脾湯	人參2-4、白朮（或蒼朮）2-4、茯苓2-4、酸棗仁2-4、桂圓2-4、黃耆2-4、當歸2、遠志1-2、甘草1、木香1、大棗1-2、乾生薑1-1.5
加味歸脾湯	人參3、白朮（或蒼朮）3、茯苓3、酸棗仁3、桂圓3、黃耆2-3、當歸2、遠志1-2、柴胡2.5-3、山梔子2-2.5、甘草1、木香1、大棗1-2、乾生薑1-1.5、牡丹皮2（無牡丹皮也可）　　⑤加味歸脾湯萃取物
芎歸調血飲	當歸2-2.5、地黃2-2.5、川芎2-2.5、白朮（或蒼朮）2-2.5、茯苓2-2.5、陳皮2-2.5、烏藥2-2.5、大棗1-1.5、香附子2-2.5、甘草1、牡丹皮2-2.5、益母草1-1.5、煉製薑1-1.5、乾生薑0.5-1.5（無乾生薑也可）
芎歸調血飲第一加減	當歸2、地黃2、川芎2、白朮（或蒼朮）2、茯苓2、陳皮2、烏藥2、香附子2、牡丹皮2、益母草1.5、大棗1.5、甘草1、煉製薑1-1.5、乾生薑0.5-1.5（無乾生薑也可）、芍藥1.5、桃仁1.5、紅花1.5、枳實1.5、桂皮1.5、牛膝1.5、木香1.5、延胡索1.5
響聲破笛丸	連翹2.5、桔梗根2.5、甘草2.5、大黃1、縮砂1、川芎1、訶子1、方兒茶2、薄荷葉4（無大黃也可）
杏蘇散	紫蘇葉3、五味子2、大腹皮2、烏梅2、杏仁2、陳皮1-1.5、桔梗根1-1.5、麻黃1-1.5、桑白皮1-1.5、阿膠1-1.5、甘草1-1.5、紫苑1
苦參湯	苦參6-10
驅風解毒散（湯）	防風3-5、牛蒡子3、連翹5、荊芥穗1.5、羌活1.5、甘草1.5、桔梗根3、石膏5-10
九味檳榔湯	檳榔子4、厚朴3、桂皮3、橘皮3、紫蘇葉1-2、甘草1、大黃0.5-1、木香1、乾生薑1（或鮮薑3）（也可去掉大黃，加入吳茱萸1、茯苓3）

橘皮為柑橘類（芸香科）成熟果實的果皮。

荊芥連翹湯	當歸1.5、芍藥1.5、川芎1.5、地黃1.5、黃連1.5、黃芩1.5、黃蘗1.5、山梔子1.5、連翹1.5、荊芥穗1.5、防風1.5、薄荷葉1.5、枳殼（實）1.5、甘草1-1.5、白芷1.5-2.5、桔梗根1.5-2.5、柴胡1.5-2.5（無地黃、黃連、黃蘗、薄荷葉也可）
雞肝丸	雞肝1。材料：雞肝1煮過後乾燥，與山藥末混合（量為乾燥雞肝的2-3倍），細末做成糊丸。
桂薑棗草黃辛附湯	桂皮3、乾生薑1（或鮮薑3）、甘草2、大棗3-3.5、麻黃2、細辛2、加工附子0.3-1
桂枝加黃耆湯	桂皮3-4、芍藥3-4、大棗3-4、乾生薑1-1.5（或鮮薑3-4）、甘草2、黃耆2-3
黃耆桂枝五物湯	黃耆3、芍藥3、桂皮3、乾生薑1.5-2（或鮮薑5-6）、大棗3-4
桂枝加芍藥湯	桂皮3-4、芍藥6、大棗3-4、乾生薑1-1.5（或鮮薑3-4）、甘草2
桂枝加芍藥乾生薑人參湯	桂皮2.4-4、大棗2.4-4、芍藥3.2-6、乾生薑1-2（或鮮薑4-5.5）、甘草1.6-2、人參2.4-4.5
桂枝加芍藥大黃湯	桂皮3-4、芍藥4-6、大棗3-4、乾生薑1-1.5（或鮮薑3-4）、甘草2、大黃1-2
桂枝加朮附湯	桂皮3-4、芍藥3-4、大棗3-4、乾生薑1-1.5（或鮮薑3-4）、甘草2、蒼朮3-4（白朮也可）、加工附子0.5-1
桂枝加苓朮附湯	桂皮3-4、芍藥3-4、大棗3-4、乾生薑1-1.5（或鮮薑3-4）、甘草2、蒼朮3-4（白朮也可）、加工附子0.5-1、茯苓4
桂枝加龍骨牡蠣湯	桂皮3-4、芍藥3-4、大棗3-4、乾生薑1-1.5（或鮮薑3-4）、甘草2、龍骨3、牡蠣殼3
桂枝芍藥知母湯	桂皮3-4、芍藥3-4、甘草1.5-2、麻黃2-3、乾生薑1-2（或鮮薑3-5）、白朮4-5（蒼朮也可）、知母2-4、防風3-4、加工附子0.3-1
桂枝湯	桂皮3-4、芍藥3-4、大棗3-4、乾生薑1-1.5（或鮮薑3-4）、甘草2
桂枝加葛根湯	桂皮2.4-4、芍藥2.4-4、大棗2.4-4、乾生薑1-1.5（或鮮薑2.4-4）、甘草1.6-2、葛根3.2-6
桂枝加厚朴杏仁湯	桂皮2.4-4、芍藥2.4-4、大棗2.4-4、乾生薑1-1.5（或鮮薑2.4-4）、甘草1.6-2、厚朴1-4、杏仁1.6-4
桂枝茯苓丸	桂皮3-4、茯苓4、牡丹皮3-4、桃仁4、芍藥4　　⑤桂枝茯苓丸萃取物
桂枝茯苓丸料加薏苡仁	桂皮3-4、茯苓4、牡丹皮3-4、桃仁4、芍藥4、薏苡仁10-20
甲字湯	桂皮3-4、茯苓4、牡丹皮3-4、桃仁4、芍藥4、甘草1.5、乾生薑1-1.5（或鮮薑3）
啟脾湯	人參3、白朮3-4（蒼朮也可）、茯苓3-4、蓮子3、山藥3、山楂2、陳皮2、澤瀉2、大棗1、乾生薑1（或鮮薑3）、甘草1（無大棗、乾生薑也可）
荊防敗毒散	荊芥穗1.5-2、防風1.5-2、羌活1.5-2、獨活1.5-2、柴胡1.5-2、薄荷葉1.5-2、連翹1.5-2、桔梗根1.5-2、枳殼（或枳實）1.5-2、川芎1.5-2、前胡1.5-2、金銀花1.5-2、甘草1-1.5、乾生薑1
桂麻各半湯	桂皮3.5、芍藥2、乾生薑0.5-1（或鮮薑2）、甘草2、麻黃2、大棗2、杏仁2.5
雞鳴散加茯苓	檳榔子3-4、木瓜2-3、橘皮2-3、桔梗根2-3、茯苓4-6、吳茱萸1-1.5、紫蘇葉1-2、乾生薑1-1.5（或鮮薑3）
外台四物湯加味	桔梗根3、紫苑1.5、甘草2、麥門冬9、人參1.5、貝母2.5、杏仁4.5
堅中湯	半夏5、茯苓5、桂皮4、大棗3、芍藥3、煉製薑3（或乾生薑1）、甘草1-1.5
香砂養胃湯	白朮2.5-3、茯苓2.5-3、蒼朮2、厚朴2-2.5、陳皮2-2.5、香附子2-2.5、白豆蔻2（可用小豆蔻代替）、人參1.5-2、木香1.5、縮砂1.5-2.5、甘草1.5-2.5、大棗1.5-2.5、乾生薑0.7-1
香蘇散	香附子3.5-4.5、紫蘇葉1-3、陳皮2-3、甘草1-1.5、乾生薑1-2
厚朴乾生薑半夏人參甘草湯	厚朴3、鮮薑3（或乾生薑1）、半夏4、人參1.5、甘草2.5
牛膝散	牛膝3、桂皮3、芍藥3、桃仁3、當歸3、牡丹皮3、延胡所3、木香1
五積散	茯苓2-3、蒼朮2-3（或白朮）、陳皮2-3、半夏2-3、當歸1.2-3、芍藥1-3、川芎1-3、厚朴1-3、白芷1-3、枳殼（實）1-3、桔梗根1-3、煉製薑1-1.5、乾生薑0.3-0.6（或鮮薑1-2）、桂皮1-1.5、麻黃1-2.5、大棗1-2、甘草1-1.2、香附子1.2（無乾生薑、香附子也可）
吳茱萸湯	吳茱萸3-4、大棗2-4、人參2-3、乾生薑1-2（或鮮薑4-6）
五物解毒散	川芎5、金銀花2、魚腥草2、大黃1、荊芥穗1.5
五淋散	茯苓5-6、當歸3、黃芩3、甘草3、芍藥1-2、山梔子1-2、地黃3、澤瀉3、木通3、滑石3、車前子3（無地黃之後也可）
五苓散	澤瀉4-6、豬苓3-4.5、茯苓3-4.5、蒼朮3-4.5（白朮也可）、桂皮2-3
茵陳五苓散	澤瀉4-6、豬苓3-4.5、茯苓3-4.5、蒼朮3-4.5（白朮也可）、桂皮2-3、茵陳蒿3-4

四苓湯	澤瀉4、茯苓4、蒼朮4（白朮也可）、豬苓4
柴葛解飢湯	柴胡3-5、葛根2.5-4、麻黃2-3、桂皮2-3、黃芩2-3、芍藥2-3、半夏2-4、乾生薑1（或鮮薑1-2）、甘草1-2、石膏4-8
柴葛湯加川芎辛夷	柴胡6、半夏3.5、黃芩3、桂皮5、芍藥3、葛根6、麻黃2、東洋參2、甘草1、大棗1.2、乾生薑2.5、川芎3、辛夷2
柴梗半夏湯	柴胡4、半夏4、桔梗根2-3、杏仁2-3、栝樓仁2-3、黃芩2.5、大棗2.5、枳實1.5-2、青皮1.5-2、甘草1-1.5、乾生薑1.5（或鮮薑2.5）
柴胡加龍骨牡蠣湯	柴胡5、半夏4、茯苓3、桂皮3、大棗2.5、人參2.5、龍骨2.5、牡蠣殼2.5、乾生薑0.5-1、大黃1、黃芩2.5、甘草2以內（無大黃、黃芩、甘草也可）
柴胡枳桔湯	柴胡4-5、半夏4-5、乾生薑1（或鮮薑3）、黃芩3、栝樓仁3、桔梗根3、甘草1-2、枳實1.5-2
柴胡桂枝乾薑湯	柴胡6-8、桂皮3、栝樓根3-4、黃芩3、牡蠣殼3、煉製薑2、甘草2
柴胡桂枝湯	柴胡4-5、半夏4、桂皮1.5-2.5、芍藥1.5-2.5、黃芩1.5-2、人參1.5-2、大棗1.5-2、甘草1-1.5、乾生薑1（或鮮薑2） ⑯柴胡桂枝湯萃取物
柴胡清肝湯	柴胡2、當歸1.5、芍藥1.5、川芎1.5、地黃1.5、黃連1.5、黃芩1.5、黃蘗1.5、山梔子1.5、連翹1.5、桔梗根1.5、牛蒡子1.5、栝樓根1.5、薄荷葉1.5、甘草1.5
柴朴湯	柴胡7、半夏5-8、乾生薑1-2（或鮮薑3-4）、黃芩3、大棗3、人參3、甘草2、茯苓4-5、厚朴3、紫蘇葉2-3　　○局 柴朴湯萃取物
柴苓湯	柴胡4-7、半夏4-5、乾生薑1（或鮮薑3-4）、黃芩2.5-3、大棗2.5-3、人參2.5-3、甘草2-2.5、澤瀉4-6、豬苓2.5-4.5、茯苓2.5-4.5、白朮2.5-4.5（蒼朮也可）、桂皮2-3 ⑯柴苓湯萃取物
左突膏	松脂800、蜜蠟220、豬油58、麻油1,000
三黃瀉心湯	大黃1-5、黃芩1-4、黃連1-4
三黃散	大黃1-2、黃芩1、黃連1
酸棗仁湯	酸棗仁10-18、知母2-3、川芎2-3、茯苓2-5、甘草1
三物黃芩湯	黃芩1.5-3、苦參3、地黃6
滋陰降火湯	當歸2.5、芍藥2.5、地黃2.5、天門冬2.5、麥門冬2.5、陳皮2.5、白朮或蒼朮3、知母1-1.5、黃蘗1-1.5、甘草1-1.5、大棗1、乾生薑1（無大棗、乾生薑也可）
滋陰至寶湯	當歸2-3、芍藥2-3、白朮或蒼朮2-3、茯苓2-3、陳皮2-3、柴胡1-3、知母2-3、香附子2-3、地骨皮2-3、麥門冬2-3、貝母1-2、薄荷葉1、甘草1
紫雲膏	紫根100-120、當歸60-100、豬油20-30、蜜蠟300-400、麻油1,000
四逆散	柴胡2-5、芍藥2-4、枳實2、甘草1-2
解勞散	芍藥4-6、柴胡4-6、鱉甲2-4、枳實2-4、甘草1.5-3、茯苓2-3、乾生薑1（或鮮薑2-3）、大棗2-3
柴胡疏肝湯	柴胡4-6、芍藥3-4、枳實2-3、甘草2-3、香附子3-4、川芎3、青皮2
四逆湯	甘草2-4.8、煉製薑1.5-3.6、加工附子0.3-2.4
四逆加人參湯	甘草2-4.8、煉製薑1.5-3.6、加工附子0.3-2.4、人參1-3
四君子湯	人參3-4、白朮3-4（蒼朮也可）、茯苓4、甘草1-2、乾生薑0.5-1、大棗1-2
滋血潤腸湯	當歸4、地黃4、桃仁4、芍藥3、枳實2-3、韮菜2-3、大黃1-3、紅花1
紫根牡蠣湯	當歸4-5、芍藥3、川芎3、大黃0.5-2、升麻1-2、牡蠣殼3-4、黃耆2、紫根3-4、甘草1-2、忍冬1.5-2
梔子豉湯	山梔子1.4-3.2、香豉2-9.5
梔子柏皮湯	山梔子1.5-4.8、甘草1-2、黃蘗2-4
滋腎通耳湯	當歸2.5-3、川芎2.5-3、芍藥2.5-3、知母2.5-3、地黃2.5-3、黃蘗2.5-3、白芷2.5-3、黃芩2.5-3、柴胡2.5-3、香附子2.5-3
滋腎明目湯	當歸3-4、川芎3-4、熟地黃3-4、地黃3-4、芍藥3-4、桔梗根1.5-2、人參1.5-2、山梔子1.5-2、黃連1.5-2、白芷1.5-2、蔓荊子1.5-2、菊花1.5-2、甘草1.5-2、細茶1.5、燈心草1-1.5（無燈心草也可）
柿蒂湯	丁香1-1.5、柿蒂5、鮮薑4（或乾生薑1）
四物湯	當歸3-5、芍藥3-5、川芎3-5、地黃3-5
加味四物湯	當歸2.5-3、川芎2-3、芍藥2-3、地黃3-8、蒼朮3（或白朮2.5）、麥門冬2.5-5、人參1.5-2.5、牛膝1-2.5、黃蘗1.5-2.5、五味子1-1.5、黃連1.5、知母1-1.5、杜仲1.5-2
芎歸膠艾湯	川芎3、甘草3、艾葉3、當歸4-4.5、芍藥4-4.5、地黃5-6、阿膠3
七物降下湯	當歸3-5、芍藥3-5、川芎3-5、地黃3-5、鉤藤鉤3-4、黃耆2-3、黃蘗2
當歸飲子	當歸5、芍藥3、川芎3、蒺藜子3、防風3、地黃4、荊芥穗1.5、黃耆1.5、何首烏2、甘草1
炙甘草湯	炙甘草3-4、乾生薑0.8-1（或鮮薑3）、桂皮3、麻子仁3-4、大棗3-7.5、人參2-3、地黃4-6、麥門冬5-6、阿膠2-3
芍藥甘草湯	芍藥3-8、甘草3-8 ⑯芍藥甘草湯萃取物
芍藥甘草附子湯	芍藥3-10、甘草3-8、加工附子0.3-1.6
鷓鴣菜湯（三味鷓鴣菜湯）	海人草3-5、大黃1-1.5、甘草1-2
蛇床子湯	蛇床子10、當歸10、威靈仙10、苦參10
十全大補湯	人參2.5-3、黃耆2.5-3、白朮3-4（蒼朮也可）、茯苓3-4、當歸3-4、芍藥3、地黃3-4、川芎3、桂皮3、甘草1-2 ⑯十全大補湯萃取物
十味敗毒湯	柴胡2.5-3.5、野櫻皮（或樸樕）2.5-3.5、桔梗根2.5-3.5、川芎2.5-3.5、茯苓2.5-4、獨活1.5-3、防風1.5-3.5、甘草1-2、乾生薑1-1.5（或鮮薑3）、荊芥穗1-2、連翹2-3（無連翹也可）
潤腸湯	當歸3-4、熟地黃‧乾地黃各3-4（或地黃6）、麻子仁2、桃仁2、杏仁2、枳實0.5-2、黃芩2、厚朴2、大黃1-3、甘草1-1.5
蒸眼一方	白礬（或明礬）2、甘草2、黃連2、黃蘗2、紅花2
小建中湯	桂皮3-4、乾生薑1-1.5（或鮮薑3-4）、大棗3-4、芍藥6、甘草2-3、膠飴20（可用麥芽萃取物、滋養糖，若用麥芽糖則為40）
黃耆建中湯	桂皮3-4、乾生薑1-2（或鮮薑3-4）、大棗3-4、芍藥6、甘草2-3、黃耆1.5-4、膠飴20（無膠飴也可）
歸耆建中湯	當歸3-4、桂皮3-4、乾生薑1-1.5（或鮮薑2-4）、大棗3-4、芍藥5-6、甘草2-3、黃耆2-4、膠飴20（無膠飴也可）
當歸建中湯	當歸4、桂皮3-4、乾生薑1-1.5（或鮮薑4）、大棗3-4、芍藥5-7.5、甘草2-2.5、膠飴20（無膠飴也可）
小柴胡湯	柴胡5-8、半夏3.5-8、乾生薑1-2（或鮮薑3-4）、黃芩2.5-3、大棗2.5-3、人參2.5-3、甘草1-3　　⑯小柴胡湯萃取物
柴陷湯	柴胡5-8、半夏5-8、黃芩3、大棗3、人參2-3、甘草1.5-3、乾生薑1-1.5（或鮮薑3-4）、栝樓仁3、黃連1-1.5
柴蘇飲	柴胡5、半夏5、黃芩3、人參3、大棗3、香附子4、紫蘇葉1.5-3、甘草1.5、陳皮2、乾生薑1

小柴胡湯加桔梗石膏	柴胡7、半夏5、乾生薑1-1.5（或鮮薑4）、黃芩3、大棗3、人參3、甘草2、桔梗3、石膏10
清肌安蚘湯	柴胡6-7、半夏5-6、乾生薑1-1.5（或鮮薑3-4）、人參3、黃芩3、甘草2、海人草3、麥門冬3
小承氣湯	大黃2-4、枳實2-4、厚朴2-3
小青龍湯	麻黃2-3.5、芍藥2-3.5、煉製薑2-3.5、甘草2-3.5、桂皮2-3.5、細辛2-3.5、五味子1-3、半夏3-8　　◎小青龍湯萃取物
小青龍湯加杏仁石膏	麻黃2-4、芍藥2-3、煉製薑2-3、甘草2-3、桂皮2-3、細辛2-3、五味子1.5-3、半夏3-6、杏仁4、石膏5-10
小青龍湯加石膏	**麻黃3、芍藥3、煉製薑2-3、甘草2-3、桂皮3、細辛2-3、五味子2-3、半夏6-10、石膏2-5**
椒梅湯	烏梅2、山椒2、檳榔子2、枳實2、木香2、縮砂2、香附子2、桂皮2、川楝子2、厚朴2、甘草、煉製薑2
小半夏加伏苓湯	半夏5-8、鮮薑5-8（或乾生薑1.5-3）、茯苓3-8

　　　　　　　　　　　　　　　　　　蟬蛻是蟬類（蟬科）羽化後蛻去的空殼。

消風散	當歸3、知母1-2、地黃3、胡麻1-1.5、石膏3-5、蟬蛻1-1.5、防風2、苦參1-1.5、蒼朮（白朮）2-3、荊芥穗1-2、木通2-5、甘草1-1.5、牛蒡子2
升麻葛根湯	葛根5-6、升麻1-3、乾生薑0.5-1（或鮮薑2-3）、芍藥3、甘草1.5-3
逍遙散（八味逍遙散）	當歸3-4.5、芍藥3-4.5、柴胡3-4.5、白朮3-4.5（蒼朮也可）、茯苓3-4.5、甘草1.5-3、乾生薑0.5-1、薄荷葉1-2.1
加味逍遙散	當歸3、芍藥3、白朮3（蒼朮）、茯苓3、柴胡3、牡丹皮2、山梔子2、甘草1.5-2、乾生薑1、薄荷葉1
	◎加味逍遙散萃取物
加味逍遙散加川芎地黃	當歸3-4、芍藥3-4、白朮3（蒼朮）、茯苓3、柴胡3、川芎3-4、地黃3-4、甘草1.5-2、牡丹皮2、山梔子2、乾生薑1-2、薄荷葉1
辛夷清肺湯	辛夷2-3、知母3、百合3、黃芩3、山梔子1.5-3、麥門冬5-6、石膏5-6、升麻1-1.5、枇杷葉1-3
秦艽羌活湯	秦艽3、羌活5、黃耆3、防風2、升麻1.5、甘草1.5、麻黃1.5、柴胡1.5、　本0.5、細辛0.5、紅花0.5
秦艽防風湯	秦艽2、澤瀉2、陳皮2、柴胡2、防風2、當歸3、蒼朮3、甘草1、黃蘗1、升麻1、大黃1、桃仁3、紅花1
神仙太乙膏	當歸1、桂皮1、大黃1、芍藥1、地黃1、玄參1、白芷1、麻油30-48、蜜蠟12-48
參蘇飲	紫蘇葉1-3、枳實1-3、桔梗根2-3、陳皮2-3、葛根2-6、前胡2-6、半夏3、茯苓3、人參1.5-2、大棗1.5-2、乾生薑0.5-1（或鮮薑1.5-3，也可用煉製薑）、木香1-1.5、甘草1-2（無木香也可）
神祕湯	麻黃3-5、杏仁4、厚朴3、陳皮2-3、甘草2、柴胡2-4、紫蘇葉1.5-3
真武湯	茯苓3-5、芍藥3-3.6、白朮2-3（蒼朮也可）、乾生薑1（或鮮薑2-3.6）、加工附子0.3 1.5　　　◎真武湯萃取物
參苓白朮散	人參1.5-3、山藥1.2-4、白朮1.5-4、茯苓1.5-4、薏苡仁0.8-8、扁豆1-4、蓮子0.8-4、桔梗根0.8-2.5、縮砂0.8-2、甘草0.8-2
清濕化痰湯	天南星3、黃芩3、乾生薑1（或鮮薑3）、半夏3-4、茯苓3-4、蒼朮3-4（白朮也可）、陳皮2-3、羌活1.5-3、白芷1.5-3、白芥子1.5-3、甘草1-1.5
清上蠲痛湯（驅風觸痛湯）	麥門冬2.5-6、黃芩3-5、羌活2.5-3、獨活2.5-3、防風2.5-3、蒼朮2.5-3（白朮也可）、當歸2.5-3、川芎2.5-3、白芷2.5-3、蔓荊子1.5-2、細辛1、甘草1、　本1.5、菊花1.5-2、乾生薑0.5-1（或鮮薑1.5-2.5）（無藁本、菊花、乾生薑也可）
清上防風湯	荊芥穗1-1.5、黃連1-1.5、薄荷葉1-1.5、枳實1-1.5、甘草1-1.5、山梔子1.5-3、川芎2-3、黃芩2-3、連翹2.5-3、白芷2.5-3、桔梗根2.5-3、防風2.5-3
清暑益氣湯	人參3-3.5、白朮3-3.5（蒼朮也可）、麥門冬3-3.5、當歸3、黃耆3、陳皮2-3、五味子1-2、黃蘗1-2、甘草1-2
清心蓮子飲	蓮子4-5、麥門冬3-4、茯苓4、人參3-5、車前子3、黃芩3、黃耆2-4、地骨皮2-3、甘草1.5-2
清熱補氣湯	人參3、白朮3-4、茯苓3-4、當歸3、芍藥3、升麻0.5-1、五味子1、玄參1-2、麥門冬3、甘草1
清熱補血湯	當歸3、川芎3、芍藥3、地黃3、玄參1.5、知母1.5、五味子1.5、黃蘗1.5、麥門冬1.5-3、柴胡1.5、牡丹皮1.5
清肺湯	黃芩2-2.5、桔梗根2-2.5、桑白皮2-2.5、杏仁2-2.5、山梔子2-2.5、天門冬2-2.5、貝母2-2.5、陳皮2-2.5、大棗2-2.5、竹茹2-2.5、茯苓3、當歸3、麥門冬3、五味子0.5-1、乾生薑1、甘草1

　　　　　　　　　竹茹是除去毛金竹（禾本科）外皮的莖。

折衝飲	牡丹皮3、川芎3、芍藥3、桂皮3、桃仁4-5、當歸4-5、延胡所2-2.5、牛膝2-2.5、紅花1-1.5
洗肝明目湯	當歸1.5、川芎1.5、芍藥1.5、地黃1.5、黃芩1.5、山梔子1.5、連翹1.5、防風1.5、決明子1.5、黃連1-1.5、荊芥穗1-1.5、薄荷1-1.5、羌活1-1.5、蔓荊子1-1.5、菊花1-1.5、桔梗根1-1.5、蒺藜子1-1.5、甘草1-1.5、石膏1.5-3
川芎茶調散	白芷2、羌活2、荊芥穗2、防風2、薄荷葉2、甘草1.5、細茶1.5、川芎3、香附子3-4

　　　　　　　　　　　　　　細茶是茶樹（茶科）的葉子。

千金雞鳴散	大黃1-2、當歸4-5、桃仁4-5
千金內托散	黃耆2、當歸3-4、人參2-3、川芎2、防風2、桔梗根2、白芷1-2、厚朴2、甘草1-2、桂皮2-4（也可加入金銀花2）
喘四君子湯	人參2-3、白朮2-4、茯苓2-4、陳皮2、厚朴2、縮砂1-2、紫蘇2、陳香1-1.5、桑白皮1.5-2、當歸2-4、木香1-1.5、甘草1-3、乾生薑1、大棗2（無乾生薑、大棗也可）
錢氏白朮散	白朮4、茯苓4、葛根4、人參3、藿香1、木香1、甘草1
續命湯	麻黃3、桂枝3、當歸3、人參3、石膏3-6、煉製薑2-3、甘草2-3、川芎1.5-3、杏仁2.5-4
小續命湯	麻黃2-4、防己2-3、人參1-3、黃芩2-3、桂皮2-4、甘草1-4、芍藥2-3、川芎2-3、杏仁3-3.5、加工附子0.3-1、防風2-4、乾生薑1-3（或鮮薑4-10）
疏經活血湯	當歸2-3.5、地黃2-3、川芎2-2.5、蒼朮2-3（白朮也可）、茯苓1-2、桃仁2-3、芍藥2.5-4.5、牛膝1.5-3、威靈仙1.5-3、防己1.5-2.5、羌活1.5-2.5、防風1.5-2.5、龍膽1.5-2.5、乾生薑0.5、陳皮1.5-3、白芷1-2.5、甘草1
蘇子降氣湯	紫蘇子3-5（紫蘇葉也可）、半夏3-5、陳皮2-3、前胡2-3、桂皮2-3、當歸2.5-3、厚朴2-3、大棗1-2、乾生薑（煉製薑）0.5-1、甘草1-2

大黃甘草湯	大黃4-10、甘草1-5　　　　　　　　　　　　　　　　　　　　　　◎大黃甘草湯萃取物
大黃附子湯	大黃1-3、加工附子0.2-1.5、細辛2-3
大黃牡丹皮湯	大黃1-5、牡丹皮1-4、桃仁2-4、芒硝3.6-4、冬瓜子2-6
大建中湯	山椒1-2、人參2-3、煉製薑3-5、膠飴20-64　　　　　　　　　　　　◎大建中湯萃取物
中建中湯	桂皮4、芍藥6、甘草2、大棗4、山椒1、煉製薑1、人參3（也可加入膠飴20）
大柴胡湯	柴胡6-8、半夏2.5-8、乾生薑1-2（或鮮薑4-5）、黃芩3、芍藥3、大棗3-4、枳實2-3、大黃1-2　　◎大柴胡湯萃取物
大柴胡湯去大黃	柴胡6-8、半夏2.5-8、乾生薑1-2（或鮮薑4-5）、黃芩3、芍藥3、大棗3-4、枳實2-3、
大半夏湯	半夏7、人參3、蜂蜜20

大防風湯	地黃2.5-3.5、芍藥2.5-3.5、甘草1.2-1.5、防風2.5-3.5、白朮2.5-4.5（蒼朮）、加工附子0.5-2、杜仲2.5-3.5、羌活1.2-1.5、川芎2-3、當歸2.5-3.5、牛膝1.2-1.5、乾生薑0.5-1（或煉製薑1、鮮薑1.2-1.5）、黃耆2.5-3.5、人參1.2-1.5、大棗1.2-2
澤瀉湯	澤瀉5-6、白朮2-3
治頭瘡一方	連翹3-4、蒼朮3-4、川芎3、防風2-3、忍冬2-3、荊芥穗1-4、甘草0.5-1.5、紅花0.5-2、大黃0.5-2
治頭瘡一方去大黃	連翹3、蒼朮3、川芎3、防風2、忍冬2、荊芥穗1、甘草1、紅花1
治打撲一方	川芎3、樸樕（或野櫻皮）3、川骨3、桂皮3、甘草1.5、丁香1-1.5、大黃1-1.5
中黃膏	麻油1000mL、蜜蠟380、薑黃40、黃蘗20
調胃承氣湯	大黃2-6.4、芒硝1-6.5、甘草1-3.2
丁香柿蒂湯	柿蒂3、桂皮3、半夏3、陳皮3、丁香1、高良薑1、木香1、沉香1、茴香1、藿香1、厚朴1、縮砂1、甘草1、乳香1
鉤藤散	鉤藤鉤3、橘皮3（陳皮也可）、半夏3、麥門冬3、茯苓3、人參2-3、防風2-3、菊花2-3、甘草1、乾生薑1、石膏5-7 ⑤鉤藤散萃取物
豬苓湯	豬苓3-5、茯苓3-5、滑石3-5、澤瀉3-5、阿膠3-5
豬苓湯合四物湯	當歸3、芍藥3、川芎3、地黃3、豬苓3、茯苓3、滑石3、澤瀉3、阿膠3
通導散	當歸3、大黃3、芒硝3-4、枳實（枳殼也可）2-3、厚朴2、陳皮2、木通2、紅花2-3、蘇木2、甘草2-3
核桃承氣湯	桃仁5、桂皮4、大黃3、芒硝2、甘草1.5 ⑤核桃承氣湯萃取物
當歸散	當歸2-3、芍藥2-3、川芎2-3、黃芩2-3、白朮1-1.5（蒼朮）
當歸四逆湯	當歸1.8-4、桂皮1.8-4、芍藥1.8-4、木通2-3、大棗1.8-6.5、細辛1.8-3、甘草1.2-2.5
當歸四逆加吳茱萸生薑湯	當歸3-4、桂皮3-4、芍藥3-4、木通1.5-3、細辛2-3、甘草1.5-2、大棗4-6.5、吳茱萸1-6、乾生薑0.5-2（或鮮薑4-8）
當歸芍藥散	當歸3-3.9、川芎3、芍藥4-16、白朮4-5（蒼朮也可）、澤瀉4-12 ⑤當歸芍藥散萃取物
當歸芍藥散加黃耆鉤藤	當歸3、澤瀉3、川芎3、芍藥4、茯苓4、白朮4（白朮也可）、黃耆3、鉤藤鉤4
當歸芍藥散加人參	當歸3.5、澤瀉3.5、川芎3、芍藥4、茯苓3.5、白朮3（蒼朮也可）、人參1-2
當歸芍藥散加附子	當歸3、澤瀉4、川芎3、加工附子0.4、芍藥4、茯苓4、白朮4（蒼朮也可）
當歸湯	當歸5、半夏5、芍藥3、厚朴3、桂皮3、人參3、煉製薑1.5、黃耆1.5、山椒1.5、甘草1
當歸貝母苦參丸料	當歸3、貝母3、苦參3
獨活湯	獨活2、羌活2、防風2、桂皮2、大黃2、澤瀉2、當歸3、桃仁3、連翹3、防己5、黃蘗5、甘草1.5
二朮湯	白朮1.5-2.5、茯苓1.5-2.5、陳皮1.5-2.5、天南星1.5-2.5、香附子1.5-2.5、黃芩1.5-2.5、威靈仙1.5-2.5、羌活1.5-2.5、半夏2-4、蒼朮1.5-3、甘草1-1.5、乾生薑0.6-1
二陳湯	半夏5-7、茯苓3.5-5、陳皮3.5-4、乾生薑1-1.5（或鮮薑2-3）、甘草1-2
枳縮二陳湯	枳實1-3、縮砂1-3、半夏2-3、陳皮2-3、香附子2-3、木香1-2、草豆蔻1-2、煉製薑1-2、厚朴1.5-2.5、茴香1-2.5、延胡索1.5-2.5、甘草1、乾生薑1-1.5（或鮮薑3）、茯苓2-3
女神散（安榮湯）	當歸3-4、川芎3、白朮3（蒼朮也可）、香附子3-4、桂皮2-3、黃芩2-4、人參1.5-2、檳榔子2-4、黃連1-2、木香1-2、丁香0.5-1、甘草1-1.5、大黃0.5-1（無大黃也可）
人參湯（理中丸）	人參3、甘草3、白朮3（蒼朮也可）、煉製薑2-3
桂枝人參湯	桂皮4、甘草3-4、人參3、煉製薑2-3、白朮3（蒼朮也可）
附子理中湯	人參3、加工附子0.5-1、煉製薑2-3、甘草2-3、白朮3（蒼朮也可）
人參養榮湯	人參3、當歸4、芍藥2-4、地黃4、白朮（蒼朮）4、茯苓4、桂皮2-2.5、黃耆1.5-2.5、陳皮（橘皮）2-2.5、遠志1-2、五味子1-1.5、甘草1-1.5
排膿散及湯	桔梗根3-4、甘草3、大棗3-6、芍藥3、乾生薑0.5-1（或鮮薑2-3）、枳實2-3
排膿散	枳實3-10、芍藥3-6、桔梗根1.5-2、蛋黃1個（無蛋黃也可）
排膿湯	甘草1.5-3、桔梗根1.5-5、乾生薑0.5-1（或鮮薑1-3）、大棗2.5-6
麥門冬湯	麥門冬8-10、半夏5、粳米5-10、大棗2-3、人參2、甘草2 ⑤麥門冬湯萃取物
竹葉石膏湯	竹葉1.2-2、石膏4.8-16、半夏1.6-8、麥門冬3.4-12、人參0.8-3、甘草0.6-2、粳米2-8.5
八味地黃丸	地黃5,6-8、山茱萸3,3-4、山藥3,3-4、澤瀉3,3、茯苓3,3、牡丹皮3,3、桂皮1,1、加工附子0.5-1, 0.5-1（左側數字為湯，右側為散）
杞菊地黃丸	地黃5-8,8、山茱萸3-4,4、山藥4,4、澤瀉3,3、茯苓3,3、牡丹皮2-3,3、枸杞子4-5,5、菊花3,3（左側數字為湯，右側為散）
牛車腎氣丸	地黃5-8、山茱萸2-4、山藥3-4、澤瀉3、茯苓3-4、牡丹皮3、桂皮1-2、加工附子0.5-1、牛膝2-3、車前子2-3 ⑤牛車腎氣丸萃取物
知柏地黃丸	地黃8、山茱萸4、山藥4、澤瀉3、茯苓3、牡丹皮3、知母3、黃蘗3
味麥地黃丸	地黃8、山茱萸4、山藥4、澤瀉3、茯苓3、牡丹皮3、麥門冬6、五味子2
六味丸（六味地黃丸）	地黃5-6,4-8、山茱萸3,3-4、山藥3,3-4、澤瀉3,3、茯苓3,3、牡丹皮3,3（左側數字為湯，右側為散）
八味疝氣方	桂皮3-4、木通3-4、延胡索3-4、桃仁3-6、烏藥3、牽牛子1-3、大黃1、牡丹皮3-4
半夏厚朴湯	半夏6-8、茯苓5、厚朴3、紫蘇葉2-3、乾生薑1-2（或鮮薑2-4） ⑤半夏厚朴湯萃取物
半夏散及湯	半夏3-6、桂皮3-4、甘草2-3
半夏瀉心湯	半夏4-6、黃芩2.5-3、煉製薑2-3、人參2.5-3、甘草2.5-3、大棗2.5-3、黃連1 ⑤半夏瀉心湯萃取物
甘草瀉心湯	半夏5、黃芩2.5、煉製薑2.5、人參2.5、甘草2.5-3.5、大棗2.5、黃連1
生薑瀉心湯	半夏5-8、人參2.5-4、黃芩2.5-4、甘草2.5-4、大棗2.5-4、黃連1、煉製薑1-2、乾生薑1-2（或鮮薑2-4）
半夏白朮天麻湯	半夏3、白朮1.5-3、陳皮3、茯苓3、麥芽1.5-2、天麻2、乾生薑0.5-2（或鮮薑2-4）、神麴1.5-2、黃耆1.5-2、人參1.5-2、澤瀉1.5-2、黃蘗1、煉製薑0.5-1（無神麴也可）（也能加蒼朮2-3）
白朮附子湯	白朮2-4、加工附子0.3-1、甘草1-2、乾生薑0.5-1（或鮮薑1.5-3）、大棗2-4
白虎湯	知母5-6、粳米8-10、石膏15-16、甘草2
白虎加桂枝湯	知母5-6、粳米8-10、石膏15-16、甘草2、桂皮3-4
白虎加人參湯	知母5-6、石膏15-16、甘草2、粳米8-20、人參1.5-3
伏龍肝湯	伏龍肝4-10、鮮薑5-8（或乾生薑1.5-3）、半夏6-8、茯苓3-5

阿膠是動物皮燉煮出的膠。

天南星是羽葉天南星（天南星科）的塊莖。

神麴是用米發酵的麴。麥芽是大麥（禾本科）發芽的種子。

茯苓飲	茯苓2-4、白朮2-4（蒼朮也可）、人參2.4-3、乾生薑1-1.5（或鮮薑3-4）、陳皮2.5-3、枳實1-2
茯苓飲加半夏	茯苓5、白朮4（蒼朮也可）、人參3、乾生薑1-1.5（或鮮薑3-4）、陳皮3、枳實1.5、半夏4
茯苓飲合半夏厚朴湯	茯苓4-6、白朮3-4（蒼朮也可）、人參3、乾生薑1-1.5（或鮮薑3-4）、陳皮3、枳實1.5-2、半夏6-10、厚朴3、紫蘇葉2
茯苓杏仁甘草湯	茯苓3-6、杏仁2-4、甘草1-2
茯苓四逆湯	茯苓4-4.8、甘草2-3、煉製薑1.5-3、人參1-3、加工附子0.3-1.5
茯苓澤瀉湯	茯苓4-8、澤瀉2.4-4、白朮1.8-3（蒼朮）、桂皮1.2-2、乾生薑1-1.5（或鮮薑2.4-4）、甘草1-1.5
附子粳米湯	加工附子0.3-1.5、半夏5-8、大棗2.5-3、甘草1-2.5、粳米6-8
扶脾生脈散	人參2、當歸4、芍藥3-4、紫苑2、黃耆2、麥門冬6、五味子1.5、甘草1.5
分消湯（實脾飲）	白朮2.5-3、蒼朮2.5-3、茯苓2.5-3、陳皮2-3、厚朴2-3、香附子2-2.5、豬苓2-2.5、澤瀉2-2.5、枳實（枳殼）1-3、大腹皮1-2.5、縮砂1-2、木香1、乾生薑1、燈心草1-2（但是用枳殼的配方為實脾飲）
平胃散	蒼朮4-6（白朮也可）、厚朴3-4.5、陳皮3-4.5、大棗2-3、甘草1-1.5、乾生薑0.5-1
加味平胃散	蒼朮4-6（白朮也可）、陳皮3-4.5、乾生薑0.5-1（或鮮薑2-3）、神麴2-3、山楂2-3、厚朴3-4.5、甘草1-2、大棗2-3、麥芽2-3（無山楂也可）
香砂平胃散	蒼朮4-6（白朮也可）、厚朴3-4.5、陳皮3-4.5、甘草1-1.5、縮砂1.5-2、香附子2-4、乾生薑0.5-1（或鮮薑2-3）、大棗2-3、藿香1（無藿香也可）
不換金正氣散	蒼朮4（白朮也可）、厚朴3、陳皮3、大棗1-3、乾生薑0.5-1（或鮮薑2-3）、半夏6、甘草1.5、藿香1-1.5
防己黃耆湯	防己4-5、黃耆5、白朮3（蒼朮也可）、乾生薑1-1.5（或鮮薑3）、大棗3-4、甘草1.5-2
	⑯防己黃耆湯萃取物
防己茯苓湯	防己2.4-3、黃耆2.4-3、桂皮2.4-3、茯苓4-6、甘草1.5-2
防風通聖散	當歸1.2-1.5、芍藥1.2-1.5、川芎1.2-1.5、山梔子1.2-1.5、連翹1.2-1.5、薄荷葉1.2-1.5、乾生薑0.3-0.5（或鮮薑1.2-1.5）、荊芥穗1.2-1.5、防風1.2-1.5、麻黃1.2-1.5、大黃1.5、芒硝1.5、白朮2、桔梗根2、黃芩2、甘草2、石膏2、滑石3（無白朮也可）
	⑯防風通聖散萃取物
補氣健中湯（補氣建中湯）	白朮3-5、蒼朮2.5-3.5、茯苓3-5、陳皮2.5-3.5、人參1.5-4、黃芩2-3、厚朴2、澤瀉2-4、麥門冬2-8
補中益氣湯	人參3-4、白朮（蒼朮）3-4、黃耆3-4.5、當歸3、陳皮2-3、大棗1.5-3、柴胡1-2、甘草1-2、乾生薑0.5、升麻0.5-2
	⑯補中益氣湯萃取物
補肺湯	麥門冬4、五味子3、桂皮3、大棗3、粳米3、桑白皮3、款冬花2、乾生薑0.5-1（或鮮薑2-3）
補陽還五湯	黃耆5、當歸3、芍藥3、地龍2、川芎2、桃仁1、紅花2
奔豚湯（金匱要略）	甘草2、川芎2、當歸2、半夏4、黃芩2、葛根5、芍藥2、乾生薑1-1.5（或鮮薑4）、李根白皮5-8（桑白皮也可）
奔豚湯（肘後方）	甘草2、人參2、桂皮4、吳茱萸2、乾生薑1、半夏4
麻黃湯	麻黃3-5、桂皮2-4、杏仁4-5、甘草1-1.5
	⑯麻黃湯萃取物
麻黃附子細辛湯	麻黃2-4、細辛2-3、加工附子0.3-1
麻杏甘石湯	麻黃4、杏仁4、甘草2、石膏10
五虎湯	麻黃4、杏仁4、甘草2、石膏10、桑白皮1-3
麻杏薏甘湯	麻黃4、杏仁3、薏苡仁10、甘草2
麻子仁丸	麻子仁4-5、芍藥2、枳實2、厚朴2-2.5、大黃3.5-4、杏仁2-2.5（也可加甘草1.5）
木防己湯	防己2.4-6、石膏6-12、桂皮1.6-6、人參2-4（也可用東洋參4）
楊柏散	楊梅皮2、黃蘗2、大山椒1
薏苡仁湯	麻黃4、當歸4、蒼朮4（白朮也可）、薏苡仁8-10、桂皮3、芍藥3、甘草2
薏苡附子敗醬散	薏苡仁1-16、加工附子0.2-2、敗醬0.5-8
抑肝散	當歸3、鉤藤鉤3、川芎3、白朮4（蒼朮也可）、茯苓4、柴胡2-5、甘草1.5
	⑯抑肝散萃取物
抑肝散加芍藥黃連	當歸5.5、鉤藤鉤1.5、川芎2.7、白朮5.3（蒼朮也可）、茯苓6、柴胡2、甘草0.6、芍藥4、黃連0.3
抑肝散加陳皮半夏	當歸3、鉤藤鉤3、川芎3、白朮4（蒼朮也可）、茯苓4、柴胡2-5、甘草1.5、陳皮3、半夏5
六君子湯	人參2-4、白朮3-4（蒼朮也可）、茯苓3-4、半夏3-4、陳皮2-4、大棗2、甘草1-1.5、乾生薑0.5-1（或鮮薑1-2）
	⑯六君子湯萃取物
化食養脾湯	人參2-4、白朮4、茯苓4、半夏4、陳皮2、大棗2、神麴2、麥芽2、山楂2、縮砂1.5、乾生薑1、甘草1
香砂六君子湯	人參3-4、白朮3-4（蒼朮也可）、茯苓3-4、半夏3-6、陳皮2-3、香附子2-3、大棗1.5-2、乾生薑0.5-1（或鮮薑1-2）、甘草1-1.5、縮砂1-2、藿香1-2
柴芍六君子湯	人參2-4、白朮3-4（蒼朮也可）、茯苓3-4、半夏4、陳皮2-3、大棗2、甘草1-2、乾生薑0.5-1（或鮮薑1-2）、柴胡3-4、芍藥3-4
八解散	半夏3、茯苓3、陳皮3、大棗2、甘草2、厚朴6、人參3、藿香3、白朮3、乾生薑1（或鮮薑2）
立效散	細辛1.5-2、升麻1.5-2、防風2-3、甘草1.5-2、龍膽1-1.5
龍膽瀉肝湯	當歸5、地黃5、木通5、黃芩3、澤瀉3、車前子3、龍膽1-1.5、山梔子1-1.5、甘草1-1.5
苓甘薑味辛夏仁湯	茯苓1.6-4、甘草1.2-3、半夏2.4-5、煉製薑1.2-3（或乾生薑2）、杏仁2.4-4、五味子1.5-3、細辛1.2-3
苓薑朮甘湯	茯苓4-6、煉製薑3-4、白朮2-3（蒼朮也可）、甘草2
	⑯苓薑朮甘湯萃取物
苓桂甘棗湯	茯苓4-8、桂皮4、大棗4、甘草2-3
苓桂朮甘湯	茯苓4-6、白朮2-4（蒼朮也可）、桂皮3-4、甘草2-3
定悸飲	李根皮2、甘草1.5-2、茯苓4-6、牡蠣殼3、桂皮3、白朮2-3（蒼朮也可）、吳茱萸1.5-2
明朗飲	茯苓4-6、細辛1.5-2、桂皮3-4、黃連1.5-2、白朮2-4、甘草2、車前子2-3
連珠飲	當歸3-4、白朮2-4（蒼朮也可）、川芎3-4、甘草2-3、芍藥3-4、地黃3-4、茯苓4-6、桂皮3-4
苓桂味甘湯	茯苓4-6、甘草2-3、桂皮4、五味子2.5-3
麗澤通氣湯	黃耆3、山椒1、蒼朮3、麻黃1、羌活3、白芷4、獨活3、乾生薑1、防風3、大棗1、升麻1、蔥白3、葛根3、甘草1（無蔥白也可）
麗澤通氣湯加辛夷	黃耆3、山椒1、蒼朮3、麻黃1、羌活3、白芷4、獨活3、乾生薑1、防風3、大棗1、升麻1、蔥白3、葛根3、甘草1、辛夷3（無蔥白也可）

此處大致依照年代順序，列出在植物學上有劃時代研究的植物分類學家。

以下人物並非只研究日本植物，但與日本藥局方的生藥基原植物有淵源。

坎佩爾　首位訪問日本的德國植物學家。
Engelbert Kaempfer（1651-1716）→請參考p.285專欄「黃酮醇、山奈酚與坎佩爾」

恩格柏爾特・坎佩爾（德語發音為坎普法）於1690年，以荷蘭商館附屬醫師的身分，滯留於長崎的出島。1691年與1692年連續至江戶拜見幕府，也謁見了德川綱吉。這段時間他興致勃勃地蒐集植物資料，回鄉後，便專注於著作。他死後的1727年，《日本誌》（*The History of Japan*）出版，其中介紹了日本有神職的皇帝「天皇」，與世俗的皇帝「將軍」，這兩位支配者。林奈之所以能在鎖國時期替日本植物（銀杏、日本山茶）命名學名，也是託坎佩爾的福。日本產生物的學名中，比起坎佩爾自己是命名者的，獻給他的屬名、種名更多。

冠上他名字的生物學名（包含動物）：日本落葉松 *Larix kaempferi* Sieb.，
甘氏巨螯蟹 *Macrocheira kaempferi* Temminck.， 等

學名縮寫
L.或Linn.林奈　十八世紀瑞典植物學家，分類學之父
Carl von Linné，拉丁語為Carolus Linnaeus（1707-1788）

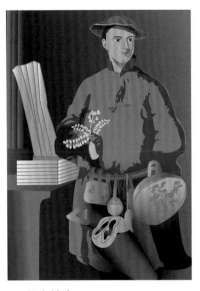

卡爾・馮・林奈（瑞典語發音為林內，拉丁語為林奈伍斯）出身於瑞典南部的史坦博霍（Stenbrohault），是牧師之子。後來他當上烏普薩拉大學醫學部教授，教授醫學、植物學、藥學，也勝任烏普薩拉大學植物園的園長。在此之前，曾有人嘗試以各種形式分類植物，不過林奈著眼於植物的生殖器官——花的雄蕊與雌蕊，以此為分類的基礎，依照雌蕊的數量分出「綱」，再從中按照雄蕊數目分出「目」，創造出分類體系。此外，林奈也提倡以二名法（或稱二命名法）作為所有生物學名的標示法，親自賦予所有植物、動物學名。

命名範例：鵲豆 *Dolichos lablab* L.， 車前草 *Plantago asiatica* L.，
北美遠志 *Polygala senega* L.，
杏 *Prunus armeniaca* L.， 等等許多植物
※林奈命名的植物族繁不及備載。

學名縮寫
Thunb. 桑柏格　瑞典人林奈的第一高徒，日本植物學之父
Carl Peter Thunberg（1743-1828）

生於瑞典的卡爾・佩特・桑柏格，在烏普薩拉大學的林奈門下學習醫學、植物學。他的名字日語有ツンベルグ、ツンベリー、ツーンベリ、ツュンベリー、チュンベリー、ツェンベリー等各式各樣的寫法。

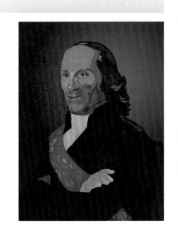

他以醫師的身分任職於東印度公司，1775年時停留在長崎約一年的時間，努力蒐集、研究植物。回國後，出版了集日本植物於大成的世界首部學界著作《日本植物誌》（*Flora Japonica*，1784），其中列舉了812種植物（相當於屋久島以北日本產植物種類的2成以上），甚至包含新的26屬、418種植物，為日本植物學打下基礎，因此許多生藥基源植物的學名中可見到Thunb.。英語中幾乎不存

在-nb-的拼法，所以Thunb.經常寫錯成Thumb.，不過這並非指「大拇指（thumb）」。桑柏格名字用於種名的例子有牻牛兒苗（*Geranium thunbergii* Sieb. et Zucc.）。

命名範例：野薔薇 *Rosa multiflora* Thunb.，日本厚朴 *Magnolia obovata* Thunb.，
　　　　　日本烏頭 *Aconitum japonicum* Thunb.，等

學名縮寫
Willd. 威爾登諾
德國植物學家、柏林植物園園長
Carl Ludwig Willdenow（1765-1812）

卡爾·路德維希·威爾登諾是出生於柏林的植物學家，以柏林植物園園長的身分，出版了林奈的《植物種誌》（*Species Plantarum*）第3版。

命名範例：遠志 *Polygala tenuifolia* Willd.　等

學名縮寫
DC.或A.DC. 德·康道爾
柏林植物園園長，「栽培植物起源學的始祖」
Augustin Pyramus de Candolle（1778-1841）

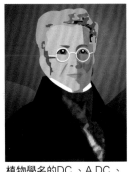
植物學名的DC.、A.DC.、de Candolle指的都是父親奧基斯坦。

奧基斯坦·德·康道爾是出生於日內瓦的植物學家。他在巴黎大學學習醫學，之後成了蒙彼里耶大學的植物學教授。他在植物器官學、農業經濟學、植物地理學範疇都進行了創新的研究。

他的兒子阿爾馮斯·德·康道爾（Alphonse Louis Pierre Pyrame de Candolle, 1806-1893）也是位有名的植物學家。最初嘗試植物命名法國際基準化的是他所提出的草案——植物命名規約，雖於1867年巴黎的植物學會議中公布了該規約（德·康道爾規約），但英美德拒絕遵守形同空殼。1883年德·康道爾書著《栽培植物之起源》（*Origin of cultivated plants*）一書，引用語言學與歷史學論述栽培植物的起源。指出原以為產自亞美尼亞的杏樹（*Prunus armeniaca*）其實是中國產的也是他（請參考p.241）。

命名範例：日本萍蓬草 *Nuphar japonica* DC. 等等其他許多植物

學名縮寫
Benth. 班森
十九世紀最偉大的植物分類學家，推動設立英國皇家植物園者
George Bentham（1800-1884）

班森與霍克（J.D.Hooker）共同建立起有別於德·康道爾另一位弟子——恩格勒所創立的植物分類體系，他也是身為法學家、哲學家，同時提倡「功利主義」的班森（Jeremy Bentham, 1748-1832）的姪子。

命名範例：吳茱萸 *Euodia ruticarpa* (Juss.) Benth.（→請參考p.127）。

Bunge 本凱
俄羅斯的植物學家
Alexander Georg von Bunge（1803-1890）

亞歷山大·本凱於1836年接棒雷德堡（→p.259），成為多爾帕托大學（如今愛沙尼亞的塔爾圖）的植物學教授。蒙古、中國北部植物的權威。麥西默維基（Maximowicz）強烈受到本凱影響，從醫學轉向研究植物分類學。

命名範例：龍膽 *Gentiana scabra* Bunge.，黃耆 *Astragalus membranaceus* Bunge

學名縮寫
Decne. 德肯
比利時、法國的植物學家
Joseph Decaisne（1807-1882）

出身比利時的布魯塞爾，活動於巴黎的植物學家、農學家。巴黎植物園園長。矮杞樹屬（*Decaisnea*）便是取自德肯。

命名範例：長山藥 *Dioscorea batatas* Decne.，木通 *Akebia quinata* Decne.

此處尤其以與日本植物研究相關的植物分類學家為中心。

人略照活動時期的順序排列。

學名縮寫
Sieb. 西博德　　日本最早的近代醫師
Philipp Franz von Siebold（1796-1866）

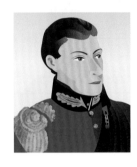

　　菲利浦・法蘭茲・馮・西博德（德語發音則是吉博德）與坎佩爾、桑柏格同樣以出島醫師的身分停留於日本（訪問目的也包含了探索天然資源）。他蒐集了許多日本藥草介紹給歐洲，其中也有當作園藝植物在歐洲廣泛種植的植物（繡球花、鐵線蓮等等）。西博德獲得本草學家水谷助六、其徒弟伊藤圭介、宇田川榕庵的協助，採集日本的植物。1829年，由於西博德持有幕府禁止攜出國外的地圖，以此為導火線，他被懷疑是間諜而驅逐出日本（→請參考p.267專欄「莨菪根與西博德事件」）。然而西博德回國後，他的助手，也稱為「日本最早藥劑師」的比爾格（Heinrich Bürger, 1806-1858）繼續留在日本，調查、蒐集植物與礦物。

命名範例：牻牛兒苗 *Geranium thunbergii* Sieb. et Zucc., 野薔薇 *Rosa polyantha* Sieb. et Zucc.,
　　　　赤松 *Pinus densiflora* Sieb. et Zucc., 紫草 *Lithospermum erythrorhizon* Sieb. et Zucc. 　等

學名縮寫
Zucc. 祖卡里尼　　慕尼黑大學的植物學教授，西博德的共同研究者。
Joseph Gerhard Zuccarini（1797-1848）

　　喬瑟夫・蓋爾哈特・祖卡里尼與西博德共同研究從日本帶回德國的大量標本，發行《日本植物誌》（*Flora Japonica*），因此許多日本植物學名可見到Sieb. et Zucc.。

學名縮寫
Miq. 米奎爾　　接續研究西博德收藏的萊登皇家植物標本館館長
Friedrik Anton Willem Miquel（1811-1871）

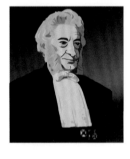

　　生於德國的諾因豪斯（Neuenhaus）。米奎爾日語也有人寫成ミクエル、ミケル、ミケエル。身為荷蘭植物學博物館前身的皇家植物標本館（Rijksherbarium）館長，後來當上烏德勒茲大學的植物學教授。祖卡里尼去世後，西博德與比爾格蒐集的植物標本仍留有未透徹研究的部分，此時便由米奎爾接下停滯的日本植物研究，統整為收錄許多日本植物的《日本植物誌試論》（*Prolusio Florae Japonicae*）。他另外也研究以馬來西亞地區為中心的熱帶亞洲植物。

命名範例：鉤藤 *Uncaria rhynchophylla* Miq.

學名縮寫
Gray 格雷　　美國植物學家
Asa Gray（1810-1888）

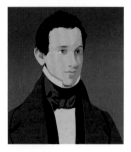

　　阿薩・格雷是哈佛大學博物學及植物學的教授。格雷記錄了許多培里艦隊等蒐集來的日本植物，成為眾多日本產植物的命名者。當時的植物標本收藏於由他創立、之後成為美國數一數二的植物標本館——哈佛大學格雷標本館（Gray Herbarium of Harvard University）中。由於他也研究北美東部的植物分類學，後來指出日本植物相有類似北美東部植物相之處。

命名範例：鳴子百合 *Polygonatum falcatum* A. Gray

日本由於面積狹長，有豐富多樣的植物相，植物種類也有約5,500種以上。隨著從幕末到明治時代逐漸開放門戶，德國、英國、俄羅斯、美國等各個國家的植物學家來到日本，研究、分類豐富的植物資源。明治以後，日本的植物學急速進步，日本的研究家也跟著發現新品種，所以生藥基原植物的命名者中也出現了日本人的名字。

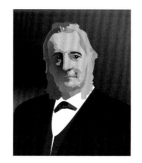

學名縮寫
Maxim. 麥西默維基
俄羅斯植物學家，「東亞植物之父」
Carl Johann Maximowicz（1827-1891）

　　聖彼得堡帝國植物標本館研究員，之後成為俄羅斯科學院的植物博物館館長。由於黑龍江地區的植物調查，使人拜服於麥西默維基的功夫下。他於1860年來到日本箱館（現在的函館），雇用蒐集植物的助手須川長之助（1842-1925），採集函館附近的植物。麥西默維基回到俄羅斯後，須川長之助便出發到日本各地旅行，採集植物後將標本送給麥西默維基。其中也包含了由麥西默維基命名的仙女木（チョウノスケソウ，長之助草），一種富山縣立山的高山植物。此外，命名新種時他還用*tschonosky*一詞來表達感謝，例如：延齡草（*Trillium tschonoskii* Maxim.）、昌化櫪（*Carpinus tschonoskii* Maxim.）、圓葉槭（*Acer tschonoskii* Maxim.）、米躑躅（*Rhododendron tschonoskii* Maxim.）等等。

生藥基原植物、命名範例：山杏 *Prunus armeniaca* Linné var. *ansu* Maxim.，
　　　　　　　　刺五加 *Eleutherococcus senticosus* Maxim.，
　　　　　　　　箭葉淫羊藿　*Epimedium sagittatum* Maxim.　等

Makino 牧野富太郎
日本植物學之父
Tomitaro Makino（1862-1957）

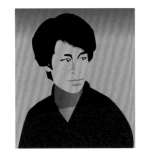

　　有「日本植物學之父」的稱呼，發現許多新種的日本近代植物分類學權威，其研究成果為多達50萬件的標本與觀察記錄，也留有以《牧野日本植物圖鑑》為代表的多本著作。牧野富太郎即使小學中輟也取得了博士學位，他的生日被定為「植物學之日」。牧野是日本植物學家中記錄最多日本產植物種類者，命名的種類有2500種以上（新種1000，新變種1500），他自己發現的新種也多達600多種。

命名範例：甘茶 *Hydrangea macrophylla* (Thunb.) Ser. var. *thunbergii* (Siebold) Makino

Nakai 中井猛之進
朝鮮半島植物研究的先驅，東京大學第四代植物園長
Takenoshin Nakai（1882-1952）

　　中井猛之進在東京帝國大學松村任三門下研究植物分類學，曾任東大教授、印尼茂物植物園園長、國立科學博物館館長，為日本代表性的植物分類學家。

分類範例：夏枯草 *Prunella asiatica* Nakai　車前草 *Plantago asiatica* L.f.*polystachya* (Makino) Nakai.

Ohwi 大井次三郎
莎草科的研究者
Jisaburo Ohwi（1905-1977）

　　1953年時編纂了網羅到當時為止所有已知日本植物的《日本植物誌》。

命名範例：葛藤 *Pueraria lobata* (Willd.) Ohwi

H. Hara 原寬
北海道植物分類的研究者
Hiroshi Hara（1911-1986）

　　為了與研究微小菌類的原攝拓Kanesuke Hara（1885-1962）區別，寫成「H. Hara」。

命名範例：東洋參 *Panax pseudoginseng* Wall. subsp. *japonicus* (C.A.Mey.) H.Hara

RANK 分類階層

林奈在他的著作《自然系統》中，定出4個分類階層（綱、目、屬、種），
再由後來的分類學家追加界、門、科3個分類階層。

界 kingdom
◆**kingdom** 源自日耳曼語系，一般用於指稱「王國」。字尾-dom是「～領、～界、～的勢力範圍、狀態」之意（earldom「伯爵領地、伯爵爵位」、freedom「自由」）。

門 〔植物、菌類〕
division

〔動物〕
phylum

門的字尾 -phyta

◆**phylum** 表示動物界的「門」，源自希臘語φῦλον「（狹義的）種族、血統；（廣義的）人種、民族」。近年來，也認可將phylum用於植物上，不過還是使用division的人較多。植物分類門的字尾會接上-phyta，但並非φῦλον，而是以別的希臘語φυτόν「植物」為根本。然而無論哪一種，再繼續回溯，其實會發現衍生自相同的希臘語動詞φύω「誕生、生長」。順帶一提，本書中登場的生藥基原植物大多屬於「被子植物門」。

綱 class
◆**class** 譯為「綱」。一般英語的class有「學級、班級、授業、課程、階級、階層」之意。

目 order

目的字尾 -ales

◆**order** 譯為「目」。英語的order有「順序、順位、命令、指示、秩序、體制、狀態」之意。

科 family

科的字尾 -aceae

◆**family** 譯為「科」。一般而言，英語family表「家人」。

屬 genus
◆**genus** 譯為「屬」。

種 species
◆**species** 「種」的字尾是s，乍看之下會以為是複數形，不過其實是單複同形，單數形絕對不是specy或specie。這是源自單複同形的拉丁語第5變化名詞。
相同情況的英語有：caries「齲齒、蛀牙」、series「系列」。其實英語也有specie「貨幣」一詞，源自species的拉丁語奪格。

變種 variety 簡寫為var.

● 植物語源・學名相關

田中 學：植物の学名を読み解く―リンネの「二名法」、朝日新聞社（2007）

平嶋 義宏：学名の話、九州大学出版会（1989）

平嶋 義宏：生物学名概論、財団法人東京大学出版会（2005）

深津 正：植物和名の語源＜新装版＞、八坂書房（2001）

山田 晴美：園芸植物学名辞典、農業図書（1975）

上村 登：なんじゃもんじゃ―植物学名の話―、北陸館（1979）

深津 正：植物和名の語源探究、八坂書房（2000）

中村 浩：園芸植物名の由来、東京書籍（1981）

中村 浩：植物名の由来、東京書籍（1980）

大塚 恭男：東西生薬考、創元社（1993）

Liberty Hyde Baily、八坂書房編集部訳：植物の名前のつけかた 植物学名入門〈新装版〉、八坂書房（2004）

内林 政夫：生薬・薬用植物語源集成、武田科学振興財団（2004）

杉村 昇：名前といわれ 野の草花図鑑（3）、偕成社（1993）

橋本 吉郎：英和和英新化学用語辞典＜改稿新版・増補＞、三共出版（1981）

吉田 金彦：語源辞典 植物編、東京堂出版（2001）

田中 秀央：羅和辞典、研究社（1966）

大槻 真一郎：科学用語語源辞典 ラテン語篇 6版―独-日-英、同学社（1989）

大槻 真一郎：科学用語語源辞典 ギリシア語篇 新版―独-日-英、同学社（1987）

大槻 真一郎：医学・薬学ラテン語〔改訂版〕、三修社（1976）

尾藤 忠旦：化学語源辞典、三共出版（1977）

寺澤 芳雄：英語語源辞典、研究社（1997）

下宮 忠雄編：スタンダード英語語源辞典、大修館書店（1989）

梅田 修：英語の語源事典、大修館書店（1990）

田岡 奇策：英語の語源事典、大修館書店（1990）

小島 義郎、岸 曉、増田 秀夫、高野 嘉明：英語語義語源辞典、三省堂（2004）

前田 滋、井上 尚英：科学英語語源小事典、松柏社（1999）

蟻川 明男：世界地名語源辞典、古今書院（2003）

片野 善一郎：数学用語と記号ものがたり、裳華房（2004）

藤堂 明保：漢字語源辞典、學燈社（1995）

山口 佳紀：暮らしのことば 語源辞典、講談社（1998）

吉沢 典男、石綿 敏雄：外来語の語源、角川書店（1982）

辞海、上海辞書出版社（2000）

諸橋 轍次：大漢和辞典、大修館書店（1990）

Henry George Liddell, Robert Scott: A Greek-English Lexicon, Oxford University Press (1992)

Charlton T. Lewis: Latin Dictionary Founded on Andrew's Edition of Freud's Latin Dictionary, Oxford Univ Pr (1956)

William Smith, John Lockwood: Chambers Murray Latin-English Dictionary, W & R Chambers Ltd. (1992)

Archibald William Smith: A Gardener's Handbook of Plant Names: Their Meanings and Origins, Dover Pubns (1997)

Ben-Erik Van Wyk, Michael Wink: Medicinal Plants of the World: An Illustrated Scientific Guide to Important Medicinal Plants and Their Uses, Timber Pr. (2004)

Umberto Quattrocchi: CRC World Dictionary of Plant Names: Common Names, Scientific Names, Eponyms, Synonyms, and Etymology, Crc Pr. I Llc. (1999)

Bill Neal: Gardener's Latin, Robert Hale Ltd. (1993)

Charlotte Erichsen-Brown: Medicinal and Other Uses of North American Plants: A Historical Survey With Special Reference to the Eastern Indian Tribes (Deluxe Clothbound Edition), Dover Pubns (1989)

Christophe Wiart: Medicinal Plants of the Asia-Pacific: Drugs for the Future?, World Scientific Pub Co Inc (2006)

REFERENCE 參考文獻

D. R. Langslow: Medical Latin in the Roman Empire, Oxford Univ Pr on Demand (2000)

David Gledhill: The Names of Plants, Cambridge University Press (2002)

Edmund C. Jaeger: A Source-Book of Biological Names and Terms, Charles C Thomas Pub. Ltd. (1997)

Mic Cady: Plant Names Explained: Botanical Terms and Their Meaning, Horticulture (2005)

Geoffrey Creber、Murray Wrobel: Elsevier's Dictionary of Plant Names: In Latin, English, French, German and Italian, Elsevier Science Ltd. (1996)

William T. Stearn: Botanical Latin: History, Grammar, Syntax, Terminology and Vocabulary, Timber Pr. (1995)

William T. Stearn: Stearn's Dictionary of Plant Names for Gardeners: A Handbook on the Origin and Meaning of the Botanical Names of Some Cultivated Plants, Timber Pr. (2002)

M. G. Pimenov, M. V. Leonov: THE GENERA of a UMBELLIFERAE A nomenclator, Royal Botanic Gardens Kew, U.K. (1993)

M. Grieve, C. F. Leyel: A MODERN HERBAL Vol. I, Dover Publications (1971)

M. Grieve, C. F. Leyel: A MODERN HERBAL Vol. II, Dover Publications (1971)

Patrick H. Yancey: Introduction to biological Latin and Greek Combined with Origins from Mythology of Biological Names and Terms, Mississippi Printing Company (1999)

Paul M. Dewick: medicinal Natural Products A Biosynthetic Approach, John Wiley & Sons (2001)

Paula Rudall: Anatomy of Flowering Plants: An Introduction to Structure And Development, Cambridge University Press (2007)

Walter Sneader: Drug Discovery: A History, John Wiley & Sons (2005)

Erin McKean: The New Oxford American Dictionary, Oxford Univ. Pr. (2005)

Merriam-Webster's Medical Desk Dictionary, Merriam-Webster Incorporated (2005)

William S. Haubrich: Medical Meanings ; A Glossary of Word Origins, American College of Physicians (2003)

Bill Casselman, Ronald Casselman, Judith Dingwall, William Casselman: A Dictionary of Medical Derivations ; The Real Meaning of Medical Terms, Parthenon Publishing Group (1998)

John Scarborough: Medical and Biological Terminologies ; Classical Origins, University of Oklahoma Press (1998)

Springhouse：Medical Terminology Made Incredibly Easy, Lippincott Williams & Wilkins (2005)

Cheryl Walker-Esbaugh, Laine H. McCarthy, Rhonda A. Sparks: Dunmore and Fleischer's Medical Terminology ; Exercises in Etymology, F. A. Davis Company (2004)

Jane Rice: Medical Terminology with Human Anatomy, Prentice Hall (2004)

Alma R. Hutchens: INDIAN HERBALOGY OF NORTH AMERICA, Shambhala Publications (1991)

Peggy C. Leonard: Building A Medical Vocabulary with Spanish Translations, W. B. Saunders Company (2001)

Donald M. Ayers: Bioscientific Terminology ; Words from Latin and Greek Stems, The University of Arizona Press (1972)

Thomas V. Gamkrelidze, Vjaceslav V. Ivanov: Indo-European and the Indo-Europeans - A Reconstruction and Historical Analysis of a Proto-Language and a Proto-Culture, Mouton de Gruyter (1995)

Helena Kurzova: From Indo-European to Latin: The Evolution of a Morphosyntactic Type, John Benjamins Publishing Company (1993)

Michael Meier-Brügger: Indo-European Lingiustics, Walter De Gruyter Inc (2003)

Elmar Seebold: KLUGE ; Etymologisches Worterbuch der deutschen Sprache, Walter de Gruyter (2002)

Guido Gómez De Silva: Elsevier's Concise Spanish Etymological Dictionary, Elsevier Science Ltd (1985)

Donald M. Ayers: English words from Latin and Greek Elements, University of Arizona Press (1986)

Tamara M. Green: The Greek & Latin Roots of English, Rowman & Littlefield Publishers Inc. (1994)

John Ayto: Dictionary of Word Origins, Arcade Publishing (1993)

J. A. Simpson, Edmund S. Weiner：The Oxford English Dictionary, Oxford University Press; 2nd edition (1989)

Ernest Weekley：An Etymological Dictionary of Modern English, Dover Publications (1967)

Joseph T. Shipley: The Origins of English Words ; A Discursive Dictionary of Indo-European Roots, The Johns Hopkins University Press (2001)

Anatoly Liberman: Word Origins and How We Know Them: Etymology for Everyone, Oxford University Press (2005)

Isaac Taylor: Words and Places or Etymological Illustrations of History, Ethnology and Geography, Macmillan and Co. (2005)

●生薬學・藥學相關

一般財団法人医薬品医療機器レギュラトリーサイエンス財団編：第十七改正 日本薬局方、じほう（2016）

日本薬局方解説書編集委員会編：第17改正 日本薬局方解説書、廣川書店（2016）

日本薬学会編：薬学生・薬剤師のための知っておきたい生薬100－含漢方処方－、東京化学同人（2005）

日本薬学会編：化学系薬学〈3〉自然が生み出す薬物、東京化学同人（2005）

渡邊 光夫：日本薬局方マニュアル、南山堂（1992）

由田 宏一：有用植物和・英・学名便覧、北海道大学図書刊行会（2004）

岡田 稔：新訂原色 牧野和漢薬草大図鑑、北隆館（2002）

木村 康一、木村 孟淳：原色日本薬用植物図鑑 全改訂新版、保育社（2000）

三橋 博：コンパクト版13原色薬草図鑑Ⅰ、北隆館（1994）

三橋 博：コンパクト版14原色薬草図鑑Ⅱ、北隆館（1994）

伊沢 凡人：原色版日本薬用植物事典、誠文堂新光社（1985）

北川 勲、三川 潮、庄司 順三、滝戸 道夫、友田 正司、西岡 五夫：生薬学－第6版－、廣川書店（2003）

石黒 京子、久保 道徳、吉川 雅之：医療における漢方・生薬学、広川書店（2003）

難波 恒雄、津田 喜典編：生薬学概論（改訂第3版）、南江堂（1998）

本多 義昭：ハーブ・スパイス・漢方薬 シルクロードくすり往来、丸善（2001）

野呂 征男、水野 瑞夫、木村 孟淳、田中 俊弘：薬用植物学（改訂第6版）、南江堂（2006）

久保 道徳、吉川 雅之編：医療における漢方・生薬学、廣川書店（2004）

菅谷 英一、菅谷 愛子：漢方の新しい理解と展望－医歯薬学生と医療に携わる人のために－、学建書院（2001）

日本薬学会編：スタンダード薬学シリーズ3 化学系薬学Ⅲ 自然が生み出す薬物、東京化学同人（2005）

奥田 拓男編：資源・応用薬用植物学、廣川書店（2001）

指田 豊、山﨑 和男：IntegratedEssentials生薬学（改訂第5版）、南江堂（2000）

鳥居塚 和生：モノグラフ生薬薬効・薬理、医歯薬出版（2003）

竹田 忠紘、吉川 孝文、高橋 邦夫、斉藤 和季：天然医薬資源学[第2版]、廣川書店（2005）

川崎 敏男、西岡 五夫編：天然薬物化学、廣川書店（2004）

Bob B. Buchanan、Russell L. Jones、Wilhelm Gruissem、杉山 達夫訳：植物の生化学・分子生物学、学会出版センター（2005）

Hans-Walter Heldt、金井 龍二訳：植物生化学、シュプリンガー・フェアラーク東京（2001）

甲斐 昌一、森川 弘道：アドバンスト・バイオミメティックスシリーズ1　プラントミメティックス〜植物に学ぶ〜、エヌ・ティー・エス（2006）

奥山 徹：エッセンシャル天然薬物化学、医歯薬出版（2007）

寥 春栄：最新全有機化合物名称のつけ方、三共出版（2001）

本郷 利憲、広重 力：標準生理学、医学書院（2000）

今井 正、宮本 英七、鹿取 信：標準薬理学（STANDARD TEXTBOOK）、医学書院（2001）

林 英生、岩本 愛吉、神谷 茂、高橋 秀実：ブラック微生物学 第2版、丸善（2007）

Paul M Dewick、海老塚 豊訳：医薬品天然物化学、南江堂（2004）

M.L. HALPERIN、F.S. ROLLESTON、玉井 洋一、矢島 義忠訳：症例から学ぶ生化学、東京化学同人（1995）

尾藤 忠旦：植物歳時記、三共出版（1978）

佐藤 哲男：わかりやすい疾患と処方薬の解説2006、アークメディア（2006）

南 勝、只野 武：薬物治療学、南山堂（2004）

遅 叔昌訳、杉 充胤編訳：中国現代薬草事典、工業調査会（1980）

竹本 常松、近藤 嘉和：薬草教室、同文書院（1989）

鈴木 昶：身近な漢方薬材事典、東京堂出版（1997）

日本薬剤師会：改訂 漢方業務指針の手引き、じほう（1998）

日本薬剤師会：改訂4版 漢方業務指針、じほう（1997）

稲木 一元、松田 邦夫：ファーストチョイスの漢方薬、南山堂（2006）

御影 雅幸、吉光 見稚代：検索入門 薬草〔種類・薬効・用い方〕、保育社（1996）

松田 邦夫、稲木 一元：漢方治療のファーストステップ EXPERT　DOCTORに学ぶ、南山堂（2005）

REFERENCE 參考文獻

清水 岑夫：生薬101の科学薬理効果・採集法から家庭で使うコツまで、講談社（1999）

赤瀬 朋秀、金 俊成、花輪 壽彦、矢野 眞吾、山崎 幹夫：薬剤師のための漢方、日本フィルコン（2001）

東 丈夫監修：漢方処方生薬図鑑、カネボウ薬品（1979）

藤平 健：漢方処方類方鑑別便覧、リンネ（1982）

谿 忠人：全面改訂病名症候と漢方薬便覧図表で見る漢方製剤の活用便覧、医薬ジャーナル社(1992)

●其他

Philipp Franz Balthasar Von Siebold、瀬倉 正克訳：シーボルト 日本の植物、八坂書房（1996）

垂水 雄二：花の神話と伝説（C.M.スキナー）[新装版]、八坂書房（2003）

大槻 真一郎、月川 和雄訳：テオフラスト 植物誌、八坂書房（1988）

大槻 真一郎：プリニウス博物誌 植物薬剤篇、八坂書房（1994）

ヒルデガド・フォン・ビンゲン：聖ヒルデガルトの医学の自然学【新装版】、ビイング・ネット・プレス（2005）

清水 建美、梅林 正芳、亘理 俊次：図説 植物用語事典、八坂書房（2001）

前沢 秋彦：標準原色図鑑全集/第11巻、保育社（1970）

大井 次三郎：標準原色図鑑全集/第9巻、保育社（1967）

安藤 敏夫、小笠原 亮：日本花名鑑 (3)、日本花名鑑刊行会（2003）

ダニュート・パジョジス・アノニス、掛川 十次郎訳：花精油と調合香料、フレグランスジャーナル社（1998）

安田 齊：花色の生理・生化学増補版、内田老鶴圃（2003）

湖上 国雄、日本技術士会監：香料の物質工学製造・分析技術とその利用、地人書館（1995）

高市 真一、三室 守、富田 純史：カロテノイドその多様性と生理活性、裳華房（2006）

加藤 雅啓：バイオディバーシティ・シリーズ2 植物の多様性と系統、裳華房（1997）

矢野 悟道、波田 善夫、竹中 則夫、大川 徹：日本の植生図鑑、保育社（1983）

廣江 美之助：捜査植物学第四巻 植紋の人為的分類法、青菁社（1991）

夏梅 陸夫：「風景写真」特別編集「名前の手帖」シリーズ野草の名前の手帖春編、および秋・冬編改訂版、シンク

貝津 好孝：小学館のフィールド・ガイドシリーズ16日本の薬草、小学館(1995)

岩瀬 徹、大野 啓一：野外観察ハンドブック 写真で見る植物用語、全国農村教育協会（2004）

吉田 よしこ、亀田 龍吉：POINT図鑑 香りの植物 樹木からハーブまで、山と渓谷社（2000）

高橋 勝雄、山渓名前図鑑 野草の名前 春、秋・冬、山と渓谷社（2002）

ピッキオ編：花のおもしろフィールド図鑑春・夏（2001）・秋（2002）、実業之日本社

米山 穰：花と葉から誰でも引ける袖珍植物図鑑、博新館（1983）

大嶋 敏昭監修：葉形・花色でひける木の名前がわかる事典、成美堂出版（2002）

谷城 勝弘：カヤツリグサ科入門図鑑、全国農村教育協会（2007）

加納 喜光：動植物の漢字がわかる本、山海堂（2007）

国文学編集部編：古典文学植物誌、學燈社（2002）

春山 行夫：花の文化史、雪華社（1964）

岡崎 寛蔵：くすりの歴史、講談社（1976）

杉山 茂：薬史こぼれ話、薬事日報社（2004）

杉本 つとむ：江戸の博物学者、講談社（2006）

鳥越 泰義：平凡社新書296 正倉院薬物の世界日本の薬の源流を探る、平凡社（2005）

シェルドン・グリンバーグ、エリザベス・ランバード・オーティス、齊藤 浩、碧海 酉癸監、秋本 登志子、GK協会訳：スパイス オブ ライフ、ハウス食品工業（1984）

難波 恒雄：世界を変えた薬用植物、創元社（1972）

白幡 節子訳：世界を変えた植物－それはエデンの園から始まった－（ドッジ）、八坂書房

田口 啓子、長野 督：植物の魔術、八坂書房（1994）

ピーター・レイビー、高田 朔訳：大探検時代の博物学者たち、河出書房新社（2000）

マーク・プロキトン、屋代 通子訳：メディシン・クエスト 新薬発見のあくなき探求、築地書館（2002）

シルヴィア・ジョンソン：世界を変えた野菜読本 トマト、ジャガイモ、トウモロコシ、トウガラシ、晶文社（1999）

矢部 一郎：ライブラリ科学史－6 江戸の本草－薬物学と博物学－、サイエンス社（1991）

堀田 満：世界有用植物事典、平凡社（1989）

A. Hunter Dupree: Asa Gray: American Botanist, Friend of Darwin, Johns Hopkins Univ. Pr. (1988)

360

ACKNOWLEDGEMENTS 辭謝

由衷感謝以下提供圖像及資料的各位。

主要拍攝地點（植物園）

京都大學藥學部附屬藥用植物園

東京都藥用植物園

北海道醫療大學藥學部附屬藥用植物園

圖像提供者一覽（省略敬稱）

左頁＜基原植物／動物、生藥＞

青木 繁伸（前橋市）

秋月 勝友

油 龍司

石川縣林業試驗場

伊藤 美千穗

大竹 道夫

沖繩美麗海水族館

春日養蜂場有限公司

金澤大學藥學部附屬藥用植物園

紀伊國屋漢藥局股份有限公司

京都藥科大學附屬藥用植物園

嶋田 康男

TSUMURA股份有限公司

東京都立夢之島熱帶植物館

日野 幸富

廣島大學大學院理學研究科附屬兩生類研究設施 教授 矢尾板芳郎

福博綜合印刷股份有限公司／九州大學生藥藏書

福原 達人

Bouz-Konnyaku的市場魚貝類圖鑑

堀田 清、野口 由香里／北海道醫療大學

茂木 紀夫（沖繩縣竹富町西表島）

養命酒製造股份有限公司

右頁＜解說、專欄用照片＞

青木 繁伸（前橋市）

天藤製藥股份有限公司

有田 忠弘（蝴蝶圖鑑 http://www.j-nature.jp/butterfly/）

阿爾巴尼亞共和國大使館
Embassy of the Republic of Albania in Japan

石川縣林業試驗場

石谷 孝佑

伊藤 美千穗

大岩 千穗子

大作 晃一

大竹 道夫

岡田 菊惠

沖繩縣竹富町

片岡屏風店（墨田區）

片山 巖

川邊 透

北山 隆

木村 浩一

杏林大學

熊本縣ASAGIRI TOWN公所

Green Techno 21股份有限公司

群馬縣蠶絲技術中心

國立能樂堂

國立民族學博物館

齋藤 征子

境 良明

漫步原野
（http://xuthus-sizen.ddo.jp/nomichi/）

佐田 守弘

佐藤 文秀

JA全農莊內

JTB PHOTO

島根縣水產技術中心

白蟻119 白蟻博士 諏訪 真士

白山 弘子
（就愛菇菇 http://nivalis.jp/kibun/）

新宮市公所

水滴美術館

末廣 秀一郎

須田 誠舟

薗部 WAKA子

高橋 晃一

知多市歷史民俗博物館

千葉縣立中央博物館

東京都立夢之島熱帶植物館

長門市公所

名古屋市農業中心

南江堂股份有限公司

西井牧場

日新藥品工業股份有限公司

財團法人 日本足球協會

日本新藥股份有限公司

社團法人 日本藥學會

農業環境技術研究所

野津 貴章

野中 勝

花屋NEKOJYARASHI（前橋市）

日野 幸富

平井 有

免費圖片素材・PHOTOKOKO

福原 達人

Flower & Green GARDEN SAKAMOTO（福岡縣富岡町）

細見美術館

北海道禮文町

堀田 清

松塚 和子

萬作之會股份有限公司

御廚碁盤店（新宿區）

宮川 良江

大家一起建立的日本產蛾類圖鑑
（http://www.jpmoth.org/）

蟲蟲導遊（http://mushinavi.com/）

柳田 恆一郎
（HIGHLAND PARK みやましろ
http://ww21.ocn.ne.jp/~k/yanagi/）

橫田 隆夫（船橋市）

理化學研究所

RESTAURANT 膳

渡邊 哲也

專欄（p.197「粥（稀飯）」）

石谷 孝佑

（社）日本食品包裝協會理事長

英語索引 English Index

成分英語索引 English Index

CONTENTS 生藥的基原植物科名目次

若一種生藥有複數基原植物，則列出具代表性者。
此處省略了以真菌、動物、礦物為基原的生藥。科名採用新恩格勒體系。